C000078183

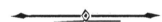

ISBN 978-0-266-90715-2
PIBN 10714470

TRAITÉ
DE CHIRURGIE
CLINIQUE ET OPÉRATOIRE

———

VII

MAMELLE, ABDOMEN, PÉRITOINE, INTESTIN

HERNIES

Le Traité de Chirurgie clinique et opératoire *formera 10 vol. gr. in-8.*

COLLABORATEURS

ALBARRAN, professeur agrégé à la Faculté de médecine de Paris, chirurgien des hôpitaux.

ARROU, chirurgien des hôpitaux de Paris.

BINAUD (J.-William), professeur agrégé à la Faculté de médecine de Bordeaux, chirurgien des hôpitaux.

BRODIER (H.), chef de clinique chirurgicale à la Faculté de médecine de Paris.

CAHIER, médecin-major de 1re classe, professeur agrégé au Val-de-Grâce.

CASTEX (A.), chargé du cours de laryngologie, rhinologie et otologie, à la Faculté de médecine de Paris.

CHIPAULT (A.), assistant de consultation chirurgicale à la Salpêtrière.

FAURE (J.-L.), professeur agrégé à la Faculté de médecine de Paris, chirurgien des hôpitaux de Paris.

GANGOLPHE (Michel), professeur agrégé à la Faculté de médecine de Lyon, ch rurgien de l'Hôtel-Dieu.

GUINARD (Aimé), chirurgien des hôpitaux de Paris.

JABOULAY (M.), professeur agrégé à la Faculté de médecine de Lyon, chirurgien de l'Hôtel-Dieu.

LEGUEU, chirurgien des hôpitaux de Paris, professeur agrégé à la Faculté de médecine.

LUBET-BARBON (F.), ancien interne des hôpitaux de Paris.

LYOT (C.), chirurgien des hôpitaux de Paris.

MAUCLAIRE (Pl.), professeur agrégé à la Faculté de médecine de Paris, chirurgien des hôpitaux.

MORESTIN (H.), chirurgien des hôpitaux de Paris.

NIMIER (H.), médecin-major de 1re classe, professeur au Val-de-Grâce.

PICHEVIN, chef des travaux gynécologiques à l'hôpital Necker.

RICARD (A.), professeur agrégé à la Faculté de médecine de Paris, chirurgien des hôpitaux.

RIEFFEL (H.), chirurgien des hôpitaux de Paris, chef des travaux anatomiques.

SCHWARTZ (Ed.), professeur agrégé à la Faculté de médecine de Paris, chirurgien de l'hôpital Cochin.

SEBILEAU (Pierre), professeur agrégé à la Faculté de médecine de Paris, chirurgien des hôpitaux.

SOULIGOUX (Ch.), chirurgien des hôpitaux de Paris.

TERSON (Albert), chef de clinique ophtalmologique de la Faculté de médecine (Hôtel-Dieu).

VILLAR (F.), professeur agrégé à la Faculté de médecine de Bordeaux, chirurgien des hôpitaux.

9224-94. — Corbeil. Imprimerie Éd. Crété.

TRAITÉ
DE CHIRURGIE
CLINIQUE ET OPÉRATOIRE

PUBLIÉ SOUS LA DIRECTION DE MM.

A. LE DENTU

Professeur de clinique chirurgicale à la Faculté
de médecine de Paris,
Membre de l'Académie de médecine,
Chirurgien de l'hôpital Necker.

PIERRE DELBET

Professeur agrégé à la Faculté de médecine
de Paris,
Chirurgien des hôpitaux.

TOME SEPTIÈME

MAMELLE, ABDOMEN, PÉRITOINE, INTESTIN HERNIES

PAR MM.

W. BINAUD ET BRAQUEHAYE, AIMÉ GUINARD, M. JABOULAY

AVEC 115 FIGURES INTERCALÉES DANS LE TEXTE

PARIS
LIBRAIRIE J.-B. BAILLIÈRE ET FILS
49, Rue Hautefeuille, près du Boulevard Saint-Germain

1899

L 49

TRAITÉ

DE

CHIRURGIE

CLINIQUE ET OPÉRATOIRE

MALADIES DE LA MAMELLE

PAR

J.-W. BINAUD ET **J. BRAQUEHAYE**

Anciens internes des hôpitaux de Paris,
Professeurs agrégés à la Faculté de Bordeaux.

Les travaux qui ont paru dans ces dernières années, sur l'anatomie et la physiologie pathologiques de la mamelle, nous ont amenés à apporter quelques modifications au plan généralement suivi dans l'étude des maladies du sein.

C'est en tenant compte de ces données nouvelles, déjà bien établies, que nous avons adopté l'ordre suivant :

1º Les *anomalies* ; 2º les *lésions traumatiques* : nous avons cru devoir en dissocier les ecchymoses spontanées, qui trouveront plutôt leur place dans les troubles d'ordre nerveux ; 3º les *affections inflammatoires aiguës et chroniques* : nous y avons fait entrer l'étude du *galactocèle* et des *maladies nerveuse* et *kystique* ; 4º la *tuberculose* ; 5º la *syphilis* ; 6º les *affections parasitaires* ; 7º les *troubles nerveux* ; 8º nous exposerons ensuite ce qui a trait aux *tumeurs de la glande*, en donnant une part importante à la clinique et au traitement ; 9º les *tumeurs de la région mammaire* seront étudiées dans le dernier chapitre.

ANOMALIES DES MAMELLES

Les anomalies des mamelles se rencontrent fréquemment; on en trouve de nombreuses observations dans les auteurs anciens et modernes. Les variations qu'on observe dans ces glandes sont de différents ordres et peuvent être étudiées dans trois chapitres :

1° *Variations dans leur nombre;* 2° *Variations dans leur volume et dans leur conformation;* 3° *Anomalies de la sécrétion lactée.*

Tel est l'ordre que nous suivrons. .

A. **Anomalies dans le nombre des mamelles**. — Ces anomalies peuvent être de deux sortes. Tantôt, en effet, il y a diminution du nombre normal des mamelles, tantôt, au contraire, leur nombre est augmenté. Il y a donc ici, comme dans les autres organes, des anomalies par défaut et des anomalies par excès.

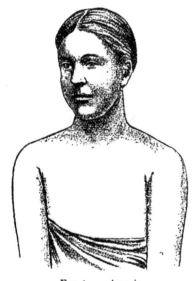

Fig. 1. — Amazie.

Anomalies par défaut. — Beaucoup plus rares que les variations par excès, les anomalies par défaut comprennent deux degrés. C'est la mamelle entière qui manque, on dit alors qu'il y a *amazie* ; ou bien la glande mammaire existe, mais elle est dépourvue de mamelon : c'est l'*athélie.*

Amazie. — L'amazie est bilatérale ou unilatérale. Bilatérale, c'est une anomalie très rare, qui souvent s'accompagne de malformations thoraciques telles, que l'enfant n'est pas viable. Il existe cependant quatre observations d'amazie double ne coïncidant pas avec d'autres malformations graves du thorax (Wylie, Batchelor, Hutchinson, Pilcher).

Le dessin que nous donnons ici (fig. 1), d'après Williams, se rapporte au cas de Wylie (1). Le malade de Pilcher était un hermaphrodite mâle, âgé de soixante-cinq ans, qui avait passé pour une femme pendant toute sa vie.

L'amazie unilatérale est moins rare. Elle peut aussi coïncider avec d'autres malformations de la paroi thoracique.

La malade de Froriep (2) manquait de la partie antérieure des

(1) Wylie, *Brit. med. Journ.*, 1888.
(2) Froriep, *Neue Notizen*, 1839.

troisième et quatrième côtes, des muscles intercostaux correspondants, de la partie sternale du grand pectoral, de la totalité du
petit pectoral et d'une partie du grand dentelé. Cet espace était
comblé par une aponévrose. La plèvre et le poumon correspondants
étaient normaux. Il est intéressant de noter que, chez cette femme
morte en couches, la mamelle gauche était bien développée et pleine
de lait.

Les malformations thoraciques étaient plus grandes encore chez
la petite fille dont Reid (1) a rapporté l'histoire.

Les mêmes lésions existaient dans les observations de King, Paull,
Widmer, Holmes, Young, Louzier, Schlözer, etc. Le malade de
Fœrster n'avait pas de membre supérieur du côté de la mamelle
absente.

Souvent l'ovaire correspondant au côté atteint d'amazie fait défaut,
ainsi que Cooper, Pears, Caillot, Laycock et Scanzoni en ont cité des
exemples. Mais ces malformations concomittantes ne sont pas
fatales et Puech (2) a rapporté des observations d'amazie unilatérale
chez des sujets normaux.

Les conditions étiologiques de ces anomalies sont peu connues;
c'est surtout chez la femme qu'on les a rencontrées; on ne les a
vues que deux fois chez l'homme (Young, Holmes).

L'hérédité joue-t-elle un rôle dans la pathogénie de ces monstruosités? C'est probable. Geoffroy Saint-Hilaire (3) l'a affirmé en
interprétant mal le texte de Louzier (4). « Le Dr Louzier, dit-il, fait
mention d'une dame qui, privée d'une mamelle, transmit à sa fille
le vice de conformation dont elle était atteinte. » Or, Louzier n'est
pas si affirmatif. Il dit seulement : « J'ai connu une dame et une
demoiselle chez lesquelles la glande mammaire manquait complètement d'un côté », mais rien n'indique dans le texte qu'il y eût un
degré de parenté quelconque entre ces deux femmes.

Quelle est la cause de l'amazie? Pour Froriep, dans l'utérus, le
fœtus ayant le bras fléchi en avant de la glande mammaire, il en résulterait une compression de l'organe et bientôt celui-ci s'atrophierait.
Il s'agit là d'une simple hypothèse et mieux vaut avouer l'ignorance
où nous sommes pour expliquer de tels faits. Il en est de même de
tous les arrêts de développement.

Puech a rapporté un cas d'amazie chez une jeune fille de dix-
sept ans consécutive à un abcès du sein incisé peu après la naissance.
N'est-ce pas plutôt une atrophie qu'une absence vraie de mamelle?

ATHÉLIE. — L'athélie est l'absence congénitale du mamelon, alors

(1) REID, Froriep's Neue Notizen, 1842.
(2) PUECH, Les mamelles et leurs anomalies, thèse de Paris, 1876.
(3) GEOFFROY SAINT-HILAIRE, Histoire des anomalies de l'organisation. Paris,
1836.
(4) LOUZIER, Dissertation anatom. et physiol. sur la sécrét. du lait, thèse de
Paris, an X.

que la glande mammaire existe. Cette anomalie rare a été niée par Velpeau. Cependant Puech en signale des exemples incontestables. L'affection est souvent double et peut ne s'accompagner d'aucune malformation. Cruveilhier a vu une femme de vingt-trois ans qui avait eu trois enfants qu'elle n'avait pu nourrir. Après l'accouchement, le lait avait coulé pendant trois semaines du fond d'un petit godet qui remplaçait le mamelon.

Dans le cas de Chambers, il y avait coexistence de malformations des organes génitaux. Le malade, âgé de vingt-quatre ans, avait l'aspect extérieur d'une femme, mais portait, au niveau de chacune des régions inguinales, un testicule en ectopie.

L'absence de mamelon est moins rare sur les mamelles surnuméraires.

L'athélie peut s'accompagner de la présence d'une aréole plus ou moins pigmentée; mais il est plus exceptionnel de voir manquer l'aréole, lorsque le bout du sein est bien conformé. O'Flynn en a pourtant rapporté un exemple.

Signalons, à côté de l'athélie, l'absence de tubercule de Montgommery.

Le mamelon peut disparaître après un traumatisme ou une brûlure. L'athélie est dite alors acquise.

ANOMALIES PAR EXCÈS. — Ces lésions sont beaucoup plus fréquentes que celles que nous venons d'étudier. Deux femmes célèbres, la mère de l'empereur Sévère et Anne de Boleyn, en étaient atteintes.

Elles portent le nom de *polymazie*, *polymastie*, *pléiomastie* ou de *polymammie*, lorsque la mamelle surnuméraire est complète. Si le mamelon est seul surnuméraire, il y a *polythélie*. Mais là, encore, il existe plusieurs degrés. Si le mamelon surnuméraire se trouve sur l'aréole normale, on dit que la polythélie est *sus-aréolaire*; dans les autres cas elle est *exo-aréolaire* ou *sus-mammaire*, selon que le mamelon est en dehors de l'aréole ou sur la glande.

· Les mamelles surnuméraires peuvent se présenter sous divers aspects.

La polymastie est *complète* lorsque l'organe supplémentaire se compose d'un mamelon entouré de son aréole et communiquant avec une masse plus ou moins considérable de tissu glandulaire. L'anomalie, au contraire, est *incomplète* dans les autres cas. C'est ainsi, par exemple, que quelquefois il n'existe qu'un mamelon avec ou sans aréole et privé de tissu glandulaire propre, ou bien même, l'aréole sans mamelon et sans glande. A ce dernier type se rapportent certains nævi pigmentaires plus ou moins développés, situés plus ou moins loin de la région mammaire et présentant souvent l'insertion d'un ou de plusieurs poils. Si quelquefois leur forme et leur aspect simulent assez bien l'aréole, il est parfois très difficile de les distinguer d'un simple nævus pigmentaire.

On a discuté pour savoir si l'on devait ranger dans les faits de polymastie les lobes glandulaires aberrants, ne communiquant pas avec la glande principale, tels que ceux qui se trouvent si fréquemment à la partie inférieure et interne de la région mammaire. Williams les considère comme des mamelles supplémentaires aberrantes, tandis que Martin en fait des lobes aberrants de la glande normale. Quelle que soit l'interprétation qu'on donne à ces faits, il importe de les connaître, car on devra veiller à extirper complètement ces portions glandulaires, lorsqu'on intervient pour un cancer du sein. On comprend aussi que le nombre de cas de polymastie sera plus ou moins considérable, selon que ces cas seront considérés comme des anomalies ou, au contraire, comme des portions atrophiées de la mamelle normale.

Des lobes aberrants analogues se rencontrent au voisinage des glandes surnuméraires.

On a noté des cas de polymastie dans toutes les races humaines, aussi bien dans les races jaune et noire que dans la race blanche. Pour Testut, ces anomalies seraient plus fréquentes dans les races inférieures. Scanzoni (1) les signale comme très communes aux Antilles. On les trouve d'ailleurs aussi chez les animaux. Il y a même quelques espèces chez lesquelles, à chaque portée, il se développe pour la lactation un nombre de mamelles proportionnel à celui des petits.

La polymastie et la polythélie étaient considérées autrefois comme des affections très rares. C'est que les anciens anatomistes ne comptaient comme tels que les cas absolument nets avec mamelle et mamelons parfaitement développés. Aujourd'hui, grâce à la connaissance des anomalies incomplètes, ces faits sont devenus bien plus fréquents. C'est ainsi que Puech, dans sa thèse, a pu rassembler 77 observations, en 1876. L'année suivante, Leichtenstern (2), qui en avait observé lui-même 13 cas, portait ce nombre à 92 et Taruffi (3) à 97. Depuis, on en a décrit un grand nombre et, dans une seule année, Pitzorno (4) en a vu 5 à sa clinique. D'ailleurs, tous les faits ne sont pas publiés.

Il est bien difficile de savoir quelle est la fréquence exacte de cette anomalie dans l'espèce humaine. Chacun, en effet, interprète à sa façon les mamelles et les mamelons surnuméraires. Les uns ne comptent comme anomalies que les cas dans lesquels il y a au moins un mamelon bien formé et pourvu de son aréole; pour d'autres, au contraire (Thiéry, par exemple), il suffit d'une tache pigmentaire surmontée d'un poil pour affirmer l'anomalie. De là les divergences des auteurs.

(1) Scanzoni, Traité pratique des maladies des organes sexuels de la femme, 1858.
(2) Leichtenstern, Virchow's Archiv für pathologische Anatomie, t. LXXIII.
(3) Taruffi, Storia della teratologia.
(4) Pitzorno, Riforma medica, 1896.

Tandis que Thiéry trouve 29 cas sur 185 sujets, soit presque 1 sur 6, Leichtenstern prétend ne l'avoir rencontrée qu'une fois sur 500 individus. La statistique la plus exacte semble être celle de Mitchell Bruce (1) qui, sur 4171 personnes examinées spécialement dans ce but, a rencontré 88 fois la malformation, soit environ 1 fois sur 46. La fréquence, pour Pitzorno, serait de 7 p. 100.

Contrairement à ce que l'on pourrait croire, c'est chez l'homme que se rencontrent le plus souvent la polythélie et la polymastie. D'après Bruce, on trouve 9 hommes contre 4 femmes. Ces chiffres sont conformes à l'opinion de Darwin, qui a fait voir avec quelle facilité les organes génitaux secondaires varient chez les mâles. Cependant ces déductions nous paraissent exagérées, du moins si l'on considère les cas dans lesquels l'anomalie est nettement développée. Ainsi Leichtenstern trouve 72 femmes sur 92 observations. Les cas les plus nets, avec polymastie complète et mamelle surnuméraire bien développée, ont presque tous été décrits chez la femme. La proportion, au contraire, devient inverse si l'on considère les cas où il existe un simple nævus pigmentaire surmonté d'un poil.

Un autre point sur lequel nous tenons à insister, c'est l'influence de l'hérédité sur la polymastie. D'après les observations de Leichtenstern, l'hérédité se rencontrerait dans un tiers des cas. La famille dont Petrequin a raconté l'histoire est restée classique : le père et ses cinq enfants — trois fils et deux filles — avaient une mamelle thoracique surnuméraire. Le fait signalé par Blanchard, à la Société d'anthropologie, est plus curieux encore. Un homme était père de treize enfants ; ses sept garçons avaient un mamelon surnuméraire sur chaque mamelle ; aucune de ses six filles ne présentait cette anomalie. Le plus jeune de ses fils fut père de quatre garçons et d'une fille qui tous héritèrent de la malformation paternelle. P. Marie a insisté, en 1893, à la Société médicale des hôpitaux, sur l'hérédité de la polymastie et il a fait voir qu'il pouvait en résulter, dans certaines familles, la création d'un type polymaste.

On a rencontré des mamelles accessoires sur tous les points du corps. Cependant leur fréquence n'est pas partout égale. Parmi ces faits, les uns sont des anomalies ordinaires, se liant au développement normal de la glande mammaire dans l'espèce humaine, d'autres doivent être considérés comme un retour atavique occasionnant le développement d'une mamelle en un point tout à fait anormal chez l'homme, mais normal dans une espèce animale plus ou moins éloignée. Ces derniers cas sont exceptionnels. Enfin, dans un groupe à part, nous rangerons les mamelles surnuméraires liées à des vices de développement de l'être entier et qui accompagnent d'autres monstruosités, comme dans le cas rapporté jadis par Jean Rhodius

(1) Mitchell Bruce, *Journ. of Anat. and Physiol.*, 1879.

dans les Actes de Copenhague, de 1676. Cet auteur dit avoir vu, à Venise, un garçon de treize ans, lequel, au lieu de cuisses, avait deux mamelles ayant chacune leur mamelon. Il n'avait, en outre, qu'un seul doigt à la main gauche. Tel est encore le fait plus récent, d'un

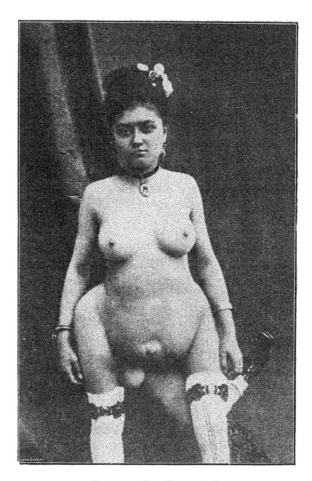

Fig. 2. — Mamelle inguinale.

monstre (fig. 2) dont le moulage, offert par le professeur Coÿne, est conservé au musée de la Faculté de Bordeaux, et qui présentait une mamelle inguinale. Mais, nous le répétons, ces faits sont exceptionnels et ne tombent sous aucune loi du développement normal. On les constate ; on ne peut les interpréter.

Il n'en est pas de même des mamelles surnuméraires du premier groupe — le plus nombreux d'ailleurs — et ici l'étude du développement des glandes mammaires éclaire singulièrement l'interprétation des faits.

Comment se développe la mamelle dans l'espèce humaine ?

D'après Schmidt (1), on ne trouve pas chez l'embryon humain de crête ou ligne mammaire semblable à celle que Schultze a décrite dans l'embryon de porc. Mais souvent on rencontre, au-dessus et au-dessous de la mamelle principale, plusieurs bourgeons de structure épithéliale, qui sont des ébauches de glandes mammaires surnuméraires. Au point de vue de leur situation, il a remarqué que toutes celles qui sont situées au-dessus de l'ébauche mammaire principale sont en dehors de la verticale passant par le mamelon, tandis que celles qui se développent au-dessous, sont situées en dedans. Les unes et les autres siègent sur le thorax. Le plus grand nombre est au-dessus de la paire de glandes normales. Les mamelles surnuméraires sont, d'après Schmidt, d'autant plus nombreuses que l'embryon est plus jeune. Aussi, sur un embryon de 35 millimètres a-t-il rencontré, en outre, un épaississement épithélial dans chaque région inguinale, ressemblant en tous points aux bourgeonnements épithéliaux des mamelles thoraciques.

Williams (2), qui a fait une bonne étude du développement des glandes mammaires, considère que, dans la série animale, il existe sept paires de mamelles, dont le plus grand nombre s'atrophie chez l'homme. Leur persistance en plus ou moins grand nombre serait donc une anomalie réversive. Voici le siège que Williams assigne à ces glandes surnuméraires (fig. 3) :

1re paire : dans l'aisselle (cas de Leichtenstern, d'Outrepont, Perreymond, Godfrain, etc.). — 2e paire : sur le bord antérieur de l'aisselle (cas de Quinquaud, Bruce, Charpentier, etc.). — 3e paire : juste au-dessus et en dehors de la mamelle normale (cas de Shannon, Lee, Gardiner, Champneys, etc.). — 4e paire : correspond à la mamelle normale. — 5e paire : juste au-dessous et en dedans de la mamelle normale (cas nombreux : Leichtenstern, Whitford, Chatard, Barthels, Handyside, Williams, Testut, etc.). — 6e paire : au-dessous et en dedans de la précédente, tout près du rebord costal (cas de Ammon, Leichtenstern, Hamy, Rapin, de Sinéty, etc.). — 7e paire : au-dessous et en dedans de la précédente, à la partie supérieure de l'abdomen (cas de Tarnier, Bartholin, Bruce, Alexander, de Mortillet, etc.).

D'après Williams, il y aurait encore une huitième paire siégeant au voisinage de l'ombilic. Il s'appuie, pour établir ce fait, sur un cas de ce genre observé par Mac Gillicudy chez un homme de trente-cinq ans et sur un dessin conservé au *St. Bartholomew's Hospital Museum*.

(1) Schmidt, Ueber normale Hyperthelie menschlicher Embryonen Anat. Anz XI.
(2) Williams, *Journ. of Anat. and Phys.*, 1891, et Monograph. on Diseases of Breast, their pathol. and treatment. London, John Bale, 1894.

Déjà Bland Sutton avait remarqué que l'appareil mammaire était
en rapport avec le système artériel et que les glandes à sécrétion
lactée se développaient dans la zone correspondant à l'anastomose de
l'épigastrique et des artères mammaires. Ce n'est, en effet, que tout
à fait exceptionnellement qu'on en voit ailleurs. Cependant on en a
signalé sur l'épaule (Klob, Puech), sur la face interne du bras
(Moschkovitch), sur le dos (Paulinus, Salewsky, Guéniot), sur la face
externe des cuisses (Dionis, Robert), sur leur face antéro-interne

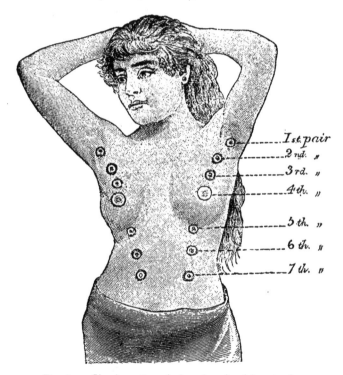

Fig. 3. — Glandes surnuméraires dans la série animale.

(Testut), sur la face (Barth) et même, dans un cas, Hartung trouva
dans l'épaisseur de la grande lèvre gauche, une masse glandulaire
du volume d'un œuf d'oie et ayant un mamelon rudimentaire. Au
microscope, cette glande avait la structure d'une mamelle.

Comment interpréter ces faits?

Pour Blanchard et Pierre Delbet (1), il s'agit d'anomalies purement
accidentelles. On sait, en effet, que les glandes mammaires ne sont
que des glandes sébacées modifiées. Or, celles-ci couvrent tout le
tégument externe. Que l'une d'elles évolue vers le type mammaire et

(1) Pierre Delbet, Traité de chirurgie publié sous la direction de Duplay et
Reclus. Paris, 1892, t. VI.

une mamelle surnuméraire à siège anormal sera créée. Champneys n'a-t-il pas rencontré dans les glandes sébacées de l'aisselle une sécrétion semblable à la sécrétion lactée ?

D'autres auteurs, parmi lesquels nous citerons Testut, voient dans ces anomalies une régression atavique vers un type défini dans la série zoologique. Tous les cas de mamelles supplémentaires se rencontrent chez certains animaux. L'*hapalemur griseus* n'a-t-il pas des mamelles scapulaires ? Les mamelles dorsales n'existent-elles pas normalement chez le *myopotamus coypus*, le *lagostomus trichodactylus* et le *capromys Fournieri* ? Ce même *capromys Fournieri* a aussi des mamelles crurales. Enfin, nombre de cétacés ont des mamelles vulvaires.

Quelle que soit la théorie admise pour expliquer ces anomalies du nombre des mamelles, il faut surtout se souvenir que la plupart des cas correspondent aux paires mammaires indiquées par Williams et que, parmi celles-ci, les plus fréquentes sont celles qui se rapportent à la persistance de la troisième et de la cinquième paire, c'est-à-dire aux plus voisines de la mamelle normale.

Le nombre des mamelles surnuméraires est rarement considérable.

Le plus souvent on n'en rencontre qu'une, quelquefois deux, un plus grand nombre est exceptionnel. L'observation de Neugebauer, reproduite dans tous les classiques, est unique. Sa malade possédait dix mamelles : trois paires étaient situées au-dessus du sein normal, une autre paire était au-dessous ; les dix glandes sécrétaient du lait. Lorsque les mamelles surnuméraires sont en nombre pair, elles sont presque toujours symétriques. Lorsqu'elles sont multiples et impaires, l'une d'elles est souvent médiane. On sait, en effet, que Mœckel considérait l'espèce humaine comme ayant embryologiquement cinq mamelles, dont trois s'atrophiaient ; la cinquième siégeait à la région épigastrique.

Sur 100 cas de mamelles surnuméraires thoraciques, 93, d'après Testut, sont situées au-dessous des mamelles normales, 4 seulement se trouvent au-dessus et 2 au même niveau. Enfin, dans un cas, elles existaient à la fois au-dessus et au-dessous.

Un point intéressant à étudier, c'est le rapport qui existe entre la lactation et ces glandes anormales. Souvent elles sommeillent pendant la première gestation et, aux accouchements suivants, on les voit se développer et sécréter du lait. Le lait même quelquefois s'écoule quand l'enfant tette la mamelle normale et les femmes se plaignent d'être mouillées chaque fois qu'elles donnent le sein. Dans le cas de Neugebauer, déjà cité, nous avons dit que les dix mamelles donnaient du lait. Cette fonction physiologique s'observe non seulement lorsque la glande occupe la région thoracique, mais même dans les cas d'ectopie irrégulière. Dionis rapporte dans son *Anatomie* que, passant par Cambrai, en 1684, il visita à Valenciennes une fille qui, par une de ses cuisses, jetait beaucoup de lait (une pinte chaque jour); il s'écoulait par plusieurs porosités au-dessous desquelles il y avait une petite dureté semblable à une glande gonflée. La sécrétion du lait avait commencé à se faire à l'âge de huit ans et le liquide qu'il recueillit, examiné à loisir, ne lui parut pas différent de celui sécrété par les mamelles.

Il ne faut pas confondre la polymazie avec certains lipomes mammiformes à siège anormal. Souvent le diagnostic est difficile et, pour l'établir, on doit avoir recours à l'examen microscopique.

Labrunie (1) a décrit, il y a quelques années, un lipome de ce genre qui fut enlevé par Demons. Il siégeait à la région inguinale ; sa forme était celle d'une mamelle, avec une sorte de mamelon central dû à une hernie de la tumeur à travers la peau. Donnadieu et Carrière (2) ont aussi rapporté un fait analogue. Ce lipome siégeait à la région sacro-coccygienne et offrait l'aspect d'un petit sein. On y voyait même un petit mamelon plus foncé que la peau de la région voisine et présentant quelques poils. Il y avait même, dit l'observation, une rétractilité légère. Mais l'examen microscopique ne fit voir aucun élément glandulaire, ni aucune fibre élastique. On ne trouva que du tissu graisseux pur.

Existe-t-il un rapport anatomique entre la polymastie et le développement exagéré des poils ?

P. Guéniot (3) se le demande au sujet d'un malade polymaste et singulièrement velu. Il s'appuie pour soutenir son opinion sur les rapports intimes qui existent entre les poils et les glandes sébacées dont dérivent les glandes mammaires. « Les deux phénomènes, dit-il, n'auraient-ils pas une souche commune, une puissance prolifératrice particulière, une activité hypergénétique de l'épiderme, dont tous deux seraient les manifestations? » Il existe trop peu de faits de ce genre, publiés jusqu'ici, pour qu'il soit permis d'émettre une opinion à ce sujet. Il semble plutôt probable, d'après les observations publiées, qu'il s'agissait d'une simple coïncidence dans le cas de Guéniot.

La pathologie des glandes mammaires surnuméraires mérite de nous arrêter un instant.

Il peut exister des abcès mammaires dans les glandes supplémentaires. Elles sécrètent souvent du lait pendant la lactation; elles peuvent donc s'infecter aussi bien que les glandes normales et donner lieu à des abcès.

Les tumeurs elles-mêmes se rencontrent dans les mamelles surnuméraires. C'est ainsi que Duplay a décrit un cas de galactocèle jusqu'ici unique.

---

(1) Labrunie, *Bull. de la Soc. d'anat. et de physiol. de Bordeaux*, 1890.
(2) Donnadieu et Carrière, *Bull. de la Soc. d'anat. et de physiol. de Bordeaux*, 1892.
(3) P. Guéniot, *Bull. de la Soc. anat.* Paris, 1897.

Les tumeurs proprement dites semblent plus fréquentes. Williams a décrit 17 cas de fibro-adénome et 13 cas de carcinome. Il prétend même que sur 132 cancers du sein observés par lui, 13, c'est-à-dire près du dixième, se développent en dehors de la mamelle normale. Martin a repris cette étude et, analysant avec soin les observations de Williams, il arrive à conclure que ces tumeurs, pour la plupart, n'étaient pas nées dans de vraies mamelles surnuméraires, mais dans des lobules aberrants de glandes normales. Pour l'auteur allemand, le seul cas de tumeur d'une glande surnuméraire exactement décrit par Williams est celui de carcinome de Fœrster, auquel lui-même en ajoute un second qui lui est personnel. Ce dernier était un fibro-adénome né dans un lobe aberrant d'une mamelle erratique et communiquant avec elle. La différence d'interprétation de ces deux auteurs tient à ce que Martin ne reconnaît comme cas de polymastie que ceux dans lesquels la mamelle est complète, c'est-à-dire pourvue d'un mamelon avec son aréole, et qu'il range dans le groupe des lobes aberrants les amas glandulaires séparés de la glande normale, contrairement à ce que faisait Williams. Mais, même avec cette restriction, l'opinion de Martin indique ces néoplasmes mammaires comme trop exceptionnels.

Pitzorno, qui a repris cette étude, a observé, en une seule année, deux néoplasmes, sur cinq cas de polymastie. Une de ses malades, âgée de dix-huit ans, avait un fibro-adénome sur une mamelle pourvue de deux mamelons. Billroth (1) dit avoir vu un carcinome développé dans les mêmes conditions. Martin conclut de son travail, qu'il faut enlever les lobes aberrants de la glande mammaire, puisqu'ils dégénèrent souvent, mais qu'on ne doit pas toucher aux vraies mamelles surnuméraires. Pour Pitzorno, au contraire, cette anomalie prédispose aux néoplasmes malins ; aussi propose-t-il l'extirpation de toute glande supplémentaire, même lorsqu'elle est saine. Cette opinion nous semble exagérée.

Cependant, nous admettons très bien qu'on intervienne chirurgicalement lorsque la mamelle, par son siège, amène une gêne fonctionnelle (mamelles axillaires, par exemple) ou même une difformité désagréable (mamelle faciale).

Dans les espèces animales, il existe une corrélation entre le nombre des mamelles et celui des petits. Aussi s'est-on demandé si la polymastie ne prédisposerait pas aux accouchements gémellaires.

. Pierre Delbet pense que non et cite à ce sujet la réponse négative de Socin et de la Faculté de Tubingue, consultés pour savoir si une femme multimamme était destinée à procréer des jumeaux. Si, sur 72 cas de polymastie chez la femme, Leichtenstern n'a constaté que 3 accouchements doubles, c'est que beaucoup de ses sujets

(1) BILLROTH, Arch. für klin. Chir. Berlin, 1893,

n'avaient pas eu d'enfants et que d'autres observations, réduites à une simple note, ne mentionnaient pas le fait. Il est fort difficile d'avoir dans ce sens une statistique exacte. Nous croyons cependant que, sans être fatale, la grossesse gémellaire est plus fréquente chez les polymastes que chez les autres femmes. Il y a quelques années, P. Marie (1) citait une observation de mamelons surnuméraires, transmis héréditairement dans une famille et coïncidant avec plusieurs accouchements de jumeaux. Il considère ce fait comme une réversion atavique avec tendance à la création d'un type à la fois polymaste et polygène.

B. **Anomalies dans le volume et la conformation**. — On sait combien le volume des seins varie avec chaque femme. Aussi, Riolan, les divise-t-il, dans son style imagé, en *tétins*, en *tétons* et *tettasses*. En dehors des variations individuelles que présentent les mamelles, il est certain que des causes générales influent sur leur développement. Telle est, par exemple, l'influence de la race. C'est ainsi que les négresses de l'Afrique australe ont, à l'état normal, les seins pendants et longuement pédiculés, de sorte qu'en les rejetant par-dessus leurs épaules, elles allaitent les nourrissons qu'elles portent en croupe.

Le milieu semble aussi jouer un rôle, et il est admis par nombre d'anatomistes (Huschke, Testut, etc.) que les femmes des pays chauds ont les mamelles plus volumineuses que celles des pays froids ; celles des régions humides, que celles des climats secs et montagneux.

Bien plus, sur une même femme, il n'est pas rare de constater que les deux seins n'ont pas la même grosseur et, dans ce cas, c'est généralement le droit qui est le plus petit. Mais, a-t-on dit, c'est que ces femmes ont allaité principalement d'un seul côté. Il est possible, en effet, que l'exagération de la fonction physiologique puisse jouer un rôle dans l'hypertrophie de l'organe, mais il est certain — et nous en avons nous-mêmes observé plusieurs exemples — que chez des femmes vierges ou n'ayant pas allaité, le volume des seins diffère souvent. Nous nous souvenons d'une jeune femme chez laquelle la différence était assez grande pour qu'elle se crût atteinte d'une tumeur.

Jusqu'ici, en parlant des mamelles volumineuses, nous avons à dessein laissé de côté l'affection que les auteurs ont désigné sous le nom d'*hypertrophie mammaire*, bien qu'il soit classique de la ranger au nombre des anomalies. Nous avons placé son étude parmi les tumeurs, où semblent les classer leur structure et leur pathogénie.

Aussi n'envisagerons-nous, dans ce chapitre, que les anomalies de développement et de conformation :

1° Chez la femme, où nous étudierons l'*atrophie* et les *malformations* du mamelon.

(1) P. MARIE, Soc. méd. des hôp., juin 1893.

2° Chez l'homme, qui offre quelquefois une hypertrophie spéciale, nommée *gynécomastie*.

Atrophie. — Le développement de la glande mammaire ne dépend pas de celui des seins. Aussi dirons-nous qu'il y a atrophie, lorsque, dans les jours qui suivront l'accouchement, il n'y aura pas d'augmentation notable du volume des mamelles et qu'après succions répétées la sécrétion lactée sera nulle ou très insuffisante. Évitez, dans ces cas, une succion trop violente ou trop prolongée, car vous n'obtiendriez d'autres résultats qu'une inflammation plus ou moins vive de la glande.

Quelles sont les causes de l'atrophie de la mamelle ? On a invoqué à juste titre les inflammations antérieures et tout particulièrement la mammite des nouveau-nés. Il en résulte une destruction des éléments nobles de la glande et, par suite, une atrophie de l'organe au moment de son développement physiologique. La mammite des adolescents agit peut-être de même, mais les faits ici sont moins nets.

Les oreillons amènent, lorsqu'ils frappent le testicule, une atrophie très marquée de la glande séminale. La mastite ourlienne se comporte-t-elle de la même façon vis-à-vis de la mamelle ? C'est très probable bien que nous n'en ayons trouvé aucun exemple.

La castration ovarienne faite pendant la période d'activité sexuelle amène, d'après Keppler, la régression mammaire. C'est pourquoi Schwizinger (1) avait proposé d'extirper les deux ovaires pour prévenir le développement du cancer du sein ou au moins pour en prévenir la récidive. On a dit aussi que l'arrêt de développement de la mamelle coïncidait souvent avec des malformations semblables de l'utérus et surtout des ovaires. Les faits sont incontestables et il en existe des exemples absolument probants. Scanzoni admet encore comme cause d'atrophie les allaitements trop fréquents.

Peut-être la compression des seins par le corset joue-t-elle un rôle analogue.

De Sinéty a beaucoup insisté sur une cause d'atrophie toute physiologique : c'est l'habitude répandue parmi les mères de la classe aisée de ne pas allaiter elles-mêmes leurs enfants. Or, il est démontré que tout organe qui ne fonctionne pas pendant plusieurs générations tend à disparaître. Aussi n'est-il pas étonnant de voir survenir dans certaines familles, où l'on emploie depuis longtemps le biberon ou les nourrices mercenaires, l'atrophie, sinon du sein, du moins de la glande mammaire.

La syphilis héréditaire aurait, d'après Fournier, une influence analogue.

Nous n'insisterons pas sur l'atrophie sénile du sein, qui est toute physiologique.

---

(1) Schwizinger, *Congrès de Berlin*, avril 1889.

Au début, les lésions portent sur les éléments glandulaires qui diminuent de nombre et sont remplacés par du tissu fibreux ; la graisse à son tour disparaît et les mamelles, flasques et ridées, pendent sur la poitrine.

Quelle que soit la cause de l'atrophie, elle peut être *complète*, ce qui est rare, ou *incomplète*, ce qui est plus fréquent. On dit alors qu'il y a état rudimentaire des glandes mammaires ou *micromazie*.

La lésion, le plus souvent bilatérale, peut être quelquefois unilatérale (Puech, Engstrom). En même temps que la glande mammaire est peu développée, il y a fréquemment atrophie du mamelon et de son aréole.

L'atrophie de la mamelle est-elle cause de troubles pathologiques ?

Tout d'abord, il en résulte l'impossibilité de l'allaitement ou au moins une sécrétion insuffisante du lait, avec dépérissement du nourrisson. Par suite de l'état rudimentaire du mamelon, celui-ci est difficile à saisir et les efforts que fait l'enfant pour le prendre y déterminent des gerçures ou des excoriations, portes ouvertes aux éléments infectieux et par suite aux abcès.

Existe-t-il un traitement de l'atrophie de la glande mammaire ?

Les secours de l'art ne donnent presque rien ici. Cependant, on a vu la succion établir la sécrétion lactée dans des mamelles mal développées. Mais nous avons dit qu'on ne devait en user qu'avec modération, car elle expose la mère à des abcès du sein, si ces succions sont trop fortes ou trop répétées. Williams recommande d'y joindre le massage et les aphrodisiaques à l'intérieur.

MALFORMATION DU MAMELON. — Nous venons de dire que fréquemment, lorsque les glandes mammaires sont mal développées, le mamelon participait lui-même à cet état rudimentaire. Mais il arrive qu'avec des mamelles normales, ou presque normales, le mamelon est atrophié ou mal conformé.

Il existe trois degrés de malformations du mamelon (Pierre Delbet).

Dans un premier degré, il peut être simplement *trop court* et l'enfant, malgré ses efforts, n'arrive pas à le saisir. Il suffit souvent, dans ce cas, de moyens simples, tels que les titillations, pour permettre l'érection suffisante du mamelon et, par suite, l'allaitement. On peut également faire teter la mère par un enfant plus grand et plus vigoureux ou même par une commère, comme c'est la coutume dans bien des endroits, mais il est préférable d'avoir recours à la téterelle. Il en existe un très grand nombre de modèles ; les meilleurs sont les plus simples, c'est-à-dire les plus facilement stérilisables, car ceux-là mêmes qui semblent les plus parfaits sont souvent des foyers d'infection. Aussi n'y aura-t-on recours qu'en cas de nécessité absolue.

Un degré plus avancé de malformation du mamelon, c'est l'*ombilication*. Le bout du sein est alors comme *avalé*. Il ne fait pas saillie et est entouré d'un sillon plus ou moins profond, qui le sépare du sein proprement dit. Ce vice de conformation est plus rare que le précédent. Il en résulte, pour le nouveau-né, une impossibilité complète de prendre le sein ; aussi devra-t-on, dans ce cas, déconseiller l'allaitement. Cependant, si la femme insiste pour nourrir elle-même son enfant, on pourra pratiquer l'opération de Kehrer, appelée encore *mamillaplastie* (fig. 4). Dans un premier temps, on fait, au point qui devrait correspondre à la moitié inférieure de la base du mamelon, une double incision se réunissant aux deux extrémités, de façon à présenter l'aspect d'une demi-lune. On excise la surface cutanée comprise entre ces deux lignes. On fait de même dans la moitié supérieure de la base du mamelon pour obtenir une double résection cutanée en demi-lune. Dans le temps suivant, on libère avec soin les canaux galactophores de leurs adhérences, puis on suture en rapprochant l'une de l'autre les lèvres cutanées, et le mamelon se trouve ainsi surélevé.

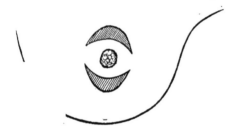

Fig. 4. — Mamillaplastie.

Quelques chirurgiens, au lieu d'exciser un lambeau de peau semi-lunaire, enlèvent un anneau cutané complet.

Quel que soit le procédé employé, il en résulte un mamelon saillant, permettant l'allaitement, mais il est souvent étranglé à sa base. Il n'y a dans ce fait aucun inconvénient pour l'enfant, qui prend très bien le sein, mais une simple difformité au point de vue de l'esthétique.

Aussi, Rapin (1) conseille-t-il de donner à l'incision la forme d'une double accolade.

L'opération de Kehrer donne des résultats durables qu'Herman put constater chez une de ses malades, deux ans après son intervention.

L'*invagination* est un degré encore plus avancé de malformation du mamelon. C'est ce que certains auteurs ont appelé la *mamelle en entonnoir*. Ce sont presque toujours des anomalies acquises, qui se rencontrent surtout chez les vieilles femmes à mamelles pendantes. Ici, plus de sillon. Il semble que le mamelon, retenu par des adhérences profondes, n'a pu suivre la mamelle prolabée et qu'il se soit ainsi invaginé sur lui-même. A la place de la saillie normale, on constate une excavation en entonnoir, au fond de laquelle apparaissent les orifices du mamelon avalé, comme la verge dans certaines tumeurs volumineuses des bourses. Il est possible, en pressant sur le sein autour de la dépression, de *décalotter* la papille et de la faire saillir.

(1) RAPIN, *Revue médicale de la Suisse romande,* 1895.

Chez les sujets peu soigneux, au fond de cette dépression, s'accumulent des saletés mêlées de débris épithéliaux qui fermentent
irritent la peau voisine, l'enflamment et, par l'orifice, s'écoule un
suintement âcre et fétide.

Le traitement n'a rien de chirurgical ; on se contentera de soutenir les seins et de prescrire les soins de propreté nécessaires
pour éviter toute complication, car une irritation chronique, chez des
femmes âgées, pourrait produire un néoplasme malin.

A côté des malformations précédentes, Gérard Blaes a rapporté un
cas d'imperforation du mamelon ; mais son observation, unique dans
la science, n'est pas admise par la plupart des auteurs. (Puech,
Pierre Delbet.)

GYNÉCOMASTIE. — En étudiant les vices de développement du sein
chez la femme, nous avons décrit surtout l'atrophie ; chez l'homme,
au contraire, nous ne nous occuperons que de l'hypertrophie connue,
depuis Paul d'Égine, sous le nom de gynécomastie, affection qu'il
ne faut pas confondre avec le développement exagéré de la région
pectorale, qu'on rencontre souvent chez les sujets gras.

La gynécomastie est assez fréquente, si l'on considère seulement
la forme extérieure de la poitrine ; elle est exceptionnelle, si l'on se
place au point de vue anatomo-pathologique. Il faut, en effet, éliminer les tumeurs de la région mammaire, les lipomes, par exemple,
qui sont assez fréquents, ainsi que les mammites. Il s'agit là de
fausse gynécomastie, dont Schuchardt (1) a pu réunir 406 cas dans
deux statistiques, tandis que dans son travail sur la mamelle de
l'homme et la gynécomastie, Gruber (2) n'a pu en rassembler que
54 d'hypertrophie mammaire vraie.

Doit-on distinguer aussi les cas de sécrétion lactée chez l'homme,
sans hypertrophie mammaire ?

Il en existe d'assez nombreux exemples ; mais, bien que cette
anomalie fasse plutôt partie des troubles de la sécrétion, il est en
réalité nécessaire qu'il y ait un certain degré de gynécomastie
pour que la lactation se produise. Aussi étudierons-nous ces faits
dans ce chapitre.

Il y a donc gynécomastie toutes les fois que le tissu glandulaire de
la mamelle est assez notable chez l'homme pour que les seins fassent
une saillie exagérée, même en dehors de toute sécrétion.

Gruber divise ses 54 cas de gynécomastie en deux grands groupes,
selon que la malformation existe chez des sujets normalement constitués (*gynécomastie primitive*) ou au contraire chez des hommes
ayant subi un arrêt de développement du côté de leurs organes
génitaux (*gynécomastie secondaire*). Parmi les observations plus ou

(1) SCHUCHARDT, *Von Langenbeck's Arch. für klin. Chir.*, 1885.
(2) GRUBER, Ueber mannliche Brustdrüse und über die Gynaecomastie (*Mém. de
l'Acad. imp. des sc. de St-Pétersbourg*, I, t. X, n° 10, 1866).

moins complètes qu'il a rassemblées, 33 appartiennent au premier groupe et 21 au second. Cette proportion, certainement, n'est pas juste, car Gruber ne fait compter au nombre des gynécomastes secondaires que ceux qui ont des lésions notables des organes génitaux, tels que les hypospades, épispades, hermaphrodites, etc. Or, chez ceux de la première catégorie, beaucoup présentent des caractères de féminisme assez marqués (barbe absente ou rare, poils peu abondants sur le corps, bassin large et court, voix eunuchoïde, absence de penchants sexuels, etc.). En outre, dans le second groupe, il faut remarquer que les lésions testiculaires peuvent n'être pas congénitales, car toutes les maladies atrophiant les testicules ont pu amener l'hypertrophie des seins. Telle est l'orchite traumatique, par exemple, mais surtout l'orchite ourlienne, dont il existe de nombreux exemples (Lereboullet, Girard, Charvot, etc.). Il en est de même de la syphilis testiculaire, dont nous venons d'observer un cas. Gruber et Schuchardt citent, d'après Galliet, une observation de castration, pour carcinome, suivie de gynécomastie.

Mais toutes ces lésions frappent le testicule lui-même, de sorte que l'épididymite tuberculeuse ou blennorrhagique, qui lèse l'épididyme, n'amène que bien rarement des troubles du côté des seins, bien que Galliet en ait rapporté un exemple produit par un carcinome de l'épididyme, qui avait été amputé. Enfin la gynécomastie secondaire peut encore être due à la destruction accidentelle ou chirurgicale des testicules. Tels sont les deux cas de Martin et celui, plus ancien, de Gorham. Il ne faudrait pas croire cependant que la castration entraîne fatalement l'hypertrophie mammaire. Lorsque l'opération est faite chez de très jeunes enfants, comme cela se pratique en Orient, la gynécomastie ne se produit jamais; il en est de même si le testicule est enlevé après trente ans. Il faut, pour que l'hypertrophie des seins se produise, que la glande séminale soit dans toute son activité. N'est-ce pas aussi ce qui se passe pour l'atrophie des mamelles chez la femme après l'ablation des ovaires ?

Comment expliquer ces faits? Pour Williams, tout être humain est en état d'hermaphrodisme latent. Toute femme a des caractères mâles secondaires et tout homme des caractères femelles de même ordre qui, normalement, sommeillent chez l'un et l'autre, mais peuvent s'éveiller dans certaines conditions. Il existerait donc une corrélation entre les organes sexuels essentiels de chaque être et le développement de ses mamelles. C'est une interprétation analogue à celle qui invoque la loi du balancement des organes (I. Geoffroy Saint-Hilaire). Pierre Delbet se demande « si le testicule ne serait pas comme tant d'autres glandes; si, à côté des spermatozoïdes, il ne sécréterait pas quelque produit résorbé par le sang, qui serait nécessaire pour entretenir l'équilibre de l'organisme ». Mais il y a à ce fait une objection sérieuse : c'est que la lésion d'un seul testicule amène parfois l'hypertrophie du sein correspondant. Tel était, par exemple, le malade cité dans la thèse de Le Dentu, qui était atteint aussi d'une ectopie testiculaire unilatérale.

Que la gynécomastie soit primitive ou secondaire, elle peut être uni ou bilatérale, mais avec une fréquence inégale. Gruber, sur 45 observations où le côté de la malformation était noté, l'a rencontrée 5 fois à droite, 5 fois à gauche et 35 fois des deux côtés. Unilatérale, elle est souvent secondaire et s'accompagne alors fréquemment de lésions du testicule correspondant.

Le volume des glandes mammaires hypertrophiées est assez variable chez l'homme. C'est presque toujours celui de la mamelle d'une femme du même âge que le malade observé. Les seins peuvent cependant atteindre un volume considérable (Gruber, Petrequin). Dans les cas qui ont été examinés après autopsie, leur diamètre dépassait 4 centimètres. Dans l'observation de Scheiber, il était de $8^{cm},2$ à gauche et de 8 centimètres à droite; l'épaisseur était de 1 centimètre environ et le poids de 65 grammes à droite et de 48 à gauche. Gruber donne des chiffres à peu près semblables et même, chez un vieillard de soixante-dix-huit ans, la mamelle la plus forte avait de $11^{cm},1$ à $11^{cm},7$ de diamètre et pesait $110^{gr},5$. Or, on sait que, d'après Kölliker, la mamelle normale de l'homme mesure de 1 à 4 centimètres et pèse de 6 centigrammes à 8 grammes.

L'examen histologique de la mamelle hypertrophiée de l'homme a été fait plusieurs fois. Gruber en a donné une bonne description. Chez les jeunes gynécomastes, le corps glandulaire a un aspect régulier; le stroma est formé par un tissu conjonctif assez fort, s'éclaircissant par l'acide acétique, au point de permettre de distinguer les masses de noyaux longitudinaux décrits par Langer et situés parallèlement aux fibres. Les canaux galactophores, au nombre de quinze à vingt, se ramifient jusqu'au bord du corps glandulaire, où ils se terminent par deux à trois cæcums quelquefois en massue. Il n'a jamais trouvé de vésicules glandulaires. Chez les vieux gynécomastes, on rencontre surtout du tissu fibreux et les conduits galactophores s'y perdent après très peu de divisions dichotomiques. En outre, la glande subit la dégénérescence graisseuse. En résumé, pour Gruber, possibilité chez les jeunes sujets de la métamorphose progressive de la partie conductrice des glandes, jusqu'à la formation des vésicules glandulaires; mais chez les vieux, métamorphose régressive de la partie conductrice, marchant de pair avec le remplacement partiel du stroma glandulaire par des éléments graisseux. La description de Schuchardt s'accorde en tous points avec la précédente.

Schaumann (1) fait justement remarquer qu'à ce point de vue le mot gynécomastie est mal choisi, car il y a histologiquement une

(1) Hugo Schaumann, Beitrag zur Kenntniss der Gynœcomastie. Inaug. Dissert. Würzburg, 1894.

différence essentielle entre le type glandulaire de la femme et celui de l'homme. Chez la première, on trouve des vésicules acineuses, surtout pendant la gravidité et la lactation et même avant ; chez le second, il n'y en a jamais.

Il existe, dans les observations, de nombreux cas de sécrétion lactée chez les gynécomastes. Thomas Bartholin parle d'un homme dont les mamelles fournissaient une si grande quantité de lait, « qu'on en fit un fromage ». On connaît aussi l'exemple classique de l'homme dont parle Humboldt, qui put nourrir un de ses enfants. On trouve des cas analogues dans la science, en assez grand nombre. Gruber a fait une critique très sévère de tous ces faits, « qui tous, dit-il, s'appuient sur des ouï-dire. Aucun de ceux qui les ont rapportés n'a vu la nourrice masculine de son histoire allaitant l'enfant. Tout voyageur, si haut placé qu'il soit, mêle à son récit sérieux des histoires piquantes, sujettes à caution, pour en rendre la lecture plus agréable ». L'opinion de Gruber est sans doute trop exclusive et les cas de sécrétion lactée chez l'homme ne sont pas exceptionnels. Cependant il est probable que les sujets étaient déjà gynécomastes, car, par la succion, la glande mammaire normale ne saurait se développer assez rapidement pour produire du lait abondamment. Il est incontestable que la sécrétion par la glande mammaire a été observée chez l'homme, comme d'ailleurs chez certains animaux mâles (boucs, chiens, chats, etc). L'individu dont Schmetzer rapporte l'histoire, en est un exemple. Il rendait en vingt-quatre heures, surtout la nuit, de 8 à 64 grammes de lait. On en recueillit 360 grammes en deux semaines. A ce point de vue, Gruber lui-même admet la sécrétion d'un liquide par les mamelles masculines, puisqu'il prétend même, à tort, que les gynécomastes primitifs sont les seuls qui offrent ce phénomène (12 cas sur 32). Schaumann a rapporté une intéressante observation de gynécomastie secondaire avec excrétion d'un liquide par le mamelon.

L'*étiologie* de la gynécomastie offre quelques points intéressants. Nous avons déjà dit que dans bien des cas, des lésions des testicules, congénitales ou acquises, avaient causé la lésion. Cette anomalie peut coïncider encore avec d'autres malformations, comme dans le cas de Wagner, où elle s'accompagnait d'une hypertrophie notable du membre supérieur correspondant.

Le traumatisme répété peut aussi être invoqué dans le développement exagéré de la glande mammaire de l'homme. Wagner en a encore rapporté un bel exemple. Son sujet, garçon potier de vingt-un ans, avait vu, à seize ans, sa mamelle droite grossir. Or, à cette époque, il tirait une voiture et la courroie, qui servait à la traction, appuyait sur sa région pectorale droite. Son sein gauche était normal. il n'avait rien aux testicules ; sa voix était celle d'un homme et il avait des instincts masculins.

L'hérédité se rencontre quelquefois. Schaumann en cite deux

exemples chez des collatéraux : dans une famille, trois frères étaient gynécomastes ; il y en avait deux dans une autre. Hiller a observé cette anomalie chez le père et le fils.

L'âge joue un rôle important dans la pathogénie de cette affection. C'est presque toujours à la puberté que les mamelles commencent à s'hypertrophier. Cependant quelquefois ce phénomène se produit à un âge plus tendre : à la naissance (Labbé), à quatre ans (Olphan), à sept ans (Krieger), à douze ans (Belcher), à douze ans et demi (Williams). On l'observe rarement après l'âge adulte, et sur 48 cas, Gruber l'a rencontré 8 fois après quarante ans.

Les gynécomastes sont souvent des sujets mal développés. Ils sont malingres et chétifs. Peut-être est-ce là la cause de la corrélation qu'on a voulu établir entre la tuberculose et l'hypertrophie mammaire de l'homme. On note, en effet, souvent chez eux l'hérédité tuberculeuse et, arrivés à l'âge adulte, ils meurent fréquemment phtisiques.

Il n'est pas rare qu'ils soient mal développés intellectuellement. Le malade d'Antigoni Razzi était fou. A l'âge de vingt-cinq ans, il avait des périodes d'excitation bruyante avec l'idée fixe qu'il était transformé en femme. Pour le prouver, il pressait sur ses mamelles, qui laissaient écouler un peu de liquide semblable à du lait. Plus tard les idées de folie disparurent, ainsi que la sécrétion.

La pathologie de l'hypertrophie mammaire chez l'homme contient peu de faits. Puisqu'il y a sécrétion, il peut y avoir infection aiguë et abcès. Cependant nous n'en avons trouvé aucun exemple. Bryant a rapporté l'observation d'un gynécomaste de quarante-cinq ans atteint d'un libro-adénome mammaire. Chez un jeune homme de seize ans, Foot a rencontré un kyste à la base du mamelon d'un sein hypertrophié. Enfin Williams cite l'exemple d'un clergymann goutteux de cinquante ans, gynécomaste, qui fut atteint de mastite goutteuse. Ce sont les seuls faits que nous ayons rencontrés.

Un gynécomaste peut-il avoir des enfants ? Non, disait-on autrefois, alors qu'on croyait que la malformation du sein était toujours liée à une lésion testiculaire profonde. Telle était l'opinion de Bedor. Cette affirmation est beaucoup trop absolue et la réponse dépend entièrement de l'état du testicule. Il existe de nombreux exemples de gynécomastes qui furent pères de plusieurs enfants.

Le *traitement* de la gynécomastie est, pour ainsi dire, nul. Si les seins sont volumineux, on conseillera le port d'un corset. Peut-être pourrait-on essayer de faire sur la région une compression légère. Enfin, plus rarement, si les seins sont douloureux ou gênent par leur volume, on sera autorisé à en faire l'ablation. Cette opération ne sera pas aussi étendue que celle que l'on pratique chez la femme pour le cancer du sein ; on se contentera, en effet, d'une simple incision par laquelle on extraira la glande et le tissu voisin ; mais on respectera le mamelon et son aréole.

C. Anomalies de la sécrétion lactée. — Avec tous les classiques, nous étudierons dans ce chapitre :

1° L'*absence de sécrétion lactée.* — 2° L'*excès de sécrétion.* — 3° La *sécrétion hétérochrone*, c'est-à-dire survenant en dehors de la lactation. Enfin, dans un quatrième chapitre nous signalerons quelques *vices de la sécrétion.* Quant aux faits de lactation chez l'homme, nous nous en sommes occupés à propos de la gynécomastie.

ABSENCE DE SÉCRÉTION LACTÉE OU AGALACTIE. — Pour qu'il y ait agalactie, l'absence de sécrétion doit être complète. Il ne se fait alors aucun changement dans les seins durant la grossesse, ni après l'accouchement, chez un sujet bien constitué. L'agalactie est bien plus rare que l'insuffisance de sécrétion lactée. L'anomalie est souvent héréditaire, ainsi que Puech en a rapporté un exemple. La femme dont il parle, mère de treize enfants, n'avait jamais eu de lait, bien que ses mamelles fussent d'aspect normal. Sa mère, qui avait eu vingt-trois enfants, n'avait, comme sa fille, jamais eu de lait. Féré a noté que l'agalactie familiale prédispose au cancer du sein.

L'absence de sécrétion lactée est le plus souvent bilatérale. Il est exceptionnel de la voir se produire d'un seul côté.

Comme *traitement*, on pourra essayer la succion et une nourriture tonique. Williams recommande en outre l'électricité et le massage des mamelles, ainsi que de la région de l'ovaire et de la moelle épinière. Il y joint le café et le jaborandi comme galactogène.

EXCÈS DE LA SÉCRÉTION LACTÉE OU GALACTORRHÉE. — Cette anomalie se présente sous deux formes. Tantôt il y a, pendant un temps donné, une production excessive de lait, survenant pendant la période de lactation physiologique. Telle était la malade de G. de Mussy, qui perdait 7 litres de lait par jour. Tantôt, il s'agit simplement d'une prolongation exagérée de la période de lactation. Ce fait est normal dans certains pays, au Japon, par exemple, où les enfants continuent à prendre le sein pendant toute leur enfance. Boerhaave cite une femme qui conserva du lait dans ses seins pendant douze ans. Horace Green parle d'une autre, qui présenta le même phénomène pendant quatorze ans et put ainsi, étant devenue grand'mère, contribuer à l'allaitement de son petit-enfant. Cette galactorrhée est bilatérale. Gibbons est le seul auteur qui ait rapporté un fait dans lequel la sécrétion n'avait lieu que d'un seul côté.

Dans quelques cas, on a noté l'hérédité de cette anomalie.

Ces faits de prolongation de la sécrétion lactée au delà de la période habituelle doivent être mis en parallèle avec ce qui se passe chez les vaches, qui, grâce à l'élevage et à la sélection, continuent à avoir du lait, quand leur veau ne tette plus. Or, en Colombie, d'après l'*Encyclopædia Britannica*, les vaches, revenant à leur état naturel, n'ont plus de lait, dès que leur veau n'est plus près d'elle.

Comme premier *traitement* de la galactorrhée, on devra cesser de donner le sein à l'enfant et essayer de rétablir le cours des règles, si elles n'ont pas apparu encore. Localement, outre la compression, on a conseillé, la teinture d'iode, la belladone, la cocaïne, la menthe et, à l'intérieur, l'iodure, le bromure de potassium, l'agaric blanc et plus récemment l'antipyrine.

SÉCRÉTION HÉTÉROCHRONE. — La lactation physiologique n'a lieu qu'après la parturition. Donc, toute sécrétion lactée, en dehors de la puerpéralité, devrait être étudiée ici. Il est cependant de régle d'éliminer de cette étude l'excrétion qui se fait par les seins des nouveaunés des deux sexes et qui, depuis longtemps, a attiré l'attention des auteurs (Schmid, Cerdon, J. Camerarius, etc.). Quelques-uns voient, dans ce phénomène, de l'infection et considèrent le liquide, excrété sous forme d'une gouttelette plus ou moins trouble, comme du pus. Mais il s'agit là plutôt d'une poussée sécrétoire de la glande, analogue à celle qui se reproduira plus tard, à la puberté, surtout chez les jeunes filles, au moment de l'établissement des premières règles. Baudelocque a rapporté un fait devenu classique de sécrétion lactée chez une fillette de huit ans qui avait dû donner le sein à un jeune enfant. L'influence de la succion du mamelon sur la sécrétion lactée est connue depuis fort longtemps, et déjà en 1672, dans les *Éphémérides des Curieux de la nature*, François Bouchard insistait sur ce fait. Il en existe aujourd'hui de nombreux exemples, soit chez les filles vierges, soit chez les femmes âgées. Une lésion des ovaires peut agir de la même façon. A ce sujet, Engström (1) rapporte le cas d'une femme de trente-six ans, qui subit la laparotomie pour un kyste dermoïde de l'ovaire gauche. Après sa guérison, elle éprouva un vif désir d'avoir un enfant et, quelques mois après, vit grossir ses mamelles, desquelles bientôt le lait sortait assez abondamment, bien qu'elle continuât d'être bien réglée. Cette sécrétion dura deux ans.

VICES DE SÉCRÉTION. — Nous n'entreprendrons pas l'étude de toutes les variations que peut subir le lait. Il varie souvent d'une femme à l'autre, sans que la nutrition du nourrisson s'en ressente. Mais il n'en est pas toujours ainsi. Aussi faut-il savoir distinguer une bonne d'une mauvaise nourrice, ce qui tient non seulement à la quantité de lait, mais encore à sa qualité. Les traités d'obstétrique nous apprennent à quels signes nous les reconnaîtrons. Aussi nous n'insisterons pas davantage sur ce sujet.

Nous désirons cependant attirer l'attention sur un fait signalé récemment par A. Moussons (de Bordeaux) (2). C'est l'influence qu'un lait trop riche en beurre joue sur la production d'une pseudo-lithiase intestinale chez les jeunes enfants. On trouve alors, dans les matières fécales, des corpuscules arrondis, jaunâtres, du volume de petits

(1) ENGSTRÖM, *Ann. de gynéc.*, 1889.
(2) A. MOUSSOUS, *Journ. de méd. de Bordeaux*, 1897.

grains de millet et qui, chimiquement, sont constitués par des cristaux d'acide gras.

II

LÉSIONS TRAUMATIQUES

I. — CONTUSIONS DE LA MAMELLE.

Il y a des causes anatomiques qui prédisposent la mamelle aux contusions. C'est ainsi, par exemple, que son siège en avant de la poitrine l'expose aux chocs de toutes sortes, cela d'autant mieux qu'en arrière elle repose sur un plan résistant, la paroi thoracique. Survienne une cause vulnérante, elle se trouvera prise comme dans les mors d'un étau. Ajoutez à cela qu'elle est entourée d'un tissu cellulaire abondant et lâche, que la peau est fine; aussi, dans la région mammaire, rencontre-t-on souvent des contusions, même avec des traumatismes peu violents, surtout s'ils sont répétés. Ainsi agissent les corsets durs et mal faits, le choc du bras ou la pression du vilbrequin sur la paroi thoracique, chez les menuisiers, etc.

C'est le plus souvent à droite qu'on voit la contusion mammaire, car elle est bien plus fréquente chez les gens du peuple, les ouvrières des manufactures, les domestiques, chez tous cèux qui, ayant des professions manuelles, se servent préférablement du membre supérieur droit.

Il existe *trois formes* de contusion du sein. Dans la *première*, la plus superficielle, les lésions sont sous la peau. C'est un traumatisme léger qui a rupturé quelques vaisseaux dans le tissu cellulaire sous-cutané. Il s'ensuit une ecchymose plus ou moins étendue, plus ou moins teintée, qui, après quelques jours, disparaît en passant par toutes les gammes de couleurs habituelles.

La *deuxième forme* coïncide avec un traumatisme plus violent et atteint la glande mammaire elle-même.

Enfin la *troisième forme*, contusion sous-mammaire de Nélaton, est causée par un traumatisme plus ou moins oblique qui a fait glisser la totalité de la glande mammaire sur le grand pectoral. L'ecchymose se produit ici dans le tissu cellulaire rétro-mammaire.

Quels sont les *symptômes* que l'on observe dans une contusion mammaire moyenne ?

La douleur est quelquefois très vive au moment du traumatisme; elle peut persister ainsi quelques instants, puis bientôt elle s'atténue; mais il reste encore un point sensible, exaspéré par la pression du doigt et même par la pression des vêtements. L'ecchymose apparaît de suite (ecchymose initiale), soit lorsque la contusion est superficielle soit dans les chocs violents. Souvent elle est secondaire, progressive, augmente pendant quelques jours et apparaît alors au-dessous du point contus ou à la partie inférieure du sein. La tuméfaction est variable. Dans la forme circonscrite, un seul lobe glandulaire y participe, mais, dans la forme diffuse, toute la glande est tuméfiée et ses lobes sont indistincts. Il n'est pas rare de percevoir à ce niveau des points fluctuants. C'est qu'il s'est fait une extravasation de sang, une bosse sanguine.

Que vont devenir ces lésions ? Le plus souvent, après quelques jours ou quelques semaines, tout disparaît et le malade est guéri. Mais les suites ne sont pas toujours aussi simples. La contusion, au sein comme ailleurs, prédispose à la suppuration ; aussi n'est-il pas rare de voir survenir, à la suite d'un choc, de véritables mammites aiguës, surtout chez les femmes qui allaitent.

Plus tard la glande lésée est parfois atteinte de mammite chronique. Celle-ci s'accompagne souvent d'hypertrophie de la région mammaire, surtout chez l'homme. Cette induration hypertrophique porte alors, non pas sur la mamelle, mais sur le tissu cellulo-graisseux sous-cutané (Huguet et Péraire) (1). L'inflammation chronique peut se présenter avec ses diverses modalités, telles que le galactocèle, par exemple.

Enfin on voit quelquefois survenir de la mastodynie.

L'influence de la contusion sur le développement des tumeurs malignes sera discutée ailleurs.

Le *traitement* de la contusion mammaire est assez simple. Il consiste surtout à prévenir les complications. On appliquera sur le sein des compresses trempées dans de l'eau boriquée ou additionnée d'alcool camphré ou d'extrait de Saturne. On les recouvrira d'une couche abondante de ouate et on appliquera un bandage compressif régulièrement fait et relevant la mamelle.

Le massage nous semble aussi devoir être conseillé, car il aiderait à la résorption rapide du sang épanché et faciliterait la résolution.

Contre la douleur, on a proposé des applications de sangsues. Mais on se souviendra que leurs morsures sont souvent des causes de lymphangites ou de phlegmons. Lorsque le sang épanché sera nettement collecté, on devra l'évacuer par la ponction aspiratrice faite avec les soins de propreté désirables, pour éviter la suppuration.

II. — PLAIES DU SEIN.

Nous n'étudierons pas ici les plaies du sein qui traversent toute la paroi thoracique et vont léser les organes profonds. La blessure de la glande mammaire n'est plus que secondaire et le chirurgien ne

(1) J. Huguet et M. Péraire, De la mastite traumatique de l'homme. (*Gaz. hebd. de méd. et de chir.*, 1895.)

se préoccupe que de la pénétration. Nous renvoyons pour leur étude aux plaies pénétrantes de poitrine (1).

De même encore, certaines plaies superficielles n'entamant que la peau et le tissu cellulaire, sont des plaies simples, qui, au sein, n'offrent rien de particulier. Nous ne traiterons que des plaies non pénétrantes intéressant la glande mammaire.

Les piqûres guérissent très facilement. Elles nous intéressent parce qu'elles peuvent s'accompagner de corps étrangers : aiguilles, épingles, morceaux de verre, qui, s'ils ne sont pas aseptiques, causeront des abcès.

Les plaies plus larges diffèrent selon qu'elles surviennent en dehors de la lactation ou pendant la lactation.

Dans le premier cas, ce sont des plaies simples, qui ne donnent pas lieu, le plus souvent, à une hémorragie notable. Si leur direction est dans le sens des rayons de la glande mammaire, c'est-à-dire si d'un point périphérique la plaie se dirige vers le mamelon, la guérison s'effectuera sans amener de troubles du côté de la mamelle, car il n'y aura que peu ou pas de lésions du côté de la glande ou des conduits excréteurs. Mais si la blessure est perpendiculaire à cette direction, il y aura un nombre plus ou moins grand de canaux galactophores qui seront coupés, surtout si elle siège près du mamelon. Dans ce cas, la portion de glande correspondant aux conduits sectionnés s'atrophiera. D'où l'indication, lorsqu'on ouvre un abcès du sein, de sectionner dans le sens d'un rayon de la mamelle.

Lorsque la plaie survient sur une glande mammaire en état de lactation, l'hémorragie est plus notable, car les vaisseaux ont alors physiologiquement un calibre plus grand. En outre, par la blessure, on voit s'écouler du lait en quantité parfois assez grande. Par cette porte ouverte à l'infection, des microbes pathogènes pourront s'introduire et amener un abcès de la glande si l'on ne tient pas la plaie très propre. Malgré l'asepsie, il n'est pas rare de voir se produire une fistule laiteuse qui durera plus ou moins longtemps ; elle siège fréquemment au voisinage du mamelon. Par là, s'écoulera d'abord du lait pur, puis un liquide séreux, dû aux modifications survenues dans le lobe glandulaire correspondant au vaisseau lactifère ouvert.

Les plaies du sein se compliquent moins souvent de mastite chronique que les contusions des mamelles.

Leur *traitement* est simple. On désinfectera d'abord la blessure avec soin ; s'il y a des corps étrangers on les enlèvera ; s'il y a hémorragie, elle cédera facilement à la compression.

On craignait autrefois de suturer ces plaies ; mais on sait aujourd'hui que les complications proviennent d'une désinfection insuffisante. On fera donc une suture soignée, avec un bon affrontement, afin d'avoir une cicatrice linéaire, presque invisible. On mettra un drain

(1) Voy. *Traité de chirurgie clinique*, t. VI.

à la partie déclive si l'on n'est pas absolument sûr d'avoir désinfecté la blessure. Le tout sera recouvert d'un pansement compressif. Si la plaie était très étendue, il serait bon d'immobiliser le bras dans le pansement. Lorsque, malgré le traitement, il survient une fistule laiteuse, on devra savoir que, quels que soient les moyens employés, la guérison ne surviendra pas tant que durera la sécrétion lactée. La première indication sera d'interrompre la lactation et l'on verra bientôt la fistule disparaître avec des soins de propreté joints à une compression régulière. Nous ne parlerons de l'injection de liquides caustiques ou astringents dans ces fistules (teinture d'iode, nitrate d'argent, etc.) que pour la rejeter, surtout tant que fonctionne la glande mammaire, quoique ce traitement fût fort en honneur autrefois.

III. — BRULURES DU SEIN.

Bien qu'assez fréquentes, les brûlures du sein ont été peu étudiées. Il est vrai que le plus souvent elles ne présentent rien de particulier.

Lorsque l'eschare est profonde, l'atrophie de la glande peut survenir, soit que celle-ci ait été détruite, soit que ses éléments nobles aient été étouffés par le tissu cicatriciel. Nous avons vu, pendant notre internat chez Le Fort, une jeune fille atteinte d'une brûlure au troisième degré de la région mammaire et de l'épaule gauche, qui, bien que sa glande n'ait pas été détruite, en présenta secondairement de l'atrophie, lorsque survint la rétraction du tissu cicatriciel.

Les cas de brûlures du mamelon sont intéressants à connaître et E. Delbet en a rapporté un cas remarquable. Une femme de vingt ans, qui vers dix ans avait été brûlée au niveau du mamelon, devint enceinte. Au moment de la montée du lait, il survint dans le sein des douleurs très vives, tandis que la glande augmenta de volume. Bientôt sur la peau apparurent des plaques de sphacèle qui tombèrent, laissant s'écouler du lait. Cet écoulement se tarit et cette femme, ayant été de nouveau enceinte, ne présenta plus rien d'anormal, sa glande ayant été sans doute détruite après la première grossesse.

Le *traitement*, au moment de l'accident, est celui des brûlures en général. Quant aux résultats éloignés, ils sont malheureusement au-dessus des ressources de la chirurgie.

III

AFFECTIONS INFLAMMATOIRES

Les affections inflammatoires de la région mammaire doivent être rangées en deux grandes classes :

1° Les *inflammations aiguës* ; 2° les *inflammations chroniques*.

[.] — INFLAMMATIONS AIGUES.

Velpeau a divisé les inflammations aiguës de la région mammaire en deux variétés : 1° les abcès *extérieurs à la glande* ; 2° les abcès *développés dans son parenchyme.* Chassaignac désigne sous le nom de *périmammaires* les abcès de la première division, d'*intéromammaires* ceux de la seconde. Topographiquement, l'inflammation peut siéger soit dans la glande elle-même (*mastite proprement dite*), soit en avant dans la peau ou le tissu cellulaire sous-cutané (*supramastite*), soit enfin dans le tissu cellulaire rétromammaire (*inframastite*). Lorsque la région mammaire est frappée en totalité, il y a phlegmon total ou *panmastite.*

En réalité, il n'y a qu'une seule inflammation spéciale à la région mammaire : l'inflammation de la glande surtout pendant sa période d'activité (Peyrot), les deux autres variétés ne sont le plus ordinairement que la cause ou la conséquence de la mammite. Elles n'offrent en tout cas d'intérêt qu'en raison de leur voisinage avec la mamelle (1).

Dans l'un et l'autre sexe, la glande mammaire devient le siège de modifications physiologiques importantes au moment de la naissance et de la puberté ; mais c'est à l'époque de la grossesse et de l'allaitement qu'elle offre son maximum d'activité fonctionnelle.

A chacune de ces trois époques de la vie, il se produit dans les mamelles une prolifération active des éléments glandulaires en même temps qu'un développement considérable des vaisseaux sanguins périglandulaires. Cette activité physiologique devient ainsi une sorte d'appel à la localisation des agents infectieux, comme la région juxtaépiphysaire pendant la période de développement des os (Tellier) (2).

Cette poussée proliférative et congestive de la mamelle devient ainsi un terrain tout préparé pour le développement des agents infectieux. C'est à vrai dire la cause prédisposante la plus importante des inflammations du sein.

La cause déterminante, c'est l'infection.

Celle-ci peut avoir une origine externe et être transmise par les conduits galactophores ou les vaisseaux lymphatiques (*hétéro-infection*) ou une origine interne et être apportée par les vaisseaux sanguins (*auto-infection*).

En résumé : Congestion de la glande, puis infection, tels sont les deux éléments fondamentaux de la pathogénie des mammites aiguës.

(1) A part quelques cas exceptionnels, le phlegmon sous-cutané et les phlegmons sous-mammaires ne sont guère que des expansions de l'inflammation parenchymateuse. (Velpeau.)

(2) TELLIER, Pathogénie de la mammite suppurée des adolescents (*Bull. méd.,* 24 février 1895).

Il reste maintenant à déterminer la part qui revient à ces deux facteurs et les caractères qu'ils revêtent : 1° à la naissance ; 2° à la puberté ; 3° pendant la période puerpérale.

Si, d'une façon générale, la pathogénie de ces mastites ne diffère pas essentiellement, l'individualité propre à chacune d'elles est suffisamment établie pour qu'on les décrive séparément.

· 1° **Mastite des nouveau-nés.** — Chez les nouveau-nés des deux sexes le gonflement des mamelles et la sécrétion du lait doivent aujourd'hui être considérés comme un phénomène normal. D'après Depaul, cette sécrétion lactée serait constante chez les enfants bien portants, puisque, sur 100 nouveau-nés sains, il ne l'a pas vue manquer une fois. D'après les classiques, elle s'établit du quatrième au dixième jour après la naissance. Pour Variot (1), qui a repris récemment cette étude, la sécrétion du lait est surtout abondante du huitième au douzième et même au quinzième jour. A ce moment, dit cet auteur, les deux glandes saillent comme deux petits verres de montre appliqués sur le thorax et, lorsque le lait n'est pas évacué, la région mammaire est soulevée, formant une petite tumeur arrondie de la grosseur d'une noisette. La peau est souvent rosée, la pression est douloureuse, on constate même un peu d'empâtement. Lorsque la sécrétion est bien établie, c'est-à-dire du huitième au quinzième jour (c'est à cette période que les caractères du liquide sécrété se rapprochent le plus du lait de femme), une pression légère peut faire sourdre une certaine quantité de liquide dont les principes immédiats sont ceux du lait. Cette activité fonctionnelle diminue progressivement ; cependant, au bout de quatre ou cinq mois, on peut encore, en comprimant la glande, faire suinter de la sérosité par le mamelon.

Chez le nouveau-né, les mamelles sont donc le siège d'un processus physiologique analogue à la montée du lait chez les nouvelles accouchées : c'est dans cet engorgement physiologique de la glande qu'il faut chercher la cause prédisposante essentielle des inflammations qu'on peut y observer. Mais on ne saurait aussi contester le rôle important joué par les traumatismes, tels que la compression exercée par les maillots trop serrés ou encore les pressions et malaxations faites brutalement par certaines gardes ou sages-femmes pour vider les seins chaque jour. Toutes ces causes prédisposent également à l'inflammation par la contusion des tissus qu'elles déterminent.

La cause efficiente, c'est l'agent pathogène amené au contact du mamelon soit par des linges souillés, soit par des mains non aseptiques, soit enfin par certaines gardes qui complètent les pressions manuelles par des succions buccales. Quant au mode d'infection, bien qu'on ne le sache point encore exactement, il y a 'tout lieu de

---

(1) VARIOT, *Soc. de biologie.*

croire qu'il s'agit, comme pour la mastite puerpérale, d'une inflammation glandulaire, d'une galactophoro-mastite (V. Charrin).

La mastite des nouveau-nés n'est pas très fréquente. Dans son service d'hôpital, Depaul en observait à peine un exemple sur 700 à 800 enfants ; on la rencontre aussi souvent chez les garçons que chez les filles. Les deux mamelles peuvent être simultanément prises, ou l'une après l'autre ; quelquefois l'affection est unilatérale.

Le début de la mastite se traduit ordinairement par de l'agitation, surtout lorsqu'on change le maillot. Les mamelles deviennent rouges, chaudes et beaucoup plus saillantes ; toute pression, même légère, à ce niveau fait crier l'enfant. Toutefois tout peut encore rentrer dans l'ordre et se terminer par résolution.

Dans le cas contraire, le gonflement augmente, la tumeur se mamelonne, la peau devient luisante, tendue, puis livide ; la fluctuation ne tarde pas à apparaître, en un ou plusieurs points. Le pus se fait jour au niveau de la peau et l'abcès guérit rapidement, ou bien il gagne en profondeur, produit de larges décollements et peut même disséquer les muscles. Le pronostic devient alors extrêmement grave ; c'est là, il est vrai, une exception, car la mastite des nouveau-nés est ordinairement plutôt bénigne. Ordinairement l'enfant n'est pas troublé dans son allaitement et il peut même augmenter de poids.

Il est une conséquence de ces inflammations sur laquelle Depaul a appelé l'attention : c'est la rétraction du mamelon. Il en résulte une disposition particulière (*sein ombiliqué*) qui rend l'allaitement ultérieur difficile, parfois même impossible.

Comme autre terminaison de la suppuration de mamelle chez le nouveau-né, on a noté aussi la destruction plus ou moins complète de la glande et son atrophie définitive.

2° **Mammite de la puberté**. — C'est une affection relativement assez rare et qui s'observe aussi bien chez les jeunes garçons que chez les jeunes filles, aux premières manifestations de la puberté. Toutefois, si l'on en croit Vassal (1), la mammite des adolescents se rencontre presque exclusivement chez les garçons, particulièrement chez les adolescents dont la puberté s'accomplit rapidement. Chez eux, il y a en quelque sorte exagération d'un travail physiologique normal qui retentit sur la mamelle sous forme d'un état fluxionnaire de la glande. Nous retrouvons encore là la poussée congestive préparant à l'infection qu'occasionneront toutes les causes d'excitation nerveuse : continence ou excès génésiques (Laurent), traumatismes divers, pression des vêtements, coups et enfin les causes d'irritation locale, telles que succion, titillation du mamelon, qui apporteront le plus souvent avec elles les agents de l'infection.

---

(1) VASSAL, De la mammite des adolescents, thèse de Paris, 1893.

Quelle voie suivent-ils? Tellier a rapporté l'observation d'une jeune fille de quatorze ans qui, à la suite d'une poussée furonculeuse, avait été atteinte d'un abcès au sein. Après incision, le pus, recueilli avec les précautions habituelles, montra l'existence du *Staphylococcus pyogenes aureus*. Or, chez cette malade, il n'y avait eu ni traumatisme ni manœuvres sur le mamelon ; il ne paraissait pas y avoir eu de porte d'entrée aux germes morbides. L'auteur en conclut que l'infection a été due, dans ce cas, au transport par le sang de microorganismes pathogènes et il est porté à croire que dans la mammite des adolescents, c'est le mode d'infection le plus fréquent. Ce n'est là, il est vrai, qu'un fait et encore incomplet, puisque l'examen du sang n'a pas été pratiqué, mais il soulève une discussion qui trouvera mieux sa place lorsque nous traiterons de la mammite puerpérale.

La mammite de la puberté débute généralement vers quatorze ou quinze ans, parfois entre seize et dix-huit ans.

Ordinairement unilatérale, l'inflammation porte parfois sur les deux seins, soit simultanément, soit successivement. D'après Vassal, les malades se plaignent tout d'abord de picotements douloureux, puis d'un prurit agaçant au niveau de la mamelle. Parfois, c'est une douleur plus vive, sourde, persistante, accrue encore par le contact des vêtements, le frottement d'une chemise empesée par exemple. Vient-on à explorer la région mammaire, on constate qu'elle est augmentée de volume. Le mamelon est plus saillant, l'aréole est rouge et chaude, la glande est dure, bosselée, mobile et sans adhérences avec les parties voisines ; elle atteint souvent les dimensions d'une noix, d'une mandarine ou d'une petite orange. La pression est douloureuse, surtout à la base du mamelon, qui, pendant les manœuvres d'exploration, laisse souvent sourdre une gouttelette tantôt limpide, tantôt légèrement opaline et même quelquefois épaisse ; on ne perçoit pas en général de tuméfaction des ganglions axillaires. Les phénomènes généraux sont à peu près nuls : à peine note-t-on une légère irritabilité nerveuse.

Le plus souvent, la résolution se fait d'elle-même au bout d'un seul septénaire. L'évolution, au contraire, peut être de longue durée. Vassal rapporte quatre observations dans lesquelles la glande a mis cinq ou six mois à atteindre le maximum de son volume ; parfois la marche, au lieu d'être continue, subit des intermittences. Il n'est pas jusqu'aux phénomènes douloureux qui ne mettent longtemps à disparaître ; on a noté des durées de neuf mois, dix-huit mois, deux ans même.

En dehors de la résolution spontanée, qui est la règle habituelle, il y a des cas où après la disparition des douleurs, la glande reste longtemps volumineuse et l'induration persiste.

Enfin, la mammite de la puberté peut se terminer par suppuration.

Les symptômes précédemment signalés s'aggravent et, en un point de la tumeur, apparaissent tous les caractères d'une collection purulente. L'abcès ainsi formé est généralement peu volumineux, il occupe une partie limitée de la glande, rarement sa totalité et, incisé à temps, il guérit rapidement.

3º **Mastites puerpérales**. — La puerpéralité est de beaucoup la cause la plus fréquente des inflammations aiguës du sein. Toutes les statistiques en font foi. Bryant, Nunn et Billroth ont trouvé que, sur 230 cas de mastites, 196 s'étaient développés pendant la puerpéralité. Winckel est arrivé à une proportion encore plus élevée, puisque, sur 50 cas, une seule fois la femme ne nourrissait pas. Toutefois, il est juste d'ajouter que cette fréquence décroît considérablement, grâce aux moyens prophylactiques employés pour prévenir ces abcès pendant la grossesse et l'allaitement.

C'est ainsi que, du 1er novembre 1888 jusqu'à la fin de 1889, Tarnier a observé, à la Clinique d'accouchements, 4 abcès mammaires sur 1235 accouchements, soit 0,32 p. 100. Vers la fin de cette même année, il a perfectionné le traitement préventif dont les bons effets ne se sont pas fait attendre. Du 1er janvier 1890 au 1er juin 1891, il n'y a eu que 3 abcès du sein sur 1727 accouchements, soit 0,18 p. 100. Depuis cette époque jusqu'au 10 juin 1894, il a pu compter plus de 4000 autres accouchements, sans un seul abcès du sein.

Les auteurs sont loin d'être d'accord sur le côté le plus fréquemment atteint. Pour Winckel et Kœhler, c'est le sein gauche; pour Deiss, c'est le droit. Il faut ajouter que l'affection est bilatérale au moins dans un cinquième des cas; Pierre Delbet a additionné les statistiques de Henning, Winckel, Bryant, Clintock et Deiss et est arrivé à un total de 559 mastites, dont 97 bilatérales. Il a également recherché si le nombre des accouchements avait une influence sur l'évolution des abcès du sein et, bien que les résultats donnés par les chiffres soient trompeurs (primipares : Kœhler 56,87 p. 100; Deiss 50,8 p. 100; secondipares : Kœhler 25,92 p. 100; Deiss 33,90 p. 100), il faut cependant admettre que les abcès du sein sont plus fréquents chez les primipares et que, généralement à partir du quatrième accouchement, ils deviennent rares (de 4 à 1,53 p. 100).

L'abcès débute ordinairement dans les premières semaines qui suivent l'accouchement.

Nunn, sur 58 cas d'inflammations et d'abcès du sein pendant l'allaitement, en a trouvé : 19 dans le cours du premier mois; 14 dans le deuxième; 3 dans le troisième; 1 dans le quatrième; 2 dans le sixième; 1 dans le huitième; 1 dans le cours du neuvième; 17 dans le dixième.

L'observation a montré que les femmes qui nourrissent sont plus souvent affectées que celles qui ne nourrissent pas; les femmes qui sont obligées de sevrer, après avoir nourri, y sont particulièrement sujettes. Presque toujours, dit Velpeau, il s'agit de femmes qui ont été forcées de suspendre l'allaitement au bout de huit ou de quinze jours. On peut ajouter, avec Nélaton, que certaines femmes sont obligées de suspendre l'allaitement à cause des gerçures du sein et celles-là, plus que tout autres, sont exposées aux inflammations.

La pathogénie de ces abcès a soulevé jusqu'ici de nombreuses discussions et suscité bien des travaux.

Une question se pose tout d'abord : l'origine de la mastite puerpérale est-elle glandulaire ou périglandulaire ; cette origine est-elle invariable ? Velpeau, un des premiers, s'est très nettement expliqué à ce sujet : les phlegmasies de cause interne débutent le plus souvent par les canaux galactophores, quelquefois seulement par le tissu sécréteur ou par l'élément fibro-cellulaire et il décrit l'adénite mammaire ou phlegmon du tissu glanduleux.

Après lui, Chassaignac divise les abcès du sein en deux variétés : 1° phlegmons et abcès des conduits galactophores ou abcès canaliculaires ; 2° phlegmons et abcès intéro-mammaires interstitiels ou interlobulaires.

Telles furent les premières théories vraiment scientifiques émises sur cette question. Elles ne devaient pas tarder à être vigoureusement combattues par Nélaton et ses élèves. « Voici, dit cet illustre chirurgien, comment nous nous expliquons le développement de la phlegmasie mammaire : de même que la tuméfaction du bras et de la jambe reconnaît pour principe une angioleucite et pour point de départ une petite plaie de l'extrémité du membre, de même aussi l'abcès mammaire peut être la conséquence d'une angioleucite déterminée elle-même par une gerçure du sein, sans cesse irritée par les efforts de succion ou le contact du lait ; une fois déterminée, cette inflammation se propage rapidement vers la profondeur de l'organe : le trajet des lymphatiques rend parfaitement compte de cette particularité. »

Ainsi, en face de la théorie de l'origine glandulaire des mastites puerpérales, se dressait celle de l'origine lymphatique.

Cette dernière, soutenue par Richard qui admettait que neuf fois sur dix les abcès du sein étaient des angioleucites, fut à son tour puissamment combattue par notre maître Duplay. A son avis, cette pathogénie soulève deux objections sérieuses. La première, c'est que, contrairement à ce que l'on observe dans les lymphangites, les ganglions de l'aisselle restent souvent indemnes dans les phlegmons glandulaires de la mamelle. La seconde, c'est que l'inflammation se propagerait en sens inverse du cours de la lymphe, ce qui est absolument contraire à la marche habituelle des lymphangites, et il estime que les mastites puerpérales sont des inflammations glandulaires, au même titre que celles de la parotide et du testicule. La phlegmasie se propage de proche en proche, du mamelon aux lobules, le long des conduits galactophores.

Budin a donné une démonstration clinique de cette localisation glandulaire primitive en montrant, après Chassaignac, que si, au début de l'abcès, on presse sur la glande, on fait sourdre un mélange de pus et de lait par le mamelon, et aujourd'hui des auteurs autorisés partagent cette opinion. Une autre preuve, c'est la disposition lobaire de ces abcès. « On sait, dit Pierre Delbet, combien il est fréquent dans les mastites de voir des abcès multiples qui se succèdent tout en restant indépendants les uns des autres ; l'un frappant un lobe de la glande, le suivant un autre lobe très éloigné sans qu'il y ait aucun rapport de continuité ou de contiguïté entre les deux. » Tarnier, cependant, semble admettre encore que le plus grand nombre des abcès sont d'origine angioleucitique.

Mais l'origine de la mastite puerpérale est-elle toujours glandulaire ? La mamelle obéit-elle, comme les autres glandes (sous-maxillaire, parotide, foie, rein, etc.), à la loi générale des inflammations des glandes ? Cette pathogénie est-elle exclusive ? En aucune façon, car on ne saurait nier que le point de départ des abcès du sein puisse siéger en dehors des acini glandulaires.

Cette étude va être reprise avec l'histoire des modes d'infection.

Le second point à élucider est celui-ci : A quoi est due l'inflammation ?

Tout d'abord, dans une infection générale primitive, les microorganismes infectieux transportés par le sang peuvent-ils s'arrêter dans la mamelle et y coloniser ? Dans le cours des maladies infectieuses, si l'envahissement des diverses glandes de l'économie est facile, le fait paraît exceptionnel pour la mamelle ; on n'en connaît guère que quelques exemples, entre autres les observations de Hening (abcès métastatique du sein consécutif à la fièvre typhoïde), de Escherich (1) (mammite consécutive à une infection puerpérale, contenant les mêmes microorganismes que le sang), de Cohn (2) (staphylocoques et streptocoques dans le lait de nourrices en proie à l'infection puerpérale).

Ces faits, pour être très rares, n'en présentent pas moins un très grand intérêt, car ils démontrent que les agents infectieux, charriés par le sang, peuvent être éliminés par le lait, au niveau de la mamelle, comme ils le sont au niveau du rein par l'urine.

Pour les auteurs anciens, l'accumulation du lait dans les conduits galactophores était la cause principale de l'inflammation.

C'est cet *engorgement laiteux*, si absurdement désigné sous le

(1) ESCHERICH, Bacteriologische Untersuchungen über Frauenmilch (*Fortschritte der Med.*, 1885, nᵒˢ 3 et 8).

(2) COHN, Zur Aetiol. der Puerperalenmastitis (*Zeitschr. für Geburtskunde und Gynæk.*, Heft II, 1886).

nom de *poil*, qui précédait l'état phlegmasique de la mamelle. Tant que la distension n'agit que mécaniquement, dit Velpeau, il n'y a qu'engorgement, mais ainsi distendus les conduits lactés peuvent perdre patience, alors l'initiative gagne la glande et prend le caractère de l'inflammation parenchymateuse. Cette doctrine de l'engorgement laiteux renferme cependant une part de vérité, si l'on veut bien l'interpréter dans le sens de nos connaissances bactériologiques actuelles. Cet engorgement des mamelles existe en effet peu après l'accouchement et il se traduit par un accroissement de volume et une augmentation de consistance de la glande, qui devient même chaude et douloureuse. Ce n'est là qu'un état congestif, quelquefois intense sans doute, surtout chez les femmes qui ne nourrissent pas ou qui cessent brusquement d'allaiter, mais enfin cet engorgement ne cesse pas d'être physiologique. Suffit-il à provoquer à lui seul l'inflammation ? L'oblitération des conduits galactophores pratiquée chez des lapins par Kehrer avec du collodion n'a rien produit. A son tour Pierre Delbet a fait, sur plusieurs mamelles d'une chienne, la ligature sous-cutanée de quelques conduits ; les canaux non obturés ont permis l'écoulement du lait et il n'y a pas eu d'inflammation. Et cependant, si la stagnation du lait paraît insuffisante pour la produire à elle seule, il n'est pas moins certain qu'elle joue un grand rôle dans la genèse de cette inflammation, car elle devient un terrain tout préparé pour l'infection.

D'où vient cette infection ? La pénétration des microorganismes au niveau des acini glandulaires est-elle indispensable ? C'est ce que va nous montrer l'étude bactériologique du lait.

Un grand nombre d'auteurs, Palleski, Ringel, Honigmann, Urbain Monnier (1), Damourette, Ettlinger, Thiercelin, Marfan, ont démontré que des microbes peuvent exister à l'état normal dans le lait des femmes bien portantes. Chez 64 femmes récemment accouchées, 76 recherches ont permis à Honigmann de constater que 4 fois seulement le lait était stérile ; dans tous les autres cas, cet auteur trouva dans ce liquide le staphylocoque doré ou blanc. Cette assertion a été vivement combattue en 1894 par Genoud (de Lyon) (2). Dans le laboratoire du professeur Renaut, il a repris cette étude et s'est efforcé de montrer expérimentalement que les conclusions d'Honigmann perdaient toute leur valeur. Cet auteur, en effet, avant de pratiquer l'examen du lait, n'avait pas assuré la parfaite asepsie du mamelon et des conduits galactophores. Celle-ci est difficilement réalisable, mais cependant possible, grâce à une technique spéciale, indiquée par Genoud et qui lui a permis de constater que le colostrum et le lait des accouchées bien portantes ne contenaient pas de staphylocoques. Si en pareil cas, on a trouvé des staphylocoques,

---

(1) URBAIN MONNIER, Des abcès du sein post-puerpéraux, thèse de Paris, 1891.
(2) GENOUD, thèse de Lyon, 1894.

c'est qu'il y a eu contamination périphérique au niveau du mamelon ou de l'extrémité des conduits galactophores.

Ces conclusions ont été battues en brèche par Charrin, qui, avec sa grande autorité, a déclaré à la Société de biologie que, chez des nourrices parfaitement saines, dont les enfants augmentaient régulièrement de poids, il avait rencontré le staphylocoque blanc dans des proportions considérables, un quart, un tiers, deux tiers et même davantage. Dans ses recherches, l'*albus* prédominait mélangé à de rares échantillons d'*aureus*, de *flavus*, de *citreus*, etc. La glande mammaire à l'état d'activité contiendrait donc assez souvent des agents pyogènes. « Il y a là un exemple de plus en faveur du microbisme latent. » Mais ce n'est point l'unique origine des germes infectieux ; ils viennent aussi du dehors et le plus fréquemment, ils sont apportés soit par l'enfant, soit par la mère.

Le nourrisson peut infecter sa nourrice de plusieurs façons. Legry (1) a observé un abcès du sein chez une femme dont l'enfant était atteint d'ophtalmie purulente. Il a également rapporté l'histoire d'un enfant qui fut successivement atteint d'ophtalmie purulente droite et de parotidite du même côté ; sa mère eut un abcès aux deux seins.

Arbel (2) cite dans sa thèse deux cas de mastite dont l'un semble imputable à des [petits abcès fessiers, l'autre à des abcès sous-épidermiques à staphylocoques, développés chez] deux nourrissons.

Mais c'est surtout la salive de l'enfant (3) qu'il faut incriminer ; celle-ci est pyogène, le fait est indéniable. Il a été démontré expérimentalement. Les agents infectieux de la salive de l'enfant demeurent sans action sur un mamelon sain ; mais, que ce mamelon s'ulcère, cette solution de continuité, même insignifiante, deviendra une porte d'entrée aux agents pyogènes. Or, la fréquence des lésions du mamelon chez les nourrices est considérable. Il suffit de rappeler que Courgey a trouvé, dans le service de Lorain, en 1877, que sur 589 nourrices, 526 en étaient atteintes, soit près des trois cinquièmes.

Cette proportion ne serait point toujours aussi forte, puisque la statistique de Deiss accuse 49,3 p. 100 de mastites développées sans qu'il y ait eu auparavant des gerçures. Ces gerçures reconnaissent

(1) LEGRY. *Progrès méd.*, 1887, p. 153.
(2) ARBEL, Contribution à l'étude de la galactophorite, thèse de Paris, 1890.
(3) Les altérations buccales des nouveau-nés ont été regardées comme causes prédisposantes des gerçures du sein par Rossi, Churchill et Jacquemier. Mais Varnier a fait remarquer avec raison qu'un grand nombre de nourrices sont atteintes d'ulcération du mamelon et cependant leurs nourrissons n'ont pas de stomatite aphteuse. De même, ajoute-t-il, sans nier absolument avec Billard, Bazin, Valleix, Blache, Guersant, Grisolle, la contagion directe du muguet de la bouche de l'enfant au sein de sa nourrice, admise par Gubler, ne peut-on à bon droit la considérer comme exceptionnelle. A l'hospice des Enfants Assistés, Parrot n'a constaté aucun cas bien net de contagion et Serin, sur plus de 1 500 enfants atteints de muguet, n'en a pas vu un seul communiquer la maladie au sein de sa nourrice.

pour causes le traumatisme buccal de l'enfant, la mauvaise conformation et la non-accoutumance du mamelon (1).

Les efforts de succion se prolongent et « la surface du mamelon,
continuellement imbibée de lait, mâchonnée par l'enfant, s'attendrit
et se laisse excorier. L'altération ainsi produite devient un centre de
colonisation pour les microorganismes venus de l'extérieur ou des
parties profondes, d'autant que le lait est par lui-même un excellent
milieu de culture ». En dehors des sources d'infection déjà signalées
il ne faut point oublier que les mains ou les linges peuvent amener
les microbes pathogènes au niveau du mamelon.

Les agents pathogènes sont divers. On a trouvé souvent les différentes variétés de staphylocoques, le streptocoque (Vignal); dans un
cas, Sarfert (2) ne put isoler que du gonocoque (3).

En réalité, il en est du sein comme des autres glandes en libre communication avec l'air ; l'agent pathogène peut venir soit de l'extérieur
(mains de la mère, bouche de l'enfant, etc.), ou préexister dans la profondeur des conduits. Dans ces conditions, une cause occasionnelle
quelquefois insignifiante, pourra exalter sa virulence et il pullulera
Ainsi s'explique l'influence des traumatismes, du froid, des gerçures,
des lésions antérieures du sein, toutes causes mises jadis au premier
rang des conditions étiologiques.

Dans l'immense majorité des cas, l'infection se fait par la voie
canaliculaire ; déposés à l'entrée des galactophores, les microbes
gagnent de proche en proche les acini glandulaires, de telle façon que
la lésion, qui est d'abord une galactophororite, devient bientôt une
galactophoro-mastite.

« Est-ce à dire, dit Delbet, dont nous invoquons ici l'autorité, que
les lymphatiques ne jouent jamais aucun rôle dans les inflammations
du sein ? En aucune façon. Les phlegmons superficiels d'origine lymphatique peuvent, bien qu'exceptionnellement, gagner les parties
profondes ; dans d'autres cas, les lymphatiques sont envahis avec les
canaux galactophores simultanément ou secondairement : il se développe alors une mastite totale. »

Symptômes. — La mastite puerpérale est le plus souvent précédée
de lésions du mamelon et de l'aréole (fissures, gerçures, cre-

(1) Ces lésions sont moins fréquentes chez les multipares que chez les primipares
et chez les secondipares. Sur 100 nourrices atteintes de gerçures. Winckel a trouvé
85 primipares et secondipares et 15 multipares. D'après Varnier, cette loi de décrois-
sance, niée par certains auteurs, est vraie et elle s'accuse bien plus encore si, au
lieu de compter par accouchements, on compte par nourritures effectives.

(2) Sarfert a signalé la présence du gonocoque dans un cas de mastite développée chez une nourrice dont les sécrétions vaginales renfermaient le même microbe.
Contribution à l'étude des mastites suppurées (Deutsche Zeitsch. f. Chir., Leipzig,
1893-94).

(3) Caddy, en 1893, dans le Brit. med. Journ., a signalé un cas d'infection de la
mamelle par le bacille de Löffler. D'après Williams, les aphtes de la bouche du
nourrisson peuvent contagionner le mamelon de la nourrice.

vasses) ainsi qu'il résulte des statistiques ci-dessous rapportées.

Ces inflammations superficielles offrent différents aspects, mais elles ne représentent en fait que les degrés successifs d'une même lésion. Elles apparaissent généralement du deuxième au quatrième jour après la délivrance, c'est-à-dire au début de l'allaitement. Voici les statistiques de Winckel et de Gourgey :

D'après Winckel, sur 81 cas :		D'après Gourgey, sur 281 cas.	
Le 2e jour......	19 fois.	1er jour.	1 fois.
Le 3e —	16 —	2e —	40 —
Le 4e —	28 —	3e —	114 —
Le 5e —	7 —	45 —	75 —
Le 6e —	9 —	5e —	28 —
Le 7e —	2 —	6e —	12 —
		7e —	7 —
		8e —	3
		9e —	1 —

Varnier (1) en a donné une bonne description. La lésion débute par l'exfoliation de l'épiderme mamelonnaire; puis vient l'érosion du derme et enfin l'excoriation, petite plaie n'intéressant tout d'abord que les couches superficielles du derme, siégeant ordinairement au sommet de l'organe et ayant les dimensions d'un grain de millet, d'une lentille. La surface ainsi dénudée est rouge, humide, fongueuse, saigne à chaque tétée et se recouvre dans l'intervalle de croûtes plus ou moins fendillées, qui se détachent pendant la succion.

Le mamelon peut être envahi totalement par suite du développement de cette excoriation : il revêt alors l'aspect d'une framboise.

Varnier a recueilli 300 observations de gerçures du sein parmi lesquelles il y eut 34 fois de l'angioleucite. Sur les 34 cas, celle-ci a débuté :

Le 2e jour..	1 fois.
— 3e —	2 —
— 4e —	13 —
— 5e —	6 —
— 6e —	6 —
— 7e —	2 —
— 8e —	1 —
— 9e —	1 —

C'est donc du troisième au septième jour qu'apparaît le plus souvent la lymphangite.

En voici la symptomatologie, d'après Varnier : Brusquement, avec ou sans frissons, la température s'élève d'emblée à 39, 40 et 41°; la bouche est sèche, la soif vive, le pouls fréquent; des sueurs profuses se montrent; il y a de la tension douloureuse du côté du sein, qui apparaît bientôt sillonné de plaques de lymphangite.

---

(1) VARNIER, Revue prat. d'obst. et d'hygiène de l'enfance, 1891, p. 258.

Les ganglions axillaires deviennent durs et sensibles. En même temps, il y a lymphangite profonde; la glande est empâtée et douloureuse. Prise à temps, la lymphangite ne dure guère plus de vingt-quatre ou quarante-huit heures. Elle aboutit le plus souvent alors à la résolution. Négligée, elle devient le point de départ d'abcès L'excoriation s'allonge sous forme de fente et prend alors le nom de *gerçures*, de *fissures* ou de *crevasses*, selon la profondeur atteinte.

Des solutions de continuité, dont les dimensions varient de quelques millimètres à un centimètre, occupent soit le sommet du mamelon, où elles affectent un aspect radié, soit la base, où elles sont généralement semi-circulaires; sur l'aréole, elles ont une forme très irrégulière.

Ces lésions débutent habituellement par le sein gauche et y restent localisées, mais il n'est pas rare de voir les deux seins atteints simultanément. La bilatéralité a été rencontrée 230 fois sur 294 cas par Gourgey. Cet auteur a aussi recherché la fréquence des divers degrés des ulcérations mamelonnaires et il a trouvé que les simples érosions étaient beaucoup plus communes que les ulcérations graves. Cette proportion est encore bien moins élevée aujourd'hui. Au reste, les fissures convenablement traitées se cicatrisent au bout de quelques jours, surtout si l'on fait cesser l'allaitement; mais il peut arriver, au contraire, qu'elles se creusent davantage. Quelques complications, telles que la destruction partielle ou totale du mamelon (10 fois sur 526 nourrices, d'après Gourgey), les hémorragies répétées, l'ulcération des conduits galactophores, leur inflammation, etc., sont alors à craindre.

Si les lésions superficielles sont relativement assez bien **supportées** par les nourrices, il n'en est pas de même des crevasses qui déterminent des douleurs excessivement vives, surtout celles qui ont pour siège la base du mamelon et qui peuvent obliger à cesser l'allaitement(1). « Malgré tout son désir d'allaiter son enfant, dit Cazeaux, la femme voit arriver en tremblant le moment de lui donner le sein et instinctivement elle se recule à mesure que son enfant se rapproche. Les douleurs sont parfois si intolérables qu'on voit ces malheureuses mordre leur drap ou leur couverture pour ne pas crier. »

Si les ulcérations du mamelon marquent souvent le début de la mastite puerpérale, le fait n'est cependant pas constant. Il y a des mastites qui se produisent sans l'intermédiaire obligé d'une excoriation ou d'une crevasse.

Quoi qu'il en soit, il faut, avec Velpeau, distinguer le gonflement des seins qui se manifeste chez les nouvelles accouchées ou chez les nourrices, de l'inflammation proprement dite. « C'est un gonflement de toute la mamelle ou au moins de quelques lobules importants de

(1) Sur 294 nourrices atteintes de gerçures, Gourgey en a noté 32 qui durent, pour ce motif, cesser l'allaitement.

cette glande qui paraît boursouflée, imbibée à la manière d'une éponge : le sein est comme collé sur le thorax, endurci, criblé de bosselures. » La transition entre cet *engorgement laiteux* et l'inflammation est difficile à établir. Cependant pourrait-on dépister l'infection en examinant méthodiquement les femmes pendant leurs suites de couches. (Brindeau.)

La *mastite puerpérale* débute ordinairement vers le huitième ou le dixième jour après l'accouchement. Elle s'annonce par des malaises, des frissons et une élévation de température; le thermomètre marque 38°, 38°,5, 39°, il atteint quelquefois 39°,5, rarement un degré plus élevé. En même temps, la malade éprouve du côté du sein une chaleur brûlante ou une sensation de pesanteur que les mouvements de son bras ou les efforts de succion de l'enfant rendent particulièrement douloureuse. La mamelle se tuméfie et devient parfois asymétrique. La peau qui la recouvre est tendue, mais conserve sa coloration normale ; tout au plus présente-t-elle à sa surface une teinte légèrement rosée. Les ganglions de l'aisselle ne sont pas engorgés.

A la palpation, qui est douloureuse, on trouve un ou plusieurs noyaux d'induration, d'autant plus sensibles qu'ils sont plus voisins du pourtour de la glande. Ces noyaux, entourés d'une zone d'empâtement diffus, occupent de préférence la portion externe et inférieure de la glande. Ils forment une petite tumeur globuleuse qui n'adhère point à la peau, mais qui fait corps avec la mamelle. C'est là le début de l'abcès, dont le signe le plus caractéristique est la sortie du pus par les conduits galactophores. Chassaignac, qui le premier a fait cette remarque, faisait l'aspiration au moyen d'une ventouse. Budin, qui a repris l'étude de ce fait, le regarde comme la preuve clinique tangible de l'origine caniculaire des abcès du sein. Il recommande le procédé suivant : « Le pouce et l'index sont appliqués sur le sein, à une certaine distance du mamelon, près de la circonférence de l'aréole. On appuie d'abord d'avant en arrière, de la surface vers les parties profondes; puis, tout en continuant à presser, on rapproche les doigts jusqu'à la base du mamelon et ce dernier est lui-même comprimé d'arrière en avant : s'il n'y a qu'une petite quantité de pus, on le voit sortir sous la forme de filament grisâtre, jaunâtre, qui, s'échappant par l'extrémité d'un canal galactophore, forme comme un petit ver plus ou moins isolé au milieu du liquide séreux qui s'écoule par les conduits voisins. Le liquide doit être recueilli sur un linge ou sur de la ouate ; on voit alors le lait imbiber rapidement la toile ou le coton hydrophile, tandis que le pus reste à la surface. »

Le pus peut être plus abondant. On le voit alors s'échapper sous la pression des doigts : c'est ainsi que Budin a pu en recueillir la valeur d'une cuillerée à café, d'une et même de deux à trois cuillerées à soupe.

Marche et terminaisons. — Lorsque la suppuration n'est qu'intra-canaliculaire, la mastite puerpérale peut se terminer par résolution, surtout si l'on a soin d'imiter la pratique de Chassaignac ou de Budin, c'est-à-dire de faire l'expression du pus deux ou trois fois par jour. On voit le sein diminuer, la douleur s'atténuer, puis disparaître et la guérison se produire après deux ou trois jours.

Dans le cas contraire, le pus finit par se collecter, la douleur augmente, les signes généraux persistent et l'abcès devient fluctuant. La fluctuation est parfois aisée à sentir par les procédés ordinaires, mais, lorsque la collection est profondément située, elle est difficile à percevoir et doit être recherchée avec soin.

Voici plusieurs manières de la déceler. Delbet conseille de saisir le sein en totalité avec les deux mains, en plaçant les pouces d'un côté et les trois derniers doigts de chaque main de l'autre côté de la tuméfaction. Ainsi on immobilise la glande. Il suffit alors d'appliquer les deux index sur les deux extrémités de la tuméfaction, et l'un restant passif et attentif pendant que l'autre presse, on recueille la sensation de soulèvement.

Pour Le Fort, il faut enserrer autant que possible la glande dans la main gauche en plaçant le pouce sur un des côtés de la masse indurée et les pulpes des quatre autres doigts rapprochés sur le côté opposé. Les cinq doigts de la main gauche se tenant prêts à éprouver l'impulsion, un ou deux doigts de la droite pressent sur la partie culminante de la tuméfaction, et si du liquide est collecté dans son épaisseur, les doigts passifs de la gauche éprouvent un écartement caractéristique.

Castex (1), dans un cas douteux, a usé avec succès de la manœuvre suivante : « En comprimant le sein à pleine main gauche et, en se mettant à genoux pour que le regard fût tangent au centre de la partie pressée, on voyait ce centre s'acuminer quand la main serrait la glande et redescendre quand cessait l'effort des doigts. Le bistouri plongé dans cette partie centrale, à une certaine profondeur, donna issue à une petite quantité de pus. »

Parfois on ne rencontre que de la rénitence.

Il a été déjà dit qu'à la palpation on trouvait un ou plusieurs noyaux d'induration. C'est qu'en effet les abcès du sein sont souvent multiples ; il arrive alors qu'ils apparaissent non pas d'emblée, mais successivement. Parfois la suppuration d'un lobe de la glande coïncide avec l'inflammation d'un lobe voisin. Abandonnés à eux-mêmes, ces abcès peuvent apparaître en grand nombre dans un même sein et se succéder à plusieurs jours, quelquefois même à une semaine ou deux d'intervalle.

Le pus une fois formé prendra des directions différentes :

(1) CASTEX, Congestions et inflammations de la mamelle (*Revue de chir.*, 1887, p. 556).

a. Il peut gagner la superficie de la glande, envahir la peau et la perforer ; il s'écoule parfois mélangé avec du lait. Ce mode de terminaison est le plus fréquent et l'abcès guérit généralement.

b. S'il se produit en quantité considérable, il fuse, comme l'a montré Velpeau, dans la couche sous-cutanée. Il y a alors deux abcès, l'un profond, l'autre superficiel, dont l'orifice de communication tantôt unique, tantôt multiple est plus ou moins tortueux : c'est l'*abcès en bouton de chemise.*

c. Inversement, le pus développé primitivement dans un lobe profond, gagne les tissus sous-mammaires : c'est l'*abcès profond* ou *rétromammaire,*dont il sera parlé plus loin.

Certains abcès, primitivement indépendants, au lieu de se réunir en une seule poche à parois anfractueuses, se font jour par des orifices cutanés séparés. Ils peuvent s'ouvrir successivement; il faut en être prévenu. Si l'on en croit Nélaton, les caractères du pus sont un indice précieux de cette éventualité. « Si le chirurgien, dit-il, voit la sécrétion purulente changer de nature, devenir *sanguinolente*, il peut affirmer, sans craindre de se tromper, qu'il existe un abcès plus profond. »

Comme conséquences de cette succession d'abcès, il faut noter des fistules intarissables qui donnent à la mamelle l'aspect d'une pomme d'arrosoir. Ces fistules persistent longtemps et retardent la guérison. La glande peut ainsi être détruite, soit complètement, soit partiellement, et la sécrétion lactée est sinon abolie, du moins très diminuée. Du reste, après cicatrisation, le mamelon présente souvent une déformation qui rend difficile l'allaitement; enfin, si l'on ajoute foi à certaines statistiques, la mammite puerpérale deviendrait le point de départ de tumeurs malignes.

En dehors de ces complications, l'abcès du sein a de graves conséquences pour le nouveau-né. Le pus qui s'écoule avec le lait peut déterminer chez lui des infections primitives (gastro-entérites) ou secondaires (broncho-pneumonies, ostéomyélites, etc.). Au dire de Damourette (1) qui les a étudiées, ces affections seraient très fréquentes et fort graves, puisque, sur 27 observations qu'il rapporte, il y a eu 5 cas de mort.

Paramastites. — Les inflammations aiguës périmammaires ou paramastites comprennent :

1° Les *inflammations du mamelon et de l'aréole*; 2° les *inflammations du tissu cellulaire sous-cutané*; 3° les *inflammations sous-mammaires.*

1° INFLAMMATIONS DU MAMELON ET DE L'ARÉOLE. — On en distingue deux variétés. La première n'est que la conséquence d'une infection primitivement développée au niveau du mamelon ou de l'aréole : c'est la *lymphangite.* Chez les nourrices, elle a pour point de départ

---

(1) DAMOURETTE, Affections des nourrissons déterminées par la galactophorite de la nourrice, thèse de Paris, 1893.

les érosions, excoriations, fissures, gerçures ou crevasses qui ont déjà été étudiées. En dehors de la lactation, elle succède aux irritations de toutes sortes qui agissent sur le mamelon, au frottement des vêtements, à l'eczéma, à la gale, etc. Abandonnée à elle-même, elle se termine par résolution ou par suppuration. Dans ce cas, il se forme de petites collections globuleuses qui apparaissent à la surface du mamelon. Le pus est sans mélange de lait. Il est crémeux, épais et ne tend point à sortir par les orifices naturels qui s'observent à l'extérieur du mamelon (Chassaignac).

La seconde variété de ces inflammations porte sur les *glandes sébacées de cette région* ou sur les *petites glandes mammaires accessoires* situées à ce niveau. Les abcès auxquels elles donnent naissance ont été désignés par Velpeau sous le nom d'*abcès tubéreux*. Ils reconnaissent pour causes les ulcérations mamelonnaires, en dehors de la lactation. Velpeau cite le cas d'une jeune fille de dix-neuf ans qui eut un abcès de l'aréole à la suite d'un coup reçu en passant dans la rue. Ces abcès, dont le volume dépasse rarement celui d'une noix, apparaissent sous forme de bosselures douloureuses, lisses et tendues. De coloration bleuâtre, elles ne doivent point être confondues avec les replis ou les bourrelets consécutifs à un allaitement trop prolongé. Un bon moyen de constater la fluctuation, c'est, dit Velpeau, de comprimer la mamelle dans le sens d'un de ses grands diamètres, comme pour la rétrécir avec les doigts et le pouce d'une des mains, pendant qu'avec l'indicateur de l'autre main on presse d'avant en arrière. Si du pus existe réellement dans la tumeur, on la trouve dépressible, tendue à la manière d'une vessie, tandis que les bosselures voisines continuent à donner l'idée d'une éponge ou de quelque corps solide. Si ces petites collections ne sont pas ouvertes, elles finissent par se faire jour à l'extérieur en soulevant plus ou moins la peau. Ce décollement peut encore s'accroître par la réunion de plusieurs foyers en un seul, après destruction des cloisons intermédiaires. Malgré cela, l'affection ne présente aucune gravité.

2° INFLAMMATIONS DU TISSU CELLULAIRE SOUS-CUTANÉ. — Velpeau avait divisé ces inflammations en deux classes :

a. Le *phlegmon sous-cutané circonscrit,* comprenant lui-même le phlegmon sous-cutané venant de l'extérieur et le phlegmon sous-cutané par maladies de la glande.

b. Le *phlegmon sous-cutané diffus.*

Pierre Delbet a rejeté avec raison le phlegmon sous-cutané diffus, parce qu'il ne se limite jamais au tissu cellulaire superficiel et qu'un tel début n'est point démontré.

Les causes de cette variété d'inflammation sont diverses :

En dehors de l'état puerpéral et de l'allaitement, l'affection se produit plutôt à la suite de coups, de chutes, d'irritations causées par les frottements de la chemise ou du corset, d'altérations de la peau, etc.

Chassaignac en a distingué deux formes :

a. *Les phlegmons et abcès sous-cutanés angioleucitiques.* — Ils s'annoncent par les symptômes généraux (malaises, frissonnements, élévation de température, rapidité du pouls, etc.) et locaux, ordinaires à tout phlegmon ; mais de plus, ajoute Chassaignac, la rougeur du sein, au lieu d'être uniforme, est disséminée par plaques inégales, correspondant à des noyaux douloureux accompagnés d'un relief plus ou moins marqué à l'extérieur ; ou bien, on observe des stries ou traînées rougeâtres se portant du sein vers le creux axillaire. Presque toujours il y a engorgement des ganglions de l'aisselle.

b. *Les phlegmons et abcès sous-cutanés simples.* — « Ils débutent comme les précédents, puis on observe sur un point quelconque du sein, le plus souvent à la région inféro-externe, une saillie ou plutôt une sorte de boursouflement correspondant à la portion du sein la plus rouge et la plus douloureuse. »

Cette seconde variété diffère de la première par l'absence de traînées lymphatiques rougeâtres allant du sein vers le creux de l'aisselle.

Toutes deux se terminent soit par résolution, ce qui est rare, soit par suppuration, et alors, une tuméfaction apparaît qui soulève la peau. Elle est assez bien circonscrite, indépendante de la glande et ne tarde pas à se ramollir du centre à la périphérie. Les douleurs deviennent plus vives, la tuméfaction augmente, prend un aspect conoïde, la peau s'amincit, devient livide ou bleuâtre; le pus est formé. Pour sentir aisément la fluctuation, il est bon de suivre la pratique de Velpeau qui consiste « à fixer la mamelle contre la poitrine avec la paume d'une des mains, pendant qu'avec l'autre et quelques doigts de la première, on explore la tumeur ; ou bien, on saisit le sein par les extrémités d'un de ses grands diamètres; la mamelle étant bien appliquée sur le devant de la poitrine, si le foyer fait un relief, une saillie conique à l'extérieur, on peut être sûr qu'il est sous la peau et non sous la glande ».

Ces abcès siègent de préférence sur le côté externe et inférieur de la mamelle. Les femmes qui ont des seins volumineux et pendants y seraient particulièrement exposées.

Lorsque ces abcès sont abandonnés à eux-mêmes, le pus, ulcérant la peau, se fait jour au dehors, quelquefois avant la fin de la deuxième semaine ou seulement au bout d'un mois. La collection purulente peut fuser vers l'aisselle, l'épigastre, l'hypocondre ou envelopper la glande et gagner les régions sous-mammaires.

Il existe aussi une forme de phlegmon superficiel qui prend, dès le début, les caractères d'un phlegmon par diffusion. Cette forme, bien vue par Velpeau, a été désignée par Schrœder sous le nom d'*érysipèle phlegmoneux*. Elle est assez rare et semble intermédiaire entre le phlegmon simple et le phlegmon diffus. Comme pour ce dernier, qui sera étudié plus loin, l'évolution est très rapide. La peau devient rouge et œdémateuse comme dans l'érysipèle et, au-dessous d'elle, le tissu cellulaire s'œdématie et ne tarde pas à devenir purulent. La collection s'étale plus ou moins sous la peau et la fluctuation apparaît. Ce sont là, dit Delbet, des espèces de formes mixtes, qui tiennent le milieu entre le phlegmon diffus, la lymphangite et l'érysipèle.

3° INFLAMMATIONS SOUS-MAMMAIRES. — (Synon. : postéro, rétro-mammaires, inframastites, phlegmons profonds, sons-adénoïdiens.)

Velpeau a divisé les phlegmons et abcès sous-mammaires en *phlegmons diffus* et *phlegmons circonscrits*; Chassaignac y ajoute les phlegmons *postéro-mammaires hygromatiques*, qui naîtraient dans la bourse séreuse sous-mammaire qu'il a décrite. D'après cet auteur, il existerait entre la glande et le muscle grand pectoral un espace limité, lisse, offrant tout à fait l'aspect d'une cavité naturelle et tapissé par la bourse séreuse qui porte son nom. Cette bourse n'existerait pas normalement et elle se développerait accidentellement chez les femmes dont les mamelles sont volumineuses, soit par le fait de l'allaitement, soit par le fait d'une tumeur mammaire. Il reconnaît lui-même que ce phlegmon hygromatique offre les plus grandes analogies de symptômes avec le phlegmon sous-mammaire diffus; il paraît donc inutile d'en faire une description à part.

Chassaignac reconnaît à ces phlegmons deux origines. La première est glandulaire ; elle est due à la propagation de l'inflammation née primitivement dans les lobes profonds de la glande. La seconde est consécutive à une affection des organes thoraciques (lésions des poumons, épanchements divers de la plèvre ou des parois thoraciques elles-mêmes, fractures de côtes, suppuration du périchondre d'un cartilage sterno-costal brisé).

Pierre Delbet a fait remarquer que tous les faits de cette seconde catégorie, si intéressants et si curieux qu'ils soient, manquent de précision. « Les côtes, et à plus forte raison la plèvre et les poumons, ne sont pas en rapport avec la glande mammaire. Il faut que les abcès venant des organes thoraciques traversent les plans musculaires pour arriver dans le tissu conjonctif rétro-mammaire. » Comment les traversent-ils ? La poche principale est-elle réellement sous-mammaire, n'est-elle pas plutôt sous-musculaire? Sicard (1) a présenté tout récemment à la Société anatomique un cas d'abcès méta-pneumonique du poumon avec ostéo-chondrite sterno-costale gauche par propagation et phlegmon rétro-mammaire du même côté. Or, l'autopsie démontra que la collection purulente se trouvait sous le grand pectoral et avait respecté la glande mammaire; le pus avait, en revanche, fusé dans la profondeur, en opérant de larges décollements.

---

(1) SICARD, *Bull. de la Soc. anat. de Paris*, 1897, p. 427.

Certains auteurs, Lannelongue en particulier, ont également admis que des phlegmons pouvaient se développer primitivement dans le tissu cellulaire rétro-mammaire, soit comme localisation primitive d'une maladie infectieuse, soit comme infection secondaire d'un épanchement sanguin traumatique. Velpeau cite deux observations de phlegmon sous-mammaire survenu en dehors de l'état puerpéral et consécutif à une contusion. Dans l'un des cas, il s'agissait d'un coup de tête de cheval. Le foyer ouvert à la partie inféro-externe du sein donna issue à une grande quantité de pus. Mais ce sont là des raretés.

Le plus ordinairement les phlegmons rétro-mammaires ont pour origine l'inflammation des lobes profonds de la glande. Cliniquement ils ont été remarquablement étudiés par Velpeau et Chassaignac, et il n'y a qu'à reprendre leur description.

Le phlegmon diffus postéro-mammaire s'annonce par un gonfle-ment énorme de la région du sein; la mamelle paraît détachée de la poitrine et repoussée en avant. Elle est lisse, chaude, hémisphérique, parcourue par de grosses veines; on a la sensation, quand on le com-prime d'avant en arrière, que le sein repose sur une éponge (Velpeau).

Ces symptômes locaux s'accompagnent du cortège habituel de toute inflammation grave : élévation de la température, frissons, cé-phalalgie, etc. Les douleurs éprouvées par les malades sont sourdes, lancinantes, mais, contrairement à ce qui se passe pour les inflam-mations sous-cutanées, elles ne sont que faiblement accrues par la palpation.

Ces phlegmons ont une marche très rapide. Ils mettent de deux à cinq jours pour arriver à leur maximum d'intensité. Il y a même des cas où la région mammaire peut acquérir en quarante-huit heures le double de ses dimensions normales. L'affection se ter-mine très rarement par résolution. La suppuration, qui est la règle, survient entre trois et six jours et s'accompagne d'un état général toujours sérieux. Voici alors ce que l'on constate : le sein est soulevé et tendu; il présente une rénitence particulière; il suffit parfois d'exercer une compression sur une partie limitée du pourtour de la glande pour refouler le pus et en déceler la présence sur un point opposé, mais la sensation de fluctuation est rarement nette, à cause du siège rétro-glandulaire de la collection et de la sensation de fausse fluctuation que donne le balancement de la glande sur le foyer purulent. Un autre signe d'une importance considérable, c'est l'existence d'un bourrelet œdémateux à la surface ou au pourtour de la mamelle.

Les phlegmons sous-mammaires sont graves.

Abandonnée à elle-même, la collection purulente se comporte de diverses façons. Velpeau a observé de ces abcès qui avaient évolué sourdement et qui étaient ensuite restés stationnaires des semaines entières. D'ordinaire le pus tend à l'user vers l'abdomen, vers le cou, ou vers le creux axillaire. Plus rarement, dit Chassaignac, le pus, trouvant dans la glande une barrière insurmontable, agit sur les os et les cartilages ou bien éraille les muscles intercostaux et fait irruption dans la cavité pleurale ou dans le médiastin antérieur et amène un empyème par propagation. Mais la plupart de ces phlegmons tendent à se faire jour spontanément à la périphérie de la glande, sur son côté inférieur et externe. C'est là le lieu où le pus se fait jour le plus souvent. Enfin, d'après Velpeau, les fusées purulentes peuvent se frayer une route d'arrière en avant à travers le parenchyme et décoller le tissu cellulaire sous-cutané. Il existe alors deux cavités purulentes « communiquant l'une avec l'autre par un trajet ou plusieurs trous ordinairement assez étroits et le tout donne l'image complète d'un bouton de chemise ou d'un bissac ».

Lannelongue admet la communication des deux cavernes rétro-mammaire et sous-cutanée par un ou plusieurs tunnels intra-mam-maires, mais il estime que ces abcès en bouton de chemise « ne s'observent que dans les cas où la glande est elle-même le point de départ de l'inflammation ». Celle-ci primitivement intra-glandulaire, gagne le tissu cellulaire infra et supra-mammaire. C'est une mastite compliquée d'une paramastite.

Le phlegmon circonscrit postéro-mammaire n'occupe qu'une partie limitée de la base de la mamelle ; mais il se développe de préférence à sa partie inféro-externe. Le sein n'est point alors soulevé en totalité et dès que la suppuration est établie, la fluctuation est facile à perce-voir. « Il peut arriver cependant que la collection circonscrite reste centrale et fasse proéminer le sein en avant ; dans ces cas exception-nels, il est presque impossible de reconnaître, à moins d'une ponction exploratrice, l'existence de la fluctuation. » (Chassaignac.) La collec-tion purulente est rarement unique ; à sa suite se forment générale-ment d'autres abcès.

Le *pronostic* des inflammations sous-mammaires est grave en raison des complications auxquelles il est exposé. Les lésions sont lentes à se réparer. Les accidents devront être prévenus par une intervention hâtive.

PHLEGMON DIFFUS (PANMASTITE). — Le phlegmon diffus de la région mammaire est rare et insuffisamment connu (1). « Il est difficile de

---

(1) Nocard a décrit une mammite gangreneuse qui atteint les brebis laitières et qui offre de grandes analogies avec le phlegmon diffus de la région mammaire.
La brebis peut être atteinte d'une mammite à forme gangreneuse qui évolue si rapidement que la mort survient le plus souvent en vingt-quatre, trente-six et quarante-huit heures. Les bergers la désignent sous le nom de mal de pis ou d'araignée. Lorsqu'elle n'est pas mortelle, l'œdème progresse plus lentement, puis s'arrête ; mais tous les tissus infiltrés sont frappés de mort, se dessèchent et s'éli-minent en laissant à nu de vastes plaies bourgeonnantes, longues à cicatriser.
Le lait charrie dès le premier jour, en quantité considérable, un microcoque extrê-

dire par où il commence, car il a l'air de frapper dès le début la glande dans sa totalité. » Ce qui caractérise cette variété d'inflammation, c'est la rapidité de son évolution. L'affection se développe de préférence chez les nourrices et les nouvelles accouchées. On l'observerait aussi à la suite d'érysipèles phlegmoneux, de lymphangites graves, chez des femmes placées dans de mauvaises conditions hygiéniques, chez des diabétiques, des albuminuriques (Peyrot). Elle pourrait aussi succéder à une suppuration des régions voisines (Velpeau); elle est en tout cas l'expression d'une infection très aiguë. Le début est marqué par des douleurs lancinantes et gravatives, par une sensation de violente constriction de la mamelle. En même temps, toute la région se tuméfie, la peau présente une rougeur diffuse, érysipélateuse ou violacée, elle se recouvre même de phlyctènes. Le sein est gonflé et « boursouflé à la manière d'une éponge qui s'imbibe ». L'état général devient vite inquiétant, l'adynamie est intense. La suppuration apparaît rapidement : le sein se ramollit et tout le tissu cellulaire se sphacèle. « Ce qui caractérise le phlegmon diffus de la mamelle, dit Chassaignac, c'est qu'au lieu de s'étaler simplement en nappe, il s'établit d'emblée dans tout le tissu cellulaire sous-cutané de la mamelle, gagne aussi bien en profondeur qu'en largeur et la mortification des parties qui en résulte donne lieu à une véritable dissection de la mamelle. » La peau se laisse perforer en plusieurs points par le pus et par les orifices, s'éliminent des lambeaux de tissu cellulaire mortifié en même temps qu'un liquide sanieux, d'odeur infecte, mélangé de sang ou de lait.

Le phlegmon diffus de la mamelle est grave, surtout si l'on n'intervient pas énergiquement. Il peut se terminer par la mort ou dans le cas contraire s'accompagner d'une suppuration très longue qui expose la malade à des complications inflammatoires du côté des organes thoraciques. La guérison elle-même ne laisse après elle qu'une glande mammaire sclérosée et informe, peu propre à recouvrer ses fonctions physiologiques.

Diagnostic des inflammations aiguës de la région mammaire (1). — Il faut tout d'abord distinguer les mastites vraies des paramastites et établir ensuite les caractères qui différencient les diverses inflammations périmammaires.

Au début, cette distinction est facile; quand l'inflammation est franchement glandulaire ou périglandulaire, la mastite se présente sous la forme d'une petite tumeur globuleuse, mamelonnée, douloureuse à la pression, faisant corps avec la glande et sans adhérence aux

mement petit, comme cultivé à l'état de pureté. On le retrouve également, mais en quantité moindre, dans la sérosité de l'œdème; il n'existe pas dans le sang. Injecté dans les conduits galactophores, il reproduit les symptômes de la maladie, (*Ann. de l'Institut Pasteur*, n° 9, 1887.)

(1) La distinction entre l'engorgement laiteux et la mastite proprement dite a été établie au chapitre des symptômes.

téguments. La peau n'est pas rouge; elle a conservé son aspect normal; les ganglions ne sont pas engorgés. Dans la lymphangite, au
contraire, la rougeur forme des plaques ou des traînées à bords
déchiquetés qui se dirigent vers le creux de l'aisselle et se perdent
dans les ganglions tuméfiés. Mais il est un signe encore plus caractéristique et dont la recherche ne doit jamais être négligée; il est dû à
Chassaignac et a été remis en honneur par Budin. Si l'on exerce une
pression méthodique sur la petite tumeur, on voit sourdre au niveau
du mamelon du pus, ou du pus mélangé à du lait, si la glande est en
lactation.

Plus tard, le diagnostic devient très embarrassant, soit qu'il y ait
des abcès multiples, soit que l'inflammation ait gagné le tissu conjonctif superficiel ou profond.

Si l'on est appelé à ce moment, il faut s'enquérir avec soin des commémoratifs. La lenteur relative de la marche des accidents, l'absence
d'altération de la peau, l'intumescence tardive des ganglions, enfin la
présence d'une nodosité douloureuse et profonde, appartiennent à la
mastite et d'ailleurs, dit S. Duplay, « on pourra presque toujours
admettre, sans courir le risque de se tromper, que le point de départ
de ces inflammations est la glande mammaire ». Au reste, lorsque
la suppuration est bien établie, la collection revêt les caractères des
abcès superficiels et profonds et l'origine importe peu. C'est d'une
suppuration de la région mammaire qu'il s'agit. Quant aux diverses
inflammations mammaires proprement dites, les conditions de leur
développement et leurs caractères particuliers ont été suffisamment
exposés pour qu'il nous paraisse inutile de les rappeler ici.

Traitement des inflammations mammaires aiguës. — Le mamelon
est presque toujours le point de départ des inflammations mammaires;
aussi est-ce sur cet organe que devront se concentrer tous les efforts
destinés à les prévenir. « Préserver la région du mamelon et de
l'aréole de l'invasion des microorganismes, détruire ceux-ci sur place
ou enrayer leur développement s'ils sont arrivés jusqu'au mamelon,
tel devra être l'objet des préoccupations de l'accoucheur pendant la
grossesse. » (Tarnier.) C'est ce qui constitue le traitement prophylactique et le traitement abortif. Mais il y a aussi le traitement chirurgical, auquel on aura recours dès que le pus sera collecté.

1° TRAITEMENT PROPHYLACTIQUE. — Le traitement prophylactique
comprend les soins à donner aux mamelles pendant la grossesse, le
travail et l'allaitement.

Pendant la grossesse, il faudra s'assurer de l'état du mamelon.
Persuadés que la non-accoutumance et la mauvaise conformation du
mamelon étaient la cause principale des abcès du sein, certains
auteurs ont préconisé toute une série de pratiques pour remédier à
cet état de choses : les titillations, la compression collodionnée de
l'aréole, les succions répétées, les pressions digitales, etc. Tous ces

moyens, sauf peut-être les derniers, sont peu recommandables; quelques-uns même sont fort dangereux. Les lotions astringentes, alcooliques (parties égales d'eau bouillie et d'alcool à 90°), auraient, d'après Varnier, la réputation d'affermir l'épiderme.

Tarnier recommande de laver fréquemment les mamelons avec une solution antiseptique (solution chaude de sublimé à $0^{gr},40$ p. 1000) deux fois par jour. S'il y a la moindre ulcération, ces lavages doivent être suivis d'un pansement occlusif. L'eczéma chronique de cette région ne doit pas être non plus négligé.

C'est chez les nouvelles accouchées que les moyens prophylactiques acquièrent toute leur importance. On ne doit point oublier que l'apport à la surface du mamelon des germes infectieux provient de plusieurs sources : des mains, des linges et des bouts de sein ou téterelles, de la bouche ou des yeux de l'enfant. Il faudra donc faire une asepsie rigoureuse (nettoyage irréprochable des mains, propreté parfaite des linges, désinfection des bouts de sein par l'ébullition prolongée et conservation dans l'eau boriquée). Si le nourrisson est atteint d'ophtalmie, on devra, avant de mettre l'enfant au sein, lui laver avec soin les yeux et les recouvrir d'une compresse qui empêchera le pus de couler sur ses joues et de là sur le mamelon.

Pour arriver plus sûrement à aseptiser le mamelon et l'aréole, Tarnier fait placer sur les seins de chaque nouvelle accouchée un pansement humide composé d'une compresse imbibée de sublimé à 0,20 p. 1000 et recouverte d'un large morceau de taffetas gommé, le tout maintenu par un bandage de corps en tarlatane. A chaque tetée, le pansement est renouvelé. S'il se produit de l'hydrargyrie, on supprime le sublimé, on lave le sein avec de l'eau bouillie ou légèrement salée, puis on le recouvre de compresses boriquées.

C'est aussi le pansement boriqué humide que Pinard a préconisé, depuis 1883, lorsqu'il existe des gerçures. On le refait à chaque tetée, jusqu'à la guérison qui ne se fait guère attendre plus de trois semaines. Les douleurs dont s'accompagnent les crevasses peuvent, lorsqu'elles deviennent excessives, donner lieu à des indications spéciales. En pratique, la cessation de l'allaitement, en supprimant les traumatismes de la succion, amène rapidement la guérison ; mais bien des mères ne peuvent se résoudre à ce sacrifice, et pour atténuer leurs douleurs, « les médecins de tous les temps se sont ingéniés à trouver un traitement curatif des gerçures ».

Les traitements proposés sont innombrables. Cinq minutes avant la tetée, Tarnier fait badigeonner les crevasses avec une solution de chlorhydrate de cocaïne à 1 p. 20 ; ils les recouvre ensuite d'un petit disque de coton aseptique imbibé de la même solution. Au moment où l'enfant va prendre le sein, le mamelon est abondamment lavé à l'eau stérilisée afin d'éviter l'intoxication. Si les douleurs persistent malgré l'emploi des pansements boriqués et des badigeonnages cocaïnés, on empêchera tout contact entre l'ulcération et la bouche de l'enfant au moyen de bouts de sein artificiels.

2° TRAITEMENT ABORTIF. — L'inflammation des lymphatiques ou des conduits galactophores, même lorsqu'elle est bien établie, peut encore être jugulée. Le meilleur moyen, dit Varnier, est de mettre le sein malade au repos absolu, de le recouvrir d'un pansement boriqué et de l'immobiliser avec le bandage ouaté compressif de Gosselin. Ce bandage doit être laissé en place pendant quarante-huit heures, après quoi tout rentre dans l'ordre, lorsque la compression a réussi. Dans le cas contraire, les douleurs persistent ou deviennent lancinantes, la fièvre augmente, la tuméfaction s'accroît, le pus se forme. Même dans ce cas, la marche de l'affection peut encore être enrayée, à condition que la suppuration soit intracanaliculaire. Il faut alors abandonner la compression et suivre la pratique de Budin, imitée de Chassaignac.

La voici résumée d'après la thèse d'Arbel.

Le pouce et l'index sont appliqués sur le sein, à une certaine distance du mamelon, près de la circonférence de l'aréole. On appuie d'abord d'avant en arrière, de la surface vers les parties profondes ; puis, tout en continuant à presser, on rapproche les doigts jusqu'à la base du mamelon et ce dernier est lui-même comprimé d'arrière en avant ; un mélange de pus et de lait s'écoule au dehors, mais il faut, pour obtenir un résultat, que la totalité du pus soit évacuée. Parfois il est même utile de faire l'expression du sein deux fois par jour. On lave ensuite le mamelon à l'eau boriquée et l'on applique sur le sein relevé un bandage compressif (1). Ce pansement a en outre l'avantage d'empêcher la mère d'allaiter du côté atteint. *Le nouveau-né, en effet, ne doit, sous aucun prétexte, teter le sein malade,* afin d'éviter d'être infecté (2).

Le traitement doit être continué jusqu'à ce que la petite collection purulente soit tarie, c'est-à-dire pendant deux ou trois jours environ. Budin a obtenu ainsi 8 succès sur 9 cas.

3° TRAITEMENT CURATIF. — Quand l'abcès est formé, il faut l'ouvrir et évacuer le pus. La temporisation, préconisée par Gosselin, n'est plus de mise aujourd'hui que la méthode antiseptique triomphe de l'érysipèle et des complications post-opératoires jadis si redoutées. Il faut ouvrir de bonne heure au pus « la porte de sortie », si l'on veut éviter toute la série des accidents imputables à la temporisation excessive

(1) Chassaignac faisait l'aspiration du pus au moyen d'une ventouse appliquée sur le mamelon.

Legroux a proposé également l'usage d'une ventouse surmontée d'un ajutage qui permet, grâce à une petite pompe aspirante, de faire jaillir le pus. L'opération serait, au dire de son auteur, moins douloureuse. (Voir thèse de Mendailles. Paris 1895, p. 41).

(2) DAMOURETTE, Affections des nourrissons déterminées par la galactophorite de la nourrice, thèse de Paris, 1893.

(productions de décollements étendus et de fusées purulentes, fistules et souffrances indéfinies des malades, escarres de la peau, etc.).
Toutefois, d'abondantes pulvérisations antiseptiques seront, telles que les a recommandées Verneuil, employées avec avantage pendant la formation du pus. Mais, on ne saurait trop le répéter, il faut agir pour les abcès du sein comme pour les abcès des régions. Le danger n'est point d'ouvrir, disent Forgue et Reclus, mais de n'ouvrir point assez. Aussi bien ne faut-il pas perdre de vue que les abcès de la glande mammaire sont ordinairement multiloculaires et qu'ils communiquent souvent avec d'autres clapiers soit glandulaires, soit rétroglandulaires par des trajets plus ou moins étroits.

Cette disposition anatomique particulière doit faire rejeter les petites incisions proposées par Chassaignac; de même les ponctions aspiratrices suivies ou non d'injections. Par ces moyens, l'évacuation du pus est insuffisante et sa stagnation dans les clapiers diverticulaires entretient des fistules rebelles. Mais, s'il est indiqué d'avoir recours aux incisions larges pour assurer le libre écoulement du pus et amener la guérison, il importe aussi de ne pas oublier que l'incision doit intéresser économiquement les canaux galactophores. Le drainage rendra les plus grands services, en permettant d'éviter les larges débridements (Duplay).

Dans les cas ordinaires, après les précautions antiseptiques d'usage, l'incision sera faite au point le plus déclive. Elle sera radiée, c'est-à-dire pratiquée suivant une ligne partant de l'aréole pour se diriger vers la circonférence de la mamelle ; elle sera suivie d'un bon drainage et d'un pansement immobilisateur. Parfois, une « contre-ouverture diamétrale et une anse de drain transcurrente » sont utiles pour assurer l'évacuation continue de ces abcès (Forgue et Reclus). En 1894, Giuseppe Guerra a insisté dans sa thèse sur cette question du drainage. Dans les cas rapportés par cet auteur et observés dans le service de Vauchez, la guérison complète a été obtenue en trois ou quatre semaines.

C'est la limitation et le tarissement de la suppuration qui doivent être le but à atteindre; il suffit qu'un diverticule soit oublié ou méconnu pour qu'un nouvel abcès apparaisse. En 1893, un chirurgien américain, Weber (1), a conseillé la technique suivante. On pratique autant d'incisions radiées qu'il y a d'abcès et quand le ou les foyers sont largement ouverts, on enlève à la curette tranchante tous les tissus nécrosés. On bourre ensuite toutes les cavités de lanières de gaze stérilisée. Le second pansement est refait au bout de trente-six heures, le troisième, vingt-quatre heures après. Les lanières sont alors supprimées et l'on panse à plat, en ayant soin de maintenir le sein relevé. La guérison est complète du huitième au dixième jour.

(1) WEBER, Guérison prompte et radicale des abcès du sein. Nouveau procédé (*American Journ. of Obstetr.* New-York, 1893, vol. XXVII).

D'après Weber, les abcès du sein ainsi traités ne s'accompagneraient d'aucune induration et ne laisseraient d'autres traces que les cicatrices cutanées. Or, au point de vue esthétique, ces cicatrices prennent à la région mammaire une importance particulière et l'on doit s'efforcer d'en atténuer l'étendue et le nombre.

Ce traitement permet d'éviter une seconde complication qui accompagne de préférence les abcès profonds de la glande : ce sont les fistules purulentes rebelles. Elles peuvent à leur tour devenir le point de départ d'érythème et de lymphangite.

Tout récemment, Mendailles a préconisé une méthode, due à son maître Felizet, qui permet « d'obtenir une guérison sûre et relativement rapide des abcès du sein ».

En voici la technique résumée :

La malade est chloroformisée. En admettant que l'abcès siège à la partie inféro-externe de la région mammaire, l'opérateur, armé d'un thermocautère, peut aborder la collection purulente de deux façons, soit en traçant une incision dans le pli sous-mammaire ou sur une ligne parallèle à ce pli située à 1 ou 2 centimètres au-dessus (car la mamelle malade est fortement tendue et plus relevée qu'à l'état normal) ; soit en faisant d'abord une ouverture profonde sur la partie fluctuante. Dans le premier cas, le sein est peu à peu décollé de la paroi thoracique et le pus ne tarde pas à s'écouler ; dans le second, une sonde cannelée est introduite par l'orifice et, sur elle, la peau est sectionnée au thermocautère selon une direction curviligne à convexité inférieure. Le pus évacué, le doigt et le thermocautère détruisent les diverticules et les anfractuosités ; la cavité est ensuite détergée, lavée au sublimé et touchée au chlorure de zinc. Puis elle est séchée et flambée. Il faut, pour réussir, prendre les précautions suivantes : la plaie doit être parfaitement sèche ; le flambage, fait au chalumeau, doit porter sur toutes les parois et être continué jusqu'au moment où toute la cavité est noire : une à deux minutes suffisent. La plaie est ensuite saupoudrée d'iodoforme et bourrée de mèches de gaze iodoformée. Ce flambage a pour avantages d'aseptiser les parois de la cavité, et de tarir rapidement la suppuration. Le pansement n'est enlevé qu'au bout d'une douzaine de jours et la guérison a lieu en un mois et demi. La cicatrice est régulière, curviligne, située à la partie inférieure du sein et très peu visible. Enfin, toutes les opérées de Felizet ont pu de nouveau allaiter des deux seins.

La technique proposée récemment par Marmaduke Sheild (1), à la Société de médecine de Londres, n'est qu'une modification de ce procédé. Elle est à conseiller dans les abcès dits en bouton de chemise. Une incision juste suffisante pour livrer passage au doigt est pratiquée près du mamelon. Par cette ouverture, l'index va à la recherche

---

(1) MARMADUKE SHEILD, *London med. Soc.*, avril 1896.

du pus et arrive jusqu'au sillon thoraco-mammaire où une contre-ouverture est pratiquée. Après nettoyage soigneux de la cavité puru-lente et introduction d'un gros drain par l'orifice inférieur, l'incision supérieure est suturée. Elle guérit rapidement et la seconde cicatrice se trouve dissimulée sous la mamelle.

Il est une autre méthode qui « doit être réservée aux cas où la maladie a produit des délabrements étendus et particulièrement à ceux où il existe des fistules multiples et intarissables ». Elle est due à Jules Bœckel. La voici telle que ce chirurgien l'a communiquée à Pierre Delbet. Une incision elliptique circonscrit les fistules, s'il y a lieu, ou bien la partie saillante du phlegmon s'il n'est pas ouvert, en respectant le mamelon si c'est possible. Après dissection rapide des deux lèvres de la plaie, on extirpe avec les pinces et le bistouri toutes les parties malades, en allant au besoin jusque sur les côtes. On désinfecte au sublimé et l'on réunit la plaie par des sutures profondes alternant avec des sutures superficielles sans drainage. Un pansement ouato-iodoformé est laissé huit jours en place. Sur 6 cas opérés ainsi, J. Bœckel a obtenu 6 guérisons par première intention.

Les fistules purulentes consécutives aux mastites ont tendance à devenir chroniques et doivent être traitées énergiquement. Au début, la compression, les injections modificatrices, les cautérisations répé-tées ont rendu des services ; si, malgré tous ces moyens, la cicatrisa-tion tardait à se faire, il y aurait avantage à extirper largement les trajets fistuleux.

Chez une femme de vingt-quatre ans atteinte de mastite double suppurée et fistuleuse, dont l'état général était devenu très sérieux, Chavannaz (de Bordeaux), après avoir fendu le sein transversalement, a curetté et cautérisé chaque foyer; il a ensuite suturé les deux moi-tiés de la mamelle et drainé. La guérison a eu lieu au bout d'un mois et demi.

II. — INFLAMMATIONS CHRONIQUES.

Velpeau est le premier qui ait tenté une classification des maladies chroniques du sein de nature bénigne; on les décrivait avant lui sous le titre général de : *Tumeurs*. Il comprend dans ce groupe les hypertrophies, les intumescences chroniques, et toutes les tumeurs qui, abandonnées à elles-mêmes, ne sont point exposées à la dégé-nérescence cancéreuse. Il les désigne sous le nom d'*adénoïdes*. Depuis, les auteurs classiques ont peu modifié ce cadre nosologique et ils ont à peine parlé des « indurations et abcès chroniques » de la mamelle.

Il faut arriver au travail de Pierre Delbet (1) pour trouver, tracée de main de maître, une étude des inflammations chroniques du sein.

---

(1) PIERRE DELBET, Traité de chir. de Duplay et Reclus, t. VI, 1892.

Mettant de côté la tuberculose et la syphilis, cet auteur a divisé ces inflammations en deux grandes classes : les mastites chroniques partielles et les mastites chroniques diffuses ou totales, selon que l'inflammation porte sur un ou plusieurs segments de la glande, ou même sur sa totalité.

Ce qui faisait le plus défaut à l'ancienne description, c'étaient les examens anatomiques macroscopiques et microscopiques et les recherches bactériologiques. Delbet lui-même l'a reconnu le premier. Cependant, malgré cette base anatomique insuffisante, il avait déjà émis quelques conclusions qui devaient recevoir dans la suite la consécration scientifique. C'est en nous inspirant des idées de notre maître, dont les conceptions ont éclairé d'une vive lumière la question si obscure des inflammations glandulaires, que nous aborderons, à notre tour, l'étude des inflammations chroniques de la mamelle.

Il est utile d'exposer d'abord, dans un tableau d'ensemble, ce qu'on sait de l'histoire de ces inflammations, qui présentent un si grand intérêt au double point de vue anatomo-pathologique et clinique.

La connaissance du processus pathologique des inflammations chroniques du sein repose sur trois ordres de faits :

1° L'examen direct des préparations microscopiques ;

2° Les recherches bactériologiques ;

3° La comparaison avec les processus pathologiques des organes de même ordre.

D'un certain nombre d'examens histologiques bien faits, il résulte que les lésions portent sur les lobules glandulaires et sur les canaux excréteurs.

Au niveau des lobules, il y a d'abord néoformation ; les acini ont à peu près le volume qu'ils acquièrent pendant la lactation. Sur les coupes, on constate que l'épithélium glandulaire et le tissu conjonctif périacineux sont le siège d'une prolifération dont l'activité est essentiellement variable. Tantôt c'est la production épithéliale, tantôt c'est la production conjonctive qui l'emporte. Voici quelques passages d'une observation qui peut servir de type à cette description ; elle a été présentée à la Société anatomique par Delbet. Dans l'intérieur du lobule, le tissu conjonctif est disposé tout autour des acini ; il forme une série d'anneaux régulièrement concentriques qui encerclent chaque acinus : c'est du tissu fibreux, mais il est très chargé de cellules embryonnaires, surtout dans les parties les plus rapprochées des éléments glandulaires. L'épithélium a manifestement proliféré ; il y a comme une lutte entre l'épithélium et le tissu conjonctif. Ici, c'est la production épithéliale qui l'emporte : le cul-de-sac glandulaire se distend et forme un kyste microscopique ; là, au contraire, c'est la prolifération conjonctive, et les éléments épithéliaux sont plus ou moins étouffés. Au milieu des zones fibreuses concentriques, on ne trouve plus que quelques cellules épithéliales informes et même, en certains points, on n'en trouve plus du tout : l'épithélium a disparu et l'acinus est remplacé par un noyau fibreux. Du côté des conduits galactophores, les lésions sont de même ordre. Ces conduits sont dilatés, mais fort irrégulièrement et leur épithélium présente une prolifération intense, bien plus marquée que celle de la plupart des acini. Autour des canaux, existe une production conjonctive péricanaliculaire plus ou moins intense.

En résumé, prolifération épithéliale et prolifération conjonctive, tels sont les deux caractères anatomo-pathologiques des mammites chroniques.

L'élément épithélial est-il frappé le premier et la réaction n'est-elle que secondaire ; quel est le point de départ du processus?

L'examen anatomo-pathologique permet d'avancer que la lésion primordiale est l'altération épithéliale ; les arguments en faveur de cette opinion, tous tirés de l'observation, peuvent être ainsi formulés :

Les canaux galactophores sont constamment atteints ; quelquefois même ils sont seuls altérés.

Le tissu conjonctif forme, autour de chaque acinus, une série d'anneaux concentriques, dont cet acinus paraît être le centre.

Le maximum de l'infiltration embryonnaire est au voisinage immédiat de l'épithélium.

A un point de vue plus général, il suffit de rappeler que les deux caractères essentiels des inflammations chroniques du sein, la néoformation d'acini glandulaires et la tendance du processus à évoluer vers la forme kystique ou fibreuse, font tout naturellement ranger les mammites chroniques dans la classe des adénomes, tels que les a définis Pierre Delbet.

C'est dire que l'affection est de l'ordre des *cirrhoses épithéliales*, selon la dénomination proposée par Charcot pour les inflammations glandulaires ; pour la mamelle, comme pour les autres glandes communiquant avec l'extérieur, l'inflammation se fait par les canaux glandulaires.

Quel en est l'agent pathogène?

Il est possible de répondre à cette question en s'appuyant sur deux ordres de faits.

Les premiers sont fournis par la pathologie comparée, les seconds sont du domaine de la bactériologie.

Nocard et Mollereau ont décrit, en 1888, une variété de mammite chronique qui s'observe sur les vaches en lactation et dont le premier signe apparent est un noyau induré situé au-dessus de la base du trayon : « La mamelle se noue. » Ce nœud mammaire, dont les dimensions varient du volume d'un œuf de pigeon à celui d'un poing d'enfant, est assez mal délimité et se confond insensiblement avec le tissu glandulaire resté sain ; jamais il n'a été constaté de propagation de la lésion aux ganglions lymphatiques. A l'examen microscopique, on constate : 1° de l'hypertrophie avec infiltration nucléaire de tous les éléments conjonctifs ; 2° une prolifération abondante des cellules épithéliales des acini glandulaires ; 3° une desquamation très accusée des canaux excréteurs dont la paroi est considérablement épaissie. L'examen bactériologique du lait révèle la présence exclusive du streptocoque. Les lésions de la mammite chronique des vaches laitières sont, n'est-il pas vrai, en tout point comparables à celles que l'on a rencontrées dans les inflammations chroniques du sein. L'agent pathogène lui-même, le streptocoque, y a été aussi trouvé et on a pu le cultiver et l'inoculer.

Autre fait : Pilliet (1) a présenté en 1894, à la Société anatomique, les coupes d'une tumeur de la mamelle développée chez une chienne ayant mis bas plusieurs fois. Dans cette tumeur, on trouvait les éléments de l'adénome kystique, avec dégénérescence colloïde des épithéliums et de la mastite suppurée, avec envahissement du stroma.

Les mastites chroniques humaines sont-elles également dues à l'influence d'un microbe pathogène et ce microbe a-t-il une valeur spécifique. Les examens bactériologiques des abcès de cette variété sont maintenant assez nombreux pour qu'il soit possible de se faire une opinion à ce sujet. Il résulte de faits bien observés que l'agent infectieux le plus souvent rencontré dans le pus des mastites ebroiques a été le staphylocoque blanc, mais on ne peut avancer que ce staphylocoque en soit l'agent unique. Reclus (2) et son élève Martin ont en effet une fois rencontré le colibacille ; Gervais de Rouville (3) le streptocoque mélangé au staphylocoque. Les cas de ce genre sont-ils exceptionnels. C'est ce que nous apprendra l'avenir ; mais il ne faut point oublier que, dans le lait de nourrices parfaitement saines, on a presque toujours rencontré des colonies de *staphylococci*, dans lesquelles l'*albus* prédominait, mélangé à de rares échantillons d'*aureus*, de *flavus* et de *citreus* (Charrin).

Un détail important qui a été plusieurs fois noté (Reclus et Martin, Delbet et Longuet, etc.), c'est l'atténuation de la virulence de l'agent infectieux. Gaucher et Surmont ont constaté que des cultures de staphylocoque blanc provenant d'une mammite chronique poussaient très lentement et que le *coccus* était petit et très grêle. Ils ont poussé plus loin leurs recherches et ils ont essayé de reproduire, chez la chienne en lactation, une inflammation chronique de la mamelle en injectant dans les canaux galactophores des cultures de ce *staphylococcus albus* atténuées. Ils sont arrivés à cette conclusion que l'inflammation subaiguë d'abord, parenchymateuse interstitielle ensuite, fait évoluer la glande mammaire vers l'état scléro-kystique.

De cet exposé, on peut conclure que ce processus est dû à une

(1) PILLIET, *Bull. de la Soc. anat. de Paris*, décembre 1894, p. 1034.
(2) RECLUS, Clin. chir. de la Pitié, 1894, p. 186.
(3) G. DE ROUVILLE, *Union méd.*, 1893.

inflammation microbienne atteignant d'abord l'épithélium glandulaire et réagissant secondairement sur le tissu conjonctif périacineux
ou péricanaliculaire. « Les différences dans les proportions relatives
des altérations épithéliales et des altérations conjonctives engendrent
deux types anatomo-pathologiques, qui ne sont bien tranchés que
dans leur forme extrême et entre lesquels on trouve naturellement
tous les intermédiaires. » La lésion évolue donc selon deux types
différents : tantôt l'élément épithélial triomphe de la réaction conjonctive ; tantôt la réaction conjonctive l'emporte sur l'élément épithélial. Dans le premier cas, il y a développement des acini qui se
transforment en kystes, de dimensions variables. C'est l'évolution
kystique. Dans le second, la réaction fibreuse enserre les culs-de-sac
glandulaires, étouffe l'élément épithélial qui peu à peu s'altère et finit
même par disparaître au milieu du tissu fibreux qui le remplace.
C'est l'évolution fibreuse.

Entre ces deux termes extrêmes existent tous les intermédiaires.
Il arrive même, dit P. Delbet, que dans une même mamelle, dans
une même tumeur, se produisent simultanément l'évolution kystique
et l'évolution fibreuse. Aussi peut-on voir réunies toutes ces modalités variant du rognon fibreux avec destruction de l'épithélium,
jusqu'aux kystes. Cette association des formes kystique et fibreuse
est une preuve de l'identité de leur nature primitive.

Le processus pathologique n'atteint point la glande indifféremment.
Les lésions sont circonscrites ou diffuses, et leur ordonnance particulière fait que la mammite chronique offre des modalités très différentes.

C'est cette « distribution topographique » variable des lésions qui
servira de base à la classification des inflammations chroniques du
sein.

Nous étudierons donc successivement :

1° Les *inflammations chroniques localisées ou partielles* ;

2° Les *inflammations chroniques diffuses*.

Les **inflammations chroniques partielles** présentent elles-
mêmes des différences selon leur mode d'évolution. Ainsi nous distinguerons :

A. Les *abcès subaigus et chroniques* (non tuberculeux).

B. Le *galactocèle*.

Les **inflammations chroniques diffuses** avec leur évolution
kystique (*maladie kystique* de Reclus) ou fibreuse (*maladie noueuse*
de Tillaux et Phocas) seront décrites ensuite.

Abcès subaigus et chroniques. — Étiologie. — Les inflammations chroniques du sein reconnaissent trois causes principales :
le traumatisme, les inflammations antérieures et la lactation.

a. Traumatisme. — Il comprend lui-même le traumatisme violent
et les froissements lents et répétés. .

L'observation de Tillaux est un bel exemple de la première de ces deux variétés : un heurt violent contre un meuble avait provoqué dans le parenchyme mammaire un épanchement de sang, transformé plus tard lentement en « abcès à allures demi-froides, demi-chaudes, en une sorte d'abcès tiède. » Toutefois, le sang épanché après un traumatisme n'évolue pas forcément vers la suppuration ; il peut se résorber ou donner naissance à un noyau induré.

Les petits traumatismes répétés, les froissements prédisposent également à l'inflammation chronique de la mamelle. Ce genre d'*engorgement*, dit Velpeau, se montre sous deux formes principales : 1° chez les femmes qui ont eu des enfants et dont la mamelle est à la fois lourde et pendante ; 2° chez les femmes dont la mamelle est volumineuse sans être molle ni pendante, chez les femmes grasses en particulier. Il faut accorder une plus grande influence aux froissements produits par les vêtements et surtout aux corsets ; J.-L. Championnière a observé chez une dame de quarante ans une petite tumeur à la partie supérieure et interne du sein, développée grâce à la pression considérable exercée en ce point par un busc de corset trop résistant. La suppression de cette lame d'acier amena en quelques semaines la disparition de la petite tumeur. Une malade de Tillaux, qui attribuait également sa mammite à l'usage d'un corset, vit sa tumeur diminuer dès que cette cause de contusion fut supprimée.

b. INFLAMMATIONS ANTÉRIEURES. — Les inflammations antérieures du sein doivent être rapprochées de la lactation dans l'étude étiologique des mastites chroniques. Chez les femmes atteintes de cette affection, on trouve notés un ou plusieurs abcès survenus à l'époque d'un premier accouchement ; puis, à l'occasion d'une nouvelle grossesse, la malade s'aperçoit qu'il s'est développé une nodosité dans la partie de la mamelle qui avait été le siège de l'abcès.

c. LACTATION. — L'influence de la lactation est également incontestable. Son rôle a été bien mis en lumière par Reclus. « Dans tous nos faits, ou du moins dans presque tous, dit cet auteur, une tumeur est apparue quelques jours, quelques semaines ou même quelques mois après un accouchement normal, un allaitement régulier, un sevrage ou bien un avortement suivi d'une montée de lait. » Parfois aussi, ces abcès, nés au début de l'allaitement, augmentent de volume à chaque nouvelle grossesse et peuvent s'accompagner d'une inflammation chronique du sein. L'histoire de la malade de Quénu en offre un bel exemple : « Après un premier accouchement normal et une courte tentative d'allaitement (15 jours), la malade eut à chaque sein un abcès dont la suppuration dura près de trois mois. C'est alors qu'elle remarqua, à la partie supérieure et externe de la mamelle droite, une petite grosseur non douloureuse du volume d'une bille. Quatre grossesses ultérieures furent suivies chaque fois d'une augmentation de la tumeur mammaire ; la mamelle fut plus tard enlevée par Quénu ; il s'agissait d'une dégénérescence kystique.

Enfin, il est des inflammations du sein qui surviennent sans causes bien déterminées. Nous avons observé cette année avec Begouin (de Bordeaux), chez une jeune femme de vingt-six ans, un abcès du sein à staphylocoque qui a évolué en deux mois. Dans les antécédents nous n'avons relevé ni le traumatisme, ni la lactation ; la malade avait fait, il est vrai, une fausse couche six mois avant le début de l'abcès. Elle affirmait n'avoir rien eu à ce moment du côté du sein. Était-ce bien la vérité? Ne pourrait-on invoquer la montée du lait?

L'histoire de ces inflammations chroniques présente les modalités les plus diverses. Entre l'inflammation subaiguë, qui se traduit par un abcès au bout de quelques semaines, et l'inflammation chronique, qui persiste des mois pour se terminer tantôt par la suppuration, tantôt par l'induration ou la résolution, il y a tous les intermédiaires.

Le début peut passer inaperçu et le premier signe qui attire l'attention des malades est la tuméfaction. Une malade de Reclus avait par hasard constaté au sein droit une tumeur du volume d'une mandarine, qui s'était accrue lentement, sans douleur et sans changement de coloration de la peau. Une autre malade éprouve, d'abord dans le sein gauche, quelques élancements douloureux qui reviennent deux ou trois fois dans la journée et, le soir en se déshabillant, elle remarque que sa mamelle est pesante et sensible, dès que le corset cesse de la soutenir. Ce n'est que quinze jours après le début de ces petits accidents que la malade constate l'existence d'une grosseur dont son mari confirme la réalité (Reclus). Le début de l'affection est parfois marqué par des sensations vagues ou par de véritables douleurs qui attirent l'attention. Chez une femme du service de Le Fort (1), la mammite s'annonça trois semaines auparavant par des démangeaisons dans le bas du sein gauche. Après une semaine, à ces démangeaisons succédèrent des douleurs pulsatiles plus fortes la nuit que le jour; c'est alors que la malade, en se tâtant, s'aperçut qu'elle portait une grosseur du volume d'un œuf dans la mamelle gauche. Une malade de Le Dentu prend froid un mois et demi après un accouchement normal et dès le lendemain sent une douleur dans le sein gauche qui s'irradie jusque dans l'aisselle.

Dans tous ces cas, on constate que l'une des mamelles est plus volumineuse que l'autre et qu'elle est le siège d'une tumeur arrondie, régulière, sans bosselures et généralement recouverte de petites granulations analogues à celles des lobules. Reclus a noté plusieurs fois ce fait. Le volume de la tumeur est celui d'un œuf de poule, d'une mandarine, d'une pomme; il est quelquefois considérable, comme dans une observation de Castex. La consistance est ferme, un peu

_____

(1) PHOCAS, thèse de Paris, 1886-87.

élastique, parfois d'une dureté ligneuse. Les plus minutieuses recherches ne permettent de constater ni élasticité, ni rénitence, ni fluctuation, ni rien qui puisse faire supposer une collection liquide (Reclus).

La tumeur ne présente pas d'une manière constante cette forme arrondie ou ovoïde ; elle offre quelquefois les caractères d'une sorte de gâteau irrégulier, qui se continue sans limites précises avec le reste de la mamelle, comme dans ce cas de Reclus où ce noyau, pris à pleine main, semblait occuper toute la glande inégale, mamelonnée et pesante.

Les connexions de la tumeur sont des plus variables. La peau est généralement indemne, du moins au début de l'affection ; elle peut même garder sa coloration normale et rester mobile sur la tumeur pendant toute son évolution. Mais il est loin d'en être toujours ainsi et l'on a noté qu'elle était un peu rosée, qu'elle était parcourue par des veinosités bleuâtres, qu'enfin elle avait perdu sa souplesse et son élasticité normales. Elle est quelquefois pointillée, ne se laissant pas plisser par le pincement et offre même cet aspect désigné sous le nom de « peau d'orange ». Castex l'a observé deux fois et l'a vu disparaître petit à petit. De même, le mamelon a été rencontré bien conformé et saillant, ou rétracté et adhérant à la tumeur.

La mobilité de la glande persiste presque toujours, alors même que l'inflammation siège dans les plans profonds.

Pendant cette période, il peut ne pas exister de douleur spontanée ; à peine les malades accusent-elles une sensation de gêne. Mais la douleur provoquée, surtout à la pression, acquiert en revanche une très grande importance ; elle manque rarement et il ne faut jamais oublier de la rechercher. « Ce qui me fit reconnaître la présence de la collection purulente, dit A. Cooper, ce fut la fluctuation, ainsi que la douleur que faisait éprouver à la malade une pression trop légère pour causer de la douleur dans le cas où le liquide accumulé aurait été de nature séreuse. »

Cette sensibilité s'observe vers le centre de la tumeur et précède souvent la fluctuation. Phocas fait remarquer que, dans l'observation de Johnson, c'est au moment où la tuméfaction était plus sensible au toucher que la fluctuation devint manifeste et engagea le chirurgien à intervenir.

Quand elle se rencontre à la périphérie de la tumeur avec son maximum d'intensité, la douleur à la pression indique que l'inflammation s'étend.

L'état des ganglions de l'aisselle doit toujours être recherché. C'est un signe important, mais auquel il ne faut attacher qu'une valeur relative, en raison des causes d erreur et d'incertitude qu'il engendre. Il n'est pas constant.

Sur onze cas de phlegmons chroniques inféro-mammaires, Chassai-

gnac ne l'a noté que deux fois. Dans sept observations, Castex ne l'a
trouvé signalé que trois fois. Enfin, Reclus a rencontré une seule fois
sur cinq des ganglions appréciables ; par contre, il a observé une
mastite subaiguë avec envahissement de l'aisselle par une masse
ganglionnaire. Dans la plupart des observations, l'adénite axillaire se
réduit à quelques ganglions peu volumineux, peu douloureux,
mobiles et durs, dont les caractères traduisent aussi bien un état
inflammatoire que le développement d'une tumeur maligne. Leur
examen doit donc être fait avec le plus grand soin ; une douleur un
peu vive à la pression, la « disproportion entre la tumeur et l'adénite », suffisent parfois à préjuger de leur origine inflammatoire.

Marche et terminaisons. — Au point de vue de la marche et de
la terminaison des mastites chroniques, Duplay distingue trois
formes :

La *forme suppurée* ; la *forme résolutive* ; la *forme indurée*.

a. *Forme suppurée.* — L'époque de l'apparition du pus est très
variable. Entre les abcès subaigus, dont la suppuration n'est que
retardée, et les abcès chroniques, dont la fluctuation n'apparaît que
fort tardivement, il y a une foule d'intermédiaires. Tillaux a rapporté
l'histoire d'une femme de trente-quatre ans chez qui s'était développé,
à la suite d'un traumatisme, un abcès du sein arrivé à suppuration
après six semaines. Reclus a observé un abcès mammaire qui s'était
accru d'abord progressivement et qui, bientôt après, évolua rapidement. Il s'agissait d'une femme de cinquante-cinq ans, qui, à la suite
d'un heurt violent sur la poitrine, avait constaté une tumeur de la partie
externe du sein droit. Celle-ci, qui avait d'abord le volume d'une noisette, augmenta en provoquant plutôt de la gêne que de la souffrance.
En huit jours, le pus se collecta en grande quantité. Selon l'opinion
de Reclus, cette marche suraiguë avait eu pour cause des examens
répétés.

La suppuration est quelquefois plus tardive. Dans certains cas, elle
ne s'est montrée qu'après un mois, deux mois, six mois, un an
même. La tumeur, avant d'arriver à suppuration, présente souvent
— détail intéressant — des alternatives de diminution et d'angmentation de volume. L'accroissement atteindrait son maximum au
moment des règles.

Lorsque le pus doit se faire jour au dehors, la fluctuation, d'abord
obscure, devient plus nette et, comme l'a fait remarquer Phocas, la
douleur à la pression corrobore l'hypothèse de la fluctuation.

Le siège des abcès est variable ; Castex a noté la fréquence relative
des foyers supéro-internes.

b. *Forme résolutive.* — La mammite chronique peut guérir spontanément ou par un traitement simple tel que la compression. On en
connaît plusieurs observations. Une malade de Davis, âgée de vingt-
huit ans, vit disparaître sous l'action d'un bandage compressif un

noyau induré, qu'un traumatisme avait déterminé dans chacun des seins.

La terminaison par résolution est fort longue.

c. *Forme indurée*. — L'induration chronique persiste des mois et même des années avant de disparaître. C'est là une autre terminaison de l'inflammation chronique de la mamelle. Delbet remarque que cette longue évolution fait comprendre qu'il n'y a pas une barrière infranchissable entre la forme résolutive et la forme indurée des mastites chroniques ; il se demande avec raison si ces noyaux inflammatoires ne seraient pas l'origine de certains adéno-fibromes du sein.

GALACTOCÈLE. — Il est une terminaison de l'inflammation chronique partielle du sein, qui est en quelque sorte « le contre-pied » du mode précédent. Le processus pathologique aboutit à la formation kystique. Ces kystes contiennent du lait plus ou moins altéré ; ils sont connus sous le nom de *galactocèles* et ont été décrits jusqu'ici avec les kystes de la mamelle.

Or, leur origine inflammatoire est aujourd'hui suffisamment démontrée pour qu'il soit légitime de les regarder comme une forme particulière de la mastite chronique.

Il faut d'abord préciser la définition du galactocèle. Il y a un galactocèle véritable et un pseudo-galactocèle. L'un est constitué par un kyste, qui est toute la maladie, l'autre n'est qu'un accident dans l'évolution d'un néoplasme ; c'est un néoplasme kystique, dont le contenu est un liquide plus ou moins similaire du lait et produit par l'irritation épithéliale glandulaire au voisinage de la tumeur.

Anatomie pathologique. — Le kyste siège ordinairement dans le centre ou dans les régions inférieures et internes de la mamelle ; dans l'observation de Scarpa, il occupait la partie externe ; d'autre part, le journal *l'Expérience* de 1837 a reproduit un cas de galactocèle bilatéral dû à Siebold. Enfin ces kystes peuvent être multiples, comme Forget, Puech et Bryant en ont cité des exemples.

Le volume de la tumeur a été comparé à celui d'un œuf de poule (Dupuytren, Velpeau), d'une orange (A. Cooper, Puech), des deux poings (Forget), d'un gros poing (Gilette), d'une tête de fœtus (Diriart). Le cas le plus célèbre appartient à Scarpa ; Boyer, qui l'a rapporté d'après Wolpy, ne lui en connaissait pas d'analogue : la tumeur avait envahi la totalité de la mamelle et mesurait près de 34 pouces de circonférence, si bien que, lorsque la malade était assise, le sein était tellement allongé qu'il appuyait sur la cuisse gauche.

Quant aux connexions du galactocèle avec la glande, Forget a noté l'extension du tissu glanduleux à presque toute la surface extérieure du kyste auquel il formait comme une sorte d'enveloppe. Puech a également indiqué que le parenchyme mammaire était étalé en nappe et aplati sur la coque du kyste. Si les examens macroscopiques de ces tumeurs ont été rarement faits, en revanche les descriptions ana-

tomiques que nous ont laissées Brodie (1), Forget (2), Puech (3) sont
remarquables et peuvent être considérées comme classiques. Voici
les caractères de la paroi du kyste disséqué par Forget. « Vu à l'intérieur, ce dernier est lisse comme les kystes séreux; il offre une couleur blanchâtre, sur laquelle tranchent, par leur coloration jaune,
quelques plaques produites par du lait épanché sous la membrane qui
constitue le kyste; sur le fond de celui-ci, existent deux ulcérations
de la grandeur d'une pièce de deux francs environ, arrondies, grisà-
tres, offrant plusieurs points d'un jaune opaque, correspondant à des
grumeaux de matière caséeuse déposés dans l'épaisseur des parties
ulcérées. Le fond de ces ulcérations est constitué par du tissu mammaire en voie de ramollissement. Cette même surface du galactocèle
est remarquable par un grand nombre de lignes blanchâtres, irrégulièrement disposées. Si l'on exerce avec le doigt une pression, même
légère, sur le trajet parcouru par ces lignes, on fait sans peine refluer
du lait qui arrive jusqu'à l'intérieur de la poche par des orifices distincts et isolés. Des soies de sanglier introduites par ces orifices rendent évidentes la disposition d'un grand nombre de conduits galactophores qui, immédiatement adossés à la paroi du kyste, allaient se
perdre dans l'épaisseur des lobules glanduleux. Plusieurs de ces
canaux excréteurs (une dizaine) étaient assez dilatés pour recevoir
sans efforts ni déchirures un stylet ordinaire; ils étaient remplis de
lait; leur orifice était marqué par un repli valvulaire et falciforme
qui se continuait par ses extrémités avec la paroi membraneuse du
kyste. Indépendamment de ce kyste, il en existait deux autres plus
petits qui lui étaient adossés, mais ne communiquaient point avec
lui ; leurs caractères anatomiques étaient en tous points ana-
lognes. »

Le contenu du galactocèle offre tous les intermédiaires dont les
deux extrêmes seraient représentés, l'un par le *galactocèle liquide*,
l'autre par le *galactocèle solide* (Gilette).

C'est ainsi que l'on a rencontré du *lait pur*. « Au moment où je
retirai la tige du trocart, dit Scarpa, il sortit du lait pur, sans mélange, dont il s'écoula ainsi dix livres et qui ne différait en rien du lait
de femme récemment excrété. » De même dans le cas de Forget, « il
s'écoula en jet continu un verre environ de lait pur et jaune ». Mais le
contenu du kyste peut présenter toutes les variétés de consistance,
selon que les éléments caséeux ou liquides du lait se résorbent. Dans
le premier cas, la poche kystique est remplie par une humeur
trouble et légèrement floconneuse ; dans le second, elle contient
une matière semblable à de la crème, de couleur jaune et sans odeur
(obs. de Dupuytren); le galactocèle est dit alors *crémeux* ou *buty-*

---

(1) Brodie, Lectures on pathology and surgery.
(2) Forget, *Bull. gén. de thérap. méd. et chir.*, 1844, p. 26-27, 362.
(3) Puech, *Monit. des sc. méd. et pharm.*, 1860, p. 4.

reux, par opposition au précédent, qui est appelé galactocèle *séro floconneux* (Gillette).

Au point de vue des qualités de son contenu, le galactocèle est dit *demi-concret* ou *caséeux* lorsque la matière est semblable à du beurre ou à du lait coagulé (obs. de Huguier, A. Cooper, Velpeau, Puech). Dans le cas publié par ce dernier auteur, la matière était onctueuse, semblable à du fromage à la crème, dont elle rappelait l'odeur. Mélangée à l'eau, elle la blanchissait ; déposée à sec sur une soucoupe, après quelques minutes, une substance oléagineuse s'en séparait et venait à la surface. Diriart a publié récemment l'observation d'un galactocèle opéré par S. Pozzi ; le contenu était formé par une masse molle ayant l'aspect du mastic frais.

Peut-être la tumeur pourrait-elle devenir tout à fait concrète ; on aurait alors affaire au galactocèle *solide*. Cette modification, admise par Velpeau, Bérard et Nélaton n'avait été observée que sur des femelles d'animaux, en particulier chez la vache (Ruysch) et chez la chienne (Morgagni et Dupuytren) ; ce manque de documents engage à n'accepter que sous réserve les quelques observations de *pierres laiteuses* trouvées chez la femme.

Les caractères microscopiques des kystes laiteux sont mal connus : les examens sont trop peu nombreux. P. Delbet, en 1892, n'en connaissait aucun. Mais, depuis cette époque, Pilliet a fait l'étude histologique du cas opéré par Pozzi, et ce sont ses intéressantes recherches que nous allons résumer (1). Les coupes que nous reproduisons ont été pratiquées dans les points les plus épais de la paroi ; celle-ci contient un certain nombre de kystes secondaires, tous remplis de masse butyreuse.

« La coque même des kystes est formée de tissu fibreux dense ; elle est parsemée de vaisseaux dont chacun est engainé par des traînées de cellules rondes et des amas irréguliers de ces mêmes cellules, véritables abcès miliaires, aux points de bifurcation ou de convergence de ces vaisseaux (fig. 5). Dans cette épaisseur de tissu enflammé, se trouvent les culs-de-sac glandulaires à différents états de développement. Tous sont plus ou moins allongés, leurs cellules sont volumineuses, à cytoplasma trouble ; la lumière du canal est effacée. Sur les groupes de culs-de-sac heureusement recoupés, on constate que le canal axial est au contraire dilaté. Sa paroi est tapissée de cellules volumineuses, cubiques, à gros noyaux et reposant sur une membrane basale distincte. La lumière contient des masses cellulaires énormes, multinucléées. Les noyaux sont ovalaires et se colorent bien par les réactifs ; plusieurs sont entourés d'une atmosphère claire. Le contour de certains de ces éléments est net ; d'autres offrent un contour irrégulier, sans précision ; ils sont déjà en dégénérescence et en fonte graisseuse ; leurs noyaux sont peu volumineux, il y en a même des punctiformes

« Certains de ces canaux renferment au milieu des masses désintégrées de nombreux coccis arrondis qui ont l'aspect morphologique des staphylocoques.

« Dans les cavités plus grandes, on observe un degré plus avancé du processus ; les cellules de la paroi sont desquamées et se confondent

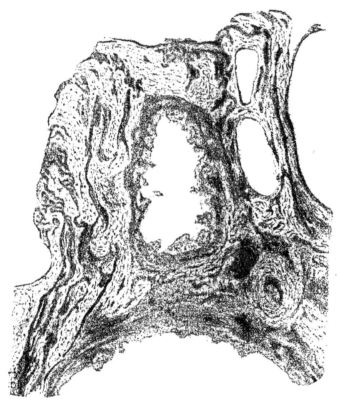

Fig. 5. — Coupe de la paroi montrant les kystes accessoires ; les plus volumineux sont à demi remplis d'une substance butyreuse. Sa masse conjonctive est parsemée de vaisseaux enflammés et d'amas embryonnaires (obj. O. Verick, ocul 1. Préparation de Pilliet). (*Bull. de la Soc. anatomique.*)

avec la masse qui occupe le centre du canal ; la membrane basale est détruite et la paroi infiltrée de leucocytes relativement peu abondants. Il n'en n'existe presque pas dans les énormes cellules en transformation graisseuse et à noyaux multiples qui, parsemées des microbes déjà signalés, remplissent la cavité du kyste (fig. 6).

« Dans le grand kyste, la paroi fibreuse est composée de lamelles de plus en plus fines et de plus en plus dissociées par des éléments cellulaires volumineux à mesure qu'on se rapproche de la surface interne. »

La pathogénie du galactocèle a été jusqu'ici diversement inter-prêtée.

Pour Velpeau, ces tumeurs existent dans le sein, soit à l'état d'in-filtration, soit à l'état de kystes simples ou multiples. Mais il paraît probable que le seul exemple de galactocèle *par filtration* qu'il ait publié n'était qu'un simple engorgement de la mamelle ; il s'agissait d'une femme de trente-quatre ans, accouchée depuis quinze mois et qui avait cessé d'allaiter depuis six semaines. Sa mamelle droite

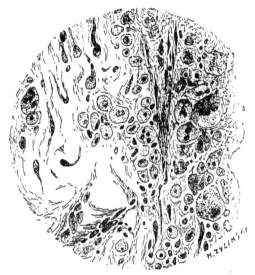

Fig. 6. — Coupe de la paroi du grand kyste (obj. 7, oc. 2 Leitz). Sa mem-brane locale a disparu, l'épithélium de revêtement est composé d'énormes cellules à noyaux multiples ou proliférants, à protoplasma chargé de graisse.. La surface libre est composée de débris d'éléments semblables. Préparation de Pilliet. (*Bull. de la Soc. anatomique.*)

qui était volumineuse, fut ponctionnée ; il s'écoula une certaine quan-tité de lait, « qui sortait évidemment des mailles du tissu cellulaire ». Billroth a fait remarquer, avec raison, que le point de départ était plutôt dans les conduits galactophores sectionnés.

Quant à l'origine des kystes laiteux proprement dits, on admet depuis longtemps que ce sont des kystes par rétention. Scarpa pen-sait déjà que la tumeur était due à l'ectasie des conduits galacto-phores et Astley Cooper, Dupuytren, Bérard, Velpeau et Nélaton ont accepté cette origine. Mais ce fut A. Forget qui, le premier, tenta de donner la preuve anatomique de cette opinion, en se basant uniquement sur les données anatomo-pathologiques de son observa-tion. Il a montré que le kyste avait pour point de départ le renfle-ment d'un conduit galactophore et qu'une fois formé, il se développait par une expansion lente, mais progressive ; dans son accroissement, il refoulait le tissu de la glande, dont il finissait par s'isoler.

Le même mécanisme peut-il être invoqué lorsqu'il s'agit de kystes volumineux ? Dupuytren et Astley Cooper n'admettent pas que les parois des conduits galactophores soient suffisamment extensibles pour constituer des tumeurs de pareil volume ; ils pensent que, sous l'effort de la pression, les canaux se rompent et que le liquide se répand dans le tissu cellulaire, où le kyste se reconstitue. Mais à son tour, Forget explique le développement même considérable de ces tumeurs, par la formation successive de plusieurs kystes devenus confluents ou communiquant secondairement entre eux après ulcération développée dans l'épaisseur de leurs parois. L'issue du lait hors des conduits galactophores ne ferait pas comprendre son reflux possible par le mamelon.

Le galactocèle serait donc un kyste par rétention.

Quelle en est la cause ? Gillette, après s'être demandé si cette dilatation était le résultat d'une inflammation, trouve cette cause vraiment trop problématique et croit plutôt, avec Labbé et Coyne, que le développement de la cavité kystique est dû à la présence d'une petite végétation endo-canaliculaire et que l'obstruction du canal est intermittente ou devient permanente. Dans le premier cas, la tumeur ne dépasse pas le volume d'une grosse noix, car la poussée du liquide finit par triompher de l'obstacle et la poche se vide ; dans le second, la distension de la poche augmente incessamment et il y a galactocèle par rétention. Cette doctrine des kystes par rétention, admise longtemps sans conteste, ne trouve plus la créance de jadis ; de nombreux arguments, que Pierre Delbet a fortement groupés, paraissent la condamner. Les voici résumés sous forme de propositions :

1º Toute glande dont le conduit excréteur est oblitéré ne devient pas kystique, mais s'atrophie ;

2º En dehors de la lactation, les plaies qui intéressent les conduits galactophores n'amènent pas le développement des kystes ;

3º Il en est de même pendant la lactation ;

4º La ligature d'un certain nombre de canaux galactophores chez une chienne en lactation n'a produit aucune espèce de kystes ;

5º Cliniquement, il a été possible, dans certains cas, d'amener l'évaenation du contenu de la tumeur en la comprimant ; il n'y a donc pas d'obstacle complet ou du moins permanent.

En conséquence, la formation du galactocèle ne dépend pas tant de causes mécaniques que de phénomènes purement biologiques. Ces phénomènes doivent-ils être rattachés à l'inflammation ? Delbet, en 1892, était déjà tenté de le supposer ; quelques faits publiés depuis cette époque paraissent lui donner raison.

Tout d'abord, il paraît évident que le galactocèle présente la structure générale des adénomes kystiques ; la preuve en a été fournie récemment par A. Pilliet qui a retrouvé, dans la paroi d'un grand kyste laiteux, des petits kystes et des culs-de-sac en prolifération. Il a de plus rencontré, au milieu des déchets cellulaires qui encombraient les canaux galactophores, de nombreux *cocci* qui lui ont paru être des staphylocoques ; de là à penser que le galactocèle a, comme tout adénome, une origine inflammatoire et microbienne, la distance n'est pas grande et cette conception semble logique. Pilliet n'a pas craint d'affirmer que « le galactocèle est un adéno-fibrome à évolution graisseuse, compliqué et très probablement précédé d'un processus inflammatoire microbien à marche ascendante intra-canaliculaire ». La lactation joue le principal rôle dans la formation de ces kystes et nous croyons que, dans l'immense majorité des cas, le début du galactocèle est marqué par une stase laiteuse ou un état congestif qui favoriseraient le développement des micro-organismes. Il y aurait ensuite inflammation des parois du conduit galactophore, puis accumulation de leucocytes et de produits lactés, comme conséquence de cette irritation.

Ordinairement torpide et lente, cette inflammation acquiert, sous l'effet de causes banales, une acuité particulière et prend la tournure d'un véritable abcès. Reclus, dans ses Cliniques, a décrit ces suppurations tardives ayant pour point de départ un ancien galactocèle. Les observations qu'il a publiées et, dans lesquelles l'examen a montré la coexistence de globules de lait et de globules de pus, en démontrent, en effet, l'origine inflammatoire.

Symptomatologie. — C'est généralement pendant la durée de la lactation ou au moment du sevrage qu'apparaît le galactocèle. Dans le cas de Scarpa, qui, au dire de Velpeau, est le plus ancien exemple connu de galactocèle, le début eut lieu dix jours après un second accouchement ; le kyste laiteux apparaît quelquefois plus tard : un mois après la parturition (A. Cooper), deux mois (A. Forget), six mois (South).

On les a également vus se développer pendant la grossesse ; Dupuytren en a observé un exemple. La malade de Puech était enceinte de cinq mois, lorsqu'elle reçut sur le sein gauche d'abord un coup de coude, puis une série de traumatismes produits par une clef de porte ; un mois après, cette femme découvrait une tumeur du volume d'une noix qui, d'abord stationnaire, s'accrut rapidement : c'était un galactocèle.

Enfin, le début du kyste peut remonter à l'époque de la puberté, comme dans le cas de Pozzi, publié par Diriart et Pilliet. C'est au moment de la première menstruation, à 16 ans, que brusquement l'un des seins devint plus volumineux et que la malade constata l'apparition de la tumeur.

Le galactocèle se développe lentement ; il faut des mois et même des années pour qu'il acquière des dimensions relativement peu considérables. Il n'y a guère que le cas de Wolpy qui fasse exception.

Les troubles fonctionnels sont peu marqués ; le développement de la tumeur est en quelque sorte passif. A peine existe-t-il quelques sensations douloureuses, au moment de la formation du kyste et de la tension, pendant la succion, si la malade continue à allaiter ; le développement entraîne une pesanteur incommode.

Le galactocèle se présente habituellement comme une tumeur tantôt régulière et sans bosselures, tantôt irrégulière et grenue ; il offre l'aspect d'une saillie plus ou moins considérable au niveau de la mamelle avec laquelle il se confond et dont il modifie la forme et change le volume. Chez la malade de Forget, la glande était portée en dehors, vers l'aisselle et, au lieu d'être arrondie, elle était allongée verticalement et aplatie. Le mamelon assez volumineux était lui-même porté en dehors. De même, dans le cas de Diriart, le sein, ayant les dimensions d'une tête de fœtus, était fortement attiré en bas quand la malade était debout et jeté en dehors quand elle était couchée.

La tumeur ne présente d'adhérence ni avec le plan profond ni avec les téguments, qui ne sont point altérés et glissent sur elle. Sa consistance dépend de la nature et du degré de tension du liquide et aussi des rapports plus ou moins intimes qu'elle contracte avec la glande ; elle peut être molle ou fluctuante, donnant l'impression « d'une poche un peu flasque, pendante ou légèrement bosselée » ou au contraire globuleuse, rénitente et tendue.

Gillette a insisté sur l'importance de deux autres signes du galactocèle. Le premier est la formation de godets par la pression sur la tumeur. « Je fus frappé, dit-il, d'un caractère insolite qui ne laissa pas que de fixer mon attention ; en prenant la tumeur entre deux doigts et en la pressant un peu fortement, elle gardait pendant quelques instants les marques de cette compression ; or la ponction de la tumeur donna issue à un flot de liquide épais, crémeux, dans lequel nageait une grande quantité de particules grenues et crayeuses que les doigts pouvaient écraser. » Cette différence de cohésion du contenu de la poche donne parfois le change et fait croire à une inégalité de consistance de la paroi, qui n'existe pas, comme dans l'observation de Diriart.

Le second signe est l'écoulement du lait par le mamelon. Il est pathognomonique, mais il perd toute son importance lorsque la glande est en lactation ; il n'y a pas d'engorgement ganglionnaire.

Un fois développé, que devient le galactocèle ?

Siebold, Moore, Lee, Stanley ont signalé, d'après Velpeau, des cas de kystes laiteux passagers, ayant disparu spontanément ; c'est là l'exception. D'ordinaire la tumeur persiste, mais son évolution est très lente. Il faut ajouter cependant que chaque grossesse nouvelle exerce une influence marquée sur le développement du kyste. De ce fait, la tumeur s'accroît ou, au contraire, conserve ses dimensions nouvelles ; mais il n'est pas rare d'observer des alternatives d'angmentation et de diminution de volume dans le cours de son évolution.

Enfin, il est une terminaison peut-être plus fréquente qu'on ne l'avait pensé : c'est l'inflammation et la suppuration de la poche kystique (1). Reclus admet que les abcès chroniques du sein ne seraient que des galactocèles enflammés. Dans deux cas, il a trouvé des globules de colostrum mélangés aux leucocytes, et l'histoire de certains abcès à évolution plus ou moins retardée démontre souvent une pareille origine. Le galactocèle enflammé présente alors les caractères des abcès ordinaires, les ganglions de l'aisselle s'engorgent et la suppuration s'établit.

La transformation du galactocèle en tumeur maligne n'a point encore été signalée.

Mastites chroniques diffuses. — Dans les formes diffuses de l'inflammation chronique du sein, le processus pathologique subit également l'évolution kystique ou l'évolution fibreuse ; mais la prédominance de l'un ou de l'autre de ces processus ne nécessite pas une description dans des chapitres séparés. D'ailleurs ils sont fréquemment associés ; un même cadre descriptif convient aux diverses modalités cliniques qu'ils engendrent.

Cette variété de mammite chronique, encore insuffisamment connue, présente, au point de vue de son histoire, un intérêt de premier ordre. Sa description, d'abord purement clinique, s'est précisée peu à peu, grâce aux recherches anatomo-pathologiques et, après une longue phase d'hésitations, il semble qu'actuellement elle constitue une catégorie nosologique définie.

La première description qui se rattache à la *mammite kystique* a été donnée par Astley Cooper, sous le nom d'*hydatide celluleuse* du sein. « Le sein, disait-il, se tuméfie peu à peu ; au début, il n'y a ni douleur ni fluctuation. L'accroissement de volume se fait très lentement. Après un long espace de temps, on peut reconnaître la fluctuation dans un des points de la tumeur et, à partir de cette époque, le volume du sein s'accroît avec beaucoup de rapidité ; alors, on ne tarde pas à découvrir d'autres points fluctuants. Les veines superficielles deviennent variqueuses. Tantôt la totalité, tantôt une portion de la glande est envahie. A la fin, un des points dans lesquels la fluctuation est la plus évidente, s'enflamme, s'ulcère et laisse écouler de la sérosité ; plusieurs de ces kystes peuvent s'ouvrir successivement et donner lieu à des trajets fistuleux, dont la guérison est très difficile.

« La santé générale reste parfaite ; les ganglions demeurent indemnes, ou bien, si l'un d'eux est engorgé, cet engorgement est l'effet d'une

(1) Cette suppuration paraît due à une maladie infectieuse intercurrente.

simple irritation. Si l'on soumet la tumeur à une dissection attentive, on reconnaît que les interstices du tissu propre de la glande sont remplis d'une matière fibrineuse ; dans quelques-uns des interstices du tissu glandulaire, il s'est formé des poches contenant du liquide séreux ou muqueux. On trouve, dans tous les points de la mamelle, un nombre considérable de ces kystes, dont la présence concourt à la transformer en une vaste tumeur, en partie solide, en partie liquide. Le volume des vésicules varie de celui d'une tête d'épingle jusqu'à celui d'une balle de fusil.

« Dans sa première période, la maladie hydatique du sein présente des points de ressemblance avec l'inflammation chronique simple. Le meilleur moyen d'arriver au diagnostic consiste à faire une ponction dans le kyste. Cette affection doit être distinguée d'une tumeur squirreuse par l'absence de douleurs, d'altération de la santé et par la différence de dureté plus considérable dans le squirre. Cette affection ne détermine point d'altération des autres tissus. Je dois ajouter que je n'ai jamais vu les deux mamelles affectées en même temps. »

Tels sont les caractères principaux de l'hydatide celluleuse d'Astley-Cooper, selon la traduction de Chassaignac et Richelot (Paris, 1837).

Un peu plus tard, Brodie (1) décrivait une maladie caractérisée « par des kystes multiples, limités ordinairement à une seule mamelle, mais pouvant les envahir toutes les deux... Ces kystes sont toujours multiples, et si on ne trouve d'abord qu'un seul kyste, c'est que les autres sont trop petits pour être perçus ». Après lui, Paget (2) reconnaissait que « les cas les plus notables de kystes mammaires sont ceux dans lesquels toute la glande s'en trouve farcie ». Enfin Velpeau publia le premier une observation où la lésion était devenue *bilatérale*. Il s'agissait de la femme d'un médecin de Bourgogne chez laquelle il pratiqua, en 1840, une injection iodée dans un kyste du sein gauche ; quelque temps après, il constatait des bosselures secondaires dans la même glande et, en 1843, un nouveau kyste dans chaque mamelle.

L'étude de la maladie de Cooper ne fut pas reprise, mais, en 1883, Reclus décrivait à son tour un syndrome clinique qu'il a proposé d'appeler : *maladie kystique des mamelles*. Celle-ci présente les deux caractères suivants : 1° la glande tout entière est occupée par des kystes en nombre considérable ; 2° les kystes se développent dans les deux seins, soit simultanément, soit successivement.

Reclus s'est vigoureusement défendu d'avoir « simplement rappelé l'attention » sur la description première de Cooper et d'avoir caractérisé du nom de « maladie kystique » l'hydatide celluleuse. Dans une clinique récente, il a affirmé ses droits au légitime honneur

(1) BRODIE, Lectures illustratives on various subjects of Pathology and Surgery. London, 1846.

(2) PAGET, Lectures on surgical Pathology, vol. II. London, 1853.

d'avoir « véritablement isolé pour la première fois cette maladie confondue avec d'autres affections de la glande et presque toujours opérée auparavant comme s'il s'agissait de cancers authentiques ».

De fait, si les traits essentiels de l'hydatide celluleuse se retrouvent dans la maladie kystique, « ils sont entremêlés à d'autres signes qui suffisent à la défigurer » et il est juste de reconnaître que Reclus a su donner une individualité propre au syndrome qu'il a décrit.

Mais ce n'est que la première phase de l'historique : la phase clinique, pourrait-on dire. Reclus n'avait décrit qu'un « groupe symptomatique » ; il fallait en établir le caractère anatomo-pathologique. C'est sur ce terrain que devaient s'accumuler les controverses.

Les premières recherches microscopiques sur la maladie de Reclus furent publiées en 1884 par Brissaud, dans les Archives de Physiologie. Elles étaient basées sur l'examen de cinq mamelles et démontrèrent qu'il s'agissait d'un épithélioma kystique intra-acineux.

Trois ans plus tard, Phocas décrivait dans sa thèse une affection du sein dont les caractères étaient analogues à ceux de la maladie kystique. Elle consiste, dit Tillaux deux ans plus tard, à la Société de Chirurgie, en noyaux multiples disséminés dans les deux seins. « C'est là pour moi de la mammite chronique : *noyaux de mammite chronique*, tel est le nom que je donne à cette maladie ; elle présente ce trait particulier, que ces noyaux ne sont pas permanents. Ce caractère est pour moi pathognomonique. » Cette opinion était émise, à la Société de Chirurgie dans le cours de la célèbre discussion qui eut lieu en 1888 à propos de la maladie kystique. Il parut en résulter que le syndrome clinique de Reclus devait être admis sans conteste, mais qu'il n'en était pas de même de l'entité histologique établie par Brissaud. Quénu fit une importante communication et conclut que, dans la maladie kystique du sein, il n'y a pas de néoplasme ; il s'agit véritablement d'une lésion irritative portant primitivement sur l'épithélium, et le terme de *cirrhose épithéliale kystique* du sein paraît être celui qui devait caractériser le mieux, anatomiquement, la maladie de Reclus.

Cette discussion histologique entre Brissaud et Quénu portait uniquement sur l'interprétation à donner aux préparations microscopiques, car leurs descriptions anatomo-pathologiques, confirmées par Malassez, sont en tous points superposables : processus irritatif de l'épithélium acineux, sclérose périacineuse, et formation de kyste ; toutes ces lésions se trouvent dans leurs descriptions anatomiques. Mais, pour Brissaud, elles sont l'expression d'un *épithélioma kystique*, intra-acineux ; pour Quénu, il s'agit d'une *cirrhose épithéliale kystique*. L'accord était loin d'être fait.

En 1890, Toupet (1), a conclu de l'examen de trois cas, diagnos-

(1) TOUPET, *Semaine médicale*, 1890, p. 370

tiqués maladie kystique, que les lésions histologiques étaient différentes. Dans le premier, il s'agissait d'une mammite chronique
simple; dans le second, d'une mammite chronique avec lésions
conjonctives intra- et péricanaliculaires; dans le troisième, d'un véritable épithélioma cylindrique.

Ce dernier exemple est à rapprocher de cas semblables étiquetés
cliniquement maladie kystique et caractérisés microscopiquement
par des lésions carcinomateuses. Les thèses de Sourice (1) et de
Sicre (2) en renferment un certain nombre : ce sont ceux de Poncet,
de Maunoury, de Reclus, où des histologistes comme Toupet et
Pilliet ont trouvé des lésions épithéliomateuses avec envahissement
de la trame conjonctive et propagation aux lymphatiques. Toupet et,
après lui, Eug. Rochard (3) ont été ainsi amenés à conclure que la maladie kystique des mamelles correspondait à des types histologiques
différents; en sorte qu'au point de vue anatomique, la maladie kystique pouvait être considérée comme l'expression d'une mammite
chronique ou d'un véritable néoplasme.

D'où cette conclusion toute naturelle : « En présence du syndrome clinique de Reclus, il faut d'abord chercher à diagnostiquer
l'affection qui lui a donné naissance, c'est-à-dire reconnaître s'il
s'agit d'une mammite chronique ou d'un épithélioma. »

En définitive, la maladie kystique n'est-elle donc qu'un syndrome?
N'est-elle point une entité? La question est d'un intérêt pressant, car
s'il s'agit d'une inflammation chronique simple, le chirurgien n'a
qu'à s'abstenir, mais si la maladie kystique est un épithélioma, une
intervention rapide est de rigueur (Reclus).

Cependant l'histologie s'avouait incapable de donner la solution du
problème; il lui fallait, pour trancher le différend, le puissant appui
de la clinique. C'est ce qui a été fait. Pierre Delbet, un des premiers, a
contrôlé toutes les observations. Il a reconnu que le syndrome de Reclus se rapportait à des mastites chroniques, toutes les fois qu'il était
au complet, c'est-à-dire qu'il comprenait la triade suivante : absence
de tumeur proprement dite, multiplicité infinie des kystes, bilatéralité. Avec les tumeurs malignes, le syndrome n'était pas au complet.
« Sur six observations de ce genre (Reclus, Maunoury (2), Valude,
Poncet, Tuffier), quatre fois il n'y avait rien de net dans la mamelle
du côté opposé; dans un cinquième cas (Valude), il y avait un petit
noyau, mais on ne sait pas ce qu'il est devenu. Une seule fois
(Tuffier) les deux seins étaient pris, mais il y avait écoulement de
sang par le mamelon (4). » De plus, la marche de la maladie est irré-

(1) Sourice, De la maladie kystique de la mamelle, thèse de Paris, 1887 (Obs. XIII,
Maunoury, Obs. XXII, Poncet de Lyon).
(2) Sicre, Contribution à l'étude de la maladie kystique de la mamelle, thèse de
Paris, 1880 (Obs. I, Reclus, Obs. II, Maunoury).
(3) Eug. Rochard, Arch. gén. de méd., 1891, p. 82.
(4) L'écoulement de sang a une grande valeur diagnostique; il révèle une tumeur

gulière, « oscillante », elle peut s'atténuer et disparaître, même spontanément.

L'examen histologique de deux cas diagnostiqués par Reclus lui-
même, a démontré à Delbet que le syndrome relevait bien d'une mammite chronique ; cette opinion fut confirmée par Cornil et Toupet, à
qui les pièces avaient été montrées.

Au reste, cette tendance à envisager la maladie kystique comme ayant
une origine inflammatoire avait été presque unanimement adoptée par
les membres de la Société de Chirurgie. Reclus seul avouait alors ses
préférences pour l'opinion de Brissaud et de Malassez ; mais la conduite thérapeutique, qu'il avait établie sur le principe de cette interprétation, est devenue depuis bien moins rigoureuse. Dans son dernier volume de Cliniques, il a fourni, comme argument très puissant
en faveur de l'origine inflammatoire de « sa maladie », une série de
18 cas types qui n'ont été suivis ni de récidive, ni de généralisation.
Cette statistique a bien sa valeur.

Mais si la maladie kystique est regardée comme inflammatoire, elle
ne constitue qu'une variété de la mastite chronique diffuse ; sa
caractéristique anatomique est représentée par des cavités kystiques.
Or, ces kystes se retrouvent en nombre très inégal. En faisant des
coupes multiples, Delbet n'en a pas trouvé un seul dans l'un des
seins ; dans l'autre, il en existait trois. Le plus petit avait les dimensions d'une tête d'épingle, le plus gros celles d'une noisette. On
peut trouver tous les intermédiaires entre une mamelle garnie de
cavités kystiques visibles à l'œil nu ou reconnaissables seulement au
microscope et une mamelle bourrée de noyaux fibreux.

De tout ce débat, il résulte que le point de départ du processus est
le même ; l'évolution seule diffère et les deux types qu'elle revêt peuvent se rencontrer combinés ou réunis à des degrés divers dans le
même sein.

Nous ne pouvons passer sous silence l'opinion de Bard (de Lyon).
« Pour nous, dit-il, dans la maladie kystique essentielle, les kystes sont
le résultat de la dilatation des canalicules glandulaires préexistants,
sans néoformation, sans prolifération épithéliale. Ils constituent toute
l'affection ; leur paroi est exclusivement formée de tissu conjonctif,
sauf un revêtement de cellules épithéliales aplaties, d'aspect endo-
thélial dans les grands kystes. Dans les « adénomes, l'épithélium
est manifestement proliféré ». Ce sont là, pour Bard, les caractères
différentiels de ces deux sortes de lésions ; la première est toujours d'un
pronostic favorable, tandis que la seconde, généralement bénigne
aussi, est susceptible de subir la dégénérescence maligne.

Les lésions anatomo-pathologiques ont été surtout bien décrites
par Brissaud, Quénu, Toupet, Pierre Delbet et Pilliet.

maligne. Il est surtout symptomatique de l'épithélioma dendritique (Kirmisson,
Pierre Delbet).

A l'œil nu, on constate, après l'amputation de la glande, « qu'il n'y a pas traces de tumeur, là où l'on supposait qu'il en existait une; au lieu et place d'une tumeur, on trouve sur la surface de coupe, des kystes de volume différent à contenu liquide ou visqueux ou des nodosités fibreuses; mais, dans l'intervalle de ces kystes ou de ces nodosités, le tissu propre de la glande a conservé ses caractères normaux ». (Brissaud.)

a. *Lésions de la mammite chronique diffuse à prédominance du type kystique.* — Si l'on sectionne la mamelle dans tous les sens, on s'aperçoit que la glande est plus ou moins farcie de kystes disséminés, identiques, mais de volume divers. « Ce que je croyais être une tumeur au sens propre du mot, dit P. Segond, n'était qu'une agglomération de kystes plongés dans une gangue, offrant tous les caractères extérieurs du tissu mammaire normal. Ces kystes, dont les plus gros dépassaient à peine les dimensions d'un grain de raisin, étaient rapprochés les uns des autres et formaient comme une grappe unique au niveau du point qui donnait à la palpation sensation de tumeur ; puis, dans les tissus environnants, ils étaient disséminés sans aucun ordre et fort espacés les uns des autres. Après ponction et évacuation, il ne restait plus que la gangue souple et molle dans laquelle ils étaient emprisonnés. »

Les dimensions de ces kystes varient depuis celles d'un œuf de pigeon jusqu'à celles d'un grain de millet et au-dessous. Ils sont généralement plus abondants à la périphérie qu'au centre de la glande.

Leur contenu est un liquide de nature et de coloration variées. Il est tantôt visqueux, brunâtre avec des reflets verts, trouble et chargé de petits globules huileux; tantôt il est plus clair et plus transparent; sa couleur est celle du café au lait. Enfin certaines cavités renferment parfois une substance molle et crayeuse. Çà et là apparaissent à la face interne de la paroi « de petits bourgeons hémisphériques, sessiles, de consistance ferme, de couleur blanc grisâtre, de volume variable depuis celui d'un grain de chènevis jusqu'à celui d'une noisette ». (Quénu.)

La lésion porte sur les deux glandes et ce qu'il y a de remarquable, « c'est que dans toutes les parties de la mamelle qui sem-

Fig. 7. — Coupe d'une mamelle kystique au voisinage du mamelon (Verick; oc. 1, obj. 1). A, un petit lobule glandulaire dont l'épithélium commence à végéter. Les acini n'y sont pas tous également dilatés; — B, un lobule plus volumineux que le précédent; les culs-de-sac sont inégalement dilatés; les uns sont obstrués, les autres sont libres; — C, un lobule dont les acini se sont confondus en une seule cavité; l'effacement des cloisons qui séparent les culs-de-sac n'est pas complètement achevé; — D, un lobule où s'est formé un kyste indépendant du canalicule excréteur; — E, kystes de moyen et petit calibre. Sur cette coupe vue à un très faible grossissement, on constate que le tissu conjonctif interlobulaire est parfaitement sain. On remarque aussi du premier coup l'extrême inégalité des lobules, des acini, des conduits excréteurs (Brissaud).

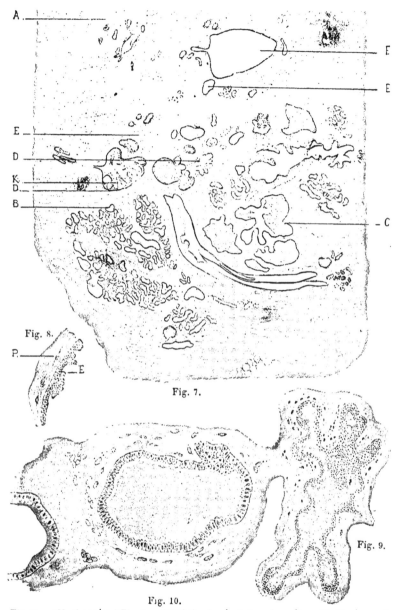

Fig. 7.

Fig. 8.

Fig. 9.

Fig. 10.

Fig. 7. — (V. ci-contre.) Fig. 8. — Paroi d'un kyste de la préparation précédente vue à un plus fort grossissement (oc. 1, obj. 3). — E, l'épithélium, qui en ce point est cubique, repose sur une membrane anhiste très mince, laquelle le sépare du tissu conjonctif de la glande. Fig. 9. — Acini du lobule A de la fig. 7, à un plus fort grossissement (oc. 1, obj. 3). L'épithélium est cubique sur toute la surface de la cavité ; il est polyédrique dans l'intérieur ; il ne remplit pas complètement la cavité. Fig. 10. — Petit kyste de la figure 7. Il renferme une matière épaisse, formée probablement de détritus cellulaires. L'épithélium est cubique sur certains points, cylindrique sur d'autres. Dans un diverticulum, à la partie supérieure de cette petite poche, l'épithélium est polyédrique (BRISSAUD).

Fig. 11.

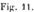
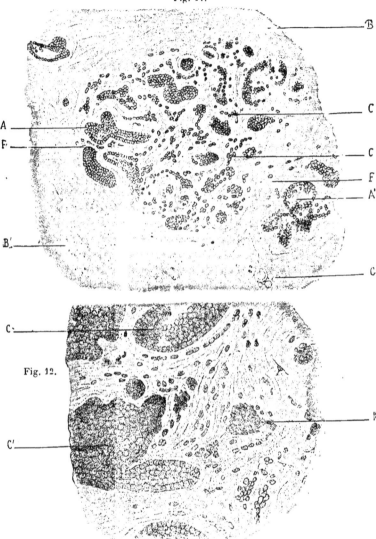

Fig. 11. — Section transversale d'un lobule en voie de transformation fibreuse (oc. 10, obj. 3). Les culs-de-sac sont remplis de cellules polyédriques. Chacun d'eux (A, A'), est entouré d'une gaine fibreuse (F) dense, et les intervalles de ces gaines sont remplis en partie par des cellules conjonctives C. Le lobule, dans son ensemble, est parfaitement isolé. Le tissu conjonctif de la mamelle, qui l'enveloppe de tous côtés, est absolument normal (B, B'). Les groupes de cellules adipeuses (G, G') sont conservés.

Fig. 12. — Coupe d'un lobule dont les culs-de-sac sont remplis de cellules épithéliales de toutes formes (oc. 1, obj. 7). — C, C', culs-de-sac glandulaires; — E,E, le tissu conjonctif interacineux; il est assez lâche et n'est séparé des culs-de-sac que par une couche anhiste extrêmement mince (P, P'); — F, un cul-de-sac dont la paroi est un peu plus épaisse; — K, une agglomération de cellules polyédriques, identiques à celles des culs-de-sac, isolées au milieu du tissu conjonctif.

BRISSAUD. Anatomie pathologique de la maladie kystique des mamelles (*Archives de physiologie*, 1884).

blaient saines, il existe une quantité innombrable de petits kystes dont la palpation n'avait pas pu faire soupçonner la présence ».

Au point de vue microscopique, il est préférable de commencer l'étude des lésions dans les points où elles sont le plus récentes. Les figures 7 à 12 montrent quel est, dans ces points, l'état du tissu glandulaire.

A un faible grossissement, on constate trois aspects bien différents du parenchyme mammaire : 1º des cavités glandulaires inactives; 2º des groupes glandulaires en activité; 3º des vestiges d'une cavité glandulaire actuellement ralentie ou disparue.

Ce faits ne sont normaux qu'en apparence; leur anomalie consiste dans la réunion de ces trois caractères qu'on ne retrouve point à l'état physiologique.

Sur les points où le parenchyme ressemble à celui d'une mamelle en lactation, on rencontre des grains glandulaires à couches épithéliales multiples et superposées, de dimensions différentes pour des lobules voisins. Quelquefois même dans un lobule deux acini adjacents ont des capacités très différentes.

En beaucoup d'endroits, on reconnaît que ce développement insolite de l'épithélium acineux est le point de départ des formations kystiques à contenu granulo-graisseux. On voit, en effet, un acinus acquérir des dimensions relativement colossales et les éléments épithéliaux qu'il renferme subir un commencement de désintégration granuleuse.

Au contraire, les coupes qui portent sur les points où la glande est redevenue inactive sont caractérisées par des grains fibreux, sensibles à la palpation et visibles à l'œil nu. Ce sont des lobules formés par une réunion d'acini dont les lumières sont rétrécies au point d'être devenues linéaires ou punctiformes, suivant le sens de la coupe, mais dont les parois ont subi par contre une hypertrophie très considérable.

Dans un lobule ainsi constitué, on ne distingue plus qu'une série de cercles fibreux épais, presque hyalins, adjacents ou co-tangents et traversés seulement à leur centre par un petit conduit dans lequel deux ou trois cellules épithéliales, irrégulières et granuleuses, ont peine à trouver place.

Si, au lieu d'étudier la portion la moins malade de la glande, on considère la région kystique, on se rend compte que ces différents aspects des lobules et des acini s'y confondent et se combinent dans des espaces très restreints. Dans un seul lobule, par exemple, on voit des acini fibreux, des acini normaux et des acini kystiques.

Ces acini sont formés d'une membrane propre sur laquelle repose une couche de cellules cubiques très régulières. Immédiatement au-dessus de cette couche épithéliale, sont amoncelées des cellules de toutes formes, qui paraissent provenir d'une desquamation incessante de la couche épithéliale.

A un degré plus avancé de ce processus correspondent aussi les cavités kystiques de grandes dimensions, qui se continuent avec un conduit galactophore de petit calibre et, à mesure que ces kystes grossissent, on voit leur paroi fibreuse s'épaissir ainsi que leur membrane propre.

Du côté des conduits galactophores, on constate également une prolifération épithéliale analogue à celle des parties sécrétantes. Parallèlement, la paroi est épaissie jusque dans le mamelon et infiltrée de noyaux abondants.

Telles sont les lésions qu'avait observées Brissaud. Chez les quatre malades, dont il avait examiné les pièces, il avait de plus indiqué que les *ganglions étaient rigoureusement sains.*

Quénu, qui a magistralement repris cette question anatomo-pathologique et l'a plutôt envisagée à un point de vue doctrinal, a bien mis en lumière certaines particularités.

Il a noté que le tissu conjonctif interstitiel était sain en dehors des lobules et sclérosé dans la région où les acini sont encerclés par une série de lames cellulo-fibreuses. Il a tiré, de ces constatations, cette conclusion logique que le tissu conjonctif interstitiel ne se comporte point ainsi dans les épithéliomes et qu'ici il s'agit d'un processus de sclérose consécutif à une irritation épithéliale primitive. Le fait n'est pas douteux, dit Quénu; à côté d'acini kystiques ou d'acini remplis de cellules épithéliales, il y a des grains fibreux sensibles à la palpation et visibles à l'œil nu sur les coupes. Or, que représentent-ils, sinon une série d'acini tellement étouffés que leur lumière est devenue linéaire et même punctiforme. En somme, formation kystique et nodule scléreux paraissent être les deux phases extrêmes du processus, qui est lui-même très probablement d'origine inflammatoire. « Les altérations épithéliales toujours considérables, dit Delbet, la prolifération conjonctive ayant nettement pour centre les appareils glandulaires, canaux ou acini, qu'elle encercle de zones concentriques, enfin l'infiltration embryonnaire plus intense au voisinage de l'épithélium que partout ailleurs, tendent à le prouver. »

P. Reynier a fourni un bel exemple de la dernière de ces deux terminaisons. Dans le cas qu'il a cité, macroscopiquement, le tissu mammaire était ferme et résistant, il criait sous le bistouri; il était bourré de tumeurs fibreuses qui s'énucléaient comme des fibromes du tissu utérin. Elles étaient entourées de toutes parts d'une foule d'autres de même nature, blanches, arrondies, les unes du volume d'un pois, les autres grosses comme un grain de millet; le parenchyme en était rempli. Les deux mamelles étaient atteintes pareillement. Sur des coupes histologiques, faites par Lyot, on voyait des faisceaux de tissu fibreux coupés les uns suivant leur longueur, les autres perpendiculairement à leur direction. Au milieu de ce tissu, les conduits galactophores étaient agrandis et l'on pouvait suivre leur déformation progressive, depuis la dilatation simple jusqu'à la dilatation avec production végétante endocanaliculaire. On rencontrait également, dans les préparations, un certain nombre de petits kystes microscopiques. Pour Reynier, le point de départ de ces nodosités multiples et bilatérales paraissait nettement inflammatoire et il en faisait remonter l'origine à un abcès du sein gauche qu'avait eu sa malade.

Cette identité des lésions rencontrées dans les mammites chroniques et dans ces tumeurs bénignes désignées sous le nom de tumeurs adénoïdes, corps fibreux, fibromes, adénomes, adénofibromes, a amené Virchow, Kœnig, Quénu, Phocas et Pierre Delbet à se demander si ces tumeurs n'avaient point une origine inflammatoire. On a vu, dans le tome I de ce *Traité*, avec quelle vigueur ce dernier auteur a défendu cette opinion.

Comme conclusion, nous admettons que la mammite chronique diffuse offre les caractères de l'évolution kystique ou de l'évolution fibreuse isolées ou associées et que toutes les formes cliniques qui en dépendent « doivent rentrer dans le même cadre nosologique ».

Les mastites chroniques diffuses se rencontrent à tous les âges. On trouve, dans la thèse de Phocas, l'observation d'une jeune fille de vingt-deux ans, du service de Trélat, chez laquelle l'affection s'était montrée vers l'âge de dix-huit ans sous forme d'un gonflement douloureux du sein droit. Presque en même temps, s'étaient développées quatre petites grosseurs dans la glande mammaire et, quatre mois après, le sein gauche était atteint à son tour.

D'ordinaire ces mastites s'observent chez des femmes d'un âge plus avancé, surtout vers la ménopause. Les troubles de la menstruation qui surviennent à cette époque de la vie ont peut-être une influence marquée sur le développement de certaines mammites. Cette influence était bien manifeste chez une malade de Le Dentu ; A. Demons et A. Boursier (de Bordeaux) les désignent couramment sous le nom de *mastites de la ménopause* ; ils en ont observé plusieurs exemples des plus nets.

Cette mastite se présente comme une tuméfaction particulière ayant la forme et la consistance d'une tumeur solide du sein. Elle est ordinairement arrondie ou ovalaire, du volume d'une noix environ, parfois même un peu plus grosse. Cette tumeur, sensible au toucher, semble située dans un lobe de la glande mammaire et siège ordinairement à la périphérie. Elle est mobile sur les téguments et sur les plans profonds. Au premier abord, on croit avoir affaire à un fibrosarcome ou même à un cancer, surtout à cause de l'âge de la malade. Mais on voit d'ordinaire, si l'on observe l'affection pendant un certain temps, que cette tumeur reste stationnaire, et qu'elle disparaît peu à peu sous l'influence des traitements les plus divers.

Dans tous les cas, le diagnostic est difficile. Rien, si ce n'est la marche et l'évolution ultérieure, ne distingue ces tumeurs d'un néoplasme malin au début. Aussi nous croyons qu'au moment de la ménopause, quand on se trouve en face de tumeurs du sein, solides, petites et mobiles, situées surtout vers la périphérie de la glande, si les caractères de malignité sont peu nets, il est bon, avant de se décider à opérer, d'attendre, tout en surveillant l'évolution du néoplasme. Cette attente s'impose, tant que la malade présente les phénomènes d'une ménopause en voie d'évolution. Si c'est une mastite de la ménopause, on la verra souvent disparaître sous l'influence d'un traitement quelconque et en particulier de la compression. Ce ne sont pas là de véritables néoplasmes, mais des noyaux d'inflammation lobaire, dont le développement est probablement dû aux congestions passives qui accompagnent l'âge critique. Malheureusement c'est une opinion qui ne s'appuie que sur quelques données cliniques, sans aucune vérification anatomique ; elle nous a été surtout inspirée par la marche et l'évolution particulières de ces sortes de tumeurs qui semblent être influencées par le travail important qui accompagne la cessation des fonctions cataméniales (1).

Le début de l'affection est généralement lent et insidieux ; les malades reconnaissent l'existence d'une tumeur soit par hasard, soit parce que leur sein « grossit » ou devient douloureux. Une malade de Verneuil est heurtée violemment au sein droit par une branche brisée ; un mois après, elle sent, au point frappé, un noyau dur, douloureux, qui roule sous le doigt. Quatre mois après, une nodosité semblable apparaît spontanément dans l'antre sein ; la moindre pression est douloureuse et les mouvements du bras provoquent eux-mêmes des élancements. Dans un autre cas de Phocas, la malade ne s'est aperçue de sa tumeur que six mois après avoir commencé à souffrir. Mais ce sont là des exemples rares ; ces mammites se développent le plus souvent sans grandes réactions. D'autres fois, la tumeur, après être restée longtemps stationnaire, augmente rapidement de volume, et cet accroissement subit décide la malade à consulter.

Aussi, lorsqu'on examine la malade, l'affection évolue depuis longtemps ; elle est souvent parvenue à son état de complet développement.

Même lorsque les lésions présentent les caractères tranchés des types extrêmes (kystique ou fibreux), les *signes physiques* n'offrent pas des différences telles qu'on doive distinguer cliniquement deux variétés : la maladie kystique de Reclus et la maladie noueuse de Tillaux et Phocas. Les deux processus se trouvent généralement combinés. Il y aura cependant lieu de revenir sur ce point à propos de la marche de l'affection et de son diagnostic.

A la vue, les seins paraissent normaux ; tout au plus note-t-on qu'ils sont flasques et pendants. L'une des mamelles est quelquefois plus

(1) Ces idées sur la *mastite de la ménopause* nous ont été obligeamment communiquées par MM. Demons et Boursier.

proéminente et la peau peut être sillonnée de quelques veinosités.

La palpation donne des renseignements très précis. Elle doit être faite méthodiquement. Lorsque, dit Richet, on saisit la mamelle transversalement et à pleine main, on apprécie parfaitement la résistance et la dureté qu'offrent les lobules, et il n'est point rare d'en rencontrer un qui surpasse les autres en densité, même à l'état normal. Or, si l'on n'était prévenu de ce fait, on pourrait croire à l'existence d'une tumeur. Pour éviter cette erreur, il suffit d'explorer la glande dans un autre sens, c'est-à-dire qu'au lieu de la saisir transversalement, il faut l'appliquer sur la paroi pectorale et la palper dans cette position. Si l'on n'a affaire qu'à une simple différence de consistance entre les lobules, elle n'est plus appréciable, elle a disparu; dans le cas contraire, la tumeur persiste et l'on peut en saisir toutes les inégalités. On sent une tumeur du volume d'une noix, d'un œuf de poule, exceptionnellement d'une orange, qui est arrondie et enchâssée dans les tissus voisins ; elle n'est généralement ni élastique, ni rénitente, ni fluctuante et présente parfois une résistance squirreuse. Quénu a observé un cas de ce genre.

En d'autres points de la glande, la palpation permet de reconnaître d'autres tumeurs grosses comme des pois, des noisettes ou des prunes. Les comparaisons pittoresques ne manquent pas pour caractériser cet état particulier de la mamelle ; elles sont presque toutes de Reclus (1). On a la sensation de ces pièges à oiseaux, de ces planchettes sur lesquelles du mil est collé...; la mamelle semble criblée de grains de plomb...; on dirait que les culs-de-sac ont été injectés à la cire. La comparaison de Phocas est également très juste : on dirait qu'on a piqué une grande quantité d'épingles dans la glande mammaire et qu'on en sent les têtes à travers la peau. En résumé, le premier signe qui frappe, c'est la présence d'une nodosité plus grosse que les autres, émergeant d'une foule de nodosités secondaires éparses dans toute la glande.

La nodosité principale ne donne que très rarement la sensation de fluctuation ; dans une de ses Cliniques, Reclus dit ne l'avoir perçue que deux fois. « Lorsqu'on pédiculisait la mamelle entre le pouce et les doigts de la main gauche, l'index droit placé sur le point culminant de la tumeur éprouvait la résistance spéciale aux tumeurs liquides. La pression exercée pendant cet examen fait souvent sourdre par le mamelon quelques gouttes d'un liquide séreux et brunâtre. D'après Kirmisson (2), dans la tumeur kystique, l'écoulement n'est jamais du sang pur, mais un liquide plus ou moins teinté.

Un caractère fondamental qui passe souvent inaperçu, c'est la bilatéralité des lésions. Il faut donc explorer attentivement les deux seins par une palpation méthodique. On découvre généralement des

(1) Reclus, loc. cit.
(2) Kirmisson, Bull. de la Soc. de Chir. 1888 p. 185

nodosités éparses dans la glande ; nous disons généralement, car l'hésitation est grande quelquefois. La limite est souvent bien indécise, dit Reclus, entre les grains glandulaires normaux, les acini que l'on sent dans les mamelles maigres, au-dessous d'une peau flétrie ou doublée de peu de graisse et les plus petites dilatations kystiques.

La glande ne contracte d'adhérences ni avec la peau, ni avec le plan profond.

On ne rencontre point de ganglions dans l'aisselle, ou, s'il y en a, il s'agit d'une adénite sans caractères bien précis. Plusieurs observateurs en ont cependant noté la tuméfaction douloureuse.

A sa période d'état, la mammite chronique à noyaux multiples ne donne guère lieu à des phénomènes réactionnels manifestes. Elle peut néanmoins s'accompagner de douleurs tellement vives que certains auteurs ont cru devoir lui donner le nom de *tumeur irritable*. Mais c'est, comme Broca l'a bien montré, la malade qui, en réalité, est irritable. Les douleurs sont surtout vives au moment des règles. Une malade de Reynier comparait ses souffrances à celles qu'éprouvent les femmes au moment de la montée du lait.

La *marche* de l'affection est lente et progressive. Elle peut durer quinze ans (Monod), trente ans (Trélat), trente-trois ans (Reclus).

Quelquefois l'affection rétrocède et même disparaît, ainsi que Phocas en a cité des exemples, sous l'influence du repos et de la compression. Souvent la tumeur paraît simplement rétrograder.

Une observation de S. Duplay, reproduite dans la thèse de son élève Fau, est intéressante. Le début de la mammite remontait à neuf ans ; la tumeur persista quelque temps, disparut, puis reparut plus tard ; traitée par une pommade, elle diminua, puis augmenta de nouveau.

Phocas a bien montré que la maladie affecte une marche « oscillante », qu'elle procède par poussées. Kœnig ajoute que c'est principalement au moment des règles qu'on voit survenir de nouvelles nodosités. Le sein tout entier devient douloureux, tandis que les ganglions de l'aisselle se tuméfient. Après les règles, les symptômes inflammatoires disparaissent et il ne reste plus que les nodosités.

La mastite chronique peut se terminer par résolution complète ou par atrophie de la mamelle (*cirrhose mammaire* de Wernher). Cette terminaison est rare, mais elle existe (obs. de Billroth). La transformation des inflammations chroniques du sein en adéno-fibromes et en fibromes est insuffisamment connue ; elle est cependant possible. On sait avec quelle logique cette influence de l'inflammation mammaire sur la production des tumeurs bénignes a été défendue par Pierre Delbet. Pour cet auteur, les fibromes multiples ne seraient que le terme ultime des mastites noueuses.

Le *diagnostic des phlegmasies chroniques partielles* du sein est difficile. « On peut observer, dit Duplay, à la région mammaire, à la suite d'une inflammation chronique, des collections à développement lent et insidieux, accompagnées de tuméfaction indolente, sans changements de couleur à la peau, dont le diagnostic est parfois entouré de difficultés. On a pu croire, dans quelques cas, à l'existence d'une tumeur maligne; cette erreur s'explique par la marche de la maladie, par l'induration de la région mammaire, l'absence ou l'obscurité de la fluctuation. »

Des chirurgiens de la plus haute valeur, tels que Astley Cooper, Benjamin Brodie, Dupuytren, Roux, Velpeau, Marjolin, Laugier, etc., ont commis cette erreur et ont amputé des mamelles atteintes d'inflammation chronique.

Les formes subaiguës de ces phlegmasies donnent aussi l'illusion du cancer ou inversement une tumeur maligne simule une inflammation subaiguë.

Toutefois, comme l'a fait remarquer Reclus, l'erreur est ici moins redoutable, elle ne persiste pas et, pour des cas semblables, le sein n'a jamais été amputé. C'est l'observation patiente de la maladie, l'étude de sa marche et de son évolution qui finissent par éclairer le diagnostic. Au bout de quelques jours, de quelques semaines au plus, les signes de la mastite s'affirment, la fluctuation devient nette, le pus se fait jour à l'extérieur ; ou bien, dans le cas contraire, les caractères du cancer s'accentuent ; la peau devient plus épaisse, plus dure, des nodosités se montrent. Une seule fois sur huit, il est arrivé à cet auteur d'ouvrir, comme une collection purulente, un cancer ramolli, et encore n'était-ce que pour assurer le diagnostic au moyen d'une inoffensive intervention.

Mais c'est pour les formes chroniques que l'embarras devient considérable. Il y a cependant des conditions où les difficultés sont moindres, lorsque, par exemple, la tumeur est bien arrondie et ne pousse pas vers la glande des prolongements rameux ; la « parfaite rondeur de la masse » a, pour Reclus et Pierre Delbet, une grande valeur ; elle indique qu'il s'agit très probablement d'un abcès.

Si, en outre, cette tumeur a évolué très lentement, si elle est rénitente et garde l'empreinte des doigts, si, enfin, il s'écoule du lait par le mamelon quand on vient à la presser, c'est à peu près sûrement un galactocèle. Mais ce sont là des cas exceptionnels.

Habituellement la tumeur, sans limites précises, se développe insidieusement ; elle n'est point fluctuante ni même rénitente, souvent elle est bosselée et de consistance ligneuse. La peau se creuse de petites dépressions semblables à celles de la peau d'orange ; le mamelon peut être rétracté et l'aisselle renfermer des ganglions appréciables. Aussi bien tous ces signes se rencontrent lorsqu'il s'agit de tumeurs malignes ; aucun d'eux n'a de valeur pathognomonique. Il est vrai qu'ils présentent à l'analyse des caractères distinctifs qui deviennent très importants et permettent d'établir le diagnostic; mais ils sont d'une appréciation délicate. C'est ainsi que les prolongements rameux ne sont jamais aussi développés dans les tumeurs inflammatoires que dans le cancer. De même les adhérences cutanées d'un cancer et d'une phlegmasie offrent des différences. Dans le premier cas, elles ont lieu par « une sorte de capitonnage » ; dans le second, « elles se font surtout en surface ».

Les signes qui doivent servir de base au diagnostic sont tirés, d'après P. Delbet, de l'étiologie et de la marche de l'affection, du symptôme douleur et de l'état des ganglions. Quelle est leur valeur?

L'âge des malades n'a qu'une importance relative, car les inflammations chroniques du sein s'observent aussi bien chez les femmes âgées que chez les jeunes femmes ; il en est de même des néoplasmes.

L'influence du traumatisme est inconstante, puisque Reclus ne l'a point rencontrée dans une série de cinq cas (1) ; d'autre part, il peut devenir l'origine d'une tumeur maligne ou attirer l'attention sur une tumeur préexistante.

Le rôle de la lactation est plus manifeste. Toutes les fois que l'état puerpéral existe, il faut songer à l'inflammation, surtout aux formes subaiguës de la mastite. D'après Reclus, l'indolence, l'épaississement et l'induration de la peau, la rétraction du mamelon, ont beau exister, c'est souvent d'une mammite subaiguë qu'il s'agit, surtout si la fluctuation n'est pas nette. La date d'apparition de la mastite est d'un mois et demi après la couche, six semaines, cinq mois, huit mois après le sevrage. Mais, dans les formes chroniques, cette étiologie devient douteuse, surtout lorsque le dernier allaitement remonte à deux ans, six ans, neuf ans, vingt-deux ans.

D'ailleurs, il n'est pas impossible qu'un cancer se développe dans une mamelle en lactation. Le fait, pour être rare, n'en n'existe pas moins et l'embarras peut être grand. Le néoplasme donne parfois l'illusion d'un abcès sur le point de s'ouvrir. Dans un cas de Reclus, la peau, d'aspect inflammatoire, était douloureuse, œdémateuse et conservait l'empreinte du doigt ; la fluctuation même était des plus nettes. On aurait dit un abcès chaud, alors qu'il s'agissait d'un cancer encéphaloïde.

Pierre Delbet a invoqué, en faveur de l'inflammation, « une sorte de suffusion rosée qui diffère de la rongeur de la lymphangite ordinaire et la conservation de l'empreinte du doigt sur la peau. Ce signe, ajoute-t-il, a une grande valeur, il doit tout de suite éveiller l'idée d'une affection inflammatoire ». A notre avis, il est loin d'être pathognomonique.

Il en est de même de la douleur qui manque souvent ou qui, lorsqu'elle existe, n'a que la valeur d'une douleur spontanée, essentiel-

(1) Le traumatisme a été relevé quatre fois sur onze cas de galactocèle par Gillette.

lement subjective. Cependant la *sensibilité à la pression* devient, quand elle est manifeste, un caractère de premier ordre. Ce signe permit à Cooper d'affirmer dans deux cas le diagnostic d'abcès. Il est à remarquer que la douleur à la pression devient surtout évidente lorsque la collection purulente s'établit. Cette succession dans les phénomènes pathologiques est plutôt l'apanage de l'inflammation que du cancer.

Les douleurs pulsatiles elles-mêmes ne constituent pas un signe caractéristique de l'inflammation, puisqu'elles apparaissent aussi bien dans le cancer ; mais elles acquièrent cependant une grande valeur quand elles annoncent la suppuration.

De même, l'état des ganglions est loin d'être constant; s'ils sont plus rapidement engorgés dans les mastites inflammatoires, surtout dans les mastites subaiguës, ils sont quelquefois à peine appréciables, et même absolument indemnes. Enfin, certaines formes d'encéphaloïde à marche rapide s'accompagnent d'adénite axillaire. C'est encore là un signe inconstant. Malgré tout, la recherche des ganglions ne doit jamais être négligée, car, d'une façon générale, la « disproportion entre la tumeur et l'adénite acquiert une véritable importance ; un néoplasme vieux de trois, quatre, cinq, six mois ne s'accompagne pas d'infection ganglionnaire cliniquement appréciable ».

En somme, si les inflammations chroniques et les néoplasmes offrent des différences dans leurs symptômes, ce sont plutôt des nuances difficiles à apprécier. Il est donc indispensable de grouper tous les signes différents pour en tirer quelque conclusion.

Souvent la marche de l'affection donne d'utiles renseignements ; tel symptôme, qui paraissait d'abord douteux, devient prépondérant et met sur la voie du diagnostic. Mais cette observation patiente peut devenir dangereuse et préjudiciable à la malade et lui enlever le bénéfice d'une utile intervention. Il n'y a guère que pour les formes subaiguës où cette expectation est à conseiller. « Au bout de quelques jours, de quelques semaines au plus, les signes de la mastite s'affirment, la fluctuation devient nette, le pus se fait jour à l'extérieur. » Pour Reclus, cependant, la ponction exploratrice permet d'affirmer le diagnostic et d'être éclairé sur la nature du liquide. « C'est pour ne pas y avoir eu recours, dit-il, que dans les cas qui me sont personnels, des chirurgiens distingués ont effrayé des familles et proposé l'amputation du sein. Aussi, ne saurais-je trop insister sur la valeur de la ponction exploratrice et, dans tous les cas où le diagnostic cancer ne s'impose pas, il faut plonger dans la tumeur une aiguille de Pravaz. »

Elle seule suffit à établir le diagnostic de galactocèle dans les cas difficiles. Lorsque ces kystes se présentent sous une forme bien arrondie, et que leur début remonte à une lactation antérieure, si la tumeur s'est développée sans réaction inflammatoire, si elle est rénitente et conserve l'empreinte du doigt, le diagnostic est vraiment aisé à établir. Il en est de même lorsque, par la compression, on fait sourdre du lait par le mamelon. Mais les signes objectifs sont parfois si peu tranchés qu'ils militent aussi bien en faveur d'un néoplasme kystique ou d'une tumeur adéno-fibromateuse, que d'un galactocèle. La ponction exploratrice elle-même est loin d'être infaillible, surtout lorsqu'il s'agit de ces néoplasmes à grandes cavités kystiques. Boiffin (1) a même déclaré que « ce n'est point impunément que l'on plonge parfois à plusieurs reprises, un trocart, si petit qu'il soit, dans une tumeur maligne, si la masse est par malheur vraiment solide, et si on a pratiqué ce traumatisme sans être préparé à enlever sur-le-champ le néoplasme. »

Le *diagnostic des inflammations chroniques diffuses* est très simple lorsque le syndrome clinique de Reclus est au complet. Dans le cas contraire, il présente les plus grandes difficultés. C'est surtout avec les tumeurs carcinomateuses que ces phlegmasies ont été confondues ; cette erreur a été commise par les chirurgiens les plus éminents : Broca, Verneuil, Maunoury, Poncet. L'attention est uniquement attirée sur un noyau de dureté ligneuse, faisant corps avec la glande mammaire ; cette tumeur paraît unique, soit qu'on laisse de côté les nodosités secondaires, soit que celles-ci aient un volume si petit qu'on les confonde avec les acini glandulaires normaux ; on passe à côté du diagnostic, faute d'avoir fait la palpation attentive des deux mamelles.

La multiplicité et la bilatéralité des tumeurs appartiennent aussi bien à la forme noueuse qu'à la forme kystique. Reclus a remarqué que, dans ce dernier cas, il y a des nodosités nombreuses et assez grosses, mais qu'il n'y a pas les milliers de petites saillies qui ont fait comparer la glande à une pelote piquée d'épingles. En réalité, c'est une question de degrés dans l'état des lésions, et si l'on admet que ces noyaux de dimensions variables, que ces adéno-fibromes multiples sont l'aboutissant d'une mammite chronique, l'erreur commise ne sera pas grande, puisqu'on sera en présence d'une forme terminale de cette variété de mastite. Il s'agit d'une même affection à des stades différents.

Reclus a préconisé la ponction exploratrice avec l'aiguille de Pravaz. Ne faites pas un diagnostic de tumeur mammaire sans le contrôle « par la ponction ». Lorsque, par ce moyen, on a vidé le kyste, la tumeur disparaît. Mais ce mode d'exploration n'est point toujours infaillible ; même quand il montre qu'il s'agit d'un kyste, il donne parfois lieu à des erreurs. « Il faut bien savoir, dit Boiffin, que le kyste évacué peut offrir des parois minces et régulières, où l'on ne trouve qu'à grand' peine le noyau solide, encore petit, qui ne tardera pas à dominer la scène et à prendre toute l'importance qui lui revient et que la ponction laisse méconnaître. »

Il y a des cas où le diagnostic reste forcément douteux. En pareilles

(1) BOIFFIN (de Nantes), Insuffisance de la ponction exploratrice pour le diagnostic des kystes simples de la mamelle (*Arch. prov. de Chir.*, 1895).

circonstances, « pourquoi ne pas déclarer nettement qu'il faut pratiquer une incision exploratrice, permettant d'examiner directement la
tumeur en place, d'en établir la nature et de faire soit l'ablation de
cette tumeur seule, soit un sacrifice plus large s'il en est besoin » ?

Aussi bien cette incision exploratrice permettra-t-elle, mieux encore
que la ponction, d'éclairer le diagnostic lorsqu'on hésite entre une
maladie kystique, une « fibromatose » ou des lipomes multiples de la
mamelle. C'est, du reste, la pratique qu'a suivie Reclus lui-même dans
un cas de ce genre. Comme aucun liquide, pas même une goutte de
sérosité, ne s'écoulait dans le corps de la seringue de Pravaz, il incisa
la peau au niveau d'une des nombreuses nodosités enchâssées dans
la glande ; aussitôt « une de ces tumeurs s'énucléa et jaillit pour
ainsi dire au dehors ». C'était un lipome encapsulé.

Traitement. — Tant que la *mammite chronique partielle* n'est pas
arrivée à la suppuration, on se bornera à préserver le sein atteint
contre toute cause d'irritation et l'on appliquera avec avantage un
bandage ouaté destiné à le maintenir relevé et à exercer une douce
compression uniformément répartie. On pourra en outre administrer
à l'intérieur de l'iodure de potassium.

Lorsque le pus est formé et collecté, il faut l'évacuer comme s'il
s'agissait d'un abcès consécutif à une inflammation aiguë.

Quand on a affaire à un kyste laiteux, à un galactocèle vrai, le traitement de choix est l'extirpation de la poche. Aussi doit-on abandonner les autres méthodes, telles que la ponction suivie d'injection
modificatrice et l'incision simple, qui sont le plus souvent inutiles.
Les injections modificatrices deviennent même dangereuses par l'inflammation qu'elles déterminent.

L'incision large de la poche, suivie de la cautérisation de ses parois,
préconisée par Bouchacourt et regardée jadis par Duplay comme le
meilleur mode de traitement du galactocèle, doit céder le pas à l'énucléation.

Le mieux sera donc d'inciser le kyste et d'en disséquer largement
les parois ; on tentera ensuite une réunion par première intention des
deux lèvres de la plaie.

Le traitement des *mastites chroniques diffuses* offre plus de difficultés. Dans le chapitre consacré à cette question, Pierre Delbet a
soutenu que la compression et l'iodure de potassium devaient en faire
la base ; que si la mamelle devenait douloureuse ou déformée par une
nodosité plus volumineuse (1), il y avait lieu d'enlever cette tumeur.
Or, certains auteurs ont avancé que l'affection pouvait rétrocéder et
même disparaître. Si ce fait n'est pas absolument démontré, il est

---

(1) On pourra, dans certains cas, avoir recours au procédé de Gaillard Thomas
et de D. Mollière, qui consiste à pratiquer l'incision dans le sillon sous-mammaire.
Le sein est en quelque sorte retourné pendant l'opération : la cicatrice reste cachée.
Voy. Daniel MOLLIÈRE, Leçons de Clinique chirurgicale.

indéniable que la mammite chronique diffuse affecte une marche extrêmement lente. D'autre part, étant donné qu'il s'agit, non pas d'une
tumeur au sens propre du mot, mais d'une dégénérescence kystique
ou fibreuse diffuse, on doit, si l'on veut intervenir, faire œuvre chirurgicale, c'est-à-dire enlever tout le mal, en un mot faire l'amputation
totale. Coÿne (de Bordeaux) nous a dit avoir vu une femme subir ainsi
sept opérations partielles, et n'être débarrassée définitivement que
par une huitième opération qui porta sur toute la région mammaire.

Si la mammite chronique diffuse est de nature bénigne et n'a
aucune tendance à évoluer vers la malignité chez les jeunes femmes,
rien ne dit que pareille transformation ne puisse s'opérer avec les
progrès de l'âge. C'est là une considération importante.

Aussi, tout en se montrant moins pessimiste que Malassez, il faut
cependant tenir compte de son « Méfiez-vous ! ». Mais si l'on veut
baser sa ligne de conduite sur les données anatomo-pathologiques et
cliniques, on devra nécessairement choisir entre ces deux méthodes
extrêmes : ou l'ablation totale des deux seins, qui constitue une très
grave mutilation, mais qui seule semble logique, ou le traitement
par la compression et les iodures à l'intérieur. C'est un moyen peu
efficace ; il a néanmoins donné ou paru donner quelques résultats (1).

D'une façon générale, il y a tout intérêt, à suivre la ligne de conduite
que nous ont tracée Trélat et Reclus. Nous devons, dit le premier de
ces éminents cliniciens, observer le mal de près en le respectant jusqu'à
plus ample informé, et si nous ne constatons aucun accroissement,
aucun réel foyer de tumeur, aucune prolifération active, nous nous
contenterons d'une thérapeutique négative. « Chez les femmes jeunes,
ajoute Reclus, je n'interviens pas, car je ne veux pas créer un mal
présent, certain, pour éviter un mal à venir possible. Mais, plus on
avance en âge, moins sont grands les inconvénients de l'ablation et
plus grandes sont les chances de transformation en cancer ; alors, je
n'hésite pas, d'autant que les malades sont souvent fort inquiètes
elles tournent parfois à l'hypocondrie et c'est pourquoi j'interviens.

(1) Voici le cas encore inédit que nous a communiqué le professeur Bergonié
(de Bordeaux). Une malade âgée de trente-huit ans était atteinte d'une tumeur
située à la partie supérieure et interne du sein droit du volume d'un œuf de pigeon,
de forme ovoïde, avec quelques bosselures. Cette tumeur fut prise par deux chirurgiens distingués pour une tumeur maligne. Cependant, sur l'avis de son médecin,
la malade fut traitée électriquement par Bergonié, dans les conditions suivantes :
courant galvanique continu, large électrode indifférente de 300 centimètres carrés
placée dans le dos et reliée au pôle positif ; électrode hémisphérique de 15 centimètres de diamètre cuirassant entièrement le sein et se moulant complètement sur
lui. L'intensité est progressivement amenée de 0 à 40 milliampères et, après
quelques séances, à 50 milliampères. La malade, qui n'avait pas eu ses règles
depuis quatre mois, les a vues reparaître après les quatre premières séances ;
depuis, elles se sont toujours montrées régulièrement. La tumeur a diminué progressivement et, après la trentième séance, la disparition était complète. La guérison persistait un an après.

IV

TUBERCULOSE

A la région mammaire, comme ailleurs, le processus tuberculeux aboutit à la formation d'abcès froids. Mais ces abcès ont ici une double origine ; les uns sont liés à la caséification de tubercules primitifs du parenchyme du sein ; on les appelle *abcès intra-mammaires idiopathiques* ou *primitifs* ; les autres ne sont que la propagation d'un foyer tuberculeux qui a son siège en dehors de la mamelle ; on les désigne sous le nom d'*abcès symptomatiques* ou *secondaires*.

Ces deux variétés ont des caractères anatomo-pathologiques très différents, bien qu'ils résultent de l'évolution d'un même processus. Il y a lieu, cependant, de ne pas accorder à leur étude une égale importance et de consacrer la plus large place à la description de la tuberculose mammaire primitive.

Anatomie pathologique et pathogénie (1). — Il est classique de distinguer deux formes de tuberculose mammaire : la *forme disséminée* et la *forme confluente*. Entre les deux, existe, à notre avis, un type intermédiaire qu'explique parfaitement l'évolution des lésions ; car la forme confluente peut aboutir à la forme disséminée, et inversement la forme disséminée devenir confluente.

ÉTUDE MACROSCOPIQUE. — D'après L. Dubar (2), la mamelle n'est que faiblement augmentée de volume dans la *forme disséminée*. A la coupe, on aperçoit, épars dans le parenchyme, des noyaux isolés dont le volume varie de la grosseur d'un grain de mil à celui d'une noisette ou d'une amande; leur coloration est jaunâtre ou grisâtre et rappelle la teinte de la châtaigne cuite. Une zone d'un gris blanchâtre, translucide, entoure un certain nombre d'entre eux. Leur consistance est variable. Les uns sont fermes, assez résistants ; d'autres sont friables, franchement caséeux ; ce sont de véritables abcès froids multiples disséminés dans la glande. Tout autour de ces nodosités, existe une atmosphère d'induration fibreuse. Cette forme est rare.

Dans la *forme confluente*, qu'on rencontre plus souvent, la mamelle est augmentée de volume et déformée par une tumeur bosselée, de la grosseur d'une noix ou d'une orange. A la coupe, le centre apparaît creusé d'anfractuosités irrégulières, reliées les unes aux autres par des conduits tortueux rappelant l'aspect diverticulaire d'une vieille fistule anale. Leur paroi, dont l'épaisseur varie de 1 millimètre à

---

(1) Pour l'historique, voir : SABRAZÈS et BINAUD, Anatomie pathologique et pathogénie de la tuberculose mammaire, in *Arch. gén. de méd.*, mai et juin 1896.
(2) L. DUBAR (de Lille), Des tubercules de la mamelle, thèse de Paris, 1881.

1 millimètre et demi, est tomenteuse et parsemée de franges grisâtres
très friables. L'examen à la loupe y décèle des dépressions aréolaires
dont le contenu caséeux s'écoule dans la cavité centrale. Celle-ci renferme une bouillie purulente, grumeleuse, jaune grisâtre, mélangée
d'un liquide louche, séreux ou séro-sanguinolent, affectant une apparence membraniforme et se déversant au dehors par un ou plusieurs
trajets fistuleux. Ils communiquent avec l'extérieur par un orifice en
cul de poule, entouré d'un bourrelet fongueux, rouge livide, sanguinolent, situé non loin du mamelon, qui est parfois rétracté. En
dehors de la cavité, le parenchyme mammaire est induré et crie sous
le scalpel.

Lorsque l'abcès a pour point de départ une lésion paramammaire,
il est unique généralement et relié par un trajet fistuleux à la lésion
originelle. Il s'agit d'un abcès par congestion formé de deux poches,
dont l'une est intra-mammaire, l'autre extra-mammaire. Cette dernière est, selon les cas, extra ou intra-thoracique.

D'après Mermet (1), le volume de la cavité intra-mammaire ne dépasse pas les dimensions d'une noix, d'un œuf de poule, d'une mandarine. Chez une malade de Tillaux, la tumeur était cependant grosse
comme le poing ; sa surface externe reposait sur les lobes glandulaires qu'elle avait repoussés, et sa surface interne offrait l'aspect
d'un abcès froid vulgaire.

La cavité extra-mammaire est en contact avec la lésion osseuse
ou périostée, comme dans toute lésion ostéopathique. Le trajet intermédiaire qui réunit ces deux poches est ordinairement oblique
d'avant en arrière et de dehors en dedans ; sa longueur ne dépasse
pas quelques centimètres. « La raison de cette brièveté, dit Mermet,
est dans ce fait, qu'en général, ces abcès gagnent la mamelle par le
plus court chemin et ne sauraient s'éloigner des vaisseaux et des nerfs
tributaires des mammaires internes qui leur servent de guide. »

ÉTUDE MICROSCOPIQUE. — La description que nous allons donner est
basée sur l'analyse des observations publiées jusqu'à ce jour et sur
l'étude d'un fait personnel dont nous avons fait l'examen très complet
avec Sabrazès (de Bordeaux) (2).

Histologiquement, les parties abcédées sont formées de bourgeons
charnus, infiltrées de suffusions sanguines et traversées par de nombreux capillaires vides ou remplis d'hématies, rarement oblitérés.
Leur bord libre est caséeux ; on y voit des noyaux qui, ayant subi
la chromatolyse, sont décomposés en fines granulations se teignant
fortement au contact des colorants nucléaires. La base de ces bourgeons est constituée par des amas de lymphocytes à noyau compact ;

(1) MERMET, Des abcès ossifluents intra-mammaires (*Arch. gén. de méd.*, fév. et
mars 1896).

(2) SABRAZÈS et BINAUD, Sur l'anatomie pathologique et la pathogénie de la tuberculose mammaire de la femme (*Arch. de méd. exp. et d'anat. path.*, 1er nov. 1895).

elle se continue plus profondément avec une large bande de tissu conjonctif, au milieu duquel sont disséminées des traînées de cellules embryonnaires, parfois disposées en îlots centrés par des follicules tuberculeux en voie d'évolution ou déjà constitués.

Dans toute cette région, on trouve, mêlées aux lymphocytes, des cellules mononucléaires à contours irréguliers, à noyau clair, ovalaire, muni de deux ou trois nucléoles, entouré d'une large bandelette de protoplasma granuleux.

On y rencontre aussi, mais en plus petit nombre, des cellules contenant plusieurs noyaux vésiculaires à protoplasma non homogène, finement fibrillaire et qui sont, soit des leucocytes polynucléaires, soit des cellules conjonctives proliférées et devenues mobiles.

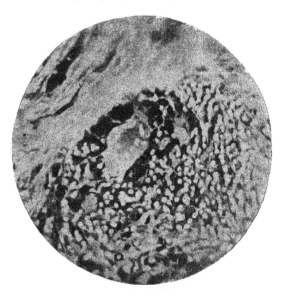

Ces deux types d'éléments cellulaires sont de véritables cellules épithélioïdes dont la segmentation nucléaire, le groupement, l'accolement et la fusion concourent, ainsi que le démontrent les

Fig. 13. — Tuberculose du sein. Cellule géante au niveau des régions sclérosées (Demons et Binaud).

phases successives de ce processus, à la genèse des cellules géantes.

Ces divers éléments se distinguent des cellules glandulaires, dont la forme est cubique et dont le noyau est beaucoup plus riche en chromatine (fig. 13).

Ce foyer s'infiltre entre les lobules mammaires adjacents, s'interposant entre eux, les pénétrant jusque dans les espaces interacineux. Les acini, les conduits galactophores sont étroitement circonscrits par le tuberculome.

Autour de l'abcès, les épithéliums glandulaires sont loin de rester inertes. Les colorations par le procédé de Gram-Bizzozero témoignent de leurs réactions ; ils présentent des figures de division kariokynétique et remplissent de leurs éléments prolifèrés les culs-de-sac dilatés, les cavités acineuses transformées en autant de bourgeons pleins, insuffisamment protégées par leur membrane propre contre l'invasion leucocytaire, qui les cerne de tous côtés (fig. 14).

Des tubercules, pour la plupart visibles seulement au microscope, sont répandus dans ces régions malades; ils sont constitués par la confluence de deux ou trois follicules élémentaires. Leur diamètre ne dépasse guère 200 à 300 μ. Ils abondent dans l'épaisseur de la pseudo-membrane pyogénique et dans les sphères glandulaires voisines, autour et dans les lobules, dans l'interstice même des acini. Dans ce dernier cas, les cellules géantes, tout à fait typiques, hérissées de prolongements, n'affectent que des rapports de contiguïté avec les culs-de-sac glandulaires ; elles peuvent leur être accolées, mais en aucun point, elles ne paraissent dériver de leur intérieur. Les îlots d'épithélium, perdus, pour ainsi dire, dans les zones d'envahissement de la lésion, se différencient nettement sur les préparations favorables des cellules migratrices ou des cellules fixes multipliées, alors même que la barrière de l'acinus a été franchie et que les cellules glandulaires vont

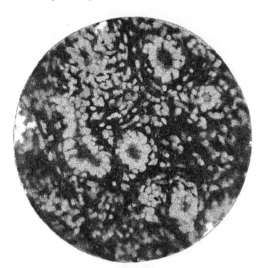

Fig. 14. — Acini glandulaires au pourtour de la lésion, gonflés par un exsudat (pseudo-cellules géantes).

s'éparpillant dans le tissu d'infiltration. Ces dernières ne deviennent pas absolument atypiques et indifférentes ; elles conservent quelques-uns de leurs caractères originels. Dans un lobule, des granulations tuberculeuses à contours arrondis ou ovalaires ont pu se substituer à un groupe d'acini ou s'implanter sur leurs parois, mais on n'observe pas de figures de transition permettant d'affirmer que le follicule élémentaire a pour point de départ l'épithélium sécrétoire.

Il ne faudrait cependant pas se laisser tromper par les apparences et prendre pour des cellules géantes des coupes d'acini (fig. 11) dans lesquels l'accumulation d'exsudats albumineux a repoussé excentriquement les cellules épithéliales déformées, disposées en palissade contre la paroi propre qui persiste. Le protoplasma homogène de ces cellules qui entourent comme d'une couronne le coagulum intra-acineux, leur forme cubique ou polyédrique par pression réciproque, leur

orientation, leurs limites bien arrêtées, ne rappellent ni l'aspect granuleux et fibrillaire ni les contours rameux des cellules géantes.

On se gardera aussi de la confusion que pourrait créer la présence
dans les cavités acineuses de cellules épithéliales desquamées, agglutinées en blocs plus ou moins dégénérés sur lesquels ressortent, par
leur coloration, des noyaux compacts.

Il n'y a que des analogies entre ces amas et les cellules géantes;
ils s'en distinguent, entre autres caractères différentiels, par leur
conformation globuleuse, la situation médiane des noyaux, leurs
bords bien arrêtés, sans dentelures, la persistance de stratifications
épithéliales contre
la membrane hya-
line de l'acinus. Au-
tour d'eux, il n'existe
point de cellules épi-
thélioïdes et l'on
cherche vainement
des traces de ce fin
réticulum dans les
mailles duquel sont
emprisonnés les fol-
licules tuberculeux
(Sabrazès et Bi-
naud).

A mesure qu'on
se rapproche de la
lumière de l'abcès
principal, les bour-
geons épithéliaux
sont compris dans
la nécrose et dans la

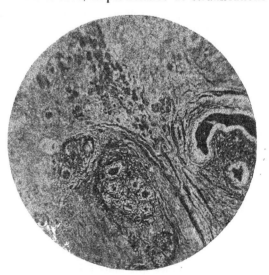

Fig. 15. — Tuberculose de la mamelle. Tubercule péri-
vasculaire éloigné de l'abcès tuberculeux. Conduit
excréteur normal.

caséification des tubercules auxquelles président en premier lieu les
diastases microbiennes et plus tard les oblitérations vasculaires doublées d'infections secondaires.

Les canaux galactophores sont rélativement épargnés lorsque les
lésions sont peu avancées; plusieurs, en plein foyer morbide, ont
conservé intacte leur bordure épithéliale ; on ne trouve pas de follicules tuberculeux à leur voisinage ni, à fortiori, dans leur intérieur.

Les vaisseaux sanguins ne sont généralement pas thrombosés; il
en est qui sont entourés par un manchon de cellules migratrices. On
relève des phénomènes peu marqués d'endartérite et d'endophlébite
caractérisés par des épaississements de la tunique interne avec soulèvement de l'endothélium. Les oblitérations complètes des vaisseaux
sont exceptionnelles, à moins qu'on n'examine des cas très anciens.

Sur les bords ou dans l'épaisseur des tubercules, il n'est pas rare de trouver un capillaire ou une artériole béants (fig. 15).

Les infiltrations leucocytaires masquent les voies lymphatiques qui sont encombrées de cellules embryonnaires et occupées par des follicules tuberculeux.

On a également noté des altérations névritiques.

En dehors du territoire envahi par la tuberculose, la glande subit un processus de cirrhose très accusé. Les espaces interlobulaires et interacineux, considérablement élargis et sclérosés, enserrent dans leurs anneaux les acini rétractés, rapetissés, remplis de cellules épithéliales groupées en amas serrés et limitent des îlots irréguliers de cellules adipeuses. On rencontre encore là, isolés de la lésion principale et non loin d'une petite artériole, des follicules tuberculeux distincts des culs-de-sac glandulaires.

La tuberculose mammaire est une affection à bacilles rares ; les cas où leur recherche a été faite sont peu nombreux. Voici les principaux :

Kramer (1) a trouvé, au voisinage du foyer purulent, un petit nombre de bacilles.

Orthmann (2) en a rencontré dans les cellules géantes.

Habermaas (3) n'a pu en découvrir qu'un seul, après avoir examiné un grand nombre de coupes.

Piskacek (4), dans un premier cas, sur 400 préparations, n'a décelé que quelques bacilles dans une seule ; dans un second cas, la recherche demeura négative.

Hering (5) en a vu un petit nombre dans un foyer caséeux ; de même Adrien-W. Roux (6), Reverdin et Mayor.

Mandry (7), qui a rapporté quatre cas de tuberculose mammaire, n'a décelé des bacilles que deux fois.

Dans les trois observations de Bender (8), quelques-uns ont été aperçus à l'intérieur d'une cellule géante.

Berchtold en a trouvé deux fois dans le pus.

Dans les cas de Remy et Noël (9), Villard, Robinson (10), Sabrazès et Binaud, Reerink (11), on a également trouvé quelques bacilles.

On n'a pratiqué qu'un petit nombre d'inoculations.

Ohnacker (12), le premier, rendit un lapin tuberculeux en insérant

(1) KRAMER, Centralblatt für Chir., 1888.
(2) ORTHMANN, Virchow's Arch., 1885.
(3) HABERMAAS, Beiträge zur klin. Chirurgie, von Bruns, 1886, Band II, p. 45.
(4) PISKACEK, Medicinische Jahrbücher, Wien, 1887.
(5) HERING, Inaug. Dissert. Erlangen, 1889.
(6) A.-W. ROUX, thèse de Genève, 1891.
(7) MANDRY, Beitraege zur klin. Chir., 1891.
(8) BENDER, Beitraege zur klin. Chir., Tübingen, 1891.
(9) REMY et NOEL, Soc. anat., Paris, 1893.
(10) ROBINSON, Brit. med. Journ., 11 juin 1892.
(11) REERINK, Beitraege zur klin. Chir. red. von Bruns, 1895.
(12) OHNACKER, Arch. für klin. Chir., Berlin, 1882, Band XXVIII, p. 366.

du pus provenant d'un abcès froid intra-mammaire dans la chambre antérieure de l'œil. Hœgler et Berchtold (1) ont inoculé trois cobayes et un lapin ; les animaux moururent dans un délai de trente-deux à cinquante-huit jours : le foie, la rate, les poumons contenaient des tubercules et des bacilles. Dans les cas de Villard (2), de Sabrazès et Binaud, de Brucant (3), de Gaudier et Péraire (4), un cobaye fut également tuberculisé.

Telles sont les lésions anatomo-pathologiques de la tuberculose mammaire ; elles sont la conséquence de l'infection de la mamelle par le bacille tuberculeux .

Comment se fait l'infection ?

En dehors des abcès ossifluents intra-mammaires, où l'envahissement de la glande se fait par propagation de voisinage, la pathogénie de la tuberculose mammaire est encore un point très litigieux.

Il est classique d'admettre que l'envahissement de la mamelle se fait habituellement par l'intermédiaire des conduits galactophores et que le transport des bacilles par les vaisseaux lymphatiques ou sanguins est plutôt exceptionnel. Cette pathogénie ne nous paraît nullement démontrée. « Sans doute Verchère (5), Kramer, Orthmann ont rapporté des cas où l'infection avait débuté par le mamelon, siège d'une ulcération bacillaire initiale, d'où le virus s'était propagé à la glande. Ces faits exceptionnels ne prouvent d'ailleurs nullement que le bacille ait suivi dans son ascension la lumière même des conduits galactophores ; il a pu remonter le long des lymphatiques qui longent ces conduits. Et puis, en admettant même que le germe ait véritablement pénétré par le mamelon et les canaux excréteurs, comment cheminerait-il dans l'intérieur de la glande, puisqu'il n'existe pour lui aucun moyen de progression ? On est obligé d'invoquer, pour comprendre la migration des bacilles, l'intervention des cellules phagocytaires. Or, dans ces conditions, ne savons-nous pas que, du chancre tuberculeux initial, chez le cobaye comme chez l'homme, l'infection suit toujours les voies lymphatiques? L'étude de la tuberculose cutanée résultant d'inoculations accidentelles est démonstrative » (Sabrazès et Binaud).

Un second argument, démontrant que la tuberculose du sein n'est pas glandulaire, nous est fourni par l'étude de l'histogenèse.

On s'accorde à localiser dans le tissu conjonctif inter ou intra-lobulaire et dans la coque fibreuse du lobule, l'afflux de cellules embryonnaires qui prélude à l'évolution de la tuberculose du sein. Ces foyers d'infiltration envahissent les lobules, font irruption dans les acini et subissent ultérieurement la fonte caséeuse.

(1) BERCHTOLD, Inaugur. Dissert. Bâle, 1890.
(2) VILLARD, *Montpellier médical*, 1894.
(3) BRUCANT, Thèse de Lille, 1895.
(4) GAUDIER et PÉRAIRE, *Revue de chir.*, octobre 1895.
(5) VERCHÈRE, Thèse de Paris, 1884.

Les cellules géantes n'apparaîtraient, s'il faut en croire les auteurs, qu'au moment où les culs-de-sac glandulaires seraient englobés par le tissu de granulation.

Dubar considère les cellules géantes comme étant simplement des parois d'acini dégénérés, ou des sections de culs-de-sac glandulaires ou de conduits primitifs à lumière remplie de cellules embryonnaires détruites, tandis que la paroi, conservant une certaine vitalité, est représentée par une couronne plus ou moins confluente de noyaux.

D'autres auteurs (Orthmann, Piskacek, Pierre Delbet, Adrien-W. Roux, Gaudier et Péraire, Walther et Pilliet) (1) n'hésitent pas à affirmer que les cellules géantes bien caractérisées sont directement issues des épithéliums, sans qu'ils s'expliquent d'ailleurs sur le processus de transformation. Müller (2) pense toutefois que les éléments glandulaires engendrent les cellules géantes par fusion de leur protoplasma.

Nous ne nous rallierons pas à ces interprétations, car nous ne sommes nullement autorisés à regarder comme des cellules géantes vraies les éléments décrits par Dubar et retrouvés sans peine par nous-mêmes (Sabrazès et Binaud). Elles n'ont qu'une simple analogie d'apparence ; nous n'avons jamais réussi à voir autour des cellules géantes véritables — très nombreuses dans nos préparations — la membrane propre qui entoure normalement les acini ; sa présence est invoquée comme un argument irréfutable par les partisans de l'origine intra-glandulaire du follicule tuberculeux. Mais ces auteurs ont exclusivement en vue les formes signalées plus haut et fidèlement reproduites dans la thèse de Dubar. Elles résultent de modifications banales dans l'architecture de l'acinus — cellules plus ou moins atypiques, conglomérées, détachées en bloc de la paroi, exsudats albumineux, etc. — comme il s'en produit dans beaucoup d'autres affections de la mamelle. Ces apparences, rarement trompeuses, ne rappellent que de très loin la structure des cellules géantes et n'ont aucun rapport avec l'histogenèse du tubercule.

. Rien ne nous permet de penser que, dans la tuberculose mammaire, les cellules géantes dérivent des épithéliums sécrétoires. Les bourgeons glandulaires, émanés des acini, ne se transforment point en cellules épithélioïdes ; il n'existe que des rapports de contiguïté entre eux et les tubercules qui sont généralement isolés, circonscrits par une bordure fibreuse infiltrée de leucocytes. Bien plus, nous avons constaté, sur nos coupes, que les cellules géantes résultent de la coalescence des grandes cellules mononucléaires qui, à l'état d'isolement, constituent les cellules épithélioïdes. Tous ces éléments sont des leucocytes ou encore des cellules dérivées du tissu conjonctif ambiant. D'ailleurs, alors même que nous aurions découvert

(1) WALTHER et PILLIET, Bull. de la Soc. anat. de Paris, 1895.
(2) MULLER, Inaug. Dissert. Würzburg, 1893.

une cellule géante bien authentique dans l'intérieur d'un acinus, nous ne croirions pas devoir conclure à son origine épithéliale; la pénétration des cellules migratrices dans les culs-de-sac de la glande serait la condition suffisante de son développement.

Nos recherches nous font croire que, dans la mamelle, les follicules tuberculeux se développent *aux dépens des cellules mésodermiques.*

Cette opinion, déduite de l'examen histologique, est confirmée par l'expérimentation et par les données de la pathologie comparée. (Sabrazès et Binaud.)

Chez la femelle du cobaye, nous avons déterminé par inoculation un chancre tuberculeux de la mamelle et nous avons ensuite retrouvé des lésions interstitielles et parenchymateuses tout à fait comparables à celles que nous avons exposées.

L'étude de la tuberculose mammaire des bovidés contribue également à éclairer cette question. D'après Straus(1), l'apport des bacilles dans les régions mammaires s'effectuerait grâce aux grands leucocytes mononucléaires entraînés par le courant sanguin dans les divers organes. Les bacilles, ainsi transportés jusqu'aux capillaires péri-acineux, échoueraient finalement — par diapédèse des leucocytes qui les englobent — dans le tissu conjonctif interstitiel, où se forme la granulation tuberculeuse, dans l'intervalle des culs-de-sac glandulaires. Les parois de ces culs-de-sac et leur revêtement épithélial sont ultérieurement compris dans le processus de nécrose et livrent passage aux bacilles qui pénètrent dans les conduits galactophores et se mêlent à la sécrétion lactée.

L'infection semble donc primitivement interstitielle et non glandulaire. Il faut ajouter que le lait ne contient point d'emblée des bacilles; ceux-ci n'apparaissent que tardivement, lorsque les parois des conduits galactophores se sont laissé ulcérer par l'extension des tubercules.

De même, chez la femme, le passage des bacilles dans le lait n'a lieu que s'il existe des tubercules de la mamelle et encore n'est-ce pas fatal. Si la tuberculose était — suivant l'expression consacrée et qui nous paraît inexacte — primitivement glandulaire, on trouverait des bacilles dans le lait, dès le début de la tuberculisation du sein. (Sabrazès et Binaud.) Or, chez la femme, comme chez les bovidés, il n'en est pas ainsi.

En dehors des cas où l'apport du germe à la mamelle se fait soit par contiguïté (côtes, cartilages costaux, sternum), soit par lésion bacillaire du mamelon, le foyer initial a des rapports plus ou moins éloignés avec la région mammaire.

L'adénopathie tuberculeuse précède souvent l'envahissement de la glande; elle peut même rester localisée longtemps aux ganglions

(1) STRAUS, La tuberculose et son bacille, Paris, 1895.

avant que le sein soit pris. Le fait est prouvé par les observations dans lesquelles la glande, d'abord intacte, a ét ultérieurement infectée, alors que les ganglions axillaires étaient envahis.

Lorsque le contage réside en dehors des régions péri-mammaires, dans un organe plus ou moins éloigné, l'apport des bacilles au contact des acini se fait par le mécanisme des embolies microbiennes provenant d'un foyer caséeux quelconque (lésions pulmonaires, ostéite, tumeur blanche, abcès froid, etc.)

Doit-on réserver cliniquement le nom de tuberculose primitive aux cas où nulle affection bacillaire, après un examen complet, ne semble préexister dans l'organisme ? Nous ne le pensons pas. Très fréquemment, en effet, dans le poumon, dans un ganglion bronchique, le bacille de Koch crée des lésions absolument *latentes*, qui échappent aux investigations les plus minutieuses et ne sont reconnaissables qu'à l'autopsie. Ainsi que de nombreux microbes, le bacille de Koch aurait alors la propriété de séjourner dans nos tissus sans déterminer des altérations grossières, comme tendent à le démontrer les faits signalés par Straus, Dieulafoy (1), Loomis (2), Pizzini (3), Frenkel (4) (de Lyon).

Il est permis de concevoir ainsi la possibilité d'une tuberculose mammaire primitive, indépendante de toute autre localisation ; et les bacilles de Koch, restés jusque-là inactifs en un point quelconque de l'organisme, peuvent être emportés, avec les cellules migratrices qui les contiennent, dans les courants sanguin ou lymphatique et s'arrêter enfin dans les organes où sont réalisées les conditions favorables à leur fixation et à leur développement.

Mais ce n'est là qu'une hypothèse.

Pierre Delbet a recherché dans quelle proportion les sujets frappés de tuberculose mammaire étaient atteints de lésions bacillaires. Voici le résultat de ses investigations qui ont porté sur 26 malades : 10 avaient des tubercules dans le poumon ; 4 avaient présenté ou présentaient des manifestations diverses (abcès froids, tuberculose péritonéale, pleurale ou articulaire); 12 enfin n'avaient de localisations qu'à la mamelle ou dans les ganglions axillaires correspondants.

En dehors des conditions étiologiques générales, les causes prédisposantes de la tuberculose mammaire sont : le sexe, l'état de la glande et le traumatisme.

On ne connaît que quelques cas de tuberculose du sein chez l'homme ; presque tous ont été observés chez la femme. L'affection se montre généralement entre vingt-cinq et trente-cinq ans, c'est-à-dire pendant la période d'activité de la glande ; cependant les grossesses et

(1) DIEULAFOY, *Bull. de l'Acad. de méd.*, 30 avril 1895.
(2) LOOMIS, *Researches of the Loomis-Laboratory*, 1890, vol. I.
(3) PIZZINI, *Zeit für klin. Med.*, 1892, p. 329.
(4) H. FRENKEL, *Soc. des sc. méd. de Lyon*, 5 février 1896.

l'allaitement n'ont pas une influence très marquée sur son développement. Si Orthman et Habermaas ont publié des faits où cette localisation s'est produite pendant l'allaitement, il y a aussi nombre d'observations où la puerpéralité ne doit pas être mise en cause. Dans le cas qui nous est personnel, il s'agissait d'une vierge, chez qui le traumatisme avait joué un rôle étiologique essentiel dans le développement de la tuberculose mammaire.

La topographie des altérations est subordonnée au mode d'inocentation de la mamelle.

Si le processus tuberculeux s'est propagé de proche en proche, la lésion initiale se trouve située en regard du foyer primitif extra-mammaire. « Une collection, dit Mermet, née de la face postérieure du sternum ou de ses bords latéraux, des cartilages ou des 2e, 3e, 4e ou 5e côtes, dans leur segment antérieur, trouve là le tissu cellulaire lâche qui accompagne les rameaux perforants vasculaires ou nerveux, passe avec eux dans la boutonnière musculaire de l'intercostal externe (fossette présternale de Souligoux), puis du grand pectoral, et arrive à la face postérieure de la mamelle qu'elle aborde par une cloison interlobaire. »

Le point de départ de l'infection est-il dans les ganglions axillaires? Ce sera le segment adjacent à l'abcès ganglionnaire qui sera le premier pris.

La lésion initiale est-elle un chancre ou un ulcère tuberculeux du mamelon (obs. de Verchère, de Krammer)? La contamination s'exercera d'avant en arrière, englobant d'abord les conduits galactophores, puis les lobes antérieurs.

Enfin, l'envahissement par la voie circulatoire sera caractérisé par la localisation ou la dissémination des bacilles qui provoqueront des lésions multiples ou isolées dans l'une ou dans les deux glandes.

Quoi qu'il en soit, autour du tubercule initial dégénéré, le mal progresse dans le tissu conjonctivo-vasculaire ambiant et émigre le long des voies lymphatiques. Aussi ne faut-il pas être surpris de rencontrer des tubercules solitaires, microscopiques, à une distance relativement grande des parties depuis longtemps abcédées. (Sabrazès et Binaud.)

Symptômes et évolution clinique — La tuberculose mammaire peut demeurer silencieuse pendant toute la vie et n'être reconnue qu'à l'autopsie. Billroth a eu l'occasion d'examiner les mamelles d'une femme de vingt-six ans, entrée à la clinique pour une tuberculose pulmonaire et morte trois jours après. A la coupe, l'un des seins, à peine un peu plus gros que l'autre, était rempli de foyers caséeux dont les plus petits étaient comme des grains de mil. En pareil cas, la tuberculose mammaire n'offre qu'un intérêt secondaire pour le clinicien.

Le début de l'affection est très variable; il est souvent fort obscur. Les malades s'aperçoivent par hasard que leur sein est le siège

d'une petite tumeur ayant grossi lentement, sans s'accompagner
d'aucun trouble fonctionnel. Parfois, leur attention est attirée par
des picotements ou par des douleurs plus ou moins vives qu'elles
mettent sur le compte d'un traumatisme. Trois mois après avoir reçu
un violent coup de tête sur la mamelle gauche, la malade de Sabrazès
et Binaud ressentit de si vives douleurs dans cette région, qu'elle
s'examina attentivement et constata la présence d'une petite tumeur
de la grosseur d'une noisette.

Dans les cas relatés par Orthmann, Poirier et Krammer, le début paraît marqué par un chancre ou un ulcère tuberculeux situé
au voisinage du mamelon; dans ceux de Verneuil et de Dubrueil, le
premier signe qui attira l'attention, fut la « rétraction progressive du
mamelon ».

Mais il est plus fréquent d'observer, comme signe prémonitoire,
l'adénopathie tuberculeuse de l'aisselle.

« Dans certains cas, dit Pierre Delbet, l'adénopathie tuberculeuse
existe de nombreuses années avant que la mamelle soit envahie. Les
ganglions ont suppuré, sont restés fistuleux, puis, à l'occasion d'une
nouvelle poussée, ou même sans que rien de nouveau se passe du
côté de l'aisselle, on voit une tumeur se développer dans le segment
externe de la glande. C'est dans ces cas qu'on peut penser qu'il
s'agit d'une lymphangite tuberculeuse rétrograde. Quoi qu'il en soit,
les signes physiques diffèrent selon qu'on a affaire à la forme disséminée ou à la forme confluente. »

Dans la *forme disséminée*, de beaucoup la plus rare, la mamelle
est à peine augmentée de volume; elle conserve son aspect normal.
Seule, une palpation méthodique de la glande permet de reconnaître plusieurs noyaux disséminés de consistance ferme et peu douloureux. Ils grossissent très lentement, et ont même, d'après Dubar,
une grande tendance à rester stationnaires. « Dans certains cas,
quatre ans s'étaient écoulés depuis le moment où les malades s'en
étaient aperçues, et le volume n'avait pas changé. »

Comme tous les tuberculomes, ces noyaux finissent par devenir
caséeux et par se faire jour à l'extérieur par plusieurs orifices qui
restent fistuleux.

Dans la *forme confluente*, les nodosités, en se développant, fusion-
nent entre elles. Cette fusion s'opère sans réaction ou au contraire
s'accompagne de phénomènes inflammatoires et douloureux parfois
assez intenses. Chez une malade de L. Dubar, les douleurs étaient très
vives, s'irradiaient dans le sein, dans l'épaule et jusque dans le coude
et empêchaient même le sommeil. Les lésions de névrite interstitielle
rendent compte de ces phénomènes douloureux.

La tumeur siège presque toujours dans la partie externe de la
glande avec laquelle elle fait corps ; elle est irrégulière, mamelonnée
et sans limites précises; souvent on sent à côté d'elle une série de

nodosités secondaires de volumes divers qui paraissent l'encercler.

La consistance de la tumeur varie avec son degré d'évolution ; elle est ferme, rénitente ou fluctuante selon la période à laquelle on l'examine.

Il en est de même de ses adhérences à la peau qui ne se produisent que par suite du progrès de son extension ; glande et tumeur sont mobiles sur le plan profond ; le mamelon est parfois rétracté.

L'adénopathie axillaire existe dans les trois quarts des cas ; en explorant le creux de l'aisselle et l'espace sous-pectoral, on trouve un ou plusieurs ganglions volumineux, et Pierre Delbet a fait remarquer que la tuberculose ganglionnaire, secondaire à la lésion du sein, évolue plus rapidement que la tuberculose de cet organe et que les ganglions envahis les derniers suppurent les premiers.

« Parfois, ajoute-t-il, on sent entre la tumeur ganglionnaire et la tumeur mammaire une sorte de cordon noueux qui les relie l'une à l'autre. L'affection présente alors un caractère très spécial : tumeur mammaire irrégulière, bosselée, mobile; tumeur ganglionnaire volumineuse; entre les deux, cordon noueux, qui semble les prolonger et les réunir. L'aspect est encore plus frappant si l'une des deux tumeurs s'est ouverte spontanément et est restée fistuleuse. »

L'ouverture spontanée et la fistulisation sont en effet la terminaison habituelle de l'affection ; elles se produisent généralement au bout de deux, trois ou cinq mois. Mais pendant la lactation, les lésions évoluent beaucoup plus vite. Chez deux malades de cette catégorie, observées par Habermaas et Piskacek, l'abcès froid s'est ouvert spontanément au bout de trois semaines.

Là région présente alors, dit Dubar, une physionomie caractéristique. Sur une partie du sein volumineux dans son ensemble, existe une bosselure plus accusée, au niveau de laquelle se voient une ou plusieurs fistules. Sur la paroi antérieure de l'aisselle, se trouvent également des orifices à bords fongueux, placés au centre des tuméfactions circonscrites de la paroi. Autour d'eux la peau est rougeâtre et violacée; elle adhère dans un certain rayon aux parties sous-jacentes et cette adhérence peut, lorsqu'elle siège au voisinage du mamelon, en déterminer l'enfoncement. En arrière des fistules, la palpation fait reconnaître des indurations plus ou moins étendues.

En explorant les trajets fistuleux, on trouve qu'ils sont très peu profonds au niveau de l'aisselle, tandis que le stylet s'enfonce de 2 à 4 centimètres, dans l'épaisseur de la mamelle. Cette exploration n'est pas douloureuse et ne provoque pas d'écoulement sanguin notable.

La marche est lente, bien que continuellement extensive ; si l'on n'intervient pas, la glande tout entière peut être détruite par le processus : c'est donc, par cela même, une affection sérieuse.

Une autre question importante a trait au *pronostic*. On s'est demandé si la tuberculose mammaire avait des chances d'infecter rapidement l'organisme et quel était son rang de gravité parmi les tuberculoses externes. Jusqu'à présent, nos documents sont insuffisants pour trancher cette question. Voici, à titre de renseignements, quelques chiffres donnés par Pierre Delbet. Sur 6 malades suivies après l'opération, 2 seulement ont été revues bien portantes, l'une neuf mois, l'autre trois ans après. Des 4 autres, 2 sont mortes de tuberculose pulmonaire; il est vrai que, pour l'une, il n'est pas sûr que l'affection ait été primitive. Des 2 dernières, l'une a eu une récidive dans le même sein après une grossesse, l'autre a eu le côté opposé envahi deux ans après.

Diagnostic. — Si le diagnostic de la tuberculose mammaire est assez aisé à établir à la période terminale, il est, par contre, très difficile à poser pendant le cours de son évolution. Il est même impossible à son début, au dire d'Habermaas. Les difficultés diminuent à mesure que le processus progresse.

Lorsque la tumeur est encore de consistance ferme, ses caractères physiques présentent les plus grandes analogies avec un noyau de mammite chronique vulgaire ou un cancer au début; l'état des ganglions fournit seul des renseignements de quelque utilité. Quand ils sont indemnes et que la malade n'est point entachée de tuberculose, le diagnostic n'est guère possible. Le développement rapide des ganglions, leur volume énorme sont en faveur d'une affection bacillaire, mais il faut avouer que ces éléments d'appréciation n'ont souvent qu'une médiocre valeur, tant ils prêtent à la critique. Garre et Gassmann n'ont-ils pas signalé des cas d'adénite tuberculeuse de l'aisselle coïncidant avec des noyaux de simple induration chronique de la mamelle?

L'adénopathie axillaire acquiert cependant une certaine signification lorsqu'elle précède la tumeur mammaire; elle plaide alors pour une affection bacillaire. D'après quelques auteurs et pour Delbet en particulier, « lorsque, entre les tumeurs axillaires et mammaires, il existe un cordon noueux, perceptible, qui les relie, on peut diagnostiquer la tuberculose mammaire ». Mais il faut se garder de prendre trop à la lettre cette donnée clinique, car les causes d'erreur sont nombreuses et il y a des formes de cancer qui se présentent dans les mêmes conditions.

La suppuration des ganglions de l'aisselle, surtout des derniers envahis, donne des indications plus précises.

Les difficultés diminuent lorsque la tumeur est en voie de ramollissement et qu'elle devient rénitente. Encore est-il fréquent de la confondre avec les néoplasmes, car, ainsi que l'ont fait remarquer A. Bérard, Nélaton, Reclus, la collection purulente conserve une « dureté ligneuse tant que l'abcès reste entouré d'une coque glandulaire ».

En somme, qu'il s'agisse d'un abcès froid tuberculeux ou d'un abcès chronique simple, on se heurte aux difficultés signalées à propos des inflammations chroniques du sein ; le diagnostic demeure hésitant, à moins que l'adénopathie ou une tare bacillaire n'éveille l'attention. On basera donc son appréciation sur la recherche des conditions étiologiques, sur la marche de l'affection et sur l'étude attentive des ganglions, car il n'y a pas véritablement de signes pathognomoniques. Aussi la dernière ressource est-elle la ponction ou l'incision exploratrices, qui éclaireront sur la nature du contenu en permettant l'examen histo-bactériologique.

Certains signes différencient les abcès froids idiopathiques des abcès froids symptomatiques intra-mammaires.

Les observations tendent à prouver que le siège de prédilection de la tuberculose secondaire est le segment interne de la mamelle, la tuberculose primitive se localise de préférence dans le segment externe de la glande.

Un autre caractère est fourni par les ganglions. D'après Mermet, dans la tuberculose secondaire l'adénopathie axillaire est rare, car ce sont les ganglions mammaires internes qui sont engorgés. Dans les cas douteux, Jacques (1) (de Nancy) conseille d'explorer la cage thoracique ; la constatation d'un cordon fibreux étendu de la tumeur aux extrémités sternales des côtes épaissies en ce point est l'indice d'un abcès froid ossifluent.

A la période des fistules mammaires et ganglionnaires, le diagnostic devient très facile ; l'examen bactériologique du pus et l'exploration au stylet ne seront pas négligés.

Traitement. — La tuberculose mammaire sera traitée aussi promptement que possible à cause de sa marche envahissante. Plusieurs des méthodes employées pour le traitement des tuberculoses chirurgicales (Voy. Le Dentu, t. I, p. 349) seraient utilement appliquées ; mais, comme l'affection n'est pas diagnostiquée à son début, il en est quelques-unes, telles que la compression, les injections interstitielles, dont elle ne saurait bénéficier.

On n'est guère appelé à intervenir qu'à la période d'état, lorsque la tumeur est ramollie ou abcédée, et l'on n'oubliera pas que, même dans la forme confluente, il y a fréquemment des granulations tuberculeuses plus ou moins distantes des parois du foyer principal.

Cette distribution topographique variable des lésions rend compte de l'inefficacité de l'incision suivie ou non de curettage. Cette méthode, qui donne de si heureux résultats dans d'autres variétés de tuberculoses externes, n'amène pas toujours la guérison définitive, car on n'est jamais sûr de détruire tous les foyers. Nous estimons

---

(1) Jacques, *Rev. méd. de l'Est*, 1893, t. XXV, p. 396.

avec P. Delbet que l'extirpation large, au bistouri ou aux ciseaux est la méthode de choix.

Dans la forme confluente, il faut dépasser les limites de la tumeur, c'est-à-dire tailler en plein tissu sain et tenter la réunion par première intention.

Lorsqu'on a affaire à la forme disséminée ou lorsque, près de la tumeur principale, il existe des tumeurs secondaires, on fera l'amputation totale et le curage de l'aisselle ; on traitera le sein tuberculeux comme le sein néoplasique et on lui appliquera les mêmes méthodes chirurgicales.

Au reste, dans les cas douteux on aura recours surtout au procédé suivant, préconisé par Gaillard Thomas et D. Mollière (1). L'incision est pratiquée sous le sein, dans le sillon sous-mammaire ; l'organe est soulevé, la bourse sous-mammaire est ouverte et c'est à travers cette bourse que la tumeur est attaquée par sa face profonde. La mamelle est en quelque sorte retournée pendant l'opération et, par cette incision, on enlève une notable portion de la glande, toute la glande même ; le sein, abandonné à lui-même, retombe et la cicatrice reste cachée dans le sillon sous-mammaire.

Les méthodes radicales n'ont donné jusqu'ici que des succès ; chez notre malade, la guérison persistait trois ans après l'intervention.

Le traitement des abcès froids intra-mammaires s'adresse à la lésion osseuse originelle et à l'abcès par congestion. Dans le premier cas, la thérapeutique est celle de toute ostéite tuberculeuse ; dans le second, l'idéal est d'extirper la poche et de tenter la réunion par première intention. Mermet a rapporté quatre succès dus à cette méthode. Lorsque l'excision est impossible, il faut pratiquer l'incision de l'abcès, le curetter et faire ensuite des attouchements au chlorure de zinc ou au naphtol camphré. Cette seconde méthode, bien que plus lente, donne également de bons résultats.

V

SYPHILIS

La syphilis peut frapper le sein de quatre façons différentes. Les lésions sont parfois superficielles, cutanées, et on y rencontre tantôt l'*accident primitif*, le *chancre*, tantôt des *accidents secondaires* ; d'autres fois, le mal siège plus profondément, dans le tissu cellulaire ou même dans la glande, et l'on a affaire soit à des *lésions tertiaires*, soit

---

(1) Daniel Mollière, Leçons de clinique chirurgic., p. 411.

à de la *syphilis congénitale*. Tel est l'ordre que nous suivrons dans cette étude.

Nous ajouterons quelques mots sur le *chancre simple* du sein, bien qu'il s'agisse là d'un accident non syphilitique.

I. Accident primitif ou **chancre du sein.** — L'histoire du chancre du sein date de l'apparition de la vérole. C'est un des plus anciennement connus des chancres extra-génitaux. « *Sæpius vidi infantem infectum hoc morbo multas nutrices infecisse,* » disait Torrella en 1497. Amatus Lusitanus, Brassavole, Rondelet et d'autres encore ont cité, dès le XVIᵉ siècle, des nourrices infectées par des nourrissons syphilitiques.

L'observation de A. Paré est classique et nous montre bien la gravité de ces cas au point de vue de la contagion. « Icelle nourrice avoit la verolle et la bailla à l'enfant, et l'enfant à la mère, et la mère au mary, et le mary à deux aultres petits enfants qu'il fesoit ordinairement boire et mangier, et souvent coucher avec lui... Or, la mère m'envoya quérir pour connoistre la maladie de l'enfant, qui ne fust difficile à juger, d'autant qu'il estoit couvert de boutons et pustules et que les testins de la nourrice estoyent tous ulcérés ; pareillement ceulx de la mère, ayant sur son corps plusieurs boutons, semblablement le père et les deux petits enfants. Lors déclaray au père et mère qu'ils estoyent tous enlaibez de la verolle, ce qui estoit provenu de la nourrice ; lesquels j'ay traicté, et furent tous guaris, reste le petit enfant qui mourust ; et la nourrice eust le foüet sous la custode, et l'eust eu par les quarrefours, n'eust esté la crainte de deshonnorer la maison (1). »

Depuis, tous les syphiliographes ont étudié le chancre du sein et Fournier (2) a traité longuement cette question. C'est d'après le travail du maître que nous rédigerons toute cette première partie.

L'*étiologie* du chancre mammaire diffère selon qu'il apparaît chez l'homme ou chez la femme.

Chez l'homme, c'est « généralement un vieux monsieur » (Fournier), qui voit à la suite de caresses féminines, se développer un chancre sur son sein. Quelquefois, cependant, malgré un interrogatoire minutieux, on ne trouve pas la porte d'entrée. C'est pour des cas de ce genre, ainsi que l'a dit Heath, que le chirurgien « doit avoir la bouche fermée et l'œil ouvert ».

Chez la femme, le chancre de la mamelle est bien plus fréquent et, dans 15 cas sur 16, c'est à l'époque de la lactation qu'on le rencontre. Rarement, c'est une de ces matrones faisant métier de téter les nourrices pour leur parfaire les bouts des seins ou pour leur dégorger les glandes, qui, ayant des accidents buccaux, inocule la vérole à ses

(1) Ambroise Paré, Œuvres, Édition Malgaigne. Paris, 1840. Dix-neufiesme livre, traictant de la grosse Verolle.
(2) Alfred Fournier, Les chancres extra-génitaux. Paris, 1897.

clientes. Telles furent les épidémies classiques de syphilis de Condé(1)
et de Turcoing (2). Mais, presque toujours, c'est le nourrisson
atteint de syphilis acquise — fait rare, — ou héréditaire, — fait bien
plus fréquent — qui contamine sa nourrice. C'est que, sur le mamelon macéré par la salive, souvent atteint de gerçures ou d'excoriations, le virus s'inocule d'autant plus sûrement que le contact avec la
bouche contagieuse dure plus longtemps.

D'une façon exceptionnelle, le chancre apparaît sur le sein de la
femme en dehors de l'allaitement. Nous retrouvons ici les caresses,
comme chez l'homme; c'est la contagion « par le nourrisson adulte »,
comme disait Ricord. Tel est le cas de ce jeune homme du grand
monde, dont Fournier rapporte l'histoire, qui, en sortant d'une soirée,
embrasse une jolie veuve sur les seins et lui donne ainsi quatre
chancres. D'autres fois, un pénis égaré entre les deux mamelles a pu
laisser comme trace de son passage un ou plusieurs chancres siégeant
toujours alors, soit dans la région intermammaire, soit sur la face
interne du sein. (Ricord.)

Quelle est la *fréquence* du chancre de la mamelle?

Chez l'homme, il est tout à fait exceptionnel, et sur 1773 accidents primitifs, Louis Jullien ne note pas une fois la région mammaire (3).

Mais, chez la femme, sa fréquence est bien plus grande; à l'Anti-
quaille, Dron l'a vu 107 fois, en dix ans, siéger au sein ; Louis Jullien
en trouve 11 cas sur 270 chancres et Dimey, en une seule année (1890),
à Saint-Louis, en rapporte 4 sur 42 (4).

Si l'on compare le chancre du sein aux autres chancres extra-génitaux, la proportion devient plus considérable ; Dimey, donnant la statistique de Fournier de 1886 à 1890, en signale 52 sur 720 siégeant en
dehors de la zone génitale. Il en trouve 51 sur 263 chez la femme, où
le chancre du sein arrive, comme fréquence, immédiatement après
celui des lèvres.

Le chancre du sein a-t-il quelques *symptômes* spéciaux?

Cliniquement, il se présente avec les caractères classiques. Après
une période d'incubation de vingt à vingt-cinq jours, une ulcération
insignifiante se développe au point inoculé ; bientôt elle s'agrandit,
offre les caractères d'une lésion érosive dont les bords, sans arête, se
continuent avec la peau saine ; son fond est rouge, uni, lisse, comme
vernissé, et repose sur une induration parcheminée.

Morel-Lavallée a vu une malade atteinte de chancre mammaire
dont s'écoulait, par trois pertuis, un liquide lactescent, lorsqu'on

(1) F. Bourgogne, Considérations générales sur la contagion de la maladie vénérienne des enfants-trouvés à leurs nourrices, suivies de la relation d'une affection
syphilitique communiquée à plusieurs femmes par la succion du sein. Lille, 1825.
(2) Leloir, Leçons sur la syphilis, 1886.
(3) Louis Jullien, Traité pratique des maladies vénériennes. Paris, 1886.
(4) J. Dimey, Étude sur le chancre syphilitique du sein, thèse de Paris, 1891.

pressait sur la glande. L'examen microscopique démontra que c'était du lait provenant de l'ulcération de conduits galactophores aberrants.

Ce n'est que rarement qu'on observe au sein les formes croûteuse, papuleuse ou ulcéreuse ; mais il en est d'autres qui, bien que peu fréquentes, affectent des allures particulières. Tels sont les chancres semi-lunaires, qui encadrent une partie de la base du mamelon ; les chancres fissuraires, qui simulent de simples crevasses, et enfin exceptionnellement les chancres phagédéniques, qui peuvent détruire complètement le bout du sein. Ils s'étendent tantôt en surface, tantôt en profondeur (1).

Voici par ordre de fréquence, le siège de l'accident primitif du sein : 1° la base du mamelon ; 2° le sillon qui sépare le mamelon de l'aréole ; 3° le mamelon ; 4° l'aréole. Quant au chancre du globe mammaire, il est exceptionnel et nous avons dit qu'il reconnaît ordinairement une cause vénérienne.

Le chancre du sein est souvent multiple, mais discrètement multiple, comme on l'a dit. La même malade en a 2 ou 3, rarement plus. Cependant, on voit parfois des chancres multiples herpétiformes, comme dans un cas de Fournier où il en existait 23 (2), et dans un autre de Beurmann, cité par Dimey, où l'on en comptait 25. Fournier, sur 100 cas de chancres mammaires, trouve 61 fois un chancre unique et 39 fois des chancres en plus ou moins grand nombre ; Rollet en cite 39 multiples sur 87 cas, et Audoynaud 26 sur 51 observations, soit plus de moitié.

On a dit que le chancre puerpéral était souvent multiple, tandis que celui qui est dû au baiser est unique. Cette proposition est généralement vraie, mais elle n'est pas absolue.

Un autre symptôme spécial de l'accident primitif de la vérole, lorsqu'il siège au sein, c'est l'adénopathie qui l'accompagne. Ce bubon a tous les caractères de l'adénite syphilitique primitive, mais les ganglions envahis sont ceux qui sont situés dans l'angle formé par les pectoraux et le grand dentelé.

L'évolution est classique et, après cinq ou sept semaines, l'affection est terminée localement, mais les accidents secondaires commencent à apparaître dès cette époque.

Le *diagnostic* du chancre mammaire est presque toujours facile, lorsqu'on le voit à son état de complet développement ; son aspect, sa base indurée et son adénopathie le font aisément reconnaître. Mais, tout à fait à son *début*, « il n'est pas de diagnostic possible sur une

---

(1) Voir à l'hôpital Saint-Louis, pour le phagédénisme en surface, la pièce de Quinquaud, n° 1556 de la collection générale, et pour le phagédénisme en profondeur ou térébrant, la pièce n° 156 de la collection particulière de Fournier.
(2) Voir la pièce 275 de la collection particulière de Fournier, à l'hôpital Saint-Louis.

telle lésion », comme le dit Fournier. C'est une très légère élevure cutanée, ronde, d'un rouge sombre, à centre très rapidement érosif. C'est dire qu'il ressemble aux érosions les plus bénignes, herpès, acné, impétigo, etc., même pour le spécialiste le plus autorisé, « s'appellerait-il Ricord » (Fournier). Pourtant pour éviter la contagion, c'est à cette époque qu'il serait utile de le dépister. Aussi, en cas de doute, méfiez-vous de la moindre ulcération chez une nourrice, surtout si vous apprenez qu'elle a donné le sein à un nourrisson suspect.

A une période plus avancée, mais avant l'apparition de l'adénopathie, il y a encore un diagnostic important à faire avec la *fissure du sein*. « Le chancre dit fissuraire constitue son véritable Sosie », et, lorsqu'on méconnaît un chancre du sein, c'est presque toujours cette forme qu'il affecte, car aucun signe ne permet de distinguer les deux lésions d'une façon absolue. Au début, l'induration est souvent insignifiante dans le chancre, tandis que la simple fissure offre parfois une base rénitente. Bien qu'on ait prétendu le contraire, le chancre peut saigner, lorsqu'il est irrité par la succion, comme une fissure banale. Pour la même raison, il devient quelquefois douloureux, alors que certaines fissures naissantes sont encore peu sensibles. Cependant, l'indolence est un des meilleurs signes pour diagnostiquer le chancre. C'est dire qu'avant l'apparition de l'adénopathie et des accidents secondaires, le praticien restera souvent dans le doute.

Enfin, la lésion peut être circulaire, à la base du mamelon et ne pas être plus visible que certaines formes de fissures du sein. Pour la voir et la reconnaître, il est parfois indispensable de déplisser le sillon qui sépare la papille de l'aréole.

Lorsque l'accident primitif a atteint son complet développement, on l'a confondu avec l'*épithélioma du sein*. Claude, Dimey, Feulard(1). ont cité des malades qui allaient être opérées pour un cancer, tandis qu'elles étaient atteintes d'un chancre du sein. C'est là une erreur inexcusable, car l'épithélioma met des mois avant de s'ulcérer et de s'accompagner de ganglions axillaires. D'ailleurs, en cas de doute, les accidents secondaires viendraient bientôt affirmer la nature de la lésion.

Après sa cicatrisation, existe-t-il des signes permettant de reconnaître le chancre induré ?

Pospelow (2) prétend que lorsque le chancre a siégé sur le mamelon lui-même, celui-ci reste pendant quelque temps plus dur et plus saillant que son congénère. S'est-il montré à la base du mamelon ? Il le repousse du côté opposé et cette déviation existe tant que dure l'induration. Celle-ci persiste plus ou moins longtemps, surmontée par une macule d'un rouge sombre. L'adénopathie survit aussi à l'acci-

(1) CLAUDE, Étude sur la syphilis du sein, thèse de Paris, 1886. — FEULARD, *Ann. de dermat. et de syphil.*, 1886.
(2) POSPELOW, *Archiv für Dermatol.*, 1889.

dent primitif. Mais, lorsqu'on attend trop longtemps, ces symptômes disparaissent et on ne pourra établir son diagnostic que sur l'interrogatoire et la présence des accidents secondaires de la vérole.

Avec Fournier, nous étudierons le *pronostic* du chancre mammaire à trois points de vue différents : pronostic local, général et social.

Localement, le chancre mammaire n'offre rien de spécial. En 1887, Nivet a insisté, dans sa thèse, sur la lymphangite aiguë pouvant avoir comme origine un chancre du sein. Hunter (1) a vu « plusieurs petits ulcères se former autour du mamelon et finir par le détruire ». D'autres cas analogues ont été observés depuis. Signalons encore le phagédénisme, bien qu'il soit exceptionnel.

Au point de vue *général*, la syphilis prise par le sein est grave, ainsi que l'a démontré Celso Pellizzari (2), mais ce pronostic sombre n'est pas dû à la localisation du chancre à la mamelle; c'est dans le terrain, c'est-à-dire dans l'état de santé de la malade, qu'on doit en rechercher l'explication. La grossesse et l'allaitement sont des causes physiologiques de débilitation, qui aggravent toutes les maladies générales (tuberculose, fièvre typhoïde, etc.) Ajoutez à cela que les nourrices mercenaires se recrutent dans les pays pauvres où souvent elles vivent dans la misère et que, d'autre part, le chancre du sein passe fréquemment inaperçu : par suite, les malades ne se soignent pas, laissant la syphilis évoluer librement.

C'est encore pour cette dernière raison que le pronostic *social* est grave et que ces syphilis font si souvent « *ricochets* », comme disent les syphiliographes. Nous avons déjà parlé du cas de A. Paré. Dans l'épidémie de Condé, rapportée par Bourgogne, il y eut douze ou quatorze victimes; celle de Turcoing, dont Leloir a raconté l'histoire, en fit plus de vingt. Au siècle dernier, Raulin (3) nous a laissé la relation d'une épidémie célèbre, qui fit grand bruit sous le nom de *Pian de Nérac*; plus de quarante personnes prirent la vérole. Mais aucune n'eut des effets aussi terribles que celle de Capistrello, « dans laquelle une nourrice fut l'origine première de trois cents contaminations qui se produisirent dans une petite localité d'Italie ».

Le *traitement* du chancre n'offre au sein rien de particulier. Aussitôt le diagnostic établi, on instituera le traitement spécifique. Loca-

(1) Hunter, Traité de la maladie vénérienne, 1786, et édition Ricord, 1859.
(2) Celso Pellizzari, Della transmissione accidentale della syfilide, studio pratico. Milano, 1882, et *Annales de dermat. et de syphil.*, 1883.
(3) Voici l'histoire résumée de cette épidémie. Une nourrice syphilitique infecte l'enfant d'un commerçant de Nérac. Le nourrisson confié à plusieurs nourrices les contagionne à son tour. Celles-ci donnent alors la syphilis à leurs nourrissons et ces derniers transmettent le mal à d'autres nourrices. De sorte qu'en quelques mois « plus de quarante femmes ou enfants étaient malades, sans parler de quelques hommes et sans y comprendre tous ceux et celles en qui le mal ne s'était pas encore manifesté et d'autres que la honte empêchait d'avouer qu'ils en étaient atteints, à cause que le public le regardait comme une maladie vénérienne. » Raulin. Observations de médecine, 1754.

lement, l'ulcération sera maintenue très propre, saupoudrée de calomel ou d'iodoforme et recouverte d'un pansement protecteur. Enfin, on n'oubliera pas que si le chancre mammaire donne une vérole grave, c'est que la grossesse et l'allaitement sont, pour la femme, des causes de débilitation. Il faudra donc prescrire un régime tonique, propre à relever l'état général.

II. **Accidents secondaires.** — Les accidents secondaires de la syphilis offrent moins d'intérêt que le chancre ; presque toujours ce sont des lésions banales : *roséole, papules, taches*, etc.

Les *syphilides muqueuses du mamelon*, bien qu'assez rares, nous arrêteront davantage, car souvent elles se présentent sous forme de fissures, d'érosions allongées, simulant d'une façon remarquable les crevasses simples qu'on rencontre chez les nourrices. Le diagnostic est d'autant plus difficile que l'allaitement prédispose les femmes syphilitiques aux syphilides muqueuses du mamelon, par suite de l'humidité et de l'irritation que cause la bouche du nourrisson. Cependant ces accidents peuvent survenir en dehors de la lactation. Claude en a rapporté un remarquable exemple dans une observation que lui a communiquée Balzer. Sa malade avait eu un chancre du mamelon méconnu et traité pendant un mois par des cataplasmes en permanence. Quand elle se présenta à Lourcine, elle portait « sur toute l'aréole et à une distance de 4 centimètres autour, sur la peau du sein, une couronne de papules confluentes, depuis la grosseur d'un grain de mil jusqu'à celle d'une lentille. Les papules situées sur l'aréole sont larges, aplaties, rouges, humides et fissurées à leur surface. Celles de la peau du sein, au contraire, sont petites, sèches et desquament légèrement à leur sommet ». Le mamelon malade avait un volume double de celui du côté sain. Sa base offrait une petite fissure peu profonde, sans induration périphérique.

Parmi les accidents secondaires, nous devons signaler encore les *syphilides muqueuses sous-mammaires*. Elles se produisent chez les femmes grasses, à mamelles volumineuses et pendantes. C'est qu'il existe, dans le sillon pectoro-mammaire, des conditions spéciales de chaleur et d'humidité qui, jointes à la finesse de la peau, prédisposent les femmes saines, mais malpropres, à l'intertrigo et celles qui sont syphilitiques aux plaques muqueuses. Celles-ci peuvent constituer des nappes hypertrophiques considérables, comme dans une observation de Fournier (1) citée partout. Chez cette malade, les lésions s'étendaient du sternum à l'aisselle, en contournant le sein. Le thorax était recouvert de bourgeons végétants hauts de 10 à 15 centimètres. On se serait cru en présence d'un cancer en cuirasse arrivé à la période d'ulcération.

Parmi les accidents secondaires qui nous intéressent, nous citerons

---

(1) Alfred FOURNIER, De la syphilis chez la femme. Paris, 1873.

l'analgésie dite syphilitique du sein. Fournier a insisté le premier sur les zones anesthésiques qu'on rencontre si fréquemment pendant la période secondaire de la syphilis au dos de la main et sur la mamelle. Les malades ne perçoivent plus la piqûre, même profonde, dans ces régions.

Rendu (1) se demande si ces symptômes ne doivent pas plutôt être mis sur le compte de l'hystérie. C'est au moins vraisemblable, car l'anesthésie du sein est fréquente chez les femmes hystériques et la syphilis provoque des signes d'hystérie chez les malades prédisposées à cette dernière affection.

III. **Accidents tertiaires.** — Les accidents tertiaires de la syphilis semblent connus depuis le siècle dernier, sous le nom de *cancer vérolique des mamelles.* Boissier de Sauvages (2) en rapporte deux observations dans sa *Nosologie méthodique.* Astruc leur considère deux périodes : « Ce cancer sera *occulte,* tant que la matière épaisse demeurera tranquille ; mais, si elle vient à se raréfier, et qu'elle distende et déchire la tumeur, ce sera alors un cancer *ouvert et ulcéré.* » Vers la même époque, nous voyons dans les tomes premier et neuvième du *Journal de médecine,* deux cas de cancer du sein guéris, l'un par les frictions mercurielles, l'autre par l'éthiops minéral et la racine de gaïac. On trouvera, dans la thèse de Claude, l'indication des observations publiées depuis.

La syphilis tertiaire revêt à la mamelle deux aspects différents. Tantôt elle forme une tumeur *limitée,* tantôt, au contraire, elle frappe la glande d'une façon *diffuse* et simule une mastite. D'après les observations publiées, la vérole attaque rarement le sein, à la période des accidents tertiaires, et c'est à peine si l'on en signale une quarantaine de cas jusqu'à ce jour. Il en existe certainement davantage et cette pénurie tient surtout à ce qu'on fait, à leur sujet, des erreurs de diagnostic.

Quelles sont les causes qui déterminent la syphilis tertiaire à se fixer à la mamelle ?

Troncin croyait que les accidents tertiaires ne siégeaient au sein que lorsque l'accident primitif s'y était développé. Cette opinion est quelquefois vraie pour les accidents secondaires, mais elle est absolument fausse lorsqu'il s'agit des gommes. Il suffit de parcourir les observations pour s'en convaincre.

On a dit encore : La montée du lait, ou plutôt la grossesse, en rendant la glande active, crée, chez les syphilitiques, une prédisposition aux lésions de même ordre. Ce raisonnement est logique. Aussi est-on étonné de ne rencontrer cette pathogénie d'une façon incontes-

(1) RENDU, Des analgésies. Thèse d'agrégation, 1875.
(2) Des deux observations citées par de Sauvages, la première paraît être un cancer vrai développé chez une syphilitique ; mais la seconde est nette. La lésion siégeait aux deux mamelles et guérit rapidement par l'usage des mercuriaux.

table que dans un seul cas : celui de Pozzi. La tumeur, grosse comme une amande, dure comme de l'ivoire, indépendante de la peau et mobile sur les plans profonds, s'était développée chez une femme syphilitique aussitôt après l'accouchement, bien que la montée du lait ne se fût point faite. Elle guérit rapidement par le traitement ioduré.

Le traumatisme est quelquefois invoqué comme cause de syphilis tertiaire ; une malade que Segond a observée rapportait l'origine de son mal à une piqûre d'aiguille.

Les deux formes de la syphilis tertiaire diffèrent cliniquement ; il est donc nécessaire de donner une description de chacune d'elles.

1° FORME CIRCONSCRITE. — Tantôt la gomme est sous-cutanée, tantôt elle naît dans le parenchyme de la glande. Dans son évolution, elle simule plutôt les tumeurs du sein. Claude, dans sa thèse, n'en a réuni que 23 cas.

Elle apparaît généralement quatre ou cinq ans au moins après le chancre, rarement plus tôt ; c'est donc un accident tardif. Elle est bien plus fréquente chez la femme, comme la plupart des maladies du sein, et sur les 23 observations rapportées par Claude, il n'y a que 5 hommes.

L'anatomie pathologique de cette forme n'offre rien de particulier ; elle n'est connue que par les deux autopsies de Verneuil (1) et de Hennig (2) et, dans ce dernier cas, la tuméfaction comprimait légèrement les canaux galactophores. Dittrich a décrit, dans le tissu cellulaire de la région mammaire, des gommes arrondies ou rameuses, d'un jaune gris et fauve, molles au centre, résistantes à la périphérie. Elles étaient enkystées dans un tissu calleux, très épais.

Elles siègent presque toujours au voisinage du mamelon. Souvent uniques, on les a vues parfois en assez grand nombre : deux (Alfred Fournier), huit (Verneuil).

Leur évolution comprend trois périodes : 1° période de crudité ; 2° période de ramollissement et d'ulcération ; 3° période de réparation.

Le début est insidieux et se fait sans douleurs. C'est par hasard que la malade s'aperçoit qu'elle porte au sein une tumeur dure, assez petite et mobile sur les téguments et sur les plans profonds. La peau qui la recouvre est souple, d'aspect normal ; quelquefois la circulation veineuse y est légèrement exagérée. Les ganglions de l'aisselle ne sont pris qu'exceptionnellement.

La gomme reste ainsi pendant des semaines et même des mois ; mais bientôt, si elle n'est pas traitée, elle passe à la deuxième période. Elle augmente de volume, se ramollit au centre, tandis qu'elle adhère à la peau. Celle-ci devient rouge, violacée, s'amincit et laisse nettement percevoir la fluctuation. Elle est bientôt perforée et, par l'orifice,

(1) VERNEUIL, *Bull. de la Soc. anat. de Paris*, 1853.
(2) HENNIG, Zur Pathol. der weiblich. Milchdrüsen (*Arch. für Gynæk.*, 1871).

s'écoule un liquide brunâtre et visqueux. L'ulcération est formée ; il y a une caverne gommeuse.

La lésion offre alors un aspect spécial. L'ulcération est plus ou moins étendue, quelquefois douloureuse ; sa forme est assez régulièrement circulaire et ses bords sont minces et violacés. Ils semblent avoir été taillés en biseau aux dépens de leur face profonde. Il existe donc, dans toute cette zone, une sorte de rigole qui entoure la plaie. L'ulcère est grisâtre, d'aspect bourbillonneux et repose sur une base indurée. Il s'écoule une petite quantité de liquide coloré et d'odeur repoussante. Dans l'aisselle, les ganglions sont envahis.

Dès que le traitement est institué, le mal régresse. L'ulcération se déterge, offre un meilleur aspect, perd son odeur fétide et bientôt il ne reste plus qu'une cicatrice indélébile, parfois chéloïdienne (Vidal). Dans un cas d'Ostermayer (1), il persista pendant assez longtemps un trajet fistuleux de plusieurs centimètres de profondeur.

Le *diagnostic* de la forme gommeuse doit être fait avant et après l'ulcération.

Avant l'ulcération, on la confondra avec une *tumeur du sein* au début. Le diagnostic sera surtout difficile si des adhérences à la peau commencent à se produire. Il s'agit, dans les deux cas, d'une tumeur indolente, à évolution lente et progressive. Cependant, en quatre à six semaines, la gomme peut déjà avoir le volume d'une pomme, ce qui ne se voit jamais dans le cancer. En outre, on interrogera avec grand soin le passé des malades ; on procédera à un examen clinique minutieux afin de déceler les restes de la syphilis (exostoses, cicatrices syphilitiques, éruptions cutanées, gommes dans d'autres régions, etc.). Souvent on sera obligé d'avoir recours au traitement spécifique. Claude rapporte deux faits dans lesquels on épargna à des malades une intervention sanglante. Mais on se souviendra qu'il est des cas complexes et que la syphilis ne met pas à l'abri du cancer. Bien plus, Verneuil, dans la thèse de son élève Landreau, a cité des observations dans lesquelles existaient des lésions cancéreuses greffées sur la vérole. Il obtint une amélioration passagère par le traitement, mais bientôt le cancer reprit sa marche envahissante. Telle était encore la première observation rapportée par de Sauvages.

La *tuberculose mammaire* se distinguera de la syphilis surtout par l'apparition précoce de l'adénite axillaire et par les antécédents.

A la *période d'ulcération*, c'est encore avec le *cancer ulcéré* que le diagnostic sera à faire. Dans les deux cas, c'est une plaie de mauvais aspect, d'odeur fétide, à douleurs lancinantes, s'accompagnant de ganglions axillaires. Mais le cancer arrive généralement moins vite à l'ulcération que la gomme ; les ganglions sont, par contre, plus

(1) OSTERMAYER, *Arch. für Dermat. und Syphil.*, 1894.

rapidement envahis. Les bords ne sont ni décollés, ni régulièrement arrondis comme dans le *cancer vérolique*.

Fournier fait observer que les *chancres du sein* peuvent être confondus avec certaines gommes ulcérées qu'il appelle à cause de cette ressemblance : *syphilides gommeuses ulcératives*. Les caractères objectifs, en effet, sont les mêmes (1). Mais le professeur de Saint-Louis fait observer que les deux lésions diffèrent par quelques points. Les caractères de l'adénopathie ne sont pas semblables; dans les antécédents des malades, on ne relève nulle trace de syphilis antérieure s'il s'agit d'un chancre; dans la gomme, il existe presque toujours des manifestations de la diathèse, même si l'on est en présence d'un cas de syphilis héréditaire. Ajoutons que le chancre est suivi d'accidents secondaires et que rien de semblable n'existe dans la gomme.

2° FORME DIFFUSE. — Cette forme est plus rare encore que la précédente et simule surtout la mammite chronique, d'où le nom de *mastite syphilitique diffuse*, sous lequel on la désigne aussi. On l'observe chez l'homme plus souvent que chez la femme et, d'après L. Jullien, à la fin de la période secondaire. Au début, la mamelle est tuméfiée, mais il n'existe ni douleur, ni réaction inflammatoire. Les ganglions axillaires sont pris. La lésion envahit toute la glande ou seulement plusieurs lobules; lorsqu'elle n'est pas traitée, elle tend à se ramollir et à s'ulcérer. Bien que Ambrosoli (2), Lancereaux (3), Louis Jullien aient rapporté des faits de ce genre, tous les syphiliographes n'admettent pas cette forme diffuse. Cependant Rouanet (4) en a rapporté récemment trois cas.

Sabrazès (de Bordeaux) (5) nous a communiqué une observation de maladie polykystique du sein, survenue chez une femme de trente ans, en cours d'évolution de syphilis (exostoses craniennes et tibiales). L'affection était double et avait résisté au traitement spécifique. Les deux seins furent amputés et, depuis, la guérison s'est maintenue. S'agit-il d'une simple coïncidence ? Pourquoi ne pas admettre plutôt qu'au sein, comme ailleurs, au foie par exemple, la syphilis se manifeste par des gommes et de la sclérose? Celle-ci, à la glande mammaire, produirait la *cirrhose avec réaction des cellules glandulaires et productions kystiques adénomateuses*. Le traitement spécifique n'aurait pas plus d'action ici que pour les lésions scléreuses des autres organes, puisqu'il ne peut rien contre le tissu fibreux.

Le *pronostic* nous arrêtera peu, car les lésions syphilitiques du sein guérissent facilement par le traitement spécifique.Mais lorsqu'elles

---

(1) Voy. les pièces 156 de la collection particulière de Fournier et 536 de la collection Péan, à l'hôpital Saint-Louis.

(2) AMBROSOLI, *Gaz. medic. di Lombardia*, 1864.

(3) LANCEREAUX, Traité historique et pratique de la syphilis. Paris, 1886.

(4) ROUANET, De la mastite syphilitique diffuse chez l'homme (*Mercredi médical*, 1895).

(5) SABRAZÈS, Communication orale.

sont méconnues, elles n'ont aucune tendance à régresser ; d'où le nom de cancer véroliquc qu'on leur donnait autrefois.

Le *traitement* n'offre rien de spécial ; il s'agit de lésions tertiaires, c'est donc à l'iodure de potassium qu'on devra surtout recourir. Grâce à lui, on verra l'amélioration se produire rapidement. C'est le seul traitement, car, comme le fait observer Maisonneuve, dans ses *Leçons sur les affections cancéreuses*, elles récidivent après l'amputation.

IV. Syphilis héréditaire. — Nous avons déjà dit, à propos des anomalies dans le développement des mamelles, que la syphilis héréditaire amenait l'atrophie de la glande. De nombreux auteurs en ont rapporté des exemples ; nous n'y reviendrons pas.

Dans un cas, jusqu'ici unique, Billroth et Lucke (1) ont rencontré une *mammite caséifiante chronique lobulaire* ressemblant à la tuberculose infiltrée de la mamelle, due à la syphilis congénitale.

V. Chancre simple. — On a décrit des chancres simples partout, même à la face ; il est donc possible d'en rencontrer aussi à la mamelle. Pospelow (2) a décrit un chancre non infectant du mamelon. Il est certain que, d'après la planche qu'il en donne, il est possible qu'il ait eu affaire à une chancrelle, mais son observation est fort incomplète et ne permet pas d'affirmer la nature de l'ulcération. Il n'a pas fait d'auto-inoculation et sa malade présenta, au fond du pharynx, une lésion qui, de l'avis même de l'auteur, était peut-être une gomme syphilitique. C'est le seul fait qui ait été publié comme chancre simple.

VI

AFFECTIONS PARASITAIRES

Si l'on s'en tenait à une définition stricte, on devrait comprendre parmi les affections parasitaires du sein toutes les maladies microbiennes, dont l'étude a été faite au tome I. Nous conformant à l'usage, nous ne nous occuperons que des parasites d'un ordre plus élevé, ce qui nous amène à les diviser en : 1° *parasites animaux* ; 2° *parasites végétaux*.

I. — PARASITES ANIMAUX.

1° **Kystes hydatiques.** — Les kystes hydatiques sont les plus importantes des maladies parasitaires du sein, au point de vue clinique. Leur histoire a été faite par MM. Vitrac et Bousquet (de Bor-

---

(1) Billroth und Lucke, *Deutsche Chirurgie*, Lieferung 1880.
(2) Pospelow, Atlas international des maladies rares de la peau, fasc. II pl. VI, 1889.

deaux), qui ont bien voulu nous communiquer des notes, encore inédites, pour la rédaction de cet article ; on trouvera aussi des faits assez nombreux dans la thèse de Bansi (1).

Nous avons pu nous procurer 31 observations d'échinocoques développés primitivement dans le sein même. Avec ces matériaux peu nombreux, il est vrai, mais comprenant presque tous les cas publiés, nous avons entrepris l'étude de cette maladie. C'est que les kystes hydatiques du sein sont extrêmement rares. Finsen, en 1869, n'en signale qu'un sur 181 kystes à échinocoques ; plus récemment, Frey (2) en trouve seulement 2 p. 100 dans une statistique qui comprend 780 cas, alors que 44 p. 100, c'est-à-dire près de moitié, se rencontrent au foie. Si Bergmann en note 15 au sein sur 102 ailleurs, c'est que sa statistique n'est pas intégrale et personnelle, car il a réuni tous les cas publiés qui lui sont tombés sous la main. Or, toutes les observations de kystes hydatiques du sein sont rapportées, tandis que celles de kystes du foie, par exemple, sont banales et, pour la plupart, ne voient jamais le jour.

Parmi les *conditions étiologiques*, le sexe mérite de nous arrêter, car le parasite s'est toujours rencontré chez la femme. Celle-ci d'ailleurs ne semble pas prédisposée, avec une égale fréquence, pendant toute sa vie. Sur 25 malades, dont l'âge est noté, il n'y en a pas une seule atteinte ayant moins de quinze ans ; mais, de seize à vingt-cinq ans, nous en trouvons 11 ; de vingt-six à trente-cinq, 7 ; de trente-six à quarante-cinq, 5 ; puis seule de quarante-six à cinquante-cinq ans et enfin 1 autre à cinquante-six ans.

Nous avons pris comme âge des malades, non pas l'époque où elles ont été observées, mais le début de la tumeur. Dans six cas, l'âge n'est pas indiqué, mais, dans l'un d'eux, on dit qu'il s'agissait d'une jeune fille. Ces chiffres montrent que les kystes hydatiques du sein se rencontrent chez la femme à la période d'activité sexuelle, surtout au moment où la poitrine acquiert son complet développement. Car l'échinocoqne pénètre dans l'organisme par la circulation porte ; or, l'anatomie nous apprend que le groupe des veinules du ligament suspenseur du foie et celui des veinules parombilicales font communiquer le système porte avec les veines thoraciques et mammaires internes dont dépend le système veineux du sein. Une autre preuve de cette pathogénie, c'est que les grossesses antérieures, en activant la circulation mammaire, prédisposent aux kystes hydatiques et, sur 19 observations où les accouchements antérieurs ont été notés, 13 fois les malades avaient eu des enfants, et 6 fois seulement elles n'avaient jamais été enceintes. Souvent même le début a coïncidé avec l'allaitement. La malade de Cooper Forster (3) vit sa tumeur pendant sa

(1) BANSI, Inaug. Dissert. Greifswald, 1893.
(2) FREY, Inaug. Dissert. Berlin, 1882.
(3) COOPER FORSTER, *Guys' Hospital Reports*, 1856.

première grossesse; celles de Bermond (1) et de Goinard (2) s'en aperçurent peu après un accouchement. Le cas de Lenzi (3) est surtout intéressant: une jeune femme, qui allaitait, reçoit un coup sur le sein gauche, traumatisme suivi des signes habituels de la contusion mammaire; quatre mois après, elle y ressent une douleur vague et constate la présence d'une tumeur mobile et dure du volume d'une noisette : c'était un kyste hydatique.

Donc, formation physiologique de la glande mammaire chez la jeune fille, grossesse et surtout allaitement de la femme adulte, telles sont les causes les plus fréquentes de l'arrêt de l'échinocoque dans le sein ; ce sont aussi celles de l'exagération de la circulation dans la mamelle.

Plus rarement, le traumatisme fixe l'embryon exacanthe au point frappé (Bérard (4), Lenzi). D'autres fois, le corset semble jouer un rôle analogue, lorsque, mal fait ou trop serré, il comprime trop fortement la glande.

Nous n'insisterons pas sur la *distribution géographique* des kystes hydatiques du sein, qui est celle des kystes hydatiques en général. Nous ferons remarquer cependant que si la région bordelaise en a fourni trois cas (Bermond, Brindel (5), Vitrac (6), c'est dû au voisinage des Landes, où l'échinocoque est si fréquent.

La tumeur se développe dans l'un ou l'autre sein. Tantôt périphérique, tantôt plus ou moins près du mamelon, elle naît dans tous les points de la glande. Elle est généralement arrondie, régulière, rarement ovoïde (Brindel), ou même en 8 (Vitrac). Les hydatides sont peu nombreuses et c'est à peine si, quatre ou cinq fois, on en signale un grand nombre. Dans l'observation de Lauenstein (7), on en comptait soixante-huit.

Dans presque tous les cas, les kystes étaient *endogènes*; celui de Goinard et Sergent est le seul jusqu'ici qui fût *alvéolaire*. Il était multiloculaire et avait la forme d'une tumeur bosselée, comme lobulée, de consistance irrégulière. En plus des gros kystes, dont deux étaient fistuleux et fongueux depuis un an, on trouvait, au microscope, dans la paroi, des petits kystes en formation. La glande voisine présentait, sur certains points, de la dégénérescence graisseuse, tandis que, sur d'autres, elle était en pleine activité. « Cette prolifération épithéliale est due sans doute à la présence du kyste, ayant agi comme une épine irritative sur les éléments glandulaires situés à son contact. » Le parasite s'était développé dans un acinus et les vésicules filles étaient en

(1) BERMOND, *Gaz. des hôp.*, 1860.
(2) GOINARD et SERGENT, *Archiv. prov. de chir.*, novembre 1897.
(3) LENZI, *Lo Sperimentale*, 1885.
(4) BÉRARD, Diagnostic différentiel des tumeurs du sein. Paris, 1842.
(5) BRINDEL, *Journ. de méd. de Bordeaux*, février 1894.
(6) VITRAC, *Soc. de gynéc.. d'obstétr. et de pædiatrie de Bordeaux*, 1897.
(7) LAUENSTEIN, Inaug. Dissert. Gœttingen, 1874.

dehors de la vésicule mère. C'était donc bien un kyste exogène.

Pour les kystes endogènes, l'examen *histologique* a été fait plusieurs fois (Recklinghausen, Brindel, Vitrac). Il ne permet pas toujours d'affirmer que la tumeur s'est développée dans la glande même ou dans les tissus voisins.

Voici, d'après Vitrac, les diverses couches qu'on rencontre à la coupe, en allant de la cavité kystique vers la périphérie :

1º Une couche formée d'une cinquantaine de lamelles réfringentes, d'une épaisseur totale d'un demi-millimètre ; c'est la paroi propre de l'hydatide ;

2º Une couche de tissu conjonctif dense, de même épaisseur, sans vaisseaux, ayant peu d'éléments cellulaires; elle a l'aspect des fibromes lamelleux et offre, au voisinage de la membrane hydatique, des petits îlots de granulations fortement colorées ;

3º Entre cette couche et la glande, on voit une autre couche de tissu conjonctif plus lâche, vasculaire, à cellules assez abondantes, peu volumineuses, disséminées ou agglomérées; il semble exister quelques vestiges d'acini et de tubes glandulaires disparus ;

4º Le tissu glandulaire voisin est normal sur certains points, tandis que, sur d'autres, les cellules épithéliales sont déformées, tassées par suite d'un léger degré de prolifération. Autour des éléments glandulaires, acini ou canaux, le tissu conjonctif est abondant; il y a cirrhose périglandulaire irrégulière.

Les *symptômes* des kystes hydatiques du sein sont à peu près les mêmes dans toutes les observations. Au début, rien n'attire l'attention des malades. Elles s'aperçoivent par hasard qu'elles portent une petite tumeur mobile, indolente, n'adhérant ni à la peau, ni aux plans profonds. Elle est peu volumineuse, grosse comme un pois, comme une noisette ou, tout au plus, comme une noix. Bien alors ne permet de soupçonner un kyste, car la fluctuation n'est jamais signalée à cette époque; c'est un noyau dur, qui a même été comparé à de la pierre par E. Fischer (1); le plus souvent il est ferme et élastique.

L'accroissement se fait d'abord lentement, sans douleur. Dans l'observation de Malgaigne (2), la tumeur met six ans pour aller du volume d'un pois à celui d'un œuf de pigeon; dans le cas de Leleux (3), elle reste pendant dix-neuf ans stationnaire, grosse comme une noisette et elle ne commence à s'accroître que pendant la vingtième année.

La première période est donc remarquable par son indolence et l'absence de symptômes inquiétants. Aussi observe-t-on rarement les kystes hydatiques à cette époque. Mais, après un temps variable, — généralement plusieurs années — les symptômes changent. La

(1) E. FISCHER, *Deutsche Zeitschr. f. Chir.*, 1881.
(2) MALGAIGNE, *Gaz. des hôp.*, 1853.
(3) LELEUX, *Écho médical du Nord*, avril 1897

tumeur devient douloureuse ou au moins sensible et elle grossit assez
rapidement. En même temps, sa dureté diminue; elle est bientôt rénitente et souvent même fluctuante. Dans aucune observation on ne
signale le frémissement hydatique. Il est vrai que bien peu savent
le rechercher. Ce n'est pas en appuyant sur le kyste qu'on rend ce
phénomène évident ; mais en y appliquant plusieurs doigts et, en per-
cutant l'un d'eux, les autres doigts perçoivent un choc spécial et
caractéristique qui est le frémissement hydatique.

Cette deuxième période d'accroissement rapide et douloureux survient ordinairement sans cause appréciable. Cependant, dans l'observation de Bérard, le traumatisme semble avoir joué un rôle. Quant
à la grossesse, son action est inconstante. Elle paraît avoir été nulle
dans les cas de Mitchell Henry (1), de Leleux et de Bermond, tandis
que, dans celui de Goinard et Sergent, deux grossesses, postérieures
au début du kyste et terminées par des fausses couches, ont eu une
influence marquée sur le développement de la lésion.

La douleur qui survient à cette période est plus ou moins vive et
s'irradie fréquemment dans l'aisselle, dans l'épaule, dans le bras et
même jusque dans les doigts du même côté; elle s'accompagne
presque toujours d'une augmentation de volume et, lorsque les
souffrances se montrent par poussées successives, comme dans
l'observation de E. Fischer, on voit que la tumeur croît d'une façon
parallèle. C'est qu'elles ne sont pas dues à l'inflammation du kyste,
mais à son développement dans la glande même, qui résiste grâce
à la densité de son tissu ; c'est cette résistance à l'accroissement qui
fait souffrir les malades.

La douleur est très variable ; tantôt elle n'est qu'une simple gêne
assez vague, tantôt, au contraire, elle est très vive et oblige les malades
à réclamer une intervention. Dans un cas d'Astley Cooper (2), il y
avait une sensation de froid et des fourmillements le long du bras,
jusque dans les doigts.

En même temps, il se produit des adhérences vers les plans profonds
et vers la peau, qui prend l'aspect dit « en peau d'orange ». Le
mamelon est même quelquefois rétracté. Parfois, on a trouvé dans
l'aisselle des ganglions enflammés et douloureux.

Jusqu'ici le kyste n'a pas encore suppuré; il peut même s'ouvrir
avant que la suppuration ne survienne.

Mais, le plus habituellement, la tumeur s'infecte après quelques
poussées douloureuses. La sensibilité devient beaucoup plus vive,
surtout à la pression ; la peau rougit, s'œdématie, devient chaude,
tandis que des phénomènes généraux apparaissent. Rapidement la
peau enflammée s'amincit, s'ulcère, donnant issue à du pus phleg-

---

(1) MITCHELL HENRY, *The Lancet*, novembre 1861.
(2) ASTLEY COOPER, Œuvres chirurgicales. Traduction de Chassaignac et Richelot, 1837.

moneux, mêlé d'hydatides, de crochets ou de débris feuilletés de la paroi, rendant le diagnostic facile.

La poche reste ainsi fistuleuse pendant plusieurs semaines et même pendant plusieurs mois. Il existait, dans le cas de Goinard et Sergent, deux fistules purulentes datant d'un an, qui simulaient des ulcérations tuberculeuses à parois fongueuses.

L'*évolution* des kystes hydatiques du sein présente donc deux périodes : l'une à marche très lente et indolente ; l'autre à allure plus rapide et douloureuse. Si la seconde manque dans plusieurs observations, c'est que la durée de la première est quelquefois très longue et que la tumeur a été traitée et guérie avant qu'elle ne survienne. Ces kystes mettent plusieurs années à se développer : huit ans (Roux (1), Bermond) ; onze ans Bransby Cooper (2), Lauenstein) et même vingt ans (Leleux). Il est rare de les voir s'ouvrir spontanément quelques mois après leur début : onze mois (Birkett) (3) ; huit mois (Bérard). En moyenne l'évolution se fait en cinq ou six ans, d'après les cas que nous avons réunis.

Le *diagnostic* est très difficile, surtout chez les femmes à mamelles volumineuses ; il n'a jamais été fait qu'après une ponction exploratrice ramenant le liquide caractéristique ou bien, lorsque après ulcération, il s'est éliminé, par l'orifice, des hydatides ou des débris de poche. White (4) pensa à l'échinocoque, parce que, avant de traiter le sein atteint, il ouvrit au bras de la malade un kyste séro-purulent contenant une hydatide grosse comme une fève. Par contre, Gardner (5), chirurgien d'Australie, où le *tænia echinococcus* est si fréquent, soupçonna le diagnostic, mais u'osa l'affirmer chez une femme dont la bonne était soignée par lui pour un kyste hydatique du foie.

Cependant, comme le disait dans une de ses cliniques le professeur Duplay, en un point quelconque, lorsqu'on rencontre une tumeur à évolution chronique, peu douloureuse, à laquelle aucun des diagnostics des affections de la région ne s'applique, on devra toujours penser à un kyste hydatique.

Au début, si le kyste est petit, dur, on le confondra souvent avec des tumeurs bénignes solides du sein. La malade de Bansi avait été vue par Helferich qui crut à un adéno-fibrome séparé de la glande. On a dit que les tumeurs bénignes étaient plus irrégulières que celles à échinocoques. Mais on a vu ces dernières allongées, ou divisées en deux lobes et même tout à fait irrégulières, lobées et de consistance inégale (Goinard et Sergent).

(1) Roux, *Journ. gén. de méd. de Sédillot*, 1819.
(2) Bransby Cooper, *Guy's Hospital Reports*, octobre 1846.
(3) Birkett, *The Lancet*, mars 1867.
(4) White, *The Lancet*, vol. XXXVI, 1838-1839.
(5) W. Gardner, d'Adélaïde (Australie), *The Lancet*, 1878.

A une période plus avancée, lorsque la tumeur augmente et devient douloureuse, on la confondra avec un cancer au début, tant qu'il n'y aura pas de fluctuation. L'erreur a été faite par les meilleurs cliniciens : von Græfe (1), Le Dentu (2), Hoppner (3), etc. Dans les deux cas, on se trouve parfois en présence d'une tumeur à marche lente, adhérente à la peau et aux plans profonds, faisant corps avec la glande et même rétractant le mamelon, s'accompagnant de douleurs irradiées dans le plexus brachial et de ganglions axillaires. La ponction exploratrice permettra seule le diagnostic.

Un point du kyste devient-il fluctuant? On pensera à un cysto-sarcome (Lenzi), à un adéno-fibrome kystique (Lannelongue, de Bordeaux), à un fibrome kystique (Gardner), etc. Le diagnostic, même alors, est difficile à établir.

Si la poche est suppurée, on croira à un abcès froid enflammé ; mais on trouverait des points osseux malades sur les côtes ou sur le sternum, à moins que la tuberculose ne soit née sur place, ou dans la glande mammaire. Goinard et Sergent diagnostiquèrent une mammite chronique avec abcès, car la tumeur était apparue chez une jeune femme, pendant la lactation ; elle avait été influencée par deux grossesses successives et avait suppuré en s'accompagnant de ganglions.

Enfin, même en supposant établi le diagnostic de kyste hydatique, on se demandera si la tumeur s'est développée dans la glande ou bien dans le tissu cellulaire voisin, ou même si, née dans le thorax ou dans le foie, elle ne s'est pas frayé un chemin vers les parties superficielles de la poitrine.

Le *pronostic* semble bénin. Les kystes n'ont aucune tendance à se propager vers la profondeur ; car, comme le fait observer Landau, on peut poser comme une loi que les échinocoques s'étendent toujours du côté de la moindre résistance ; or, celle-ci est plus grande vers les côtes que vers l'extérieur.

Si les malades réclament une intervention, ce n'est pas seulement pour des raisons d'esthétique, mais encore parce que le sein malade devient souvent le siège de douleurs vives et que même l'état général est atteint chez quelques femmes, surtout si elles croient avoir un cancer.

Aussi est-on autorisé à recourir à un *traitement* opératoire à peu près sans danger.

La ponction simple est plutôt un moyen d'exploration, car le kyste se reproduit peu de temps après avoir été évacué. (A. Cooper, Brindel.)

L'incision simple est meilleure et donne des guérisons durables ; mais il faut attendre que toute la poche se soit éliminée par la sup-

(1) Von Græfe et Walther, *Journ. der Chir.*, 1825 (d'après Bansi).
(2) Le Dentu, *Gazette médicale de Paris*, 1873.
(3) Hoffner, *Petersburger medic. Wochenschr.*, 1881.

puration, ce qui est long. Pour se cicatriser, elle mit huit semaines dans l'observation de von Græfe. Si le kyste est suppuré, on le traitera comme un abcès et l'incision deviendra la méthode de choix.

Autrefois, on transperçait la paroi et l'on plaçait un séton ; ou bien, comme l'a proposé Dubrueil (1), on fait une petite incision exploratrice ; puis, grâce à une contre-ouverture, on traverse, avec un drain, le kyste de part en part. Mais ce traitement est long ; la malade de Dubrueil garda un pansement pendant quarante-cinq jours ; il est vrai que la cicatrice était insignifiante. La durée est quelquefois plus grande encore ; neuf mois après l'opération, la guérison n'était pas encore survenue chez la malade de Moutet (2) malgré les injections iodées qu'il avait jointes au séton. Aussi cette méthode est-elle rejetée.

Sans aller jusqu'à pratiquer l'amputation totale du sein, comme cela s'est fait plusieurs fois (Leleux, von Græfe et Walther, etc.), on préfère aujourd'hui enlever le kyste avec la partie glandulaire voisine ; la plaie étant suturée, la guérison a lieu par première intention en dix jours (Lenzi). Si la réunion se fait sans pus, la cicatrice est à peine visible.

Cette méthode vaut mieux que l'extirpation de la poche seule, plus logique, mais très difficile à cause des adhérences de la paroi du kyste et du tissu glandulaire enflammé. Ce dernier est dur, épaissi et forme une coque résistante qui ne se laisse pas rapprocher facilement par les sutures, après énucléation de la membrane hydatique.

Quant aux ganglions, on les laissera en place ; car ils sont enflammés et non dégénérés. Aussi le curage de l'aisselle, de règle absolue après l'amputation du sein pour cancer, doit être proscrit lorsqu'il s'agit d'un kyste hydatique.

2° **Parasites animaux divers.** — A côté des échinocoques, on a cité d'autres parasites de la mamelle ; mais certains faits auraient besoin d'être confirmés. Tel est le cas suivant rapporté dans le premier volume de la *Collection académique* (partie étrangère). Un homme, qui tirait le lait du sein de sa femme nouvellement accouchée, « vit un ver qui en sortoit à moitié et qu'il tira avec la main : cet animal avoit quelque chose du serpent, il étoit long d'environ quatre pouces, et de la grosseur d'un ver à soie médiocre : la couleur en étoit minime, il avoit un double rang de pieds sous le ventre, le corps paraissoit composé de petits anneaux contigus depuis la tête jusqu'à la queue, qu'il portoit relevée et fourchuë par l'extrémité. Il avoit sur la tête deux cornes aussi fourchuës, et faites comme les petites pattes d'une écrevisse. Il s'agitoit extrêmement quand on le touchoit, et quoiqu'il eut un grand nombre de pieds, il

(1) DUBRUEIL, *Soc. de chir. de Paris*, avril 1890.
(2) MOUTET, *Annales de la clin. de Montpellier*, 1856.

ne marchoit qu'en serpentant ». Avant l'issue du ver, cette femme avait eu des picotements dans le sein (1).

On doit plus de créance aux observations de *dragonneau* ou *ver de Médine*. On rencontre ces parasites surtout aux membres inférieurs ; cependant on les trouve sur les parois thoraciques. D'après Cézilly (2), deux dragonneaux, ayant séjourné longtemps sous une glande mammaire,.amenèrent des accidents locaux avec de la fièvre et de l'anxiété chez le malade qui en était atteint.

La larve, connue à la Guyane sous le nom de *ver macaque*, se localise dans diverses régions du corps, entre autres à la région mammaire. Elle détermine la formation d'une tumeur qui croît avec le parasite, mais qui ne dépasse pas le volume d'un gros furoncle. C'est avec cette dernière affection qu'on confond presque toujours la tumeur larvaire et l'incision au bistouri donne seule le diagnostic certain (3).

Parmi les faits moins rares et les parasites plus élevés, nous devons signaler le *sarcopte de la gale*. On le rencontre assez fréquemment sur le mamelon, surtout chez la femme ; il se manifeste sous forme d'eczéma. On a dit très justement : Pensez à la gale, s'il survient de l'eczéma du mamelon, en dehors de la lactation. Les sillons seront recherchés avec soin, car ils sont rudimentaires ; on les trouvera au voisinage du mamelon. Tantôt, l'affection est partielle et localisée au sein seulement ; tantôt, elle est générale et des traces du parasite se rencontrent ailleurs. Un fait digne d'être noté, c'est que souvent l'eczéma persiste encore, rebelle à tous les soins, longtemps après que le traitement a fait disparaître le sarcopte. Ces lésions parasitaires sont quelquefois la cause d'abcès de la région mammaire.

II. — PARASITES VÉGÉTAUX.

Actinomycose. — Parmi les parasites végétaux, l'actinomycose mérite seule une description. Cette affection, étudiée au tome Ier de ce Traité (4) passe pour rare, surtout dans sa localisation mammaire. W. Müller (5) l'a vue deux fois sur seize cas d'actinomycose. Peut-être la rencontrerait-on plus fréquemment si l'attention était attirée sur elle et si l'examen microscopique était fait dans tous les cas opérés sous le diagnostic de tuberculose.

Les vétérinaires savent aujourd'hui que, dans certains pays, l'actinomycose mammaire se rencontre souvent chez les animaux. En

(1) D. Hausmann, dans son travail (die Parasiten der Brustdrüse, 1874), a réuni des cas analogues.
(2) Cézilly, Thèse de Paris, 1858.
(3) Communication orale de Le Dantec (de Bordeaux).
(4) *Traité de chirurgie*, t. Ier, p. 379.
(5) W. Müller, Ueber Aktinomykose der Brustdrüse (*Munch. medicin. Wochenschr.*, décembre 1894).

trois mois, Rasmussen (1) l'a observée cinquante-deux fois chez le cochon et Jensen (2) la dit très fréquente chez la vache, en Danemark. Mais encore faut-il rechercher les grains jaunes caractéristiques, car macroscopiquement la maladie ressemble à la tuberculose.

Chez l'homme, la mamelle est prise de plusieurs façons. Ainsi, par exemple, l'actinomycose atteint quelquefois le poumon et de là, de proche en proche, gagne la paroi thoracique et envahit le sein. Illich (3), dans son travail sur l'actinomycose, a rassemblé cinquante-neuf cas de lésions primitives du poumon et a trouvé quatre fois la propagation à la région mammaire. Il s'agit là de complications de l'actinomycose pulmonaire et, bien que cliniquement le diagnostic exact soit difficile, nous laisserons ces faits de côté.

Mais il arrive aussi que la mamelle soit touchée sans que les lésions se continuent avec les organes voisins. Tantôt l'actinomycose envahit la glande d'emblée au début, tantôt au contraire elle se développe d'abord ailleurs et, de là, elle va coloniser dans le sein. Tel était le cas de Majocchi, cité par Illich, dans lequel le début s'était fait dans la mastoïde : il y avait eu une sorte de métastase dans le foie, le rein et la mamelle gauche.

Dans toutes les observations que nous avons réunies, la lésion s'était développée chez la femme, pendant la période d'activité de la glande. La malade la plus jeune avait vingt-deux ans et la plus âgée trente-cinq ans.

Les deux seins sont frappés avec une égale fréquence ; peut-être existe-t-il une légère prédominance pour le côté gauche ; nos cas sont trop peu nombreux pour l'affirmer. La malade de A. König et O. Israel avait des lésions bilatérales (4).

La *pathogénie* est plus intéressante. Si parfois la cause reste inconnue, elle est nette dans d'autres cas. Dans celui de Partsch (5), l'infection se fit par la plaie opératoire, pendant l'extirpation d'un carcinome du sein. Les deux observations de W. Müller ont-elles une cause analogue ? L'une de ses malades, jeune bonne de vingt-cinq ans, reçut d'un enfant un coup sur le sein gauche et eut un abcès. Celui-ci fut incisé, pansé avec des cataplasmes et guérit en peu de jours. Mais, après six semaines, une tumeur actinomycosique s'était développée. Il est possible, comme le dit l'auteur, que les cataplasmes aient servi de véhicule à l'infection. Pour l'autre malade, la pathogénie est plus complexe. Cette femme, âgée de trente-quatre ans, fut frappée

(1) RASMUSSEN, Ostertag, Handbuch der Fleischbeschau, 1892.
(2) JENSEN, *Jahresb. über die Leistungen auf dem Gebiete der Veterinarmedicin.* Jahrg. XIII, 1893.
(3) ILLICH, Beiträge zur Klinik der Atkinomykose. Wien, 1892.
(4) A. KÖNIG, Ein Fall von Aktinomyk. homin. Inaug. Dissert. Berlin, 1884, et O. ISRAEL, *Berlin. klin. Wochenschr.*, 1884.
(5) PARTSCH, *Deutsche Zeitschr. f. Chirurg.*, Bd XXIII.

violemment sur le sein droit, étant nourrice. Elle eut aussi un abcès qui fut ouvert et soigné non seulement par des cataplasmes de farine de lin, mais encore, sur l'avis de commères, avec des feuilles de lierre, de la mie de pain et enfin avec un emplâtre composé de blé écrasé mêlé de miel et d'huile de lin. Malgré ce traitement, elle guérit, demeura ainsi pendant deux mois, puis fut atteinte d'actinomycose. A un examen superficiel, il semble qu'il y ait eu, comme dans le cas précédent, infection par le pansement ; mais, en y regardant de plus près, Müller s'aperçut que les incisives de la malade étaient déchaussées et cariées et, examinant les dépôts jaunâtres du bord des gencives et des dents cariées, il reconnut des grains d'actinomycose. C'était donc un cas d'actinomycose latente, mais primitive, de la bouche, avec noyau secondaire dans la mamelle. Les cas déjà cités de Majocchi, de A. König et O. Israel avaient une origine analogue.

La campagnarde dont Ammentorp (1) a rapporté l'histoire s'était sans doute infectée en travaillant aux champs la poitrine nue.

Peut-être que le siège au voisinage du mamelon, noté dans la plupart des observations, indique la fréquence de l'infection par les conduits galactophores.

Mais la cause du mal n'est pas toujours facile à retrouver. La malade de Mac-Arthur (2) n'avait pas été à la campagne depuis quatre ans, lorsque la tumeur mammaire apparut.

Nous ne décrirons, dans l'*anatomie pathologique* de l'actinomycose, que ce qui intéresse la glande mammaire. Ce qui domine, c'est la sclérose du tissu glandulaire ; le sein, au voisinage des lésions, est transformé en un bloc fibreux ayant subi sur quelques points la dégénérescence graisseuse. Quant aux parois de la poche elle-même, elles sont recouvertes d'une membrane granuleuse, très adhérente aux plans sous-jacents, qu'on ne peut détacher à la curette. A sa surface, on trouve les grains jaunes si caractéristiques. Elle est très vasculaire et saigne assez abondamment pendant le grattage.

Cliniquement, le premier symptôme qui frappe les malades c'est une tumeur oblongue, dure, située dans la mamelle, souvent près du mamelon. D'abord à peine sensible à la pression, elle devient vite douloureuse et croît assez rapidement. Au palper, on sent une masse indurée, du volume d'une noisette à celui d'un abricot (Müller) ou même d'un gros œuf (Ammentorp), inséparable de la glande.

La peau devient en peu de temps adhérente, d'abord sans changement de coloration ; mais, elle rougit à mesure qu'elle est envahie davantage. Pendant longtemps, la tumeur reste libre sur le grand pectoral. Les ganglions axillaires sont tantôt sains (Müller), tantôt

(1) L. Ammentorp, *Centralbl. für Chir.*, 1894.
(2) L. Mac-Arthur, *The American gynæcological and obstetrical Journ.*, mars 1897.

engorgés (Ammentorp). Bientôt apparaissent sur le sein des signes manifestes d'inflammation ; la peau est rouge, chaude, doulou-reuse, se laisse perforer et il sort du pus actinomycosique avec ses grains jaunes caractéristiques. Il en résulte une fistule chronique ressemblant à celles qu'on rencontre dans la tuberculose, n'ayant aucune tendance à guérir et donnant issue à une petite quantité de pus mêlé quelquefois de sang.

De nouveaux trajets s'ouvrent sur d'autres points, à mesure que le mal s'étend.

La *marche* de la maladie est en effet envahissante ; le plus souvent, en deux ou trois mois, la tumeur est arrivée à la période de fistu-lisation. Mais elle gagne surtout vers l'extérieur et jamais, lorsque le début s'est fait dans la glande, on n'a constaté la propagation aux poumons ou même à la paroi thoracique. Mais la malade n'est pas à l'abri de foyers secondaires à distance, dans les divers organes.

Le *diagnostic*, toujours très difficile, n'a jamais été fait avant que l'issue de pus n'ait montré les grains jaunes actinomycosiques, à moins que la malade n'ait eu déjà ailleurs des lésions semblables donnant la signature de l'affection. A cette période, la confusion a surtout été faite avec la tuberculose ou la syphilis tertiaire. Ce n'est qu'en fouillant avec soin les antécédents qu'on éliminera ces diagnostics. On pourra s'appuyer sur la rapidité plus grande d'évo-lution et la douleur plus précoce et plus vive dans l'actinomycose.

Dans l'observation de A. König et O. Israel, la multiplicité des lésions fit penser à la morve.

Lorsque la tumeur est adhérente à la peau, on la confondra avec le cancer, car elle fait corps avec la glande, le mamelon souvent est rétracté et les ganglions axillaires peuvent être envahis. Ajoutons encore que les douleurs, l'évolution rapide et les noyaux secondaires plus ou moins éloignés aideront encore à l'erreur. Snow (1), chez une colporteuse de trente ans, avait cru à une tumeur maligne. La lésion s'était développée en sept mois et la glande mammaire indurée était adhérente au thorax ; il y avait un noyau secondaire dans l'omo-plate. A l'autopsie, il reconnut un foyer d'actinomycose pulmonaire primitif, ayant envahi la mamelle. Ammentorp extirpa la glande et les ganglions axillaires, parce qu'il avait porté le diagnostic de car-cinome.

La confusion avec une mastite sera d'autant plus facile que c'est parfois un traumatisme qui a déterminé la première manifestation. Une des malades de Müller était nourrice lorsqu'elle reçut un coup violent sur la glande.

Après l'ouverture spontanée, les trajets fistuleux pourront être rapportés à la tuberculose si l'examen microscopique du pus de la

---

(1) Snow, *Bril. med. Journ.*, 1891. Voyez aussi Guermonprez, L'actinomycose. Bibliothèque Charcot-Dehove.

fistule n'est pas fait. L'erreur existe même pendant l'opération, lorsqu'on a les pièces sous les yeux. W. Muller fait cependant remarquer que le développement exagéré du tissu conjonctif dans la tumeur, le grattage des granulations de la poche, plus difficile, l'hémorragie assez notable qui accompagne ce curettage sont trois bons signes qui feront rechercher l'*actinomyces* dans le pus ou les produits du grattage.

Enfin, le diagnostic d'actinomycose établi, on se demandera si la localisation mammaire est primitive; si elle n'est pas due à la propagation d'une lésion pulmonaire semblable et s'il n'existe pas ailleurs, du côté des dents surtout, une infection de même nature plus ou moins latente, ainsi que l'a observé Muller.

Le *pronostic* est sévère, car l'actinomycose est une maladie grave, rapidement infectante ; elle frappe des organes importants. Reconnue à temps, lorsqu'elle est encore localisée à la mamelle, une opération radicale peut en débarrasser pour toujours.

Aussi le *traitement* est-il important à connaître.

L'iodure de potassium, vanté contre l'actinomycose, ne l'a pas toujours enrayée au sein. La malade de Mac-Arthur avait pris ce médicament à haute dose, sans résultat.

Aussi, sans perdre trop de temps au traitement médical, on aura recours à une intervention sanglante. Enlèvera-t-on seulement la tumeur en dépassant les limites du mal ou bien sacrifiera-t-on la glande entière? Cette dernière opération, préconisée par W. Muller, est rationnelle, car l'actinomycose pousse des prolongements dans tous les sens et le mal est toujours plus étendu qu'on ne l'avait pensé. D'ailleurs ne voit-on pas souvent une intervention moins radicale être suivie de récidive? Aussi croyons-nous l'amputation légitime. On pourra se dispenser de toucher aux ganglions de l'aisselle dont l'engorgement semble surtout inflammatoire.

Mais, si la lésion paraît limitée, il suffira d'une intervention moins radicale, à condition d'enlever tous les tissus suspects, d'en dépasser largement les limites et de couper en plein dans la glande saine. Comme Mac-Arthur l'a fait, il sera bon de cautériser au thermocautère la surface de section ; comme lui, on pansera la plaie à la gaze iodoformée, puisqu'il prétend que l'iodoforme empêche le développement de l'*actinomyces*. Après l'opération, on surveillera la malade et, à la moindre repullulation, on sera prêt à une nouvelle intervention, si la poussée nouvelle ne cède pas rapidement à des lavages phéniqués, à l'iodoforme et à l'iodure de potassium à l'intérieur.

VII

TROUBLES NERVEUX

Les troubles nerveux de la région mammaire sont *vasculaires* ou *sensitifs*. On les rencontre chez les hystériques et, bien que leur étude appartienne plutôt à la pathologie interne, il est indispensable que le chirurgien les connaisse à fond, afin de les dépister, car ils simulent des affections diverses du sein.

Troubles vasculaires. — Ces accidents peuvent se présenter sous deux formes différentes. Tantôt il s'agit d'un *écoulement de sang* par les mamelons, tantôt d'une *hémorragie spontanée* apparaissant sous la peau du sein.

ÉCOULEMENT SPONTANÉ DE SANG PAR LES MAMELONS. — Bien que ces faits aient été niés, ils semblent bien exister sans néoplasme glandulaire. Récemment Chipault (1) en publiait une observation. Sa malade, hystérique avérée, avait présenté non seulement une hémorragie mammaire, mais encore des épistaxis, des hématémèses et des hémorragies par l'oreille gauche.

Souvent l'affection guérit par un traitement qui ne paraît agir que par suggestion. C'est ainsi, par exemple, qu'Amatus Lusitanus cite le cas d'une femme qui, après ses couches, ne vit plus ses règles pendant quelque temps; puis le sang revint abondamment par les mamelles. Une saignée de la saphène au pied amena la guérison. Dans plusieurs observations, comme dans la précédente, il y a une sorte de balancement entre l'écoulement des règles et l'hémorragie mammaire. A. Paré nous dit qu' « une femme de Chasteaudun rend ses menstrues par les mamelles avec telle quantité que tous les mois elle gaste trois ou quatre serviettes ». Panarolus, Van der Wiel ont rapporté des cas analogues.

La suractivité fonctionnelle peut aussi amener un écoulement de sang par le mamelon. Tel était le cas de la malade de Musa Brassavole qui allaitait deux jumeaux vigoureux, dont les succions répétées produisirent le phénomène.

Qu'on ne nous accuse pas de ne citer que des faits anciens. Les auteurs plus récents en ont aussi rapporté des exemples bien observés. Nous avons déjà signalé le cas de Chipault. Il existe d'ailleurs des observations absolument incontestables et très complètes.

La malade de Pinel (2), hystérique depuis l'âge de onze ans, avait

---

(1) CHIPAULT, Un cas d'hémorragie hystérique du sein (*Presse médicale*, 1896).
(2) PINEL, *Dict. des sciences médicales*, art. HÉMATÉMÈSE, t. XX, 1817.

eu d'abord des hématémèses. Ses règles s'étant supprimées, « ses jambes deviennent enflées, se couvrent de vésicules et, pendant six mois, le sang sort par ces petites tumeurs ». Le bras gauche se tuméfie à son tour, présente les mêmes phénomènes, tandis que les jambes guérissent. Puis, à la suite d'une piqûre du pouce gauche, les menstrues s'écoulent pendant six mois par cette petite ouverture. C'est ensuite par l'angle nasal et par le milieu de la paupière que se fait l'hémorragie, dès que celle-ci cesse par le pouce ; bientôt après, c'est par le nombril, la malléole interne, l'oreille. Enfin, pendant trois périodes menstruelles, l'écoulement insolite se produit par le sein gauche.

Dans le cas de Magnus Hüss (1), l'hémorragie avait lieu surtout par les régions couvertes de poils : la tête, les cils, le pubis. Le sang filtrait aussi de quelques poils autour du mamelon gauche.

Ces malades étaient des hystériques. Chez celles-ci, les exsudations sanguines « se produisent de préférence dans les régions cutanées, riches en follicules pileux (cuir chevelu, aisselle, pubis) ou en orifices glandulaires (pulpe des doigts, paume de la main) ou à la fois en follicules et en orifices glandulaires (mamelon) » (Gilles de la Tourette). Comme l'a dit Magnus Hüss, « la couleur du sang est toujours d'un rouge clair fort prononcé, semblable à du sang artériel ». Sa quantité est très variable.

Le diagnostic de l'hémorragie hystérique du sein offre parfois des difficultés. On se souviendra que ce phénomène ne se présente que chez des hystériques. Si les symptômes d'hystérie ne sont pas nets, on pensera plutôt au début d'un épithélioma endocanaliculaire.

L'observation si complète de Magnus Hüss n'a pas été décrite par l'auteur comme un cas d'hémorragie hystérique, mais comme appartenant à l'hémophilie. Cette dernière affection peut en effet donner lieu à une hémorragie par le mamelon ; pour établir ce diagnostic, on devra rechercher les symptômes propres aux hémophiles : hérédité, hémorragie très grave pour des plaies insignifiantes, douleurs articulaires, etc.

Nous n'insisterons ni sur le pronostic, ni sur le traitement de l'hémorragie hystérique du sein, qui n'offrent rien de spécial et qui se confondent avec le pronostic et le traitement de l'hystérie.

ECCHYMOSE SPONTANÉE DE LA MAMELLE. — La plupart des auteurs classiques rangent cette affection parmi les lésions traumatiques. Or, ce qui la distingue, c'est justement sa spontanéité. Aussi avons-nous cru devoir la placer à part et plutôt à côté de la mastodynie.

A. Cooper (2), qui le premier a décrit des faits de ce genre, ne dit-il pas que cette ecchymose spontanée, qui coïncide avec « la

_____

(1) MAGNUS HÜss, *Archives de médecine*, août 1857, et *Gazette médicale de Paris*, 1859.

(2) A. COOPER, *loc. cit.*

névralgie de la mamelle, consiste dans une tache semblable à celle
que produirait une contusion; elle survient à chaque menstruation, elle est le siège d'une vive douleur et d'une sensibilité exquise
à la pression »?

Peut-être quelques observations devraient-elles être rangées parmi
les contusions passées inaperçues chez des sujets hémophiles.

Pour Delbet, il s'agirait le plus souvent d'une menstruation vica-
riante ou d'une exagération de la congestion physiologique des
seins à l'époque menstruelle.

Mais il est incontestable que c'est presque toujours chez des
femmes hystériques qu'on rencontre cette affection. Ce sont des
ecchymoses spontanées semblables à celles qui se produisent souvent en des points divers des téguments de ces malades. Elles sont
bien connues des neurologistes et récemment Halipré (de Rouen) en
faisait le sujet d'un mémoire dans la *Normandie médicale*. On les
voit naître soit sous l'influence d'un traumatisme insignifiant, soit au
moment d'un accès, ou bien encore par le seul fait de la suggestion;
quelquefois même elles apparaissent sans cause. Ces troubles appartiennent, comme ceux du chapitre précédent, au groupe des faits
étudiés par Gilles de la Tourette (1) sous le nom de *diathèse vaso-
motrice*. Ils sont parfois héréditaires.

Quelle que soit la pathogénie invoquée, on observe les ecchymoses spontanées soit chez des jeunes filles chlorotiques, soit aux
environs de la ménopause (Velpeau). Fréquemment, elles coïncident
avec des troubles de la menstruation. C'est d'ailleurs à l'époque des
règles qu'on les voit survenir.

C'est une maladie moins exceptionnelle qu'on ne l'a dit et
mieux connue des neurologistes que des chirurgiens. Son principal
symptôme est l'ecchymose. Elle se présente sous forme d'un épau-
chement sanguin sous-cutané plus ou moins foncé, plus ou moins
étendu, accompagné dans les régions voisines de taches de même
nature plus petites. Ces taches ont été comparées à l'ecchymose
qui succède à une application de sangsue ou à la saignée. Mais elles
peuvent être plus étendues et très foncées.

La douleur existe au niveau de la plaque ecchymotique; souvent
elle est spontanée, mais quelquefois elle ne se rencontre qu'à la
pression; le point où s'est fait l'extravasation sanguine est, en effet,
toujours plus sensible que les régions voisines.

Le plus fréquemment, la glande mammaire elle-même est libre et
ne présente rien d'anormal. Cependant A. Cooper a vu chez une
malade une augmentation notable du volume de la mamelle coïncider avec l'ecchymose. C'est là, nous le verrons, un signe ordinaire
du sein hystérique.

(1) GILLES DE LA TOURETTE, Contribution à l'étude des ecchymoses spontanées et
de l'état mental des hystériques (*Nouv. Iconog. de la Salpêtrière*, t. III, 1890).

L'affection est peu grave et, abandonnée à elle-même, elle disparaît du quinzième au trentième jour, sans laisser aucune trace. Mais il faut savoir qu'elle peut reparaître aux époques menstruelles suivantes.

Le diagnostic est le plus souvent facile. Il suffira d'être sûr que l'ecchymose n'a succédé à aucun traumatisme. Presque toujours elle surviendra pendant une époque menstruelle, soit avec des règles normales, soit plutôt avec des troubles dysménorrhéiques.

On devra se méfier des traumatismes légers, pouvant passer inaperçus, suffisants cependant pour amener une ecchymose au niveau de la peau fine du sein de certaines femmes. On recherchera aussi si le sujet n'est pas hémophile.

Quant au traitement, on se souviendra que ces lésions sont peu graves et qu'elles disparaissent spontanément. P. Delbet conseille la compression et quelques onctions calmantes, s'il y a de la douleur.

On soignera surtout la cause de la maladie, c'est-à-dire l'hystérie. On donnera des toniques, du fer, du quinquina. On y joindra même l'hydrothérapie. Enfin, si l'ecchymose coïncide avec des troubles menstruels très marqués, c'est vers la régularisation des règles que sera dirigé le traitement.

Troubles sensitifs. — Nous avons déjà vu, à propos de la syphilis mammaire, que, chez les femmes hystériques, le sein pouvait être atteint d'anesthésie. Ces faits intéressent plutôt le médecin que le chirurgien; nous n'y insisterons pas.

Mastodynie. — Nous étudierons surtout ici les troubles nerveux désignés sous le nom de *mastodynie* et qui se présentent en clinique sous des aspects divers.

Dans une première forme, on est en présence de femmes hantées par la crainte du cancer du sein et qui, s'examinant chaque jour, finissent par se suggestionner et par sentir une tumeur dans leur mamelle. C'est la *tumeur fantôme*. Il suffit d'une recherche un peu attentive, en palpant la glande à plat sur la paroi thoracique, pour se convaincre que le néoplasme n'existe que dans l'imagination des malades.

Dans un deuxième cas, il existe une tumeur; mais celle-ci s'est développée sur un terrain nerveux, irritable, et cause des douleurs plus vives que ne le comporte la lésion. C'est la *tumeur irritable du sein* décrite par A. Cooper et étudiée par P. Broca. Le néoplasme peut être de diverse nature. Quelquefois on trouve un tubercule sous-cutané extrêmement sensible, dont les douleurs s'irradient dans toute la glande. Souvent ce sont des noyaux de mammite chronique disséminés dans le sein. « Ces faits, dit Pierre Delbet, ne sont pas rares, et je ne suis pas éloigné de croire que la plupart des cas de mastodynie se rattachent à des mastites chroniques. » Nélaton en aurait observé des cas chez l'homme. D'autres fois, il existe une tumeur mammaire, un véritable néoplasme. C'est une gomme syphilitique, un kyste hydatique, un cancer, etc. Nous avons opéré, il y a plus d'un an, une femme très nerveuse atteinte d'une tumeur du volume d'une noix, développée assez vite en plein tissu mammaire. Le néoplasme s'était accompagné dès le début de douleurs très vives, irradiées dans l'épaule et le bras. Nous avions porté le diagnostic de carcinome, qui fut vérifié par l'examen histologique. Or, après l'opération, malgré une réunion parfaite, les douleurs persistèrent, très vives, survenant par accès et irradiées, comme autrefois, dans le bras et l'épaule. Un de nos confrères avait pensé à une récidive trois mois après notre intervention; mais actuellement, un an après cet examen, l'état local et l'état général sont restés parfaits.

Une tumeur, ou plutôt une tuméfaction, peut-elle se produire sous la seule influence de l'hystérie? Fowler (1) en a rapporté des exemples. Parmi les sept malades que cite cet auteur dans son mémoire, plusieurs furent vues par des chirurgiens célèbres qui crurent à une tumeur maligne et proposèrent l'amputation. Cependant toutes guérirent par un traitement psychique.

La troisième forme est connue sous le nom de *sein hystérique* ou *mamelle irritable*. Connue par Willis, Frédéric Hoffmann, Pomme, Watson, son étude a été faite surtout par A. Cooper et Brodie, et plus récemment par Connard (2). Mais c'est dans les travaux de Gilles de la Tourette qu'on en trouve la description (3). Il ne s'agit plus d'une tumeur limitée siégeant dans la glande. S'il y a tuméfaction, tout le globe mammaire y participe. Le symptôme saillant, c'est l'hyperesthésie de la peau du sein, bien plus manifeste si la pression est légère que si elle est large et profonde. Cette sensibilité mammaire, bien que constante, présente cependant des périodes d'exacerbation survenant sous des influences diverses telles que : pressions sur le sein, émotions, etc. « Au moment où, sous l'action de ces diverses causes, s'exalte la zone de la région mammaire, le ou les seins, nous avons vu combien la bilatéralité est rare, deviennent spontanément le siège de picotements, d'élancements parfois très douloureux, à caractère névralgique. La mamelle se tuméfie, le mamelon s'érige, l'organe tout entier augmente dans des proportions considérables qui peuvent en doubler le volume, sinon plus. Souvent la douleur ne reste pas localisée; outre les phénomènes qui l'auront propagée : sensation de strangulation, troubles céphaliques, etc., elle irradie, comme l'avait vu Brodie, du côté de l'aisselle, du

(1) FOWLER, Neurotic tumors of breast (*New York neurolog. Soc.*, janvier 1890, et *Medical Record*, février 1890).

(2) CONNARD, Du sein hystérique; étude sur le gonflement douloureux du sein chez les hystériques, thèse de Paris, 1876.

(3) GILLES DE LA TOURETTE, Le sein hystérique et les tumeurs hystériques de la mamelle (7e *Congrès de chirurgie*, 1893). — *Traité clinique et thérapeutique de l'hystérie*, t. II, Paris, Plon et Nourrit, 1895. — Le sein hystérique (*Nouv. Iconog. de la Salpêtrière*, 1895).

rachis, s'unissant aux phénomènes douloureux partis d'autres zones hystérogènes de voisinage, qui s'exaltent pour leur propre compte. C'est ainsi qu'elle peut s'accompagner des symptômes de l'angine de poitrine hystérique ainsi que l'a noté Le Clerc. » (Gilles de la Tourette.)

Au début, le gonflement ne dure que pendant le paroxysme; mais, après plusieurs accès, surtout si ceux-ci sont fréquents, il persiste en dehors des crises, mais à un degré moindre. La coloration des téguments est très variable. Tantôt il n'y a pas de changements dans l'aspect de la peau, tantôt, au contraire, il y a des troubles vaso-moteurs, « qui vont de la congestion simple à l'œdème blanc, rouge ou violet ».

Chez ces malades, le sein est une zone hystérogène.

La marche du sein hystérique est irrégulière ; elle présente des périodes d'augment et de déclin. L'affection dure d'autant plus longtemps qu'on s'en préoccupe davantage. Watson a dit très justement : « Un médecin timide et sans expérience ne fait qu'aggraver le mal en prescrivant des sangsues et des cataplasmes et en examinant à chaque visite le sein, y fixant par ce procédé toute l'attention de la malade qui redoute un cancer. »

Parmi les complications possibles du sein hystérique, signalons l'ulcération simulant une tumeur maligne, dont il existe deux exemples anciens rapportés par Carré de Montgeron (1). On peut en rapprocher un cas analogue de Senger (2).

L'*étiologie* de toutes ces formes de troubles nerveux du sein est la même. C'est toujours chez des femmes, hystériques avérées, qu'on les rencontre; toujours celles-ci ont été en rapport avec des amies, des parentes, atteintes de cancer du sein ; il y a eu « contagion nerveuse ». On devra savoir aussi que très souvent, chez ces malades, on trouvera des troubles du côté des organes génitaux : lésions inflammatoires de l'utérus ou des annexes, dysménorrhée, zones hyperesthésiques du vagin ou du col utérin, grossesse au début, ménopause, etc. Une malade de Pierre Delbet vit ses crises mammaires apparaître trois mois après une double ablation des annexes pour salpingite, opération qui avait laissé des adhérences douloureuses des pédicules salpingiens à la cicatrice. Ces faits n'ont pas lieu de nous étonner ; on sait, en effet, combien la glande mammaire et l'utérus ont des rapports physiologiques connexes. D'ailleurs, il n'est pas rare de voir les crises douloureuses de la mastodynie coïncider avec la période menstruelle et disparaître avec elle.

---

(1) Carré de Montgeron, La vérité des miracles... Miracle opéré sur Anne Augier, rongée depuis sept ans par un cancer au sein qui s'était ouvert depuis trois ans. 1re démonstration. — Miracle opéré sur une demoiselle Coirin, pourrie depuis 1716 par un cancer au sein gauche. 7e démonstration, t. I, Cologne, 1745.

(2) Senger, *XXIe Congress. des deutsch. Gesellsch. f. Chirurg.*, juin 1892, et *Deutsche med. Wochenschr.*, août 1892.

Le *diagnostic*, souvent facile, nécessitera dans quelques cas un examen minutieux.

S'agit-il d'une tumeur fantôme ? On aura soin de palper le sein à plat, d'écraser en quelque sorte la glande contre la paroi thoracique. On verra ainsi que ce que la malade prenait pour une tumeur n'est le plus souvent que quelques lobules perceptibles d'une glande mammaire saine et bien développée.

Mais, s'il y a nettement une tumeur, l'embarras sera plus grand.

Deux cas peuvent se présenter. D'abord une tumeur quelconque, un carcinome par exemple, s'est développée chez une femme hystérique. On devra faire la part de ce qui revient au néoplasme et à l'élément nerveux, car, chez cette malade, la lésion évoluera parfois avec des signes rappelant la mastodynie. Le diagnostic sera d'autant plus embarrassant que, dans la seconde forme, on sera en présence de tumeurs purement nerveuses, guérissant par la suggestion seule, ainsi que Fowler en a rapporté des observations. Des amputations ont été faites pour des cas de ce genre par des cliniciens consommés. C'est dire combien un tel diagnostic est difficile. Il le sera encore davantage si la tuméfaction s'ulcère, ce qui est rare.

Nous distinguerons encore de la mastodynie les observations de névralgie intercostale s'accompagnant de douleurs dans le sein. Les faits de ce genre existent, mais, loin de prétendre, comme Valleix et Lechat (1), que la mamelle irritable n'est qu'une forme de névralgie intercostale, nous l'en séparerons complètement et nous ferons remarquer combien ces cas sont exceptionnels. Cependant il y en a des observations incontestables (Kirmisson). On retrouvera alors les points douloureux classiques sur le trajet des nerfs atteints.

Nous n'insisterons pas sur le diagnostic du fibrome sous-cutané douloureux qui se présente ici avec ses symptômes propres. Son étude a été faite dans le tome I.

Si l'on tient compte de la ténacité et de la longue durée des accidents nerveux du sein, le *pronostic* doit être considéré comme grave, surtout si les crises sont très douloureuses et très fréquentes. « Certaines malades arrivent à tout craindre, à ne plus oser remuer. Il en est qui perdent le sommeil, qui maigrissent, dont la santé s'altère, sous l'influence de cet état d'angoisse permanent. » (P. Delbet.)

Aussi ces malades viennent-elles consulter, réclamant à tout prix qu'on les débarrasse de leurs souffrances. Malheureusement le *traitement* offre peu de ressources.

A-t-on affaire à une tumeur fantôme ? La persuasion arrivera parfois — nous ne disons pas toujours — à convaincre la malade de l'inanité de ses craintes. Dans un cas de ce genre, chez une femme albuminurique, nous ne sommes arrivés à la tranquilliser qu'en nous

---

(1) LECHAT, De la névralgie de la mamelle, thèse de Paris, 1859.

entendant avec un confrère pour lui persuader, chacun séparément, qu'il y avait antagonisme absolu entre l'albuminurie et le cancer.

S'il existe une tumeur, doit-on opérer ? Oui, si la tumeur par elle-même exige une intervention, mais on se souviendra que, chez une malade très nerveuse, les douleurs pourront persister encore, lorsque la glande elle-même aura été enlevée.

La tuméfaction est-elle due à un noyau de mastite ? On aura recours à la compression, parfois avec succès.

Mais, dans tous les autres cas (tumeur nerveuse, sein hystérique), on devra s'abstenir de tout traitement chirurgical ou même local.

Le séton, autrefois en faveur, les incisions sous-cutanées de Rufz sont aujourd'hui justement abandonnés. L'extirpation totale de la glande, qui, d'après Connard, aurait donné un succès à Boyer, n'amène le plus souvent aucun résultat. On rejettera aussi les autres traitements : « applications locales variées, compression élastique, qui ne conduisent en somme qu'à fixer de plus en plus cette manifestation d'ordre psychique qui doit, de ce chef, être traitée par des procédés tout à fait différents de ces excitations localisées ». (Gilles de la Tourette.)

Peut-être pourrait-on faire exception pour l'électrisation galvanique du sein, qui semble avoir donné à Wood (1) de bons résultats. De même encore, s'il existe des lésions inflammatoires du côté des organes génitaux, on dirigera d'abord contre elles un traitement approprié qui suffira quelquefois à faire cesser les douleurs mammaires.

Mais, le plus souvent, le traitement sera plutôt médical que chirurgical et c'est par des moyens psychiques (suggestion à l'état de veille ou de sommeil) qu'on obtiendra les meilleurs résultats. Weir Mitchell conseille, dans le même but, le changement de milieu et les voyages.

VIII

TUMEURS DE LA GLANDE MAMMAIRE

Nous n'étudierons que les tumeurs nées primitivement dans la glande elle-même. Nous renvoyons au chapitre suivant la description des tumeurs conjonctives pures (fibromes, sarcomes, etc.). « Autour des acini, dit en effet P. Delbet (2), on trouve une zone de tissu conjonctif assez délicat, généralement ordonné en strates concentriques. On peut l'appeler tissu conjonctif périacineux. Entre les acini il

(1) Wood, *Philad. med. Times*, 1882.
(2) Voy. t. Ier de ce Traité, p. 509.

existe, au contraire, un tissu conjonctif plus grossier sans disposition architecturale particulière qu'on peut appeler tissu interacineux. C'est ce dernier qui est l'origine des tumeurs conjonctives vraies. Aussi ces tumeurs repoussent-elles, en se développant, les éléments glandulaires à la périphérie. Au contraire, dans les adénomes, c'est le tissu périacineux qui s'hypertrophie en même temps que l'élément épithélial. Aussi trouve-t-on au centre des noyaux fibreux des éléments glandulaires plus ou moins altérés... »

On nous objectera que cliniquement les tumeurs conjonctives vraies ressemblent absolument à celles de la glande. Mais histologiquement leur limitation nous a paru assez nette pour les placer dans les tumeurs de la région mammaire de façon à étudier avec plus de clarté le groupe des tumeurs glandulaires proprement dites. D'ailleurs, elles sont rares.

A l'encontre des *tumeurs malignes épithéliales*, qui forment une espèce parfaitement définie, les autres tumeurs du sein « ne présentent jamais de types purs ; on y trouve toujours deux espèces d'éléments : les uns conjonctifs, les autres glandulaires ». Quel est celui des deux qui est le premier frappé ? La question reste toujours pendante et l'accord n'est pas encore fait entre les partisans de la doctrine de l'*adénome* et ceux qui admettent l'*origine conjonctive* des tumeurs bénignes.

La solution de ce difficile problème semble toutefois avoir été résolue par Pierre Delbet, qui, après avoir étayé son argumentation sur l'anatomie et la clinique, s'est nettement prononcé en faveur de la théorie glandulaire. Pour lui, le premier élément qui prolifère est l'acinus ; il y a *adénome* ou plutôt *acinome* ; mais ce n'est point là un type de tumeur capable d'être individualisé, car il ne s'agit jamais d'un type pur. « C'est plutôt un stade, une phase destinée à subir des modifications ultérieures et à évoluer suivant deux types différents : suivant le type épithélial, par prolifération et modification des cellules de l'épithélium ; suivant le type conjonctif, par prolifération du tissu conjonctif périacineux. »

Cette évolution selon divers types nous amène à décrire : 1° des *tumeurs adéno-conjonctives* ; 2° des *tumeurs épithéliales*.

Les premières se subdivisent elles-mêmes en deux grandes variétés, selon que le processus évolue vers le type fibreux : *adéno-fibrome*, ou le type embryonnaire : *adéno-sarcome* ou le type muqueux : *adéno-myxome*.

TUMEURS ADÉNO-CONJONCTIVES

Virchow a distingué dans la mamelle deux variétés de fibromes et de sarcomes : la *forme diffuse* et la *forme circonscrite*.

Cette division ne mérite d'être conservée qu'en ce qui concerne les fibromes et peut-être les myxomes — tumeurs très rares — car les sarcomes n'ont, dès le principe, aucune tendance à l'envahissement des tissus. Ce sont des néoplasmes primitivement encapsulés et qui ne deviennent diffus que dans les phases ultimes de leur évolution.

Tumeurs adéno-conjonctives diffuses. — Adéno-fibromes diffus ou Hypertrophie générale de la mamelle. — Cette variété de fibromes a reçu de Virchow le nom de *tumeur éléphantiasique* de la mamelle. Jusqu'ici les auteurs classiques ont rangé cette affection parmi les tumeurs ; P. Delbet seul en a fait une anomalie acquise, car elle n'a pas, pour lui, les caractères des néoplasmes. Elle constitue une hypertrophie véritable, analogue à celles qu'on a observées sur les membres ou sur les segments de membre.

Les *caractères anatomo-pathologiques* que nous avons relevés avec soin dans les observations nous empêchent d'adopter une semblable modification. En voici tout d'abord l'exposé.

Les seins offrent les plus grandes variations de forme et de volume. Arrondis et fermes au début, ils sont plus tard flasques et pendants. Ils tendent à se pédiculiser et finissent par gagner l'ombilic, les épines iliaques, la région pubienne.

Leur grosseur et leur poids sont parfois considérables. Les mamelles d'une jeune femme de vingt-deux ans, observée par Monod (1), étaient si développées qu'elles mesuraient 86 et 89 centimètres et le diamètre de l'aréole était de 14 centimètres. Ces dimensions ont même été dépassées. Le poids est en proportion de ces chiffres. Manec (2) a enlevé deux mamelles pesant 15 et 16 livres, Huston (3) parle d'un sein dont le poids était de 20 livres ; Skuhersky (4) de 19 livres viennoises, et Hunter Lane (5) de 30 livres. D'après la statistique de Puech, le poids oscille généralement entre 4 et 15 kilogrammes.

Toute la glande est entourée par une enveloppe fibreuse d'épaisseur variable. C'est tantôt un mince feuillet qui s'enlève facilement, tantôt une coque plus épaisse, résistante, qui rappelle parfois la consistance lardacée.

Au-dessous, on voit les lobes de forme et de grandeur différentes,

---

(1) Monod *in* Romec, De l'hypertrophie générale de la glande mammaire chez la femme dans le cours de la grossesse, thèse de Paris, 1881.
(2) Manec, *Gaz. des hôp.*, 1859, n° 12.
(3) Huston, *The Amer. Journ. of med. science*, t. XIV, 1834.
(4) Skuhersky, Énorme hypertrophie. Beider Brüste *in Weitenweber's neue Beiträge zur med. und Chir.* Prague, 1841.
(5) Hunter Lane, *Schmidt's Jahrbuch*, 1835, p. 171.

circonscrits par une membrane fibreuse et isolés les uns des autres.

A la coupe, on retrouve ces masses lobaires dont le volume atteint jusqu'à la grosseur du poing ; leur tissu est blanc, élastique et leur consistance n'est pas partout la même. Les uns sont durs et ne se laissent pas écraser par la pression du doigt ; d'autres sont moins résistants.

En sectionnant une mamelle qu'il avait enlevée, Demarquay (1) constata que l'aspect était blanchâtre, granuleux, graissant peu l'instrument tranchant. Ces granulations étaient parcourues de petits canaux dont la surface interne était lisse, polie, humectée par un liquide onctueux. Elles formaient des culs-de-sac plongeant dans la gangue fibreuse. Dans deux ou trois lobes, l'élément glanduleux existait encore, mais en moins grande abondance ; il n'y avait plus que quelques granulations blanchâtres, perdues dans une graisse jaunâtre parcourue par des bandes fibreuses. Les lobes, de cousistance dure, présentaient à la coupe une surface unie, presque lisse ; *leur aspect rappelait tout à fait celui des tumeurs dites fibreuses.*

Parfois, il n'y a pas trace de canaux galactophores ; dans d'autres cas, au contraire, ces conduits acquièrent un volume considérable. A la section d'une mamelle hypertrophiée après deux grossesses, Lotzbeck (2) trouva un abondant stroma fibreux, parsemé d'acini s'ouvrant par des conduits extrêmement longs dans les gros canaux galactophores. Ceux-ci étaient si volumineux, chez une jeune fille de dix-sept ans opérée par Manee, que leur cavité recevait le petit doigt ; « ils étaient remplis, par place, d'un liquide séro-muqueux et dans d'autres lieux de véritable lait ». Il n'est pas rare de rencontrer des kystes tantôt nombreux et petits, tantôt volumineux et plus rares « pouvant contenir plusieurs centaines de grammes de liquide ».

Les veines sont élargies, tandis que les artères sont normales (Labarraque) (3). Skuhersky a signalé la dilatation lymphatique.

Les caractères *microscopiques* des lésions varient avec le degré d'évolution de la maladie et les portions de tissus examinées. Dans le cas de Demarquay, dont nous avons déjà parlé, deux fragments étaient en grande partie constitués par de superbes vésicules adipeuses ; à part deux ou trois autres îlots qui renfermaient du tissu mammaire normal, tout le reste offrait une structure identique et était formé de tissu fibreux à différents états.

P. Coyne (4) nous a obligeamment montré les coupes d'une mamelle hypertrophiée enlevée par Lanelongue (de Bordeaux) (fig. 13, 14, 15 et 16). Sur les parties les plus récemment atteintes,

(1) DEMARQUAY, *Gaz. méd. de Paris*, 1859.

(2) LOTZBECK, *Schmidt's Jahrbuch*, t. CVI, 1860.

(3) LABARRAQUE, Étude sur l'hypertrophie générale de la glande mammaire chez la femme, thèse de Paris, 1875.

(4) P. COYNE in F. CHAUVIN, Recherches sur l'origine des vaisseaux lymphatiques dans la glande mammaire, thèse de Bordeaux, 1897.

on assistait à la pénétration des tractus fibreux dans l'intérieur du pannicule adipeux interlobulaire ; les artérioles et les vésicules qui traversaient ces lobules adipeux avaient leurs parois plus épaisses ; elles étaient entourées d'éléments leucocytiques ; le vaisseau lymphatique, qui les accompagnait, était dilaté.

Les vésicules adipeuses étaient plus volumineuses qu'à l'état normal et les cloisons qui les séparaient étaient élargies par places.

A un degré plus avancé, on apercevait des groupes de huit à dix vésicules adipeuses, séparées les unes des autres par des masses de

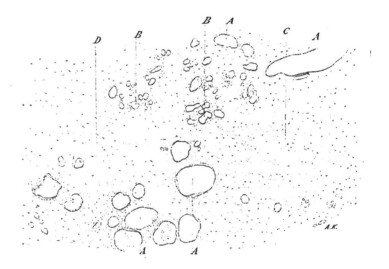

Fig. 13. — A A, kystes adultes; B B, kyste en voie de formation avancée ; C, tissu cellulo-adipeux traversé par des bandes de tissu conjonctif à divers stades d'évolution. (Préparation de P. COYNE.)

tissu conjonctif sclérosé, dans lesquelles apparaissaient les coupes des vaisseaux artériels et veineux à parois très épaisses et des lacunes lymphatiques à cavités très dilatées. C'est dans le tissu conjonctif, ainsi modifié, qu'on rencontrait des éléments glandulaires très clairsemés dont on pouvait suivre l'évolution successive vers la formation kystique.

D'après Labbé et Coyne (1), l'hypertrophie générale de la mamelle n'est qu'une forme particulière du fibrome diffus, dont l'évolution anatomique passe par deux périodes. Au début, la peau est épaissie. La couche cellulo-adipeuse sous-cutanée est envahie en masse par l'hyperplasie, qui pénètre en même temps entre les lobes glandulaires. La charpente fibreuse de la glande est également atteinte « et forme

(1) LABBÉ et COYNE, Traité des tumeurs bénignes du sein. Paris, Masson, 1876

ainsi une sorte de gangue plus ou moins compacte au milieu de laquelle se perdent les divers éléments glandulaires ». La prolifération du tissu conjonctif est active, mais les vaisseaux restent intacts.

Plus tard, surviennent des phénomènes de régression : l'atrophie succède à l'hypertrophie. Le tissu interlobulaire devient dur et sec ; les acini, comprimés par la condensation du tissu conjonctif, sont étranglés et s'effacent; leur épithélium disparaît. Les conduits galac-tophores subissent le même sort;« ils sont atrophiés en certains points,

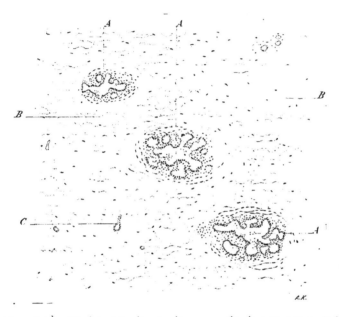

Fig. 14. — A A A, début de formation kystique par altération muqueuse de l'épi-thélium des éléments glandulaires. Chaque kyste est entouré par des lacunes lymphatiques périglandulaires de forme semi-lunaire; B B, vésicules adi-peuses hypertrophiées ; C, début de l'altération kystique dans un élément glan-dulaire isolé. (Préparation de COYNE.)

tandis qu'en d'autres, ils concourent à la formation de petites dilata-tions kystiques ». Si, à cette période de régression, le sein reste par-fois volumineux, c'est que l'infiltration adipeuse est abondante ou que les cavités kystiques sont grandes.

Toutes ces lésions si diverses dépendent d'une même affection dont le développement est en relation avec l'âge de la malade.

Il résulte d'une étude de 26 faits, rassemblés par Labarraque, que l'hypertrophie de la mamelle atteint principalement les femmes entre quatorze et trente ans. Une autre statistique, qui ne tient compte que de l'hypertrophie non liée à la grossesse, a été faite par P. Delbet, qui, sur 27 cas, en a trouvé 25 dont le début avait eu lieu avant l'âge de vingt ans. C'est donc vers la puberté qu'apparaît cet état particulier des mamelles qu'on est convenu d'appeler hypertrophie générale.

Or, le sein de la femme, en dehors de la grossesse, est constitué par une gangue fibreuse dans laquelle se ramifient quelques conduits galactophores. Lorsque la masse de ce tissu, dit Cadiat (1), devient plus volumineuse, « ce qui s'hypertrophie surtout, c'est la plaque fibreuse, c'est là un vrai type d'hypertrophie mammaire, puisqu'il reproduit exactement la structure du sein à l'état normal ».

P. Delbet partage aussi cette opinion, car, d'après lui, si l'élément

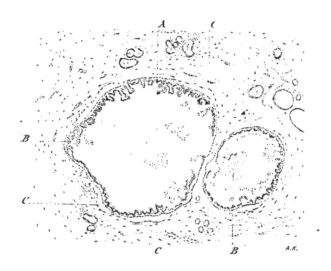

Fig. 15. — A, cavité kystique; B B, épithélium de rendement proliféré et atteint par l'altération muqueuse; C C, lacunes lymphatiques périkystiques. (Préparation de P. Coyne.)

fibreux prédomine en dehors de la gestation, l'élément glandulaire reprend au contraire le dessus pendant la grossesse et la lactation.

Nous croyons, pour notre part, qu'à côté de l'hypertrophie mammaire qui reproduit exactement le tissu normal de la glande, — *hypertrophie physiologique*, — il faut décrire une *hypertrophie pathologique*. Les lésions qui caractérisent cette forme, sa marche, ses complications ne nous autorisent nullement à la regarder comme une simple anomalie. Et, sans rien préjuger de la nature de cette affection encore si mal connue, nous croyons plus rationnel de ne pas la séparer des adéno-fibromes.

Nombreuses sont les causes *étiologiques* invoquées pour l'expliquer. On a successivement incriminé « le tempérament lymphatico-sanguin

(1) CADIAT, Du développement des tumeurs cystiques du sein, thèse de Paris, 1874.

avec tendance prononcée à l'activité sexuelle, l'usage des boissons excitantes à l'époque de la puberté, les excitations répétées des mamelles, les refroidissements, les violences extérieures quelconques, les troubles menstruels et la grossesse.

De toutes ces causes, ce sont les troubles de la menstruation qui

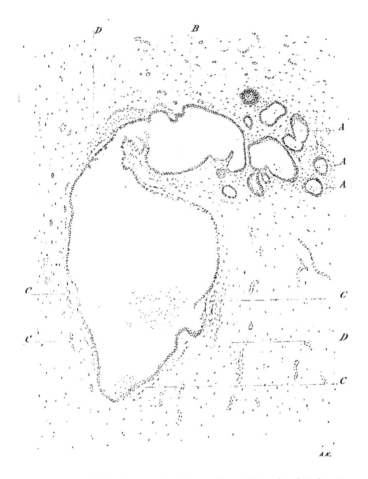

Fig. 16. — A A A, petits kystes en voie de formation et démontrant l'altération muqueuse de l'épithélium glandulaire; B, grand kyste formé par la réunion de plusieurs kystes plus petits; C C, lacunes lymphatiques péri kystiques; D D, tissu conjonctif sclérosé. (Préparation de P. Coyne.)

semblent exercer l'influence la plus évidente ; ils sont des plus variables dans leurs manifestations.

L'hypertrophie débute parfois avant l'apparition des règles, cet comme dans les cas de Marjolin, de Malgaigne, de Manec, Hunter-

Lane a vu une jeune fille de dix-neuf ans, non réglée, dont l'excès de développement mammaire était apparu deux ans auparavant.

Elle peut aussi coïncider avec la première menstruation (Huston, Richet, etc.), ou se développer chez des femmes qui ont des pertes cataméniales très irrégulières (Fingerhuth) (1). On a noté enfin la brusque suppression des règles. Grahs (2) a observé une femme chez qui la menstruation, jusque-là régulière, s'arrêta après un bain. Dès lors, les seins commencèrent à s'hypertrophier ; deux ans après, ils avaient acquis un tel volume qu'ils couvraient en entier le thorax. Une autre malade de Bouyer (3) (de Saintes), réglée à dix-huit ans, avait vu, à la suite d'un arrêt des règles, ses mamelles grossir dans une proportion telle qu'au bout d'un an elles présentaient 45 centimètres de longueur, de la base au mamelon, 80 centimètres de circonférence à la partie moyenne et 65 au pédicule.

En dehors de l'âge et des troubles menstruels, la grossesse joue un rôle tel qu'à côté de l'*hypertrophie de la puberté* (4), on a décrit l'*hypertrophie gravidique*. La maladie apparaît au début ou à la fin de la gestation ; les observations de Van Swieten, de Jördens, de Skuhersky, etc., sont intéressantes à cet égard. Nous y reviendrons à propos des symptômes.

En résumé, l'adéno-fibrome diffus est lié au développement du sein, mais il est en rapport aussi avec la fonction ovarienne physiologique. Nous en avons cité des exemples. Il semble en outre que les troubles pathologiques de l'ovaire influent sur l'hypertrophie générale de la mamelle. Les seins de la malade de Mac Swiney (5) diminuaient à chaque période menstruelle pour reprendre ensuite leur volume antérieur.

Dans un autre cas, Huston constata à l'autopsie que les ovaires étaient plus gros qu'à l'état normal et semblaient malades. Dans l'observation de Grahs, la mort survint par péritonite après rupture d'un kyste de l'ovaire droit, alors que la mamelle correspondante était la plus volumineuse.

Ces faits sont à rapprocher de la flétrissure des seins notée après la castration ovarienne. Et même l'observation de Grahs n'est-elle pas

(1) FINGERHUTH, *Zeitschr. für die gesammt. Medic.*, 1873.
(2) GRAHS, *Schmidt's Jahrbücher*, Band CXVIII, 1863, p. 44.
(3) BOUYER, *Bull. de l'Acad. de méd.*, t. XVI, 1850-51.
(4) De ces hypertrophies de la puberté et de la grossesse, il conviendrait peut-être de rapprocher une *hypertrophie infantile*. Mais il s'agit plutôt dans ces cas d'une apparition précoce de la puberté avec développement exagéré des seins pour l'âge de l'enfant et développement parallèle des organes génitaux (fonctions menstruelles prématurées, poils sur le pubis, etc.). Ce sont plutôt des anomalies, qui n'ont rien de commun avec l'adéno-fibrome diffus. D'ailleurs ces cas sont extrêmement rares ; nous n'en avons trouvé que quatre exemples. Ce sont ceux de : BOURJOT SAINT-HILAIRE, *Gaz. méd. de Paris*, 1832 ; — WILSON, *Gaz. des hôp.*, 1854 ; — GROUT, *Arch. gén. de méd.*, 1854 ; — RAMON DE LA SAGRA, *Acad. des sc.*, 1865.
(5) MAC SWINEY, *The Dublin quaterly Journ. of med. science*, vol. XLIX, 1870.

l'homologue des cas dont nous avons parlé à propos de la gynéco-
mastic, dans lesquels la lésion d'un seul testicule amène l'hypertrophie du sein correspondant?

En présence de tous ces faits, nous nous demandons vraiment si
l'on ne pourrait pas faire dépendre l'hypertrophie mammaire de la
fonction ovarienne troublée dans sa sécrétion interne?

Les *symptômes* de l'hypertrophie mammaire sont à peu près les
mêmes dans toutes les observations. Le début est insidieux (1) et ne
s'accompagne ni de douleurs, ni de troubles dans les grandes fonctions. Il ne cause aucune inquiétude; il semble seulement que la
malade « prend de la gorge » (Velpeau).

Les deux seins ne sont pas toujours pris simultanément; s'ils sont
atteints en même temps, ils peuvent l'être inégalement.

D'après Labarraque, il faut distinguer deux périodes dans l'évolution de la maladie. Tout d'abord, les seins se développent en conservant toute leur fermeté et leur élasticité. « On croirait avoir sous
les yeux un de ces magnifiques hémisphères si souvent rêvés, si
souvent figurés par les artistes ou par les poètes de l'antiquité. » La
peau est blanche ou un peu rosée, parfois même un peu congestionnée. Elle est doublée d'un panicule épais; une exploration
attentive permet, seule, de reconnaître les lobes de la glande plus

---

(1) On trouve dans la Collection Académique (Partie étrangère, t. II) une observation remarquable par son début rapide, dont voici des extraits. « Il y a auprès de
cette ville une femme âgée de vingt-trois ou vingt-quatre ans, nommée *Elizabet Trevers*; elle a la taille petite, les cheveux bruns, le teint beau, et a toujours joui d'une
bonne réputation, quoique pauvre et de basse condition. Elle s'étoit toujours bien
portée jusqu'au vendredi 3 juillet 1669, qu'elle se coucha en bonne santé; mais après
avoir dormi aussi bien et aussi longtemps qu'elle eût jamais fait, elle fut étonnée
le lendemain matin de ne pouvoir se tourner à cause d'une enflure extraordinaire,
qui étoit survenue à ses mammelles. Leur poids l'empêcha de se lever sur son
séant, malgré tous les efforts qu'elle fit pour cela, et elle a toujours resté couchée
depuis ce tems-là : elle ne sentoit cependant aucune douleur, ni aucune foiblesse
dans ses mammelles, ni dans aucune autre partie de son corps... Comme ses menstrues s'étoient arrêtées depuis six mois, je lui prescrivis des Emmenagogues, et
une saignée. Elle avoit les mammelons durs et enflés, et ses mammelles ne parois-
soient être autre chose qu'une infinité de tuyaux, et un peu d'air et d'eau. Nous
conjecturâmes que la gauche pouvoit peser 25 livres et la droite un peu moins...
« *Elizabet Trevers* mourut la nuit du jeudi 21 octobre. Le lendemain matin j'en-
voyai chercher un chirurgien et quelques autres personnes, pour être présentes à
l'ouverture de ses mammelles. Nous ne coupâmes cependant que la gauche, parce
qu'elle étoit la plus grosse; elle pesa 64 livres; nous n'y trouvâmes ni eau, ni
humeur cancéreuse, ni d'autre vice que sa grosseur prodigieuse. Les vaisseaux et
le parenchyme en étoient blancs et très solides, et tels qu'on les trouve dans les
plus saines mammelles des femmes et dans les tétines de tous les animaux... Je joins
ici trois mesures dont la première, qui est de 3 pieds 2 pouces et demi, est celle
de la largeur des mammelles depuis l'extrémité de l'une jusqu'à l'extrémité opposée
de l'autre... La seconde fait voir la circonférence des mammelles prises en long qui
est de 4 pieds et de 4 pouces. La troisième, qui est celle de la largeur, a 3 pieds
4 pouces et demi.
« Nous ne coupâmes pas la mammelle droite, mais nous jugeâmes qu'elle pouvoit
peser 40 livres... »
Il s'agit là d'un fait ancien, extraordinaire. Nous le donnons sous toutes réserves.

développés et plus espacés qu'à l'état normal. Les symptômes subjectifs sont à peu près nuls. Il y a cependant des femmes qui accu-

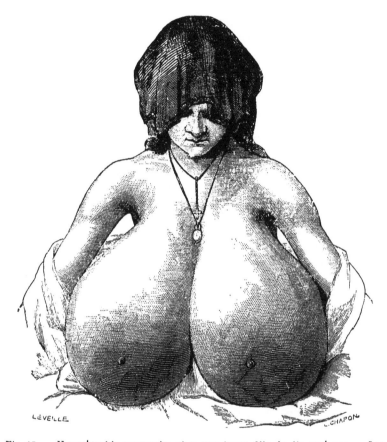

Fig. 17. — Hypertrophie mammaire chez une jeune fille de dix-sept ans. — Les mamelles de cette jeune fille représentaient deux énormes appendices pédiculés tombant sur la poitrine et le ventre qu'ils recouvraient presque en totalité jusqu'au pubis. Mesurées dans la partie qui présente le plus grand développement, elles avaient une circonférence de 75 centimètres à gauche et de 72 centimètres à droite. La circonférence de leur pédicule était de 50 centimètres environ; leur poids, autant qu'il a été possible de l'apprécier, de 6 kilogrammes et demi pour la droite et de 7 pour la gauche, qui paraissait un peu plus développée. La peau qui recouvrait ces immenses glandes mammaires ne paraissait en aucun point avoir subi aucune altération, aucune modification de sa texture. L'opération fut faite en deux fois ; la première le 24 novembre 1858, et la seconde le 26 décembre suivant. Les suites de cette double opération ont été satisfaisantes. (Cas de M.ANEC, *Gazette des hôpitaux*, 29 janvier 1859, p. 45.)

sent des pincements, des picotements et même de vives douleurs. Une malade de Malgaigne se plaignait de ressentir des piqûres d'épingle.

Bientôt les globes mammaires s'abaissent par degrés et par leur poids déterminent de la gêne respiratoire. On a noté aussi de l'enrouement et Fingerhuth rapporte que, dans un cas, « la raucité de la voix revenait aux époques menstruelles, bien que les règles eussent cessé de paraître ». La menstruation est presque toujours troublée, ainsi que nous avons eu soin de l'indiquer, mais l'état général reste assez satisfaisant dans les débuts.

Puis, après un laps de temps plus ou moins long, mais qui dépasse rarement quelques mois, les mamelles s'accroissent et s'abaissent au point « de descendre jusque sur le devant des cuisses, de pendre en besace ou sous forme de poire, de ne plus tenir à la poitrine que par une sorte de pédicule » (Velpeau).

L'affection est entrée alors dans la deuxième période de son évolution. Les seins ont un volume très variable ; ils peuvent atteindre des dimensions considérables. On en a vu dont la circonférence dépassait un mètre et dont la masse équivalait au poids du reste du corps.

Les auteurs les ont décrits sous le nom de *mamelles pendantes*, *grosses mamelles*, *mamelles éléphantiasiques*.

« Quand on regarde la malade par derrière, dit Labarraque, ces deux énormes seins se voient sur les deux côtés du corps qu'ils débordent, et parfois, ils sont creusés, à leur partie externe, d'une rainure dans laquelle vient se loger le bras (1). »

L'aréole est élargie et le mamelon effacé. La peau est fortement distendue, ses pores sont espacés, presque béants. Elle est quelquefois dure et rappelle l'aspect de la peau d'orange, dans ses parties déclives où glisse insensiblement la glande. La région du pédicule, dépourvue de parenchyme glandulaire, se ride et se flétrit.

Il y a souvent un développement exagéré du système veineux sous-cutané. Dubar (2), dans un cas, a rencontré, vers la partie supérieure de la tumeur, trois groupes de veines ; celles-ci aboutissaient, au niveau du pédicule, à trois troncs du volume du petit doigt et s'anastomosaient avec les veines jugulaires antérieure et externe.

Au palper, on délimite assez facilement les lobes mammaires ; plusieurs atteignent et dépassent même le volume du poing.

En se développant, la glande n'est plus uniformément ferme et résistante, comme au début ; sa consistance devient inégale et, à côté de noyaux fibreux, on trouve des points si ramollis qu'ils donnent une sensation de tremblotement et même de fausse fluctuation. Chez une femme de vingt-neuf ans, dont l'observation est rapportée par Sacaza (3), la mamelle gauche présentait une fluctuation si marquée que le sein semblait être un sac rempli d'eau.

(1) Ed. LABARRAQUE, Hypertrophie générale de la glande mammaire. Paris, 1875.
(2) DUBAR, *Bull. méd. du Nord*, 1892.
(3) SACAZA, Des tumeurs du sein au point de vue du diagnostic différentiel et du traitement, thèse de Paris, 1867.

Ordinairement, le développement des seins ne s'accompagne pas de troubles graves. On a noté cependant, à cette période, des douleurs brusques, lancinantes, des sensations de brûlures et de pincement. Ces sensations étaient si vivement perçues par la malade de Skuhersky, qu' « elle suppliait qu'on lui coupât les seins ». Il y a cependant des cas où la sensibilité est émoussée. Une malade de Delfis (1), dont la mamelle avait été ponctionnée profondément au bistouri, déclara n'avoir presque pas ressenti cette opération.

Les patientes sont surtout incommodées par le poids de leurs énormes tumeurs. Elles marchent très difficilement et sont obligées d'avoir recours à des bandages appropriés.

Une femme, observée par Grahs, devint peu à peu cyphotique. La position assise ou le décubitus horizontal sont souvent nécessaires pour permettre à ces malheureuses d'appuyer leurs seins sur leurs genoux ou sur des coussins. La vie devient une véritable torture. Les désordres de la voix et de la respiration ne font que s'accroître : « La femme est étouffée sous le poids de ses mamelles ». Bientôt l'appétit diminue, l'amaigrissement survient, s'accompagnant de diarrhée. L'état général s'altère de plus en plus, et il n'est pas rare d'observer des érythèmes, des poussées érysipélateuses, des abcès, des fistules, etc.

Lente ou rapide, l'hypertrophie mammaire a toujours une marche progressive. Elle peut rester stationnaire, diminuer même par la compression ou toute autre cause, mais il est exceptionnel que les seins recouvrent leur volume normal. Sur vingt-sept cas d'hypertrophie de la puberté notés par Pierre Delbet, un seul s'est terminé par la guérison : c'est celui de Benoît et Monteils (de Montpellier). L'hypertrophie avait débuté à quatorze ans et demi et les seins, à seize ans, mesuraient 94 centimètres et 1^m,05. La malade se maria à vingt-quatre ans ; le volume des mamelles, qui était demeuré stationnaire, diminua progressivement et, après trois grossesses successives, redevint à peu près normal. Nous n'avons pas trouvé d'autre exemple de guérison. Il est difficile de dire si cette terminaison est rare, car « il est bien probable que beaucoup de faits de ce genre sont passés inaperçus ». La durée de la maladie est en effet très variable ; tantôt elle se prolonge longtemps, tantôt elle se termine après quelques mois. « Lorsque, dit Duplay, la période de rétraction survient, elle peut diminuer ces dangers. Dans d'autres cas, la charpente conjonctive se surcharge de tissu adipeux et à l'adéno-fibrome succède un état lipomateux de l'organe (Labbé et Coÿne).

D'après Labarraque, le moment où l'affection entre dans la deuxième période est l'indice d'une aggravation rapide du mal et d'un acheminement vers la mort.

(1) DELFIS, *Journ. de physiol. expérim. et pathol. de Magendie*, t. V. Paris, 1825.

Le *pronostic* est grave par l'infirmité dont elle s'accompagne et par la menace d'une terminaison fatale. Celle-ci est le fait de la cachexie, d'une maladie intercurrente ou encore d'une complication inflammatoire. Huston a également noté la gangrène d'un sein hypertrophié à la suite d'un choc violent.

La grossesse imprime une allure particulière à l'affection. Lorsque l'hypertrophie débute avec la gestation, « sa première période semble ne pas exister ; par le fait, on la retrouve, quand on la recherche, mais elle a passé inaperçue ». Sa marche est rapide, mais les seins diminuent après l'accouchement, sans revenir à leur volume primitif. C'est là son caractère spécial. Labarraque a rapporté plusieurs observations fort intéressantes de cette variété (1), elles sont dues à Van Swieten (2), à Jördens (3), à Iverg (4), etc. La malade de Skuhersky eut trois grossesses et, chaque fois, les seins prirent un accroissement considérable ; la mort arriva par épuisement.

Quelle est l'influence de l'hypertrophie sur le développement du fœtus ?

« Le fœtus peut succomber dans la cavité utérine. Le plus souvent il y a accouchement prématuré. Enfin, la grossesse peut aller à terme, mais les enfants sont alors petits et chétifs. » (Tarnier et Budin.) On trouve, dans la thèse de Romec, l'observation suivante : Une femme, atteinte d'hypertrophie mammaire pendant sa première grossesse, avait mis au monde un enfant dans des conditions très favorables. Son second enfant naquit vivant cinq semaines avant terme ; il mourut de faiblesse presque aussitôt. A ses troisièmes couches, elle éprouva un frisson le matin, neuf jours avant l'accouchement et donna naissance à un enfant mort depuis huit semaines.

Il y a des exemples d'accouchées atteintes d'hypertrophie des mamelles chez qui la montée du lait s'est faite normalement. D'ordinaire, le volume exagéré des seins et l'effacement du mamelon rendent l'allaitement impossible. Malgré son infirmité, la malade de Monod a nourri pendant un an.

Le pronostic est encore plus grave pour l'enfant que pour la mère.

Tumeurs adéno-conjonctives circonscrites. — Nous étudierons d'abord les caractères et l'évolution anatomique des trois variétés de tumeurs conjonctives circonscrites : *adéno-fibrome*, *adéno-sarcome*, *adéno-myxome*, puis nous en tracerons l'histoire clinique.

Anatomie pathologique. — *a.* Adéno-fibromes. — Ces tumeurs sont ordinairement uniques, plus rarement multiples. Leur volume,

---

(1) Ed. Labarraque, *Loc. cit.*

(2) Van Swieten, Commentaria in H. Boerhaave aphorism. de cognoscend. et curand. morbis, t. IV, de morbis virginum. Lugdun. Batav., 1764.

(3) Jördens, *Hufeland's Journ. der prakt. Heilkunde.* Berlin, 1801, Bd XII.

(4) Iverg, *Id.*, Bd XIII.

très variable, dépasse rarement les dimensions d'une orange. On en a vu cependant qui atteignaient la grosseur d'une tête d'enfant nouveau-né. Nous avons observé et opéré avec B. Sengensse (de Bordeaux) (1) un volumineux adéno-fibrome circonscrit de la mamelle droite (Voy. fig. 18). La circonférence de la tumeur avait 65 centimètres; une ligne, menée directement du pédicule au mamelon, mesurait 23 centimètres. Son poids, après l'amputation, était de 3 kil. 250.

De forme ovoïde ou arrondie au début, ces tumeurs deviennent mamelonnées et lobulées. On les rencontre de préférence à la périphérie de la glande dont elles tendent à se séparer et à s'isoler.

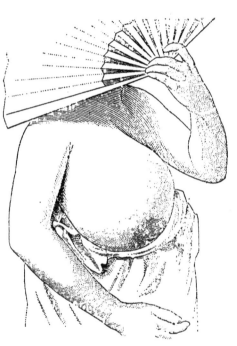

Elles deviennent indépendantes du parenchyme glandulaire, auquel les relie un pédieule de plus en plus allongé.

Les adéno-fibromes sont entourés d'une enveloppe qui n'est qu'une dépendance de la masse fibreuse principale ; ce sont des tumeurs encapsulées et

Fig. 18. — Adéno-fibrome du sein. (D'après une photographie.)

c'est là « la signature de leur bénignité ». Cette capsule, qui acquiert son maximum d'épaisseur dans l'intervalle de séparation des lobes du néoplasme, est parcourue parfois de grosses veines contenues dans son dédoublement. Dans un cas observé par Notta (de Lisieux), ces vaisseaux atteignaient le volume d'une plume de corbeau.

Le tissu de ces tumeurs offre des différences de couleur et de consistance en rapport avec la durée de son évolution. Blanc et rosé, brillant et humide lorsque le néoplasme est jeune, il devient au contraire dur et sec et ne se laisse pas entamer par l'ongle, lorsqu'il est plus ancien; dans ce cas, il peut même revêtir une apparence aponévrotique (Coÿne).

L'*aspect macroscopique* des coupes est variable. Au début, on distingue de volumineux faisceaux de tissu conjonctif entre-croisés en tous sens ; les conduits excréteurs sont ramifiés et agrandis. Plus tard, on aperçoit de grandes fentes irrégulières, qui ont été décrites par Labbé et Coÿne sous le nom de *lacunes*, et les cavités kystiques aux parois tapissées de végétations papillaires, dont le contenu est plus ou moins abondant. Dans un cas d'adéno-fibrome kystique opéré par Labbé, on constatait que la surface libre de la tumeur était recouverte de bosselures de volume variable ; deux d'entre elles l'emportaient sur toutes les autres ; elles étaient kystiques et contenaient un liquide séreux, mêlé de produits hématiques. Les autres, moins volumineuses et moins saillantes, étaient fermes à la palpation. Après avoir incisé la capsule fibreuse à leur niveau, on tombait dans une série de cavités variant du volume d'un grain de maïs à celui d'une amande, à parois plus ou moins charnues, remplies de végétations polypiformes à bords dentelés ressemblant à des feuilles de chêne et occupant la totalité de ces cavités. Celles-ci étaient reliées les unes aux autres par une série de pertuis. Cette communication des kystes est signalée dans nombre d'observations. Dans le cas de Notta, il était possible d'introduire le doigt indicateur dans chacun des diverticules et de pénétrer jusque dans la capsule fibreuse.

Kystes et végétations présentent les plus grandes variations de volume et de formes. Réduits parfois à une simple fente irrégulière, ils sont capables d'acquérir les dimensions d'une orange ou du poing ; ils siègent alors dans les parties antérieures de la glande. D'après Labbé et Coÿne, le plus grand nombre de ces kystes ne renferme pas de collection appréciable quand ils sont peu développés, mais des végétations sessiles ou ramifiées, selon qu'il s'agit de lacunes ou de cavités arrondies.

Le contenu liquide, quand il existe, est muqueux et filant ; sa coloration offre de grandes différences. « Très souvent, elle est grisâtre, mais souvent aussi elle est foncée et passe par tous les intermédiaires entre le gris verdâtre et le brun foncé ; quelquefois même elle est rouge sombre et entièrement hématique ; la proportion d'albumine qu'il renferme est quelquefois assez grande pour qu'il puisse se coaguler en masse. »

Les végétations ont une coloration plus ou moins rosée dans les grandes cavités ; dans les petites, au contraire, leur tissu est plus nacré. Implantées sur plusieurs points de la paroi cavitaire, elles sont tantôt presque sessiles, tantôt très ramifiées ; le pédicule qui les soutient est, dans ce dernier cas, très grêle et « se subdivise en donnant naissance à un dessin analogue aux nervures d'une feuille ». Leur surface libre est découpée de dépressions anfractueuses.

On rencontre en certains points des parties d'apparence ossiforme, des calcifications, au sujet desquelles nous aurons à revenir.

Au microscope, on constate, sur des coupes faites en différents points du néoplasme, des altérations portant à la fois sur l'élément glandulaire et sur l'élément interstitiel. Les lésions sont des plus variées dans une même tumeur. Dans les points les moins altérés, les lobules sont simplement plus développés que normalement. On note simplement que les éléments glandulaires sont plus nombreux ; ils sont en voie de prolifération épithéliale et se trouvent encerclés par un tissu conjonctif périacineux plus dense. Dans les points un peu plus atteints, on voit que les acini sont encore plus volumineux et se dilatent en même temps que le tissu conjonctif qui les entoure devient plus épais. Les culs-de-sac et le canal excréteur du lobule malade offrent l'aspect « d'une longue fente lacunaire avec plusieurs fentes secondaires qui représentent les vestiges des acini latéraux ». Toutefois, l'organisation lobulaire persiste encore ; les vaisseaux sont peu développés.

Dans les parties où les lésions sont plus avancées, la lobulation tend à disparaître ; c'est là qu'on rencontre les formations kystiques et les végétations.

La paroi de ces kystes, formée de tissu conjonctif en pleine activité, est recouverte du côté de la cavité par un revêtement épithélial.

D'après Labbé et Coÿne, les végétations ont, comme les parois kystiques, une couche unique d'épithélium cubique ou cylindrique. Le développement de leur système vasculaire est sous la dépendance de l'altération fibromateuse. Au début, les vaisseaux sont plus nombreux et plus développés. Plus tard, leur nombre diminue et leur lumière tend à se rétrécir. Quelques végétations subissent une véritable « altération télangiectasique » due à l'état caverneux de leurs vaisseaux ; elles deviennent alors rougeâtres et peuvent donner lieu à de véritables hémorragies dans les cavités kystiques.

Quand, par extraordinaire, le fibrome atteint des proportions énormes, on observe des altérations du revêtement cutané, dues uniquement à la compression et n'offrant rien de particulier. Labbé et Coÿne en ont publié une observation des plus remarquables.

b. ADÉNO-SARCOMES. — Le volume de ces tumeurs dépasse ordinairement celui des fibromes et atteint même des dimensions énormes. Nous avons observé dans le service de A. Demons un sarcome récidivé du sein dont le centre, en voie de sphacèle, présentait une large ulcération. Après ablation, la tumeur pesait 6 kil. 250. Il n'y avait pas de ganglions. La malade, qui n'était pas amaigrie, avait un état général excellent. Monod et Jayle ont vu un sarcome plus gros qu'une tête d'adulte ; « quand la malade qui le portait était assise, la tumeur pendante semblait reposer sur la cuisse (1) ». Le

(1) MONOD et JAYLE, Cancer du sein. Biblioth. Charcot-Debove, 1894.

cas de Velpeau est classique ; la circonférence de la mamelle était
de 1ᵐ,20 et le poids de 20 kilogrammes.

De forme arrondie, la surface de ces tumeurs est irrégulière et
hérissée de grosses lobulations.

Elles se développent de préférence dans les parties postérieures ou
externes, plus rarement dans les portions superficielles de la glande,
qu'elles tendent à repousser et à aplatir.

A la coupe (fig. 19), les tissus offrent de grandes variétés de couleur et
de consistance en rapport avec leur degré d'évolution. Il y a des points
d'apparence blanchâtre, de consistance élastique et qui donnent au

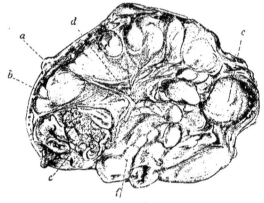

Fig. 19. — Coupe d'un adéno-sarcome kystique. — *a*, mamelon : — *b*, capsule ; —
c, masse sarcomateuse périphérique ; — *d*, partie fibreuse centrale ; — *e*, kystes
et végétations intrakystiques ; — *f*, restes de la glande (d'après R. Williams).

doigt la sensation d'une masse charnue. En d'autres régions, les
tissus sont d'un rouge jaunâtre, d'aspect gélatiniforme ; ils sont plus
mous et plus humides. Enfin, il n'est pas rare de trouver, comme
dans un cas de Pitres (de Bordeaux), de nombreuses taches variant
du rouge vif au brun foncé, restes d'hémorragies interstitielles.

On distingue aussi des fentes anfractueuses et irrégulières dont
quelques-unes sont remplies de liquide séro-sanguinolent ou de
caillots plus ou moins altérés, et des cavités kystiques dont le nombre, la forme et le volume sont des plus variables. Elles sont tantôt
peu nombreuses, — au nombre de une, deux ou trois, — tantôt si
multipliées qu'elles donnent à la tumeur un caractère spécial ; on la
désigne sous le nom de *sarcomatose polykystique*.

Leur forme est régulière, ovoïde ou sphérique.

Leur volume varie de la grosseur d'un grain de millet à celle
d'une noix, d'une orange. Mermet (1) a présenté un sarcome kystique de la mamelle gros comme le poing et contenant un demi-litre

(1) MERMET, *Soc. anat.*, 1895.

d'un liquide brunâtre, poisseux, analogue à celui d'une vieille hématocèle vaginale. Comme dans les adéno-fibromes, le contenu est
muqueux, d'aspect glaireux et filant. On rencontre également à
la surface interne du kyste des végétations qui peuvent contribuer à
donner aux sarcomes l'aspect télangiectasique. Le tissu néoplasique
s'infiltre quelquefois de sels calcaires, plus rarement de formations
ostéo-cartilagineuses. Nous en reparlerons en étudiant l'évolution
anatomique.

A la périphérie, on constate la présence d'une enveloppe fibreuse
qui pénètre dans la tumeur et contribue à lui donner une apparence
lobulée. Cette membrane persiste dans les premières phases et, plus
tard, dans les périodes ultimes, elle se laisse envahir et rompre par
le néoplasme qui, ne trouvant plus d'obstacle à sa diffusion, gagne
la paroi thoracique, les côtes, la cavité pleurale, la peau, etc.

L'*examen microscopique* des coupes permet d'étudier les lésions :
1° de l'*élément glandulaire*; 2° du *tissu fondamental*.

Voici une observation de Pitres qui indique bien les *altérations
épithéliales* à leur début : « Dans les plus petites des lacunes, l'épithélium, dit-il, est très reconnaissable ; on en trouve une première
couche formée d'un épithélium cylindrique dont le grand axe, perpendiculaire à la couche limitante, est à peine plus long que le
diamètre transversal. Il n'existe qu'une seule couche d'épithélium à
cellules complètes. Le noyau de ces cellules est gonflé, arrondi et
rempli de granulations, ainsi que le protoplasma de la cellule. Mais,
au-dessus de cette couche complète, on distingue les débris de cellules épithéliales, qui, pour le plus grand nombre, sont desquamées et forment, dans le centre de la lacune, un magma granuleux,
dans lequel on retrouve, par places, un réticulum indiquant la forme
des éléments disparus en partie... » Dans les parties plus altérées.
l'épithélium subit de grandes modifications ; il forme plusieurs assises
de cellules, dont plusieurs subissent la dégénérescence muqueuse.

Le *tissu fondamental* se présente sous des aspects qui varient avec
les états évolutifs du processus sarcomateux. Les cellules qui entrent
dans sa composition sont fusiformes (cellules fibro-plastiques de
Lebert), rondes (globo-cellulaires), donnant lieu à autant de variétés
de sarcomes : sarcome fuso-cellulaire ou fasciculé, sarcome à
petites cellules rondes ou sarcome myéloïde, appelé encore, par Ban-
vier, sarcome encéphaloïde (1). D'après Coÿne, la forme la plus communément observée est le *sarcome à cellules fibro-plastiques*, dans
lequel des points plus ou moins étendus ont subi l'*altération muqueuse*. Ces éléments constituent des bandes plus ou moins larges
qui séparent les portions glandulaires. Au milieu de la masse cellulaire se trouvent des vaisseaux dont les parois sont embryonnaires.

_____

(1) On a trouvé aussi des sarcomes à myéloplaxes.

Les adéno-sarcomes du sein n'offrent, en effet, aucune homogénéité de tissus. Il y a des points où les cellules fusiformes prédominent ; il y en a d'autres où la tumeur a subi la dégénérescence colloïde, où les cellules se sont infiltrées de graisse. Les premiers sont fermes et résistants à la pression : les seconds sont ramollis et offrent même l'apparence de kystes : « Ce sont de simples géodes, sans revêtement épithélial, bien différentes des kystes d'origine glandulaire. » On y rencontre assez souvent du sang épanché, tantôt à peu près pur, tantôt plus ou moins modifié. Il n'y a parfois que des reliquats d'hémorragies interstitielles se traduisant par de petites taches allant du rouge vif au brun foncé.

Quant aux végétations, que l'on rencontre comme dans les adéno-fibromes, elles sont formées de cellules sarcomateuses. Celles-ci « sont toutefois soutenues par quelques travées fibreuses qui, issues de la membrane d'enveloppe, pénètrent dans l'intérieur des bourgeons » (Mermet) (1).

c. ADÉNO-MYXOMES. — Les adéno-fibromes et les adéno-sarcomes peuvent subir en partie l'altération muqueuse, mais il est rare d'observer dans le sein des adéno-myxomes purs. Il y en a cependant quelques faits très nets, telles que les deux intéressantes observations de Labbé et Coÿne. Ce sont des tumeurs mamelonnées, de consistance molle, gélatiniforme et tremblotante, dont le volume atteint assez rapidement des proportions énormes. Lorsque l'altération myxomateuse envahit toute la glande, la tumeur prend des proportions considérables, *le myxome est diffus.* N'y a-t-il d'envahis que des segments isolés? *Le myxome est circonscrit ou lobulaire*, et, dans ce cas, le néoplasme augmente moins rapidement. Mais, s'il est possible de le faire glisser sur les parties environnantes, l'isolement de la glande est moins complet que pour l'adéno-fibrome. Sur une coupe, on voit que les différents lobes, dont le volume est très inégal, sont séparés par des « travées fibroïdes » et parsemés d'espaces lacunaires ou de kystes dont quelques-uns sont végétants. A la coupe, la tumeur est parcourue « par un réseau de vaisseaux sanguins à parois plus ou moins parfaites, souvent entourées de manchons d'éléments cellulaires arrondis, analogues à des noyaux. Dans les mailles de ce réseau vasculaire, il existe de grandes cellules, le plus souvent anastomosées par de nouveaux prolongements, formant ainsi un réticulum dans l'intérieur duquel est contenue une substance grenue présentant les réactions de la matière colloïde ». Comme dans les sarcomes, on rencontre, à côté de cavités kystiques glandulaires, des pseudo-kystes dus à la désagrégation du tissu myxomateux. Certains points de l'adéno-myxome peuvent également présenter un développement vasculaire considérable, un état télangiectasique. Quant

(1) MERMET, *loc. cit.*, et DESGRANGES, Contribution à l'étude des sarcomes kystiques de la mamelle, thèse de Paris, 1895, observat. XVI.

aux rapports du tissu muqueux et des éléments glandulaires déformés et agrandis, on doit signaler, dans les adéno-myxomes purs, la prédominance de la disposition péricanaliculaire sur l'endo-canaliculaire. En se développant, la tumeur arrive à ulcérer la peau, soit par altération muqueuse de ses éléments, soit d'une façon purement mécanique, c'est-à-dire par distension exagérée.

Évolution anatomique des tumeurs adéno-conjonctives. — Dans les points le plus récemment atteints, on constate que la prolifération porte sur les éléments glandulaires et conjonctifs. Si l'on est aujourd'hui d'accord pour reconnaître qu'au sein l'origine des tumeurs conjonctives vraies (fibromes, sarcomes) se trouve dans le tissu interacineux et que l'hyperplasie qui accompagne les tumeurs adéno-conjonctives a pour siège le tissu périacineux, on discute encore sur le point de départ du processus.

D'après Coÿne, le *tissu conjonctif périacineux* prend au début un développement énorme; « le premier effet de cette hyperplasie est d'écarter les culs-de-sac glandulaires les uns des autres, de les allonger un peu, d'agrandir leur cavité », sans qu'il y ait néoformation d'acini. Pour Pierre Delbet et les partisans de l'origine glandulaire des tumeurs adéno-conjonctives, l'élément qui entre le premier en jeu, c'est l'acinus, comme dans les inflammations chroniques du sein. Il y a d'abord prolifération épithéliale, puis réaction conjonctive périacineuse plus ou moins intense. « Quand le processus est circonscrit, quand un ou plusieurs lobes ou lobules sont seuls pris, le terme de ces modifications est la formation de ces tumeurs bénignes du sein que Velpeau a qualifiées d'adénoïdes (1). » Selon le mode d'évolution du tissu conjonctif, la tumeur devient un adéno-fibrome, un adéno-myxome, un adéno-sarcome. Ces différents processus ne s'observent pas toujours à l'état de pureté et leur mélange produit des types mixtes.

Au début, les coupes d'un *adéno-fibrome* présentent peu de différences avec celles d'une mamelle normale. Les lobules sont nettement délimités, les éléments glandulaires plus nombreux sont en voie de prolifération et se trouvent encerclés par un tissu conjonctif périacineux plus dense.

Il s'agit « d'un adénome avec un léger degré de cirrhose épithéliale » (P. Delbet). Plus tard, les acini deviennent volumineux, se dilatent, en même temps que le tissu conjonctif ambiant s'épaissit. Toutefois, les lobules persistent, mais à mesure que le processus évolue, ils tendent à se désorganiser. Cette destruction de l'architecture lobulaire marque le deuxième degré d'évolution de l'adéno-fibrome. Les lésions portent avec une inégale intensité sur l'élément glandulaire et sur l'élément conjonctif.

_____

(1) P. Delbet, Voy. t. I de ce *Traité*, p. 511.

Du côté de l'*élément glandulaire*, on note une série de transformation de l'acinus qui s'agrandit, se dilate et devient kystique sous la
poussée de son activité cellulaire.

Pendant que s'opère la formation kystique, les saillies qui indiquaient la séparation des acini s'effacent de plus en plus et une
« fente lacunaire » se montre à leur place. L'évolution peut se faire
de deux façons différentes. Si les « espaces lacunaires « s'agrandissent, ils finissent par comprimer et atrophier les tissus voisins : on
ne trouve plus qu'un kyste simple indépendant de tout néoplasme.
La plupart des *kystes dits essentiels* n'ont pas d'autre origine. Mais,
au contraire, si la paroi conjonctive fait hernie dans la cavité lacunaire ou kystique, il y a d'abord un simple soulèvement, puis une
véritable hernie qui, d'après Coÿne, se fait surtout au niveau des
anciens éperons de séparation des acini. C'est là le mode de formation
des végétations polypiformes, que nous avons déjà décrites. Leurs
formes plus ou moins échancrées sont en rapport avec le nombre des
éperons qui ont concouru à leur développement.

Cette évolution particulière de l'adéno-fibrome donne naissance aux
tumeurs appelées *kystes prolifères* ou *fibromes endo-canaliculaires*.

Les *adéno-myxomes* et les *adéno-sarcomes* ont une évolution analogue à celle des adéno-fibromes. Au reste, la transformation des
fibromes en sarcomes ne saurait être niée et l'altération muqueuse
accompagne souvent ces deux variétés de néoplasmes conjonctifs.
En voici un exemple. Sur une coupe médiane passant par le grand
axe d'une tumeur mammaire enlevée par Labbé, on distinguait trois
zones différentes. Profondément, les tissus étaient durs et offraient
tous les caractères du fibrome ; au milieu, la plus grande partie de la
tumeur était constituée par des kystes à parois charnues de couleur
gris rosé, contenant de grosses végétations. Enfin, tout à fait
superficiellement, la disposition lacunaire existait encore, mais les
végétations étaient moins bien pédiculées que les précédentes ; elles
étaient molles, jaunâtres, presque colloïdes. Le microscope montra
qu'il s'agissait d'un sarcome péricanaliculaire contenant des points
myxomateux et d'*un fibrome également péricanaliculaire ancien*.

Il existe donc une série d'intermédiaires entre ces modalités
évolutives du tissu conjonctif. Mais il faut ajouter que, si les premières phases de ces tumeurs se déroulent d'une façon à peu près
parallèle, il y a lieu cependant de signaler comme particularité leur
prolifération active et abondante. Les acini s'agrandissent considérablement, donnant naissance à des cavités kystiques, souvent
d'énormes végétations polypiformes (*cysto-sarcomes prolifères*,
sarcomes endo-canaliculaires, adéno-sarcomes kystiques et *végétants*.

Le processus sarcomateux continue-t-il à évoluer ? Le néoplasme,
qui se développe aux dépens de ses propres éléments, finit par rompre
sa capsule d'enveloppe ; il diffuse dans les tissus voisins ; « il se forme

autour du néoplasme ce que Virchow a nommé justement la *zone d'affection latente* où repullule et reparaît le sarcome après ablation du noyau seul » (Duplay). Le néoplasme devient infectieux et tend à se généraliser surtout aux poumons, plus rarement dans le foie et dans le cerveau.

Lorsque la prolifération porte sur l'épithélium, la tumeur adéno-conjonctive devient un épithélioma. « Cette transformation, dit P. Delbet, se produit plus tardivement, aux environs de la méno-pause; elle est plus rare, mais il paraît bien démontré et par la clinique et par l'examen microscopique, qu'elle est possible. »

Paul Desoil (de Lille) (1) a étudié les rapports du chondrome et de l'ostéo-chondrome avec les tumeurs du sein. Les chondromes, très fréquents chez les animaux et en particulier chez la chienne, sont très rares chez la femme. Dans les tumeurs conjonctives, ils se présentent sous des aspects différents : tantôt, on ne les rencontre qu'à l'état de petits nodules dans la substance fondamentale, tantôt ils prennent une importance égale ou supérieure à celle du tissu principal. Cette prédominance devient parfois telle qu'à côté des tumeurs conjonctives simplement mélangées de productions cartilagineuses — *chondromes mixtes* — il y a lieu de distinguer les *enchondromes proprement dits*. On ne rencontre dans la littérature médicale que quelques très rares exemples de *chondro-sarcomes* et de *chondro-myxomes* du sein.

L'aspect de la tumeur varie avec le volume des masses cartilagi-neuses. A la coupe d'un semblable néoplasme enlevé par Stilling (2), le rasoir trouvait çà et là de la résistance « et l'on voyait de petites masses opalines de quelques millimètres de diamètre, tout à fait sem-blables, par leur couleur blanc bleuâtre, au cartilage hyalin ». Dans le cas de Bowlby (3), le néoplasme avait l'aspect d'un sarcome kystique végétant. Les diverses parties de la tumeur offraient des différences de consistance remarquables. A la périphérie, les tissus étaient mous et avaient l'aspect d'un sarcome à marche rapide, tandis que profondément ils étaient plus fermes. En beaucoup d'endroits s'étaient produites de petites hémorragies. Enfin on remarquait çà et là de petits nodules lisses et luisants d'un tissu qu'on reconnut plus tard être du cartilage. Battle (4) a également enlevé un ostéo-chondro-sarcome du sein dont une portion était si dure qu'on ne pouvait la couper au couteau. Après l'amputation par Clarke (5) d'une tumeur

(1) P. DESOIL, Du chondrome et de l'ostéo-chondrome dans les tumeurs du sein, thèse de Lille, 1895.

(2) STILLING, Ueber Osteoïdsarkome der Weiblichen Brustdrüse (*Archiv für klin. Chir.*, 1880).

(3) BOWLBY, Chondro-sarcome of the female Breast (*Trans. of the Path. Soc.*, London, 1882).

(4) BATTLE, Osteo-chondro-sarcoma of the Breast (*Trans. of the Path. Soc.*, London, 1886).

(5) CLARKE, Calcyfying chondro-sarcome of the female Breast (*Trans. of the Path. Soc.*, London, 1890).

semblable, on fit des coupes transversales du néoplasme, mais sa base, c'est-à-dire la partie qui reposait sur le muscle pectoral, était tellement infiltrée de matière dure, qu'il fallut employer une scie pour la diviser en deux. La surface de section était dure au toucher et rugueuse comme de l'os.

Le chondro-myxome est encore plus rare. Dubar(1) en a récemment publié une belle observation. La tumeur ulcérée occupait tout le sein gauche et avait la grosseur d'une tête d'enfant de cinq à six ans. Elle était encapsulée et constituée par un tissu homogène disposé en lobules ayant l'éclat blanchâtre du cartilage.

Enfin, il y a des cas où l'élément cartilagineux forme la presque totalité de la tumeur. P. Desoil en a rapporté quatre observations dues à Lange (2), à Stefanini (3), à Cambria (4) et à Leser (5). L'observation de ce dernier est remarquable. La tumeur, enlevée par Burck (d'Ulm) chez une femme de soixante-sept ans, avait débuté seize ans auparavant, sans cause déterminante, et avait atteint la grosseur du poing. Lourde et ferme, elle comprenait deux parties : la plus importante était formée par un tissu compact, homogène, de couleur gris blanchâtre ; l'autre, bien limitée, était constituée par un nodule du volume d'une petite pomme et dur comme de l'os. On dut la diviser à la scie ; sa surface de section était rude au toucher et offrait l'aspect de zones de calcification et d'ossification.

Nous n'avons point à étudier les différentes variétés histologiques de ces tumeurs ; elles ont été décrites ailleurs (Voy. t. I, NÉOPLASMES). Mais il n'est pas indifférent de savoir quels sont les modes de combinaison du cartilage. Ces variations particulières, d'ordre anatomo-pathologique, ont des caractères propres, surtout quant à la marche et au pronostic.

D'après P. Desoil, la signification des chondro-sarcomes dépend de la nature du cartilage et de son étendue. « Le sarcome, dit-il, peut être combiné à du chondrome malin ; alors cette combinaison est primitive et elle est fixe. Le cartilage est embryonnaire avec des tendances vers le tissu ostéoïde ou des tendances ossifiantes. La malignité s'affirme par l'association des deux tissus.

« Le sarcome peut être combiné à du chondrome bénin (cartilage adulte, ferme, pauvre en cellules, hyalin ou fibreux, n'ayant pas de tendance néoplasique, ayant même des tendances régressives). Dans

(1) L. DUBAR, Nord médical, fév. 1895, et P. DESOIL, loc. cit.

(2) LANGE, Ostéo-chondrome du sein (The medic. Record, New-York, n° 20, 1881).

(3) STEFANINI, Enchondroma della mamella (Gazet. degli ospidali. Milano, n° 71, 1888).

(4) CAMBRIA, Sull' encondroma della mamella (Rivista clinica di Scienze mediche, n° 6, 1887).

(5) LESER, Ein Fall von Osteochondrom der Mamma (Beitr. zur path. Anat. u. Phys. von Ziegler, 1888).

ce cas, le pronostic reste entièrement subordonné à la nature de la partie sarcomateuse de la tumeur... Il n'est souvent là qu'un élément secondaire formé aux dépens de certaines parties sarcomateuses contrariées dans leur développement.

« Au contraire, le cartilage est souvent un facteur de bénignité, parce qu'il traduit la tendance du sarcome à l'organisation. »

Enfin, l'élément cartilagineux prend parfois une telle prépondérance, qu'on pourrait décrire l'enchondrome du sein, à côté du fibrome, du sarcome et du myxome.

C'est une forme très rare. Dans le cas de Leser, qui est incontestable, le tissu de la tumeur était composé essentiellement de cartilage hyalin dont on pouvait suivre les modifications. En certains points, on assistait à la transformation en fibro-cartilage ; en d'autres régions, il y avait des masses de tissu ostéoïde ou « un développement du tissu osseux comparable à celui de l'os physiologique ».

Quelle est la pathogénie de ces tumeurs adénoïdes?

Dans le tome I de ce *Traité*, Pierre Delbet a cru pouvoir dire que ces tumeurs ne sont pas des néoplasmes, mais des produits inflammatoires. Un fait expérimental de Cazin(1) vient à l'appui de cette manière de voir. Cet auteur obtint, chez un rat, après inclusion sous-cutanée d'une parcelle de fibrome au niveau de la mamelle, une tumeur de même nature et volumineuse, pesant le quart du poids total de l'animal.

Évolution clinique. — Les tumeurs adéno-conjonctives — les *adénoïdes du sein* — s'observent surtout entre vingt et quarante ans. Elles sont presque aussi fréquentes avant trente ans qu'après, mais passé quarante ans, les tumeurs bénignes deviennent très rares (P. Delbet). Cependant on en rencontre en dehors de cette période ; A. Venot (de Bordeaux) nous a communiqué l'observation d'une fillette de treize ans, non réglée, qui portait depuis trois mois, dans sa mamelle gauche, une tumeur grosse comme une noisette, indolore et dure, qu'il extirpa. L'examen microscopique fit voir qu'il s'agissait d'un adéno-fibro-sarcome. La plus jeune des malades observées par Gross (2) n'avait que neuf ans et la plus âgée soixante-quinze ans.

Au début, les adénoïdes présentent entre elles de si grandes ressemblances qu'il est impossible de les distinguer. Elles se montrent sous l'aspect d'une tumeur petite, circonscrite, régulièrement arrondie ou ovoïde, située le plus souvent à la partie supéro-externe du sein. Au toucher, elle est lisse, quelquefois légèrement bosselée ; sa consistance est ferme et élastique ; elle est mobile sous la peau et sur les parties profondes et peu à peu s'isole de la glande.

C'est par hasard ou à l'occasion d'un choc souvent insignifiant que les malades, examinant leur sein, constatent la présence d'une

(1) M. CAZIN, Des origines et des modes de transmission du cancer, thèse de Paris, 1894.
(2) GROSS, *Americ. Journ. of med. sc.*, vol. XCIV, 1887.

grosseur. Plus rarement, elles se plaignent de « quelques sensations vagues, subjectives, à peine perceptibles, mais qui, quelquefois, deviennent au contraire assez violentes pour revêtir le caractère névralgique» (Labbé et Coÿne).

L'interrogatoire apprend parfois que la mamelle atteinte a été le siège d'une inflammation, le néoplasme n'est que l'aboutissant de ce processus.

D'autres fois, les malades rapportent à un traumatisme l'origine de leur tumeur. « Sur 58 exemples, dit Velpeau, je vois 31 femmes attribuer leur mal à un coup, sans compter celles qui peuvent l'avoir oublié ou qui n'y ont pas fait attention. Par sa forme, par sa position, par ses fonctions, par les vêtements qui l'avoisinent, la mamelle est exposée à des froissements, des pressions, des contusions, des violences d'espèces si variées, que l'impossibilité d'une pareille cause serait difficile à établir. »

L'étiologie générale des néoplasmes a été décrite ailleurs, nous croyons inutile d'y insister.

Cependant, certaines tumeurs — surtout les petites, a dit Coÿne — sont le siège d'une sensibilité notable. Ce symptôme serait une manifestation fréquente des adéno-fibromes encore à l'état péri-caniculaire ; la plupart des cas décrits comme *mamelle irritable* se rapportent à des adénoïdes.

La présence de la tumeur se manifeste à l'époque des règles par une sensation de plénitude et un gonflement pénible dans le sein ; plus rarement, le flux menstruel provoque une détente des phénomènes douloureux. La pression ne cause pas de douleur, « à moins, toutefois, que des frottements fréquents ou des examens trop prolongés n'aient enflammé les tissus périphériques » (Duplay).

Le sein conserve son aspect normal et il n'y a pas de ganglions.

Tels sont les signes qui accompagnent le début des adénoïdes.

La durée de cette première période est difficile à établir, car il n'existe aucun symptôme précis. D'autre part, l'adéno-sarcome n'est souvent que la transformation d'un adéno-fibrome, et cette modification s'opère si insensiblement qu'il n'est pas toujours possible de la surprendre.

Abandonnée à elle-même, la tumeur a une marche intimement liée à l'évolution de ses éléments anatomiques, d'où elle tire les caractères de son diagnostic et surtout de son pronostic. C'est à ce tournant de la maladie que nous retrouvons les trois variétés anatomiques des tumeurs adéno-conjonctives circonscrites.

L'*adéno-fibrome* se développe lentement et reste longtemps stationnaire, lorsqu'il a acquis le volume d'une noix, d'un œuf, d'une petite pomme. Cet accroissement se fait d'une façon progressive ou par une série de poussées successives, le plus souvent sans causes connues, ou bien à l'occasion de la grossesse, de la lactation, de la ménopause, d'un traumatisme, etc. Bientôt on voit apparaître des bosselures ; c'est que l'adéno-fibrome est devenu kystique. Mais, d'après P. Delbet, il est très rare d'arriver à y sentir la fluctuation. Quelques-unes de ces bosselures, superficiellement développées, arrivent à soulever la peau, sans y adhérer. Le mamelon est aplati lorsque la tumeur est un peu volumineuse, et il est facile de constater, en cherchant à le mobiliser, qu'il est étalé et nullement rétracté.

L'écoulement d'un liquide séreux ou séro-muqueux par le mamelon — autre signe considéré longtemps comme très important — se rencontre quelquefois. Lorsqu'il offre ces caractères, il n'a aucune valeur diagnostique ni pronostique; il indique simplement que la lésion, après avoir atteint « le tissu glandulaire de la mamelle, a envahi plus ou moins les conduits excréteurs et qu'enfin ces derniers sont restés perméables jusque dans le mamelon ».

L'adéno-fibrome peut-il se résoudre et disparaître spontanément ?

« On en a cité plusieurs exemples, dit P. Broca (1); j'ai vu moi-même des adénomes du sein diminuer notablement de volume en quelques mois, sans aucun traitement. » D'après Labbé et Coÿne, la disparition complète est très rare; elle est possible au début. Si la tumeur diminue de volume, elle se condense en un noyau fibreux qui reste stationnaire ou qui devient le point de départ d'une prolifération d'une nouvelle nature.

Comment une tumeur conjonctive du sein, d'allure longtemps bénigne, devient-elle maligne? La prolifération porte aussi bien sur l'élément épithélial que sur l'élément conjonctif, d'où l'évolution de la tumeur vers l'épithéliome ou vers le sarcome. S'agit-il d'une transformation ou du développement secondaire d'un néoplasme malin dans une tumeur bénigne, ainsi que tendent à l'admettre Quénu et P. Delbet? Nous ne trancherons pas cette difficile question. Mais il est indéniable qu'il existe de nombreuses observations d'adéno-fibromes transformés en adéno-sarcomes.

Ce qui distingue avant tout l'*adéno-sarcome* primitif ou secondaire, c'est sa marche rapide.

La tumeur « *grossit brusquement et s'isole davantage du reste de la glande* »; elle atteint souvent, en peu de temps, des dimensions énormes qui déforment la région mammaire. La peau est amincie, tendue et laisse voir par transparence les veines plus ou moins dilatées. Au-dessous, on devine la tumeur.

Lorsqu'elle est énorme, le mamelon perd son aspect normal, il s'étale ou s'enfonce « et se retourne sur lui-même comme un doigt de gant ». Cependant, la tumeur reste mobile et — fait important — conserve quelquefois cette mobilité pendant toute la durée de son évolution. La consistance, ferme et élastique dans ses premières périodes, devient des plus variables. Encore résistante en certains

(1) P. Broca, Traité des tumeurs, t. II.

points, elle est molle et dépressible en d'autres, elle est même fluctuante au niveau des grosses bosselures (fig. 20).

Si la tumeur renferme des masses ostéo-cartilagineuses, on rencontre à côté des îlots osseux aisément reconnaissables au toucher, des parties cartilagineuses dans lesquelles « la tumeur réagit sous le doigt comme du caoutchouc ». Cette sensation n'est pas comparable à celle des parties kystiques. Dans d'autres endroits, les nodules se perdent dans la masse des tissus dégénérés et ne se reconnaissent pas au palper.

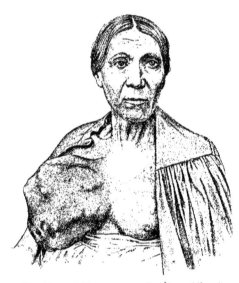

Fig. 20. — Adéno-sarcome kystique (d'après R. Williams).

Il est exceptionnel de sentir les végétations contenues dans les kystes ; « il faut pour cela que la poche soit peu remplie, faiblement tendue, et que la couche de liquide interposée entre les végétations et la paroi du kyste soit peu épaisse ; on peut alors imprimer aux fongosités un mouvement de ballottement » (Labbé et Coyne). A cette période, si l'on presse sur le mamelon, on fait sourdre quelquefois, comme dans l'adéno-fibrome kystique, de la sérosité.

Les ganglions axillaires restent normaux et l'état général n'est pas atteint.

Avec les progrès de la maladie, les téguments trop distendus se gangrènent, s'ulcèrent et la tumeur est mise à nu. Mais il n'y a pas d'adhérences cutanées ; « on peut introduire un stylet entre la peau décollée et le néoplasme ».

Plus tard, les bosselures émergentes se crèvent et laissent voir les végétations intrakystiques. La santé des malades, jusqu'alors assez bonne, même excellente, chancelle sous l'influence des suintements muco-purulents et hémorragiques qui se font par ces bourgeons polypiformes. C'est vers cette époque que le néoplasme, abandonné à lui-même, devient infectant, rompt sa capsule et, ne trouvant plus d'obstacle, envahit les tissus ambiants ; il devient diffus et ne tarde pas à se généraliser.

« C'est dans ces conditions, dit Duplay, que s'observent ces larges ulcérations du sarcome mammaire, sorte d'efflorescences rouges et saignantes, largement pédiculées, à surface granuleuse, infiltrées de sang et de muco-pus, qui donnent lieu à un écoulement incessant de liquide séreux, séro-purulent, et sont parfois le point de départ d'hémorragies abondantes et répétées. »

Les ganglions axillaires, jusque-là indifférents, s'engorgent quelquefois. Ce fait a été noté par Gross 19 fois sur 156 cas ; 3 fois il s'agissait d'une infection néoplasique, 16 fois d'une adénite inflammatoire.

A toutes ces causes d'épuisement peut s'ajouter de la fièvre.

Enfin, à la dernière période, l'état général s'altère de plus en plus, et la mort survient soit par cachexie, soit par généralisation dans le poumon, le foie, le cerveau, etc.

TUMEURS ÉPITHÉLIALES

Évolution anatomique et division. — Ces tumeurs se développent dans les culs-de-sac de la glande. Les phénomènes qui marquent leurs débuts n'ont rien de caractéristique ; ils appartiennent aussi bien aux inflammations qu'aux néoplasmes et se traduisent par la prolifération de l'épithélium et du tissu conjonctif ambiant. Mais ce n'est là qu'un stade éphémère, car les cellules épithéliales subissent de profondes modifications et le processus évolue vers le type épithélial. Les jeunes cellules qui se forment incessamment sur la face interne de la membrane limitante de l'acinus repoussent les cellules adultes dans l'intérieur de la cavité qu'elles dilatent et allongent d'une manière progressive. D'après Coÿne, le développement de ces cellules, tout en se rapprochant beaucoup de l'évolution de l'épiderme, n'en atteint jamais le dernier terme, c'est-à-dire la formation cornée.

Les acini distendus apparaissent comme des nodules séparés et ils forment par leur groupement des lobules glandulaires plus ou moins volumineux. Les travées conjonctives périacineuses, fortement comprimées par suite du développement excentrique des cellules épithéliales glandulaires, sont moins épaisses que les lames de tissu interstitiel qui entourent chaque lobule. Pendant que le néoplasme s'accroît, celles-ci constituent pour lui une membrane d'enveloppe, sorte de capsule qui semble former une « barrière épaisse et suffisamment résistante pour isoler la zone de prolifération épithéliale de la région où existent les lacunes lymphatiques ».

Développement excentrique de la tumeur, refoulement du tissu conjonctif ambiant sans envahissement des lacunes lymphatiques, tels sont les caractères essentiels de l'épithéliome mammaire au début.

Dans le néoplasme ainsi constitué s'opèrent des modifications qui ne tardent pas à lui imprimer des caractères particuliers. Les cellules épithéliales subissent l'évolution colloïde ou sont envahies par la dégénérescence granulo-graisseuse, les points atteints se ramollissent et sont l'origine de kystes. Plus tard, de petites végétations naissent sur les parois de ces cavités ainsi formées et deviennent plus ou moins flottantes dans leur intérieur ; mais ces phases évolutives ne sont que les modalités diverses d'un même processus. Aussi, les désignations de : *épithélioma intracanaliculaire* (Labbé et Coÿne), *carcinome acineux* (Billroth), *carcinome villeux* (Cornil et Ranvier), *épithéliome dendritique* (Cornil), *villous duct cancers* des Anglais, ne tiennent qu'à des différences purement morphologiques.

La membrane d'enveloppe n'est d'ailleurs jamais aussi nette que dans les tumeurs conjonctives, à moins que l'épithéliome ne se soit développé sur un adénome ancien. Tôt ou tard elle devient insuffisante pour s'opposer à l'envahissement des espaces conjonctifs, elle se laisse pénétrer par les cellules épithéliales. « L'épithéliome est devenu infiltré. » Ce n'est plus dès lors un épithéliome, mais un carcinome.

La caractéristique de cette deuxième phase évolutive, c'est « la diffusion des cellules épithéliales dans les lacunes lymphatiques » ; le carcinome n'est qu'une terminaison de l'épithéliome.

Mais tous les carcinomes ne sont pas le résultat d'évolution d'épithéliomes. Il y a des tumeurs dans lesquelles l'infiltration épithéliale se fait dès le début, qui sont des carcinomes d'emblée. (P. Delbet.) Il y a donc lieu de distinguer au point de vue anatomo-pathologique deux variétés de tumeurs épithéliales : 1° l'*épithéliome*; 2° le *carcinome*.

Étude anatomo-pathologique. — 1° Épithéliome. — La tumeur est habituellement unique et siège sous le mamelon, sous l'aréole ou dans le centre de la mamelle ; on en a rencontré toutefois jusqu'à trois ou quatre disséminées dans la glande. Leur volume, généralement peu considérable, ne dépasse guère la grosseur d'une noisette, d'une noix, d'un œuf de poule [Butlin (1), Faguet (2)]. D'après Labbé et Coÿne, Billroth aurait observé un épithélioma mammaire qui avait les dimensions du poing; eux-mêmes ont publié deux observations de tumeurs de même nature plus volumineuses encore. Ce sont là des exceptions.

A l'œil nu, la masse néoplasique est hérissée de petites saillies arrondies que recouvre une enveloppe fibreuse assez épaisse. Cette sorte de capsule, qui est le résultat du tassement du tissu conjonctif à la périphérie des lobules atteints, envoie des prolongements dans l'intérieur de la masse; elle adhère peu à l'atmosphère cellulo-adipeuse de la région, « bien qu'on ne l'en détache pas aussi facilement que lorsqu'il s'agit d'un fibrome ou d'un sarcome glandulaire ».

La tumeur est résistante et lourde, par rapport à son volume. La surface de section est d'un blanc laiteux, rosée par places; elle offre les aspects les plus divers selon les degrés de la lésion.

Dans les parties les moins atteintes, la « coupe, parfaitement lisse,

(1) H. T. Butlin, *Transact. of the Path. Soc. of London*, vol. XXXVIII, 1887.
(2) Ch. Faguet, Obs. XVII in Th. de Labrunie, De l'épithélioma dendritique du sein, thèse de Bordeaux, 1894.

est criblée de petits orifices d'où la pression fait sourdre un liquide analogue à du lait ou à du colostrum ». Dans les portions de la coupe où la lésion est plus ancienne, on distingue des nodules jaunâtres « d'où s'échappent par la pression des pelotons vermiformes qui laissent à leur place autant d'ouvertures très petites, mais appréciables à l'œil nu. » (S. Duplay.)

Enfin, à un degré encore plus avancé, la tranche du néoplasme apparaît creusée de formations kystiques dont le nombre, le volume et les caractères morphologiques offrent les plus grandes différences. A côté de cavités petites, arrondies et irrégulièrement disséminées, il n'est pas rare de voir une ou deux, quelquefois trois poches assez volumineuses, dont les parois sont creusées de dépressions diverticulaires. Souvent les petits kystes communiquent largement entre eux. On a noté également l'élargissement des conduits galactophores qui se montrent sous l'aspect de traînées jaunâtres ; quelques-uns d'entre eux sont quelquefois remplis de végétations qui se laissent aisément détacher avec une aiguille. Dans le cas de Barker (1), une première coupe faite au niveau du mamelon permit d'apercevoir une dilatation très marquée des conduits galactophores dans leur dernière portion.

La paroi des kystes est d'épaisseur variable et souvent colorée en noir par l'infiltration sanguine ; elle n'est pas toujours isolable des tissus voisins, surtout lorsqu'ils sont indurés.

Leur face interne est lisse ou recouverte de végétations papillomateuses (*épithéliome papillaire ou dendritique*), le plus souvent sessiles, dont le volume varie de la grosseur d'un pois à celle d'une noisette. Il y en a même de beaucoup plus petites que l'on ne découvre que par une recherche attentive ; elles permettent d'étudier les premières phases de développement du papillome.

Les végétations intrakystiques, dont la surface est granuleuse ou veloutée, ont une coloration rouge vif ou presque noire ; tantôt elles flottent dans un liquide homogène ou rempli de débris divers (cellules dégénérées, globules sanguins altérés, cristaux, matière colorante, etc.) (obs. de Reverdin et Mayor) (2). Elles sont parfois très arborescentes et leur partie moyenne, franchement aréolaire, est recouverte d'un liquide visqueux et filant.

Les végétations des épithéliomes du sein sont plus fines et plus délicates que celles que l'on rencontre dans les adéno-fibromes et dans les adéno-sarcomes. A l'encontre de celles-ci, elles se subdivisent en ramifications de plus en plus déliées, et s'il n'est pas dans tous les cas facile de les interpréter, elles doivent toujours être tenues pour suspectes (P. Delbet).

Au microscope, on retrouve la disposition lobulaire due aux prolongements que la capsule envoie dans la masse néoplasique

(1) Barker, *Brit. med. Journ.*, vol. I, 1890.
(2) Reverdin et Mayor, *Revue méd. de la Suisse romande*, 1890.

sous forme de travées qui la segmentent en lobes secondaires.

L'examen des coupes montre des boyaux épithéliaux allongés et bosselés ou contournés sur eux-mêmes et séparés les uns des autres par des lames peu épaisses de tissu conjonctif.

Les cellules épithéliales offrent des aspects très divers ; celles qui reposent sur la paroi sont en pleine activité nutritive, elles sont bien délimitées et leur noyau se colore parfaitement ; celles qui, au contraire, sont repoussées vers le centre des boyaux subissent la dégénérescence granulo-graisseuse.

Dans les parties les plus atteintes, les bourgeons épithéliaux sont plus élargis ; leur milieu est occupé par une substance molle, indifférente aux colorants. En d'autres points, ce magma s'est liquéfié et a laissé à la place qu'il occupait une cavité ayant la forme ramifiée et digitée des boyaux épithéliaux. Seul, le revêtement épithélial, immédiatement accolé à la membrane limitante, est resté en place ; il est constitué par plusieurs couches de cellules dont les plus extérieures sont cubiques et les autres arrondies ou polygonales (obs. XXV de Labbé et Coÿne). Les cavités ainsi formées sont de vrais kystes ; elles sont rarement volumineuses.

Souvent, les dilatations acineuses deviennent confluentes et forment des cavités à parois inégales, des pseudo-kystes dont les bosselures représentent les vestiges des cloisons qui séparaient les acini.

La zone conjonctive qui entoure les lobules et les sépare renferme en assez grand nombre des éléments embryonnaires, mais la lésion s'arrête au voisinage des lacunes lymphatiques restées saines. On a signalé cependant l'altération de leur endothélium, dont les noyaux sont plus apparents qu'à l'état normal.

Les végétations — dendritiques ou villeuses — nées de la paroi conjonctive des canaux glandulaires ou galactophores ont été décrites par Cornil et Ranvier (1). Voici ce qu'ils en disent : « Les principaux troncs se divisent en formant de longues papilles subdivisées elles-mêmes et terminées par des extrémités libres allongées ou renflées ; toutes sont parcourues par des vaisseaux capillaires qui se terminent en anses à l'extrémité des papilles et qui sont entourées d'une très petite quantité de tissu conjonctif. Elles sont couvertes partout de cellules prismatiques ou cylindriques formant une ou plusieurs couches... Les cellules qui sont plus superficielles deviennent libres dans le liquide des cavités et y subissent la dégénérescence granulo-graisseuse. »

Ces végétations ont quelquefois une vascularisation excessive, comme dans le cas suivant de Mermet et Faitout (2) : les vaisseaux étaient extrêmement dilatés ; ils atteignaient çà et là jusqu'à 1 et 2 millimètres et étaient visibles à l'œil nu, surtout vers la face

(1) Cornil et Ranvier, Manuel d'histologie pathologique, t. II. Paris, 1884.
(2) Mermet et Faitout, *Bull. de la Soc. anat.*, mars 1897.

libre des bourgeons, où ils formaient un véritable tissu angiomateux.

2° **Carcinome.** — Que l'infiltration épithéliale des espaces con-jonctifs soit secondaire à l'évolution de l'épithéliome mammaire ou qu'elle soit primitive, la tumeur ainsi constituée présente une physio-nomie toute spéciale ; elle est fusionnée avec le parenchyme glandu-laire et fait corps avec lui. Cette variété, déjà décrite à propos des néoplasmes épithéliaux, est formée de deux éléments essentiels : un stroma conjonctif plus ou moins altéré et des cellules épithéliales, dont le polymorphisme varie à l'infini. La proportion relative des tissus conjonctif et épithélial, leurs altérations diverses modifient singulièrement l'aspect anatomique et clinique de ces tumeurs. Aussi en distingue-t-on plusieurs types dont les deux principaux sont le *squirre* et l'*encéphaloïde*.

Du côté du stroma, on rencontre tous les degrés de développement du tissu conjonctif, depuis l'état embryonnaire jusqu'à l'état adulte. La prédominance du tissu conjonctif dans le carcinome mammaire s'accompagne généralement d'une moindre quantité d'éléments épi-théliaux. Cette variété de néoplasmes, tout en demeurant maligne, a une marche relativement lente. C'est le *carcinome fibreux ou le squirre*, dont les caractères se modifient eux-mêmes selon l'état du tissu conjonctif.

La surface de section en est lisse, blanchâtre et peu riche en suc ; en certains points, apparaissent des îlots jaunâtres, dus à l'inclusion de masses graisseuses dans la tumeur (1). Sur les coupes examinées à l'état frais, on peut s'assurer que les culs-de-sac glandulaires sont remplis de grosses cellules pourvues de noyaux et de nucléoles éga-lement volumineux. Sur les pièces durcies, on voit, dans la partie centrale — la plus ancienne de la tumeur — des conduits reconnais-sables à leur membrane d'enveloppe, contenant des cellules épithé-lioïdes, disposées en plusieurs couches et, au centre du conduit, une agglomération de cellules granulo-graisseuses bien distinctes de celles du revêtement épithélial. Les culs-de-sac mammaires préexistants et le tissu conjonctif sont transformés en alvéoles carcinomateux, contenant de grosses cellules. A la périphérie de la tumeur, — dans les points les plus récemment atteints — on suit les modifications des îlots glandulaires et du tissu conjonctif (Cornil et Ranvier).

Certains squirres sont constitués par un tissu fibreux, épais, mêlé de fibres élastiques, au centre duquel on ne rencontre que des alvéoles très petits avec quelques traînées épithéliales. On les observe de préférence chez les femmes âgées et on les désigne sous le nom de *squirre atrophique*. Le sein qui en est atteint est ratatiné et a son mamelon rétracté.

(1) La conservation de ces îlots adipeux, anguleux, disséminés irrégulièrement sur la section d'une tumeur, nous a servi maintes fois pour en affirmer à l'œil nu la nature carcinomateuse. (Cornil et Ranvier, Manuel d'histologie pathologique. Paris, 1884.)

Le stroma de la tumeur peut offrir d'autres particularités. Quelquefois, il subit la dégénérescence myxomateuse et la tumeur prend le nom d'*épithélioma myxoïde* ou de *cylindrome*, lorsque les prolongements myxomateux pénètrent les boyaux épithéliaux. On retrouve alors, à l'examen des coupes, ces corps arrondis et réfringents qui ont été déjà décrits (Voy. *Néoplasmes*), et que Robin appelait *corps oviformes*. D'autre part, il est possible de rencontrer, dans le stroma de la tumeur, du tissu cartilagineux plus ou moins modifié.

Ces cas de *chondro-carcinome* sont rares. D'après P. Desoil, qui n'en a relevé que cinq observations, il faut les diviser en deux groupes distincts : « Les uns sont, dès leur origine, des tumeurs franchement épithéliales avec prépondérance des parties carcinomateuses. Le cartilage n'y forme pas des lobules entiers, il entre simplement dans la trame interalvéolaire ; obs. de Wagner (1), de Bacialli (2), de Heurteaux (3). Les autres sont, au contraire, des tumeurs plutôt conjonctives. Ces tissus y sont prépondérants et de première origine. Ils aboutissent au cartilage directement ou en plusieurs étapes : obs. de Coën (4), de Hacker (5). »

Neugebauer (6) a rapporté un cas extrêmement rare de *psammocarcinome*. La tumeur, qui avait le volume des deux poings, était très dure ; sa charpente était formée de tissu fibrillaire avec quelques fibres musculaires lisses. Entre les faisceaux, se trouvaient des amas de cellules cylindriques, au milieu desquels on observait de petits grains très réfringents, arrondis ou ovales, constitués par du carbonate de chaux ; ils s'étaient formés au centre des amas épithéliaux et aux dépens de ces derniers.

Le *carcinome encéphaloïde ou médullaire* est le type diamétralement opposé du précédent. C'est la forme molle du carcinome mammaire. Sa surface de section est mate ou blanc grisâtre, piquetée de points rouges. A l'encontre du squirre, l'encéphaloïde peut contenir « des kystes plus ou moins volumineux, renfermant un liquide séreux, sérosanguinolent, ou même remplis par du sang pur ou altéré ». (Duplay.)

Histologiquement, cette variété de tumeur est caractérisée par un développement exagéré de masses épithéliales à peine séparées les unes des autres par de minces cloisons de tissu conjonctif peu développé.

La dégénérescence muqueuse des cellules épithéliales constitue une véritable variété appelée *carcinome muqueux* ou *colloïde*. Cette forme est assez rare, puisque sur 326 tumeurs du sein que Malherbe (de Nantes)

(1) WAGNER, Statistique des Enchondromes (*Arch. für Heilk.*, 1861).
(2) BACIALLI, Un caso di condro-carcinoma della mamella della donna (*Riv. clin. di Bologna*, décembre 1887).
(3) HEURTEAUX, Cancer ostéoïde du sein (*Bull. de la Soc. de chir.*, 1865).
(4) COEN, Condro-ostéo-carcinoma della mamella muliebre (*Bull. des sc. medische*, Bologna, 1891).
(5) HACKER, Étude sur la formation de cartilage et d'os dans les tumeurs du sein (*Arch. für klin. Chir.*, 1881).
(6) NEUGEBAUER, *Arch. f. klin. Chir.*, Bd XLVIII, 1, et *Sem. méd.*, 1895.

a recueillies et examinées en quatorze ans, Brindejonc (1), son élève, n'en a trouvé que 8 cas ; Simmunds (2) n'en a rencontré que 4 sur 1200.

Voici résumée la description anatomique d'une tumeur de ce genre enlevée par Heurtaux. Le néoplasme avait une consistance dure à sa périphérie, mais il était ramolli en son milieu ; il était enveloppé d'une membrane connective assez bien développée qui « lui faisait une sorte d'enkystement ». Sur des coupes, les tissus paraissaient exclusivement composés d'alvéoles remplis de substance colloïde et limités par des travées de tissu conjonctif dense et pauvre en cellules. Les masses épithéliales situées au voisinage de la membrane d'enveloppe étaient seules conservées ; les cellules, volumineuses par places, étaient creusées d'une infinité de trous arrondis remplis de substance muqueuse, et donnant naissance à une série de lacunes d'un aspect très élégant.

Dans un autre cas examiné par Malherbe, la cellule épithéliale avait disparu par places dans l'envahissement colloïde ; en d'autres points, les travées alvéolaires s'étaient épaissies par suite de la prolifération de la trame fibreuse du carcinome et comprimaient les cellules épithéliales. Cette disposition peut expliquer la lenteur du développement de ces tumeurs. Chez une femme opérée pour la troisième fois, Walther (3) a enlevé une série de carcinomes colloïdes qui siégeaient autour de la cicatrice, dans le grand pectoral, dans l'aponévrose des intercostaux et dans les intercostaux eux-mêmes. Ces tumeurs, toutes semblables, étaient arrondies, mamelonnées, mûriformes, nettement limitées et ne fusionnaient nullement avec les tissus voisins. Leur caractère le plus frappant était leur couleur jaune clair et leur translucidité ; elles avaient l'aspect de boules de grains de tapioca cuit agglutinés. Voici le résultat de l'examen histologique fait par Moreau : A un grossissement faible, on constatait de grands tractus fibrillaires anastomosés et interceptant dans leurs mailles des masses hyalines transparentes. Çà et là se trouvaient de grands amas de tissu conjonctif avec quelques fibres musculaires sectionnées transversalement. A un fort grossissement, on voyait que les alvéoles très irréguliers étaient formés par des parois feuilletées dans lesquelles on pouvait distinguer quelques fibrilles dissociées et quelques rares cellules étoilées. La masse centrale était constituée par des amas de cellules épithéliales transparentes dans les parties centrales où elles étaient tombées en deliquium.

Une autre forme de tumeur épithéliale, le *carcinome mélanique* du sein, est encore fort contestée. Elle est en tout cas exceptionnelle, puisque sur 2397 cas de néoplasmes mammaires, Roger Williams (4)

---

(1) BRINDEJONC, Étude sur quelques carcinomes colloïdes de la mamelle, thèse de Paris, 1891.

(2) SIMMUNDS, Ueber Gallartkrebs der Brustdrüse (*Deutsche Zeitschr. für Chir.*, Bd XX, 1884).

(3) WALTHER, *Presse méd.*, 1895.

(4) ROGER WILLIAMS, *loc. cit.*

n'en a pas observé un seul; par contre, on en connaît au moins trois observations chez l'homme. Elles sont dues à Lawrence (1), Langenbeck (2) et à Marcano (3). Dans les trois cas, il y a eu infection rapide des ganglions de l'aisselle et généralisation à la peau et aux viscères. Billroth, qui admet que les tumeurs mélaniques du sein sont toujours des sarcomes, en a cependant publié dans ses *Cliniques* un cas qu'il décrit comme étant de nature carcinomateuse, alors que dans le *Deutsche chirurgie*, il en fait une combinaison de sarcome et d'épithéliome.

A côté de ces altérations, il y a lieu de signaler la possibilité de l'inflammation et de la suppuration du carcinome. Ces phénomènes sont exceptionnels. Kirmisson (4) en a rapporté un cas à la Société anàtomique ; la suppuration paraissait s'être propagée le long des galactophores.

Enfin, Pilliet et Piatot (5) ont tout récemment publié un fait de carcinome coïncidant avec la tuberculose du sein.

L'épithéliome infiltré du sein se développe excentriquement. Ses bourgeons, en s'insinuant dans les lacunes lymphatiques, enserrent en de multiples racines — *squirre rameux* — les tissus voisins qu'ils font peu à peu disparaître. C'est la *phase d'extension locale* de Virchow; elle est continue ou discontinue et, dans ce dernier cas, tantôt un, tantôt plusieurs noyaux se forment à une distance variable de la tumeur principale.

En même temps, quelquefois plus tard, les ganglions sont envahis : c'est la *phase d'infection*.

Enfin, dans un troisième et dernier stade, le néoplasme se *généralise*.

Phase d'extension locale. — Le parenchyme mammaire est graduellement envahi, mais, alors même que le sein est le siège d'un carcinome peu volumineux, le reste de la glande est altéré. Il résulte des recherches de Waldeyer (6) que les portions glandulaires les plus saines en apparence et les plus éloignées du noyau cancéreux primitif peuvent présenter une prolifération de l'épithélium acineux et des noyaux du tissu conjonctif périacineux. Il n'est donc pas indifférent de connaître les limites de la glande. Rieffel (7) a, dans ce but, disséqué vingt mamelles et a toujours vu leur circonférence « déchiquetée, découpée en jeu de patience ». Cinq fois il a rencontré, indépendamment du *lobe axillaire* décrit par Kirmisson (8) et qui

(1) Lawrence, *Med. chir. Trans.*, vol. III, p. 72.
(2) Langenbeck, *Med. Centralzeit.*, Bd XVIII.
(3) Marcano *in* Poirier, Tumeurs du sein chez l'homme. Paris, 1883, p. 51.
(4) Kirmisson, *Bull. de la Soc. anat.*, février 1886.
(5) Pilliet et Piatot, *Bull. de la Soc. anat.*, mai 1897.
(6) Waldeyer, Eutwickelung der Carcinome (*Virchow's Arch.*, Bd IV, 1872).
(7) Rieffel, De quelques points relatifs aux récidives et aux généralisations des cancers du sein chez la femme, thèse de Paris, 1890.
(8) Kirmisson, *Bull. de la Soc. anat.*, octobre 1882.

est constant, un *prolongement sternal* situé à la hauteur du quatrième espace intercostal (1).

Après avoir infiltré le parenchyme, le néoplasme pousse des prolongements dans la couche cellulo-graisseuse périglandulaire et envahit la peau et les tissus rétromammaires. Cette propagation est directe ou se fait par la voie des lymphatiques.

Du côté des téguments, on note l'infiltration des papilles par les boyaux épithéliaux qui, sous forme de multiples tractus, relient la tumeur au derme et produisent ces petites dépressions qui donnent l'*aspect de la peau d'orange*. L'épiderme est ensuite atteint ; « les cellules deviennent vésiculeuses... puis les papilles se nivellent, elles sont détruites, et finalement la tumeur se substitue à la peau ».

Profondément, le carcinome gagne le grand pectoral. D'après Heidenhain (2), les lobes postérieurs de la glande, chez les femmes maigres, reposent directement sur l'enveloppe celluleuse du muscle ; chez les femmes grasses, l'interposition de pelotons adipeux rend le contact moins immédiat, mais il y a toujours des grains glandulaires appliqués contre le muscle, de telle sorte que la propagation du carcinome est facile. Elle se fait de proche en proche « par l'intermédiaire du tissu conjonctif et peut-être des gaines celluleuses qui entourent les branches perforantes des nerfs intercostaux ».

Après avoir envahi le grand pectoral, le néoplasme poursuit sa marche envahissante ; il pénètre dans les parties molles des espaces intercostaux, dans le tissu cellulaire sous-pleural, dans la plèvre, dans le poumon, etc. Il est possible même qu'au cours de cet envahissement, les éléments cancéreux s'introduisent dans les lymphatiques du muscle et gagnent les ganglions sus et sous-claviculaires (Hyrtl, Rieffel).

Phase d'infection. — Les vaisseaux lymphatiques prennent aussi une large part dans la dissémination des éléments carcinomateux. Ceux qui prennent naissance dans la mamelle forment un réseau dont les mailles délicates et serrées se terminent en des troncules qui ont des aboutissants multiples. Rieffel, qui en a fait une excellente étude, a cru pouvoir affirmer que « si les lymphatiques de la glande ou de la région mammaire vont presque tous aboutir aux glandes de l'aisselle, il en est quelques-uns qui ne sont point tributaires de cet amas ganglionnaire et qui vont traverser directement la paroi thoracique pour se jeter dans les ganglions mammaires internes ».

Poirier, en piquant directement des troncs situés à la face profonde de la glande, a vu le mercure pénétrer de petits troncs lymphatiques situés dans l'épaisseur du grand pectoral ; il s'est assuré

(1) HENNIG (Zur Morphologie der weiblichen Brustdrüse, *Arch. für gynäk.*, t. II, 1872) et ZOCHER (Inaug. Dissert., Leipzig, 1869) ont décrit un prolongement glandulaire qui descendait en bas et en dehors et qui n'a pas été vu par Rieffel.
(2) L. HEIDENHAIN, Des causes de récidive locale du cancer après l'amputation du sein (*Arch.* de Langenbeck, 1889. Trad. in *Arch. gén. de méd.*, 1889, par M. Bernheim).

que l'un d'eux se rendait dans un gros tronc lymphatique accolé aux veines mammaires internes. Les mêmes constatations ont été faites par Rieffel. Au reste, cette opinion que le courant lymphatique du sein ne se déverse pas uniquement dans les ganglions axillaires est également partagée par Huschke, Hyrtl, Arnold, Henle, etc.

Mais, s'il paraît incontestable que les lymphatiques mammaires se rendent aux deux groupements principaux émergeant des faces antérieure et postérieure de la glande, il faut reconnaître que le courant rétromammaire est « un chemin fort étroit, comparé à la large voie de déversement représentée par le cordon lymphatique axillaire ».

D'autre part, si les lymphatiques de la peau du sein se jettent dans les ganglions de l'aisselle correspondante, la disposition inverse s'observe aussi. Rieffel, après avoir piqué la peau de la partie interne du sein gauche, a constaté que le mercure avait filé jusque dans les ganglions axillaires droits. Dans un fait de Volkmann rapporté par Billroth, la tumeur siégeait à la partie interne du sein gauche, et l'adénopathie néoplasique occupait l'aisselle droite; le fait fut vérifié histologiquement. Des cas semblables s'observent assez souvent.

Enfin, d'après Hyrtl (1), quelques-uns des lymphatiques cutanés mammaires se rendent directement aux ganglions sous-claviculaires.

C'est par ces voies multiples que les éléments cancéreux sont charriés jusqu'aux ganglions ; il les atteint directement en laissant intacts les lymphatiques ou progressivement en colonisant sur tout leur parcours. Les vaisseaux blancs, ainsi greffés, forment entre le noyau mammaire primitif et le ganglion un cordon dur, souvent moniliforme, dû à la lymphangite cancéreuse. Nous venons d'en observer un bel exemple sur la peau du bras d'une opérée. Ces petites embolies cancéreuses se produisent aussi bien dans les lymphatiques des régions rétromammaires (Heidenhain) que dans ceux de la peau, où ils donnent naissance à de multiples noyaux petits et durs (*squirre pustuleux ou disséminé* de Velpeau) ; lorsque l'envahissement est rapide et se fait non par des points séparés, mais par de larges plaques, la peau est prise en masse (*squirre en cuirasse*).

L'envahissement ganglionnaire est précoce ; on le constate au microscope, bien avant qu'il ne soit cliniquement appréciable (Kirmisson, Kuster, Gussenbauer, etc.).

D'autre part, l'infection lymphatique n'a pas toujours une marche réglée ; elle respecte quelquefois les ganglions régionaux et atteint les glandes du côté opposé ou celles des creux sus et sous-claviculaires. Sur 44 cas de carcinomes mammaires examinés *post mortem*, Roger Williams a trouvé que l'adénopathie siégeait 44 fois dans l'aisselle correspondante, 5 fois dans les régions sus et sous-claviculaires, 2 fois et 4 fois dans les creux sus et sous-

---

(1) Hyrtl, *Lehrbuch der Anatomie*, Auflage, p. 795.

claviculaires seuls, 10 fois dans les ganglions axillaires opposés.

Phase de généralisation. — Lorsque la barrière ganglionnaire est franchie, le néoplasme diffuse dans l'organisme, mais l'envahissement des ganglions n'est pas constant dans le cours du carcinome mammaire. Il y a des cas de généralisation sans lésions du système lymphatique. Sur un total de 366 autopsies, Guido v. Török et Richard Wittelshöfer(1) ont rencontré 26.3 p. 100 de métastases avec absence d'adénopathies ; ils en ont conclu que « l'absence de tout retentissement vers l'aisselle n'est en aucune façon une garantie absolue contre la présence de dépôts secondaires dans les organes internes ».

Les organes les plus divers peuvent être envahis par les noyaux secondaires du néoplasme. En 1850, dit Velpeau, j'ai vu derrière l'Hôtel de Ville une pauvre femme qui avait refusé trois ans auparavant de se laisser enlever un petit squirre partiel du sein droit et qui était criblée de plaques ou de masses cancéreuses de la tête aux pieds. Elle en avait partout, la malheureuse, dans la peau, dans les muscles, dans les ganglions lymphatiques, à la tête, au cou, à la poitrine, à l'aisselle, dans l'épaisseur des cuisses et des jambes ; tous les organes contenus dans le ventre semblaient en être eux-mêmes comme lardés. Kautorowicz (2), Bramwell (3), et plus récemment Petit (4, en ont rapporté des exemples analogues. Cette abondante généralisation prend le nom de *carcinose miliaire*.

Tous les organes ne sont pas intéressés au même titre par les noyaux secondaires ; Duplay estime que la colonne vertébrale en est le siège habituel, mais Gross, qui a fait le pourcentage de 423 autopsies, ne professe pas la même opinion. Voici les résultats qu'il a obtenus :

	p. 100		p. 100
Plèvres	50 9	Ganglions mésentériques	3.3
Poumons	49.9	Corps thyroïde	1.8
Foie	48.6	Intestin	1.8
Os	20.5	Capsules surrénales	1.8
Cerveau	9.4	Pancréas	1.6
Ovaire	8	Grand épiploon	1.2
Mamelle du côté opposé	7.8	Cœur	0.9
Dure-mère	5.9	Système veineux	0.9
Reins	5.7	Ganglions médiastinaux	0.9
Ganglions rétropéritonéaux	5.4	Trompes de Fallope	0.9
Utérus	5.2	Vessie	0.7
Péritoine	4.7	Muscles	0.7
Rate	4.7	Vagin	0.4
Estomac	4.7	Moelle épinière	0.2
Péricarde	4.4	Œsophage	0.2
Ganglions bronchiques	3.5	Uretères	0.2

(1) GUIDO V. TÖRÖK et WITTELSHÖFER, Zur statistik des Mamma carcinoms (*Arch. für klin. Chir.*, Bd LXXV, 1880).

(2) KAUTOROWICZ, *Centr. f. allg. Path.*, n° 20, 1893.

(3) BRAMWELL, *Edimburgh med. Journ.* July and Aug. 1894.

(4) PETIT, De quelques points relatifs à la récidive et aux voies suivies par la généralisation des cancers du sein chez la femme, thèse de Paris, 1895.

Ces chiffres donnent une idée assez exacte du siège des métastases et, bien que tous les cas d'envahissement du poumon, de la
plèvre et même du foie ne soient pas le fait de la généralisation,
mais de la propagation du cancer primitif, il faut reconnaître que
ces organes sont le plus souvent frappés. Vient ensuite le système
osseux ; mais contrairement à l'opinion des auteurs classiques,
(S. Duplay, P. Delbet, etc.), les vertèbres ne doivent pas compter
parmi les os les plus atteints. Il résulte, en effet, d'une statistique de R. Williams, qui comprend l'ensemble des faits de Török
et Wittelshöfer, de Nunn et les siens, que, sur 533 cas, les os du
crâne furent envahis 36 fois, les vertèbres 11 fois, les os iliaques
9 fois, le fémur et l'humérus 8 fois, les côtes 4 fois, et le tibia
une fois.

Si les relevés de Török et Wittelshöfer accusent un chiffre très
élevé de lésions craniennes, c'est que, de parti pris, les os du crâne
ont été examinés dans tous les cas. Dans les autres statistiques, au
contraire, cette recherche n'a été faite que lorsqu'il y avait eu des
symptômes cérébraux.

L'humérus et le fémur sont, parmi les os longs, les plus fréquemment lésés : le premier à la jonction du tiers moyen et du tiers supérieur, le second au niveau de son tiers supérieur. C'est en ces points
que se produit la fracture spontanée.

Richmond (1) a rapporté un exemple curieux d'ostéomalacie
consécutif à un squirre du sein. La malade, qui avait été opérée,
mourut cinq mois après de généralisation. L'autopsie montra que le
fémur gauche, s'étant fracturé un soir, au moment où la malade se
couchait, s'était reconsolidé ; il ne présentait aucun point cancéreux ; il y avait ossification du tissu fibreux du cal.

Il résulte de ces considérations anatomo-pathologiques que la
diffusion des tumeurs épithéliales du sein peut se faire selon trois
mécanismes différents : par propagation de proche en proche, par
voie lymphatique et par voie sanguine. Le plus souvent le système
lymphatique est d'abord envahi par les germes et les ganglions
régionaux sont le siège des premiers noyaux secondaires. Il n'arrive
presque jamais que des viscères lointains soient envahis, les ganglions restant indemnes (P. Delbet).

D'autre part, l'examen microscopique nous enseigne que des
éléments carcinomateux peuvent se glisser dans tout le territoire
des lymphatiques tributaires de la glande mammaire, alors que le
néoplasme épithélial dont celle-ci est le siège est à son début. Ces
données seront de la plus haute importance dans l'appréciation du
pronostic et de l'intervention.

---

(1) Richmond, *Patholog. Soc. of Manchester*, 1895. Anal. in Presse *méd.*, 1895,
p. 95.

Étiologie générale. — Les néoplasmes épithéliaux du sein comptent parmi les tumeurs les plus fréquentes. Dans une statistique de W. R. Williams, on voit que le cancer du sein occupe le premier rang chez la femme. On le trouve dans 40,3 p. 100 de toutes les tumeurs malignes observées chez elle. Il est suivi de près par le cancer de l'utérus (34 p. 100). Le cancer du rectum vient bien loin au troisième rang (4,3 p. 100). Chez l'homme, le cancer du sein n'occupe que le dixième rang (0,6 p. 100) laissant les premières places aux cancers de la langue et de la bouche (26,3 p. 100), de la peau (14,3 p. 100) et des lèvres (12,2 p. 100). Cette statistique porte sur 7 297 cas de cancer primitif.

Le même auteur, dans une autre statistique, compare les néoplasmes en général à ceux de la mamelle chez la femme. Voici les résultats auxquels il arrive :

	Néoplasmes en général (p. 100).	Néoplasmes mammaires (p. 100).
Cancers..............................	54,5	77,7
Sarcomes............................	9,4	3,9
Tumeurs bénignes...................	24,7	15,7
Kystes..............................	11,4	2,7

Il nous apprend aussi la fréquence relative des principaux néoplasmes mammaires chez l'homme et chez la femme.

Sur 2 422 cas de tumeurs mammaires primitives, nous trouvons :

	Hommes.	Femmes.	Total.
Cancers........................	16	1.863	1.879
Sarcomes.......................	3	92	95
Myxomes........................	2	2	4
Fibro-adénomes.................	1	372	373
Tumeurs diverses...............	3	68	71
Total............	25	2.397	2.422

En dehors des conditions étiologiques et pathogéniques communes aux épithéliomas [influence de l'hérédité, de l'âge, du traumatisme, etc. (Voy. t. I)], il y a lieu de rappeler que les tumeurs épithéliales se développent de préférence sur des épithéliums préalablement enflammés. Sur 137 cas de cancer mammaire, Winckel (1) en trouve 24 — soit 17,5 p. 100 — dans lesquels le sein a été enflammé autrefois (abcès, 15 cas ; — lésions du mamelon, 8 cas ; — inflammation sans suppuration, t).

Winckel fait également observer la fréquence des malformations congénitales du mamelon, puisque dix-neuf de ses malades en étaient atteintes.

L'allaitement joue-t-il un rôle dans la pathogénie du cancer ? Cette question est controversée.

(1) Winckel, Pathologie u. Therapie des Wochenbettes, 1878.

D'après Velpeau, sur 110 femmes atteintes de cancer, 60 ont allaité (54,54 p. 100), tandis que 50 (45,46 p. 100) n'ont pas allaité.

Gross, sur 416 cancers, a noté l'allaitement dans les antécédents des malades 316 fois (76 p. 100) ; 100 fois (24 p. 100), cette condition étiologique manquait. La statistique de Winiwarter comprend 102 cas ; 65 femmes avaient nourri (63,8 p. 100), tandis que 37 (36,2 p. 100) n'avaient jamais donné le sein.

L'influence de la grossesse est encore plus discutée, malgré l'opinion d'Astley Cooper, qui croyait que les femmes sans enfants étaient plus sujettes au cancer mammaire que celles qui avaient eu de nombreux accouchements. Il en est de même du rôle de la stérilité.

W. R. Williams a noté que, sur 165 cancers du sein chez la femme observés par lui-même, pas une seule malade ne s'adonnait à la prostitution. On peut lui objecter qu'à l'âge où les femmes sont habituellement atteintes de cancer, les professionnelles ont dû renoncer à vivre de leur débauche.

D'après Gross, Bryant, Winiwarter, Paget, Nunn, W. R. Williams, la période de la vie où le cancer atteint son maximum de fréquence est de quarante-cinq à cinquante ans : avant trente ans et après soixante-dix, il est rare. Les âges extrêmes auxquels il a été observé sont : huit ans (Lyford), douze ans (Carmichaël), treize ans (A. Cooper), quinze ans (Home) ; mais l'examen histologique n'a été fait dans aucun de ces cas. Aussi admettrons-nous, avec Williams, que la malade de Henry (1), qui fut, à l'âge de vingt et un ans, atteinte de cancer contrôlé au microscope, était la plus jeune des malades dont l'observation ait été publiée.

A l'autre extrémité de la vie, on a cité des cancers mammaires ayant débuté à quatre-vingt-quatre ans (W. R. Williams) et même à quatre-vingt-seize ans (Bryant).

Il résulte des statistiques de Gross, Billroth, W. R. Williams (2), que la mamelle gauche est atteinte dans une proportion un peu plus fréquente que la droite. Williams a noté que ces données ne s'appliquent pas au cancer du sein chez l'homme, puisqu'il en a trouvé 38 cas à droite et 33 seulement à gauche.

Il est exceptionnel de voir les deux mamelles prises simultanément, car, sur 1 664 cas de cancer mammaire que rapporte Gross, ce fait n'a été noté que deux fois. Il est moins rare d'observer l'envahissement successif des deux seins.

Évolution clinique. — *Cliniquement*, nous conserverons la même division que nous avons établie au point de vue anatomo-pathologique et nous décrirons : 1° l'*épithéliome* ; 2° le *carcinome*.

---

(1) HENRY, *Statist. Mittheil. über den Brüskrebs.* Breslau, 1879.
(2) W. R. WILLIAMS, Cancer of the male Breast, based on the Records of 100 cases (*The Lancet,* vol. II, 1889)

Nous terminerons cette partie de notre travail par une étude du *cancer du sein chez l'homme*.

1° **Épithéliome**. — Cette variété se développe de préférence chez des femmes d'un âge avancé, ainsi qu'il résulte de la statistique suivante de Labrunie :

```
Entre 20 et 30 ans........ ...........................    1 cas.
  — 30 et 40 ans........ .. .........................    3 —
  — 40 et 50 ans.....................................    5 —
  — 50 et 60 ans.....................................    8 —
  — 60 et 70 ans.....................'...............    4 —
```

Dans la plupart des observations, on trouve la grossesse signalée dans les antécédents des malades ; il s'agit même presque toujours de femmes qui ont eu plusieurs enfants.

Le plus souvent, le premier symptôme qui attire l'attention est l'issue, par le mamelon, d'une sérosité roussâtre ou quelque peu sanguinolente qui se réduit parfois à quelques gouttelettes. Une femme de cinquante ans, observée par Bilton Pollard (1), avait remarqué que, depuis douze ans, il s'écoulait par son mamelon un liquide séreux teinté de sang. Cet état persista encore pendant trois ans, sans aucun autre symptôme. L'écoulement est parfois intermittent, comme dans le cas de Nunn (2), ou n'a lieu qu'au moment des règles, comme dans celui de Ant. A. Bowlby (3).

Exceptionnellement, le mal débute par des phénomènes douloureux ; c'est ainsi que la malade de Reverdin et Mayor ressentit d'abord des douleurs dans le sein gauche. Elle s'aperçut ensuite que son mamelon donnait issue à quelques gouttes d'un liquide blanc jaunâtre qui devint peu à peu sanguinolent. Mais c'est l'écoulement mamelonnaire qui constitue le signe le plus frappant du début et qui inquiète les malades. La tumeur n'apparaît souvent que de trois mois à un an après l'apparition de ce symptôme. Encore est-on parfois obligé, pour la reconnaître, d'avoir recours à la palpation, car rien ne révèle extérieurement l'existence d'un néoplasme.

Cependant, il y a des cas où l'on constate, à l'inspection, un soulèvement de la peau par la tumeur sous-jacente. Celle-ci peut ocenper toutes les parties de la glande, mais son siège de prédilection est la région du mamelon ; on la rencontre au-dessous de lui ou dans son voisinage.

C'est une tumeur ordinairement unique (4), petite, dont le volume

---

(1) Bilton Pollard, *Transact. of the Path. Soc. of London*, 1886, vol. XXXVII, p. 483.

(2) T.-W. Nunn, *The Lancet*, 1890, vol. I, p. 1125.

(3) Ant. A. Bowlby, *Saint-Bartholomew's Hospital Reports*, vol. XXIV.

(4) On trouve quelquefois plusieurs de ces néoplasmes disséminés dans la glande, mais leur nombre ne dépasse jamais trois ou quatre. Chez une malade opérée par Lanelongue (de Bordeaux), il y en avait trois (obs. publiée par Faguet).

atteint la grosseur d'un pois, d'une noisette, d'une noix, ou même d'un œuf de poule (observation de Butlin). Elle est assez bien circonscrite, indépendante de la peau et assez mobile dans la glande, moins toutefois que les adénoïdes. De consistance ferme et élastique, elle est indolente à la pression. Malgré la présence possible de kystes dans son intérieur, elle est rarement fluctuante (observations de Coyne, de Bowlby, de Faguet).

Sous l'action d'une pression un peu forte, cette recherche s'est accompagnée dans certains cas — *épithéliome dendritique* — de l'écoulement par le mamelon d'une quantité considérable de liquide sanguinolent ou de sang pur ; il en est résulté une diminution et même une disparition complète, mais momentanée, de la tumeur [observations de A. Bowlby, de Reverdin et Mayor, de Faguet, de Barker (1), etc.].

Le mamelon n'est pas rétracté, mais, vient-on à tirer sur lui, on détermine un déplacement manifeste de la tumeur, lorsque celle-ci n'est pas trop éloignée. On a noté la saillie hors du mamelon de végétations papillomateuses arborescentes (Bilton Pollard).

La marche de l'épithéliome est lente et l'état général demeure longtemps parfait, tant que les lacunes lymphatiques restent isolées de la zone de prolifération épithéliale. Quand la barrière est rompue, le néoplasme progresse et les ganglions lymphatiques ne conservent plus leur intégrité.

L'épithéliome perd peu à peu sa physionomie clinique et prend toutes les allures d'un carcinome. Dans plusieurs cas regardés comme des épithéliomes intracanaliculaires (Barker, Godlee, Butlin, etc.), les ganglions axillaires étaient envahis et une ou plusieurs récidives ont été observées après l'amputation.

W. R. Williams a décrit, sous le nom de *villous papilloma*, une forme bénigne de cancer villeux des conduits galactophores. Mais, lorsqu'on se reporte aux observations qu'il cite, on constate qu'il s'agit le plus souvent d'adénoïdes et que, dans d'autres cas, la tumeur a récidivé après ablation. Aussi n'avons-nous pas adopté cette division qui ne pouvait qu'embrouiller cette question si complexe.

2º **Carcinome**. — En faisant l'étude anatomo-pathologique du carcinome mammaire, nous avons montré la marche progressive du néoplasme. D'abord limité à une portion de la glande, il la détruit plus ou moins complètement, envahit ensuite les parties voisines, — peau et régions profondes, — dissémine ses éléments dans les ganglions et enfin se généralise.

Cette évolution est infiniment variable dans sa durée et dans ses manifestations. Parfois rapide, foudroyant même dans ses allures (*forme aiguë*), le carcinome affecte ordinairement une marche

---

(1) Barker, *British med. Journ.*, 1890, t. I.

plutôt lente, quoique progressive et fatale (*forme chronique*); chaque variété anatomique détermine une forme clinique correspondante.

Mais il existe des signes fondamentaux communs qui jalonnent les étapes anatomiques de l'évolution du cancer.

Aussi prendrons-nous pour type de notre description la forme la plus commune : le *squirre proprement dit ou globuleux*.

D'ordinaire, il débute sans donner lieu à aucun signe subjectif. Contrairement à la croyance du vulgaire, il n'y a pas de douleur à cette période et, pour le clinicien, cette indolence est déjà un caractère important.

C'est par hasard ou à l'occasion d'un traumatisme souvent léger, que les malades découvrent dans leur mamelle une petite tumeur. La palpation permet de la reconnaître, lorsqu'on applique la main à plat sur la paroi thoracique. Son caractère essentiel est d'être en connexions intimes avec le parenchyme glandulaire et de ne pouvoir en être isolée. De consistance dure et ferme et de forme irrégulière, elle fait corps avec la glande et en suit les mouvements. Elle est libre sous la peau et mobile, avec le sein, sur les plans profonds.

Il n'y a pas encore d'engorgement ganglionnaire.

Le cancer débute plus rarement par des lésions d'eczéma ou de psoriasis du mamelon. C'est une forme rare, dont on a voulu faire une maladie spéciale sous le nom de *maladie de Paget*. Nous en parlerons à propos des tumeurs de la région mammaire.

On rencontre quelquefois, à cette période, un léger écoulement par le mamelon. Plutôt qu'un écoulement véritable, c'est un suintement de quelques gouttes d'un liquide jaune, sanieux ou aqueux, parfois mucoïde ou lactescent. Il peut se dessécher à l'extrémité du mamelon sous forme de croûtelles, mais il n'a jamais l'importance de celui qui s'observe dans l'épithéliome. C'est un symptôme rare, puisque Gross ne l'a noté que sept fois sur cent carcinomes.

Au début, on ne constate à la vue aucune déformation; la peau, l'aréole et le mamelon sont normaux.

En se développant, le néoplasme envahit les téguments et la région rétro-mammaire. Cette seconde étape — *phase d'extension locale* — se traduit cliniquement par deux ordres de phénomènes : l'adhérence à la peau et au grand pectoral.

Les modifications qui s'opèrent du côté des téguments sont fort intéressantes à suivre. La première s'accuse lorsqu'on pince la peau pour lui faire un pli. On voit se former sur le sommet de ce pli une sorte de pointillé en creux qui rappelle l'aspect de la *peau d'orange*.

Bientôt le revêtement cutané perd sa souplesse; de multiples tractus le relient à la tumeur et l'y fixent d'une façon presque absolue. L'adhérence totale s'établit. Le néoplasme fait corps avec la peau, l'amincit, la détruit progressivement, la rompt enfin et fait saillie à l'extérieur. Ainsi se produit l'ulcération, dont les caractères varient avec les formes du néoplasme.

En s'accroissant vers la profondeur, la tumeur ne tarde pas à contracter des adhérences avec l'aponévrose du grand pectoral et avec le muscle lui-même. Néoplasme et glande perdent insensiblement leur mobilité et forment une masse, qui adhère de plus en plus au thorax. Lorsque le muscle est lui-même envahi, il n'y a plus qu'un bloc fixé au gril costal.

Dans les premières phases de leur développement, ces adhérences doivent être recherchées avec soin, pour être dépistées. Comme le disent S. Duplay, E. Rochard et Demoulin (1), il faut « faire contracter le grand pectoral ; on s'aperçoit que cette contraction, indifférente pour une glande normale, restreint la mobilité d'un sein envahi par un néoplasme ». Pour faire cet examen, dites à la malade de rapprocher du corps le bras correspondant au côté atteint, pendant qu'avec la main vous vous efforcerez d'empêcher ce mouvement. La manœuvre suivante est conseillée par Tillaux (2) : « Saisissez la tumeur à pleine main et imprimez-lui des mouvements pendant que le muscle est au repos ; elle est alors très mobile. Ordonnez à la malade d'appuyer fortement la main sur un objet fixe, une table par exemple, et continuez de mobiliser la tumeur. Si elle adhère au muscle, elle cesse d'être mobile comme le muscle lui-même, et vous constatez son degré d'adhérence à la somme de mouvements dont elle jouit encore. Si la tumeur est fixe, même pendant le relâchement du muscle, c'est qu'elle adhère aux côtes. »

On a décrit sous le nom de *squirre rayonné* ou *rameux* une simple variante du squirre vulgaire. Il en diffère par ses prolongements qui « se perdent d'une manière insensible du côté de la peau ou vers la circonférence de la mamelle sous forme de rayons, de brides, de traînées irrégulières ou de cordons entremêlés de rainures » (Velpeau).

Un autre signe important du cancer mammaire — signe contemporain de l'adhérence cutanée — c'est la rétraction du mamelon. Ce symptôme s'appréciera surtout par comparaison avec le côté opposé. Il faudra s'enquérir aussi de l'état du mamelon avant l'apparition du néoplasme, de façon à ne pas prendre pour une rétraction pathologique une malformation congénitale. Ce n'est pas un signe pathognomonique, car on peut l'observer dans d'autres lésions — après des lésions inflammatoires du sein, par exemple. D'autre part, c'est un symptôme inconstant, puisque Gross, sur 207 cancers, ne l'a observé que 108 fois. On le rencontre donc dans 52 p. 100 des cas. Il accompagne les néoplasmes centraux plutôt que ceux qui nais-

_____

(1) S. Duplay, E. Rochard et Demoulin, Manuel de diagnostic chirurgical. Paris, 1897.

(2) P. Tillaux, Traité de chirurgie clinique. Paris, t. I, 1891.

sent à la périphérie. Cette rétraction ne se réduit pas par les pressions exercées près de l'aréole.

Le mamelon est non seulement rétracté sur lui-même, mais encore il est attiré du côté de la tumeur, ainsi qu'on peut s'en rendre compte en se plaçant en face de la malade et en comparant les deux seins. Quelquefois même la glande tout entière suit le mamelon dans son déplacement.

En même temps ou à une période plus ou moins éloignée, les ganglions lymphatiques s'indurent, — *phase d'infection*.

L'adénopathie est un autre signe d'une grande valeur. Elle est ordinairement régionale et sa recherche, parfois difficile, est souvent délicate. Les ganglions, indolents et petits au début, se perdent dans le tissu cellulaire de l'aisselle et échappent aisément à l'exploration, surtout chez les femmes douées d'embonpoint. Pour les rechercher, il faut se placer en face de la malade et palper profondément l'aisselle avec la main opposée au côté qu'on explore, pour que la face palmaire des doigts soit tournée vers la paroi thoracique. Pendant cette manœuvre, la malade rapprochera légèrement le bras du corps, afin de détendre le creux de l'aisselle. Toutes les parois de la pyramide axillaire et son sommet lui-même seront successivement fouillés ; mais on n'oubliera pas que c'est sur la face interne et dans les angles formés par celle-ci avec le bord inférieur du grand pectoral et avec le bord inférieur du grand dorsal que se trouvent surtout les ganglions. Ceux-ci sont tantôt mobiles et séparés, tantôt réunis formant des masses plus ou moins volumineuses, adhérentes au faisceau vasculo-nerveux de l'aisselle. Ce dernier état s'observe à une période plus tardive et se traduit cliniquement par de la gêne dans les mouvements du bras, des douleurs, de l'œdème persistant et des changements dans la qualité du pouls correspondant : tous ces phénomènes sont dus à des troubles d'abord de compression, puis de dégénérescence.

L'adénopathie peut également porter sur les ganglions du creux sus-claviculaire du même côté ou sur ceux de l'aisselle opposée, car les recherches anatomo-pathologiques ont montré la possibilité de leur envahissement. Leur examen ne sera donc pas négligé.

A cette période d'adhérence succède la *période d'ulcération*. La peau, à la surface de la tumeur qui est devenue bosselée, « prend une couleur rougeâtre, livide ; les veines sous-cutanées se développent, deviennent variqueuses... La peau enflammée, qui recouvrait une des bosselures, se perfore, une fissure étroite laisse écouler une petite quantité de sérosité, l'ouverture s'agrandit de jour en jour, les bords se renversent et prennent une teinte blafarde. Le bord de l'ulcère, bien que formé par un tissu en voie de ramollissement, repose sur une partie encore fort dure ; la surface fournit une sanie ichoreuse, d'une odeur fétide, quelquefois abondante ; plusieurs bosselures s'ouvrent ainsi successivement, les ulcères qui leur succèdent se réunissent, et toute la surface de la tumeur, quelquefois de toute la mamelle, se trouve convertie en un vaste ulcère » (Nélaton).

Les ganglions de l'aisselle, qui étaient envahis dès la période d'infection, augmentent de volume et présentent à leur tour une évolution semblable.

Ces diverses ulcérations sont le siège d'hémorragies répétées qui contribuent à affaiblir la malade.

Les douleurs se montrent assez rarement avant cette période. Elles sont d'abord intermittentes et apparaissent sous forme d'élancements qui surviennent le soir ou lorsque la malade s'est fatiguée ; puis elles deviennent plus fréquentes et enfin continues. La femme est-elle encore réglée ? Il y a exacerbation au moment des règles, en même temps que la tumeur augmente. Ces souffrances sont comparées à des crises névralgiques, à des élancements douloureux, à des brûlures, à des coups de poignard. Elles sont souvent dues à la compression des nerfs de l'aisselle par les ganglions ou à la dégénérescence de ces nerfs. Dans ce cas, la douleur débute par la partie interne du bras au voisinage du coude. Les malheureuses sont quelquefois tourmentées au point de ne pouvoir prendre aucun repos.

C'est ordinairement à cette époque que survient l'œdème du membre supérieur correspondant. Il peut être si considérable qu'il amène la gangrène du membre ; Billroth en a figuré un remarquable exemple. Cet accident survient presque toujours lorsque le gonflement est dû à la compression de la veine axillaire par les ganglions dégénérés. Mais l'œdème reconnaît aussi pour cause l'obstacle au cours de la lymphe et la *phlegmatia alba dolens* (Mac Farlane) ; il gagne alors souvent la poitrine et l'abdomen.

On voit aussi l'autre mamelle se prendre à son tour et passer par les mêmes étapes que sa congénère ; la marche est souvent plus rapide ; mais cette forme de l'envahissement appartient plutôt à l'infection générale.

La *généralisation* est le terme ultime, mais non obligé, de tout carcinome mammaire. Tantôt sa marche est rapide et prend toutes les allures de la carcinose aiguë (fièvre, vomissement, tympanisme, etc.), tantôt elle est insidieuse et c'est quelquefois un accident brusque et singulier (fracture spontanée, paresthésie douloureuse, etc.) qui vient en révéler l'existence (P. Delbet). Exceptionnellement la généralisation survient sans que les ganglions soient pris.

Des signes d'intoxication apparaissent et la malade entre dans la période de *cachexie* ; le dépérissement est rapide, les forces diminuent et l'amaigrissement survient. La malade perd l'appétit, est prise de diarrhée profuse et peut présenter un écoulement fétide par la vulve, bien qu'elle n'ait pas de noyaux cancéreux dans l'utérus (Nélaton). La peau prend la teinte jaune paille des cancéreux.

La mort survient, hâtée par une complication septique et surtout par une localisation secondaire dans un organe important (plèvre, poumons, foie, etc.).

Telle est l'évolution habituelle du carcinome vulgaire.

Il nous reste à étudier les autres formes cliniques que nous diviserons en :

a. *Cancer aigu ou inflammatoire.* — b. *Cancers mous.* — c. *Cancers durs.*

a. Cancer aigu ou inflammatoire. — La *forme inflammatoire*, confondue à tort, croyons-nous, avec le squirre en masse, est rare. Elle a été décrite par Klotz (1) sous le nom de *mastite carcinomateuse des femmes enceintes et des nourrices* à cause de sa pathogénie habituelle et de son allure inflammatoire. Plus tard, Volkmann (2) a repris cette étude. Les Anglais donnent à cette variété le nom d'*acute cancer.*

Chez les femmes enceintes et chez les nourrices, l'affection est généralement bilatérale ; mais, en dehors de la grossesse et de la lactation, elle se localise à un seul côté (obs. de Schmidt, de Pierre Delbet, d'Eugène Rochard, etc.).

Brusquement, sans cause connue et sans douleur, le sein devient le siège d'un gonflement régulier et augmente rapidement de volume, offrant les caractères d'une maladie inflammatoire. Il n'y a pas de tumeur distincte. La région mammaire tendue, œdémateuse, est quelquefois d'un rouge intense. Au palper, la consistance reste uniformément dure et la température locale est d'un demi à 2 degrés au-dessus de la normale. Les ganglions s'engorgent rapidement et bientôt la peau, sillonnée de marbrures, adhère de toutes parts et se creuse d'ulcérations multiples. Les malades meurent de cachexie rapide, causée peut-être par la résorption de produits toxiques.

L'évolution de la maladie est variable. Chez une femme de trente ans, P. Reclus enleva la glande avec la peau qui la recouvrait ; l'année suivante, l'autre mamelle fut prise à son tour et amputée ; à la fin de la troisième année, une généralisation cancéreuse emporta la malade.

Dans un cas de Pierre Delbet, la mort survint deux ans après l'amputation, sans récidive ; elle était due à la généralisation. Dans un autre d'Eugène Rochard, la malade succomba quinze mois après le début et six mois après l'intervention.

La marche est quelquefois plus rapide, et la mort arrive six mois après les premiers symptômes (Klotz), trois mois (Schmidt), six semaines (Billroth), trente-huit jours (Aitken) (3). Dans ce

(1) Klotz, *Ueber mastitis carcinomatosa gravidarum et lactantium.* Inaug. Dissert. Halle, 1869.

(2) Volkmann, *Beiträge zur Chirurgie.* Leipzig, 1875.

(3) Aitken, *Med. Times and Gazette*, vol. I, 1857.

dernier cas, l'affection avait évolué avec des symptômes typhoïdes, et la malade était presque hémiplégique lorsqu'elle mourut. A l'autopsie, on trouva des noyaux cancéreux dans chaque aisselle, dans le foie et dans les ovaires. Le cancer avait été foudroyant. Il y a donc lieu de distinguer, au point de vue de la marche, le *cancer subaigu* du *cancer aigu*. Ce dernier s'observe surtout chez les femmes enceintes ou en état de lactation.

A côté de ces formes aiguës, franchement inflammatoires, on rencontre des cancers subaigus caractérisés par l'*envahissement rapide du système lymphatique.* La tumeur primitive est petite, mais la peau, largement prise, est œdémateuse. Très vite les ganglions sont engorgés ; ils sont parfois énormes, au point d'amener un gonflement considérable du membre supérieur, alors que la tumeur primitive est infime. Cette dernière est reliée aux glandes de l'aisselle par des traînées de lymphangite cancéreuse.

Ce sont des formes subaiguës, à marche rapide, moins rapide cependant que dans les formes aiguës. Leur pronostic est sévère (1).

b. CANCERS MOUS. — Ce groupe comprend trois formes : le *carcinome encéphaloïde*, le *carcinome colloïde* et le *carcinome myxoïde*.

Le *carcinome encéphaloïde* (2), assez fréquent chez les femmes jeunes, rappelle par sa consistance la substance cérébrale.

Ses débuts n'ont rien de spécial, mais son évolution est rapide. En quelques mois, la tumeur a doublé ou triplé de volume. La peau, adhérente, se confond avec la masse morbide sous-jacente ; elle est amincie, de couleur violacée, sillonnée par de petits vaisseaux (S. Duplay).

Bientôt apparaissent, à sa surface, une ou plusieurs bosselures dont la consistance est moins ferme que celle des autres parties. Le néoplasme se ramollit et la palpation y révèle de la fausse fluctuation ou même de la fluctuation lorsqu'il y a formation de kystes. Les ganglions, dont l'envahissement est précoce, forment des masses volumineuses dans l'aisselle, où ils enserrent le faisceau vasculo-nerveux. La peau s'amincit de plus en plus, surtout au niveau des bosselures, devient luisante et finit par s'ulcérer. « Pendant que s'accomplit cette évolution, dont la marche est fréquemment effrayante par sa rapidité, surviennent quelquefois des poussées inflammatoires qui se révèlent par une rougeur et une tension de la peau et un œdème plus ou moins marqué des couches sous-cutanées (Lannelongue) ». Entre les bords épais et irréguliers de l'ulcération,

---

(1) DUPLAY, Sur une forme particulière de cancer aigu du sein (*Bull. médical,* 12 décembre 1897).

(2) D'après W. R. Williams, le terme encéphaloïde devrait disparaître. Si l'on retranche les cancers tubulaires, les myxomes, les carcinomes myxomatodes et les sarcomes, décrits sous ce nom, « il ne reste plus un seul cas auquel on puisse appliquer ce terme suranné ». Quoi qu'en dise l'auteur anglais, cette expression mérite d'être conservée, car elle répond à une forme clinique bien établie.

font saillie des végétations violacées ou grisâtres. Ces bourgeons fongueux, exubérants, donnent naissance à une suppuration abondante, d'odeur repoussante. Ils saignent au moindre contact. « Mais quelquefois cet écoulement sanguin est beaucoup plus considérable, il survient de véritables hémorragies, qui sont souvent précédées par une sensation de tension, de chaleur dans la tumeur. L'écoulement sanguin diminue les souffrances, mais ce soulagement est de courte durée. Du fond de l'ulcère formé par des masses fongueuses ramollies, on voit se détacher des fragments de tissus frappés de mortification. » (Nélaton.)

La gangrène peut aussi intéresser la mamelle dans sa totalité ; mais, s'il survient un commencement de cicatrisation, la repullulation ne tarde pas à se montrer. Loin d'amener la guérison des malades, les sphacèles étendus causent parfois leur mort, en déterminant des accidents septiques. A. Bérard, Quesnay, etc., en ont rapporté des exemples.

C'est, le plus souvent, à la période d'ulcération qu'apparaissent les douleurs. Elles surviennent fréquemment à intervalles réguliers et deviennent bientôt si vives, qu'elles enlèvent tout repos.

Ce qui caractérise cette forme, c'est sa marche d'autant plus rapide que les malades sont plus jeunes. La cachexie est précoce ; l'abondance des matières sanieuses produites par l'ulcération et les hémorragies si fréquentes viennent encore hâter le dénoûment fatal.

Le *carcinome colloïde* est, comme nous l'avons déjà dit, une forme rare qui apparaît après cinquante ans, dans la moitié des cas ; l'âge moyen de son début, si l'on tient compte de la totalité des observations publiées, est quarante-sept ans. C'est une petite tumeur bosselée, dont le volume excède rarement celui d'un œuf de poule. Encore n'atteint-elle ces dimensions que lorsqu'elle existe déjà depuis dix ou quinze ans. Elle est mobile sur les téguments et sur les plans profonds ; c'est là, comme on l'a fait observer, un signe important, puisqu'il est en opposition avec l'adhérence rapide des autres formes de cancer du sein. Lorsque la peau est amincie au-dessus du néoplasme, on constate que les bosselures ont un aspect translucide, autre caractère remarquable. Le mamelon n'est pas rétracté.

Au début, la consistance est ferme et élastique ; mais, à mesure que la tumeur s'accroît, elle devient, sur certains points, molle et fluctuante. Vient-on à examiner le creux de l'aisselle ? On ne sent pas habituellement de ganglions engorgés.

La ponction faite au niveau d'un point ramolli donne issue à un liquide épais et gélatineux.

L'ulcération ne se produit qu'à une période avancée et elle met à nu la substance colloïde.

Ses caractères les plus remarquables sont, d'après Walther, sa parfaite régularité qu'il compare à la section produite par un instrument tranchant et l'homogénéité de sa surface, qui rappelle l'aspect de la chair de prune.

Le carcinome colloïde est moins infectant que les autres formes du cancer; la récidive et la généralisation sont moins fréquentes. Cependant, chez une femme de soixante-cinq ans, que Bryant opéra pour un cancer colloïde de la mamelle droite, le néoplasme se reproduisit sept ans après, du côté gauche.

Un autre fait remarquable que présentent ces tumeurs, c'est la conservation de l'état général pendant de nombreuses années.

Le *carcinome myxoïde*, appelé encore *carcinome myxomatode*, est souvent confondu avec le carcinome colloïde; il en diffère, comme nous l'avons vu dans l'anatomie pathologique, par la transformation myxomateuse qui frappe surtout le stroma et exceptionnellement les cellules. Les deux malades, dont Eve (1) a publié les observations, avaient trente-cinq et quatre-vingts ans. Les tumeurs étaient circonscrites, bosselées et molles; bien que leur durée fût déjà de plusieurs années (trois et quatre ans), il n'y avait pas de dégénérescence des ganglions axillaires et la santé générale n'était pas atteinte.

Il n'existe que peu d'observations de cette forme de cancer.

c. Cancers durs. — Ces formes répondent à une disposition histologique, caractérisée par la prédominance des éléments conjonctifs qui tendent à devenir fibreux. Velpeau en a fait une excellente étude et nous aurons souvent l'occasion de citer des passages entiers de sa magistrale description.

En dehors de la variété commune qui nous a servi de type clinique (*squirre proprement dit ou globuleux*), nous distinguerons : le *squirre en masse*; le *squirre tégumentaire* (avec ses deux sous-variétés : *en plaques* et *disséminé*); le *squirre atrophique*.

Dans le *squirre en masse*, le sein semble être envahi d'emblée dans sa totalité. Il « se durcit plutôt qu'il ne se gonfle, se transforme plutôt qu'il ne se déforme, quoique cependant il augmente notablement de volume dans certains cas ». La peau, rapidement envahie, adhère à la glande et les tissus de la mamelle deviennent durs et inextensibles. « On dirait, ajoute Velpeau, que tous les éléments constitutifs de la région ainsi envahie sont gelés, ou qu'ils ont été transformés en un demi-globe de bois, de cartilage ou de marbre. »

C'est cette forme que A. Demons désigne dans ses *Cliniques* sous le nom de marmoréenne. Elle est indolente à ses débuts et les malades, dont les mamelles se sont flétries avec l'âge, sont plutôt agréablement surprises de voir leur gorge de nouveau s'arrondir et reprendre une fermeté nouvelle.

Le *squirre tégumentaire* comprend deux formes : le *squirre en cuirasse* et le *squirre pustuleux ou disséminé*. Toutes deux sont graves

_____

(1) Eve, *Transactions of the Pathol. Soc.* London, vol. XXXVII, 1886.

et à marche rapide. Elles s'observent avec les cancers qui se développent près du mamelon et de l'aréole; l'envahissement de la peau se fait par le plexus lymphatique sous-aréolaire et, de là, le néoplasme diffuse rapidement. Ces deux variétés sont assez rares.

Le *squirre en cuirasse*, qui accompagne souvent le squirre en masse, indique que la peau est prise par plaques étendues.

« Les téguments, durs au toucher, rugueux, coriaces, épaissis, sont d'un pointillé rougeâtre, anormal; il semble qu'ils aient été tannés et qu'il y ait une portion de cuir ferme à la place de la peau naturelle. » Tout autour, existent de petites taches semblables. Ces plaques, qui, au début, ne déterminent aucune gêne, évoluent insidieusement, s'étendent et ne tardent pas à s'unir les unes aux autres, de manière à constituer une véritable cuirasse, qui revêt toute la poitrine. Puis les douleurs surviennent et les malades, ainsi atteintes, « éprouvent de la chaleur, de la brûlure, des élancements; de l'insomnie, des angoisses, de l'agitation, de l'inappétence s'y joignent bientôt; plus tard, la respiration devient difficile, la poitrine s'embarrasse, semble être comme doublée d'un cercle de fer qui se rétrécit de plus en plus et tend à étouffer les malheureuses ».

A cette période terminale, bien des causes peuvent amener la gêne de la respiration. Chez une de ces pauvres femmes que nous avons vue mourir ainsi étouffée, il y avait : infiltration de toute la paroi thoracique, envahissement des deux poumons, épanchement de liquide séreux dans la plèvre droite et paralysie de la corde vocale gauche due à la compression du nerf pneumogastrique du même côté par un ganglion dégénéré du médiastin.

C'était aussi sans doute à cette dernière cause qu'étaient dus les vomissements incessants que présenta cette malheureuse pendant les trois derniers mois de son existence, puisque l'autopsie ne révéla aucun noyau cancéreux dans l'estomac.

Il n'est pas rare de voir, sur différents points, des plaques s'ulcérer et donner naissance à un ichor assez abondant et extrêmement fétide, qui fait de ces malades un objet d'horreur pour leur entourage et pour elles-mêmes.

Le *squirre pustuleux ou disséminé* est dû à l'infiltration de la peau et de la couche sous-cutanée par une série de noyaux carcinomateux secondaires déposés sous forme d'embolies tout autour du néoplasme primitif. Ce sont « de petites masses arrondies ou irrégulières, des pustules, dont le volume présente une infinité de degrés, depuis celui d'une tête d'épingle jusqu'à celui d'une noisette ». Leur nombre est des plus variables; Velpeau en a trouvé sur la même malade depuis quatre ou cinq jusqu'à plusieurs centaines.

Lorsqu'elles sont enchâssées dans l'épaisseur des téguments, on ne les reconnaît qu'au toucher. Le doigt effleurant la peau perçoit des nodosités immobiles et non dépressibles. Les noyaux sous-cutanés se distinguent des précédents par leur situation plus profonde et leur mobilité plus grande.

Le *squirre atrophique ou rétractile* est une forme assez rare. Il se rencontre dans 3,5 p. 100 (Williams) ou 7,9 p. 100 (Gross) des cas de carcinomes mammaires. Voici comment le décrit Velpeau : « Il existe aussi une variété de squirre dont le caractère spécifique semble être de ratatiner les tissus et les organes. Une rétraction quelquefois rapide, d'autres fois lente et insensible, du mamelon, qui paraît s'enfoncer de plus en plus dans la glande, et donner naissance plus tard à des rainures, à des rigoles, en est souvent le premier symptôme. La tumeur tantôt aplatie, assez bien limitée, tantôt un peu bosselée ou armée de racines, présente du côté de la peau une dépression qui va en augmentant jusqu'à ce qu'elle s'ulcère ou s'excorie. Les téguments se pointillent bientôt sur d'autres endroits et semblent alors s'enfoncer dans la tumeur. »

La glande étouffée par cette rétraction diminue de volume et s'atrophie.

Cette forme a été appelée : le *cancer des vieilles femmes*. Cependant Velpeau dit en avoir vu trois ou quatre exemples avant quarante-cinq ans. C'est là, pour certains auteurs, une proportion bien au-dessous de la vérité et Gross, par exemple, prétend que dans 55 p. 100 des cas le cancer atrophique se développe avant cinquante ans.

« Quand il s'ulcère, on le voit se creuser peu à peu et fournir un suintement séreux ou ichoreux en général peu abondant. La surface en est ordinairement sèche, quelquefois un peu veloutée. » Ces ulcérations peuvent se cicatriser partiellement, mais la maladie n'en suit pas moins son cours et jamais la guérison spontanée n'a été observée.

Le squirre atrophique a une évolution lente ; il dure dix, quinze et même vingt ans, sans porter atteinte à l'état général. Cependant on l'a vu évoluer d'une façon beaucoup plus rapide et W. R. Williams en rapporte deux exemples qui, en moins d'un an, ont amené la mort des malades par généralisation. Les noyaux secondaires reproduisaient les caractères anatomiques de la tumeur primitive.

Les symptômes du *chondro-carcinome* se confondent avec ceux de l'adéno-chondrome. Il n'en diffère que par son évolution plus rapide.

3° **Cancer du sein chez l'homme.** — Le cancer du sein offre, chez l'homme, des particularités assez nettes pour nous engager à l'exposer après les formes que nous avons décrites chez la femme.

Le cancer du sein chez l'homme, qu'on trouve déjà signalé dans quelques auteurs anciens (Ledran, Morgagni, etc.), a été pour la première fois étudié dans un bon travail d'ensemble par Horteloup, dans sa thèse d'agrégation, en 1872. Il en rapporte quatre-vingt-seize observations. Depuis, les mémoires sur cette question sont devenus plus nombreux (1). Parmi ceux-ci, nous signalerons les thèses de Chênet, de Henry, de Landry et surtout celle de P. Poirier. Plus récemment, Delacour, Sengensse et Laforgue ont repris cette étude en y ajoutant de nouvelles observations.

Chez l'homme, le cancer du sein est très rare, puisqu'il ne compte que pour 0,8 (Guido von Török et Wittelshöfer), 0,86 (W. R. Williams), et 1,39 (Schulthess) (2) sur 100 cas observés dans les deux sexes (Voy. p. 177). Schuchardt (3) et Winiwarter ont trouvé un pourcentage plus élevé; mais leurs statistiques se rapportent à l'ensemble de toutes les tumeurs du sein. Dans les thèses de Strassmann, Merz, Bollhagen, Friedrich, Fiedler (4), la proportion est encore plus forte (2 à 4 p. 100). Enfin, la statistique particulière et intégrale de Chalot, publiée par Laforgue, accuse 5 cancers du sein chez l'homme pour 79 chez la femme, soit 6 p. 100, moyenne bien supérieure à celle de tous les autres.

Le cancer mammaire, si fréquent chez la femme, est donc rare chez l'homme et c'est là une circonstance intéressante à noter au point de vue *étiologique*. Les états congestifs et inflammatoires du sein sont exceptionnels dans le sexe masculin, mais, lorsqu'ils existent, ils prédisposent aux tumeurs malignes. Les mamelles sont souvent plus développées qu'à l'état normal chez les sujets atteints de cancer (Schuchardt, Berns, Imbert (5), etc.). D'autre part, les succions répétées ne semblent pas étrangères au développement de l'affection. Un malade de Chalot avait pris l'habitude de donner le sein à un enfant pour l'empêcher de crier. Poirier rapporte aussi une observation de cancer de la mamelle à la suite de succions fréquentes. Plus nette encore est l'action des traumatismes peu violents, mais répétés (pression continue d'un outil, d'une bretelle, etc.). Une irritation locale [zona, (Thorens) (6)] agit parfois comme cause prédisposante. Williams a vu un eczéma rebelle précéder le développement du néoplasme; mais, dans ce cas, il s'agit plutôt de la forme décrite sous le nom de maladie de Paget que nous étudierons plus loin.

(1) J. Chênet, Étude sur le cancer du sein chez l'homme, thèse de Paris, 1876. — Henry, Inaug. Dissert. Breslau, 1879. — Landry, Du cancer du sein chez l'homme, thèse de Paris, 1883. — P. Poirier, Contribution à l'étude des tumeurs du sein chez l'homme, thèse de Paris, 1883. — J. Delacour, Contribution à l'étude du cancer du sein chez l'homme, thèse de Paris, 1894. — Sengensse, Sur un cas de cancer du sein chez l'homme (*Annales de la policlinique de Bordeaux*, t. IV, fasc. 9, mai 1896). — J.-M.-J. Laforgue, Du cancer du sein chez l'homme, thèse de Toulouse, 1897. — Albertin et Prothon, Du cancer du sein chez l'homme. Lyon, 1898, avec fig.

(2) Schulthess, *Beiträge für klin. Chir.* Tubingen, Band IV, 1889.

(3) Schuchardt, *Arch. für klin. Chir. von Langenbeck*, XXXV, 1887.

(4) Strassmann, Inaug. Dissert. Berlin, 1885. — Merz, Inaug. Dissert. Berlin, 1885. — Bollhagen, Inaug. Dissert. Gœttingen, 1892. — Friedrich, Inaug. Dissert. Greifswald, 1893. — Fiedler, Inaug. Dissert. Berlin, 1896.

(5) Berns, *Arch. für. klin. Chir. von Langenbeck*, Band XXXV, 1887. — Imbert, *Gaz. des sc. méd. de Montpellier*, 14 nov. 1891.

(6) H. Thorens, *Soc. de méd. de Paris*, 14 août 1880.

Le cancer du sein apparaît chez l'homme surtout entre quarante et soixante-dix ans, ainsi qu'il résulte des statistiques de Horteloup, P. Poirier, etc. D'après Williams, l'âge moyen serait de cinquante ans, tandis qu'il est de quarante-huit ans chez la femme. Le cancer du sein chez l'homme se développe à un âge encore plus avancé pour Fiedler, puisque les 212 cas qu'il a réunis donnent les résultats suivants :

```
 2  malades étaient âgés de moins de  20 ans.
 9      —        —        —      20 à  30  —
20      —        —        —      30 —  40  —
54      —        —        —      40 —  50  —
59      —        —        —      50 —  60  —
50      —        —·       —      60 —  70  —
16      —        —        —      70 —  80  —
 2      —        —        —    plus de 80  —
```

Les deux côtés sont atteints avec une fréquence à peu près égale. Voici, à ce sujet, quelques statistiques :

```
Le sein gauche était pris 17 fois sur  30 cas  (Horteloup).
    —           —      23  —     36  —   (P. Poirier).
    —           —      38  —     71  —   (Williams).
    —           —      48  —    112  —   (Imbert).
```

Une seule fois, Poirier a trouvé les deux seins dégénérés.

Le plus grand nombre des carcinomes mammaires appartient, chez l'homme, à la forme dure, c'est-à-dire au *squirre*. On a rencontré cependant quelques cas de *carcinome encéphaloïde* et plus rarement encore des *cancers mélaniques*. L'*épithéliome intracanaliculaire* est relativement plus fréquent chez l'homme que chez la femme, puisque cette variété s'observe dans 6 p. 100 des cas (Williams). C'est que, chez l'homme, les conduits galactophores sont développés d'une façon presque normale, tandis que les acini n'existent pas.

P. Poirier a bien mis en lumière les *particularités cliniques* du cancer du sein dans le sexe masculin.

Les débuts sont généralement insidieux. Dans quelques cas, l'attention du malade est attirée par des picotements ou par des élancements. S'agit-il d'un épithélioma intracanaliculaire? Il survient un écoulement sanguinolent par le mamelon. Un homme de cinquante-six ans, entré à l'hôpital Lariboisière, dans le service de S. Duplay, pour une tumeur du sein, avait remarqué, neuf mois avant, que sa chemise était tachée de sang au niveau du mamelon et que celui-ci donnait issue à un liquide sanguin chaque fois que la mamelle était comprimée.

Dans la forme ordinaire du cancer, la tumeur reste pendant des mois petite et stationnaire. Aussi ne préoccupe-t-elle pas ceux qui en sont atteints. Quinze des malades, dont les observations ont été publiées par Poirier, ont attendu de trois à quinze ans avant de s'inquiéter de leur état.

Puis, le néoplasme grossit rapidement, envahit la peau qu'il plisse et ratatine, demeurant longtemps, parfois toujours, mobile sur les parties profondes.

L'accroissement de la tumeur s'accompagne habituellement d'une sensation douloureuse. Dans un cas de Tillaux, « la douleur seule décida le malade à entrer à l'hôpital ».

L'adénopathie axillaire survient tardivement, mais n'offre rien de spécial.

L'ulcération se montre au plus tôt après six mois et plus souvent après plusieurs années ; elle peut prendre la forme végétante. Dans l'observation de Thaon (1), « le mamelon était perdu au milieu de végétations papillaires » ; dans celle de Fergusson (2), « l'excroissance fongueuse était grosse comme une châtaigne ».

L'état général reste bon pendant très longtemps, mais la généralisation est cependant fatale.

Le cancer du sein évolue donc plus lentement chez l'homme que chez la femme, et, par suite, il offre une gravité moindre, puisque sa dissémination est moins rapide.

DIAGNOSTIC DES TUMEURS DE LA MAMELLE

Lorsqu'une malade se présente avec des signes de tumeur du sein, le clinicien doit se poser les questions suivantes : S'agit-il d'une affection inflammatoire ou d'un néoplasme ; et, dans cette dernière hypothèse, quelle en est la nature, quelles sont les connexions de la tumeur avec les organes voisins ou éloignés ? Ce n'est qu'après y avoir répondu qu'il pourra établir les bases du pronostic et du traitement.

Il n'est pas rare que, faute d'un examen approfondi, des lobes glandulaires normaux soient regardés comme dégénérés. Velpeau a consacré plusieurs pages de son Traité à l'étude de ces *tumeurs imaginaires*. Certaines femmes suggestionnables, à la suite d'un heurt, d'un froissement ou d'une cause souvent insignifiante, se croient atteintes d'une tumeur maligne et harcèlent le chirurgien de leurs craintes, surtout si, dans leur entourage, quelque amie ou quelque parente est atteinte d'un cancer du sein. Pour peu que l'exploration de la mamelle soit insuffisante ou mal conduite, on se laissera aller à partager les illusions de la malade.

« On échappe à la méprise en pareil cas, au moyen d'une manœuvre très simple : il suffit d'abandonner la mamelle et de l'explorer en place sur la paroi thoracique. Pendant que les doigts d'une main en soutiennent à peine la circonférence, on en presse doucement les différentes régions, en appuyant les doigts de l'autre main sur sa

(1) THAON, *Bullet. Soc. anat.* 1873.
(2) FERGUSSON, *The Lancet*, vol. II, 1861.

face antérieure ou cutanée. De cette façon, c'est-à-dire par une pression perpendiculaire au plan de la poitrine, si la mamelle est saine, on n'y perçoit rien que de naturel ; la souplesse, l'élasticité s'y retrouvent comme du côté opposé. On sent aussi bien une tumeur réelle, au contraire, par ce mode de pression que par l'autre. » (Velpeau.)

Cet examen n'est pas toujours suffisant pour différencier quelques lobes glandulaires qui, au début d'une grossesse, commencent à se congestionner et paraissent plus durs au milieu des autres.

Il ne faut pas non plus prendre pour une tumeur le relief que présentent les côtes chez certaines femmes.

Donc, le premier point à établir est qu'une tumeur existe.

Si un examen méthodique est indispensable pour poser un diagnostic au début, par contre, *dans quelques cas, il n'existe pas de difficultés*, surtout quand le néoplasme est parvenu à une période avancée de son évolution.

Il suffit d'un simple coup d'œil pour affirmer l'*hypertrophie mammaire*, lorsque les deux seins, outrageusement déformés, sont pendants et flasques.

L'*adéno-sarcome*, lorsqu'il a acquis un volume notable, n'est-il pas facilement reconnu avec ses grosses lobulations irrégulières, indiquant la présence de kystes ? La peau est sillonnée de veines, le mamelon largement étalé ; mais il n'y a pas d'adénopathie, la masse reste mobile sur le plan profond, l'état général se maintient en bon état.

Le *carcinome*, au terme ultime de son évolution, offre, lui aussi, un aspect saisissant. Dès qu'on découvre la poitrine, on voit une tumeur largement ulcérée, immobilisant tout un côté du thorax. Autour d'elle, la peau est envahie de plaques dures ; elle est comme *cloutée* de noyaux de consistance ligneuse. Les ganglions conglomérés dans l'aisselle et le creux sus-claviculaire forment des masses volumineuses. Le membre supérieur, engourdi, douloureux, impotent, est énorme ; la main œdématiée est séparée de l'avant-bras par un sillon profond et se termine par cinq gros doigts en forme de boudins.

Au contraire, le *squirre atrophique* est caractérisé par le ratatinement de toute la mamelle et le capitonnage de la peau, donnant à la région un aspect pointillé ; le mamelon, rétracté, s'invagine dans la tumeur, qui est dure, ligneuse et envoie tout autour des prolongements rayonnés.

Le *squirre tégumentaire* est bien reconnaissable. Seule, la slérodermie peut offrir un aspect analogue (Hutchinson).

Mais si le diagnostic de certaines tumeurs de la mamelle s'impose dans quelques formes, *il en est d'autres qui prêtent facilement à l'erreur.*

C'est ainsi que les *carcinomes inflammatoires* revêtent les caractères d'une affection aiguë ou subaiguë du sein (rougeur intense, douleur à la pression, consistance uniformément dure, etc.) et donnent l'idée d'une *mastite aiguë*. Terrillon, dans un cas semblable, n'eut pas de doutes sur l'existence d'un phlegmon et incisa délibérément. Mais les phénomènes pseudo-inflammatoires continuèrent et il crut à une poussée phlegmoneuse nouvelle.

P. Reclus a exposé, dans une de ses Cliniques de là Pitié, cette intéressante question de diagnostic. D'après lui, il faut songer à la possibilité d'une inflammation toutes les fois que la puerpéralité est en jeu. Mais on ne doit pas ignorer que la lactation « ne s'oppose pas à l'évolution du carcinome ».

Chez une jeune femme de trente ans, dont l'affection remontait à peine à quelques jours, il sembla à Reclus que le sein tout entier était envahi par un œdème inflammatoire, au milieu duquel on sentait toutefois trois foyers distincts, formant des noyaux plus durs et plus douloureux. « De la plus externe de ces masses partait une traînée, sorte de corde qui soulevait la peau à laquelle elle adhérait et qui gagnait l'aisselle en abordant un volumineux ganglion. Il paraissait impossible de repousser l'idée d'un phlegmon d'allure au moins subaiguë, bien que rien dans l'étiologie ne semblât l'appuyer. » Mais l'aspect de la mamelle changea vite et revêtit rapidement les caractères des encéphaloïdes. Inversement, les inflammations de la mamelle peuvent prendre l'allure du cancer.

En plus de la lactation, dont il faut tenir compte, P. Reclus a fait la critique de deux autres signes de grande valeur, bien qu'inconstants : la douleur et l'état des ganglions. Pris individuellement, ces symptômes sont loin d'être décisifs et, dans tous les cas, il faut, pour affirmer le diagnostic, suivre attentivement l'évolution de la maladie. S'agit-il d'un carcinome ? « La peau devient plus épaisse, plus dure, des nodosités se montrent. » Dans la mastite, au contraire, la tuméfaction se ramollit et la fluctuation apparaît dès que la suppuration s'établit. En cas de doute, appliquez pendant quinze jours environ un bandage compressif sur la mamelle (Rochard). Si le néoplasme a augmenté de volume, c'est un carcinome. Y a-t-il diminution de l'empâtement ? La palpation de la tumeur sera devenue plus facile et le diagnostic plus sûr.

En présence de cas aussi embarrassants, il est donc sage de ne pas recourir, sans utilité absolue, à une intervention, et de se souvenir que la marche des cancers aigus, quoique rapide, est généralement moins précipitée que celle des mastites.

Jusqu'ici, il n'a été question que des formes dans lesquelles il y avait une tuméfaction inflammatoire plutôt qu'une véritable tumeur. Or, c'est le plus souvent à une nodosité plus ou moins volumineuse que l'on aura affaire, lorsqu'on devra établir le diagnostic d'un néoplasme du sein.

On se demandera d'abord si l'affection *a pour siège la glande ou si elle en est indépendante.*

Lorsque la tumeur est nettement superficielle, fait corps avec la peau et se meut aisément avec elle sur les plans profonds, c'est une *tumeur cutanée.*

Est-elle *sous-cutanée*? Elle est superficielle et se mobilise nettement sur la glande sons-jacente, comme dans le cas précédent, mais la peau glisse facilement à sa surface ; dès son début, elle a présenté ces caractères.

Il y a des cas où ces tumeurs ont perdu toute connexion avec la peau, « se sont creusé une loge dans la mamelle » ou sont nées en arrière d'elle. Leur interprétation est alors extrêmement difficile, impossible même ; elles ne sont reconnues qu'au cours de l'opération. Nous en reparlerons à propos des tumeurs de la région mammaire.

Lorsque, au moment de l'examen, il n'existe aucun symptôme inflammatoire et que l'affection se présente sous la forme d'une petite tumeur plus ou moins arrondie, de consistance ferme, grosse comme une noix ou une petite mandarine, le diagnostic est très embarrassant.

S'il est possible de prendre une mastite subaiguë pour un carcinome ou inversement un carcinome pour une mastite subaiguë, les sources d'erreur sont encore plus nombreuses lorsqu'il s'agit des *inflammations chroniques* et *suppurées* du sein. L' « allure froide » de certaines suppurations mammaires et leur « dureté ligneuse » sont les deux principales sources d'erreur. P. Reclus conseille, dans ces cas douteux, d'avoir toujours recours à la ponction exploratrice, « qui mettra le diagnostic sous les yeux mêmes du chirurgien ». Nous avons déjà exposé cette question à propos du diagnostic des inflammations chroniques (Voy. p. 85 et suiv.).

On peut encore se demander si l'on ne se trouve pas en présence d'un noyau induré de mammite chronique, d'un tuberculome, d'une gomme syphilitique, d'une maladie parasitaire, d'un adénoïde ou d'un cancer au début.

Les analogies sont si grandes que l'erreur est facile, souvent même fatale. Aussi faudra-t-il faire une enquête approfondie avant de se prononcer. L'histoire de la maladie fournira de précieux renseignements. La marche est surtout oscillante dans la *mammite chronique* ; la tuméfaction subit des alternatives d'augmentation et de diminution pour demeurer ensuite quelque temps stationnaire.

La *tuberculose mammaire* est d'un diagnostic difficile quand les ganglions ne sont pas envahis et qu'il n'y a pas de tuberculose dans les antécédents des malades. Les meilleurs éléments d'appréciation sont fournis, en effet, par les caractères des ganglions et par les conditions étiologiques.

La *gomme syphilitique*, lorsqu'elle se présente sous la forme d'une petite tumeur adhérente à la peau, simule le cancer, mais l'évolution est quelquefois plus rapide et, en plus des renseignements fournis par l'interrogatoire, il n'est pas rare de rencontrer des restes d'accidents spécifiques. Si le cancer se greffe sur des lésions tertiaires du sein, le diagnostic est impossible.

Lorsqu'un *kyste hydatique* augmente de volume, devient douloureux, surtout s'il adhère à la peau et aux plans profonds, s'il fait corps avec la glande et rétracte le mamelon, le diagnostic ne sera possible qu'après une ponction exploratrice.

Il en sera de même pour l'*actinomycose* qui peut se présenter avec les mêmes symptômes et prêter également à l'erreur.

D'ailleurs, dans tous ces cas, il s'agit de lésions rares, dont on trouvera les signes différentiels dans les chapitres qui traitent de chacune d'elles.

Nous signalerons le diagnostic des *tumeurs adénoïdes* avec les *lésions tuberculeuses, syphilitiques* et *parasitaires* du sein. Les nodules de *mammite chronique* sont presque toujours impossibles à distinguer; d'ailleurs l'erreur serait sans importance, s'il est vrai que certains adénoïdes ne sont que l'aboutissant d'un noyau inflammatoire ancien.

Le diagnostic *entre les tumeurs adénoïdes et épithéliales* est du plus grand intérêt.

Le clinicien s'assurera d'abord que la tumeur est ou n'est pas indépendante de la glande. C'est là un point capital. Pour le mettre en relief, « saisissez la tumeur entre les doigts, dit Tillaux, et imprimezlui des mouvements ; la tumeur incorporée est immobile sur la glande, tandis que l'autre est très mobile ; elle roule et glisse, en quelque sorte comme une bille, sous les doigts. Évitez avec soin cette cause d'erreur consistant à prendre la mobilité en masse de la mamelle sur le grand pectoral pour la mobilité partielle de la tumeur ».

La mobilité est un autre caractère distinctif important entre les tumeurs conjonctives et épithéliales. Tandis que les néoplasmes épithéliaux — primitivement confondus avec la glande — adhèrent rapidement à la peau et au grand pectoral, les adénoïdes — primitivement encapsulés — restent mobiles dans tous les sens.

L'état de la peau donne des signes différentiels de la plus haute valeur.

L'adhérence des téguments à la tumeur par continuité de tissus est précoce dans les néoplasmes épithéliaux. Elle a lieu par une sorte de capitonnage, tandis qu'elle « se fait comme en surface dans les phlegmons ». La peau devient vite rugueuse et comme chagrinée. Elle se creuse de petites dépressions analogues à celles de la peau d'orange. Dans les adénoïdes, cette adhérence est, au contraire, très rare, et elle n'a été rencontrée qu'exceptionnellement dans des tumeurs myxomateuses qui avaient envahi le derme. Elle peut, il est vrai, apparaître au cours d'une mammite chronique, mais elle est beaucoup plus lente à s'établir que dans le carcinome. Par contre, on ne la voit presque jamais dans les adéno-sarcomes les plus avancés dans leur évolution. Alors même que la tumeur sarcomateuse est hérissée d'énormes bosselures ou creusée d'ulcérations étendues, la peau se distend outre mesure par le fait du développement de la tumeur, devient lisse, mais conserve toujours sa mobilité. On voit, en effet, des sarcomes, des myxo-sarcomes, ayant atteint un volume énorme, conserver leur indépendance et n'offrir aucune adhérence avec la peau ou les parties profondes, sur lesquelles ils se meuvent facilement. La peau elle-même, lisse, tendue, a subi un amincissement notable, mais peut encore être plissée à la surface de la tumeur (S. Duplay). Labbé et Coÿne ont signalé les premiers une altération particulière des téguments qui recouvrent les carcinomes volumineux : « La peau, épaissie et comme œdémateuse, présente, sur une étendue plus ou moins considérable, de petites saillies linéaires au niveau desquelles elle est plus claire, plus blanche et plus transparente. » Cet aspect serait dû à la formation de varices lymphatiques cutanées.

L'état du mamelon est également différent dans les adénoïdes et dans les néoplasmes épithéliaux. L'adénoïde, en se développant, tend à repousser le mamelon qui « se retourne comme un doigt de gant », lorsque la tumeur est devenue volumineuse. Dans le carcinome, au contraire, le mamelon disparaît peu à peu « et reste fixé profondément d'une manière permanente, d'une part à cause des adhérences qu'il contracte avec le tissu morbide et, d'autre part, à cause de l'épaississement qu'a subi la peau, devenue par suite plus immobile ». (Labbé et Coÿne.)

La consistance des adénoïdes et des carcinomes est à peu près la même au début ; mais, à mesure que le néoplasme s'accroît, des différences apparaissent. Dans les tumeurs adéno-conjonctives, certains points conservent leur fermeté primitive, tandis que d'autres deviennent plus mous et même fluctuants. Dans le cancer, au contraire, les sensations fournies par le toucher varient peu : les squirres restent constamment durs ; les encéphaloïdes, mous dès leur début, se ramollissent plus tard encore davantage et présentent même de la fluctuation ; mais alors d'autres signes se montrent qui permettent d'affirmer le diagnostic. D'ailleurs, dans l'encéphaloïde, la consistance est uniformément molle et l'on ne trouve pas des parties alternativement dures et fluctuantes, comme dans les sarcomes kystiques. « Il n'y a qu'un seul cas, disent Labbé et Coÿne, où une erreur soit possible, en se fondant sur ce seul caractère ; c'est celui dans lequel un carcinome mou, étant devenu le siège d'hémorragies interstitielles étendues, il s'est formé, dans l'intérieur des noyaux cancéreux, des kystes hématiques plus ou moins considérables. »

Un autre signe de la plus haute importance est tiré de l'état des ganglions de l'aisselle. Dans les adénoïdes, ils restent indemnes.

Cependant, dans les adéno-sarcomes, on trouve parfois quelques glandes axillaires dégénérées; c'est là un fait peu fréquent, qui est même nié par Coÿne et Labbé. Dans le carcinome, les ganglions ont les caractères de l'adénopathie cancéreuse et il n'est pas rare de les trouver reliés à la tumeur primitive par un cordon de lymphangite spécifique.

Chacun de ces signes différentiels n'a par lui-même que peu de valeur, puisqu'on les rencontre dans de nombreuses affections non cancéreuses. Lorsqu'ils sont groupés, ils acquièrent une importance réelle, mais non absolue, car on les retrouve tous dans certains cas spéciaux. Par exemple, *un fibrome diffus*, par venu à l'état de rétraction cicatricielle, présentera l'aspect clinique du *squirre atrophique*. Dans les deux cas, comme le disent Labbé et Coyne, le sein induré a un aspect ratatiné et bosselé; la peau est adhérente et le mamelon rétracté. De même encore, *les fibromes multiples* simulent absolument *le squirre à noyaux disséminés*.

Dans ces deux exemples, les symptômes objectifs sont les mêmes. Pour distinguer ces affections, on devra donc, comme nous le disions au début de ce chapitre, rechercher avec le plus grand soin les commémoratifs, étudier la marche de la maladie et s'enquérir de l'état général. C'est par ces renseignements qu'on acquerra les meilleurs éléments du diagnostic.

La tumeur est-elle *kystique*? — Il n'est pas toujours facile de reconnaître la présence d'un liquide dans une tumeur du sein. Ce diagnostic repose en effet sur la fluctuation; or, celle-ci manque souvent et ne peut être mise en évidence que par la ponction exploratrice.

Mais, alors même que la tumeur serait nettement fluctuante, la nature du kyste sera difficile à établir.

Les *kystes du sein* renferment du lait (galactocèle) ou de la sérosité plus ou moins mêlée de sang.

Anatomiquement, ils n'ont pas une existence indépendante, mais ils relèvent d'une affection inflammatoire ou néoplasique, dont ils constituent une phase évolutive. Ils se développent aussi bien au cours d'une mastite chronique que pendant l'évolution d'une tumeur adénoïde ou d'un épithéliome.

Cliniquement, on rencontre des kystes qui semblent exister sans aucune autre lésion. Velpeau les a décrits sous le nom de *kystes simples ou essentiels*. En réalité, ces kystes ne sont que l'indice d'une *tumeur bénigne* ou *maligne* qui disparaît, en quelque sorte, devant le développement de la poche liquide. Dans une clinique récente et inédite, Le Dentu a insisté sur cette particularité. Il a rappelé qu'à son concours des hôpitaux, en 1872, il eut à examiner une mamelle contenant trois kystes dont l'un s'était ouvert. A leur niveau, rien n'indiquait la présence d'une tumeur solide. Cependant, vu l'âge avancé de la malade, Le Dentu pensa à la possibilité d'un néoplasme kystique et malin et conclut à l'extirpation. L'opération fut pratiquée par Richet et l'examen histologique démontra qu'il s'agissait d'un sarcome dont la récidive emportait la malade quelques mois après.

Les seuls vrais kystes de la mamelle sont les *kystes hydatiques*, dont nous avons étudié précédemment le diagnostic.

Dans tous les autres cas, on devra s'enquérir des diverses circonstances qui auront accompagné le développement de la tumeur liquide pour la rattacher à sa cause originelle (maladie kystique de Reclus, adéno-fibrome, adéno-sarcome, épithéliome intra-canaliculaire, etc., kystiques).

Le diagnostic devient plus facile *lorsque la tumeur est ulcérée*. On n'hésitera qu'entre un *néoplasme*, une *gomme tuberculeuse* ou une *gomme syphilitique*.

Toutes ces affections se distinguent par les symptômes différentiels que nous avons énumérés avant l'ulcération. Celle-ci cependant présente quelques caractères spéciaux.

Dans la *tuberculose*, l'ulcération ne repose pas sur une tumeur et offre l'aspect des lésions bacillaires.

La *gomme syphilitique* simule à tel point le cancer ulcéré, qu'on lui a donné le nom de *cancer vérolique*. Elle ne s'en distingue que par ses bords décollés, plus régulièrement arrondis. L'ouverture survient généralement plus vite que dans le cancer, mais l'adénopathie est plus tardive.

L'*ulcération des adénoïdes* est caractérisée par des bords assez réguliers, non indurés, amincis et décollés. La peau est usée et non envahie.

Dans le carcinome, au contraire, les bords sont irréguliers, indurés, renversés au dehors, et la peau est infiltrée par le néoplasme. Le fond de l'ulcère est anfractueux plutôt que bourgeonnant, comme dans le sarcome.

En résumé, le diagnostic précis d'une tumeur du sein est quelquefois très difficile. Mais, ce qu'il importe de connaître, c'est la nature *bénigne* ou *maligne* de l'affection. Il y a des tumeurs qui procèdent par *envahissement*, d'autres par *refoulement*. Celles-ci sont *encapsulées*, celles-là ne le sont pas. On voit, en effet, des tumeurs adénoïdes qui se comportent comme des tumeurs malignes. Tel est l'adéno-sarcome qui, au début, offre tous les caractères d'une tumeur bénigne et qui, plus tard, évolue comme un cancer. D'autre part, une tumeur adéno-conjonctive, après des mois ou des années, peut perdre ses caractères de bénignité. Peu à peu, elle fait corps avec la glande, puis adhère à la peau, s'accompagne d'engorgement ganglionnaire et se comporte comme un carcinome.

Aussi, au point de vue pratique, considérons-nous, avec Pierre

Delbet, comme maligne, toute tumeur qui ne sera pas nettement mobile et encapsulée.

Le diagnostic de tumeur maligne étant établi, il importe de savoir *quelle est l'étendue des lésions.*

La peau est-elle adhérente à la tumeur ? Celle-ci glisse-t-elle sur le grand pectoral ? Adhère-t-elle aux côtes ? N'existe-il que des ganglions axillaires ? N'en rencontre-t-on pas déjà dans le creux sus-claviculaire et même dans le médiastin ? N'y a-t-il pas des symptômes de compression ou d'envahissement des vaisseaux et des nerfs dans l'aisselle ? Ne trouve-t-on pas enfin des signes de généralisation dans les poumons, les plèvres, le foie, le crâne, le rachis, etc. ?

Ce sont là autant de questions dont dépendent le pronostic et le traitement.

TRAITEMENT DES TUMEURS DE LA GLANDE MAMMAIRE

Les tumeurs de la glande mammaire diffèrent tellement entre elles par leur marche et par leur pronostic, qu'on doit appliquer à chaque forme un traitement particulier.

Nous étudierons successivement le traitement : 1° De l'*hypertrophie mammair*e (tumeurs adéno-conjonctives diffuses) ; 2° des *adénoïdes* (tumeurs adéno-conjonctives circonscrites) ; 3° des *tumeurs épithéliales* (épithéliome et carcinome).

1° Traitement de l'hypertrophie mammaire. — Bien des méthodes, inspirées par les idées du moment, ont été préconisées tour à tour contre l'hypertrophie mammaire. Les anciens recommandaient les applications locales de plantes (myrte, menthe, etc.) cuites dans le vin ou le vinaigre, les onguents composés de céruse, de bol d'Arménie, etc. La saignée générale, au bras ou au pied, les sangsues au creux axillaire, les révulsifs à la peau, les dérivatifs intestinaux, furent tour à tour à la mode. Les partisans de l'origine scrofuleuse de l'hypertrophie eurent recours à l'iode, après les travaux de Lugol, tandis que Fingerhuth conseillait de provoquer artificiellement la sécrétion lactée.

L'état des mamelles est lié d'une façon si intime à celui de l'utérus, qu'on a pensé que le « coït et la gestation deviendraient un remède contre l'hypertrophie des seins » (Velpeau). De nombreuses observations ont démontré le contraire.

D'après Labarraque, comme l'hypertrophie ne reconnaît souvent pas d'autre cause que l'aménorrhée, on arrête l'état fluxionnaire du sein, ou du moins, on le modère, en rappelant le flux menstruel par tous les moyens adoptés en pareils cas : rubéfaction des membres inférieurs, application de sangsues à la partie supérieure et interne des cuisses, etc. Borel (1), il y a plus d'un siècle, eut un succès par ce mode de traitement. C'est dans la première période de la maladie qu'il faut tâcher de régulariser la menstruation. En pareil cas, l'opothérapie ovarienne nous paraît logique. D'autres, au contraire, ont tenté contre l'hypertrophie mammaire, la castration ovarienne.

La compression des seins est également utile ; on se servira de préférence de la bande de caoutchouc appliquée par-dessus un pansement ouaté. Au début, l'électricité pourrait rendre des services (P. Delbet).

A la deuxième période de l'hypertrophie mammaire, si tous ces moyens ont échoué, l'intervention sanglante est indiquée et les malades, gênées par le volume et par le poids de leurs mamelles, sont les premières à la réclamer. « L'opération devient une nécessité quand une malheureuse femme se trouve condamnée à un repos forcé ou quand elle est condamnée à succomber dans l'épuisement ; à plus forte raison doit-on intervenir lorsque l'hypertrophie se complique d'inflammation ou de sphacèle (Alph. Robert) (2). »

Faut-il s'attaquer en même temps aux deux seins? D'après Labarraque, l'opération doit porter sur le plus volumineux. « Il y a, dit-il, deux raisons pour ne pas enlever à la fois les deux tumeurs : d'abord ces opérations sont longues et laborieuses, et certains auteurs, Hey, M. R. Marjolin et Alph. Robert, ont émis l'idée que l'opération pratiquée sur l'un des seins fait éprouver à l'autre un retrait considérable. » Or l'observation a démontré que le plus souvent cette influence est nulle ; la mamelle laissée en place continue à se développer.

Aussi l'ablation simultanée des deux tumeurs est-elle légitime, toutes les fois que l'état général de la malade ne contre-indique pas une opération de longue durée.

Chez une jeune femme, dont les mamelles hypertrophiées descendaient jusqu'à sur la face interne des cuisses, Pousson (de Bordeaux)(3) eut recours à une *mastopexie*. Par deux incisions en croissant, il enleva une tranche large comme la main, comprenant la peau et la graisse jusqu'à l'aponévrose pectorale. Par cette brèche, il aperçut la demi-circonférence supérieure de la glande et la fixa à la partie la plus élevée de cette aponévrose. Il termina par une suture intradermique. Après l'opération, la mamelle fut diminuée et relevée. Le résultat esthétique ne fut pas parfait, de l'aveu de l'auteur, mais

(1) Une jeune femme de vingt ans vit ses seins augmenter de volume au point d'atteindre le poids de 30 livres. Ses règles n'avaient pas encore apparu. P. Borel parvint à provoquer l'écoulement menstruel par différents moyens tels que : la saignée des malléoles, l'application de ventouses sur les membres inférieurs, les frictions sèches sur les seins, etc., la menstruation se rétablit et les mamelles diminuèrent de volume (PETRI BORELLI. *Historiarum et observationum Centuriæ* IV. Parisiis, 1757, cent. I, obs. 48).

(2) Alph. ROBERT, Rapport à l'Académie, sur l'observation de Bouyer, etc. (*Bull. de l'Acad. de méd.*, t. XVI, 1850-51).

(3) A. POUSSON. *Bullet. Soc. chirurg.*, 1897.

le résultat utile fut bon, puisque le sein, après l'intervention, n'était plus le siège de douleurs vives, comme avant.

2° **Traitement des adénoïdes.** — Cruveilhier, Andral, Bouillaud, etc., conseillaient l'abstention pour les tumeurs adénoïdes de volume moyen. Cette réserve est encore admise par beaucoup, et même des chirurgiens comme Forgues et Reclus écrivent qu'elle se justifie « quand il s'agit de malades jeunes, coquettes, réfractaires à l'idée de l'opération et de la disgraciosité cicatricielle ou de malades âgées ayant franchi la ménopause ». Ces auteurs ajoutent toutefois que l'abstention doit toujours demeurer conditionnelle, que la tumeur doit être tenue en expectation et qu'il « faut agir aux premiers signes de progrès rapides ».

Nous ne sommes pas partisans de cette abstention, même temporaire, et nous pensons volontiers, avec Tillaux, qu'en présence d'une tumeur encapsulée du sein, il faut toujours conseiller l'opération et user de toute son influence pour la faire accepter. Ce n'est que dans les cas où le diagnostic hésite entre un noyau de mammite chronique et un adénofibrome circonscrit qu'on aura recours à la compression ouatée, associée ou non à l'iodure de potassium à l'intérieur.

Le meilleur appareil, d'après Valude, consiste à recouvrir la tumeur de rondelles d'amadou, sur lesquelles on exercera une compression avec de la ouate et des bandes sèches ou des bandes de caoutchouc. On y joindra le traitement électrique ; les résultats obtenus par Bergonié (de Bordeaux) (Voy. p. 90), encouragent à user de cette méthode.

Néanmoins, l'opération doit être proposée toutes les fois qu'il s'agit d'un adénoïde. Qui sait si tel néoplasme, bénin par lui-même, n'est pas susceptible d'évoluer dans le sens d'un sarcome ou d'un épithéliome? En opérant tôt, le sacrifice est moindre et la guérison plus sûre. D'ailleurs, il est plus d'un exemple de récidives de ces adénoïdes et l'on n'est jamais certain, en temporisant, de les opérer avant les premiers stades de leur évolution subitement rapide et maligne.

Quel est le meilleur procédé opératoire ? On choisira entre l'*énucléation simple* et l'*extirpation*. Le premier mode est rapide et brillant ; il suffit, après avoir fixé la tumeur entre deux doigts, d'inciser à son niveau les couches qui la recouvrent et de la détacher de sa capsule d'enveloppe ; mais l'énucléation simple ne met pas à l'abri des récidives, car elle ne supprime pas la coque fibreuse dans laquelle est logée l'adénoïde.

L'extirpation est donc préférable.

Le procédé de choix est l'*amputation cunéiforme*, faite en plein tissu sain, à un centimètre au moins au delà des parois de la capsule. On ne drainera que si l'on n'est pas absolument sûr de l'hémostase et l'on appliquera un pansement aseptique compressif.

L'anesthésie locale ou, mieux encore, l'anesthésie générale au bromure d'éthyle, chez les femmes jeunes, est souvent suffisante pour cette intervention. Pour rendre moins apparente la cicatrice, on usera avec avantage soit de la suture intradermique, soit, si le siège de la tumeur le permet, de l'incision préconisée par Gaillard Thomas (1), en Amérique et par Mollière en France. La section des téguments suit le sillon sous-mammaire. « L'organe est alors soulevé, la bourse sous-mammaire est ouverte, et c'est à travers cette bourse que la tumeur est attaquée par sa face profonde. Le sein est en quelque sorte *retourné* pendant l'opération. Et, par cette incision, on peut enlever une notable portion de la glande, toute la glande même, si le néoplasme, malgré son aspect bénin, ne semble pas parfaitement limité.

Le sein abandonné à lui-même retombe, et la cicatrice reste cachée dans le sillon sous-mammaire. » (Mollière).

Chez une femme qu'il venait d'amputer d'un sein pour un volumineux adéno-fibrome, Czerny (2) transplanta, dans la cavité due à cette ablation, un lipome enlevé, séance tenante, de la région lombaire de cette même femme. La réunion se fit par première intention et le résultat esthétique fut parfait.

L'amputation doit être d'autant plus large, que l'adéno-fibrome est plus volumineux.

Pour les gros adéno-cysto-sarcomes ulcérés, voici comment Tillaux (3) conseille de procéder. « Mesurez, dit-il, à l'aide d'un compas d'épaisseur, la hauteur du pédicule; elle représente la dimension qu'aura la plaie opératoire. Reportez cette mesure sur la face inférieure de la tumeur, en l'exagérant, s'il y a moyen, afin de parer à la rétraction de la peau. Pratiquez sur la face inférieure du sarcome, au point marqué à l'avance, une incision transversale à convexité antérieure et disséquez le lambeau jusqu'au voisinage de la poitrine; réunissez les deux extrémités de cette incision en passant au-dessus de la tumeur. Faites ensuite basculer celle-ci de haut en bas... L'opération ainsi conduite dure à peine quelques minutes... l'hémostase se faisant d'elle-même, lorsque la masse est enlevée. Drainez et réunissez par première intention. »

Se trouve-t-on en présence d'un adéno-sarcome volumineux, ulcéré ou non, mais s'accompagnant d'envahissement des ganglions axillaires? On enlèvera largement toute la glande, en taillant dans les tissus sains; on prolongera l'incision jusque dans l'aisselle, qu'on videra complètement, comme s'il s'agissait d'un cancer.

Le sarcome est-il avancé dans son évolution? Est-il diffus et adhérent au gril costal? Le chirurgien peut encore intervenir, même au prix de délabrements considérables, tels que ceux dont nous allons parler à propos des récidives.

DE LA RÉCIDIVE DANS LES TUMEURS ADÉNOÏDES. — Après l'extirpation

(1) GAILLARD THOMAS, *New-York med. Journal*, 1882.
(2) CZERNY, *Congrès de chir. de Berlin*, avril 1895.
(3) TILLAUX, Traité de chirurgie clinique, t. I. Paris, 1891.

d'adéno-fibromes, on a vu rarement la tumeur récidiver localement [W. R. Williams, Rosenstirn (1)]. En présence de ces faits, on se demande s'il s'agit d'une véritable repullulation ou bien du développement d'un petit néoplasme de même nature, passé inaperçu au moment de l'opération. Peut-être est-ce la capsule qui donne lieu à une prolifération nouvelle.

La récidive locale dans les adéno-sarcomes est bien plus fréquente, puisqu'elle a été notée dans 21, 4 p. 100 des cas (W. R. Williams), 25 p. 100 (Schuoler) et même dans 58 p. 100 (Gross).

Ces tumeurs nouvelles ne contiennent pas d'éléments glandulaires, lorsque l'extirpation complète de la glande a été pratiquée. D'après Gross, les récidives surviennent, dans plus de la moitié des cas, (57 p. 100), au cours des six premiers mois qui suivent l'opération. Les récidives ne sont plus que de 28 p. 100 après la première année et de 8,8 p. 100 après la deuxième. La moyenne de leur apparition est de dix mois et demi ; mais la repullulation peut survenir à une période beaucoup plus éloignée. Tel était le cas de Péan (2), dans lequel, vingt-cinq ans après une amputation du sein pour adéno-fibro-sarcome kystique, une tumeur de même nature se montra au siège primitif du mal.

On a vu ces tumeurs récidiver un très grand nombre de fois. Une malade de Page (3) subit, en quatre ans, cinq interventions; on hésita longtemps avant de pratiquer la dernière, tellement étendue devait être l'opération. La réunion immédiate fut impossible ; cependant, la guérison fut complète. Gross rapporte qu'en quatre ans, il enleva à une même femme 54 sarcomes récidivés en 22 opérations.

Quel que soit le nombre des récidives, quelle que soit leur étendue, le chirurgien doit les poursuivre tant qu'il est sûr de pouvoir dépasser les limites du mal et tant qu'il est certain qu'il n'y a pas de signes de généralisation. Ainsi Vautrin (4), chez une jeune fille de dix-neuf ans atteinte d'un sarcome mammaire encéphaloïde diffusé dans les espaces intercostaux, disséqua la base de la tumeur, qui était très adhérente, et coupa au bistouri les cartilages de cinq côtes successives. Il décolla ensuite la plèvre pariétale; mais, au cours de ce temps opératoire, la séreuse dégénérée se déchira et il se produisit un pneumothorax. Le poumon s'étant affaissé dans la gouttière vertébrale, l'exérèse fut achevée. Un lambeau de plèvre, atteinte de dégénérescence sarcomateuse sur une largeur de 8 centimètres et sur une hauteur de 6 centimètres, dut être enlevé. La séreuse saine ayant été décollée, les 4e, 5e, 6e et 7e côtes furent réséquées. Il fallut encore débarrasser l'aisselle d'une masse néoplasique assez volumineuse,

(1) ROSENSTIRN, Arch. für path. Anat., Bd. LVII.
(2) PÉAN, Leçons de clin. chirurg., 1892.
(3) F. PAGE, Case of recurrent Tumours of the Mamma five times operated upon in four years (The Lancet. London, 1882).
(4) A. VAUTRIN, De la résection costo-pleurale dans les tumeurs solides des parois thoraciques (VIIIe Congrès franç. de chir. Lyon, 1894).

adhérente à la veine. La plaie mesurait 25 centimètres dans son diamètre transversal et s'étendait verticalement d'un point situé à 3 centimètres de la clavicule jusqu'à la 8ᵉ côte. L'opérée, guérie, quitta
l'hôpital vers le cinquantième jour et, cinq ans après l'opération,
elle était encore bien portante.

D'après Gross, la durée moyenne de la vie dans les cas opérés est
de quatre-vingt-un mois, soit quatre-vingt-dix mois pour les adéno-
sarcomes fuso-cellulaires; cinquante-quatre mois pour les globo-
cellulaires et cent huit pour les myéloïdes.

Il est rare de voir la récidive se produire plus de quatre ans après
l'extirpation de la tumeur. Il n'y a que 13,18 p. 100 des cas opérés
qui rempliraient ces conditions (Gross). Aussi considère-t-on comme
guéris les malades qui ont dépassé cette période sans que la tumeur
se soit reproduite.

3° **Traitement des tumeurs épithéliales.** — Principes du traitement. — S'il était démontré que le cancer du sein n'est que la manifestation locale d'une diathèse ou d'une infection générale parasitaire, il faudrait considérer comme inutile l'action chirurgicale — le
mal devant se reproduire ailleurs — et s'adresser à un autre moyen
thérapeutique capable de neutraliser l'agent nocif disséminé dans
l'économie. Mais ces théories pathogéniques ne sont pas démontrées,
et le remède anticancéreux — sérum ou autre — reste encore à découvrir. Toutefois, sans préjuger de la nature intime du cancer, il
semble aujourd'hui démontré (1) que le carcinome mammaire est
une affection d'abord locale, qui s'étend d'une manière progressive
et se généralise. De la tumeur primitive, dont le siège est dans la
glande, partent des prolongements continus ou discontinus (embolies)
qui se ramifient dans l'économie comme autant de racines. En opérant à temps pour enlever tout le mal, il est donc permis d'espérer
que le cancer ne réapparaîtra ni dans la région mammaire ni dans
un organe éloigné, c'est-à-dire qu'il ne récidivera pas.

Faire une opération « adéquate » au mal, voilà le principe qui
doit guider le traitement. Or, les résultats obtenus n'ont pas réalisé
les promesses qu'on attendait. Aussi, voyons-nous des chirurgiens,
encore à l'heure actuelle, suivre les conseils d'Hippocrate (2), de
Celse, de Monro (3) et déposer le bistouri en présence d'un cancer
du sein. Telle est la pratique de Hodges (4). A. Henry (5) nous apprend

(1) Voy. t. I, chap. *Néoplasmes*, p. 674.
(2) Il vaut mieux ne faire aucun traitement aux personnes atteintes de cancers
occultes; car, si on les traite, elles meurent rapidement; si on ne les traite pas,
leur vie se prolonge (Hippocrate, Aphor. sect. VI, 38 in Œuvres complètes, trad.
Littré, t. IV, p. 573).
(3) A. Monro, *Medic. Essays*, 1750.
(4) Hodges, Excision of the Breast for Cancer (*Boston med. and surg. Journ.*,
nov. 1888).
(5) A. Henry, Statistische Mittheilungen über den Brustkrebs, nach Beobachtun-
gen aus der Breslauer Chirurgischen Klinik. Inaug. Dissert. Breslau, 1879.

que dans les dix-sept dernières années antérieures à 1879, Benedikt n'a jamais pratiqué l'amputation du sein cancéreux. Faut-il donc conclure que la cure opératoire du cancer du sein est impossible et abandonner tout espoir? Les faits n'autorisent pas une semblable désespérance.

L'OPÉRATION EST-ELLE JUSTIFIÉE ? — Abandonné à lui-même, le cancer du sein a une marche absolument fatale. La durée moyenne est de quatre ans environ, dans les statistiques les plus favorables (Astley Cooper, Paget, Bryant). Elle tombe même à vingt-neuf mois (Oldekop) (1), à vingt-huit mois (Gross), à vingt-sept mois (Sprengel) (2).

Or, il est incontestable que l'opération prolonge la vie des malades d'une façon d'autant plus sûre qu'elle a été plus complète et plus hâtive. Paget, qui, dans un premier travail, n'accordait que quatre mois de gain d'existence aux malades opérées, fixait la survie à douze mois dans une seconde étude. Voici quelques statistiques démonstratives :

	Durée moyenne de la vie des malades non opérées.	Durée moyenne de la vie des malades opérées.
Sibley (3)	32 mois, 25	53 mois, 2
Morrant Baker (4)	43 —	56 — , 5
Gross	28 — , 6	38 — , 5
W. R. Williams	44 — , 8	60 — , 8

Voici sur 47 cas, d'après W. R. Williams, l'intervalle du temps qui s'est écoulé entre la première opération et l'apparition de la récidive.

Moins de 3 mois	4 cas.
De 3 mois à 1 an	17 —
De 1 à 2 ans	10 —
De 2 à 3 ans	6 —
De 3 à 4 ans	2 —
Au delà de 4 ans	8 —

La récidive la plus précoce a débuté deux mois et demi après l'opération et la plus éloignée, cent trente mois. Il y a donc quelquefois une survie très appréciable et même, dans quelques cas malheureusement trop rares, une guérison durable.

C'est surtout lorsqu'on est en présence de la variété de néoplasmes décrite sous le nom d'épithéliome, que l'intervention chirurgicale donne de bons résultats. Pendant la première période de l'évolution

(1) OLDEKOP, Statistische Zuzammenstellung der in der Klinik der H. Prof. Es-marck zu Kiel in den Jahren 1850-75, beobachteten 250 Fälle von mamma carcinom (Arch. für klin. Chir., Bd XXIV, 1879).
(2) SPRENGEL, Mittheilungen über die in den Jahren 1874-78, Auf der Volkmann' schen Klinik operativ (Behandelten), 131 Fälle von Brust Carcinom (Arch. für klin. Chir., Bd XXVII, 1882).
(3) SIBLEY, Transact. medicoçhir. Soc. London, vol. XLII.
(4) MORRANT-BAKER, Ibid., vol. XLV.

de ces tumeurs, les lésions sont presque encapsulées ou, tout au moins, n'ont pas encore diffusé dans l'organisme. Aussi, pour obtenir des guérisons radicales, n'est-il pas nécessaire d'avoir recours dans tous les cas à des opérations aussi étendues que celles que l'on voit toujours pratiquer pour les carcinomes, même au début de leur évolution.

Puisqu'il est démontré que l'opération prolonge l'existence, peut-être est-ce dans la gravité de l'intervention qu'on pourrait trouver une objection contre elle ? Quelle est donc la mortalité opératoire et quelles en sont les causes ?

Les statistiques de Winiwarter, de Oldekop, de Henry, de Sprengel, de Küster accusent une mortalité qui varie entre 10 et 15 p. 100 ; celle de Fischer est de 16 p. 100. Si celle de Korteweg (1) est de 20 p. 100, c'est qu'elle est antérieure à 1880 et qu'elle renferme des cas très graves.

En réunissant tous les cas opérés à *Middlesex Hospital* (1882-1889), à *Saint-Bartholomew's Hospital* (1886-1890), à *University College Hospital* (1884-1889), à *Saint-Thomas' Hospital* (1886-1890), W. R. Williams a trouvé 46 morts sur 489 opérations, soit 9,4 p. 100. Cazin (de Berck), au Congrès français de chirurgie de 1888, a présenté une statistique avec 5 morts sur 102 cancers opérés, soit 4,90 p. 100. Valude (2) nous apprend que Verneuil, sur 30 extirpations totales, ne perdit qu'une seule malade, soit 3,33 p. 100. Gross (3,7 p. 100), Gussenbauer (2,8 p. 100), Küster (2,5 p. 100) ont eu des résultats analogues. Halsted ne perdit aucune de ses 50 opérées. Il semble qu'à mesure que l'asepsie est devenue une méthode plus générale, les statistiques se soient améliorées.

C'est, en effet, à des accidents septiques que sont dues la plupart des morts. Sur les 46 décès survenus dans les hôpitaux de Londres, et que nous avons déjà signalés, 31, c'est-à-dire 67,39 p. 100 sont dus à cette cause (septicémie, 14 ; érysipèle, 9 ; pyohémie, 6 ; suppuration du médiastin antérieur, 1 ; hémorragie secondaire, 1). Six, c'est-à-dire 13,04 p. 100, ont été produits par des accidents pleuro-pulmonaires, survenus par suite du refroidissement des malades pendant l'opération ou peut-être encore à la suite d'infection (bronchite, 2 ; pneumonie, 2 ; pleurésie, 2). Quant aux neuf autres, leurs causes sont diverses (shock, 2 ; délire traumatique, 1 ; syncope, 1 ; récidive aiguë, 1 ; péritonite par perforation, 1 ; exhaustion, 1 ; manie, 1 ; accidents rénaux, 1) et la plupart peuvent être mises aussi sur le compte d'accidents infectieux.

Voici la conclusion qui se dégage de ces chiffres :

1° *L'opération prolonge la vie des malades.*

2° *Elle n'est pas grave et, par conséquent, elle doit être tentée.*

---

(1) Korteweg, Die operative Behandlung des Brustkrebses (*Arch. für klin. Chir.*, Bd XXV, 1880).

(2) E. Valude, Du traitement chirurgical des néoplasmes mammaires, thèse de Paris, 1885.

Mais est-elle radicale et la guérison est-elle possible par ce moyen ?

Tous les chirurgiens qui, par l'extirpation du néoplasme, ont tenté de guérir les malades atteintes de cancer du sein ont presque toujours été déçus par l'apparition d'une récidive à une époque variable.

ÉTUDES DES RÉCIDIVES. — Cette repullulation se fait localement (sur la plaie ou sur la cicatrice), dans les régions voisines ou bien dans un organe plus ou moins éloigné.

Récidives locales. — Quand la récidive locale apparaît dans la plaie opératoire, les bourgeons charnus prennent un mauvais aspect et reproduisent bientôt les caractères du cancer ulcéré. Quelquefois, après un commencement de réunion, les bords de la plaie se désunissent et les bourgeons cancéreux se montrent.

La plaie s'est-elle réunie ? On voit apparaître des nodosités généralement discrètes, plus rarement confluentes, dont le relief sur la peau est plus ou moins accusé. Les unes font corps avec le tégument ; les autres adhèrent à la peau et au pectoral ; d'autres enfin, plus rares, sont mobiles entre les deux. D'ordinaire, elles sont déjà volumineuses et immobiles quand les malades se décident à consulter.

À l'encontre de la tumeur primitive, qui est unique, les noyaux secondaires sont multiples et naissent, de préférence, aux confins de la cicatrice, surtout, d'après Rieffel, sur les tissus qui la limitent inférieurement. Son bord externe et la série des points de suture sont encore des sièges de prédilection pour l'éclosion de noyaux secondaires par greffes cancéreuses.

Récidives ganglionnaires. — Elles apparaissent soit isolément dans les creux sous et sus-claviculaires et même dans des ganglions éloignés et dans la cicatrice. Des phénomènes de compression du côté des vaisseaux et des nerfs du bras sont les premiers symptômes de la repullulation du néoplasme. Examinant alors l'aisselle, on trouve des noyaux durs d'abord isolés, puis conglomérés, qui se fixent bientôt solidement à la peau et aux parties profondes ; dans le creux sus-claviculaire, on trouve également, à la vue et à la palpation, de petites masses analogues, qui s'échelonnent dans toute la hauteur du cou. Les ganglions intrathoraciques sont moins faciles à reconnaître ; profondément cachés, ils ne révèlent leur présence que s'il survient des signes de compression du côté des organes contenus dans le médiastin (nerfs pneumogastriques et récurrents, vaisseaux, etc.).

La récidive dans les ganglions axillaires est bien plus rare que la récidive locale.

Récidives viscérales. — Leur étude se confond avec celle de la généralisation (Voy. p. 175). Elles n'intéressent le chirurgien que parce qu'elles sont une contre-indication formelle à toute intervention.

Snow (1) a insisté sur la généralisation fréquente à la moelle

(1) Snow, *Brit. med. Journ.*, 17 oct. 1896, et *The Lancet*, 9 janv. 1897.

osseuse, qui est, d'après lui, une cause fréquente de récidives. Malheureusement, cette localisation reste longtemps torpide et échappe le plus souvent à l'exploration clinique.

Étiologie et pathogénie des récidives. — L'âge des malades et la forme anatomique de la tumeur ont une influence marquée sur le développement des récidives. Plus les femmes sont jeunes, plus fatale et plus grave sera la repullulation. D'après Durand (1), les malades opérées entre vingt et quarante ans voient leur néoplasme renaître après deux mois et demi en moyenne. Entre soixante-cinq et soixante-dix-huit ans, il y a une survie moyenne de huit mois et demi.

Les diverses formes histologiques du cancer mammaire offrent quelques particularités relativement à leurs récidives.

Dans·le cancer aigu, la repullulation est si rapide qu'elle se produit d'habitude avant toute réunion. P. Delbet, cependant, a eu le bonheur de prolonger de deux ans la vie d'une malade atteinte de cancer à forme inflammatoire en amputant le sein et en curant l'aisselle. Ce sont là des faits exceptionnels. Il en est de même pour le cancer tégumentaire.

Les récidives du carcinome encéphaloïde sont plus rapides dans leurs manifestations et dans leurs localisations aux viscères que celles du squirre. Cependant, après la ménopause, le pronostic est plus favorable. Rieffel a comparé l'époque des récidives et leur siège dans 163 cas de squirre et dans 63 cas d'encéphaloïde diagnostiqués histologiquement. Il a trouvé que « l'époque des reproductions est bien plus précoce pour l'encéphaloïde que pour le squirre ; pour le premier, c'est depuis l'intervention jusqu'à la fin du sixième, pour le second, du septième au douzième mois, que les récidives ont leur chiffre de fréquence maximum ».

Le carcinome colloïde a un pronostic moins sombre. Chez une malade de Simmunds, il n'y avait pas de récidive trois ans après l'opération. F. Lange (2) a remarqué que le tiers au moins des récidives ne se sont produites dans cette forme que de trois à dix ans après l'intervention chirurgicale.

Il en est de même de l'épithéliome qui peut, il est vrai, récidiver *in situ* ou dans les ganglions, mais n'a, pendant longtemps, aucune tendance à se généraliser.

Les récidives sont presque toujours plus graves et plus rapides que la tumeur primitive.

Pour Poncet (3), l'hérédité jouerait un rôle important dans la reproduction du néoplasme. « Depuis deux ans, dit-il, je me préoc-

(1) DURAND, Des récidives du carcinome mammaire (*Gaz. hebd. de méd. et de chir.*, avril 1894).
(2) F. LANGE, *Beiträge zur klin. Chir.*, Bd. XVI, 1896.
(3) PONCET (de Lyon), *Congrès français de chir.*, 1888.

cupe, avant d'opérer une tumeur maligne, de la question de l'hérédité, comme élément de récidive... D'après mes observations, la récidive des néoplasmes malins est à peu prés fatale lorsqu'il y a hérédité directe. »

Le siège initial de la tumeur a-t-il une influence sur la direction suivie par les cellules cancéreuses et sur le développement des récidives ? Est-il vrai, comme on l'a prétendu, que les carcinomes situés en dedans du mamelon infectent beaucoup plus rarement les ganglions axillaires que les ganglions intrathoraciques, et qu'ils les envahissent toujours plus tardivement ? Pour Rieffel, qui a fait sur ce sujet une enquête approfondie, « l'époque et le siège de l'envahissement des ganglions ne sont nullement en rapport avec la localisation initiale du carcinome mammaire ». Sur 58 cas, dans lesquels la tumeur était apparue en dedans du mamelon, il y eut 46 fois des ganglions dans l'aisselle. Toutefois, au point de vue de l'extension par continuité, les noyaux cancéreux primitifs, nés dans les régions postérieures de la glande, ont une tendance marquée à envahir les plans rétromammaires et à respecter, dans une certaine mesure, le revêtement cutané.

Les récidives locales, ganglionnaires ou viscérales ont toutes une même origine qu'expliquent nettement les données anatomo-pathologiques. Elles sont toujours dues au développement de cellules néo-plasiques laissées en place ou greffées au cours de l'opération.

Les reproductions locales ne sont que des « récidives par continuation du processus carcinomateux ». Dans l'étude anatomique du carcinome mammaire, nous avons montré que, d'après Waldeyer, les portions de la glande les plus éloignées du noyau cancéreux primitif et les plus saines en apparence présentaient, au microscope, un état d'altération manifeste.

Il suffira donc que la mamelle ne soit pas enlevée dans sa totalité pour que quelques cellules oubliées deviennent le point de départ de bourgeons cancéreux. Or, la glande mammaire n'a pas de limites précises; elle pousse des prolongements vers l'aisselle (lobe axillaire de Kirmisson), vers le sternum (lobe sternal de Rieffel) et en bas, (lobe inférieur de Hening).

D'autre part, il n'est pas rare de rencontrer, dans la région, des mamelles supplémentaires (voy. p. 14), d'où naissent des récidives. Sur 29 cas dus à une semblable origine, 15 s'étaient développées dans l'aisselle, 8 dans le lobe sternal et 6 avaient pris naissance au-dessus de la mamelle (W. R. Williams).

Le derme périmammaire, la couche cellulo-graisseuse périglandulaire sont souvent le siège de la repullulation.

L'intimité des rapports de la face postérieure de la glande et du muscle grand pectoral est une autre cause de récidive locale. Les Allemands lui accordent une grande importance depuis que Heidenhain a montré comment le muscle était envahi par le néoplasme. Le grand pectoral étant mal protégé par son aponévrose, la propagation se fait de proche en proche, grâce au tissu adipeux périmammaire qui s'insinue entre les fibres musculaires, entraînant avec lui les lobules de la glande. Après l'amputation de la mamelle, des traînées carcinomateuses se trouvent ainsi disséminées entre les fibres du muscle et deviennent à leur tour le germe de récidives. Cette infiltration des éléments néoplasiques gagne même le grand dentelé (Cheyne) (1).

D'autres récidives locales sont dues à la greffe des éléments néoplasiques. Au cours de l'amputation de la mamelle, « que le suc cancéreux s'écoule naturellement, dit Antoine Sabatier, ou qu'il soit transporté par les doigts du chirurgien, par les instruments, en fin de compte il vient se mêler au liquide huileux recouvrant le champ opératoire. De là ce danger, la récidive *in situ* ».

La greffe cancéreuse est aujourd'hui admise sans conteste. Les inoculations faites sur des malades avec des parcelles de leur tumeur ont été positives. Il suffit de rappeler à cet égard les résultats de Bergmann en 1881, de Hahn (de Berlin) en 1888 et le rapport retentissant de Cornil, fait à l'Académie de médecine il y a quelques années.

D'après Rieffel, ces greffes opératoires expliquent assez bien pourquoi les nodules voisins de la cicatrice offrent des sièges d'élection tels que son extrémité externe et la bande de tissu qui la limite inférieurement. Si les cellules cancéreuses, au lieu d'être déposées à une faible distance de la tumeur primitive, sont charriées par le courant de la lymphe, elles viennent se greffer soit dans un vaisseau, soit dans un ganglion lymphatique.

Les récidives ganglionnaires peuvent aussi provenir de ganglions malades, que le chirurgien n'a pas enlevés. Souvent des ganglions, sains à l'examen clinique, sont démontrés cancéreux par l'examen histologique.

Il est possible enfin que la repullulation du néoplasme dans le champ opératoire amène l'invasion secondaire des ganglions régionaux.

Les récidives tardives n'ont point d'autre origine qu'un élément cellulaire qui s'est détaché de la tumeur primitive et qui se développe, grâce à des conditions favorables. « On peut même dire, a écrit Delbet dans cet ouvrage, que la généralisation n'est qu'une série de greffes », et il ajoute : « Toutes ces récidives où qu'elles siègent, si lointaines qu'elles soient — ganglions, os, poumons — ont toujours la même structure histologique que le néoplasme primitif. »

Du choix d'un procédé opératoire. — La conclusion qui se dégage

---

(1) Cheyne, *The Lancet*, 1892.

de tous ces faits, c'est que l'opération ne pourra être radicale que si elle répond aux conditions suivantes :

1° Elle devra être hâtive ;

2° Elle sera large ;

3° Elle enlèvera d'une seule pièce toute la masse, par une incision portant toujours dans des tissus sains, pour éviter les greffes opératoires.

Si, depuis quelques années, les résultats se sont améliorés, c'est que justement les opérations ont été faites de plus en plus d'après ces données.

Autrefois, lorsqu'on se contentait d'amputations partielles, la récidive se faisait dans la plaie même. Plus tard, on enleva la glande entière : les récidives furent plus tardives, mais tout aussi fatales, soit près de la cicatrice, soit dans les ganglions. On vit alors que la peau était envahie de bonne heure et l'on fit l'opération de Moore (1), qui enlevait un large lambeau cutané, avec la totalité de la glande.

Les chirurgiens eurent encore des déceptions, car la récidive se faisait dans les ganglions. Aussi, en 1878, Winiwarter conseillait-il, dans tous les cancers du sein où l'on n'est pas sûr que les ganglions ne sont pas envahis, de disséquer l'aisselle jusqu'aux vaisseaux.

En 1881, Kirmisson, à la Société de chirurgie, allait plus loin encore. Il prescrivait, dans tous les carcinomes de la mamelle, d'ouvrir l'aisselle, pour y rechercher les ganglions. Tel creux axillaire, en effet, qui paraît indemne lorsqu'on l'explore, offre des glandes malades, après qu'on l'a ouvert.

C'est alors qu'Helferich (2) établit, comme une loi, d'extirper les ganglions sus-claviculaires, lorsque ceux de l'aisselle étaient seuls atteints, c'est-à-dire d'aller toujours à une étape au delà de la région ganglionnaire infectée.

On vit dans la suite que les ganglions n'étaient pas la seule cause de récidive. Heidenhain, en effet, avait constaté l'envahissement précoce de l'aponévrose et même des fibres musculaires du grand pectoral. C'est en s'appuyant sur ces faits précis que Halsted, le premier, a proposé de faire, dans tous les cas et de parti pris, l'extirpation de ce muscle, que les chirurgiens n'enlevaient, avant lui, que pour des cancers adhérents.

Telles furent les diverses étapes opératoires du cancer du sein ; chacune d'elles a donné des résultats meilleurs que la précédente. On peut s'en convaincre en comparant entre elles les diverses statistiques :

	Amputations partielles.		*Amputations totales.*	
	sans ganglions.	avec ganglions.	sans ganglions.	avec ganglions.
Récidive locale.......	65 p. 100	52 p. 100	60 p. 100	58 p. 100
— ganglionnaire	13 —	11 —	18,5 —	11 —
Récid. loc. et gang...	16 —	32	14 —	15 —
Récidives viscérales..	6 —	5	8,5 —	13 —

(Henri Rieffel.)

(1) Ch. Moore, On the Influence of inadequate operation on the Theory of Cancer (*Med. Chir. Transact.*, vol. I).

(2) Helferich, Prognose und Operabilität des Mammacarcinoms. Munchen, 1885.

Amputations totales du sein avec curage systématique.

Récidives locales...... .... 45 p. 100
   —   axillaires seules.......................... 6 —
   —   locales et axillaires....................... 12 —
   —   sus et sous-claviculaires.................. 13 —
   —   viscérales seules..................... ..... 26 —

(Henri Rieffel.)

Si l'on compare ces chiffres avec ceux qui sont fournis par les méthodes opératoires modernes, on voit que la statistique est meilleure encore. W. S. Halsted (1), qui joint l'extirpation du grand pectoral au curage systématique des creux axillaire, sus et sons-claviculaires, obtient les résultats suivants : sur 50 cas, il n'a que 3 récidives locales (6 p. 100) et 8 récidives régionales (16 p. 100).

On peut encore juger de la valeur des procédés opératoires en recherchant quel a été le nombre des malades guéries qui ont survécu pendant plus de trois ans, sans récidives locales, ni générales. Voici la statistique de Joerss (2), qui est bien démonstrative :

	Nombre des malades opérées par la méthode ordinaire.	SANS RÉCIDIVES LOCALES		Avec récidives locales.
		guéries.	mortes.	
König......	91	18	20	53
Bergmann...........	45	13	9	23
Helferich (avant le 1er octobre 1890)..............	57	14	10	33
Total..........	193	45	39	109 .
Pour cent..............	»	23,3	20.2	56,5

	Nombre des cas opérés (ablation du grand pectoral).	SANS RÉCIDIVES LOCALES		Récidives locales.
		guéris.	morts.	
Halsted.................	10	4	2	4
Rotter (1)	10	6	2	2
Watson Cheyne (2)	21	12	6	3
Helferich (Joerss)........	35	10	11	14
Total..........	76	32	21	23
Pour cent..............	»	42,1	27,6	30,3

(1) J. ROTTER, Günstigere Dauererfolge durch ein verbessertes Operationsverfahren der Mammacarcinome (*Berlin. klin. Wochenschr.*, janvier-février 1896).
(2) WATSON-CHEYNE, The objects and limits of operations for cancer (*The Lancet*, 1896).

(1) W. S. HALSTED, The Results of Operations for the cure of Cancer of the Breast performed at the Johns Hopkins' Hospital from June 1889 to January, 1894 (*The Johns Hopkins' Hospital Reports*. vol. IV, n° 6, 1894. Baltimore).

(2) K. JOERSS, Ueber die heutige Prognose der Extirpatio Mammæ carcinomatosæ (*Deutsche Zeitschr. für Chir* Leipzig, 1896).

Ce chiffre de 42,1 p. 100 de guérisons est tout à fait remarquable et bien supérieur aux résultats qu'obtenaient les meilleurs chirurgiens par les méthodes classiques. Voici quelques termes de comparaison :

Billroth [Winiwarter (1)] de 1867 à 1876..........	4,7 p. 100 de guérisons.	
Esmarch..	11,5 —	—
Horner...	17,7 —	—
Volkmann (Sprengel), de 1874 à 1878.	17,8 —	—
Küster, de mai 1871 à décembre 1885...........	21,5 —	—
Jules Bœckel, de 1877 à 1886...................	21,53 —	—
König (Hildebrand), de 1875 à 1885.............	23 —	—
Bergmann (Eichel), de 1882 à 1887.............	32,3 —	—

La moyenne de tous ces cas ne donne que 18,75 p. 100 au lieu de 42,1 p. 100 comme dans la statistique précédente.

Mais, comme le fait remarquer Joerss, la différence est encore plus frappante si l'on tient compte des récidives locales.

« Les meilleures statistiques de S. Gross sont de 66,8 p. 100 de récidives locales, celle de Halsted, etc., est de 30,3 p. 100, c'est-à-dire de moins de la moitié. »

Il nous semble donc démontré que, depuis 1889, la thérapeutique opératoire a fait de grands progrès ; les meilleurs résultats sont fournis par les opérations les plus complètes, puisque, grâce à ces dernières, les récidives locales ont diminué dans la proportion de 26 p. 100.

Aussi, est-ce le procédé de W. S. Halsted, qui nous a paru le mieux réglé et le mieux conçu, que nous décrirons comme manuel opératoire (2).

MANUEL OPÉRATOIRE. — Halsted divise son opération en quinze temps que nous réduirons à quatre pour plus de clarté.

Premier temps. — Incision de la peau. — L'incision est en forme de raquette dont la queue aboutit à la partie supérieure et interne du biceps et dont le plein embrasse largement la région

(1) WINIWARTER, *loc. cit.* — ESMARCH (in JOERSS, *loc. cit.*). — HORNER, *Beiträge z. klin. Chir.*, Bd. XII, n° 3, 1894. — SPRENGEL, *Arch. für klin. Chir.*, Bd. XXVII, 1882. — KÜSTER, 1. Zur Statist. der Mammacarcinome und deren Heilung. V. Schmid (*Deutsche Zeitschr. für Chir.*, Bd. XXVI, 1887). — 2. Fünf Jahre im Augusta-hospital. Berlin, 1877. — 3. Ein chirurg. Triennum. Berlin, 1882. — 4. Zur Behandl. d. Brustkrebs (*Verhand deutsche c. für Chir.*, 1882). — J. BŒCKEL, *Congrès franç. de chir.*, 1888. — HILDEBRAND. Beiträge z. statist. des Mammacarcinoms der Frau (*Deutsche Zeitschr. für Chir.*, Bd. XXV, 1887). — EICHEL, Ueber die in der von Bergmann'schen Klinik von Herbst, 1882 bis Mai 1887, operirten primären Fälle von Brustkrebs. Inaug. Dissert. Berlin, 1887.

(2) Voici ce que dit Joerss : « A ceux qui ne sont pas encore persuadés de la nécessité de l'extirpation totale du muscle grand pectoral, je fais part du cas suivant. Une malade (obs. 78) atteinte de carcinome du sein gauche avait été opérée avec extirpation de la couche superficielle seulement du grand pectoral. Deux ans et trois mois après, elle se présente à nous avec une récidive profonde, de la dimension d'une noix, dans le pectoral. Malgré la petitesse de la tumeur et l'aspect sain du muscle voisin, on enlève le chef sternal du pectoral. On trouve alors, sur sa face postérieure trois autres tumeurs, du volume d'une noisette environ, qui n'auraient pas été enlevées si l'on n'avait pas pratiqué l'extirpation du muscle. »

mammaire. Elle est faite d'un seul coup de bistouri, commençant (côté droit) ou finissant (côté gauche) sur le biceps ; elle comprend la peau et le tissu cellulaire sous-cutané (fig. 21). Tansini (1) enlève plus de peau encore. Il fait une incision ovoïde dont la petite extrémité aboutit à l'aisselle et la plus grosse au globe mammaire.

Deuxième temps. — Dissection du lambeau cutané axillaire. — Ce lambeau triangulaire A.B.C. adhérent par sa base est limité par la queue et le plein de la raquette. Il ne comprend que la peau et laisse en place le tissu cellulo-graisseux sous-cutané (fig. 21).

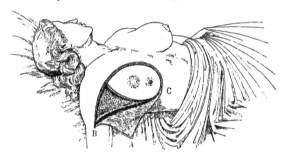

Troisième temps. — Dissection du grand pectoral. — On sectionne les insertions costales du grand pectoral et l'on sépare le faisceau costal du faisceau claviculaire de ce muscle, jusqu'en un point correspondant au tubercule du scalène. Le sommet

Fig. 21. — Tracé de l'incision, d'après Halsted ; dissection du lambeau triangulaire A.B.C. destiné à matelasser le creux de l'aisselle.

de l'aisselle est alors bien exposé. Avec la portion costale du grand pectoral, on enlève le tissu cellulaire sous-jacent à la portion claviculaire du grand pectoral ordinairement laissé en place et récliné en haut par un large écarteur. Il est important d'enlever avec soin tout ce tissu cellulaire, car il peut être infecté. Le faisceau costal est ensuite isolé du faisceau claviculaire jusqu'à l'humérus et les insertions humérales sont sectionnées au ras de l'os.

Quatrième temps. — Isolement des tissus malades et nettoyage de l'aisselle. — Toute la masse à enlever (peau, mamelle, muscle, tissu cellulaire et graisseux), circonscrite par l'incision cutanée, est attirée en haut et en dehors, afin de tendre le fascia sous-musculaire et de dépouiller le thorax, au ras des côtes. On séparera du petit pectoral la délicate aponévrose qui le recouvre. D'ailleurs, dès que ce dernier muscle est isolé sur son bord inférieur, on le fend vers son milieu, perpendiculairement à ses fibres. Le tissu cellulaire, riche en lymphatiques, qui est au voisinage de ses insertions coracoïdiennes, est disséqué et la portion interne du muscle est réclinée en haut et en dedans. La portion externe est dès lors abritée sous l'écarteur placé d'abord sur le faisceau claviculaire du grand pectoral.

Les petits vaisseaux sanguins (surtout les veinules) situés près

(1) Tansini, *Riforma medica*, 2 janvier 1896.

des insertions du petit pectoral sont isolés avec grand soin du muscle et du tissu cellulaire abondamment pourvu de graisse et de lymphatiques. On les lie aussitôt au ras de la veine, ce qui vaut mieux que d'en faire l'hémostase provisoire avec des pinces, qui sont sujettes à être arrachées pendant l'opération et qui gênent l'opérateur. La veine axillaire sera dénudée aussi haut que possible sous la clavicule avec un bistouri bien tranchant; c'est avec cet instrument, dit Halsted, que sera faite la toilette de l'aisselle et non avec les doigts, comme le font malheureusement bien des chirurgiens et comme on le conseille dans les livres. A notre avis, les ciseaux courbes sont encore préférables. Pendant ce temps opératoire, il faudra veiller à ne placer les ligatures que sur des vaisseaux bien isolés et à ne pas prendre dans le fil des portions de tissu cellulaire. Il n'est pas indispensable de mettre l'artère à nu, mais il est bon de le faire, car souvent le tissu voisin des gros vaisseaux est malade, ce que n'indiquent ni les doigts, ni les yeux du chirurgien. Mieux vaut se tromper en enlevant trop, c'est plus sûr. On disséquera aussi le tissu cellulaire qui entoure les nerfs du plexus brachial.

Dès lors, il est facile de dépouiller rapidement la paroi interne de l'aisselle (paroi latérale du thorax). Empoignant solidement avec la main gauche la masse à enlever, on la tirera en haut et en dehors, de façon à tendre le fascia qui la retient au thorax, fascia qui sera coupé au ras des côtes et du muscle dentelé. A peine atteint-on la paroi postérieure de l'aisselle, qu'un assistant saisit le lambeau triangulaire isolé au début et le tire au dehors. Les tissus qui recouvrent le sous-scapulaire, le grand rond et le grand dorsal sont tendus, et l'opérateur peut nettoyer la paroi postérieure de l'aisselle. Les vaisseaux sous-scapulaires, bien exposés, sont pincés avant d'être ouverts. Le nerf sous-scapulaire sera ou ne sera pas sectionné, au choix de l'opérateur, car Halsted ne lui accorde pas la même importance que Küster pour le résultat fonctionnel ultérieur. Le plus souvent, on l'épargnera. Il ne reste plus qu'à remettre la masse dans sa position naturelle et à la libérer d'un coup de bistouri passant par la première incision.

Par cette opération, les tissus malades sont enlevés en une seule pièce et, l'hémostase précédant toujours la section des vaisseaux, la perte de sang est à peu près nulle. Aussi n'y a-t-il pas de shock. Le lambeau triangulaire, taillé au début, sert uniquement à tapisser le fond de l'aisselle. Peut-être serait-il bon, comme le font Tédenat et Forgue, de le fixer par quelques points de suture au grand dorsal pour ourler le bord postérieur du creux axillaire. Halsted ne draine jamais l'aisselle. La pratique nous a démontré qu'il est bon de placer un drain à travers le lambeau cutané en faisant une petite ouverture à sa base.

Le reste de la plaie n'est pas affronté et cicatrise par seconde intention.

Quénu et Robineau (1) préfèrent recourir à une autoplastie par glissement. Ils taillent un lambeau quadrilatère à base dorsale ; après dissection, ils l'attirent en haut et le suturent à la peau de la région pectorale. Si c'est nécessaire, ils prennent un second lambeau sur la paroi abdominale (parfois jusqu'au niveau de la fosse iliaque). Ils recouvrent ainsi toute la surface cruentée et obtiennent une réunion par première intention. De tels lambeaux ne se sphacèlent pas, même s'ils subissent des tractions notables. A peine voit-on quelques petits îlots de sphacèle superficiel, surtout vers les angles ; il n'en résulte aucun inconvénient pour la cicatrisation immédiate.

Il n'y a jamais eu, d'après Halsted, de gêne fonctionnelle due à l'extirpation partielle du grand pectoral et, presque toujours, le bras du côté opéré est aussi utile que l'autre.

Tel est le procédé opératoire qui nous a paru le meilleur.

Lorsque l'amputation aura été faite avant la période d'ulcération, on aura recours à un pansement aseptique. Si l'opération, en effet, a été bien conduite, les tissus sectionnés étant sains, rien n'a infecté le champ opératoire. Donc, on recouvrira la plaie de compresses aseptiques, matelassées elles-mêmes par une abondante couche de ouate (ouate hydrophile stérilisée sur les compresses et au-dessus ouate ordinaire) faisant le tour du corps, mais surtout épaisse en arrière, où, par suite du décubitus de la malade, le pansement se trouve souvent souillé de sérosité ou de sang. Une seconde couche de ouate prendra le bras du côté malade. Celui-ci sera fixé le long du corps par une large bande de flanelle, pansement bien préférable au bandage de corps. Pour que les malades ne soient pas incommodés par cette position, il est nécessaire d'avoir une couche épaisse de ouate entre le membre supérieur et le thorax et de soutenir l'avant-bras fléchi sur le bras par quelques tours de bande prenant un point d'appui solide sur l'épaule. En Angleterre, on se sert d'un bandage spécial (*Jesset's bandage*) qui répond à ces indications.

La bande de flanelle sera assez serrée pour faire sur la plaie une compression modérée, mais, en aucun cas, celle-ci ne devra entraîner la gêne de la respiration.

A moins d'indications spéciales (pansement souillé par des liquides venus de la plaie, présence d'un drain, température, etc.), le pansement restera en place jusqu'au moment d'enlever les sutures, vers le huitième jour.

INDICATIONS ET CONTRE-INDICATIONS OPÉRATOIRES. — Avec Tillaux et Rieffel, nous rangerons les cancers du sein dans les trois groupes suivants :

1° *Cancers qu'on doit opérer ;*

2° *Cancers qu'on peut opérer ;*

(1) QUÉNU et ROBINEAU, Sur quelques points de technique des amputations du sein (*Revue internationale de thérapeutique et de pharmacologie*, 17 août 1896).

3° *Cancers qu'on ne doit pas opérer.*

1° *On doit opérer* toutes les fois que le cancer est au début, qu'il n'y a pas encore d'adhérences très marquées au plan profond ni à la peau, même si les ganglions axillaires sont manifestement malades. On peut, en effet, se conformer à la règle d'Helferich et faire une intervention qui porte au delà de l'étape ganglionnaire envahie.

La pathogénie des récidives nous a démontré que, même si le cancer est tout à fait au début, sous forme d'une tumeur à peine appréciable, il faut intervenir par une opération large. C'est dans ces cas, en effet, qu'on aura les plus grandes chances de dépasser les limites du mal et d'obtenir peut-être une guérison radicale. L'espoir d'un tel résultat, quand il s'agit de cancer, doit forcer la main du chirurgien et rendre audacieux.

2° *On peut opérer*, lorsque le cancer, à une période plus avancée, est largement adhérent à la peau. Si la masse fait corps avec le grand pectoral, ce n'est pas une contre-indication. De même, si les ganglions axillaires les plus haut situés (creux sous-claviculaire) sont pris, s'ils sont conglomérés, formant des paquets volumineux plus ou moins adhérents à la veine. La présence de quelques petits ganglions dans le creux sus-claviculaire permet encore de tenter l'opération, bien que Forgue et Reclus aient dit très justement : « La clavicule est la frontière des interventions raisonnables. » On tentera d'isoler de la veine la masse ganglionnaire, mais, si l'adhérence est trop forte, on n'hésitera pas à réséquer le vaisseau entre deux ligatures plutôt que de laisser des tissus malades dans la plaie. Si l'opération a nécessité l'extirpation d'un lambeau cutané tellement large que la réunion immédiate partielle soit impossible, on laissera bourgeonner la plaie, ou, mieux encore, on aura recours soit à la greffe d'Ollier-Tiersch, soit à l'autoplastie.

Parmi les cancers qu'on peut opérer, quelques chirurgiens rangent des cas plus avancés encore. Ils les ont attaqués par des délabrements considérables. Ils ont réséqué la paroi thoracique envahie, la plèvre et même des portions de diaphragme et de poumon.

Déjà Richerand, dans une occasion semblable, avait enlevé les 6e et 7e côtes gauches et, après avoir ouvert la plèvre, avait mis à nu le péricarde. Sédillot, dans un cas analogue, fit de même. Plus récemment Vautrin (1) — pour ne parler que des chirurgiens français — a voulu ériger en principe de telles interventions. Chez une femme de quarante-six ans, atteinte de carcinome mammaire récidivé, il n'hésita pas à réséquer les 5e et 6e côtes et la plèvre. La cicatrisation par bourgeonnement se fit en deux mois ; mais, quatre mois après, la malade était en pleine récidive. D'autres chirurgiens,

(1) VAUTRIN (de Nancy), *loc. cit.*

Arbuthnot (1), Lanc (2), par exemple, ont eu recours à la désarticulation de l'épaule pour des tumeurs *étendues de la mamelle*.

Nous ne conseillons pas de telles interventions. Le bénéfice qu'en tirent les malades n'est pas en rapport avec la gravité de l'opération.

Par contre, on a dit : Ne touchez pas au cancer après l'âge de soixante-cinq et soixante-dix ans [Monod (3), Valude] ; avec Forgue et Reclus, nous croyons que cette règle n'est pas absolue et que, si elle est souvent vraie, « il y a des vieillards jeunes, qu'on ne doit point abandonner à leur néoplasme ». L'albuminurie et le diabète ne sont pas non plus des contre-indications formelles, mais ces complications inciteront le chirurgien à un surcroît de soins aseptiques (Forgue et Reclus).

Pierre Delbet pense, malgré l'avis général, qu'on peut aussi opérer le cancer atrophique et le cancer inflammatoire.

3° *On ne doit pas opérer* lorsque le cancer a dépassé les limites que nous avons indiquées plus haut : par exemple, si la tumeur adhère aux côtes, si les ganglions sus-claviculaires sont volumineux, et, à plus forte raison, si ceux du médiastin ou de la région carotidienne sont pris. De même, encore, on n'interviendra pas s'il existe des preuves de généralisation dans les viscères, les os, etc. Un jour viendra peut-être où la sérothérapie permettra d'arracher ces malades à la mort.

Certaines formes de cancers devront être respectées, les unes, parce qu'une intervention, même très large, ne dépasserait pas les limites du mal (*squirre tégumentaire*) ; d'autres, parce que leur évolution lente donne aux malades une survie plus grande qu'une opération suivie le plus souvent d'une récidive à marche plus rapide (*squirre atrophique des vieilles femmes*).

D'autres contre-indications se tirent de l'état général. On n'opérera pas une malade cachectique quelle que soit la cause de cet état (cancer, maladies générales). Le poumon, le foie, les reins, etc. seront examinés avec soin, car leurs lésions, même non cancéreuses, arrêteront la main du chirurgien si elles sont avancées. La sénilité est une contre-indication formelle.

Cependant, même dans les cas inopérables, on peut avoir à intervenir par des opérations palliatives. S'il survient des hémorragies graves et anémiantes, s'il s'écoule par l'ulcération un ichor fétide et abondant, un curettage des bourgeons cancéreux assainira la plaie et parera pour quelque temps à ces accidents. Une opération incomplète fera souvent disparaître des douleurs atroces, causes d'insomnie et de dépérissement.

Contre les souffrances atroces dues à la compression ou à l'envahis-

(1) ARBUTHNOT, *The Lancet*, 12 octobre 1895.
(2) LANE, *The Lancet*, 12 octobre 1895.
(3) CH. MONOD, Leçons de clin. chir. faites à l'hôpital Necker. Paris, 1884.

sement des nerfs du bras, ou a fait avec succès la section du plexus brachial.

Enfin, parfois c'est une raison d'humanité qui obligera le chirurgien à opérer, pour tranquilliser une malade que l'abstention plongerait dans le désespoir, et pour « faire disparaître le fantôme de la mort sans cesse présent à ses yeux ».

TRAITEMENT DES RÉCIDIVES. — Le traitement des récidives comporte les mêmes indications et les mêmes contre-indications que les cancers primitifs. On doit opérer les unes, on peut opérer les autres ; il en est enfin auxquelles on ne touchera pas. Cependant, on se souviendra que les récidives locales ont souvent une évolution plus rapide que l'affection primitive et, par suite, un pronostic plus sombre.

Néanmoins, ce n'est pas une raison pour désespérer, et tous les chirurgiens ont dans leurs statistiques des malades qui, par des interventions successives, ont eu leur vie prolongée et même une guérison radicale. A. Marmaduke Sheild (1) vient de rapporter une observation de Hare et Durham, où dix-huit extirpations successives ont procuré une survie de dix-neuf ans et celle d'Edmund Owen, où trois opérations répétées ont permis à la malade de vivre vingt ans.

Sibley (2) a cité un cas dans lequel la mère et ses cinq filles furent toutes atteintes de cancer de la mamelle gauche. Deux des sœurs restèrent guéries, l'une onze, l'autre douze ans, après une première opération ; opérées pour la seconde fois, il n'y avait pas eu de réeldives quand il les revit sept ans après.

Volkmann a dit : « Lorsqu'après l'opération une année entière s'est écoulée sans que l'examen le plus minutieux puisse démontrer une récidive locale, des tuméfactions ganglionnaires ou des symptômes d'affections internes, on est en droit d'espérer une guérison durable ; celle-ci est ordinairement certaine après deux ans révolus ; après une période de trois ans, elle est certaine presque sans exception. » Sans méconnaître d'une façon absolue les récidives tardives, il les croit du moins d'une extrême rareté.

Même avec cette réserve, la loi de Volkmann est encore trop absolue. Nous pensons avec Rieffel que, lorsque *quatre ans au moins* se sont écoulés après l'opération sans qu'un examen minutieux de la cicatrice, des ganglions ou des divers organes ait révélé des traces de récidives ou de généralisation, on pourra espérer une guérison, *nous ne disons pas définitive, mais temporaire*. C'est qu'il faut tenir compte de l'allure capricieuse des récidives du cancer mammaire. König (3) rapporte une observation remarquable à ce point de vue.

(1) A. MARMADUKE SHEILD, *London royal medico-chir. Soc.* Séance du 25 janvier 1898, in *Sem. méd.*, 2 fév. 1898.
(2) SIBLEY, *Medico-chir. Transact.*, vol. XLII.
(3) KÖNIG, Ueber die Prognose der Carcinome nach chirurgisch. Eingriffen, mit

Une malade, qu'il avait opérée en 1878 d'un carcinome alvéolaire du sein, resta guérie pendant dix ans ; tout à coup, en 1888, elle vit apparaître une tuméfaction dans le creux sus-claviculaire, premier indice d'une récidive à marche extrêmement rapide. Aussi, comme le dit Rieffel, des faits semblables, dont il serait facile de grossir le nombre, déjouent tous les calculs que nous pouvons faire au point de vue des guérisons définitives.

IX

TUMEURS DE LA RÉGION MAMMAIRE

Nous avons vu que les tumeurs nées dans la glande mammaire offrent des types peu nombreux et bien définis par leur pathogénie et leur anatomie pathologique. Il n'en est plus de même de celles que nous allons étudier maintenant.

Parmi les tumeurs de la région mammaire, les unes sont banales et se rencontrent sur la paroi antérieure du thorax comme partout ailleurs ; les autres sont exceptionnelles.

Nous éliminerons de cette étude les tumeurs qui, nées primitivement dans les régions voisines, — dans la cavité thoracique, par exemple, — gagnent la région mammaire avant de s'ouvrir à l'extérieur.

Pour classer les faits que nous allons exposer, il nous a paru plus clinique de les diviser, par plans anatomiques, en trois groupes :

1° *Tumeurs de la peau ;*

2° *Tumeurs du tissu cellulaire périmammaire ;*

3° *Tumeurs du tissu cellulaire interacineux.*

Cet ordre nous a semblé meilleur qu'une classification purement anatomo-pathologique, bien qu'il nous ait obligé à faire quelques redites.

Nous devons remarquer que, si les affections de la mamelle étudiées dans les chapitres précédents étaient presque toujours exceptionnelles chez l'homme, il n'en est plus de même pour les tumeurs de la région mammaire. Bien que leur nombre soit encore plus grand chez la femme, pour la plupart d'entre elles le rapport de fréquence entre les deux sexes n'est plus si considérable.

A. **Tumeurs de la peau**. — Nous n'étudierons parmi les tumeurs de la peau que celles qui offrent quelque intérêt par leur siège à la région mammaire.

1° **Angiomes**. — Les angiomes cutanés de la peau du sein se présentent le plus souvent sous l'aspect de petites taches banales, géné-

besonderer Berucksichtigung der Carcinome recti (*Arch. für klin. Chir.*, 1888, p. 466).

ralement congénitales ; cependant elles peuvent se développer plus tard, à la suite d'un traumatisme, comme dans le cas publié par Image et Hake (1). Leur malade, jeune femme de vingt et un ans, vit apparaître sa tumeur à la suite d'un coup. Il n'y eut d'abord qu'une petite tache rouge de la peau voisine du mamelon ; en deux années, elle prit l'aspect d'une volumineuse tumeur pulsatile. A l'examen, après l'extirpation, on voyait que les veines voisines étaient dilatées et que quelques-unes d'entre elles offraient des renflements moniliformes avec des points rétrécis notablement plus épais. Ces veines se terminaient dans des lacunes, qui avaient envahi la totalité de la glande.

Langenbeck (2) a rapporté un cas analogue.

Les angiomes de la peau se présentent parfois comme une petite tumeur pédiculée. Tel était le cas de Sendler (3). Sa malade portait un petit angiome caverneux sous forme d'excroissance appendue au mamelon.

2° Kystes sébacés. — Les kystes sébacés se rencontrent rarement au sein. Dans ce cas, c'est surtout sur l'aréole qu'ils se développent. C'est en effet la région du tégument mammaire qui possède les glandes sébacées les mieux développées.

Billroth en a publié un cas chez une femme obèse, âgée de quarante-six ans et mère de plusieurs enfants. Elle avait remarqué, depuis plusieurs années, sur sa mamelle droite, une tumeur circonscrite, mobile, indolore, de la grosseur d'un œuf de cane et n'augmentant pas de volume. A l'autopsie, on trouva sous la peau un kyste encapsulé, contenant des masses cholestéatomateuses imbriquées et, au centre, un magma ramolli.

Le même auteur en rapporte une seconde observation. La tumeur, grosse comme un œuf de pigeon, se laissait vider par la pression, grâce à un petit orifice visible sur la peau.

Cruveilhier (4), Lebert (5), ont cité des cas semblables. Deux observations, parmi plusieurs autres, dont parle Bryant, sont surtout remarquables. Dans l'une, le kyste sébacé était pédiculé ; dans l'autre, la tumeur s'étant ulcérée, *dégénéra en cancer*.

Cette affection se rencontre chez l'homme presque aussi fréquemment que chez la femme [Birkett (6), Burggræve (7)]. Billroth en rapporte un exemple qui prête à la discussion. Son malade, un homme de trente-neuf ans, s'était aperçu depuis six mois qu'il portait, sur le mamelon droit, une tumeur dure et lobulée du volume d'une

(1) IMAGE et HAKE, *Medico-chir. Transact.*, vol. XXX, 1847.
(2) LANGENBECK, *Nosol. und medic. Therap. der chir. Krankh.* Bd. V.
(3) SENDLER, *Centralbl. für Chir.*, 1889, n° 29.
(4) CRUVEILHIER, Traité d'anat. pathol., t. III. Paris, 1856.
(5) LEBERT, *Bull. de la Soc. anat.*, 1852, et Traité d'anat. pathol., Paris, t. II, 1861.
(6) BIRKETT, *Holme's System of Surgery*, vol. III, 1883.
(7) BURGGRÆVE, *Bull. de la Soc. de méd. de Gand*, 1857.

noix. L'ayant extirpée, Billroth vit que c'était un kyste multiloculaire contenant une substance sèche semblable à du mortier. L'auteur voit dans ce fait un kyste sébacé dégénéré. W. R. Williams, qui
cite cette observation, la considère plutôt comme une transformation
d'angiome. Il nous paraît plus vraisemblable d'y reconnaître un
épithélioma calcifié (Voy. t. I.) ; il est regrettable qu'un examen
histologique complet ne permette pas de la classer.

La dégénérescence des kystes sébacés, en cancer, oblige à recourir
à l'extirpation complète de la poche. Cette opération est assez facile,
puisque la tumeur n'adhère pas au plan profond.

On peut aussi inciser largement, cautériser la cavité et panser
en tamponnant à la gaze. Mais ce dernier traitement est plus long
et laisse parfois une cicatrice disgracieuse.

3° **Molluscum contagiosum**. — Cette affection ne mériterait pas
même une mention, si une condition spéciale ne la rendait assez
fréquente à la mamelle. On sait que le siège du *molluscum contagiosum* est souvent à la face chez l'enfant. Or, il arrive qu'en tetant, le
nourrisson communique le mal au sein de sa nourrice. Il faudra
donc reconnaître ces petites tumeurs sessiles, presque toujours multiples, ombiliquées à leur centre et d'un volume allant d'une tête
d'épingle à un pois. On les traitera par l'incision et le curettage.

4° **Papillomes**. — Dans ce groupe se rangent des tumeurs probablement disparates. On a décrit, par exemple, de véritables *molluscum
pendulum* (Schmidt). A propos du cas de Mac-Swiney (1), P. Delbet
se demande s'il ne s'agissait pas d'un angiome caverneux comme
chez la malade de Sendler, dont nous avons parlé plus haut. La
tumeur avait un long pédicule qui contenait une grosse artériole.

Les papillomes sont assez rares, puisque, sur 2 397 néoplasmes
mammaires, W. R. Williams n'en a trouvé que trois. Signalons aussi
l'observation que Bryant rapporte dans son Traité. Ce papillome, du
volume d'une noix, existait depuis vingt-six ans. Il s'était développé à
l'extrémité du mamelon d'une femme de quarante-huit ans, mère de
dix enfants qu'elle avait nourris au sein. On voit au *Hunterian Museum* (2) une pièce fort remarquable. Elle montre la coexistence d'un
cancer du sein et de papillomes de la peau voisine, surtout du mamelon.
Peut-être est-ce le papillome qui a dégénéré. Les pièces suivantes,
4 820 et 4 821 du même Musée, nous semblent, d'après leur description, se rapporter à des cancers ayant une telle origine.

En résumé, deux points saillants dominent l'histoire de ces tumeurs ; d'abord leur siège presque constant sur le mamelon ou
l'aréole et ensuite leur dégénérescence possible, — peut-être même

(1) Mac-Swiney, *The Dublin Journ. of med. science*, 1847.
(2) *Hunterian Museum*, n° 4819 of the Pathological series. Pathological Catalogue, vol. IV.

fréquente — en *cancer épithélial*. D'où l'indication absolue de l'extirpation pour ces petits néoplasmes.

5° **Léiomyome du mamelon.** — Ces tumeurs sont exceptionnelles. Il n'en existe que trois observations. L'une est rapportée par Virchow sous le nom de myome télangiectode du mamelon. Le néoplasme fut enlevé facilement.

L'autre est due à Sokolow (1). Sa malade était âgée de vingt-quatre ans et portait à la partie inféro-interne de la mamelle droite une tumeur allongée, datant de deux ans. Le néoplasme avait doublé pendant une grossesse et s'était ramolli tout en restant indolore. Après la naissance de l'enfant, il revint à son volume primitif. Il fut alors extirpé. Il était gros comme une noix. L'examen histologique fit voir qu'il s'agissait non d'un fibromyome, mais d'un léiomyome pur. Sur plusieurs points, on remarquait que la tumeur avait subi la dégénérescence graisseuse. Sokolow se demande s'il s'agit d'hypertrophie simple du tissu musculaire lisse ou d'un véritable néoplasme.

La troisième observation est celle de Niklas (2).

6° **Molluscum fibrosum.** — Ces petites tumeurs fibreuses, pédiculées, se rencontrent quelquefois sur la peau de l'aréole ou du mamelon. Mac Swiney (3) en a rapporté un exemple remarquable par son volume. La circonférence, en effet, était de six pouces et le pédicule mesurait sept pouces de long environ.

7° **Chéloïde.** — Le sein est une des régions où l'on rencontre des chéloïdes cicatricielles ou spontanées. Elles n'offrent rien de particulier, si ce n'est qu'elles ont été prises pour des sarcomes de la peau. Dans une observation rapportée par Hutchinson (4), la chéloïde avait été diagnostiquée lupus érythémateux par un spécialiste.

Si l'on tient compte de la fréquence avec laquelle les lésions chéloïdiennes se présentent à la région sternale, on ne sera pas étonné de voir qu'elles ne sont pas très rares à la région mammaire.

8° **Sclérodermie.** — Nous ne parlerions pas de la sclérodermie de la région mammaire, si cette affection ne simulait parfois d'une façon remarquable le cancer du sein, et tout particulièrement le cancer en cuirasse. Hutchinson en a publié deux exemples intéressants.

9° **Tumeurs mélaniques.** — Ces tumeurs sont très rares sur la peau du sein. Cependant Nunn (5), Wacker (6), Velpeau en ont observé ; Vieregge (7) cite un sarcome mélanique primitif qui s'était développé chez un enfant.

(1) Sokolow, Arch. *für path. Anat.*, Bd. LVIII, 1873.
(2) E. Niklas, Leiomyoma mammæ seine Gewebsstructur verglichen mit der Uterusmyome. Wurzburg, 1889.
(3) Mac Swiney, *Dublin Journ. of med. science*, 1875.
(4) Hutchinson, *Arch. of Surgery*, octobre 1891. — Hutchinson, *Arch. of Surgery*, juillet 1890 et juillet 1891.
(5) Nunn, Cancer of Breast. London, 1882.
(6) Wacker, Inaug. dissert. Rostock, 1884.
(7) Vieregge, *North Western Lancet*, Saint-Paul. U.S.A., 1891.

Ces néoplasmes peuvent être secondaires, comme dans plusieurs pièces conservées aux musées de *Guy's* et *St. Bartholomew's hospitals*.

Lorsqu'ils sont primitifs, ils naissent souvent au niveau d'un nævus pigmentaire ou sur l'aréole.

Il s'agit presque toujours de sarcomes à envahissement très rapide. Dans presque tous les cas, les ganglions axillaires sont pris et la mort survient par généralisation.

Ces tumeurs existent aussi chez les animaux et l'on voit au *Hunterian Museum* un mélanome développé sur le pis d'une vache. Le catalogue porte : Portion de pis d'une vache entièrement blanche. Il contient une tumeur longue de trois pouces et uniformément noire. La peau de la mamelle est marbrée de nombreuses taches pigmentées. (Pièce n° 469 du catalogue).

Le pronostic de ces tumeurs est très grave à cause de leur marche rapide et de leur récidive à brève échéance. Dans le cas de Chênet, le néoplasme, probablement épithélial, s'était développé sur l'aréole chez un homme ; le mamelon était encore visible. Il y avait des ganglions axillaires. Ces derniers furent extirpés avec la mamelle ; mais la récidive se fit dans la plaie et, un an après, le malade mourait de généralisation dans les organes thoraciques et le foie.

10° **Cancer cutané de la région mammaire**. — Bien plus rare que le cancer de la glande, l'épithélioma superficiel du sein se présente sous divers aspects. Aussi étudierons-nous les trois formes suivantes : *maladie de Paget*; *épithélioma du mamelon et de l'aréole*; *épithélioma cutané.*

1° MALADIE DE PAGET. — Décrite par Paget (1), cette affection a été le sujet de nombreux travaux [Butlin (2), Wickham (3), Hutchinson (4), Thin (5), Bowlby (6), etc.]. On a d'abord voulu en faire une entité morbide, mais aujourd'hui on semble d'accord pour considérer la maladie de Paget comme un épithélioma succédant à l'eczéma ou au psoriasis du mamelon. Ces affections cutanées évoluent, dans bien des cas, sans dégénérer en cancer, mais elles agissent comme une cause d'inflammation chronique qui donne naissance à une ulcération maligne. Ne voit-on pas le cancer se développer souvent sur la langue en un point chroniquement irrité par un chicot? Il s'agit là d'une pathogénie analogue.

L'épithélioma apparaît plus ou moins longtemps après le début de

(1) PAGET, On disease of the mammary Areola preceding Cancer of the Mammary Gland (*St. Barthol. hosp. reports*, 1874).
(2) BUTLIN, Trans. medico-chir. Soc. London, vol. LIX et LX.
(3) WICKHAM, Arch. de méd. expérim. et thèse de Paris, 1890.
(4) J. HUTCHINSON (junior), Journ. Trans. path. Soc. London, vol. XLI, 1890.
(5) THIN, Trans. med. chir. Soc. London, vol. LXIV.
(6) BOWLBY, Trans. medico-chir. Soc, London, 1891.

l'eczéma, tantôt presque en même temps. tantôt plusieurs années après (jusqu'à vingt-deux ans).

La présence des *coccidies* dans la maladie de Paget a été le sujet de nombreuses discussions. On y a vu les parasites du cancer. Il est démontré que ces masses ne sont que des dégénérescences cellulaires et des formations endogènes des cellules [Borrel (1)].

Pour Paget, l'affection débute sous deux formes : *eczéma* ou *psoriasis*. Après un temps variable, le plus souvent après un an ou deux, le cancer se développe dans la glande au voisinage du mamelon. Dans un seul cas, la lésion évolua sous l'aspect d'un *rodent ulcer*. Les diverses variétés de cancer peuvent se rencontrer associées à la lésion primitive du mamelon.

Forrest (2) a publié une observation de maladie de Paget chez l'homme.

Lorsqu'on croyait que cette forme d'épithélioma était une entité morbide, on la traitait de parti pris, dès le début, par l'amputation du sein. Ce traitement radical a été, jusqu'à ces dernières années, préconisé en Angleterre. Mais aujourd'hui, grâce à une connaissance plus exacte de la pathogénie, on traite par des moyens médicaux l'eczéma ou le psoriasis du mamelon. On n'a recours à l'extirpation de la mamelle que lorsque le cancer s'est développé à la suite de la lésion primitive.

2° ÉPITHÉLIOMA DU MAMELON ET DE L'ARÉOLE. — C'est une forme rare de tumeur de la région mammaire. Nous avons déjà vu qu'elle peut être secondaire et succéder à un papillome (pièces 4819, 4820 et 4821 de *Hunterian Museum*) ou à un kyste sébacé (Bryant).

Lorsque l'épithélioma est primitif, il se présente sous divers aspects. C'est ainsi, par exemple, que Robinson (3) a observé chez un homme un *ulcus rodens*.

Mais, le plus souvent, le néoplasme apparaît d'abord comme une petite tumeur plus ou moins dure. Brodie (4) affirme qu'elle offrait la consistance de la pierre, chez une de ses malades. Chez un homme âgé de quarante-quatre ans, la lésion fut décrite sous le nom d'épithéliome pavimenteux lobulé corné, d'apparence calcifiée [Bruch (d'Alger) (5)].

La dureté n'est cependant pas toujours aussi marquée.

Dans la plupart des observations, le mamelon, au lieu d'être rétracté, comme dans le cancer de la glande mammaire, est presque toujours projeté.

Bientôt la peau s'ulcère, si l'ulcération n'est pas apparue dès le

(1) BORREL, *Arch. de méd. expérim.*, Paris, t. II. 1890.
(2) FORREST, *Glasgow med. Journ.*, vol. XIV.
(3) ROBINSON, *Trans. of the path. Soc. London*, 1893.
(4) BRODIE, Lectures on Pathol. and Surg., 1846.
(5) BRUCH, Rapport de LE DENTU, *Bull. et mém. de la Soc. de chir.*, 1885.

début. Les ganglions sont envahis ; mais les ganglions axillaires peuvent être indemnes alors que ceux du creux sus-claviculaire sont nettement malades, comme dans le cas de Czerny (1).

Longtemps la glande reste saine, même lorsqu'elle paraît augmentée de volume ; puis, bientôt elle est prise, à mesure que s'étend le mal. Dès lors, l'évolution se fait comme pour un épithélioma vulgaire.

La marche de l'épithélioma du mamelon et de l'aréole est variable. Tantôt la lésion s'accroît rapidement, envahissant la peau voisine sur laquelle on voit apparaître des noyaux cancéreux secondaires ; tantôt, au contraire, elle progresse lentement, mettant plusieurs années avant de s'ulcérer, comme chez les malades de Brodie et de Barling (2).

Dans presque tous les cas, il s'agit d'épithélioma pavimenteux lobulé prenant naissance dans la peau.

Nous n'insisterons pas sur le diagnostic, qui est le plus souvent facile. Cependant le chancre induré simule l'épithélioma ulcéré du mamelon ou de l'aréole, mais il en diffère par son évolution.

Le pronostic est plus ou moins grave selon que la lésion elle-même progresse d'une façon plus ou moins rapide. Il est moins sombre que celui du cancer de la glande.

Aussi Brodie prétendait-il que le traitement chirurgical avait les plus grandes chances de procurer à ces malades une guérison parfaite. L'optimisme de l'auteur anglais est assurément exagéré et nombreux sont les cas dans lesquels l'opération a été suivie de récidive.

L'intervention sera radicale, c'est-à-dire qu'on extirpera toute la glande, même si celle-ci paraît saine, et qu'on fera le curage de l'aisselle, comme pour un cancer du sein. On se souviendra aussi que les ganglions sus-claviculaires peuvent être pris les premiers. On devra alors traiter la région sus-claviculaire comme le creux axillaire.

3° ÉPITHÉLIOMA CUTANÉ DU GLOBE MAMMAIRE. — Presque tous les épithéliomes de ce groupe se sont développés sur une lésion préexistante. Dans l'observation de Poulsen (3), le cancer naquit sur un *nævus*. Il était apparu sur la cicatrice d'une *brûlure* dans le cas de Mayor et Quénu (4).

Mais c'est surtout chez les femmes âgées, à mamelles volumineuses et pendantes, qu'on voit le cancer de la peau se développer dans le sillon thoraco-mammaire à la suite de poussées d'*intertrigo*. Richet (5) et Winiwarter (6) en ont rapporté des exemples. Nous avons observé

(1) CZERNY, *Centralbl. für Chir.*, n° 24 (supplément), 1886.
(2) G. BARLING, *Transact. of pathol. Soc. London*, vol. XLI, 1890.
(3) POULSEN, *Arch. für klin. Chir.*, t. XLII, 1891.
(4) MAYOR et QUÉNU, *Revue de chir.*, 1881.
(5) RICHET, *Gaz. des hôp.*, 1883.
(6) WINIWARTER, *Beiträge z. Statist. der Carcinome.* Stuttgart, 1878.

un épithélioma de ce genre, dans le service de Demons, chez une femme de cinquante ans qui avait été atteinte d'intertrigo mammaire pendant plusieurs années. Depuis quelques mois, s'était développée une ulcération assez profonde, à bords indurés, et dont la base adhérait à la glande, lorsque la malade entra à l'hôpital. Les ganglions axillaires étaient pris. La mamelle fut extirpée et l'aisselle curée. Malgré cette intervention, la malade était, un an après, en pleine récidive avec ulcération épithéliale sur la cicatrice, avec ganglions dans le creux sus-claviculaire et dans le médiastin. Il s'agit donc là d'une forme maligne, à marche plus rapide et plus infectante que l'épithélioma né sur le mamelon ou sur l'aréole.

B. Tumeurs du tissu cellulaire périmammaire. — Parmi ces tumeurs, les unes sont congénitales : *kystes dermoïdes*, *angiomes*, *lymphangiomes*, certains *kystes séreux*; les autres sont acquises : tels sont les *lipomes* auxquels nous avons joint cette affection rare, qui comprend des faits disparates qu'on a réunis sous le nom de *calcification et ossification de la mamelle.*

1° Kystes dermoïdes. — Il faut distinguer les kystes dermoïdes du sein de ceux qu'on rencontre sur la ligne médiane, à la jonction de la première et de la deuxième pièce du sternum, au point où l'on voit souvent une fossette congénitale. Clutton, Lannelongue, Bramann, Cahen, Fontaine, Landrieux ont rapporté des exemples de kystes de ce genre.

Ceux de la région mammaire paraissent plus rares.

Il s'agit, dans ces cas, d'inclusion ectodermique et nous pensons, avec Gussenbauer, que ces tumeurs sont des invaginations de la peau dans le tissu cellulaire sous-cutané et n'appartiennent pas à la glande mammaire.

On rencontre ces kystes plus souvent chez la femme que chez l'homme. Chez ce dernier, nous ne connaissons que les deux pièces conservées à *Hunterian Museum*, sous les n°s 235 et 256 B. Cette dernière provenait d'un homme de quarante ans. La tumeur était apparue quinze ans auparavant, au niveau du mamelon gauche et mesurait trois pouces dans son plus grand diamètre. Le malade en portait une autre, de même nature, à la région infrascapulaire droite et on lui en avait enlevé deux semblables, à seize et à vingt ans, sur la vertèbre proéminente et sur le cuir chevelu.

Le côté gauche semble un peu plus fréquemment atteint que le droit.

La paroi de ces kystes est formée par de la peau, comme dans tous les kystes de même origine. Quant au contenu, c'est le plus souvent une matière analogue au *sebum*. Dans un cas d'Albers (1), il y avait aussi des cheveux. Erichsen (2), sans en citer un seul exemple,

(1) ALBERS, Erläuterungen. Bd. III.
(2) ERICHSEN, *Science and Art of Surgery*, vol. II, 1872.

prétend qu'on y rencontre quelquefois des restes fœtaux (*fœtal remains*).

Le début de ces tumeurs passe souvent inaperçu. Elles ont déjà un volume appréciable lorsque les malades les découvrent par hasard, car elles évoluent sans douleurs. C'est presque toujours vers la puberté que leur présence est reconnue. C'est pendant la lactation que le néoplasme s'était développé dans l'observation de Reverdin et Mayor (1).

Après être resté stationnaire pendant un temps plus ou moins long, tout à coup le kyste augmente de volume et souvent alors il devient sensible, comme dans un cas de Velpeau.

Ces tumeurs sont mobiles, nettement circonscrites et fluctuantes. Elles peuvent atteindre le volume du poing [Hermann (2)] ou d'une tête d'enfant (Reverdin et Mayor). La peau, à leur niveau, est normale, quelquefois rouge et présente fréquemment une dilatation manifeste des veines superficielles. Les téguments étaient ulcérés à leur partie la plus proéminente, chez la malade d'Hermann.

Ces tumeurs sont tellement exceptionnelles qu'on ne les reconnaîtra qu'à l'autopsie ou au moment d'une intervention chirurgicale.

L'extirpation complète de la poche est le seul traitement auquel on aura recours.

2° **Angiomes**. — Nous ne nous occuperons ici que des angiomes nés au-dessous de la peau. Tel était le cas d'Alibert (3) dans lequel la tumeur siégeait au-dessus du grand pectoral, au voisinage de la mamelle. La malade était âgée de treize mois.

La pièce n° 409 de *Hunterian Museum* est analogue. L'angiome était sous-cutané, lobulé et avait subi sur certains points la dégénérescence graisseuse. Il s'agissait encore d'une fillette en bas âge.

W. R. Williams (4) a rapporté un exemple analogue chez un garçon de dix-sept ans. Lorsqu'il observa son malade, toute la région mammaire, même la peau, se trouvait envahie; mais, à la naissance, celle-ci était indemne. Il existait deux tumeurs distinctes réunies par un trajet induré ; toutes deux étaient formées de tissu érectile, avec un peu de graisse ; la plus petite contenait, en outre, un petit kyste plein d'un liquide séreux.

Le même chirurgien a publié une autre observation de kyste séreux développé dans un nævus. Son malade, un garçon de sept ans, avait une tumeur discoïdale, du diamètre « d'une demi-couronne »; elle était située à un pouce au-dessous et un peu en dehors du mamelon droit, apparue cinq mois auparavant. Le mamelon et l'aréole étaient normaux. La dissection de ce néoplasme, adhérent de toutes parts, fit voir

(1) REVERDIN et MAYOR, *Revue méd. de la Suisse romande*, 1887.
(2) HERMANN, *Prager med. Wochenschr.*, n° 44, 1890.
(3) ALIBERT, Nosologie naturelle. Paris, 1817.
(4) W. R. WILLIAMS, *Middlessex Hospit. Surgical Report*, 1887.

qu'il s'agissait d'un kyste à liquide brun jaune, grumeleux; au-dessous, les muscles intercostaux faisaient défaut. D'après Williams, ce kyste était dû à un angiome dégénéré.

Peut-être certains lipomes de la région mammaire doivent-ils aussi leur origine à des tumeurs érectiles ayant subi la dégénérescence graisseuse.

3° **Lymphangiomes.** — Malgré la richesse de la glande mammaire en tissu lymphatique, il n'existe aucun exemple de lymphangiome de la glande elle-même. Mais on peut en rencontrer dans la région. Wegner (1) a extirpé avec succès un lymphangiome kystique chez un enfant de neuf mois. La tumeur, qui était congénitale, occupait tout le côté droit du thorax. Müller (2) a publié un fait analogue chez un enfant d'un an. Le néoplasme occupait l'aisselle droite et s'étendait en bas à tout le côté droit du tronc. Le petit malade mourut du shock opératoire. Celui de Pinner (3), au contraire, guérit après deux ponctions avec injection de chlorure de zinc.

C'était une tumeur multiloculaire qui occupait la partie inférieure de l'aisselle et la partie externe de la région mammaire gauche. Demoulin (4) a publié des observations semblables.

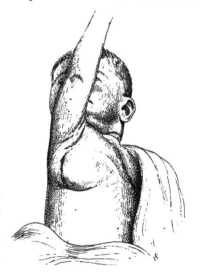

4° **Kystes séreux.** — Dans ce groupe, nous rangerons des tumeurs d'origine diverse. Nous avons déjà vu que certains angiomes pouvaient donner naissance à des kystes.

Nous venons nous-même d'observer un kyste multiloculaire chez une fillette de quelques mois. A la naissance, la tumeur existait; mais elle était d'un moindre volume et siégeait sur la région mammaire. Peu à peu, elle s'est accrue vers l'aisselle ainsi que

Fig. 22. — Tumeur kystique congénitale de la région mammaire.

l'indique la figure 22. Elle était lobulée, fluctuante, formée de kystes juxtaposés contenant un liquide séreux. Jamais elle n'a été douloureuse. Depuis quelques mois, son volume a diminué. La peau est adhérente sur plusieurs points et présente des poils longs et soyeux.

Quelle est l'origine de ce kyste? Est-ce un lymphangiome kystique?

(1) WEGNER, Ueber Lymphangiome (Arch. für klin. Chir., Bd. XX).
(2) MÜLLER, Zur Casuistik der Lymphangiome (Centralbl. für Chir., 1885).
(3) PINNER, Ein Fall von Lymphangioma cystoïdes (Centralb. für Chir., 1880).
(4) DEMOULIN, Kystes congénitaux de l'aisselle. Paris, 1888.

Est-ce un angiome dégénéré? Contre cette dernière opinion, nous signalerons l'absence de nævus vasculaire dans la région; de plus, à la naissance, la tumeur n'augmentait pas pendant les cris et ne diminuait pas par la pression. Dans son Traité, W. R. Williams (1) rapporte une observation absolument semblable à la nôtre, soit d'après la description, soit d'après la figure qu'il en donne.

On trouve encore, dans la mamelle, des *kystes d'origine lymphatique*, formant une poche parfaitement close et ne communiquant pas avec la glande. Leur paroi est lisse, sans excroissance et leur contenu est un liquide plus ou moins jaune brun. On les rencontre chez des sujets de quarante ans environ, sous forme de tumeur plus ou moins dure, selon que la poche est plus ou moins tendue, et dont le volume ne dépasse guère celui d'un œuf de pigeon. On ne les a jamais vus dans les deux seins à la fois. Pollard (2), Butlin (3) et Gadsby (4) en ont publié des exemples avec examen histologique démontrant leur origine lymphatique.

Il ne faut pas confondre ces kystes avec ceux qui naissent aux dépens des gros troncs galactophores, auxquels W. R. Williams consacre un chapitre sous le nom de *mucoïd cysts*. A l'œil nu, le contenu est semblable, mais, au microscope, on trouve dans le liquide plus ou moins foncé des cellules épithéliales en dégénérescence graisseuse, des corpuscules de Glüge, des globules de graisse et quelquefois des cristaux de cholestérine et d'hématine. La paroi est formée de tissu fibreux revêtu, sur la face interne, d'épithélium cubique. Un signe clinique de haute importance, c'est leur évacuation facile par le mamelon lorsqu'on presse sur la tumeur. Velpeau a signalé un kyste de ce genre qui s'était développé sur une glande mammaire aberrante. Ce sont de véritables galactocèles.

5° **Lipomes**. — Bien que rares, les lipomes du sein ne sont pas exceptionnels.

On ne doit pas ranger parmi ces tumeurs tous les amas de tissu graisseux du sein.

C'est ainsi, par exemple, qu'on voit, chez de vieux gynécomastes, la glande mammaire subir la *dégénérescence graisseuse*; on ne saurait classer les faits de ce genre parmi les lipomes.

De même encore, les observations rapportées sous le nom de *lipomes intramammaires* doivent être éliminées. Il n'y en a d'ailleurs que peu d'exemples. Ce sont ceux de A. Cooper (5), Kœhler (6) et Bégouin de Bordeaux (7). Dans ce dernier cas, la tumeur avait été

(1) W. R. WILLIAMS, *Loc. cit.*, p. 520. fig. 71.
(2) POLLARD. *Univ. colleg. Hospit. Report*, 1885.
(3) BUTLIN, *The Lancet*, vol. I, 1884.
(4) GADSBY, *The Lancet*, vol. I, 1878.
(5) A. COOPER, Illustrations of Diseases of the Breast, 1829.
(6) KŒHLER, *Charite Annalen*. Berlin, 1888, Bd. XIII.
(7) BÉGOUIN, *Journ. de méd. de Bordeaux*, 1892.

enlevée de la partie supéro-externe du sein chez une femme de quarante-sept ans. Découverte par hasard deux ans avant l'opéra- ion, elle avait le volume d'une noix et n'avait pas augmenté depuis. Les coupes montraient à un faible grossissement, au milieu du tissu graisseux formant la plus grande partie du néoplasme, des tubes glandulaires disséminés sans limitation précise.

Cette dégénérescence graisseuse de la glande mammaire est due parfois à des troubles circulatoires survenant dans la mastite chro- nique. C'est le *lipome capsulaire*. Roper (1) en a rapporté une obser- vation. Sa malade, âgée de quatre-vingt-sept ans, avait sa tumeur depuis cinquante-huit ans. On l'avait prise pour un fibroadénome. C'était un amas graisseux contenant un os à son centre.

On a décrit sous le nom de *lipome diffus* l'hypertrophie du tissu graisseux périmammaire. Il s'y ajoute presque toujours une hyper- trophie semblable de la glande elle-même. Aussi doit-on ranger ces faits parmi les hypertrophies mammaires, comme dans l'observation de Robert et Amussat (2).

Les *lipomes mammaires vrais* sont donc des tumeurs graisseuses encapsulées, siégeant en dehors de la glande mammaire. On les ren- contre à tout âge et avec une fréquence à peu près égale chez l'homme et chez la femme. Nous avons eu récemment l'occasion d'en observer un dans le service de Piéchaud (de Bordeaux) chez un garçon de treize ans.

Leur siège anatomique est important à connaître. Lorsqu'ils nais- sent dans le *tissu cellulo-graisseux rétromammaire*, ils peuvent acquérir un volume énorme, en repoussant la glande. Tel était le cas de la femme de ce médecin dont Brodie a rapporté l'histoire. La malade de Bryk (3) avait un fibrolipome de la mamelle droite qui pesait 12 livres ; à l'autopsie, on lui trouva également un lipome du cæcum. Mais l'observation classique de Billroth (4) est surtout remarquable. Cette tumeur colossale, datant de six ans, tombait jusqu'au niveau du bassin. Elle mesurait 43 centimètres dans sa plus grande longueur. On avait porté le diagnostic d'hypertrophie ou de cysto-sarcome. L'opé- ration montra qu'il s'agissait d'un lipome rétromammaire. Paget (5) a publié un cas de volumineux lipome du sein chez l'homme. Queirel (de Marseille), en a rapporté un autre au Congrès français de chi- rurgie de 1889 ; mais cette tumeur, qui pesait 800 grammes, était née profondément dans le tissu interfibrillaire du grand pectoral ; cliniquement, c'était bien un lipome du sein. Le malade portait d'autres tumeurs semblables : l'une, grosse comme un œuf, derrière

(1) ROPER, Voy. HOLMES, *Syst. of Surgery*, vol. III, 1883.
(2) Alph. ROBERT et AMUSSAT, *Union médicale*, 1851.
(3) BRYK, Arch. *für klin. Chir.*, Bd. XVII.
(4) BILLROTH, *Deutsche Chir.*, Lief. XLI, Stuttgart.
(5) PAGET, *The, Lancet* vol. I, 1894.

l'oreille gauche ; l'autre, sur la fesse gauche, ressemblait à une brioche.

Lorsque la tumeur graisseuse siège dans le *tissu cellulaire sous-cutané*, son volume est moindre ; il ne dépasse guère celui du poing. Les faits de ce genre sont moins rares. Ces tumeurs, presque toujours unilatérales, ont une évolution lente. Leurs caractères cliniques sont ceux des lipomes. Elles sont molles, pseudo-fluctuantes, lobulées, indolentes. Cependant, Bégouin (1) a vu, chez une femme de quarante-sept ans, un lipome du sein qui était le point de départ d'élancements douloureux, spontanés, s'irradiant dans l'épaule, le bras et les doigts ; ils étaient assez douloureux pour réveiller la malade en sursaut pendant la nuit ; au moment des règles, les douleurs diminuaient. La palpation était indolente.

Ces tumeurs sont mobiles et indépendantes des organes voisins : peau, plan profond, glande mammaire. Presque toujours uniques, elles étaient multiples et bilatérales dans l'observation de Reclus (2). On peut se demander si elles n'étaient pas de cause inflammatoire, car les mamelles étaient devenues dures et engorgées vingt-trois ans avant, à la suite d'un accouchement gémellaire, et, peu de temps avant l'opération, il y avait eu écoulement de sang par le mamelon et douleurs vives dans le bras et l'épaule. Cependant les tumeurs, du volume d'un grain de chènevis à celui d'une noisette, étaient toutes nettement encapsulées.

Le *diagnostic* du lipome du sein est difficile chez la femme. Velpeau, croyant la fluctuation évidente, avait affirmé la présence d'un kyste chez une de ses malades atteinte d'une tumeur graisseuse. Billroth, nous l'avons vu, avait porté le diagnostic de cysto-sarcome ou d'hypertrophie mammaire. Reclus avait pensé à une maladie kystique, bien que les petites masses fussent aplaties d'avant en arrière et non sphériques, et bien qu'elles fussent molles, dépressibles, presque fluctuantes et non ligneuses.

Mais, chez l'homme, les causes d'erreur sont moins fréquentes. La glande atrophiée permet mieux d'apprécier les caractères du lipome. Seule la gynécomastie pourra prêter à l'erreur, surtout si la tumeur graisseuse est bilatérale, comme chez le malade de Baker et Bowlby (3). Cet homme, grand buveur de bière et de gin, portait également des lipomes symétriques de chaque côté de la paroi antérieure de l'abdomen, principalement dans la région sus-pubienne, de chaque côté du scrotum et à la partie supérieure et inférieure de chaque membre supérieur.

Le *pronostic* est bénin, car, même lorsqu'elles sont volumineuses, ces tumeurs sont compatibles avec une excellente santé. Jamais on ne les a vu dégénérer en cancer.

(1) BÉGOUIN, *Journ. de méd. de Bordeaux*, 1891.
(2) RECLUS, Cliniques chirurgicales de l'Hôtel-Dieu, 1888.
(3) BAKER et BOWLBY, *Medico-chirurg. Transact.*, vol. LXIX, 1886.

Ce n'est pourtant pas une raison suffisante pour refuser de débarrasser les malades d'une difformité gênante. L'opération, en effet, est des plus simples ; dès que par l'incision on arrive sur la capsule, le lipome s'énuclée tout seul. Il suffit d'opérer proprement pour obtenir une cicatrice linéaire presque invisible.

Si la tumeur est rétromammaire, on pourra faire l'incision à la partie inférieure du sein, dans le sillon pectoro-mammaire. On respectera la glande et surtout le mamelon chez la femme, afin de conserver à la région son aspect normal.

6° **Calcification et ossification de la mamelle**. — Nous avons dit précédemment que les néoplasmes mammaires peuvent se calcifier et ce n'est là qu'une dégénérescence qu'on rencontre parfois dans les tumeurs malignes. Mais il existe quelques très rares observations de dépôts calcaires dans la région du sein, sans autre lésion. Bryk (1) en a rapporté un cas très remarquable qui lui est personnel, ainsi que quelques autres plus anciens. Ceux de A. Cooper, de Bérard et de Fœrster s'en rapprochent aussi.

C'est chez les femmes âgées qu'on les a vus jusqu'ici. De Scanzoni les décrit comme des tumeurs très dures, inégales, ayant des saillies à angles aigus et causant de vives douleurs. Leur extirpation, dit-il, a toujours été couronnée de succès ; il n'y a jamais eu de récidive.

Les anciens considéraient ces dégénérescences comme assez fréquentes et Morgagni, dans sa cinquantième lettre, en cite d'assez nombreux exemples. Aussi trouvons-nous, dans Guyon Dolois de la Nauche (2) : « Les mammelles dures comme marbre ou pierre donnent une courte haleine à la fille ou femme, et à ceux qui les manient peu de contentement. »

Ces faits sont encore mal connus et demandent, pour être classés, des examens anatomo-pathologiques consciencieux.

C. **Tumeurs du tissu cellulaire interacineux**. — Nous ne reviendrons pas sur l'origine des tumeurs adéno-conjonctives et conjonctives. Nous avons montré précédemment comment elles prenaient naissance. C'est d'ailleurs surtout par leur pathogénie qu'elles diffèrent, puisque leur évolution clinique est la même et qu'un même traitement leur convient.

On y trouve des *fibromes*, des *myxomes*, des *sarcomes*, et peut-être des *lymphadénomes*.

Il est souvent difficile de dire si les tumeurs de ce groupe sont nées dans le tissu cellulaire périacineux ou périmammaire.

1° **Fibromes**. — Les fibromes purs de la région mammaire sont exceptionnels, puisque Billroth prétendait qu'ils étaient toujours

(1) Bryk, Eine petrificirte Brustdruse (*Arch. für klin. Chir.* Berlin, Bd. XXV, 1881).

(2) Louys Guyon Dolois, sieur de la Nauche, Le miroir de beauté et santé corporelle. Lyon, 1671.

accompagnés d'éléments glandulaires. Cependant il en existe quelques observations incontestables. Le *Hunterian Museum* en possède deux spécimens (n° 4775 A et 4776). R. Williams en rapporte un autre exemple. La tumeur pesait 7 livres et durait depuis treize ans. Beadles (1) signale un fibrome pur chez un homme de trente-quatre ans, venant, dit-il, évidemment de la face postérieure de la glande, bien que se creusant une loge sur le grand pectoral. Il n'y avait à la coupe aucune trace d'éléments glandulaires. Virchow en a examiné un autre, enlevé à un jeune homme de dix-huit ans. Lancereaux, dans son *Traité d'anatomie pathologique*, figure aussi un cas venant de la collection Péan. Mais on peut se demander si ce dernier était né dans le tissu cellulaire interacineux, car il était situé immédiatement au-dessous de la peau. C'était donc plutôt un fibrome du tissu cellulaire périmammaire.

Sur deux fibromes de la région mammaire que décrit Broca, l'un était entre le grand pectoral et la glande, sans aucune connexion avec celle-ci ; on doit donc faire pour lui la même réserve que pour celui de Lancereaux. Quant au second, il siégeait nettement en dehors de la zone juxtamammaire, au-dessous du grand pectoral.

L'aspect clinique de ces tumeurs est le même que partout ailleurs. Ce sont des néoplasmes à évolution lente et bénigne. Leur consistance est dure et élastique. Mais, vu leur extrême rareté, elles sont d'un diagnostic impossible.

Paget (2) a décrit un fibrome malin de la région mammaire. Il s'agissait très probablement d'un sarcome, bien que, sur aucune des coupes nombreuses qu'il examina, il n'eût trouvé du tissu sarcomateux.

2° **Myxomes**. — Les myxomes dépourvus d'éléments glandulaires sont des tumeurs encore plus rares que les fibromes. Ils naissent, d'après R. Williams, dans le tissu cellulo-graisseux qui entoure la glande et loin d'elle. Aussi rencontre-t-on toujours des amas considérables de graisse. Moore (3), ayant enlevé la mamelle d'une femme de trente-cinq ans pour un néoplasme datant de six ans, trouva un lipome distinct au milieu d'un myxome.

Schmid (4) a récemment publié une observation de myxome du sein ; mais elle est tellement incomplète qu'on ne sait s'il s'agissait d'un myxome pur ou d'une tumeur d'origine glandulaire.

Les myxolipomes du sein peuvent être congénitaux ainsi qu'Ashby et Wright en ont figuré un exemple dans leur Traité sur les maladies des enfants ; malheureusement, toute l'histoire clinique a été passée sous silence.

(1) BEADLES, Trans. of the pathol. Soc. London, 1893.
(2) PAGET, Lectures on surgical Pathology, vol. II, 1853.
(3) MOORE, Dublin Journ. of med. science, vol. LXIII.
(4(SCHMID, Bull. de la Soc. anat., juin 1896.

Comme les précédentes, ces tumeurs sont toujours méconnues; cliniquement, d'après les rares observations publiées, il semble que leur évolution soit moins maligne que lorsque le myxome est associé avec des éléments glandulaires. On devra, néanmoins, les traiter toujours par l'extirpation.

3° **Sarcomes.** — Sans être fréquents, les sarcomes nés en dehors de la glande mammaire sont cependant moins rares que les tumeurs que nous avons décrites précédemment. Leur évolution clinique est celle des sarcomes des autres régions et dépend surtout de la variété en présence de laquelle on se trouve.

Au point de vue anatomo-pathologique, ils ne diffèrent des adéno-sarcomes que par l'absence des éléments glandulaires modifiés. Aussi est-il nécessaire d'avoir examiné de nombreuses coupes pour affirmer qu'on est en présence d'un sarcome pur. Dans les deux cas, la tumeur, au début, est encapsulée, mais elle est, d'après R. Williams, plus lobulée et plus bosselée dans les adénosarcomes. Les unes et les autres peuvent donner naissance à d'énormes tumeurs et devenir diffuses après avoir brisé leur membrane d'enveloppe.

Les sarcomes purs appartiennent à de nombreuses variétés.

Les *sarcomes fuso-cellulaires* se reconnaissent facilement à la coupe. Ils forment des tumeurs plus dures, plus régulières, élastiques, à marche moins rapide. La malade de Mouchet (1) avait la sienne depuis dix ans ; pendant huit ans, elle était restée stationnaire ; depuis, elle avait augmenté de volume jusqu'à la grosseur d'une orange sans atteindre l'état général. Chez un laboureur de trente-sept ans, Morton (2) extirpa un sarcome fuso-cellulaire, dur, lobulé, qui était apparu depuis sept ans, après un coup. Il était ulcéré et pesait deux livres. La tumeur qu'observa Ward (3) chez un soldat de quarante ans, durait depuis vingt-deux ans et n'avait que le volume d'une noix. Cependant, dans le cas de Chrétien (4), le néoplasme avait évolué avec une rapidité surprenante. Il est vrai que sa malade était nourrice.

Les *sarcomes globo-cellulaires* sont plus fréquents que les précédents. Ils n'offrent ici rien de particulier.

Sous le nom d'*angiosarcome*, G. B. Schmidt (5) a longuement étudié une variété de sarcome connue encore sous les noms de *sarcome alvéolaire*, *sarcome plexiforme*, *endothéliome*. Ces tumeurs naîtraient des cellules endothéliales des vaisseaux et des espaces lymphatiques. Aussi, dit R. Williams, « si nous acceptions cette manière de voir sur leur origine, nous devrions les classer parmi les cancers, puisque des recherches embryologiques ont montré que

(1) Mouchet, *Bull. de la Soc. anat.*, 1893.
(2) Morton, *Glasgow med. Journ.*, vol. XIV, 1880.
(3) Ward, Transact. *pathol. Soc. London*, vol. XI, 1860.
(4) Chrétien, *Bull. de la Soc. anat.*, juin 1891.
(5) G. B. Schmidt, *Arch für klin Chir.* Berlin, Bd. XXXVI, 1887.

l'endothélium naît de l'archiblaste et non du parablaste ». Ces néoplasmes envahissent plus fréquemment les ganglions et les autres
organes (foie, poumons, os, rate, reins, péritoine) que les sarcomes,
ce qui les rapproche des cancers, mais ils ont une pseudo-capsule, ce
qui les en éloigne.

Au microscope, on voit des alvéoles contenant des cellules sarcomateuses groupées autour des fins capillaires sanguins. Ces cellules,
en se multipliant à l'intérieur des alvéoles, compriment les vaisseaux
sanguins, les oblitèrent, d'où dégénérescence hyaline et myxomateuse
ou encore formation de kystes.

Le pronostic de ces tumeurs est aussi grave que celui des pires
cancers.

On peut rapprocher de cette forme le *sarcome myéloïde* dont
Billroth a publié une observation. La tumeur était encapsulée et
lobulée. Au microscope, elle avait un aspect alvéolaire, avec çà et là
des parties ramollies, comme kystiques. La charpente était formée
d'éléments fuso-cellulaires et, dans les mailles, on trouvait, en grand
nombre, de grosses cellules dont beaucoup contenaient de cinq à dix
noyaux. La récidive eut lieu plusieurs fois sur place et, lorsque la
malade mourut d'un érysipèle, après la quatrième intervention, on
constata qu'il n'y avait pas de généralisation.

Les observations de Snow (1) et de Farmakowsky (2) se rapportaient
à des cas semblables.

Nous ne connaissons que deux faits de *lymphosarcome* de la
mamelle. Le premier est dû à Billroth. La tumeur était apparue au
troisième mois de la grossesse chez une femme de trente et un ans,
déjà mère de deux enfants; elle évolua sans douleur, envahit les deux
mamelles. On fit l'accouchement prématuré; il n'y eut point de
sécrétion lactée et la malade mourut peu après de cachexie. La
seconde observation est due à Haslam (3); le lymphosarcome s'était
développé chez un homme de quarante-trois ans qui ne s'était aperçu
de sa tumeur que depuis une semaine.

Nous ne dirons rien du *sarcome mélanique* qui débute plus souvent
sur la peau de l'aréole ou du mamelon. Il peut cependant naître plus
profondément, ainsi que des exemples en ont été rapportés. Nous en
avons déjà parlé précédemment.

Pierre Delbet a observé un *myxosarcome* et Stilling (4) a vu un sarcome indépendant de la glande mammaire contenant des noyaux
osseux et cartilagineux.

4° Lymphadénome. — On a rencontré le lymphadénome partout;
il n'y a donc aucune raison pour qu'on ne le trouve pas à la région

(1) Snow, *Brit. med. Journ.*, vol. I, 1894.
(2) Farmakowsky, Ueber Carcinoma Mammæ mit Riezenzellen. Berne, 1890.
(3) Haslam, *Birmingham medical Review*, vol. XXV, 1889.
(4) Stilling, *Deutsche Zeitschr. für Chir.*, Bd. XV, 1881.

mammaire. Mais, jusqu'ici, il n'en existe aucune observation probante.

Psalidas(1) en a signalé un cas, avec examen histologique, dont il donne des dessins dans sa thèse ; mais, d'après P. Delbet, qui a examiné ces préparations microscopiques, celles-ci sont loin d'être démonstratives.

(1) PSALIDAS, thèse de Paris, 1890.

AFFECTIONS CHIRURGICALES DE L'ABDOMEN

PAR

AIMÉ GUINARD

Chirurgien des hôpitaux de Paris.

Ce qui donne à toutes les affections chirurgicales de l'abdomen une physionomie spéciale, ce qui imprime à toutes les interventions sur les viscères sous-diaphragmatiques un cachet très particulier, c'est la présence de la grande séreuse péritonéale. Le péritoine touche à tous les organes splanchniques, soit qu'il leur forme une véritable enveloppe, comme à l'estomac, soit qu'il ne recouvre qu'une de leurs faces, comme au niveau des reins. Ici, on le voit constituer de véritables ligaments suspenseurs, au milieu desquels sont compris des vaisseaux nombreux, qui se rendent aux troncs pariétaux ou qui en viennent (c'est ce qu'on appelle les *mésentères* ou les *méso*); là, il passe d'un organe à un autre, en formant des ponts séreux, destinés surtout à rendre les viscères solidaires les uns des autres, aussi bien au point de vue de la statique abdominale qu'au point de vue de la circulation artérielle, veineuse et lymphatique et de l'innervation. Faut-il rappeler que dans le premier cas, le repli séreux porte le nom de l'organe qu'il rattache à la paroi, précédé du mot *méso*, et que, dans le second, il est appelé *épiploon*. Il y a donc dans le péritoine quatre segments séreux qui portent un nom spécial :

1° Le péritoine *pariétal* ; 2° le péritoine *viscéral* ; 3° les *mésentères* (ou méso); 4° les *épiploons*.

Le *péritoine pariétal* revêt sur toute son étendue les parois abdominales antéro-latérales et postérieures, ainsi que le petit bassin et la face inférieure du diaphragme.

Le *péritoine viscéral* enveloppe complètement ou recouvre en partie seulement les organes.

Les *mésentères* sont d'étendue variable, suivant l'état de vacuité ou de réplétion de l'organe dont ils portent le nom. C'est ainsi que le méso-cæcum, le méso-côlon descendant, etc., peuvent disparaître presque complètement dans les distensions extrêmes du cæcum ou du côlon.

Il en est de même des *épiploons* : ne voit-on pas l'épiploon gastro-hépatique, l'épiploon gastro-côlique ou grand épiploon, l'épiploon gastro-splénique, se dédoubler pour permettre le développement de l'estomac, pendant la digestion gastrique.

Il y a là toute une mécanique, toute une statique séreuse qu'il est important de ne pas perdre de vue dans l'étude de la chirurgie abdominale. En un mot, c'est toujours la séreuse qu'on trouve au premier plan dans les affections chirurgicales traumatiques ou non traumatiques de l'abdomen.

Jusqu'ici, on a pourtant, dans nos traités classiques, relégué l'étude des affections du péritoine tout à la fin de la chirurgie de l'abdomen : encore est-il que dans la plupart d'entre eux, il n'en est pas même fait mention dans un chapitre à part. Ne semble-t-il pas plus rationnel de faire précéder l'étude de la chirurgie des viscères de celle des réactions caractéristiques de leur enveloppe commune. Ce sont ces considérations qui ont dicté le plan adopté ici. Il faut que l'exposé complet des symptômes de l'infection péritonéale serve pour ainsi dire d'introduction, de portique, de frontispice à la chirurgie abdominale. Le plan classique en un mot doit être remanié, comme l'ont été en ces dernières années toutes les notions relatives à l'inflammation en général.

Il y a ainsi trois divisions naturelles et logiques à établir dans l'étude de la chirurgie de l'abdomen qui comprend trois parties distinctes :

1° Les *infections du péritoine*; 2° les *affections traumatiques de l'abdomen*; 3° les *affections non traumatiques de l'abdomen*.

I

INFECTIONS DU PÉRITOINE

C'est à dessein que je supprime ici le terme de *péritonite*, qui, selon moi, consacre une idée erronée. La notion moderne de l'inflammation éclaire singulièrement l'histoire des affections abdominales. Mais à des idées nouvelles il faut des mots nouveaux : ou tout au moins est-il à propos de ne plus se servir des termes qui pendant des siècles ont fait image pour rappeler une pathogénie dont le mal fondé n'est plus à démontrer.

On pourra dire qu'il est puéril de changer des expressions consacrées par un long usage et sur lesquelles tout le monde s'entend : mais dans le cas particulier, le mot est spécialement fâcheux, car il conduit par sa terminaison à des notions aussi décevantes pour la thérapeutique que pour la pathogénie.

Le péritoine est une séreuse : à ce titre il réagit diversement suivant l'agent infectieux qui pullule à sa surface; à ce titre encore il résorbe avec une intensité et une rapidité, parfois foudroyantes, les toxines sécrétées à son contact. Il en résulte des phénomènes d'intoxication des plus variés suivant les cas, avec des symptômes généraux qui donnent à chaque infection particulière une physionomie toute spéciale. Avec ce terme d'infection du péritoine, on ne sera pas surpris de voir des malades présenter les signes d'un empoisonnement véritable, avec la fréquence et la petitesse du pouls, et surtout avec l'hypothermie. Est-ce que ces deux termes de péritonite et d'hypothermie ne jurent pas d'être accouplés. Et combien de fois n'a-t-on pas éliminé le diagnostic de « péritonite » sur la simple constatation d'une température au-dessous de la normale. Que de fois nous avons vu des chirurgiens se prononcer pour une occlusion intestinale, alors que le diagnostic, parfois si difficile, était hésitant, uniquement parce que le thermomètre n'accusait pas une élévation de température considérée comme constante dans toutes les inflammations.

Il est aussi illogique de perpétuer l'usage du terme de péritonite que de continuer à dénommer « tumeur blanche » l'ostéoarthrite tuberculeuse des articulations.

Telles sont les considérations qui m'ont guidé dans la conception du plan que j'ai adopté pour l'étude des maladies du péritoine. On ne sera donc pas surpris, après ce qui précède, de voir que j'ai remplacé les termes de « péritonite tuberculeuse », de « péritonite traumatique », etc., par ceux de « tuberculose péritonéale », « infection traumatique du péritoine », etc.

Il y a peu d'années encore, la plupart des maladies du péritoine étaient étudiées dans les Traités de pathologie interne : et le fait était justifié, jusqu'à un certain point, par cette notion que la chirurgie demeurait impuissante dès que la grande séreuse était en jeu. La science a depuis peu évolué si brillamment que les rôles sont renversés. Cette vieille péritonite de jadis n'avait qu'à paraître au cours d'une affection chirurgicale, pour que le malade devienne aussitôt un « noli me tangere », voué le plus souvent à une mort prochaine : elle est maintenant tout au contraire, quand elle est dûment constatée, le signal d'une intervention armée dans un grand nombre de cas : c'est elle qui force la main au chirurgien, alors que naguère encore elle le paralysait.

Il est cependant une notion très importante qu'il faut retenir. Suivant le mode de réaction du péritoine infecté, suivant le degré de virulence de l'agent infectieux, suivant la puissance d'élimination de l'organisme, en relation le plus souvent avec l'état des émonctoires naturels, enfin, suivant certaines conditions encore imprécisées qu'il reste à élucider, l'infection peut se limiter à un segment péritonéal d'étendue variable, ou au contraire se généraliser à toute la séreuse. De là deux grandes classes à établir.

1° Les *infections généralisées du péritoine* ; 2° les *infections circonscrites du péritoine*.

Et cette distinction doit être faite pour toutes les infections du péritoine, qu'elles soient chroniques ou aiguës, spontanées ou traumatiques.

I. — INFECTIONS PÉRITONÉALES GÉNÉRALISÉES.

Pathogénie. — Les causes qui peuvent amener l'ensemencement de microorganismes divers à la surface du péritoine sont très variées. Il suffira d'en faire ici une énumération, car j'aurai à entrer dans de plus minutieux détails à propos de chacune de ces causes en particulier. On peut les diviser en : A) *Causes traumatiques*, et B) *Causes non traumatiques*.

A. Infections traumatiques du péritoine. — En première ligne, il faut citer toutes les *plaies pénétrantes de l'abdomen*. Toutes les fois qu'un instrument quelconque a traversé la paroi abdominale avec le péritoine qui la double, il peut y avoir infection de la séreuse. Coups de couteau, coups de tranchet, coups d'épée, balles de revolver, tels sont les traumatismes les plus fréquemment observés.

En dehors de ces plaies du péritoine pariétal, qu'on peut concevoir aseptiques et par conséquent non suivies d'infection locale ou généralisée, il faut savoir que le péritoine viscéral peut être déchiré ou perforé, sans que les parois abdominales présentent la moindre solution de continuité. Ainsi va-t-il dans les contusions de l'abdomen qui peuvent amener par compression mécanique la rupture d'un viscère creux tel que l'intestin, la vésicule biliaire, la vessie, etc. Dans ces cas-là, l'infection de la séreuse dépend du degré de virulence des liquides épanchés au niveau de la solution de continuité. On peut dire que les accidents sont ici plus constants que dans les traumatismes avec plaies pénétrantes produits par des instruments vulnérants qui ont traversé la paroi abdominale sans intéresser les viscères.

Enfin, dans une troisième catégorie, il faut placer les faits dans lesquels le traumatisme a produit à la fois une plaie du péritoine pariétal et du péritoine viscéral : c'est alors une plaie pénétrante avec perforation viscérale. On peut dire que presque toujours l'infection péritonéale est inévitable alors qu'aux causes nocives tenant à la septicité presque constante de l'instrument vulnérant (épée, couteau, tranchet, balle de revolver), vient s'ajouter l'épanchement des liquides ou des gaz contenus dans le viscère lésé.

On peut faire entrer dans le cadre qui précède, les diverses *septicémies résultant de la perforation traumatique de l'estomac ou de l'in-*

testin, par un corps étranger introduit par les voies naturelles, la bouche ou le rectum. J'y joindrai les *corps étrangers* développés sur place. Je veux parler des perforations causées par les calculs biliaires qui peuvent ulcérer non seulement les voies biliaires, mais aussi les parois de l'intestin quand ils ont pénétré dans cet organe. Les calculs intestinaux, les entérolithes, peuvent de même, dans des conditions particulières que nous préciserons plus loin (Voy. l'article *Appendicite*), amener une lésion perforante de l'intestin. Je ne cite qu'à regret, pour sacrifier à l'usage, les vers intestinaux, les lombrics, qu'on voit indiqués partout comme cause de perforation et que personne n'a jamais surpris en flagrant délit d'effraction de la paroi saine.

Et de même on pourra observer l'infection à tous ses degrés, à la suite des interventions chirurgicales nécessitant l'ouverture de la cavité abdominale. On conçoit qu'en pareil cas, l'origine des accidents septiques pourra être attribuée, soit aux mains du chirurgien et de ses aides, soit à l'ouverture accidentelle de l'intestin ou d'un autre viscère à contenu septique, soit à la stérilisation incomplète des tampons, éponges, soies, catgut, instruments, qui ont servi à l'opérateur, soit enfin à l'inoculation de la séreuse par l'épanchement d'un liquide kystique ou autre.

En somme, on peut réduire à quatre causes générales les infections péritonéales d'origine traumatique : 1° les *plaies pénétrantes* ; 2° les *ruptures traumatiques des viscères*, sans plaie pariétale ; 3° les *perforations traumatiques du tube digestif par corps étrangers* ; 4° les *opérations pratiquées sur l'abdomen*.

B. **Infections non traumatiques du péritoine**. — Il faut résolument rayer du cadre nosologique les « *péritonites spontanées* » des auteurs, les « *péritonites hémorragiques* » du genre de celles décrites par Broussais, et les « *péritonites à frigore* ». Tous ces termes ne sont que des trompe-l'œil pour masquer l'ignorance du pathologiste.

On cite partout l'ingestion de boissons glacées, le séjour prolongé « à plat ventre sur la terre humide » (Legrand) comme capables de donner « une péritonite essentielle ». Il me semble qu'il a suffi de remplacer cette expression de péritonite par celle d'infection péritonéale pour montrer qu'il est impossible d'admettre « une infection par le froid ». Il est clair que la plupart des affections décrites naguère encore sous ce vocable ne sont que des infections péritonéales dont l'origine appendiculaire a été méconnue : ce qui le prouve bien, c'est qu'il était classique d'admettre que « la péritonite *à frigore* est plus fréquente chez l'enfant que chez l'adulte », ce qui s'expliquerait difficilement si le froid était seul en cause. N'oublions pas d'ailleurs que les applications de glace en permanence sur le ventre sont actuellement le traitement de choix des maladies qui nous occupent, ce qui est une contradiction intéressante à noter, avec l'idée classique de la « péritonite *à frigore* ».

Nous verrons d'ailleurs que, parmi les causes déterminantes de l'*appendicite*, figure le coup de froid sur lequel Reclus en particulier a insisté dans une observation bien connue. Mais alors le refroidissement agit en mettant la résistance du sujet en défaut, ce qui favorise l'infection, notion très différente de ce que l'on pensait.

Pour les hémorragies spontanées du péritoine dont Broussais a tant parlé jadis dans son *Traité des phlegmasies*, il faut trouver une autre explication que celle fournie par Andral qui en faisait une forme de « péritonite rhumatismale ».

Si on lit dans le livre de Broussais (1) les trois observations qui sont partout citées, on voit que l'origine de l'hémorragie péritonéale est contestable. Dans la première, il s'agit d'un canonnier à cheval mort à l'hôpital d'Udine : il avait eu plusieurs hémoptysies.

Le second malade, que Broussais observa aussi à Udine, était atteint de typhus avec violent délire : il se jeta par la fenêtre dans son délire et succomba vingt-quatre heures après. A l'autopsie, on trouva la cavité péritonéale remplie de sang.

La troisième observation enfin est celle d'une femme qui succomba dans le service de Corvisart à la Charité avec des signes d'hémorragie interne : on constata à l'amphithéâtre que tous les viscères abdominaux baignaient dans un abondant épanchement sanguin sans qu'on puisse trouver aucun gros vaisseau ouvert. Il ne viendrait actuellement à l'idée de personne de porter le diagnostic de « péritonite hémorragique » en présence de pareilles constatations.

A lire la plupart des descriptions de ces « péritonites hémorragiques », on reste convaincu qu'il s'agissait dans presque tous les cas d'inondation péritonéale sanguine, au cours d'une grossesse extra-utérine au début. Dans une observation d'Andral, on trouva dans la cavité péritonéale un flot de liquide « entièrement semblable à du sang qui sort de la veine, et aucun gros vaisseau n'était ouvert ». Est-il trop hasardeux de dire qu'il s'agissait là d'une de ces inondations péritonéales auxquelles je faisais allusion plus haut. Je crois vraiment que toutes les observations de ce genre examinées attentivement seraient susceptibles d'être interprétées différemment, à la lumière des notions nouvellement acquises, en particulier sur la pathogénie des épanchements sanguins du petit bassin. Je crois donc pouvoir éliminer définitivement la « péritonite hémorragique » comme la « péritonite *à frigore* ».

Je pense, bien que cela ne soit pas de ma compétence, qu'on peut, après avoir lu ce que les médecins en ont écrit, en dire autant des « *péritonites rhumatismales* ». Il y a dans l'appréciation de ces observations cliniques de multiples causes d'erreur : tel le péritonisme chez les rhumatisantes hystériques, tel le rhu-

(1) Broussais, Histoire des phlegmasies, 2e édition, 1816, p. 415 et suiv.

matisme musculaire des parois abdominales, etc. Et cependant, le
rhumatisme est bien une maladie infectieuse et nous n'aurions pas
lieu d'être surpris que cette infection qui a une prédilection si marquée pour toutes les séreuses, puisse se manifester par un retentissement péritonéal. Mais, je le répète, des observations comme celles
d'Andral, de Leudet, de Bernheim, de Blachez, remontent à 1874 et
bien au delà. Avec les acquisitions récentes de la science relativement
à l'appendicite, à la tuberculose, et surtout aux affections ovaro-sal-
pingiennes, il est bien probable que ces observations n'auraient pas
été classées sous la même étiquette. Passons.

Il faut avoir soin de distinguer les cas où l'infection du péritoine
est une localisation d'une affection générale, de ceux dans lesquels le
mal a débuté par une lésion préalable d'un viscère abdominal. Il va
de soi que la même maladie générale peut arriver à un résultat
identique par les deux processus indiqués; en d'autres termes, l'infection de la grande séreuse au cours d'une maladie générale peut
être primitive ou secondaire à une affection viscérale, due elle-
même à cette maladie générale.

C'est ainsi que la tuberculose peut affecter le péritoine, indépendamment de toute tuberculose viscérale. Il est vrai de dire que le
plus souvent l'inoculation se fait à la faveur d'une entérite tuberculeuse, d'une ulcération intestinale, d'une tuberculose annexielle.

On pourrait en dire autant du cancer, en ajoutant, ce qui s'applique aussi à la tuberculose, que les lésions intestinales peuvent,
dans les deux cas, aboutir à une perforation qui serait l'origine d'une
infection banale du péritoine.

Cela m'amène à parler d'une deuxième catégorie de phlegmasies,
dues à la pénétration de divers microorganismes. En première ligne
il faut citer, bien entendu, le *bacille du côlon*. On sait très bien maintenant que dans de nombreuses circonstances le *Bacterium coli* peut
traverser les parois intestinales et venir ensemencer le péritoine,
sans qu'il y ait la moindre perforation de l'intestin ou des voies
biliaires.

Depuis les mémoires de Clado, de Boennecken, on a multiplié les
observations dans lesquelles le *Bacterium coli* a traversé les parois
congestionnées de l'intestin ou de la vésicule biliaire : aux étranglements herniaires, aux obstructions intestinales étudiées tout d'abord,
il faut joindre les rétrécissements intestinaux d'origine néoplasique,
les ulcérations du tube digestif, l'appendicite, etc. Bien plus, on a
pu expérimentalement vérifier le fait, et nous aurons plus tard à
revenir sur les expériences de Klecki qui méritent de rester classiques. Cet auteur, après ses ligatures aseptiques d'une anse intestinale, a pu surprendre la migration bactérienne à travers la paroi.
On n'est donc pas surpris de lire les observations de Welch et de
Sordoillet, où le *Bacterium coli* est décrit à l'état de pureté dans un

exsudat séro-fibrineux recouvrant le péritoine. Nous verrons aussi quel rôle capital joue ce même microorganisme dans l'appendicite, au cours de laquelle il peut provoquer une infection péritonéale généralisée rapidement mortelle, sans qu'il y ait la moindre perforation au niveau de l'appendice.

Le plus habituellement, on le trouve associé à divers autres agents infectieux, absolument comme s'il s'agissait d'une véritable solution de continuité du tube digestif.

On a décelé à la surface du péritoine, soit dans les exsudats, recouvrant le péritoine, soit dans les liquides clairs, louches ou franchement purulents, remplissant la cavité séreuse, on a décelé la présence de plusieurs espèces microbiennes indépendamment du bacille du côlon.

Le *staphylocoque* en particulier a été cité par Fraenkel et par Fredoëhl comme pouvant exister dans du pus péritonéal en dehors de toute autre espèce microbienne.

Mais en mettant à part le *Bacterium coli*, on peut dire que les deux agents qu'il faut le plus souvent incriminer sont le *streptocoque* et le *gonocoque*.

Pour le premier, il constitue l'élément pathogène des infections puerpérales en général, et c'est lui qui dans l'hémo-streptococcie de l'érysipèle, a pu atteindre le péritoine par la voie circulatoire, indépendamment de toute lésion érysipélateuse périabdominale, ainsi que l'a montré Achalme. On conçoit que la présence du streptocoque n'a rien qui puisse surprendre, lorsqu'il s'agit d'un érysipèle ombilical chez le nouveau-né, ou d'un érysipèle chez une femme en couches : mais je fais ici allusion aux faits de streptococcie généralisée avec localisation péritonéale au cours d'un érysipèle (Achalme).

Je le répète, ici comme pour la staphylococcie séreuse, il peut y avoir des associations variées avec d'autres bactéries, avec les bacilles de la putréfaction, comme l'a décrit Fredoëhl, avec des staphylocoques, etc.

Le *gonocoque*, ai-je dit, est avec le streptocoque la cause la plus fréquente des affections séreuses. Chez la femme surtout, la disposition anatomique de l'appareil génital favorise singulièrement l'infection du péritoine au niveau du pavillon de la trompe : ce sont des infections gonococciques ascendantes qui peuvent se localiser dans la trompe ou aller jusqu'à ensemencer la séreuse. Il y a là une communication large qui explique aisément la propagation. On pourrait plutôt s'étonner que la grande séreuse ne s'infecte pas plus souvent par cette large voie salpingienne toujours ouverte, puisque la muqueuse de la trompe et le revêtement séreux se continuent sur un plan uniforme. Il est probable que c'est là une porte d'entrée plus fréquente qu'on ne croit pour les invasions microbiennes du péritoine. Dans tous les cas, c'est la voie de choix, indépendamment de la circulation lymphatique, qui est aussi un trait d'union important pour le streptocoque de la puerpéralité, pour la tuberculose salpingienne, enfin et surtout pour le gonocoque des métro-salpingites vénériennes. D'ailleurs, la notion de l'invasion microbienne que je tâche de mettre en vedette au cours de cet article rend l'esprit familier avec toutes ces considérations et me dispense d'entrer dans de longs détails qu'on peut aisément pressentir par induction. On retrouvera d'ailleurs ces détails au fur et à mesure que chaque forme sera étudiée en particulier.

Disons seulement avec Charrier (1), que chez la femme « la majorité des péritonites est causée par le gonocoque ». Ce microorganisme a été isolé souvent dans le liquide péritonéal, comme cela a été fait par Morax, et il a pu expérimentalement être introduit en culture pure sur gélose, dans la cavité abdominale du cobaye et de la souris blanche et reproduire en pullulant tous les symptômes cliniques de la résorption séreuse (expériences de Wertheim).

On doit donc admettre avec Wertheim, Menge, Saenger, qu'il peut y avoir une infection gonococcique pure du péritoine.

Il reste à signaler en peu de mots quelques microorganismes qui jouent un rôle prépondérant dans certains cas plus rares. En première ligne vient l'*infection pneumococcique*. Ce n'est pas que les accidents péritonéaux se montrent souvent au cours de la pneumonie. On peut dire au contraire que c'est là une complication des plus rares dans cette affection, bien qu'il soit commun de déceler la présence des pneumocoques à la surface du péritoine chez les sujets qui ont succombé à une pneumonie. Mais ce qu'il y a de non moins certain, c'est qu'en l'absence de pneumonie, comme l'ont démontré Netter, Boulay et Courtois-Suffit, et bien d'autres, la cavité péritonéale a cultivé des pneumocoques faciles à retrouver dans les exsudats épais qui, en pareil cas, recouvrent ses parois. Cette pneumococcie péritonéale se rencontre relativement plus souvent chez l'enfant et surtout dans le sexe féminin, ainsi qu'en témoigne un récent mémoire de Brun.

J'ajouterai d'un mot que Flexner (de Baltimore) a trouvé dans un cas le *Proteus vulgaris* de Hauser et que Fraenkel « a isolé deux fois sur trente et une le *Bacillus lactis aerogenes*, associé une fois au pneumocoque (2) ».

Mais nous sommes là dans des constatations si exceptionnelles qu'il n'y a pas à insister : il en est de même des microbes de la putréfaction qu'on a pu déceler dans les liquides fétides de certaines « péritonites putrides » ; et j'en dirai autant de ces recherches récentes de Tavel et Lanz qui décrivent sous le nom bizarre de « *péritonites chimiques* » des phlegmasies de la séreuse produites par des toxines

(1) Charrier, thèse de Paris, 1892.
(2) Fraenkel, *Presse médicale*, n° 17, 1896.

bactériennes, sans qu'il y ait trace de microorganismes dans la cavité ou à la surface du péritoine.

Nous avons maintenant un troisième ordre de faits à classer dans cette étude pathogénique.

Il s'agit des *infections secondaires* du péritoine, c'est-à-dire des infections consécutives à la lésion d'un viscère en connexion directe ou lymphatique avec la séreuse. Il faut à ce propos passer en revue tous les organes abdominaux : toutes les suppurations viscérales peuvent, à un moment donné, se faire jour dans la grande cavité, et la réaction infectieuse domine alors le tableau clinique de l'affection primitive. Il en est ainsi des abcès qui siègent dans la rate, dans le foie, autour des reins et surtout dans les organes génitaux internes. La réaction péritonéale sera variable suivant diverses conditions parfois difficiles à déterminer.

C'est ainsi que la virulence de l'inoculation peut être plus ou moins atténuée. C'est ainsi encore que la séreuse a pu, par un processus adhésif, circonscrire plus ou moins complètement un espace restreint où seront confinés les liquides épanchés ; c'est ainsi enfin que le péritoine a pu, pendant la période qui a précédé l'inoculation franche, due à l'ouverture de l'abcès, s'épaissir et réagir et ne plus résorber aussi activement les produits septiques (1).

Les mêmes réflexions peuvent s'appliquer à tous les abcès sous-péritonéaux qui auraient de la tendance à évoluer du côté de la profondeur.

Restent les lésions de la portion sous-diaphragmatique du tube digestif. Ici, nous avons à rappeler que les mêmes affections générales que celles dont j'ai parlé plus haut peuvent aboutir à une infection péritonéale en s'attaquant primitivement à l'estomac ou aux intestins. La tuberculose, le cancer, sont dans ce cas. Et peut-être faut-il indiquer aussi certaines maladies infectieuses, comme la scarlatine, la rougeole, les oreillons, etc., qui peuvent exalter à un moment donné la virulence des bacilles du côlon et donner naissance-secondairement à des infections péritonéales plus ou moins graves. Dans la récente discussion sur la pathogénie de l'appendicite à la Société de chirurgie (novembre et décembre 1896), Jalaguier a cité plusieurs exemples remarquables dans cet ordre d'idées. J'y reviendrai.

Cela m'amène à parler de la *typhlite* et de l'*appendicite* qui tiennent actuellement une place si considérable dans l'histoire pathogénique des infections du péritoine. L'histoire de cette affection sera faite si complètement plus loin, que pour éviter des redites, je me borne ici à la souligner avec soin, afin que dans cette énumération pathogénique, on n'omette pas de lui donner la place primordiale qu'elle mérite. Il peut d'ailleurs y avoir sur toute l'étendue du tube

(1) R. Wurtz, Bactériologie, p. 241.

digestif des lésions ulcéreuses qui arrivent en dehors de toute perforation à infecter la séreuse péritonéale ; tel l'ulcère rond de l'estomac, tel l'ulcère du duodénum, telles les ulcérations typhiques
sans perforation, etc…

Arrivons maintenant à une dernière classe d'affections pouvant
amener l'ensemencement péritonéal. Cette catégorie comprend toutes
les maladies à processus ulcératif aboutissant à une ou à plusieurs
perforations spontanées du tube digestif. Cet accident si grave peut
être observé et se rencontre dans presque toutes les maladies citées
au paragraphe précédent, dans l'ulcère gastrique, dans l'ulcère du
duodénum surtout. Dans la fièvre typhoïde, on redoute particulièrement cet accident terrible : dans certaines formes ambulatoires qui
avaient pu passer inaperçues, la perforation s'annonce par une réaction
péritonéale dramatique qui a dès longtemps frappé l'attention des
cliniciens. Nombre de prétendues « péritonites spontanées » sont
dues à cette cause : d'autant que la perforation peut parfois à l'autopsie être méconnue au milieu des exsudats, au milieu du pus dans
lequel baignent les intestins.

Lorsque la perforation a une origine spécifique, comme dans la
tuberculose ou la fièvre typhoïde, on trouvera, ce qui est à prévoir, les microorganismes correspondants dans la cavité séreuse
ouverte : c'est ainsi que Dupré en particulier a constaté la présence
du bacille typhique dans les exsudats péritonéaux développés à la suite
des perforations de la dothiénentérie. Mais ce qu'il faut bien savoir, c'est
qu'en pareil cas la spécificité, qui, jusqu'à la perforation, gardait son
rôle primordial, passe tout à fait au second plan. Pour continuer à prendre comme exemple la perforation typhique, c'est le *Bacterium coli*
qui, dans la cavité péritonéale, va causer tous les accidents. Et sans
parler de la spécificité de l'agent pathogène qui a provoqué l'ulcération
et la perforation, il est remarquable de constater que de toute la flore
microbienne du tube digestif qui se répand dans la cavité péritonéale, lorsqu'une porte est accidentellement ouverte de ce côté, une
seule bactérie pullule et provoque les accidents de résorption et de
réaction de la séreuse : c'est le *Bacterium coli commune.*

Le premier, Laruelle, par des expériences concluantes, a montré le
rôle capital qu'il faut attribuer au bacille du côlon dans les épanchements stercoraux du péritoine. Il faut joindre le nom de Grawitz
à celui de Laruelle ; c'est à ces auteurs que l'on doit de connaître cette
intéressante particularité. Les travaux n'ont pas manqué depuis
Laruelle, et les expériences de Roux (de Lyon) et Rodet, de Goullioud
et Adenot (de Lyon), etc., ont fait voir que des cultures pures du
Bacterium coli isolé dans un pus péritonéal, produisaient des abcès
mortels sous la peau des rats blancs auxquels on les injecte. Pour
s'assurer que c'est bien le *Bacterium coli* qui cause les accidents
péritonéaux de la perforation intestinale, Laruelle avait pris soin de

stériliser une émulsion de matières fécales et d'y cultiver le bacille côlique à l'état de pureté. Une injection de cette culture dans le péritoine provoque à coup sûr des accidents péritonéaux semblables à ceux qui suivent la perforation traumatique ou spontanée, accidents d'ailleurs rapidement mortels.

Même résultat peut être constaté avec une culture de *Bacterium coli* dans la bile : le chien et le lapin ont servi indifféremment aux expériences. On voit en résumé que le *Bacterium coli* est toujours l'agent principal, dans la pathogénie des réactions péritonéales après la perforation, et cela, même en présence des bacilles spécifiques d'Eberth ou de Koch, même en présence des microorganismes si nombreux qu'on rencontre dans le tube digestif : tous ces agents peuvent se rencontrer dans le péritoine, en association avec le *Bacterium coli* : mais, je le répète encore, il est démontré que c'est ce dernier qui, sauf exceptions, est l'origine de tous les accidents.

Faut-il en terminant citer toutes les causes possibles de la perforation spontanée ?

J'ai déjà parlé des lésions ulcéreuses de la fièvre typhoïde, de l'entérite tuberculeuse, de l'ulcère rond de l'estomac et du duodénum. Il faut y joindre les ulcérations de la dysenterie, du cancer gastro-intestinal et toutes les gangrènes intestinales, produites par quelques intoxications (sublimé corrosif), ou par une cause mécanique, telle que l'embolie artérielle, les torsions, les volvulus, et toutes les occlusions ou hernies étranglées de l'intestin. Dans le tableau qui suit (p. 252) je résume le plan qui m'a guidé pour étudier la pathogénie des infections du péritoine.

Symptômes des infections péritonéales généralisées. — Une importante division s'impose pour l'étude de ces symptômes. Il faut classer à part les *infections généralisées*, et les *infections circonscrites*; tout en ayant bien soin de faire remarquer que dans la pratique, les premières peuvent se terminer comme celles-ci, et réciproquement : en d'autres termes, il peut arriver qu'une infection généralisée d'emblée se circonscrive ultérieurement; ou inversement qu'une infection locale envahisse à un moment donné toute la séreuse, comme cela est relativement assez fréquent, dans l'appendicite par exemple.

Il y a aussi à étudier dans un paragraphe spécial les infections péritonéales que j'ai classées dans mon tableau pathogénique en tête des infections non traumatiques du péritoine; ce sont les infections tuberculeuses et cancéreuses du péritoine, la tuberculose et le cancer du péritoine. C'est là une infection spécifique si spéciale qu'il y a vraiment lieu d'en faire à part le tableau symptomatique, qui diffère beaucoup de celui que nous avons d'abord à décrire. — Nous étudierons donc dans deux chapitres spéciaux à la suite de celui-ci :

1° Les *infections circonscrites*;
2° Les *infections spécifiques* (*tuberculose* et *cancer*).

Pathogénie des infections du péritoine.

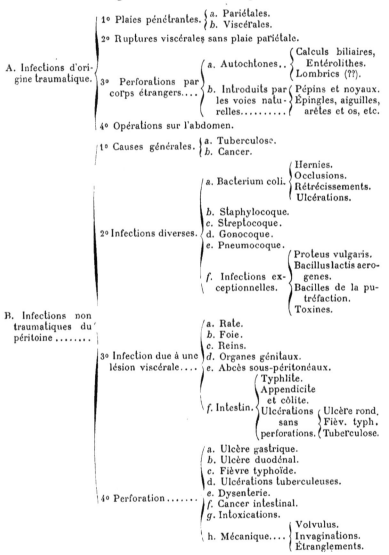

A. Infections d'origine traumatique.

1° Plaies pénétrantes. { a. Pariétales.
{ b. Viscérales.

2° Ruptures viscérales sans plaie pariétale.

3° Perforations par corps étrangers.... { a. Autochtones.. { Calculs biliaires,
Entérolithes.
Lombrics (??).
b. Introduits par les voies naturelles......... { Pépins et noyaux.
Épingles, aiguilles,
arêtes et os, etc.

4° Opérations sur l'abdomen.

B. Infections non traumatiques du péritoine........

1° Causes générales. { a. Tuberculose.
{ b. Cancer.

2° Infections diverses. { a. Bacterium coli. { Hernies.
Occlusions.
Rétrécissements.
Ulcérations.
b. Staphylocoque.
c. Streptocoque.
d. Gonocoque.
e. Pneumocoque.
f. Infections exceptionnelles. { Proteus vulgaris.
Bacillus lactis aerogenes.
Bacilles de la putréfaction.
Toxines.

3° Infection due à une lésion viscérale.... { a. Rate.
b. Foie.
c. Reins.
d. Organes génitaux.
e. Abcès sous-péritonéaux.
f. Intestin. { Typhlite.
Appendicite et côlite.
Ulcérations sans perforations. { Ulcère rond.
Fièv. typh.
Tuberculose.

4° Perforation....... { a. Ulcère gastrique.
b. Ulcère duodénal.
c. Fièvre typhoïde.
d. Ulcérations tuberculeuses.
e. Dysenterie.
f. Cancer intestinal.
g. Intoxications.
h. Mécanique.... { Volvulus.
Invaginations.
Étranglements.

Un grand nombre de faits influent sur la physionomie clinique de l'infection péritonéale, quelle que soit d'ailleurs la nature de l'agent infectieux en cause. Widal l'a excellemment écrit dans sa thèse : l'aspect clinique dépend moins encore de la nature du microbe pathogène, que de « la quantité des germes infectants, de la porte d'entrée par laquelle ils pénètrent, du terrain sur lequel ils évoluent, et de la virulence de l'agent infectieux ». Il est certain que, toutes choses égales, la même infection aura deux aspects très différents si la séreuse qu'elle atteint est normale, ou si au contraire elle est comme blindée par des poussées antérieures. Il est clair aussi que la réaction du péritoine ne sera pas la même s'il s'agit d'un vieillard ou d'un enfant, d'un sujet sain ou d'un typhique à la troisième semaine de sa dothiénentérie, etc... — De là des modalités cliniques très variées qui ne peuvent être que signalées dans un Traité didactique : c'est affaire au clinicien de s'assouplir à toutes les formes les plus insidieuses que l'affection peut revêtir au lit du malade. On peut cependant ramener à trois les types principaux qu'on rencontre en pratique, et autour desquels il est facile de grouper toutes les exceptions.

A. La forme *suraiguë*.

B. La forme *aiguë phlegmasique*.

C. La forme *subaiguë et latente*.

A. **Infection suraiguë.** — On a jusqu'ici relégué en dernière place dans les livres classiques cette forme suraiguë que je décris en tête de chapitre. Jalaguier rappelle à ce propos la division établie par Bumm (1) qui distingue les « péritonites septiques » et les « péritonites putrides ». Ce sont ces dernières que j'étudie ici sous le nom d'infection suraiguë du péritoine. N'est-il pas absolument illogique de faire un chapitre à part des « péritonites septiques » ; comme si toutes les péritonites n'étaient pas septiques !

On a essayé, pour différencier ces « péritonites septiques », de leur donner une caractéristique bactériologique, qui les distingue des « péritonites putrides ». Dans ces dernières, a-t-on dit, il n'y a jamais d'agents pyogènes et on ne trouve pas de pus. Mais je m'appuie ici sur l'autorité de Fraenkel pour affirmer que dans cette prétendue « péritonite putride sans pus » il y a toujours association des microbes pyogènes à ceux de la putréfaction et aux grands bacilles de l'intestin. Si on ne trouve pas de microbes pyogènes dans un exsudat péritonéal, dit Fraenkel, c'est qu'on n'a pas su les chercher.

Je renvoie pour tous les détails microbiologiques sur ce sujet à la revue très complète publiée en 1890 par Achalme et Courtois-Suffit (2). Et j'ajoute que le terme d'infection suraiguë que je propose rend bien compte de ce fait, que la suppuration n'a pas le temps de se produire et que la mort survient avant que la cavité séreuse contienne un liquide « macroscopiquement » purulent. La bactériologie confirme en somme ce que la clinique faisait prévoir. — Le

(1) Bumm, Étiologie de la péritonite aiguë (*Münch. med. Wochenschr.*, 1889, n° 42, et *Ann. de gynéc.*, t. XXXIII. Paris, 1890).

(2) Achalme et Courtois-Suffit, Du rôle des microbes dans l'étiologie et l'évolution des péritonites aiguës (*Gaz. des hôp.*, 8 nov. 1890, n° 128).

même microorganisme, associé ou non à des agents pyogènes, peut provoquer une infection suraiguë du péritoine, une infection aiguë phlegmasique avec purulence de l'épanchement, ou une infection subaiguë et même latente et silencieuse. Et la forme est commandée, non pas par une spécificité microbienne, mais, comme je l'ai déjà dit, par des circonstances particulières, au premier rang desquelles il faut mettre la sensibilité réactionnelle du malade.

Si la résorption toxique est violente, la mort survient avant l'apparition d'un abondant épanchement, et sans qu'il soit facile de déceler la présence des microbes pyogènes. Si, au contraire, la toxicité est moindre, le mal évolue plus lentement et la quantité du liquide péritonéal augmente dans des proportions d'autant plus notables que la durée de l'infection aura été plus longue. C'est ce qui explique la remarque clinique de Duplay qui attribue aux « *péritonites latentes* » la particularité d'une sécrétion morbide exagérée.

Il est donc bien logique de commencer l'étude des symptômes de l'infection péritonéale généralisée par la forme suraiguë, puisque, aussi bien, dans certaines circonstances à déterminer, tous les microbes peuvent la provoquer. Disons cependant que le plus souvent l'infection suraiguë est la suite des perforations intestinales, traumatiques ou spontanées. C'est aussi la forme d'infection qui suit parfois les opérations abdominales, et à ce titre encore elle mérite d'être décrite avec soin.

Pour donner une idée d'ensemble de la physionomie générale de cette forme si grave, on ne saurait mieux faire que de rappeler qu'elle est souvent confondue avec le shock opératoire (1).

Je ne serais pas éloigné d'admettre que la plupart des accidents attribués au shock, après les grandes interventions sur l'abdomen, ne sont que des accidents infectieux. Non pas que je nie absolument l'existence d'un shock nerveux ; mais le plus souvent (mettons neuf fois sur dix), les morts post-opératoires après les hystérectomies, etc., sont dues à l'infection suraiguë et non pas à ce shock si consolant pour le chirurgien, mais si rare en réalité.

L'aspect du malade est donc celui d'un opéré en état de shock.

Ce qu'il y a de bien spécial à cette forme, c'est la prédominance des signes généraux de l'empoisonnement. Les symptômes locaux sont le plus souvent très peu marqués. Le début est tout à fait insidieux en général, et on voit paraître en quelques heures tous les signes d'une véritable septicémie.

Le visage prend rapidement une teinte plombée, les yeux paraissent s'enfoncer dans les orbites, le nez se pince. La langue est sèche et la soif ardente : mais le malade hésite à boire pour éviter de vomir. L'état nauséeux est incessant, mais les vomissements sont

---

(1) Voy. art. Shock, par Ricard, t. I, p. 71.

moins constants et moins répétés que dans la forme aiguë purulente.
Ils sont verdàtres et d'une amertume extrême ; et ce qu'il y a de
spécial ici, c'est la rapidité avec laquelle ils deviennent fécaloïdes.
Les malades rendent par la bouche une quantité extraordinaire de
liquide fétide jaunàtre, ce qui a fait souvent penser à une obstruction intestinale. L'erreur est d'autant plus explicable que la constipation est d'ordinaire absolue et qu'il ne s'échappe même pas de gaz
par l'anus. Cependant ces deux derniers symptômes sont moins constants et souvent moins complets que dans l'occlusion intestinale
véritable. Il peut même se produire un peu de diarrhée fétide.

Localement, je le répète, les signes sont assez peu marqués : les
phénomènes septicémiques mettent le malade dans un état d'indiffé-
rence relative vis-à-vis de la douleur. Le ventre est ballonné, mais
assez peu douloureux à la pression. Les urines sont rares et presque
toujours albumineuses. Enfin le pouls et la température doivent surtout être étudiés de très près. Si parfois le thermomètre monte à
39 ou 40°, le plus habituellement, il ne va pas à 38° et reste aux environs de la normale. Plus souvent encore, il y a une hypothermie
remarquable qui peut aller à 35°,5 ; la circulation dans tous les cas
est défectueuse et languissante. Le pouls est petit, fuyant, filiforme ;
on n'arrive pas à le trouver, ou bien, quand on l'a sous le doigt, sa rapidité et sa faiblesse empêchent qu'on puisse en compter les pulsations.

Aussi, le visage se couvre-t-il de sueurs visqueuses ; les extrémités
se refroidissent ; le nez, les oreilles sont glacés ; les mains deviennent
asphyxiques ; le derme sous-unguéal est noirâtre.

Au point de vue du pronostic, l'étude du pouls est assurément plus
importante que celle de la température, puisque nous avons vu cette
dernière osciller, suivant le cas, de 35°,5 à 40°. L'état du pouls dans la
forme suraiguë de la septicémie péritonéale est constant et ne trompe
pas.

Enfin, fait à retenir, les malades sont parfois dans une sorte d'état
de béatitude qui donne le change à un entourage inexpérimenté. Ils
se plaignent seulement par instants d'une gêne marquée de la respiration ; de véritables crises de dyspnée surviennent parfois. Mais ils
arrivent à succomber avec toute leur intelligence, en répétant « qu'ils
se trouvent mieux », « qu'ils ne souffrent pas », « qu'ils veulent
dormir », etc...

Le chirurgien ne saurait s'y tromper, car le visage est devenu ter-
reux et livide, et l'aspect général, en un mot, s'est aggravé rapidement
et sans rémission. J'ajouterai en insistant qu'un symptôme important
sur lequel on n'a peut-être pas assez attiré l'attention est l'agitation.
Le malade veut incessamment changer de place ; il remue les bras,
fléchit les cuisses pour les étendre aussitôt après : et c'est alors un
véritable état de subdélire qui s'établit pour persister jusqu'à la fin et
qui est constamment le même. Cette agitation dont je parle est du

plus fâcheux augure, même lorsqu'elle ne se manifeste pas par des mouvements continuels: elle indique une fin prochaine, aussi bien que ce calme béat dont je parlais plus haut.

Inutile d'insister sur la marche de cette septicémie suraiguë. La mort arrive en vingt-quatre, trente-six ou quarante-huit heures et on peut dire qu'elle est à peu près fatale.

Comme on le voit, — et je le répète à dessein, — c'est là le tableau de l'occlusion intestinale, même avec les vomissements fécaloïdes. Cela ne doit pas d'ailleurs nous surprendre, puisque dans toutes les obstructions herniaires ou autres, on sait maintenant que la mort est le fait d'une résorption à la surface du péritoine des produits infectieux qui ont traversé les parois intestinales, et non pas d'un arrêt mécanique de la circulation des gaz et des matières.

B. **Infection aiguë phlegmasique.** — C'est cette forme qui a été jusqu'ici le plus étudiée sous le nom de *péritonite* : et je dirai même que c'est la seule à laquelle ce mot puisse convenir dans une certaine mesure. Ici, en effet, la résorption des produits épanchés ou élaborés à la surface du péritoine est moins rapide, et ces produits eux-mêmes sont moins virulents. La réaction locale de la séreuse est positive et se manifeste par des lésions macroscopiques plus ou moins prononcées.

Ce sont ces lésions que Bumm (cité p. 253) attribue à la *péritonite septique* qu'il oppose à la *péritonite putride* décrite page 253 comme exempte en partie de troubles réactionnels locaux. Il est vrai que la confusion est complète sur ce point, puisque Duplay appelle précisément *péritonite septique* celle que Bumm appelle *péritonite putride*.

« Cette forme de péritonite. dit-il, qui paraît liée plus particulièrement à la septicémie aiguë résultant de la résorption des produits sécrétés et altérés pourrait être désignée sous le nom de *péritonite septique* (1). »

J'ajouterai que Jalaguier donne à cette forme le nom de *péritonite purulente*.

Je pense que le seul moyen de faire cesser toute équivoque est d'employer la classification très simplifiée que j'ai proposée page 252, puisque aussi bien la présence du pus n'est pas la caractéristique des infections aiguës phlegmasiques.

Nous avons vu qu'il n'y a pas de microorganisme qu'on puisse désigner spécialement comme cause spécifique pouvant déterminer la forme de l'infection. Disons cependant que si les grands bacilles du côlon se rencontrent le plus souvent dans la forme suraiguë décrite plus haut, nous devons signaler ici la présence habituelle des streptocoques, des staphylocoques et des pneumocoques (Voy. *Anatomie*

---

(1) DUPLAY, Traité de pathol. externe, t. V, p. 720.

pathologique). — Les symptômes de cette infection diffèrent notablement de ceux de la forme suraiguë à cause de la prédominance des manifestations locales. Ici, l'attention est de suite attirée sur l'abdomen par la douleur qui domine tout. Le malade parle bien du frisson initial qui d'ailleurs manque souvent, des vomissements qui se montrent dès le début en général, mais c'est à la douleur qu'il revient sans cesse. C'est une douleur absolument intense qui, d'abord localisée, se généralise bien vite à tout l'abdomen. Il est fréquent de la voir pendant quelques heures se cantonner autour de l'ombilic. Dès qu'elle est généralisée, le malade ne peut plus supporter le moindre contact : les couvertures, la chemise même sont éloignées ; les cuisses sont fléchies pour relâcher les parois abdominales : les mouvements respiratoires sont purement thoraciques à type costo-supérieur. Enfin, on ne peut prescrire une vessie de glace que si l'on a soin de la suspendre à un cerceau qui la laisse affleurer seulement à la peau. Je ne parle pas du cataplasme de nos pères, qui était impitoyablement relégué par le malade sur le pubis et la racine des cuisses. Le visage inquiet devient angoissé dès qu'un vomissement, un hoquet ou une secousse de toux viennent à mettre en action le diaphragme, et à ébranler les viscères abdominaux.

En dehors de cette douleur intense, le symptôme le plus constant est le vomissement de liquides muqueux, glaireux et bientôt bilieux. L'aspect porracé de ces liquides est très caractéristique, mais il faut surtout insister sur ce fait que les vomissements sont parfois fécaloïdes, de tous points semblables à ceux qu'on observe dans l'occlusion intestinale. Il y a d'ailleurs une véritable paralysie intestinale et une constipation si absolue parfois, qu'on pense à un obstacle mécanique au cours des matières. La coprostase est due seulement à l'inertie des muscles intestinaux qui sont parésiés en vertu de cette loi de pathologie générale d'après laquelle toute membrane musculaire est parésiée ou paralysée quand la séreuse attenante est enflammée. — Inutile d'ajouter que la constipation n'est pas aussi invincible dans ce cas-là, et que quelques gaz peuvent être émis par l'anus : il y a même parfois un peu de diarrhée ; mais cela est plutôt exceptionnel. Cette coprostase et surtout la rétention des gaz amènent très rapidement un ballonnement considérable : le ventre est tendu et la peau paraît lisse, brillante et vernissée, sans qu'on voie se dessiner les anses intestinales, comme dans l'occlusion intestinale vraie.

L'absorption est à peu près nulle à la surface de la muqueuse ; aussi les urines deviennent-elles très rares et, par conséquent, chargées et foncées en couleur.

La température est élevée : il n'y a pas l'hypothermie de la forme suraiguë et le thermomètre accuse 39° et même 40°. Mais c'est encore le pouls qu'il faut consulter avec le plus de soin et qui donne les renseignements les plus précieux. Il est petit, dur, serré, et ces trois traits sont la caractéristique classique du pouls de la « péritonite aiguë franche ». On trouve en général de 100 à 120 pulsations par minute jusqu'à une période ultime où le pouls prend les caractères de celui de la forme suraiguë et devient filiforme, fuyant, irrégulier et si rapide qu'il n'est plus possible d'en compter les battements.

L'état général reste particulièrement mauvais pendant toute la durée du mal, qui peut être de cinq, huit ou dix jours, ou même, dans quelques cas exceptionnels, atteindre un mois ou cinq semaines. La langue se dessèche bientôt et devient noirâtre et fendillée ; la soif est ardente et le malade n'ose pas boire à cause des vomissements et des hoquets qui le tourmentent incessamment et sont exaspérés par l'ingestion des liquides. Enfin le faciès est tout à fait spécial et mérite le nom de « faciès péritonéal ». On ne l'oublie pas quand on l'a vu une fois, et les occasions ne manquent pas. — Tous ces symptômes s'aggravent progressivement sans que l'intelligence se modifie ; jusqu'au jour où tout semble s'amender, ce qui est l'indice d'une terminaison funeste à brève échéance. Alors, la douleur abdominale elle-même a presque totalement disparu, et le malade succombe dans cet état de béatitude dont j'ai parlé plus haut ou dans cette phase de subdélire et d'agitation qu'il est assez commun d'observer aussi. — La respiration devient de plus en plus courte; le diaphragme est refoulé par la distension gazeuse de l'estomac et des intestins et il n'est pas rare de voir survenir de véritables accès de dyspnée qui hâtent la terminaison fatale.

J'ai dit qu'entre la forme suraiguë et la forme latente étudiée dans le paragraphe suivant, on pouvait rencontrer tous les intermédiaires. C'est ainsi qu'on connaît bien maintenant l'infection pneumococcique du péritoine chez les enfants et chez les jeunes filles. Là, comme ailleurs, la clinique avait précédé de beaucoup la bactériologie : la thèse de Féréol (1) en 1859, la thèse de Vaussy en 1875 et surtout la thèse de Gauderon (2) en 1876, etc., donnent déjà tous les détails cliniques nécessaires à cette étude. Ces auteurs avaient été déjà frappés de la bénignité relative de cette affection qui frappe surtout les petites filles, sans qu'on s'explique trop pourquoi les garçons ne sont pas atteints dans les mêmes proportions. Ils avaient bien montré le mé-canisme bizarre de cette guérison par l'ouverture spontanée de la cicatrice ombilicale et l'évacuation des liquides intrapéritonéaux.

On sait maintenant qu'il s'agit chez ces petites filles d'une suppuration péritonéale à pneumocoques, même en l'absence de tout accident pulmonaire. Weichselbaum, Netter, Boulay et Courtois-Suffit, Fraenkel, Nélaton, Sevestre, Galliard, Charrin et Veillon, etc., ont mis ce fait hors de doute. Kirmisson et tout récemment encore

---

(1) FÉRÉOL, De la perforation de la paroi abdominale antérieure dans les péritonites, thèse de Paris, 1859.
(2) GAUDERON, De la péritonite aiguë chez les petites filles, thèse de Paris, 1876.

Brun (1) ont insisté pour préciser les caractères de cette affection qui permettent le plus souvent de faire le diagnostic pathogénique.

Il s'agit en effet de petites filles chez lesquelles la marche des accidents est telle que nous l'avons décrite plus haut (p. 257), avec une tendance marquée à la guérison. Le pus est très abondant et se collecte dans le petit bassin et d'une manière générale dans la région sous-ombilicale : ce siège presque constant au-dessous de l'ombilic a même pu induire en erreur un clinicien tel que Siredey (2), et « jeter un doute sur le diagnostic, d'autant plus, dit cet auteur, que, pour plusieurs des faits invoqués, l'hypothèse d'un phlegmon suppuré sous-péritonéal pourrait également se soutenir ».

Ce qui explique encore la confusion avec un véritable phlegmon, c'est l'aspect de ce pus à pneumocoques, qui est épais, lié, verdâtre et offre bien les caractères de ce pus phlegmoneux que nos pères appelaient « du beau pus ».

Quoi qu'il en soit, ce qu'il faut retenir, c'est la marche de cette infection spécifique chez les petites filles. Malgré les allures dramatiques qu'elle affecte comme la plupart des infections péritonéales, elle arrive dans plus de la moitié des cas à la guérison. Déjà Ganderon donnait la proportion de treize guérisons sur vingt-cinq cas.

C'est vers le vingtième ou le vingt-cinquième jour qu'on voit le pourtour de l'ombilic rougir, la cicatrice se déplisser et se perforer pour donner passage à un ou deux litres de pus épais et verdâtre. Ce pus contient des pneumocoques, ainsi que l'examen bactériologique l'a démontré à Brun cinq fois sur les sept exemples qu'il a cités.

Il a parfois une odeur stercorale marquée, mais le plus souvent il est absolument inodore.

Dès que la collection est vidée, tous les symptômes s'amendent, la fièvre tombe, et la suppuration ne tarde pas à se tarir ; à moins qu'elle ne persiste longtemps, jusqu'à amener une véritable hecticité et une terminaison fatale. On trouve trois observations dans la thèse de Gauderon, où la mort est ainsi survenue du deuxième au quatrième mois ; mais c'est la guérison qui est la règle, ce qui n'est pas sans causer quelques agréables surprises après les péripéties dramatiques et l'évolution bruyante de la maladie.

Par sa marche, son siège, sa spécificité, cette forme d'infection méritait bien une place entre la forme phlegmasique qui fait le sujet de cet article et la forme latente décrite dans le paragraphe suivant.

C. **Infection subaiguë et latente.** — Il faut insister beaucoup plus qu'on ne l'a fait jusqu'ici sur une forme d'infection tellement silencieuse qu'elle ne se manifeste que par des signes absolument atténués. On pourrait d'un mot la caractériser, en disant que c'est

(1) Brun, *Presse méd.*, 1896, nº 17, et *Soc. de chir.*, séance du 17 mars 1897.
(2) Siredey et Danios, Art. Péritonite du *Dict. de méd.* de Jaccoud, t. XXVI, p. 722.

une ébauche de la forme aiguë généralisée ou circonscrite, mais en ajoutant que c'est une ébauche dans les symptômes et non dans la gravité. On pourrait même remarquer que cette forme insidieuse présente une gravité spéciale en raison même de ce qu'elle est latente et par conséquent reconnue plus difficilement. Le diagnostic ferme est retardé, ce qui fait différer le traitement approprié. Et ce sont encore là les cas les plus heureux, car le plus souvent on est conduit à une erreur de diagnostic.

Maintenant que les interventions se font plus aisément et plus hâtivement dans les affections abdominales, on rencontre plus souvent des faits de ce genre, qui sont des surprises toujours nouvelles pour l'opérateur.

Pour donner une idée de la physionomie d'une de ces formes latentes, je ne saurais mieux faire que de résumer à grands traits l'histoire d'un malade que j'ai observé à l'hôpital Lariboisière. Un homme de quarante-huit ans arrive à pied à l'hôpital ; il se plaint surtout de quelques coliques et de difficulté à aller à la garde-robe. Depuis huit jours (mars 1897) il « n'est plus dans son état normal ». L'état général paraît assez bon ; le faciès n'est pas déprimé. Le pouls est à 80 : il n'est ni faible, ni fuyant. La température axillaire est à 37°,2. Le ventre est modérément ballonné avec un peu de matité à la percussion dans les flancs, pendant le décubitus horizontal. La pression est à peine douloureuse. Enfin, il n'y a pas à proprement parler de vomissements ; mais cependant, et c'est ce qui m'a décidé à une laparotomie, il y a de temps en temps une sorte de régurgitation fécaloïde : c'est-à-dire que par instants le malade s'interrompt, s'il est en train de parler, pour rendre dans son mouchoir une gorgée de liquide fécaloïde ; et cela, sans effort, sans secousse aucune. La constipation est plus marquée depuis huit jours, mais depuis longtemps elle est opiniâtre et résiste à tous les adjuvants usuels. A l'ouverture de l'abdomen, que je pratiquai au niveau de la fosse iliaque droite, un flot de pus fétide s'échappa et je reconnus qu'il s'agissait d'un volumineux cancer de l'S iliaque avec une perforation intestinale au-dessus de la tumeur.

Comme on le voit, c'était là une infection péritonéale par perforation : et j'ai déjà dit que l'épanchement stercoral direct s'accompagne le plus ordinairement des symptômes les plus dramatiques. Il faut donc admettre que pour toutes les infections, quelle qu'en soit la pathogénie, on peut observer une forme tout à fait insidieuse, tout à fait latente.

Tous les signes classiques s'y rencontrent, mais à l'état d'ébauche. La température dépasse *à peine* 37°, le pouls est *presque* normal, le ventre est *peu* ballonné, la palpation n'en est *pas très* douloureuse, le faciès n'est *guère* modifié. Le malade peut marcher : celui dont je parle plus haut est venu seul à la salle d'opération et s'est placé sans aide sur la table d'opération. Il y a cependant un signe sur lequel j'appelle l'attention : c'est la *régurgitation fécaloïde*. Ces malades ne vomissent pas, pour ainsi dire : ils ont comme des renvois, avec une gorgée de liquide, et ce liquide, qui est muqueux et verdâtre les premiers jours, devient absolument fécaloïde au bout de quatre ou cinq jours. Je citerai enfin la matité qu'on trouve dans les flancs et qui indique un épanchement péritonéal. Duplay et Jalaguier disent que c'est dans ces « péritonites latentes que les sécrétions morbides sont le plus abondantes ». Il faut plutôt penser, il me semble, que l'abondance du liquide tient ici à ce que la durée de la maladie est beaucoup plus longue.

Dans les infections péritonéales à marche classique, les accidents se précipitent de telle sorte que la mort survient souvent avant qu'une abondante sécrétion ait pu se produire ; ou bien, si c'est une infection pneumococcique à marche lente, la quantité de pus et de fausses membranes arrive à être très considérable.

Anatomie pathologique des infections généralisées du péritoine. — Ce que j'ai dit de la pathogénie des infections du péritoine me dispense d'entrer ici dans de longs développements. Je ne reviendrai pas sur l'étude bactériologique et je me bornerai à dire en quelques mots l'aspect macroscopique des lésions.

Aux trois formes cliniques d'infection répondent autant de variétés anatomiques.

La quantité et l'aspect du liquide péritonéal varient dans des proportions considérables. Au début, et sur des sujets qui ont succombé en quelques heures à l'intoxication, on ne trouve presque pas de liquide : parfois au contraire on est surpris qu'en un temps si court une exsudation aussi copieuse ait pu se produire. Dans le premier cas, les anses intestinales sont distendues et font hernie dès que la paroi abdominale est incisée : cette paroi elle-même semble très amincie, ce qui explique que les débutants manquent rarement de ponctionner quelque anse intestinale avec leur scalpel dès le début de l'autopsie. L'intestin, très distendu, est rosé et couvert d'arborisations plus ou moins prononcées. Au toucher, il paraît comme poisseux et dépoli et parfois ces lésions sont si atténuées qu'on est tenté de chercher ailleurs les causes d'une mort aussi soudaine et d'incriminer le shock nerveux.

Si l'infection a amené un épanchement plus ou moins abondant, le liquide se présente en général comme une sérosité louche tenant en suspension des flocons de fibrine. Il est bien entendu que s'il y a une perforation intestinale, on pourra trouver mêlée à ce liquide une partie du contenu viscéral ; j'ai rencontré deux fois de larges plaques d'huile, dues simplement au passage d'une purgation à l'huile de ricin par une ulcération ; l'infection péritonéale et la paralysie intestinale consécutive avaient fait croire à une obstruction mécanique. Plus souvent on trouve quelques corps étrangers, quelque calcul intestinal, ou

quelque boulette de matières fécales durcies. Parfois aussi on voit
s'échapper des gaz et le liquide a une odeur stercorale infecte qui
laisse aux mains une fétidité particulièrement tenace. Ce liquide est
toujours collecté en plus grande quantité dans le petit bassin, point
le plus déclive. Les anses intestinales congestionnées flottent dans ce
liquide et ne sont pas agglutinées entre elles comme dans la forme
phlegmasique aiguë qu'il nous reste à étudier.

J'ai déjà dit que dans cette infection phlegmasique, la réaction péritonéale était plus nette. L'aspect du liquide est aussi plus franchement purulent. C'est dans cette forme que nous trouvons ce pus épais,
verdâtre, bien lié, des suppurations à pneumocoques : mais même en
dehors de ces faits, où l'abondance des fausses membranes, ou la présence d'épais exsudats à la surface de la séreuse ou en suspension
dans du pus « bien louable », suffisent à faire porter le diagnostic de
pneumococcie péritonéale, en dehors, dis-je, de ces phlegmasies
franches, on peut trouver une suppuration abondante et plus ou moins
fluide.

C'est surtout lorsqu'il y a prédominance marquée du streptocoque
que l'épanchement est constitué par un liquide séreux, louche, grisâtre, qui ne ressemble en rien au pus à pneumocoques. Il n'y a pas
non plus, comme dans les infections à pneumocoques, ces paquets
de fausses membranes qui souvent s'étalent en épais lambeaux sur
l'épiploon et les viscères.

Mais le plus souvent, il se fait, à la surface des anses intestinales
arborisées et rougeâtres, un exsudat fibrineux, poisseux, collant, qui
les rend cohésives et les agglutine les unes avec les autres. Il en
résulte qu'à l'ouverture de l'abdomen, on voit des paquets intestinaux
arrondis en boule ; les sinus formés par l'accolement des deux
cylindres intestinaux voisins sont remplis, sont comblés par l'exsudat
agglutinatif, ce qui nivelle les sillons interviscéraux. Il y a donc là
de véritables bandelettes fibrineuses, prismatiques et triangulaires,
séparées les unes des autres par la surface arrondie, plus ou moins
rouge et dépolie du jéjunum et de l'iléon.

Il faut, pour décoller l'intestin, exercer une certaine violence, et il
est alors fréquent de trouver, en faisant cette manœuvre, des collections séro-purulentes, de couleur et d'aspect variés qui ne communiquaient pas avec la grande cavité péritonéale. On comprend aisément
comment cet exsudat va se comporter vis-à-vis des viscères dans le cas
où l'affection marche vers la guérison. Il se rétracte comme une sorte
de tissu cicatriciel et enserre plus ou moins les anses intestinales. Il
en résulte une gêne souvent considérable dans la circulation des matières : et cela rend compte des obstructions intestinales par brides,
par coudures, par torsion, qui s'observent parfois longtemps après la
guérison. Ces lésions tardives peuvent même aboutir en dernière analyse — mais le fait est très exceptionnel — à ce que Klebs a appelé « la

péritonite déformante », dans laquelle l'intestin ne forme plus « qu'une masse informe qu'on peut comparer à un fibrome utérin traversé par des canaux ». Cet état correspond bien à ces formes dont je parle, dans lesquelles le pus est contenu dans de véritables loges séparées les unes des autres, loges dont les parois sont constituées par les anses intestinales agglutinées, ce qui donne à la masse l'aspect d'un abcès aréolaire.

Une fois dévidé, l'intestin apparaît rouge, irrégulier, recouvert par des bandes longitudinales d'exsudat; la séreuse a été arrachée par places et le muscle est à nu : le canal est distendu et gonflé de gaz.

La séreuse pariétale est en général beaucoup moins altérée.

L'épiploon est épaissi et comme rétracté, sauf dans les cas où par son bord inférieur il a contracté des adhérences au niveau de l'utérus et des viscères du petit bassin, ce qui le maintient étalé au-devant de la masse intestinale. Le plus ordinairement, il est épais, rougeâtre et recouvert de fausses membranes grisâtres plus ou moins adhérentes.

Je ne parle pas ici des lésions des organes qui ont joué le rôle primordial dans la pathogénie de l'affection.

Je ne cite pas non plus les lésions de voisinage qu'on peut rencontrer au cours des infections du péritoine : telles les pleurésies par propagation lymphatique de l'infection du péritoine à la plèvre, au travers du centre phrénique. Ici les observations cliniques se multiplient, au point qu'il faudrait inventer les communications larges des deux séreuses entre elles, si les travaux des anatomistes (Ranvier, Recklinghausen, etc...) ne les avaient très nettement précisées.

Diagnostic des infections généralisées du péritoine. — Je serai très bref sur ce point afin d'éviter des redites. La meilleure manière d'étudier le diagnostic des infections péritonéales, c'est de décrire avec soin les signes des affections qui peuvent les provoquer ; c'est par conséquent de préciser avec soin la clinique des perforations intestinales, des typhlites, des appendicites, etc...

Je signalerai d'un mot les affections qu'on est exposé à confondre avec les infections du péritoine. Ce sont toutes les maladies qui s'accompagnent de *douleurs abdominales*. Nous avons vu que la douleur est le symptôme qui domine toute l'histoire clinique de ce chapitre : il est donc évident que toute affection s'accompagnant de douleurs violentes de l'abdomen pourra faire craindre un début d'infection séreuse. On peut ainsi énumérer toutes les coliques, c'est-à-dire toutes les affections dans lesquelles la douleur est due à la contraction d'un muscle lisse formant la paroi d'un conduit cylindrique.

Le type de cette douleur d'un caractère si spécial est la douleur produite par la contraction douloureuse de la paroi musculaire du côlon, d'où le nom de *coliques*. Mais toutes les contractions douloureuse des conduits membraneux donnent des sensations analogues; ce qui a fait donner le nom de colique hépatique, de colique **néphré-**

tique, de colique utérine, de colique spermatique, etc., à la contraction douloureuse du cholédoque, de l'uretère, de l'utérus, du
canal déférent, etc.

Pensons donc à toutes les coliques, en mettant au premier rang la
colique néphrétique, puis la colique hépatique, la colique utérine, la
colique de plomb, etc.

Pensons aussi à ce qui est décrit dans les Traités de médecine
sous le nom de « *pseudo-péritonites des hystériques* », ainsi qu'à
toutes les *névralgies abdominales* qui peuvent à la rigueur en imposer.
Les éclairs douloureux qui en pareil cas sillonnent l'abdomen ne rappellent en somme que de loin la douleur que nous avons décrite, et
d'ailleurs les stigmates bien connus, tels que les modifications du
champ visuel, les anesthésies partielles, les points hystérogènes, etc.,
devront être toujours recherchés.

Je n'insiste pas ici, parce que j'aurai à revenir sur ce sujet dans les
chapitres qui suivent.

La seule erreur, sur laquelle il faut appeler l'attention, parce que
c'est elle qu'on commet, ou plutôt qu'on a commise le plus souvent,
c'est l'erreur qui consiste à prendre une infection péritonéale pour une
obstruction intestinale. L'erreur inverse est beaucoup moins fréquente,
et cela se conçoit, car les obstructions mécaniques de l'intestin sont
beaucoup plus rares qu'on ne l'a cru jusqu'au jour où l'appendicite
a été mieux connue. On ne peut, à vrai dire, donner aucun signe
certain qui permette de distinguer les deux affections. L'état du
malade au moment où on l'examine ne peut parfois fournir aucun
élément sérieux de diagnostic, et ce n'est que dans les commémoratifs,
dans l'âge du sujet, en un mot dans l'étude attentive de l'observation
qu'on trouve un ensemble de détails dont le groupement mène à la
vérité. Ce qu'il faut avoir bien présent à l'esprit, c'est l'identité des
symptômes de l'obstruction intestinale et des infections du péritoine
dans certains cas.

Il est bien entendu que je ne parle pas des malades chez lesquels
la circulation intestinale n'est pas totalement interrompue : il est clair
que s'il y a émission de gaz par l'anus, et à plus forte raison s'il y a
un peu de diarrhée, on ne songera pas à l'occlusion mécanique : il est
évident aussi que dans cette dernière affection, le ballonnement est
souvent plus considérable, qu'il peut être localisé, etc. ; le diagnostic
alors ne porte plus que sur la cause de l'obstruction et il n'est plus
question du péritoine. Ce qu'il faut savoir, c'est que certaines formes
d'infection de la séreuse abdominale, et en particulier, la forme suraiguë, peuvent s'accompagner des trois symptômes qu'on donne
partout comme pathognomoniques de l'obstruction : la *constipation
absolue*, les *vomissements fécaloïdes*, l'*hypothermie*.

Le clinicien doit être prévenu et s'entourer alors de tous les renseignements possibles.

Et comme celle discussion doit revenir sous ma plume, lorsque j'étudierai l'occlusion intestinale, je me borne ici à signaler le fait, me réservant de l'appuyer plus tard de tous les détails pathogéniques que j'aurai donnés au sujet de cette affection.

J'ai vu dans les classiques que le *coma diabétique* pouvait simuler les phlegmasies péritonéales.

« La douleur débute brusquement en un point du ventre et devient excessivement vive; la face se grippe, il se produit de la dyspnée, le malade a les extrémités froides, il est en collapsus (1). »

J'avoue que je n'ai jamais observé de cas semblable; et je pense qu'il doit s'en rencontrer bien rarement. Le fait est néanmoins à signaler.

Au cours d'une laparotomie, l'aspect macroscopique du pus peut faire diagnostiquer son origine pneumococcique. Le fait a son importance, à cause du pronostic plutôt favorable qu'il annonce.

Tous les chirurgiens ont été d'accord sur ce point dans la discussion récente de la Société de chirurgie.

Le 23 mai 1897 j'étais appelé d'urgence à Lariboisière où je pratiquai une laparotomie à une jeune fille de vingt ans qui était tout à fait *in extremis*. J'évacuai une énorme quantité de pus avec des paquets de fausses membranes si caractéristiques que, me basant aussi sur la durée du mal qui avait débuté dix-sept jours auparavant, j'annonçai la présence du pneumocoque dans le liquide et la possibilité d'une guérison inespérée. La malade guérit en effet contre toute attente ; l'examen bactériologique et les cultures vérifièrent le diagnostic; aucun antécédent de grippe thoracique n'a pu être dépisté.

Ce diagnostic de *pneumococcie péritonéale* peut donc être porté le plus souvent à l'inspection macroscopique du pus — et le fait a une grande importance — puisqu'il permet de porter un pronostic relativement favorable.

Il est probable que bientôt on arrivera en clinique à préciser la nature de l'agent infectieux à incriminer, aussi nettement qu'on peut le faire dès aujourd'hui pour le pneumocoque.

Traitement des infections généralisées du péritoine. — Dans ses belles *Leçons sur la thérapeutique des maladies infectieuses*, Bouchard a bien marqué les progrès dont la chirurgie a fait bénéficier les malades atteints de cette redoutable affection. « La laparotomie, dit-il, est applicable au traitement de la péritonite que provoquent les plaies perforantes de l'intestin, les épanchements septiques ou suppurés dans le péritoine. »

Est-ce à dire que tout traitement médical doit être laissé de côté? Et quel résultat faut-il attendre du traitement chirurgical?

Voilà deux questions importantes à traiter avant d'aller plus loin.

(1) Courtois-Suffit, Traité de médecine de Charcot et Bouchard, t. III, p. 625.

Et d'abord, il faut bien savoir que la thérapeutique médicale qui a pour premier devoir de ne pas être dangereuse — *primo, non nocere* — a souvent des effets désastreux dans les infections péritonéales.

La généralisation à toute la séreuse, voilà surtout ce qui est à redouter dans les ensemencements virulents, quelle que soit leur origine.

Et comment se fait cette généralisation?

Par les mouvements péristaltiques de l'intestin, par les contractions physiologiques des parois musculaires de l'abdomen, qui brassent, pour ainsi dire, le liquide de culture et le mettent en contact successivement avec des anses plus ou moins éloignées du foyer primitif. Tout mouvement doit donc être évité soit au dedans, soit au dehors, si l'on veut que les matières septiques, que les agents virulents, épauchés en un point limité de la séreuse, ne soient pas ensemencés à distance. Toute thérapeutique au début doit, en un mot, tendre à empêcher la généralisation, c'est-à-dire à localiser l'infection. Et si l'on n'intervient que plus tard, lorsque la séreuse est prise en totalité, on n'obtiendra la guérison que par des procédés chirurgicaux, qui restent encore le plus souvent impuissants.

Étudions séparément ces deux ordres de faits. Si on est appelé tout au début des accidents, il s'agit, comme je viens de le dire, de s'opposer à la généralisation de l'infection. Et c'est là que je commence par insister sur ce qu'il faut « *ne pas faire* ».

Je voudrais pouvoir inscrire en gros caractères : « *pas de purgatifs* »; car c'est presque toujours par ce fâcheux traitement que sont aggravées les infections du péritoine au début.

La constipation est le signe initial le plus frappant; il n'est donc pas étonnant de voir les purgatifs répétés inaugurer trop souvent le traitement. Et cette médication funeste va justement tout à l'encontre du précepte primordial que je signalais plus haut : immobiliser d'abord le ventre et l'intestin. Ainsi, je le répète :

« *Jamais de purgatifs d'aucun genre.* »

Il est vrai que souvent le malade n'a pas attendu le médecin pour s'administrer l'huile de ricin et toutes les eaux salines connues. Il faut que le chirurgien emploie toute son autorité à résister au malade et à son entourage, aussi bien pour repousser l'emploi des purgatifs, que pour éviter de recourir aux expédients suivants.

Une pratique très répandue consiste à appliquer des sangsues ou à couvrir l'abdomen de ventouses scarifiées. Cette thérapeutique est assurément moins néfaste que la précédente, mais elle est vraiment bien inefficace, bien inutile, et elle présente l'inconvénient de léser la peau et de gêner le chirurgien dans une certaine mesure, pour une intervention ultérieure. Je ne pense pas que jamais ces émissions sanguines aient enrayé la marche de l'affection que nous étudions ici, et les médecins trop nombreux qui les affectionnent devraient bien

se persuader que les malades ainsi traités qui ont « évité le chirurgien » auraient aussi bien guéri sans le scarificateur ou les sangsues.

J'en dirai autant des cataplasmes laudanisés et même des onguents
mercuriels belladonés que certains médecins persistent à appliquer
sur le ventre, malgré les éruptions cutanées variées auxquelles ils
donnent naissance. Le moindre défaut de tous ces topiques, vésicatoires, etc., est d'être absolument des trompe-l'œil qui font gâcher
un temps précieux, dans une maladie où il n'y a pas un instant à
perdre et où le succès d'une intervention active n'est dû le plus souvent qu'à sa précocité.

Donc, *pas de purgatif, pas d'émissions sanguines locales, pas de
cataplasmes, pas d'onguent napolitain belladoné*, toutes manœuvres
irraisonnées qui ne constituent qu'une brutale thérapeutique de
symptômes.

De tout l'arsenal ancien, je ne considère comme acceptables à la
rigueur que les larges applications de collodion sur l'abdomen, qui,
dans une certaine mesure, arrivent à immobiliser et à comprimer les
viscères. Et encore?

Mais j'ai hâte d'indiquer le traitement de choix.

Il comprend quatre moyens d'action importants : 1° les *injections de
morphin*e ; 2° *l'usage de la glace* ; 3° les *injections de sérum* ; 4° la *laparotomie*.

Avant d'en préciser les indications, indiquons la technique de
l'emploi de chacun de ces agents thérapeutiques.

1° **Injections de morphine.** — On se sert souvent de l'extrait
thébaïque ou du laudanum pour atteindre le même but, qui est, je le
répète, d'immobiliser l'intestin. On donne l'extrait thébaïque en pilules
de 2 centigrammes, de façon à en faire prendre 10 centigrammes,
et même 20 et 25 centigrammes, en vingt-quatre heures par doses
ainsi fractionnées. On prescrit aussi le laudanum en lavements.
Il est de beaucoup préférable et beaucoup plus précis de faire usage
du chlorhydrate de morphine en injections hypodermiques. L'absorption à la surface de l'intestin est tellement modifiée qu'on ne sait
jamais au juste jusqu'à quelle dose il faut aller pour obtenir l'effet
désiré, avec les pilules d'extrait thébaïque ou le laudanum.

De plus, les vomissements constituent dans les infections péritonéales un des symptômes les plus constants, nous l'avons vu ; de
sorte que l'on n'est jamais sûr que le laudanum ou les pilules
d'opium introduits dans l'estomac n'ont pas été rejetés avant d'avoir
agi suffisamment.

Avec la méthode sous-cutanée, rien de pareil : précision et sûreté,
action rapide et énergique. On se rappellera que chez ces malades,
la tolérance pour la morphine est plus considérable : et on pourra
hardiment injecter 5 centigrammes et même 10 centigrammes dans
les premières vingt-quatre heures.

On se trouvera bien d'ajouter à la solution une petite quantité
d'atropine, de façon à en faire absorber un demi ou un milligramme
par vingt-quatre heures; ce médicament passe pour empêcher les
vomissements : il en diminue tout au moins la fréquence.

Cette médication a pour inconvénient d'augmenter encore la stase
des matières intestinales, ce qui ne va pas sans favoriser les résorptions nocives, les auto-intoxications. C'est pour parer à cet accident
que Bouchard conseille de prescrire concurremment les cachets de
naphtol β. J'avoue que je n'ai qu'une très médiocre confiance dans
l'antisepsie intestinale en pareil cas.

2° **Usage de la glace**. — La glace est, avec les injections de morphine, un précieux auxiliaire dans le traitement des infections du péritoine. On suspend à un cerceau placé sous les couvertures une vessie
de porc, ou mieux un sac en caoutchouc rempli de fragments de
glace, et on a soin que le ventre soit recouvert aussi largement que
possible, sans que le poids soit insupportable. On veille à ce que les
morceaux de glace ne soient pas trop gros et à ce qu'ils soient immédiatement remplacés. quand ils sont fondus. On voit trop souvent,
dans la pratique, ces prétendues vessies de glace, ne contenir que de
l'eau, ce qui amène une réaction fâcheuse du côté de la circulation
abdominale. — J'ajouterai qu'on ne négligera jamais d'interposer
une flanelle ou une batiste entre l'épiderme et la vessie de glace, pour
éviter le sphacèle de la peau. J'ai vu cet accident se produire une fois
sur un malade soigné pour des hémorragies de l'estomac.

On se servira aussi de la glace à l'intérieur pour calmer les
vomissements. On recommandera pour cela au malade d'*avaler* la
glace en morceaux, pour qu'elle se fonde dans l'estomac. Le plus
souvent, on voit les malades garder le fragment de glace dans la
bouche et le sucer lentement; ils n'ingurgitent ainsi que de l'eau
tiède.

3° **Injections de sérum**. — Actuellement, il faut bien le dire,
ces injections constituent la base du traitement de toutes les infections péritonéales. On les pratique même lorsqu'on a fait une laparotomie, pour laquelle elles sont un adjuvant des plus précieux.

On peut employer la voie sous-cutanée, ou la voie veineuse; on
peut user de diverses formules pour le liquide à injecter; le principe
reste le même. Il s'agit, pour ainsi dire, de laver le sang qui charrie
les toxines résorbées au niveau du péritoine, et de favoriser l'élimination de ces toxines par tous les émonctoires, les reins, la peau, etc...
— Je ne parle qu'en passant de l'action stimulante de ces injections
de sérum sur le système nerveux déprimé : cette action est indéniable
et se manifeste avec éclat chez les malades atteints de shock nerveux.
Je veux surtout insister sur leur action antiseptique, générale, si je
puis dire, sur leur puissance d'élimination des produits nocifs contenus dans les vaisseaux. D'autant plus que le mode d'agir est bien

différent, suivant qu'on veut obtenir une action dynamogénique, comme on le fait depuis longtemps dans les hémorragies graves, ou une action de grand lavage du sang comme dans les septicémies. Dans le premier cas, on injectait 20 ou 40 grammes de sérum, tandis que nous allons voir que c'est par doses massives qu'il faut frapper. Je fais remarquer en passant que cette théorie du lavage du sang infecté, par les injections de sérum, n'est qu'une hypothèse qui paraît satisfaisante ; je n'aurais pas grand'chose à répondre à celui qui préférerait expliquer les bienfaits de cette méthode, en disant que le sérum agit sur l'organisme en exagérant le pouvoir phago-cytique des globules blancs, et en favorisant la destruction des agents pathogènes.

Quoi qu'il en soit de la théorie, le but à atteindre est de faire péné-trer dans l'organisme une quantité considérable de liquide, quand il s'agit de septicémie, tandis qu'il suffit de doses relativement faibles pour remédier au shock ou aux hémorragies. Cette question des injections de sérum a pris une telle importance dans la pratique chi-rurgicale courante, que je crois devoir lui donner ici quelques déve-loppements.

Il est bon de fixer quelques points, pour montrer les diverses phases par lesquelles on est passé avant d'en arriver à la pratique actuelle. — On a commencé par faire des injections intraveineuses d'eau simple acidulée avec un peu d'acide acétique, et cela à l'occasion de la célèbre épidémie de choléra de 1830. C'est un Russe, Hermann, qui, avec un de ses collègues, fit le premier, en 1830, une injection de six onces d'eau acidulée à un cholérique ; le but était de diluer le sang épaissi. Le malade succomba deux heures après l'injection intraveineuse.

Deux ans après, en 1832, les Écossais usèrent de ce procédé, et c'est vraiment à Thomas Latta qu'on doit accorder l'honneur d'avoir le premier posé les indications (1) ; il s'inspirait pour cela des travaux d'O'Shaughnessy qui avait observé que le sang des cholériques man-quait d'eau et de sels. La formule de la solution de Latta était la suivante :

Chlorure de sodium	3 à 5 gr. environ.
Sous-carbonate de soude	1 gr. 70.
Eau	3 lit. 400 gr.

Quelques chirurgiens pensaient récemment avoir les premiers employé des doses considérables de sérum, et, dans la discussion de la Société de chirurgie, Monod, Lejars, Michaux, etc., citaient dans leur pratique des doses qui parurent énormes. En remontant aux sources, on peut dire que c'est encore l'initiateur de la méthode,

(1) HAYEM, Leçon inaugurale faite à l'hôpital Saint-Antoine, décembre 1896. — Voir aussi une revue générale de DELAMARE et DESCAZALS, in *Gaz. des hôp.*, 12 juin 1897.

Thomas Latta, qui tient le record. Si Lejars a pu injecter vingt-six
litres de sérum en cinq jours, à son petit malade, et le sauver d'une
rupture intestinale par contusion de l'abdomen, Thomas Latta,
dès 1832, conseillait l'usage des doses massives et prêchait d'exemple
en injectant dans les veines d'un cholérique huit litres de son sérum
en sept séances pratiquées dans l'espace de treize heures (exactement : 7 kilogr. 980); le malade guérit. La pratique des médecins
écossais était restée dans l'oubli, malgré quelques tentatives malben-
reuses de Magendie et de Duchaussoy qui, en 1855, avait essayé d'introduire divers médicaments dans les veines : et il faut bien le dire,
c'est à Hayem qu'on doit d'avoir remis en honneur la méthode de
Latta, au moment de l'épidémie de choléra de juillet 1884. La solution
employée par Hayem est encore une de celles qui sont le plus couramment en usage :

Eau distillée.................................... 1 litre.
Chlorure de sodium............................. 5 grammes.
Sulfate de soude............................... 10   —

Lesage et Galliard en usèrent, à cette époque, très largement. Mais,
en somme, jusqu'à ces dernières années il n'avait été question que du
traitement du choléra.

Je passe rapidement sur les injections de sérum pratiquées expérimentalement par Jolyet et Laffont en France, par Kronecker et
Sander en Allemagne en 1879, pour remonter la tension sanguine,
au cours des grandes hémorragies. C'est dans ces cas « d'anémie
aiguë *ad vacuum* » qu'on obtient les résultats les plus surprenants,
même en usant de doses beaucoup moins massives. Rien à dire, non
plus, des injections faites par Sahli (de Berne), qui s'adressaient à
d'autres maladies. Mais au point de vue du traitement des septicémies
péritonéales, c'est à la fin de décembre 1895 et à la séance du 8 janvier 1896 de la Société de chirurgie, qu'une discussion sur ce mode
de traitement par la méthode écossaise de Thomas Latta a pris naissance, à l'occasion d'un rapport de Pozzi sur une observation du
Dr Berlin (de Nice).

Chose étrange, un grand nombre de chirurgiens prirent la parole
et on put voir que depuis de longs mois la pratique des injections
intraveineuses ou sous-cutanées de sérum était en usage parmi nous ;
aussi ne saurait-on vraiment à qui attribuer la priorité de leur emploi
appliqué à cet usage spécial. Peyrot, Monod, Terrier, Segond, Michaux, etc., ont indiqué qu'ils se servaient couramment des doses
massives de sérum en injections veineuses, et de fait, pendant toute
l'année 1895, j'avais fait dans le service de Peyrot à Lariboisière, avec
l'interne du service, Maurice Beaussenat, des injections de doses
énormes de sérum dans les veines, pour obvier à des septicémies
traumatiques ou post-opératoires (1). Dès cette époque, Pierre Delbet

(1) PEYROT, *Soc. de chir.*, séance du 18 décembre 1895.

expérimenta sur les animaux. On peut ajouter actuellement que tout n'est pas dit sur ce sujet, mais que les transfusions de solutions salées, aussi bien dans les veines que sous la peau, dans le tissu cellulaire sous-cutané, sont absolument d'un emploi général et journalier : et grâce à ce précieux moyen thérapeutique, on assiste à de véritables résurrections. Même dans les cas défavorables, quand le mauvais état des reins ne permet pas une élimination assez active, on est frappé de voir après chaque injection les symptômes alarmants se modifier, au point que l'allure et la marche des septicémies péritonéales ainsi traitées sont toutes différentes de ce qu'elles étaient autrefois. On peut, je crois, affirmer que, dans les septicémies graves, c'est là un moyen qu'il faut employer copieusement et pour ainsi dire avec acharnement. Il faut suivre le malade avec le plus grand soin et répéter l'injection aussi souvent qu'on verra les phénomènes généraux s'aggraver de nouveau après avoir été relevés par une injection antérieure. C'est ainsi, comme le disait Michaux, « qu'on ne sauvera pas tous les malades, mais qu'on aura certainement la joie d'arracher à la mort quelques-uns de ceux dont l'état semblait le plus désespéré ».

La technique à employer pour faire ces injections n'est pas compliquée ; cependant quelques précautions sont indispensables.

D'abord, faut-il user de la *voie intraveineuse*, ou de la *voie hypodermique* ?

Je pense, ainsi que le disait récemment Quénu à la Société de chirurgie (17 mars 1897), qu'il n'est peut-être pas indifférent pour les globules sanguins d'introduire ainsi des masses de liquide dans les veines. Il ne faut pas s'en laisser imposer par ce fait qu'on se sert d'une solution saline chlorurée sodique, dite « sérum artificiel » ou « sérum physiologique ».

« Il n'y a pas de solution saline, dit Hayem, qui puisse être considérée comme un liquide de dilution du sang, un liquide physiologique. Il n'existe pas de semblable liquide. Il faudrait se servir, pour ne produire aucune modification cellulaire, d'un plasma vivant, et d'un plasma emprunté à un animal de la même espèce. Le sérum n'est déjà plus du plasma et jouit de propriétés perturbatrices. » (Hayem.)

Nous dirons donc que la voie sous-cutanée doit être choisie de préférence, à moins que la gravité de la situation n'exige une action très rapide et très intense. Dans la majorité des cas, l'injection du sérum dans le tissu cellulaire sous-cutané est très suffisante et on arrive très aisément, en variant le siège des ponctions, à injecter cinq litres de liquide sous la peau en vingt-quatre heures. Et si c'est sur un blessé qui a perdu beaucoup de sang qu'on agit, on peut injecter facilement sous la peau un litre par heure, pendant six heures consécutives, comme cela m'est arrivé récemment sur un écrasé du chemin de fer.

L'effet produit est considérable. Et ces injections sous-cutanées ont l'incontestable supériorité d'exiger moins de précautions et moins de minuties dans la technique, et de ne pas nécessiter le petit acte opératoire qui consiste à mettre à nu la veine et à l'inciser plusieurs fois en vingt-quatre heures. — Je réserve donc l'injection intraveineuse à des faits très exceptionnels où l'on est appelé tardivement et où l'on veut agir vite et énergiquement, sans parler, bien entendu, des hémorragies graves pour lesquelles elle constitue la méthode de choix.

A. — Technique des injections sous-cutanées de sérum.

1° *Appareil à employer*. — Le plus simple est le meilleur : il faut, avant tout, qu'il soit d'une stérilisation facile. Chaque chirurgien se sert d'un appareil différent. On connaît les appareils de Burlureaux, de Gimbert, de Dumouthiers, Potain, de Dieulafoy, etc... Ce dernier appareil est très commode pour cet usage, mais à la condition qu'il ne serve qu'à cela et qu'on n'en use pas pour vider des abcès, des kystes hydatiques, pour faire des ponctions exploratrices, etc...

Dans bon nombre de services hospitaliers, on emploie une soufflerie en caoutchouc qui comprime de l'air dans un flacon et chasse par un tube bouilli le liquide contenu dans ce flacon.

Le dispositif décrit par Michaux (1) est encore plus pratique. Il suffit « d'un entonnoir en verre, muni d'un long tube de caoutchouc bouilli auquel on fixe la canule n° 2 de l'aspirateur Potain ou Dieulafoy, préalablement flambée avec soin. Un aide maintient l'entonnoir de la main droite et pince le tube de caoutchouc, pour arrêter ou régler l'écoulement à volonté ».

Michaux n'applique ce procédé qu'aux injections intraveineuses. On peut aussi bien en user pour la voie sous-cutanée. Je me sers d'un laveur en verre que j'accroche à $1^m,50$ au-dessus du plan du lit. Le liquide pénètre lentement, et sans provoquer de douleurs, dans le tissu cellulaire. Il faut compter plus d'une heure pour qu'il en passe un litre, sauf dans les cas d'hémorragie où un litre disparaît en moins d'un quart d'heure.

On peut ainsi varier à volonté la pression du liquide dans le tube : il suffit d'élever plus ou moins haut le laveur ou le bock. Rien n'est plus aisé que de faire bouillir le tube et le bock en verre pendant une demi-heure environ, et, si l'on a bien flambé la canule et bien aseptisé la région à ponctionner, on a toutes les garanties nécessaires.

Il y a pourtant un desideratum important dans tous ces appareils, et Quénu a cherché de diverses manières à y répondre. Il s'agit en effet de la température du liquide, mais nous allons y revenir page 275.

Je ne cite que pour mémoire les injections dans les artères em-

(1) MICHAUX, Traité de chirurgie publié sous la direction de Duplay et Reclus, t. VI.

ployées par Hueter, et les injections dans la cavité péritonéale imaginées par Ponfick en 1879 et étudiées par Bizzozzero et Golgi, puis par Foa et Pellaconi. Cette dernière opération douloureuse et suivie de ballonnement n'est pas plus pratique que l'injection artérielle.

Faut-il citer les injections dans la cavité pleurale indiquées par Bozzolo ? C'est inutile.

En somme, l'*injection sous-cutanée est la seule recommandable* et peut suffire à tous les besoins : un bock en verre, un tube en caoutchouc, une aiguille et un clou à crochet à $1^m,50$ au-dessus du plan du lit, — voilà tout le dispositif nécessaire. C'est la simplicité même. La figure 23 est démonstrative à cet égard.

2° *Liquide à employer.* — Il faut se servir du sérum de Hayem dont voici la formule :

```
Sel marin......................................  5 grammes.
Sulfate de soude...............................  10    —
Eau distillée..................................  1 litre.
```

Si vous opérez dans un grand centre, le pharmacien vous fournira votre sérum, mais rien n'est plus simple que de le préparer soi-même. Si vous avez un autoclave à votre disposition, usez-en, bien entendu, pour stériliser votre solution : mais en pratique, à la campagne et même à la ville, il faut aller au plus pressé. Voici la marche à suivre, car je n'ai jamais eu le moindre incident fâcheux en m'y tenant strictement :

Je place un tampon de coton hydrophile dans un entonnoir en verre, et je verse dessus un litre d'eau filtrée contenant 7 grammes de sel marin et 10 grammes de sulfate de soude. Bien des fois j'ai supprimé le sulfate de soude, sans que les résultats des injections m'aient paru moins satisfaisants. C'est d'ailleurs une remarque qui a déjà été faite par Michaux (*loc. cit.*)

Je fais ensuite bouillir la solution pendant trente minutes environ. Comme on le voit, rien n'est plus simple. Souvent même, à défaut de balance, j'ai mis simplement une grosse pincée de sel dans le liquide. L'expérience montre qu'il faut se rapprocher de la formule que j'ai donnée plus haut, mais que la régle n'est pas stricte. Ce qui est important, c'est la température du liquide qu'on injecte.

Il ne faut pas oublier qu'on opère sur un malade souvent en hypothermie, et dans tous les cas, qui a de la tendance à se refroidir. Les extrémités sont froides, et il n'est pas indifférent d'introduire dans l'économie un liquide trop au-dessous de la température normale du corps, surtout si l'injection est faite dans les veines. — D'autre part, il faut aller lentement, pour que le liquide ait le temps de s'infiltrer dans les mailles du tissu cellulaire sous-cutané ou dans les interstices musculaires. Il en résulte que le liquide qu'on a versé à une bonne température dans l'entonnoir, se refroidit presque complètement en traversant le tube en caoutchouc qui relie le trocart à l'appareil.

Quénu a eu l'idée ingénieuse de faire passer le tube d'écoulement dans un récipient contenant de l'acétate de soude, qui est, comme on le sait, un sel exothermique : il a son liquide préparé d'avance

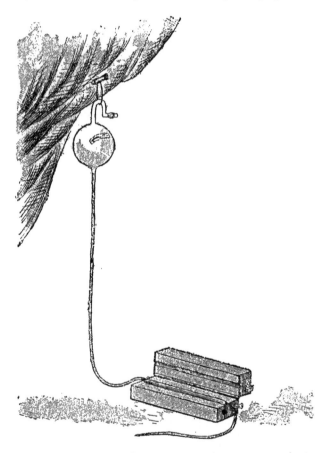

Fig. 23. — Appareil de Chevretin pour l'injection sous-cutanée.

dans un ballon scellé à la lampe à ses deux extrémités effilées en tubes.

C'est Chevretin qui a fixé le dispositif de l'appareil. Il se sert simplement d'une aiguille de Pravaz fixée à un tube de caoutchouc : ce tube s'adapte à une des branches de l'ampoule à sérum, qu'on casse au moment de l'opération. L'écoulement n'est nullement douloureux, car il se fait à raison seulement de 100 à 125 grammes de liquide par quart d'heure.

Le tube d'écoulement est placé, quand on veut faire l'injection, dans le récipient à acétate de soude, qui fait l'office d'une véritable chaufferette, analogue à celles dont on se sert journellement dans certaines voitures. Le liquide s'écoule à 35 et 36 degrés, ce qui est parfait (1). L'acétate de soude, qui fond vers 60 degrés, dégage en se cristallisant lentement pendant plusieurs heures une température fixe de 56 degrés. La figure 23 montre l'appareil prêt à fonctionner.

Je crois qu'on devra toujours employer ce procédé excellent, auquel Quénu s'est arrêté après plusieurs essais encore plus compliqués : mais cela n'est possible que dans les hôpitaux, dans les maisons de santé, dans les installations à demeure.

Dans la pratique courante de la ville, on peut simplifier, et voici ce que je conseille relativement à ce détail de technique :

Il faut que le liquide soit versé dans l'entonnoir à une température de 45 degrés pour qu'il arrive sous la peau à l'état voulu, c'est-à-dire à 36 ou 37 degrés. Comment apprécier la température de ce liquide stérilisé sans le contaminer? Surtout, n'essayez pas d'y plonger un thermomètre comme on l'a conseillé : cet instrument vient d'une aisselle ou même d'ailleurs. — Il est beaucoup plus simple d'avoir toujours deux litres de sérum préparés à l'avance. Portez un de ces litres à l'ébullition et versez d'abord dans l'entonnoir un demi-litre de sérum froid : ajoutez à cette solution froide une dose égale de sérum en ébullition et vous êtes assuré d'avoir dans l'entonnoir un mélange à 45 degrés environ.

Cette petite manœuvre si simple supprime l'usage du thermomètre et dispense d'introduire un doigt dans le liquide pour apprécier sa température.

3° *Quantité de liquide à injecter.* — Par la voie sous-cutanée, qui seule m'occupe en ce moment, on ne peut agir aussi rapidement que par la voie intraveineuse. On peut cependant employer cinq litres en vingt-quatre heures, ce qui, pour la généralité des cas, est suffisant. D'ordinaire, pour des cas graves, je me borne à injecter 500 grammes de liquide toutes les six heures, ce qui donne deux litres en vingt-quatre heures. D'une manière générale, on peut dire qu'il vaut mieux espacer les injections ; je veux dire qu'il vaut mieux, par exemple, employer deux litres en quatre fois que la même dose en deux fois. De cette façon, l'action bienfaisante est plus continue. Il est d'ailleurs impossible de fixer une limite : l'appréciation en revient au bon sens, ou plutôt au sens clinique du chirurgien, qui tâche de proportionner les doses et le nombre de ses injections à la gravité et à la marche de la septicémie.

Tout ce que je viens de dire se rapporte au sérum de Hayem ou même, en simplifiant, à l'eau salée à 7 p. 1000. Il est bien entendu

(1) Quénu, *Soc. de chir.*, 17 mars 1897.

que si vous voulez user du sérum de Chéron, comme le fait depuis
six ans Segond (1), il n'est plus question de doses pareilles. Segond
fait des injections successives de 10 à 20 grammes de sérum de
Chéron et pour cela il n'est plus besoin d'appareil spécial. On peut
aller à 40 ou 50 centimètres cubes pour chaque injection et les
répéter assez pour arriver à faire pénétrer sous la peau un litre de
sérum en vingt-quatre heures. Mais il ne faut pas oublier que cette
formule comprend un gramme pour cent d'acide phénique, ce qui
est une proportion relativement considérable. Néanmoins P. Segond
(*loc. cit.*) a pu dire « que, les cas d'hémorragies profuses exceptés,
il n'est pas nécessaire de recourir aux fortes doses. Chez des opérées,
même très déprimées, il suffit, en effet, de quatre ou cinq injections
de 10 à 30 grammes chaque, par vingt-quatre heures, pour obtenir
des résultats évidents. »

Actuellement, je le répète, la tendance, basée sur l'expérience
clinique, est à la simplification de la formule du liquide, et à la mul-
tiplication des injections à hautes doses.

Pour ma part, dans les cas très graves, lorsqu'il s'agit, par
exemple, d'une rupture intestinale avec contamination large du
péritoine, j'ai coutume, après la laparotomie et la suture intestinale,
de laisser l'aiguille à demeure sous la peau de la cuisse et de veiller
à ce que le liquide du récipient en verre soit renouvelé au fur et à
mesure de sa disparition. J'ai obtenu ainsi des succès remarquables
dans des cas très graves, après une résorption de 8 à 10 litres par vingt-
quatre heures pendant quatre et cinq jours de suite.

4° *Siège des ponctions.* — Après avoir lavé avec soin et aseptisé la
région choisie, on introduit le trocart sous la peau. Il faut que la
pointe soit libre dans le tissu sous-cutané. Si vous embrochez le
derme trop obliquement, le liquide s'écoule difficilement et vous
êtes dans la nécessité d'élever trop haut votre entonnoir, ce qui rend
l'opération très douloureuse. — Il ne faut donc pas craindre d'aller
profondément. On peut aussi de parti pris enfoncer l'aiguille perpendiculairement dans les masses charnues et le liquide s'insinue alors
très bien dans les interstices musculaires et sous les aponévroses.
Les régions de choix sont les fesses, la région externe des cuisses,
les lombes, la paroi abdominale antérieure, etc... On est souvent obligé
de varier les points d'attaque lorsqu'on est amené à multiplier, comme
nous l'avons dit, les interventions. On voit le liquide soulever et
tendre la peau ; il est bon de temps en temps de presser doucement
avec la main gauche la tuméfaction ainsi produite, pour faciliter l'infiltration cellulaire. Si on se résout à agir lentement, l'opération n'est
pas douloureuse. Lorsqu'on retire le trocart, on fait une occlusion
au collodion après avoir comprimé un instant la petite porte d'entrée.

(1) Paul Segond, *Soc. de chir.*, 18 décembre 1895.

On aura soin de placer sur le trocart à son point d'entrée un tampon imbibé d'eau boriquée.

L'injection n'est douloureuse que si on se sert du Dieulafoy ou d'un appareil quelconque avec soufflerie ou pression manuelle : car on veut aller trop vite. Avec le dispositif simplifié, le liquide n'entre que progressivement, sans violence, et, ce qui est important, le chirurgien peut laisser l'injection se faire toute seule sans que sa présence soit nécessaire.

B. — Technique des injections intra-veineuses.

Il ne faut employer la voie veineuse qu'en cas d'extrême urgence, si la gravité de la situation nécessite une action immédiate. Après l'avoir utilisée au début, je ne m'en sers plus jamais, tant la voie sous-cutanée est simple et suffisante :

1° *Appareil à employer.* — On peut se servir exactement du même dispositif que pour les injections sous-cutanées. Le bock en verre ou l'entonnoir en verre avec un tube en caoutchouc et le trocart n° 2 du Potain ou du Dieulafoy, sont encore les instruments de choix. Les appareils Potain et Dieulafoy sont aussi très pratiques pourvu qu'on soit sûr de leur asepsie.

2° *Liquide à employer.* — Ici, il ne s'agit plus du sérum de Chéron. Il ne saurait être question, au point de vue de la qualité, que du sérum dit physiologique du professeur Hayem, ou de la solution simple de 7 grammes de sel marin dans un litre d'eau. Quant à la dose de liquide à injecter, on ne saurait rien prescrire. Nous avons vu Lejars injecter vingt-six litres en cinq jours et sauver un petit malade mourant. C'est dire jusqu'où on peut aller. Je crois qu'il n'y a pas de limite à indiquer : c'est affaire de sens clinique et d'opportunité. En général, on injecte un litre ou 1500 grammes à chaque opération.

3° *Siège des ponctions.* — Il faut choisir à l'avant-bras la veine la plus apparente, la plus visible. On fait une petite incision le plus loin possible de la racine du membre, en prévision des injections qu'on aura à pratiquer ultérieurement dans le même vaisseau. En quelques coups de sonde cannelée, on isole la veine du plan profond et on passe un fil de soie double au-dessous. D'un coup de ciseaux, on fait une petite incision à la veine, au-dessus de la ligature, et on introduit la canule, qu'il est utile de fixer avec une pince hémostatique embrassant dans ses mors les parois veineuses et la canule elle-même. On a soin, bien entendu, de purger d'air le tuyau de caoutchouc et le trocart, avant de le faire pénétrer dans le vaisseau. Il suffit ensuite d'élever l'entonnoir à bout de bras, c'est-à-dire environ à 1 mètre au-dessus du plan du lit, pour que l'écoulement se fasse lentement et régulièrement. — Il arrive parfois que le malade accuse pendant l'opération un peu de gêne respiratoire, une sorte de dyspnée et d'angoisse tho-

racique : rien n'est plus simple que de pincer le tube en caoutchouc
et de suspendre momentanément l'irrigation, pour laisser l'équilibre
se rétablir. Quand on a terminé l'injection, on retire le trocart et on
lie la veine au-dessus de la pince restée en place, en se servant d'un
des fils de soie qui ont été passés sous le vaisseau, au début de l'opération.

Pour l'intervention prochaine — six heures ou douze heures après,
— on agit de même sur une veine de l'autre avant-bras, la céphalique,
la basilique, peu importe. Et, en remontant de 2 centimètres en
2 centimètres sur les veines superficielles des deux avant-bras, on
arrive à un nombre considérable d'opérations possibles.

L'opération terminée, on rapproche les lèvres de la plaie cutanée
avec un crin de Florence : et on a soin de protéger la petite plaie
avec un pansement bien aseptique.

Nous étudierons plus loin les effets produits par les injections de
sérum : effets plus rapides et plus intenses quand on a usé de la voie
intraveineuse, mais très suffisants et très appréciables quand on
s'est servi de la voie sous-cutanée si simple et si inoffensive.

L'injection intraveineuse est moins douloureuse que l'injection
sous-cutanée, mais elle peut occasionner des accidents tels que
l'œdème aigu du poumon, signalé par Pozzi, et des phénomènes
graves chez les cardiaques étudiés par Duret, sans parler de l'introduction de l'air qu'il faut toujours éviter, et des embolies.

Lors de la discussion de la Société de chirurgie, Michaux, Monod,
Delbet, Lejars, Tuffier, Théophile Anger se montrèrent partisans de
la voie veineuse : je crois qu'actuellement on peut, avec Lucas Championnière, Peyrot, etc., recommander presque exclusivement la voie
sous-cutanée.

Nota. — A Paris, dans la pratique de la ville, on peut simplifier beaucoup. Quelques pharmaciens, connus de tous les chirurgiens, ont
toujours prêtes d'avance des boîtes métalliques qui sortent de l'autoclave. On y trouve l'injecteur tout stérilisé avec son aiguille et on
a à volonté des flacons de 250 grammes remplis de sérum à 7 p. 1000.

J'ai insisté sur les cas d'urgence où on peut arriver à un aussi
bon résultat avec un laveur, une aiguille, de l'eau et une pincée de
sel marin.

4° **Laparotomie.** — La technique à employer est celle qui convient à toutes les laparotomies. Le seul point à discuter est de savoir
s'il est préférable d'opérer sur la ligne blanche ou latéralement.

D'une manière générale, c'est la *laparotomie médiane* qui répond
à la plupart des cas.

L'*incision latérale* dans la fosse iliaque droite est réservée aux infections péritonéales d'origine appendiculaire, parce que, en pareil cas,

on poursuit le double objectif d'évacuer et de drainer la cavité abdominale, et, en second lieu, de réséquer l'appendice si cela est possible. Je dirai même que Peyrot et moi, nous avons érigé en pratique courante les incisions multiples de la paroi abdominale (1), quand il nous est bien démontré que la généralisation de l'infection à toute la séreuse est hors de doute. Je reviendrai d'ailleurs sur ce point.

Si le diagnostic de la cause n'est pas ferme, c'est la laparotomie sus-pubienne médiane qui est l'opération de choix.

On incise sur la ligne blanche, de l'ombilic à la symphyse. Quand on arrive dans le tissu graisseux propéritonéal, on le trouve le plus souvent œdématié et comme infiltré, ce qui en augmente notablement l'épaisseur. Cet œdème sous-séreux est un signe certain de la suppuration intrapéritonéale. Au moment d'inciser le péritoine, on agira avec précaution, si on se rappelle que parfois les anses intestinales distendues par les gaz sont refoulées et comme accolées à la séreuse pariétale. Chez les enfants, on peut être gêné par une persistance de l'ouraque qu'il faut reconnaître et écarter. Cela est arrivé à Jalaguier chez un petit malade dont il a rapporté l'histoire à la Société de chirurgie (25 mai 1892).

Quelle longueur faut-il donner à l'incision? Fera-t-on, comme le conseillait Bouilly au Congrès de chirurgie de 1889, « une incision étroite » ou, comme le recommande Hadra (2), une incision franche « de l'appendice xyphoïde à la symphyse pubienne » ?

On reproche à cette vaste incision de favoriser les éventrations ultérieures et de rendre difficile la réintégration de la masse intestinale dans la cavité abdominale. Mais ce sont là de bien minces inconvénicuts, eu égard à la gravité de l'infection, et il n'est pas douteux qu'il faut passer outre, si les avantages pour la cure immédiate sont manifestes. Toutefois, ce n'est pas ainsi que le problème se pose. Il est clair qu'une petite incision peut être suffisante pour évacuer le contenu péritonéal et pour drainer; mais elle ne permet pas de rechercher la cause de l'infection, une perforation intestinale par exemple, et d'y remédier par la suture.

Si nous restons dans les généralités, nous pouvons donc dire qu'une incision moyenne répond à l'indication que nous poursuivons : évacuer les liquides péritonéaux. Il reste bien entendu que si l'issue de gaz ou de matières fécales a souligné la cause initiale du mal, on pourra agrandir à volonté l'incision, pour chercher plus commodément le siège de la perforation. C'est là qu'il ne faut pas omettre de bien séparer le péritoine au niveau des deux lèvres de section. Il est d'usage en Angleterre de faire passer de chaque côté une anse de soie large, dans toute l'épaisseur de la paroi, en comprenant le péritoine, ce qui permet à un aide d'écarter ou de rapprocher à volonté les lèvres

(1) PEYROT, Soc. de chir., 5 mai 1897.
(2) Cité par HOUZÉ, thèse de Paris, 1896.

de la plaie (1). Il est bien plus simple de se servir de fortes pinces de Kocher, ou même de pinces de Museux dont le poids suffit à éverser les lèvres de la plaie.

Le liquide (et les gaz, s'il y a perforation) s'échappe au dehors, mais incomplètement : il s'agit de faciliter son écoulement, et là les discussions commencent. Doit-on se borner à drainer avec soin, ou faut-il faire d'abord un grand lavage et désinfecter aussi complètement que possible la séreuse ?

Je mentionnerai les diverses variétés d'*exentéropexie* qui ont été proposées. Jaboulay, Hadra, Tavel et O. Lanz ont maintenu la masse des intestins en dehors de la cavité abdominale, et ces derniers auteurs ont même dans deux cas, terminés d'ailleurs tous les deux par la mort, appliqué l'irrigation continue à ces anses éviscérées. Ce sont là des pratiques tout à fait exceptionnelles et peu recommandables.

Revenons à la clinique journalière. Actuellement, la tendance est à l'abstention : les grands lavages sont réservés à des infections particulièrement fétides.

En Allemagne, comme en France et peut-être plus encore qu'en France, on a complètement abandonné l'usage des grands lavages péritonéaux si en honneur en Amérique et en Angleterre avec Cordier, Hadra, P. Gould, etc.

Pierre Delbet (2), dans un long mémoire de 1889, a montré expérimentalement ce qu'on peut attendre ou craindre de l'action des diverses solutions usitées, sur l'épithélium péritonéal. Ces expériences de Delbet donnent des résultats assez inattendus et contredisent tout ce qu'on pouvait supposer *à priori*. D'abord, que faut-il penser de cette action nerveuse réflexe si grave, dont Poncet en 1892 (*Revue de chirurgie*) et Polaillon, cité dans l'excellente thèse de Houzé Paris, 1896), rendent responsables les grands lavages péritonéaux? Delbet a montré qu'ils sont très exceptionnels. Dans les observations citées, il faut faire entrer en compte la qualité du liquide injecté. Il semble que l'acide phénique soit particulièrement contre-indiqué. Dans les trois cas de Polaillon, il est question de solution phéniquée à 1 p. 400. Mais si on se sert d'eau bouillie pure, ou d'eau légèrement salée, on obtient une action détersive simple, sans effet nocif sur l'épithélium péritonéal. Tout le monde admet maintenant qu'il faut rejeter pour ces grands lavages, lorsqu'une indication pressante vous force la main, les solutions antiseptiques quelles qu'elles soient. La solution boriquée elle-même est mise de côté.

Cependant si, par hasard, un grand lavage antiseptique s'imposait, il faudrait se rappeler les expériences de Delbet et faire précéder et suivre le contact de l'antiseptique avec la séreuse d'une copieuse irrigation avec la solution saline à 7 p. 1000. En d'autres termes,

(1) SHEILD, *The Lancet*, 11 mai 1895 et 28 sept. 1895.
(2) Pierre DELBET, *Ann. de gynécol.* p. 165, et *Acad. de méd.*, juin 1889.

une première injection d'eau salée a pour effet de gorger les vaisseaux
absorbants de liquide ; le liquide antiseptique, arrivant ensuite, désinfecte la surface de la séreuse, sans qu'il y ait danger de résorption :
un dernier lavage à l'eau salée enlève l'excédent du liquide toxique.
Mais toutes ces manœuvres sont longues et il importe beaucoup
d'aller vite. Cette discussion n'est cependant pas oiseuse, car on peut,
je le répète, être amené, par telle circonstance exceptionnelle, à faire
un grand lavage abdominal.

Dans tous les cas, en prenant cette précaution, jamais Delbet, dans
ses expériences sur les animaux, n'a constaté la moindre action
réflexe sur la respiration ou la circulation : la température du liquide
injecté a varié de 18 à 50 degrés.

Il faut parler aussi de l'*anesthésie* qui, chez ces malades, est particulièrement délicate. Le chloroforme a une action dépressive qu'il ne
faut pas perdre de vue. Aussi doit-on employer de préférence l'anesthésie par l'éther. Depuis que nous employons, de parti pris, l'éther
en pareil cas, nous n'observons plus ces tendances à la syncope, ces
réflexes cardiaques graves dont parle Paul Reynier (1). Et nous avons
pu, Peyrot et moi, « brasser » les anses intestinales sous une irrigation large d'eau bouillie, sans le moindre incident cardiaque.
L'anesthésie par l'éther excite la circulation au lieu de la déprimer :
à ce titre, elle est tout à fait indiquée pour ce genre d'interventions, à
l'exclusion du chloroforme.

Comme on le voit, ces deux reproches qu'on fait aux grands
lavages : 1° l'action nocive sur les épithéliums ; 2° les actions réflexes
sur les centres, ces deux reproches peuvent être considérés comme
mal fondés et il suffit, pour ne pas les encourir, de se servir de
solutions salines faibles ou d'eau bouillie simple, ou bien d'employer
la manœuvre des trois lavages conseillée par Delbet, et enfin de
substituer l'éther au chloroforme pour l'anesthésie.

Mais un troisième argument est beaucoup plus sérieux et suffit pour
nous faire rejeter toute irrigation, dans la grande majorité des cas.

Il est rare que l'infection soit absolument généralisée à toute la
séreuse. Certaines régions sont d'ordinaire plus atteintes, et dans
tous les cas, il est souvent impossible de savoir si le liquide injecté
ne va pas diffuser sur toute l'étendue des parois de la cavité et des
viscères, une infection relativement limitée. C'est d'ailleurs une pure
illusion de croire qu'une irrigation va débarrasser la cavité tout
entière des germes nocifs qu'elle recèle : on n'arrive jamais qu'à une
désinfection très relative. L'important n'est pas d'évacuer en totalité
le liquide de culture, mais c'est d'ouvrir une large issue par où il
s'échappera aisément. L'opération diminue surtout considérablement
la tension intrapéritonéale, et le liquide, trouvant une facile voie

(1) Paul REYNIER, *Soc. de chir.*, 5 mai 1897.

d'écoulement à l'extérieur par le drainage, n'a plus la même tendance à être résorbé par la séreuse.

D'après tout ce qui précède, on sera sobre de lavages abdominaux, ou plutôt, on ne se résoudra à cette manœuvre *que lorsque la généralisation de l'infection ne saurait être mise en doute*, ou au contraire orsqu'on aura affaire à une collection bien circonscrite.

La *technique du lavage* est des plus simples : encore faut-il en préciser les divers temps.

Les incisions multiples permettent d'obtenir une détersion beaucoup plus rapide et beaucoup plus complète. Je n'hésite pas, « *en cas de généralisation bien avérée* », à pratiquer dans chaque région iliaque l'incision de la ligature de l'artère iliaque externe : ce qui donne, avec l'incision de la ligne blanche, trois ouvertures larges. On introduit alors dans la cavité abdominale la canule en verre d'un laveur contenant de l'eau bouillie, ou de l'eau salée bouillie, à la température de 40 à 45° environ. Il est avantageux de diriger la canule successivement dans les différentes régions, pour aider à l'évacuation de tous les liquides préexistants.

Déjà Delépine avait donné un diagramme ingénieux pour indiquer la voie suivie par les liquides dans les infections péritonéales. Je ne saurais mieux faire que d'emprunter à la thèse d'Houzé, citée plus haut, celui que publie Hadra.

Cet auteur distingue six poches abdominales où s'accumulent de préférence les liquides septiques ou autres, épanchés dans la cavité séreuse.

« La première poche (*poche préhépatique droite*) remplie en grande partie par le foie, est limitée en haut par le diaphragme, à gauche par le ligament falciforme et l'épiploon gastro-hépatique, en bas par la partie droite du côlon transverse et un double repli transversal du péritoine, étendu de la partie supérieure du côlon ascendant à la paroi abdominale, un peu au-dessous du sommet de la onzième côte. Dans cette poche s'accumuleraient les produits infectieux venus de la partie du foie située à droite du ligament suspenseur, de la vésicule biliaire, des conduits biliaires, de la partie droite du côlon transverse et de l'angle hépatique du côlon, peut-être aussi du duodénum, du pylore et de quelques points de l'estomac.

« La seconde poche (*poche supracæcale*), moins profonde que la précédente, est limitée par le côlon transverse en haut, le mésentère et l'intestin grêle à gauche et en bas, le cæcum et le côlon ascendant à droite ; quand le côlon ascendant est vide, la limite, à droite, est formée par la paroi abdominale entre le repli péritonéal parti de l'angle du côlon et un repli semblable qui naît de la partie supérieure du cæcum. Cette poche reçoit les liquides versés par les perforations qui intéressent le côlon ascendant, la partie supérieure du cæcum, peut-être aussi le duodénum.

« La troisième poche (*poche paracæcale*) est la fosse iliaque droite ; elle est rapidement infectée dans les maladies de l'appendice, des organes génitaux internes, de la vessie, du rectum, de l'intestin grêle.

« La *quatrième* poche est limitée à droite par le mésentère et l'intestin grêle, en haut par la partie gauche du côlon transverse ; elle est directement contaminée quand les lésions portent sur l'intestin grêle, la flexure sigmoïde, le côlon descendant et la rate.

« La cinquième poche (*poche sous-diaphragmatique*) située à gauche du ligament suspenseur du foie et de la grande courbure de l'estomac, au-dessous du diaphragme, en haut du côlon transverse, de la rate et du ligament costo-côlique gauche, reçoit les liquides septiques versés par le lobe gauche du foie, la rate, la face antérieure et la partie gauche de l'estomac.

« La sixième poche est l'*arrière-cavité des épiploons.* »

Il est clair que cette description est un peu schématique et théorique ; elle répond cependant à la pratique et en y songeant on évitera de laisser passer inaperçus des poches et des diverticules infectés.

Il faut bien voir aussi que le petit bassin ne doit pas être le seul objectif du lavage : du côté du foie, du côté de la rate, l'instrument doit dépister les liquides septiques.

Quelle quantité de liquide faut-il injecter ?

Ici pas de chiffre précis. On attendra que le liquide ressorte clair, et on ne passera d'une poche à l'autre que lorsque la solution reparaîtra limpide dans la plaie. En général, on arrive à faire usage de douze à quinze litres en très peu de temps.

Inutile de s'acharner, comme on le conseille quelquefois, à dépouiller les anses intestinales et l'épiploon des fausses membranes qui peuvent les recouvrir. Inutile de s'évertuer avec des éponges ou des compresses stérilisées à assécher le péritoine et à purger la cavité abdominale de toute trace de liquide. Toutes ces manœuvres ne peuvent que prolonger une intervention qui gagne à être aussi rapide que possible, sans parler des traumatismes multiples qu'elles nécessitent.

Lorsque le liquide reparaît limpide, on doit aussitôt passer au troisième temps : le *drainage.*

Technique du drainage de la cavité abdominale. — On peut se passer du lavage ; on ne doit pas se passer de drainage. Là, tous les chirurgiens sont d'accord.

En Angleterre, les tubes de verre, les tubes de Keith sont surtout recommandés par Lawson Tait, Bantock, Sutton, etc. Cependant Trèves se sert de tubes en caoutchouc, et Mac Burney n'en met que dans le cul-de-sac de Douglas (Houzé).

Je ne vois vraiment pas la nécessité d'employer ces tubes rigides qui n'ont aucune souplesse et peuvent ainsi avoir des inconvénients.

Il y a quelques années, le drainage le plus employé en France

était le *drainage à la Mikulicz*, qui consiste en un sac de gaze iodoformée ou simplement stérilisée, dans lequel on insinue trois, quatre
ou cinq mèches de gaze souple, le long de laquelle les liquides sont
censés devoir filtrer par imbibition de proche en proche. Ce sac de
Mikulicz a son fond lié par un fil de soie dont les extrémités fixées
à l'extérieur permettent de le retirer aisément par une simple traction.

Ce mode de pansement a son utilité dans certains cas déterminés,
après certaines interventions sur l'utérus ou les annexes par exemple,
quand on veut immobiliser l'intestin loin d'une loge ou d'un organe
infecté. Mais ce n'est pas à proprement parler un mode de drainage :
c'*est un tamponnement*. Aussi voit-on maintenant nombre de chirurgiens placer au centre du sac de Mikulicz un gros tube en caoutchouc, ce qui est très logique : la gaze tamponne, soutient et immobilise les organes voisins et le tube assure l'écoulement des liquides.
Dans les infections généralisées à tout le péritoine, les seules dont
je m'occupe en ce moment, il n'y a pas de viscères à immobiliser ;
tout tamponnement à la gaze est donc inutile.

Il n'y a en réalité qu'un véritable drainage au sens propre du mot,
c'est le drainage avec des tubes de caoutchouc. Le drainage capillaire à la gaze est recommandé comme très efficace par Kummer,
par Mac Burney et par Pierre Delbet. Et pourtant, toutes les
fois qu'on enlève un Mikulicz, on voit sourdre un flot de liquide, qui
évidemment n'avait pas trouvé une voie d'écoulement suffisante. La
vérité, je le répète, est qu'il faut drainer avec des tubes.

On choisira des tubes du volume du pouce : on aura soin qu'ils ne
présentent pas de trous sur leur trajet. L'important est de multiplier
ces drains et de les bien placer. Avec une longue pince, on porte une
de leurs extrémités aussi profondément que possible. Quand les trois
incisions sont béantes, l'une sur la ligne médiane, et les deux autres
sur les côtés, on en place deux dans chaque plaie, de sorte qu'on a
ainsi un drainage complet. Comme l'a si bien dit Berger, il faut établir des drainages multiples et dans des directions différentes. Faut-
il entourer chaque tube avec une mèche de gaze iodoformée ou
stérilisée ? C'est une pratique recommandée par Jalaguier et d'autres.
Je n'en suis pas partisan : il m'a toujours semblé que cette gaze entourant le drain est une gêne notable pour son introduction. En un mot,
le tube monté sur une pince se place plus aisément et plus profondément que lorsqu'il est revêtu d'une robe rugueuse de gaze, et, je
le répète, c'est de l'installation judicieuse du système d'évacuation
des liquides péritonéaux que dépend le plus souvent le succès.

C'est sur cette donnée indéniable que se sont basés quelques chirurgiens pour chercher à drainer par des points déclives.

Chez la femme, on a conseillé d'effondrer le cul-de-sac de Douglas
et de drainer par le vagin. Reynier, en 1894, a défendu cette pra-

tique (1). Je suis convaincu que la voie vaginale rendra ainsi les plus grands services; Peyrot et moi nous l'utilisons souvent de parti pris, à la suite des interventions graves sur les annexes suppurées. Mais je n'en dirai pas autant de l'opération recommandée par Jaboulay qui, ne pouvant chez l'homme trouver une voie aussi déclive que la voie vaginale de la femme, conseille de faire une incision parasacrée pour donner issue aux drains. Cette incision me paraît compliquer singulièrement l'opération : pour la pratiquer, il faut placer le malade sur le flanc ; bref, elle ne saurait être comparée à l'incision si simple du cul-de-sac postérieur chez la femme. Aussi ne me semble-t-elle pas recommandable.

Une fois les drains bien mis en bonne place, on rétrécit par quelques points de suture les plaies de la paroi. Et là, je me range entièrement à l'avis de Peyrot, qui insiste sur la nécessité de ne rétrécir que légèrement l'incision ou les incisions. On achève l'occlusion en bourrant la plaie entre les drains avec de la gaze iodoformée. Dans un cas, cité par Houzé, Peyrot eut le lendemain la surprise de trouver une masse d'anses intestinales hors de la cavité abdominale, une véritable exentéropexie ; et le malade, avec une infection généralisée du péritoine qui l'avait mis dans un état presque désespéré au moment de l'opération, guérit malgré cet accident, ou peut-être grâce à cet incident. On se bornera donc à rétrécir un peu les plaies, sans prendre grand souci de les fermer le plus complètement possible.

Les drains seront fixés et repérés par des fils ou des crins de Florence, ce qui permettra de ne pas les perdre dans la cavité abdominale.

Enfin, un pansement absorbant de coton hydrophile, modérément serré par un bandage de flanelle avec sous-cuisses, terminera l'opération.

J'ajouterai qu'il n'y a pas lieu de faire des lavages ultérieurement par les tubes en caoutchouc. Ces drains peuvent d'ailleurs être enlevés au bout de quarante-huit heures, et remplacés par des tubes beaucoup plus petits, qu'on supprimera complètement dès le cinquième jour, sauf indication spéciale, telle que l'issue de liquides en très grande abondance. Dès le deuxième jour, il est aisé de voir que le drain est emprisonné dans une gaine de fausses membranes unissant les anses intestinales les unes aux autres ; c'est cette rapidité de l'agglutination des anses voisines entre elles qui rend sa présence si rapidement inutile.

Cette inflammation péritonéale amène une paralysie de la tunique musculaire de l'intestin, ainsi que nous l'avons déjà dit. Et il y a là un véritable écueil. Il faut, en effet, que le contenu de l'intestin soit évacué, si l'on ne veut pas voir persister les phénomènes de réten-

(1) Paul REYNIER, *Journ. de méd. de Paris*, mai 1891.

tion stercorale et gazeuse, et même les vomissements fécaloïdes.

Pour obtenir cette évacuation, on a proposé de faire des ponctions de l'intestin et même une véritable incision, une entérotomie. Il est vrai que cette entérotomie, pratiquée suivant les préceptes de Nélaton, a été faite tout d'abord par une fausse interprétation clinique, le chirurgien attribuant la rétention et les vomissements fécaloïdes à une obstruction intestinale vraie, provoquée par une cause mécanique, la coudure d'une anse. C'est évidemment un diagnostic erroné, mais peu importe, si les résultats de l'entérotomie ont été favorables. Schede au Congrès allemand de 1887, plus récemment Paul Segond à la Société de chirurgie, ont vanté les heureux effets de l'entérotomie de Nélaton dans le traitement des occlusions intestinales consécutives aux interventions sur les annexes et l'utérus. On peut affirmer maintenant que ces prétendues obstructions n'étaient le plus souvent que des paralysies intestinales ; c'est donc au traitement de ces paralysies — dues toujours aux infections péritonéales — qu'il faut appliquer ce que ces auteurs ont écrit relativement à l'entérotomie. Or, il semble bien, en vérité, que dans les faits publiés jusqu'ici, on a vu une amélioration remarquable survenir à la suite de l'entérotomie, dans des cas absolument désespérés. Houzé cite sept observations probantes à cet égard.

C'est Henrotin (de Chicago) qui, le premier, a, de propos délibéré, fait cette opération au cours d'une « péritonite diffuse ». Et lorsque Lockwood eut publié un mémoire recommandant des ponctions capillaires, sur les anses intestinales distendues, pour évacuer les gaz, et une incision qu'on fermera ultérieurement, pour l'issue des matières, la plupart des chirurgiens qui prirent la parole à la Société royale de Londres (octobre 1894) furent de son avis. Nous citerons Hulke, Thornton, Sheild, Cripps, Doran.

Bien plus, Hadra vint renchérir sur les idées émises par Henrotin (de Chicago) ; pour lui, les ponctions ne suffisent pas et il ne faut pas hésiter à fixer une anse d'intestin grêle à la paroi, pour avoir une véritable bouche intestinale qui permette les grandes évacuations.

Je tenais à signaler ces tentatives qui peuvent, à l'occasion, rendre des services. Dans certains cas, la situation est tellement menaçante, que toutes les interventions peuvent être tentées, même cette entérotomie qui, au premier abord, n'est que médiocrement séduisante. En parcourant les sept observations de la thèse de Houzé, on voit que « la production, soit chirurgicale, soit spontanée, d'une fistule intestinale, semble avoir apporté une amélioration rapide et marquée à un état morbide qui paraissait désespéré ».

Cela dit, je n'hésite pas à déclarer que, le plus souvent, on pourra se borner, pour faire la vidange du gros intestin, à introduire par l'anus une longue canule un peu flexible. On fera au besoin de grands lavages avec de l'eau boriquée à saturation ou avec de l'eau salée à

7 p. 1000. Ces grands lavements, à la température de 40°, seront répétés plusieurs fois par jour ; mais il va de soi qu'il ne saurait en être question si l'infection péritonéale avait été causée par une lésion du gros intestin, perforation traumatique ou autre.

Il reste à citer la *caféine*, le *strophantus*, la *spartéine*, en un mot tous les sthéniques cardiaques. Ces deux derniers médicaments, surtout, rendront les plus grands services pour soutenir le cœur, sans exciter autant que la caféine. Il faut pourtant reconnaître que les injections hypodermiques de caféine sont d'un usage plus répandu. En tout cas, on ne négligera pas cette médication, qui met le malade en état de supporter les interventions chirurgicales, ainsi que nous allons le répéter plus loin.

Et maintenant, nous pouvons préciser les indications de l'emploi des différents moyens d'action que je viens de décrire.

RÉSUMÉ DU TRAITEMENT.

Lorsque le diagnostic de la généralisation de l'infection à tout le péritoine est bien net, la première indication à remplir c'est d'évacuer la cavité abdominale. La laparotomie s'impose et le succès dépend le plus souvent de la rapidité de la décision. Mais encore faut-il que le malade soit en état de supporter l'intervention ; et c'est l'état de son cœur et par conséquent de son pouls, qu'il faut tout d'abord consulter. Si le pouls est petit, misérable, tremblant sous le doigt, fuyant, à 130, à 140 et plus, c'est courir à un échec certain que de prendre le bistouri. Il faut d'abord relever le cœur défaillant et c'est là que les injections sous-cutanées de caféine, de spartéine ou de strophantus alternées avec les injections d'éther, trouvent leur emploi. En quelques heures, on voit le pouls se relever, la température monter de quelques dixièmes de degré, et les extrémités se réchauffer. On a concurremment introduit une longue canule dans le rectum pour l'évacuation des gaz ; on a placé une vessie de glace sur l'abdomen, et on fait prendre par la bouche quelques cuillerées à café de grog frappé et quelques fragments de glace. On a ainsi quelques heures pour préparer tout ce qui est nécessaire pour la laparotomie. Pour cette opération, on aura tout avantage à employer l'éther comme anesthésique. L'éther ne déprime pas comme le chloroforme ; et l'anesthésie relève le cœur, le remonte, au lieu de le faire fléchir encore. Dans plusieurs cas, j'ai opéré même sans anesthésie. Ces malades sont souvent dans un état tel que l'opération leur paraît peu douloureuse.

Une fois le péritoine ouvert, on peut, dans la majorité des cas, se dispenser de faire de grands lavages : il suffit de drainer avec tout le soin possible.

C'est alors que, tout en continuant à soutenir le cœur avec la caféine, etc., on institue les grandes injections de sérum sous la peau, et on peut dès le début aller jusqu'à 4 et 5 litres par jour, quitte à diminuer progressivement les jours suivants. Avec la grande sonde rectale, on continue à évacuer les gaz et à répéter les lavages boriqués chauds, et il est souvent très favorable d'introduire toutes les quatre heures un tube Faucher dans l'estomac, pour le débarrasser des liquides infects qu'il contient.

Au bout de quarante-huit heures, on peut changer les drains et le cinquième jour les supprimer.

Si la situation restait aussi menaçante et paraissait désespérée, en raison de la persistance des phénomènes d'occlusion intestinale, on serait autorisé à évacuer le contenu du tube digestif par un anus artificiel, suivant la méthode américaine.

Dans une de mes dernières laparotomies d'urgence, un aide injectait sous la peau du malade 1 500 grammes de sérum *pendant que j'opérais*.

II. — INFECTIONS CIRCONSCRITES DU PÉRITOINE.

Pathogénie et anatomie pathologique. — On peut les observer dans deux circonstances très différentes, soit qu'elles résultent d'une infection généralisée qui s'est circonscrite secondairement, soit au contraire que l'infection soit d'emblée restée cantonnée dans la région où elle a pris naissance.

On peut les rencontrer dans toutes les régions et il n'est pas un viscère abdominal qui ne donne lieu, à l'occasion, à une infection de voisinage. C'est ainsi qu'on aura des infections *périhépatiques*, *périspléniques*, *pérityphliques*, *périappendiculaires*, *péricôliques*, *périrectales*.

C'est ainsi, de même, qu'on trouvera dans le petit bassin des suppurations localisées autour de la vessie, autour des annexes chez la emme.

Il suffit d'énoncer ces possibilités pour montrer que tous ces faits échappent à une description d'ensemble.

Du moins pouvons-nous éliminer de ce chapitre les infections décrites jusqu'ici sous le nom de *pelvi-péritonites*.

« La plus importante des péritonites partielles, la pelvi-péritonite, grâce aux magnifiques travaux et à la description magistrale de Bernutz, est aujourd'hui parfaitement connue. »

Voilà ce qu'écrivait Siredey (1) en 1879. Et l'on peut dire aujourd'hui qu'il ne reste absolument rien de cette « description magistrale », depuis que la notion de salpingite a bouleversé toute la chirurgie du petit bassin chez la femme. Aussi bien devons-nous laisser ici de côté,

---

(1) Siredey, art. Péritonite du *Dict. de méd. et de chir. prat.*, t. XXVI, p. 741.

toutes les infections péritonéales d'origine génitale qui seront étudiées avec plus de fruit parmi les maladies annexielles de la femme (1).

On en pourrait dire autant des abcès péricæcaux et périappendiculaires.

Ils ont pris une telle importance dans l'histoire des infections généralisées et circonscrites de la séreuse abdominale, qu'ils méritent un chapitre à part. Il faut donc se borner ici à des généralités.

L'infection péritonéale, qui reste localisée autour du point primitivement malade, se présente tout naturellement comme une transition entre les infections aiguës généralisées et les infections chroniques. Les premières ont été étudiées dans les chapitres précédents : les secondes seront décrites dans les chapitres qui suivent.

Un premier caractère les distingue des infections généralisées, c'est qu'elles se développent toujours autour d'un organe malade. Il n'y a pas ici dans les variétés pathogéniques d'infection localisée primitivement qui dépende d'une cause générale. Le fait ne peut se présenter que si la collection limitée est consécutive à une infection généralisée, en voie de guérison spontanée.

La première variété que nous étudions est donc toujours due à une lésion de voisinage. Toute l'étendue du tube digestif, du cardia au rectum, peut donner naissance à une infection de voisinage. Toutes les maladies ulcéreuses de l'estomac, du duodénum, et de tout l'intestin, en comprenant les affections néoplasiques, s'accompagnent parfois de lésions plus ou moins étendues de la séreuse. Dans l'ulcère rond de l'estomac et du duodénum, dans la fièvre typhoïde, dans la tuberculose intestinale, dans le cancer du cæcum, des angles du côlon ou de l'S iliaque et du rectum, on observe souvent ces lésions séreuses de voisinage. Dans les lésions traumatiques du canal gastro-intestinal, l'infection peut rester aussi cantonnée autour du point lésé, quand la plaie est très petite en particulier, et quand la contraction musculaire de la paroi intestinale peut arriver à produire une occlusion relative.

Pour les autres organes, il faut songer à toutes les affections dont ils peuvent être atteints. Du côté du foie tous les abcès parenchymateux, bien entendu, et toutes les cholécystites et hépatites infectieuses, s'accompagnent souvent de périhépatite. Mais on en observe aussi dans les affections calculeuses, dans les kystes hydatiques, dans les cirrhoses de toute nature.

Du côté de la rate, les lésions primitives le plus fréquemment signalées sont les splénites suppurées infectieuses du typhus, de la pyohémie, etc. Les grosses rates des impaludiques sont aussi très souvent entourées d'adhérences péritonéales qui sont les vestiges d'une infection périsplénique atténuée.

_____

(1) Voy. *Traité de chirurgie clinique*, t. X.

Les lésions péritonéales sont caractérisées au début par une exsudation lente de liquide fibrineux très adhésif qui accole les organes
voisins par leur surface séreuse. Il se produit en d'autres termes des
adhérences glutineuses, qui ne tardent pas à prendre de la consistance et à former de véritables symphyses plus ou moins solides. C'est
même à ces adhérences protectrices que l'on doit parfois d'éviter la
généralisation de l'infection à toute la séreuse, quand la lésion primitive vient, en évoluant, à amener une perforation viscérale. L'infection ne trouve, en pareil cas, à se développer que dans une sorte de
loge préformée, dans laquelle elle se cantonne provisoirement.

Ce sont d'ailleurs ces adhérences protectrices qu'on s'efforçait
d'obtenir, quand on traitait les kystes hydatiques du foie par les
caustiques, suivant la méthode de Récamier.

Ce sont aussi ces adhérences qui constituent la barrière bienfaisante enserrant l'infection autour d'une perforation intestinale, quand
une plaie pénétrante de l'intestin est suivie de guérison.

A un degré plus avancé, l'infection s'accompagne de la production
d'un liquide séreux qui se trouve emprisonné dans une véritable loge,
constituant une sorte de kyste. Ce liquide est un véritable bouillon
de culture, qui peut devenir, suivant l'intensité de la virulence, séro-
purulent ou même franchement purulent. A mesure que la pullu-
lation microbienne augmente dans le liquide enkysté, la barrière
fibrineuse qui séparait la région de la grande cavité séreuse s'est
épaissie, est devenue de plus en plus solide, constituant ainsi un
obstacle infranchissable.

Il n'est pas rare de voir se développer dans ces loges à contenu
purulent des gaz, souvent si abondants que leur sonorité à la percussion peut donner le change, et faire méconnaître la présence du
liquide. C'est surtout dans les abcès d'origine gastro-intestinale qu'on
rencontre ces gaz, ce qui a fait croire à tort pendant longtemps,
qu'ils venaient, par exosmose, de la cavité digestive.

Dans la majorité des cas, ces infections localisées évoluent comme
de véritables abcès chauds qui tendent à s'ouvrir et à se donner jour
par la voie la plus fragile. On ne sera donc point surpris de les voir
s'ouvrir dans un viscère tel que l'estomac, l'intestin, la vessie, le
vagin, etc., sans parler des cas où ils viennent faire saillie à la peau
du côté de l'ombilic ou des fosses iliaques.

Dans certaines régions, de véritables barrières naturelles circonscrivent la collection sur une partie de son étendue : ainsi, sur la face
convexe du foie, le ligament suspenseur et le ligament coronaire
constituent une limite naturelle à la partie postérieure et du côté
gauche ; aussi est-ce en avant, du côté du bord libre du foie, que se
trouve le point faible par où la collection aura de la tendance à se faire
jour, soit qu'elle s'ouvre dans la grande cavité péritonéale qu'elle
peut alors infecter en totalité, soit qu'elle évolue du côté de la peau.

On pourrait faire des observations analogues pour la rate et les autres viscères. Ajoutons à propos de la rate qu'il n'est pas rare de rencontrer une sorte de périsplénite adhésive, avec des productions fibro-cartilagineuses, qui peuvent arriver à une épaisseur de plus d'un demi-centimètre. Ces plaques cartilagineuses, déjà décrites par Cruveilhier, s'incrustent souvent de sels calcaires.

Symptômes. — Au point de vue clinique, aussi bien qu'au point de vue anatomo-pathologique, les infections circonscrites se présentent avec les mêmes caractères, quel que soit leur siège. Ce qu'on peut dire cliniquement de la périhépatite s'applique également à la périsplénite; il est donc inutile de décrire dans deux paragraphes spéciaux des lésions aussi analogues.

Les symptômes doivent être étudiés dans les deux formes que j'ai signalées à propos de l'anatomie pathologique.

A. Quand l'infection, primitivement généralisée, a de la tendance à se localiser, ce qui est, comme nous l'avons vu, un mode de terminaison favorable, on voit tous les symptômes menaçants s'atténuer petit à petit; la température s'élève s'il s'agissait d'une forme hypothermique; elle s'abaisse, au contraire, si l'infection primitivement généralisée, s'accompagnait de fièvre vive. Le pouls devient moins fréquent et plus plein; les vomissements s'espacent de plus en plus, et la constipation cesse. Le malade ne présente plus dès lors ce faciès grippé si caractéristique, et l'état général s'améliore notablement.

En examinant alors l'abdomen, on voit qu'il est moins ballonné; à la palpation, on ne réveille pas la douleur dans toute l'étendue du ventre qui paraît souple, sauf en un point limité. A ce niveau, la douleur est très vive et on perçoit un véritable gâteau dur comme du bois; la percussion, qui est d'ailleurs le plus souvent si douloureuse qu'on ne peut y avoir recours, ne donne pas de renseignements précis. On trouve, en général, de la sonorité, malgré la présence d'une collection liquide, et cela est dû à ce que cette collection est entourée d'anses intestinales distendues par des gaz. Quant à la fluctuation, rien ne peut la déceler dans la plupart des cas, en raison de la défense instinctive de la paroi musculaire qui forme un écran rigide au-devant de la collection.

Bientôt les phénomènes inflammatoires et réactionnels apparaissent dans la région malade; les douleurs locales deviennent de plus en plus intenses; l'empâtement tend à augmenter et la paroi abdominale s'œdématie; ce qui, pour le dire en passant, est un signe pathognomonique de la présence du pus. Pendant cette période, la température remonte et le malade a quelques frissons, accompagnés de sueurs; la constipation fait place d'ordinaire à la diarrhée.

C'est, comme on le voit, un abcès chaud qui évolue, et si le bistouri n'intervient pas, le pus se fait jour, soit dans un viscère voisin, l'intestin, la vessie, etc., soit dans la cavité péritonéale, soit à l'extérieur, par un cul-de-sac vaginal ou par la peau.

B. Dans la deuxième forme d'infection circonscrite du péritoine, les lésions sont limitées autour de l'organe primitivement malade ; c'est la « *péritonite aiguë circonscrite d'emblée* » décrite par Jalaguier.

Les symptômes diffèrent des précédents dans l'ordre de leur apparition ; ce sont les signes que nous avons décrits plus haut, mais ils apparaissent insidieusement, au fur et à mesure que l'affection évolue ; au début, on découvre avec peine la région malade, qui ne se signale que par la douleur à la pression et surtout par la contracture locale des muscles de la paroi au-devant d'elle.

Une fois la collection enkystée constituée, elle se manifeste par les mêmes signes que celle qui résulte de la localisation d'une infection généralisée : je n'y reviens donc pas.

Mais je dois dire un mot des phénomènes généraux graves qu'on observe parfois dans ces infections circonscrites d'emblée. Dans tous les classiques, on décrit ces accidents sous le nom de *péritonisme*, que leur avait donné Gubler, et on les considère comme des réflexes nerveux, dont le point de départ est aux extrémités nerveuses péritonéales et sous-péritonéales.

« L'irritation est transmise aux centres nerveux par le plexus solaire et réfléchie sur l'intestin, l'estomac, le rein, le cœur, les organes de la respiration ; les mouvements péristaltiques s'arrêtent, l'abdomen se ballonne, il y a des vomissements et de la constipation ; le pouls est petit, filiforme, la respiration est incomplète, la sécrétion urinaire est supprimée ; la température s'abaisse. La mort peut être la conséquence de ces phénomènes nerveux. »

Telle est la description que Jalaguier donne du péritonisme.

N'est-elle pas superposable, de tous points, à celle que nous avons faite de l'infection péritonéale, et n'est-il pas plus simple d'admettre qu'on trouverait dans l'étude bactériologique du contenu de la poche la cause de l'intensité des réactions générales? En d'autres termes, je pense que ce prétendu péritonisme, au lieu d'être, comme on l'a dit, un simple réflexe nerveux, est en rapport avec l'intensité de la virulence des bactéries pathogènes, ou avec la rapidité de l'absorption de leurs toxines.

C. On peut s'arrêter un instant sur une troisième forme d'infection localisée du péritoine, c'est une forme essentiellement chronique, qu'on observe surtout autour d'un viscère atteint lui-même d'une affection chronique : il s'agit, dans ce cas-là, de ces exsudats fibrineux qui constituent à la longue de véritables fausses membranes solides qui unissent les viscères entre eux. Ces fausses membranes circonscrivent parfois des loges de toutes dimensions, dans lesquelles s'accumule un liquide séreux plus ou moins louche. Le malade se plaint de douleurs vagues localisées et de constipation plus ou moins opiniâtre ; il faut bien dire que souvent ce sont ces deux symptômes qui attirent l'attention du chirurgien et font découvrir l'existence d'un néoplasme viscéral, méconnu jusque-là.

Les cancers de l'estomac et de l'intestin ne sont douloureux que lorsqu'ils donnent naissance à des phénomènes d'obstruction, ou lorsqu'ils s'accompagnent de ces poussées chroniques d'infection péritonitique. On aura donc soin, en pareil cas, de ne pas se borner à diagnostiquer l'affection péritonéale, mais de chercher surtout sa cause originelle, qu'on trouvera toujours dans une lésion néoplasique ou ulcéreuse du viscère adjacent.

Si l'abcès se trouve circonscrit au voisinage du diaphragme, on peut observer des symptômes pleurétiques et même l'évacuation dans la cavité pleurale ou dans les bronches.

Les abcès sous-diaphragmatiques sont actuellement en Amérique l'objet d'études suivies et Beck (de New-York), qui, à la quarante-septième assemblée annuelle de l'Association médicale américaine, à Atlanta, en mai 1896, en citait près de deux cents cas, ajoutait que, lorsque l'attention sera attirée de ce côté, on en rencontrera en très grand nombre. Ces abcès donnent presque toujours lieu à des erreurs : on les prend pour un pyothorax, et même après l'incision on ne reconnaît pas son erreur. Nous allons voir sur quels signes on peut se baser pour faire le diagnostic.

Diagnostic. — Il ne saurait être question ici de la forme clinique dans laquelle l'abcès enkysté du péritoine est dû à la localisation d'une infection généralisée. Il est clair que la marche du mal ne peut donner prise à aucun doute ; il s'agit d'une affection qui évolue vers la guérison. Nous n'avons donc à parler que du diagnostic des infections plus ou moins aiguës qui prennent naissance autour d'un viscère primitivement malade.

Pour la clarté du sujet, nous considérerons cette affection à trois périodes :

1° *Au début* ; 2° *lorsqu'un épanchement est constitué* ; 3° *lorsque la barrière péritonéale a été franchie.*

1° Si le début est insidieux, et ne s'accompagne pas de phénomènes généraux, l'attention n'est attirée que par la douleur locale accompagnée ou non de vomissements ; la palpation et la percussion ne peuvent donner aucun renseignement ; on doit donc faire le diagnostic avec toutes les affections qui présentent au début la douleur abdominale et les vomissements. Du côté de l'estomac et du duodénum, on recherchera les signes antérieurs du cancer ou de l'ulcère simple qui sont malheureusement si souvent latents et ignorés. Du côté du gros intestin, on explorera avec soin les régions d'élection du cancer, c'est-à-dire le rectum, les angles du côlon et surtout l'angle gauche, le cæcum. Au niveau de ce dernier organe, on s'attardera même à dépister les phénomènes douloureux de l'appendicite au début.

Si la douleur siège dans l'hypocondre droit, il faut songer aux *coliques hépatiques* et aux *coliques néphrétiques*, dans lesquelles les irradiations pourront donner d'utiles présomptions; il est vrai que la lithiase hépatique peut être la source d'infections péritonéales localisées; mais celles-ci ne surviennent, en général, qu'après une série de crises douloureuses, plus ou moins prolongées. La difficulté, le plus souvent, est de savoir si les accidents siègent dans l'organe lui-même ou dans le péritoine qui l'enveloppe. Il faut, presque toujours, pour arriver à un diagnostic ferme, attendre qu'il se soit produit une collection appréciable.

Quant à la lithiase urinaire, l'examen des urines et les antécédents du malade attireront, dès l'abord, l'attention : il faut bien dire aussi que les complications péritonéales infectieuses sont des plus rares au cours de la lithiase rénale.

Chez la femme, on n'oubliera pas, surtout à droite, que l'*ectopie du rein* est fréquemment la cause de poussées douloureuses et si, au cours de l'examen, on sent le rein fuir sous le doigt pour regagner sa loge, tous les doutes seront levés.

D'après tout ce qui précède, on voit que le diagnostic, au début, est des plus obscurs, mais on peut dire que dans les affections latentes des viscères abdominaux, les douleurs péritonéales dues à un début d'infection attirent l'attention sur la région malade ; et c'est ainsi qu'une main exercée peut découvrir une lésion ignorée jusque-là.

2° Lorsqu'il y a un épanchement constitué, qu'il soit séreux, séro-purulent ou purulent, il s'agit de préciser le siège de cette collection ; c'est encore au niveau du foie que le diagnostic est le plus épineux, quand il n'est pas impossible. Comment distinguer un *abcès hépatique*, une *cholécystite suppurée*, un kyste hydatique infecté du foie d'une suppuration périhépatique ? Une ponction exploratrice peut à peine lever les doutes, sauf, bien entendu, dans les cas où le liquide extrait par la ponction contient des crochets.

Il faut revenir ici sur le diagnostic des *abcès sous-diaphragmatiques* avec le *pyothorax enkysté*. Il est de la plus grande difficulté, puisque Beck lui-même, sur ses cinq malades, ne l'a fait que deux fois avant l'opération. Je dirai même qu'il est souvent obscur encore après l'opération. Fuerbringer donne comme pathognomoniques les mouvements de l'aiguille exploratrice de la ponction, qui suit le diaphragme lorsqu'elle l'a embroché pour pénétrer dans la cavité purulente. Mais est-il bien sûr que le segment diaphragmatique qui forme la paroi de l'abcès est animé de ses mouvements physiologiques normaux ? Pfuhl (1) recommande « la manométrie de la ten-

---

(1) Pfuhl, *Bull. de thérap.*, 30 mai 1897, p. 454.

sion interne de l'abcès, comme un guide sûr dans la différenciation entre le pyothorax et l'abcès sous-diaphragmatique ». On introduit la canule d'un trocart dans la cavité de l'abcès ; cette canule est en communication avec un manomètre, de façon que les mouvements de la colonne mercurielle puissent être observés. Si la canule se trouvait dans la cavité thoracique, elle tomberait pendant l'inspiration et monterait pendant l'expiration. Enfin Jaffé, cité par Beck, conseille de « contrôler la vitesse du pus pendant qu'il s'écoule à travers la canule d'un trocart et d'observer la différence dans la quantité du pus qui s'écoule pendant l'inspiration et l'expiration ».

Tout cela est bien ingénieux, mais, en pratique, on s'en tiendra plutôt à la remarque de F. Brown, à savoir « que si le pus de cette région donne des cultures du *Bacillus coli*, il y a une grande probabilité pour que la suppuration soit située au-dessous du diaphragme».

Fort heureusement, en pratique, le traitement des deux affections est le même.

Au niveau de la rate, les mêmes hésitations sont de règle et des deux côtés il y a encore à penser aux lésions de la plèvre diaphragmatique, d'autant plus qu'il est fréquent d'observer des pleurésies limitées, quand le péritoine diaphragmatique est lésé.

Il m'a été donné récemment d'observer un fait des plus instructifs à cet égard, chez un malade revenant du Brésil. Landrieux avait retiré, avec l'aiguille de Pravaz, un liquide citrin nettement d'origine pleurétique. Le lendemain, en ponctionnant au même niveau avec l'aiguille de l'aspirateur Potain, j'ai obtenu un pus épais, couleur chocolat, provenant d'un abcès du foie et lorsque, deux jours après, j'eus évacué, par la laparotomie, une énorme collection intrahépatique, nous pûmes constater qu'il restait dans la plèvre droite une petite quantité de liquide séreux.

Dans toute autre région de l'abdomen, le diagnostic de la collection est plus facile ; ce qui l'est moins, c'est d'en déterminer la cause.

On se rappellera que, chez la femme, les lésions annexielles donnent naissance à des abcès très haut situés dans l'abdomen, ainsi que Terrillon l'a depuis longtemps bien démontré.

Quant à l'*appendicite*, je n'insiste pas ici et je renvoie au long chapitre qui lui est consacré plus loin. Je rappelle seulement que, dans la fosse iliaque droite, on pensera toujours aux accumulations fécales et à ces prétendues tumeurs, qui disparaissent parfois, à la suite de quelques purgations ou de grandes irrigations côliques d'eau boriquée.

3° Lorsque l'abcès est à la dernière période de son évolution, le diagnostic étiologique seul est à faire; on peut cependant croire à un phlegmon de la paroi ; et, si les antécédents n'ont pas attiré suffisamment l'attention, on est tout surpris, lorsqu'on ouvre la collection, de voir que la poche pariétale sous-cutanée est en communication par un goulot avec une cavité profonde. Lorsque le pus est mélangé de gaz, on peut en conclure qu'il a pour origine une lésion du tube digestif, ce qui n'implique pas, d'ailleurs, ainsi que je l'ai déjà dit, que ces gaz viennent de l'intestin perforé ou non.

Traitement. — 1° Obtenir qu'une infection généralisée du péritoine se localise.

2° Éviter qu'une infection limitée ne se généralise.

Tels sont les deux axiomes qui doivent guider le chirurgien.

Nous avons vu (p. 293) les moyens dont on dispose pour remplir la première indication.

Pour la seconde, les procédés sont analogues et ne diffèrent que dans leur mode d'application.

Il faudra bien du temps encore pour que le médecin ne cède pas aux suggestions du malade et de son entourage qui le poussent à user copieusement de tous les révulsifs connus, sangsues, vésicatoires, pointes de feu. Encore est-il que dans ces formes à marche moins rapide, l'indication d'intervenir est moins pressante ; on peut même dire qu'il y a avantage à laisser les adhérences protectrices qui circonscrivent la loge purulente s'épaissir et se condenser ; mais, pendant toute cette période, c'est encore le sac de glace, appliqué avec les précautions sus-indiquées, auquel on doit donner la préférence. Quelques injections de morphine calmeront les douleurs, tout en immobilisant les anses intestinales ; le repos horizontal et l'immobilité absolue sont de rigueur ; enfin, dès que l'empâtement est manifeste, sans attendre l'apparition de l'œdème de la paroi, et encore moins la rougeur et la fluctuation, il ne faut pas hésiter à prendre le bistouri ; on incisera franchement au centre du gâteau, on pénétrera couche par couche, en ayant soin de faire l'hémostase au fur et à mesure ; la paroi, en pareil cas, est toujours plus vascularisée qu'à l'état normal, et quand on arrive sous les muscles, on traverse une zone propéritonéale œdématiée et infiltrée.

On aura soin alors de ne pas traumatiser avec les doigts les parois de la cavité pour éviter de rompre des adhérences salutaires.

Combien de fois le chirurgien n'a-t-il pas regretté qu'une curiosité fâcheuse l'ait poussé à prolonger son examen dans la profondeur, pour découvrir l'origine du mal. Il suffit en effet d'un traumatisme très léger pour décoller une anse intestinale et inoculer la grande séreuse péritonéale ; il faut bien savoir d'ailleurs que l'examen direct dans ces conditions-là ne donne pas de renseignements bien précis ; on se bornera donc, après un lavage copieux avec un antiseptique tel que la solution de sublimé ou d'acide phénique, à drainer largement, en se servant de gros tubes de caoutchouc entourés de gaze antiseptique ou aseptique ; on laissera toujours l'incision pariétale largement béante et on fixera les drains à la peau, par des crins de Florence, afin d'éviter de les égarer dans la profondeur.

Le lavage ici n'a plus les mêmes inconvénients que dans les infec-tions généralisées, puisqu'il borne son action aux parois de l'abcès qui sont épaisses et peu aptes à résorber.

Si par accident on s'aperçoit que la grande séreuse est ouverte en un point, on aura soin de tamponner solidement la poche à ce niveau avec de la gaze iodoformée, pour tâcher d'éviter l'inoculation secon-daire.

INFECTIONS SPÉCIFIQUES DU PÉRITOINE.

Ce chapitre se divise naturellement en deux parties : A. *la tuber-culose du péritoine*; — B. *le cancer du péritoine*.

La première doit prendre un grand développement dans un *Traité de chirurgie moderne* : elle est entrée dans le domaine opératoire, c'est une des conquêtes nouvelles de la chirurgie.

A. — Tuberculose du péritoine.

Il n'est pas inutile de rappeler en quelques mots les phases de l'his-toire de cette infection spécifique qu'on a si longtemps appelée « *péritonite chronique* ».

C'est seulement au début de ce siècle que la péritonite fut consi-dérée comme une entité anatomo-clinique par Bichat, qui, le premier, décrivit le système des séreuses et différencia nettement les affections du péritoine des inflammations gastro-intestinales. Bayle et Laënnec complétèrent sa description, surtout en ce qui concerne la « périto-nite chronique », mais ne firent pas mention des rapports de cette forme avec la tuberculose.

Cependant, c'est encore à l'école française, représentée par Louis, Andral, Grisolle, Empis, que revient l'honneur d'avoir reconnu l'ori-gine tuberculeuse de la péritonite chronique.

Les contemporains, avec Tapret (1), Lancereaux, Delpeuch, ont bien déclaré que cette dernière proposition ne pouvait être mainte-nue dans son entière rigueur, puisqu'ils ont démontré l'existence « de péritonites chroniques non tuberculeuses, mais cancéreuses, syphilitiques, etc., et de péritonites aiguës tuberculeuses ».

Il n'en subsiste pas moins en règle que la *péritonite chronique est presque toujours une tuberculose du péritoine* : c'est la tuberculose du péritoine que j'ai en vue dans cet article et, comme nous le verrons, il est des formes de tuberculose péritonéale dans lesquelles les phé-nomènes inflammatoires sont si peu marqués qu'il n'y a pas périto-nite, à proprement parler.

(1) Tapret, De la péritonite chronique. Paris, 1884.

A ces deux phases anatomo-cliniques et étiologiques a succédé une troisième période chirurgicale contemporaine. Elle a eu pour point de départ des observations isolées de Spencer Wells et de Stellwag, de tuberculoses péritonéales guéries après une laparotomie pratiquée par suite d'erreur de diagnostic (on avait pensé à des kystes de l'ovaire).

Kœnig (1) dans un premier mémoire, de 1884, préconise la laparotomie systématique, comme méthode de traitement de la tuberculose péritonéale, et apporte trois observations à l'appui de sa thèse. Dès cette époque, les travaux se multiplient à ce point, qu'en 1890, Kœnig peut réunir 131 observations. Depuis, de nombreux mémoires, en particulier de Czerny, Lindner (2), Naumann (3), Rœrsch, Mac Ardle (4), Leguen, Boari, Marchthurn ; des thèses, parmi lesquelles il faut citer surtout celles de Truc, de Pic, de Maurange (5), d'Aldibert, ont exposé les résultats obtenus, esquissé les indications, précisé la technique, tous points qui ont fait par ailleurs l'objet de discussions très étendues dans les différents *Congrès de chirurgie* en Allemagne (1887), en France (1889), en Italie (1889 et 1896), et au sein de la *Société de chirurgie* et de la *Société médicale des hôpitaux.*

La tuberculose péritonéale peut n'être pas une des manifestations de la tuberculose généralisée, elle présente dans ce cas peu d'intérêt pour le chirurgien. Au contraire, elle peut être une manifestation unique, isolée de la tuberculose, ou tout au moins occuper le premier plan du tableau anatomique et clinique ; c'est alors une véritable tuberculose locale, c'est-à-dire relevant de la chirurgie ; c'est d'elle surtout que nous nous occuperons.

Elle peut être *localisée* ou *généralisée.* Généralisée, on la voit prendre d'ordinaire une allure chronique, plus rarement une allure aiguë. Localisée, elle paraît secondaire à la tuberculose des organes sous-jacents, et l'on a pu décrire de la tuberculose péritonéale périhépatique, périsplénique, périappendiculaire, pérityphlique, périherniaire, périannexielle (ancienne pelvi-péritonite tuberculeuse).

Nous dirons un mot de chacune de ces dernières formes, renvoyant pour les détails aux articles spéciaux [*Appendicite, Salpingo-ovarite, Hernies*, etc. (6)], comme nous l'avons fait dans les deux chapitres précédents.

Pathogénie. — Les causes prédisposantes sont celles de la tuber-

(1) Kœnig, *Centralblatt für Chirurgie*, 1884, 1890.

(2) Lindner, *Mercredi médic.*, 1891, p. 543.

(3) Naumann, Péritonite tuberculeuse (*Mercredi médic.*, 1895, n° 52, p. 616).

(4) Mac Ardle, Laparotomie pour périt. tuberc. (*Americ. Journ. of the med. Assoc.*, 17 septembre 1896, p. 863. — *Americ. med. surg. Bull.*, 7 novembre 1896, p. 552. — *Amer. Journ. of Obstet.*, novembre 1896, p. 824).

(5) Maurange, Intervention chirurgicale dans la péritonite tuberculeuse, thèse de Paris, 1880, n° 377.

(6) Voy. *Traité de chirurgie clinique*, t. VII, art. Hernie, par Jaboulay.

culose en général. Cependant, quelques faits sont à signaler au point de vue spécial de la tuberculose péritonéale.

C'est ainsi qu'il semble que l'affection se rencontre avec une prédilection marquée chez les femmes, ce qui, nous le verrons, a amené certains auteurs, avec Bouilly, à attribuer un rôle important à la tuberculose génitale dans la pathogénie de la bacillose péritonéale.

Il est remarquable aussi de voir l'affection se manifester avec un maximum de fréquence dans l'adolescence de sept à douze ans et devenir très rare chez les vieillards.

Les auteurs ont été frappés de ce fait que cette localisation bacillaire se montrait souvent chez des sujets d'apparence vigoureuse, chez des enfants de souche neuro-arthritique, comme l'a indiqué Delpeuch.

Toutes les affections abdominales (intestinales, génito-urinaires, hépatiques, etc.), néoplasiques ou inflammatoires, peuvent en être la cause occasionnelle, en créant un lieu de moindre résistance, sur lequel vient se greffer le bacille jusqu'alors latent. Suivant la loi établie par Max Schüller, les traumatismes peuvent jouer le même rôle, et les médecins militaires ont ainsi incriminé le port du ceinturon comme cause occasionnelle de la tuberculose péritonéale des jeunes soldats.

L'alcoolisme est aussi une cause puissamment prédisposante, comme tout ce qui amène une déchéance organique.

Le bacille de la tuberculose ne peut arriver à la surface du péritoine que par quatre voies bien déterminées : a. *par effraction*; b. *par propagation de contiguïté*; c. *par la voie lymphatique*; d. *par la voie sanguine*.

a. *Par effraction.* — Des exemples journaliers de tuberculose par effraction nous sont fournis par l'expérimentation, par la pratique de l'inoculation intrapéritonéale. En clinique, ce mécanisme paraît absolument exceptionnel et les cas sont bien rares de tuberculose du péritoine provoquée par une ponction ou une plaie de l'abdomen (Voy. la thèse de François, thèse de Lille).

b. *Par propagation de contiguïté.* — Dans l'infection par contiguïté, on admet que le bacille vient d'un des organes parapéritonéaux et, en particulier, de l'intestin. La question est loin d'être tranchée. Cruveilhier, Grancher, Kœnig, Philipps, enseignent que l'infection peut venir de l'intestin infecté ou même non infecté. Ils insistent sur la fréquence des altérations intestinales récentes ou anciennes dans les autopsies de tuberculose du péritoine, et Kœnig déclare formellement que les lésions intestinales précèdent communément les lésions de la séreuse.

Philipps, dans 107 autopsies, trouve 80 fois l'intestin malade et la séreuse recouverte d'un semis de granulations tuberculeuses au

niveau des ulcérations intestinales. A cette théorie, Spillmann (1),
Delpeuch (2), Marfan (3), objectent que, cliniquement, l'entérite
tuberculeuse est plutôt exceptionnelle au cours de la tuberculose
péritonéale, la diarrhée, ce signe capital de l'entérite, manquant le
plus souvent; il est vrai qu'au début le diagnostic clinique de l'entérite est souvent des plus difficiles. Faut-il ajouter, avec ces auteurs,
qu'anatomiquement, la lymphangite et l'adénopathie spécifique, qui
sont constantes dans la tuberculose intestinale, sont rarement observées dans la tuberculose du péritoine? Il semble que cette assertion
soit au moins fort exagérée : Czerny, Péan, Picqué (4) ont trouvé
les ganglions mésentériques altérés, au cours de laparotomies pour
tuberculose péritonéale. Inversement, à l'encontre de ce que décla-
rent Philipps et Cruveilhier, les lésions de la tuberculose intestinale
manquent le plus souvent à l'autopsie des sujets qui ont succombé à
la tuberculose du péritoine. De toutes ces objections, il n'en est pas
de complètement irréductible : Dobroklensky (5) a montré que les
bacilles pouvaient facilement traverser les parois intestinales saines
sans laisser de traces de leur passage, et il a pu réaliser des infections
tuberculeuses du péritoine *par ingestion* dans un intestin indemne.

Concluons en disant que l'infection par la voie intestinale paraît
répondre à un certain nombre de cas.

L'inoculation de la séreuse par les organes génitaux internes de la
femme est de beaucoup plus fréquente qu'on ne l'avait pensé : en
tout cas, l'existence de la tuberculose péritonéale à début génital ne
saurait être mise en doute. P. Brouardel (6) avait, dès 1865, décrit les
pelvi-péritonites tuberculeuses, et Pierre Delbet (7) en rapporte un
certain nombre de cas. Enfin Bouilly (8) a bien montré que la maladie désignée jusqu'ici sous le nom d'*ascite essentielle des jeunes filles*
a presque toujours pour origine une tuberculose localisée aux ovaires,
aux trompes et au péritoine du petit bassin. Cette communication
large et toujours ouverte entre la cavité séreuse et les trompes
explique comment cette affection est spéciale au sexe féminin.

Citons enfin les inoculations qui peuvent se faire au cours de la
coxo-tuberculose. Lannelongue (9), dans son mémoire, signale la
tuberculose péritonéale comme complication possible de cette affection. On conçoit en effet la possibilité d'une propagation spécifique

(1) Spillmann et Ganginotty, art. Péritonite (*Dict. encyclop. des sc. méd.*,
t. XXIII, 2e série, p. 393).
(2) Delpeuch, De la péritonite tuberculeuse. Paris, 1883.
(3) Marfan, Péritonite tuberculeuse chez les enfants (*Presse méd.*, 19 mai 1894).
(4) Picqué, *Sem. méd.*, 1893, p. 468. — Picqué et Orillard, *Revue des sc. méd.
de Hayem*, t. XLIII, p. 658.
(5) Dobroklensky, *Arch. de méd. expérim.*, mars 1890.
(6) P. Brouardel, thèse de Paris, 1865.
(7) Pierre Delbet, Suppurations pelviennes. Paris, 1891, p. 64.
(8) Bouilly, *Sem. méd.*, 1893, p. 485.
(9) Lannelongue, Coxo-tuberculose. Paris, 1886.

de la hanche à la cavité abdominale, au travers de l'os iliaque ulcéré, ou par l'anneau crural ; mais les observations en sont des plus rares.

c. *Par la voie lymphatique.* — Dans les cas d'infection par la voie lymphatique, la bacillose débuterait primitivement dans la plèvre et se propagerait secondairement au péritoine par les puits lympha tiques transdiaphragmatiques. Les arguments en faveur de cette pathogénie sont de même ordre que ceux invoqués précédemment en faveur de l'origine intestinale de l'affection : signes de pleurésie des bases précédant l'éclosion des accidents abdominaux, constatation de lésions pleurales à l'autopsie des sujets morts de tuberculose péritonéale [Boulland (1) et Fernet (2)]. Kœnig s'inscrit contre ces assertions qui semblent ne s'appliquer qu'à un nombre restreint de malades. Il n'en est pas moins vrai que la tuberculose du péritoine d'origine pleurale existe dans quelques cas : ou bien il faut admettre plus simplement une localisation initiale d'emblée de la tuberculose à la fois sur le système séreux thoracique et abdominal. — Plèvres et péritoine, chez un sujet prédisposé, seraient infectés en même temps. On arrive ainsi à concevoir une *bacillémie* primitive et discrète, aboutissant secondairement à une tuberculose locale du péritoine.

d. La *voie sanguine* doit exister ici comme pour toutes ou presque toutes les infections. Mais pourquoi, en cas de bacillémie, cette localisation abdominale? Il faut faire entrer en ligne de compte des variations encore mal connues de septicité et de virulence, des conditions spéciales et encore imprécisées de réceptivité et de sensibilité réactionnelle, dont les facteurs prédisposants principaux paraissent être l'hérédité, le neuro-arthritisme pour Delpeuch, les traumatismes, les intoxications (alcoolisme) et les infections antérieures qui ont créé un lieu de moindre résistance.

Anatomie pathologique. — Les lésions diffèrent suivant que la tuberculose péritonéale est aiguë ou chronique, localisée ou généralisée : d'où trois divisions naturelles :

A. *Tuberculose péritonéale aiguë ou miliaire* ; B. *Tuberculose péritonéale chronique généralisée* ; C. *Tuberculose péritonéale localisée.*

A. Tuberculose péritonéale aiguë ou miliaire. — Le plus souvent, cette tuberculose péritonéale n'est qu'une des manifestations d'une granulie généralisée ; aussi trouve-t-on d'ordinaire les autres organes, poumons, plèvres, méninges, etc., altérés par les lésions tuberculeuses, plus ou moins farcis de granulations miliaires.

Les lésions peuvent être plus discrètes, mais il est en tous cas bien exceptionnel de ne pas trouver un foyer tuberculeux ancien comme

---

(1) BOULLAND, Tuberculose du péritoine et des plèvres, thèse de Paris, 1885, nº 175.

(2) FERNET, *Soc. méd. des hôp.*, 1884.

point de départ de la bacillémie. Les lésions péritonéales sont plus ou moins avancées.

La cavité péritonéale renferme un liquide, en général peu abondant, souvent floconneux, séreux, rarement séro-purulent, purulent ou hémorragique, riche en albumine et en fibrine, ce qui le distingue des ascites d'origine purement mécanique. Les bacilles y sont fort rares, et seule, l'inoculation parvient à les mettre en évidence avec une certaine constance.

Les feuillets de la séreuse sont recouverts de tubercules jeunes, à peu près tous au même stade de crudité, le processus d'ulcération n'étant pas ébauché. Ce sont des granulations semblables à des grains de semoule, dures, lenticulaires, blanchâtres, translucides, confluentes ou disséminées, profondes ou superficielles, souvent entourées d'une zone périgranuleuse, congestionnée, ecchymotique, dépolie.

Elles sont surtout groupées autour des viscères (*périsplanchnite*), autour des lymphatiques (*périlymphangite*), autour des vaisseaux (*périartérite, périphlébite*).

Il y a peu de lésions inflammatoires, pas de fausses membranes ; en sorte que le liquide est libre, la cavité non cloisonnée.

Les ganglions mésentériques sont presque toujours altérés ; enfin, conformément à la loi de Godelier, la coexistence de lésions pleurales est assez fréquente : deux fois sur douze cas de Boulland.

B. **Tuberculose péritonéale chronique généralisée.** — C'est la forme la plus commune, elle peut elle-même se présenter à l'anatomo-pathologiste sous trois aspects différents, répondant à trois stades d'évolution du tubercule et à trois formes cliniques de la maladie.

Aussi chacune des formes mérite une description spéciale ; d'autant que, comme nous le verrons, les indications et le pronostic opératoires sont assez différents, suivant la forme anatomique que la clinique révèle.

Nous décrirons donc : 1° *la forme ascitique* ; 2° *la forme ulcéro-caséeuse* ; 3° *la forme fibro-adhésive*.

1° FORME ASCITIQUE. — La première de ces formes correspond à la période d'invasion, de crudité du tubercule et à l'affection longtemps décrite sous le nom d'*ascite essentielle des jeunes filles*. Sa nature tuberculeuse n'a été reconnue et affirmée, et ses lésions n'ont été décrites que par des chirurgiens, et en particulier par Bouilly, depuis la pratique de la laparotomie. Car c'est une phase initiale de l'affection qui guérit ou qui se transforme en une des formes suivantes par évolution caséeuse ou fibreuse du tubercule.

A l'ouverture du ventre, on trouve une quantité variable de liquide citrin, transparent, séreux, quelquefois sanguinolent, rarement séro-purulent. Ce liquide résulte de l'exsudation péritonitique inflammatoire consécutive au développement des tubercules sur la séreuse; il est possible aussi, comme l'ont soutenu Hanot et Gilbert, que dans un certain nombre de cas, une cirrhose bacillaire concomitante joue un certain rôle dans la pathogénie de l'épanchement.

Les feuillets de la séreuse se montrent parsemés de granulations profondes et superficielles avec congestion périgranuleuse et état dépoli de la séreuse. Toutes ces granulations sont, au stade de crudité, constituées de façon typique par une cellule géante centrale, une couronne de cellules épithélioïdes, une infiltration périphérique de cellules embryonnaires, ou bien formées seulement par un amas de cellules embryonnaires.

Ces granulations, comme toutes les granulations tuberculeuses, peuvent évoluer vers la régression, la guérison, la « restitutio ad integrum » du péritoine ; l'affection disparaît sans laisser de trace et c'est ce qui explique que la maladie, lorsqu'elle n'a pas dépassé ce stade, ait pu être considérée comme « une ascite essentielle ».

Elles peuvent aussi évoluer vers la caséification et l'ulcération.

L'affection dont nous venons de décrire les lésions n'est alors que la première phase, le plus souvent méconnue, de la tuberculose ulcéro-caséeuse commune du péritoine que nous allons étudier maintenant.

2° FORME ULCÉRO-CASÉEUSE. — Elle se caractérise par la présence sur le péritoine de lésions profuses de tuberculose à ses différents stades avec suppuration, infiltration, formation de fausses membranes.

La paroi, à laquelle les viscères adhèrent ordinairement, est très épaissie et vascularisée. Cette hyperémie considérable des différents plans de la paroi abdominale a frappé tous les opérateurs qui ont attiré aussi l'attention sur la difficulté parfois assez grande qu'on éprouve à reconnaître les points de repère habituels de la laparotomie, tant les couches anatomiques sont infiltrées, épaissies, confondues, tant la couche graisseuse propéritonéale, farcie de tubercules, a pris l'aspect de l'épiploon ; d'autre part, le péritoine pariétal pouvant mesurer dans certains cas jusqu'à 5 ou 6 millimètres, et l'intestin adhérant souvent à la paroi, on conçoit qu'il ait pu arriver aux meilleurs opérateurs de blesser une anse intestinale ou de croire à l'existence d'une tumeur maligne.

Un liquide louche, séro-purulent ou franchement purulent, remplit plus ou moins la cavité péritonéale, localisé par places dans des loges ne communiquant pas les unes avec les autres. Le grand épiploon, toujours considérablement épaissi, lardacé, farci de tubercules blanchâtres caséifiés par endroits, forme un épais tablier ou gâteau qui s'étale au-devant de la masse intestinale. D'autres fois, il est comme rétracté et ramassé en une bande, épaisse de plusieurs centimètres, qui va d'un hypocondre à l'autre et qui se laisse

déchirer sous les fils à ligature, en laissant à nu des surfaces de
section saignantes et granuleuses.

Les anses intestinales sont souvent agglutinées entre elles, formant une masse collée contre le rachis. Des adhérences plus ou
moins solides les unissent entre elles et avec la paroi. Ces adhérences,
tout comme le péritoine viscéral, sont parsemées de granulations et
contribuent à limiter entre les anses intestinales ces poches à contenu
séreux, hématique ou purulent dont je parlais plus haut. Si l'intestin est perforé au niveau d'une de ces cavités, on y trouve des matières fécales; mais parfois la perforation du viscère se fait jour
dans une anse voisine qui lui était accolée et la communication est
plus ou moins large. On peut voir encore les anses collées à la
paroi s'ulcérer et s'ouvrir dans une poche préformée; d'où la production de phlegmons pyostercoraux autour de l'ombilic, avec des
clapiers et des diverticules profonds. Ce sont ces agglutinats d'anses
intestinales avec les adhérences qui constituent les gâteaux péritonéaux de la tuberculose chronique du péritoine. La muqueuse intestinale semble saine dans un certain nombre de cas et nous avons vu
que, se basant sur ce fait, on a nié l'origine intestinale de la tuberculose péritonéale; mais le plus souvent elle est granuleuse, gra-
nitée, et même ulcérée, les lésions atteignant leur maximum dans
les portions terminales de l'intestin grêle et près de son bord libre.

Tous les organes abdominaux peuvent présenter des lésions tuberculeuses plus ou moins avancées. La rate et le foie, le plus souvent
recouverts d'une coque fibro-caséeuse extrèmement épaissie, présentent parfois des lésions intrinsèques de tuberculose : ce serait
même la règle pour Hanot et Gilbert (1).

La tuberculose rénale a été souvent signalée. Les ganglions
mésentériques sont fréquemment caséeux. Les organes génitaux
internes ne sont presque jamais indemnes chez la femme; et même
chez l'homme ils peuvent être atteints. Chez une jeune femme que
j'ai laparotomisée en mai 1896 dans le service de Peyrot, les deux
ovaires étaient transformés en deux véritables choux-fleurs du
volume du poing, qui baignaient dans un abondant liquide ascitique
très clair. Il a fallu recourir à l'inoculation pour s'assurer qu'il ne
s'agissait pas de cancer. La malade m'a écrit, à l'anniversaire de son
opération, pour me dire que son état est excellent et qu'elle a repris
sa vie habituelle.

On rencontre enfin, mais cela n'est pas constant, des lésions, le
plus souvent minimes, des plèvres et des poumons, comme Godelier
l'a si bien souligné : dans quelques cas, on se trouve même en présence de lésions pleuro-pulmonaires si étendues, qu'elles constituent
une contre-indication formelle à toute intervention.

(1) Voy. Traité de médecine de Brouardel et Gilbert, art. FOIE, par GILBERT.

Dans cette forme, la transformation fibreuse du tubercule peut encore se produire; des éléments conjonctifs infiltrent les nodules tuberculeux, étouffent pour ainsi dire les granulations et peuvent, en se substituant à elles, amener la guérison; mais que le processus curateur dépasse le but, on arrive à la *forme fibro-adhésive*, qui peut d'ailleurs succéder d'emblée à la forme ascitique.

3° FORME FIBRO-ADHÉSIVE. — Toutes les lésions tuberculeuses subissent la transformation et la régression fibreuses. Le liquide se résorbe en même temps que se fait la sclérose du tissu morbide. Il peut aussi s'enkyster dans des cavités secondaires bridées par des cloisons fibreuses. Le grand épiploon, fibreux et rétracté, est réduit à une corde tendue d'un hypocondre à l'autre, bridant l'estomac et le côlon transverse en les refoulant en arrière : de même, la rétraction du mésentère attire la masse intestinale en arrière et la fixe au rachis. L'intestin, dans son ensemble, est rétréci et raccourci, comme l'avait déjà signalé Grisolle : il arrive même à être enserré et coudé au point qu'il en résulte des phénomènes d'occlusion véritable. Tous les viscères de l'abdomen, le foie, la rate, les reins, les organes annexiels de la femme, peuvent être comprimés et comme atrophiés par le même processus de rétraction fibreuse de leur coque tuberculeuse.

L'ensemble de ces lésions (adhérence de l'intestin à la paroi postérieure, rétraction du mésentère, atrophie des organes abdominaux), joint à la disparition du liquide, qui finit par se résorber, explique bien la forme de *ventre en bateau* que l'on observe en pareil cas.

Lorsque la compression arrive à porter sur les gros vaisseaux, sur la veine cave, sur la veine porte, elle amène les phénomènes ordinaires de stase et d'exsudation ascitique. Si elle s'exerce sur le canal cholédoque ou sur les uretères, on observe la rétention biliaire, ou les lésions atrophiques rénales dues à l'imperméabilité uretérale.

Il y a desquamation de l'épithélium péritonéal, prolifération des éléments du tissu conjonctif sous-endothélial. Les nodules se présentent aux différents stades de la transformation fibreuse, soit absolument scléreux, sans trace aucune de lésions tuberculeuses actuelles; soit simplement infiltrés de fibrilles conjonctives pauvres en cellules géantes, exempts de bacilles; soit enfin caséeux au centre et fibreux à la périphérie, véritables petits abcès miliaires enkystés.

C. **Tuberculose péritonéale localisée.** — A côté des formes généralisées, il faut placer les formes localisées, qui sont d'ailleurs décrites suffisamment en différents chapitres de cet ouvrage. Les lésions sont absolument les mêmes que celles que nous venons de décrire; elles peuvent subir les mêmes transformations; leur topographie seule est spéciale.

Dans la *pérityphlite tuberculeuse*, étudiée par Pilliet et Hart-

mann (1), ou bien le péritoine est le plus atteint, ou bien au contraire la lésion de la séreuse paraît nettement secondaire à une
affection cæcale très prononcée. Dans ce dernier cas, la tuméfaction
est le plus souvent telle, qu'on peut penser à une tumeur maligne.
C'est ainsi que sur un malade de Bouilly, le diagnostic porté avait
été lymphadénome. J'ai fait moi-même à l'hôpital Lariboisière une
laparotomie qui m'a conduit sur une masse fongueuse du volume du
poing (septembre 1897) et les lésions cæcales étaient si avancées qu'il
était impossible de reconnaître les parois du viscère : aussi ai-je
pénétré sans m'en douter dans la cavité même du cæcum et ai-je dû
terminer l'opération par un anus artificiel.

La *tuberculose du péritoine pelvien* a été décrite par Paul Brouardel (2) dès 1865. Elle est le plus souvent consécutive à la tuberculose des ovaires et des trompes. C'est, ou bien une salpingite
tuberculeuse avec périsalpingite, ou bien une salpingite tuberculeuse avec tuberculose du péritoine qui tapisse le petit bassin jusqu'au détroit supérieur ; ou bien encore une tuberculose péritonéale
généralisée avec lésions prédominantes dans le petit bassin, ce qui
assigne à l'affection un début franchement génital. Comme dans
toutes les suppurations annexielles et périannexielles, on peut constater l'existence de fistules, de poches séparées, de perforations des
organes voisins, du rectum, du vagin, de la vessie.

Quelques cas rares de *tuberculose herniaire* ont été signalés en
particulier par H. Tenderich (3). Les lésions étaient localisées au
sac épaissi, rugueux, inégal, couvert d'un semis de granulations et
rempli de liquide. En général, il s'agit de sujets tuberculeux avérés,
atteints de lésions pulmonaires de même nature. C'est surtout dans
les hernies inguinales que cette tuberculose localisée a été observée.
Chez un malade de Largeau (4), la séreuse qui constituait le sac herniaire était lisse et absolument indemne, alors que l'épiploon hernié
et adhérent était recouvert de granulations tuberculeuses.

Symptômes. — Nous retrouvons ici les trois divisions qui nous
ont servi à classer les lésions anatomiques.

A. **Tuberculose péritonéale aiguë**. — Le plus souvent,
l'atteinte péritonéale n'est qu'un épiphénomène au cours d'une gra-
nnlie, ou une complication terminale dans une tuberculose chronique. L'apparition, chez un tuberculeux avéré, de vomissements
porracés, d'un épanchement ascitique, de douleurs abdominales,
permet de reconnaître l'extension au péritoine de l'infection tuberculeuse; mais il n'en va pas de même, lorsque la localisation péri-

---

(1) PILLIET et HARTMANN, Pérityphlite tuberculeuse (*Soc. anat.*, 1891).
(2) P. BROUARDEL, *loc. cit.*, 1865.
(3) H. TENDERICH, Tuberculose herniaire (*Deutsche Zeitschrift für klin. Chir.*,
Bd. XLI, fasc. 13, p. 220).
(4) LARGEAU, Épiploïte tuberculeuse (*Sem. méd.*, 1888, p. 428).

tonéale se produit chez un sujet porteur d'un foyer latent on méconnu
de bacillose.

Chez l'adulte, l'affection débute par des phénomènes généraux :
malaise, céphalalgie, courbature, fièvre à oscillations irrégulières,
amaigrissement rapide, hyperesthésie cutanée, météorisme, douleurs
abdominales. S'étonnera-t-on, après cette énumération de symptômes,
que la confusion avec la fièvre typhoïde ait été si souvent commise,
avant la pratique du séro-diagnostic.

Chez l'enfant, le tableau clinique se rapproche le plus souvent de
celui de la méningite ; mais cependant, le météorisme, l'ascite, les
vomissements porracés permettent d'éviter l'erreur.

L'évolution est rapide ; la mort arrive en trois semaines ou un
mois après une cachexie aiguë ; et nous verrons plus loin que jusqu'ici la chirurgie reste impuissante en pareil cas à enrayer cette
marche fatale. Disons pourtant qu'on a pu assister exceptionnellement à la transformation de la tuberculose miliaire en tuberculose
chronique ulcéreuse et même fibreuse.

Une forme particulièrement intéressante, signalée déjà par Louis,
Godelier, Empis, a été décrite en 1884 comme type spécial par Fernet, qui en a fait une description clinique complète, qui en a précisé
la pathogénie et qui a montré sa bénignité relative : c'est la *tuberculose pleuro-péritonéale subaiguë* (1).

Elle débute à peu près comme la tuberculose péritonéale aiguë,
par des symptômes généraux vagues : fièvre, malaise, céphalalgie,
amaigrissement ; mais bientôt ces phénomènes s'amendent et les
signes abdominaux s'accentuent au contraire et paraissent prédomi-
nants. On voit le ventre devenir douloureux, se ballonner, se remplir de liquide ; les vomissements, la constipation tourmentent le
malade ; puis, au bout de quelques jours, on assiste au développement d'une phlegmasie pleurale occupant surtout la base et les culs-
de-sac costo-diaphragmatiques, avec un épanchement séreux moyen,
uni ou bilatéral. Ce processus pleuro-pulmonaire peut évoluer sans
que les poumons soient atteints. Cette forme bien spécifiée peut
être mortelle en trois semaines ou un mois ; mais c'est surtout lorsque
l'infection pleuro-péritonéale est secondaire à une affection pulmonaire antérieure. Plus généralement, elle guérit en quelques
semaines, ou passe à l'état chronique dans la forme primitive la plus
ordinaire.

On a signalé enfin, surtout dans la deuxième enfance, une tuberculose aiguë à lésions prédominantes sur tout le système séreux, le
péritoine, les plèvres, le péricarde, les méninges.

B. **Tuberculose péritonéale chronique.** — Les trois formes
anatomiques de la tuberculose du péritoine commandant une allure

(1) Voy. la thèse de Boulland sur ce sujet. Paris, 1885.

clinique particulière pour chacune d'elles. Ici encore on distinguera trois modalités cliniques.

1° FORME ASCITIQUE. — C'est ce que l'on a décrit sous le nom d'*ascite essentielle des jeunes filles*. Cette forme peut, comme nous l'avons dit, tourner court et s'arrêter dans son évolution. Parfois, au contraire, elle ne reste pas à ce stade et n'est que la phase initiale d'une tuberculose ulcéreuse ou fibreuse du péritoine.

Elle débute par des douleurs abdominales vagues et modérées, des coliques, un peu de diarrhée, ou des alternatives de diarrhée et de constipation, des nausées et parfois des vomissements. La température est peu élevée ou normale, et l'état général est à peine altéré avec un peu de pâleur, d'asthénie, et un léger degré de dénutrition.

Bientôt apparaissent deux symptômes de haute signification, l'ascite et les signes pleuraux.

L'*ascite* se développe insidieusement : le liquide est libre dans la cavité péritonéale, et se reconnaît à tous les signes classiques (flot, matité des flancs, etc.) ; cependant les veines sous-cutanées de l'abdomen ne sont pas dilatées.

Les *phénomènes pleuraux* consistent en frottement que l'auscultation révèle aux deux bases avec prédominance marquée, le plus ordinairement à droite.

Au bout d'un temps qui varie de dix jours à un mois, tous les symptômes disparaissent, sauf l'ascite qui augmente peu à peu, sans jamais atteindre toutefois à un développement exagéré. Le volume du ventre varie suivant l'abondance de l'épanchement qui augmente et diminue d'un jour à l'autre, jusqu'au moment où, par une évolution naturelle, l'ascite disparaît complètement sans laisser de traces et la guérison est absolue ; à moins que l'on ne voie survenir une des deux formes qu'il nous reste à étudier, la forme ulcéro-caséeuse ou la forme fibro-adhésive.

2° FORME ULCÉRO-CASÉEUSE. — Elle est le plus souvent la terminaison de la forme ascitique; dans tous les cas, le début en est lent et insidieux, par des troubles digestifs vagues, des phénomènes intestinaux, de l'amaigrissement, de l'augmentation de volume du ventre, de la perte des forces et des accidents douloureux variables. Quand elle succède à la forme avec épanchement, on voit l'ascite diminuer et tendre à s'enkyster graduellement ; le liquide perd sa mobilité et la limite de la matité en haut devient irrégulière.

La peau du ventre est lisse, tendue, pityriasique ou œdématiée, sillonnée de veines dilatées, surtout dans la région sous-ombilicale, et nous avons vu plus haut que cette vascularisation anormale n'était pas limitée au plan superficiel de la paroi abdominale, mais s'étendait aux plans profonds.

La percussion est particulièrement instructive : les zones de matité et de sonorité sont irrégulièrement distribuées ; elles sont séparées par des lignes sinueuses dont le tracé change d'un jour à l'autre. Ces variations dans l'examen physique sont dues à ce que la quantité de liquide épanché est sujette à des changements assez rapides et inexpliqués, comme cela arrive d'ailleurs dans la pleurésie tuberculeuse. A cette période, la position donnée au malade n'influe pas sur le siège des zones de matité. Le liquide reste enkysté par des fausses membranes. Parfois, au cours d'une exploration, on perçoit un bruit hydroaérique.

A la palpation, le ventre se montre inégal, résistant et empâté par places; la paroi est de consistance irrégulière, comme blindée de plaques dures, bosselées, qui siègent surtout autour de l'ombilic et dans les hypocondres. Ces gâteaux sont constitués par des anses intestinales doublées de fausses membranes et agglutinées, limitant des collections purulentes, qui viennent adhérer à la paroi abdominale. Il faut se rappeler que ces *gâteaux péritonéaux* constituent un des signes capitaux de la tuberculose abdominale. Malheureusement, ils peuvent induire en erreur et faire croire à l'existence d'un kyste multiloculaire de l'ovaire, d'une tumeur solide accompagnée d'ascite, d'un rein flottant, etc... On peut dire à cet égard que toutes les erreurs possibles ont été commises.

Lorsque l'épiploon est épaissi et rétracté, il s'étend transversalement comme une bande indurée d'un hypocondre à l'autre, constituant ce que Velpeau et Aran appelaient la *corde épiploïque.*

Enfin la palpation permet parfois de percevoir de petits froissements superficiels, des frottements péritonéaux, de la crépitation amidonnée ou neigeuse ; et par l'auscultation on entend ces frottements accompagnés de gargouillements que Noël Guéneau de Mussy appelait « *le cri intestinal* ».

Les symptômes fonctionnels sont variables ; ils consistent surtout en troubles gastro-intestinaux, et en particulier en alternatives de diarrhée et de constipation. Ce symptôme a une véritable importance diagnostique, car il n'est pas de « maladie à gros ventre » dans laquelle on le rencontre aussi fréquemment ; notons avec soin que la diarrhée est ici surtout caractérisée par la nature liquide des déjections plutôt que par le nombre des selles. On peut aussi observer des nausées et des vomissements sans rapport chronologique avec l'alimentation.

Le malade accuse d'autre part des douleurs sourdes, profondes, diffuses, mal localisées, quelquefois aiguës, à type de coliques, mais qui peuvent manquer, ou n'être qu'intermittentes. Chez la femme, ces douleurs s'exaspèrent au moment des règles et irradient dans les territoires des nerfs iléo-lombaires et sciatiques. La palpation ne provoque pas en général de trop vives douleurs; le ventre se défend peu ; aussi, pour trouver la douleur, faut-il savoir la chercher ; Noël Guéneau de Mussy insistait sur le procédé qui consiste à peser lentement sur l'abdomen avec la main posée à plat et à se retirer brusquement : le malade éprouve une douleur subite au moment où l'abdomen est ébranlé par le retrait de la main et le retour de la masse intestinale à sa position première.

Les troubles génitaux sont fréquents chez la femme. La leucorrhée, la dysménorrhée, les signes de salpingo-ovarite avec douleurs hypogastriques, pesanteurs lombaires, irradiations lancinantes dans les lombes et la racine des cuisses, empâtement des culs-de-sac utérins, immobilisation de l'utérus : tels sont les signes le plus habituellement observés.

Chez l'homme, il peut y avoir concurremment de la tuberculose de la prostate, des épididymes, des vésicules séminales.

Il est enfin un signe dont la valeur sémiologique a été fort discutée ; c'est l'*indicanurie*. Kahane pense que l'augmentation de la quantité d'indican dans l'urine doit faire pencher le diagnostic du côté de la tuberculose.

C'est aussi l'opinion de Marfan. Disons toutefois que des recherches plus récentes de Fahm (1) et de Dupont (2) ont paru infirmer cette proposition, car l'hyperindicanurie manque chez nombre de tuberculeux et on l'a rencontrée chez des névropathes exempts de lésions bacillaires.

L'état général est toujours assez profondément atteint ; la fièvre est constante avec des exacerbations vespérales, ce qui forme une courbe thermique très irrégulière, avec des oscillations parfois très grandes ; les accès s'accompagnent de sueurs abondantes ; l'amaigrissement et la cachexie font des progrès rapides.

La maladie procède par poussées, par accès, avec des alternatives de rémissions et d'aggravations, pour aboutir graduellement à une cachexie définitive avec amaigrissement, pâleur extrême, œdème malléolaire, voire même phlegmatia alba dolens, fièvre hectique, placards pigmentés sur le corps et particulièrement sur les mains avec masque brun spécial du visage (peut-être lié à une altération des capsules surrénales).

La terminaison par la mort arrive presque fatalement après six, huit et même dix-huit mois ; mais on peut assister à des rémissions fort longues qui égarent le pronostic et font croire à une marche à la guérison par la transformation fibreuse des tubercules, marche que l'on observe dans des cas exceptionnels.

Comme on le voit, cette forme, de même que la précédente, peut aboutir à la forme fibro-adhésive.

3° FORME FIBRO-ADHÉSIVE. — Il existe des formes fibreuses d'emblée, à début subaigu, insidieux, s'accompagnant d'une fièvre à peine

---

(1) FAHM, Sur la valeur sémiologique de l'indicanurie dans la tuberculose (Anal. in *Rev. de thérap.*, avril 1894).

(2) DUPONT, thèse de Paris, 1894.

appréciable. Dans ces cas-là, l'ascite est éphémère et tous les symptômes sont atténués.

Plus souvent, ce processus fibreux succède à une des formes précédentes.

Dans tous les cas, après la disparition de l'ascite, le ventre prend la forme dite *en bateau* ; il est rétracté vers le rachis et nous en avons vu plus haut la raison.

La masse intestinale se présente à la palpation comme une sorte de gâteau aplati au-devant de la colonne vertébrale; la paroi abdominale est doublée et comme blindée de placards durs et irréguliers, sans parler de l'épiploon épaissi qui forme une corde ou plutôt une bande fibreuse tendue entre les hypocondres.

C'est surtout dans cette forme qu'on perçoit les cris intestinaux, la crépitation amidonnée ou neigeuse, les frottements péritonéaux, et qu'il n'est pas rare de voir les anses intestinales se dessiner sous une paroi amincie par places et dont la peau est sèche, grisâtre, pityriasique.

L'état général est longtemps intact, mais le processus fibreux est un danger pour l'intestin dont le fonctionnement est entravé et qui peut même se couder et s'étrangler sous une bride; pour le foie et la rate, qui peuvent être comprimés et dont l'atrophie détermine des troubles digestifs et une dénutrition intense ; pour les reins et les uretères, dont les fonctions sont compromises ; pour la veine porte et la veine cave, dont la compression peut donner lieu à de l'ascite et à de l'œdème des membres inférieurs.

La *marche* de la maladie n'est pas toujours la même : si, parfois, on voit survenir une guérison définitive par sclérose de la tuberculose péritonéale, on peut observer aussi le retour à la forme séreuse décrite précédemment et, d'autre part, la mort peut survenir, soit du fait d'une de ces occlusions intestinales dont nous allons étudier la genèse, soit par suite des troubles apportés au fonctionnement des organes par les néoformations fibreuses, comme nous venons de l'indiquer.

C. **Tuberculoses localisées**. — On peut les grouper en quatre classes qui répondent à la généralité des cas : 1° la *tuberculose du péritoine pelvien* ; 2° la *tuberculose péricæcale et périappendiculaire*; 3° la *tuberculose herniaire* ; 4° la *tuberculose périhépatique*.

1° La TUBERCULOSE DU PÉRITOINE PELVIEN peut être primitive, mais elle est le plus souvent secondaire à la tuberculose génitale; on la rencontrera donc surtout chez les femmes, en raison de la disposition anatomique des trompes et du péritoine; elle débute par des troubles menstruels, par des métrorragies et plus souvent encore par de l'aménorrhée ou de la leucorrhée, dans laquelle on a même trouvé le bacille de Koch. C'est, comme on le voit, une tuberculose génitale ascendante qui va infecter le péritoine périovarien. Cette infection se manifeste par des douleurs hypogastriques exaspérées au moment des règles, par des tiraillements lombaires, « des maux de reins », des névralgies iléo-lombaires avec irradiation vers les membres inférieurs.

Le ventre est ballonné, douloureux, tendu; la vigilance musculaire très développée rend la palpation difficile ; par le toucher vaginal, on arrive sur des culs-de-sac empâtés, parfois même fluctuants, autour d'un utérus le plus souvent dévié.

Des collections séro-purulentes peuvent un moment ou l'autre s'ouvrir dans le vagin, le rectum ou la vessie, ce qui constitue des complications fâcheuses.

On conçoit que cette tuberculose, primitivement localisée au péritoine pelvien, peut s'étendre secondairement à toute la séreuse.

Cette extension se fait par poussées successives ; et Aran avait déjà remarqué, sans l'expliquer, qu'il existe un balancement remarquable entre les manifestations péritonéales et pulmonaires, quand ces dernières existent ; en d'autres termes, que l'aggravation des symptômes pulmonaires coïncide toujours avec une rémission des signes péritonéaux, et réciproquement.

L'affection, qu'elle soit aiguë ou chronique, à début aigu ou chronique d'emblée, a peu de tendance à la guérison ; et, en somme, en dehors de cette chronicité, c'est moins dans les signes physiques ou fonctionnels qu'on trouvera les éléments du diagnostic que dans l'absence des causes ordinaires des salpingo-ovarites communes (couches, fausses couches, blennorragie).

A ce titre, on peut dire que la tuberculose pelvienne est la tuberculose des jeunes vierges.

Faut-il ajouter que l'étude des antécédents et l'examen attentif de l'état général et des manifestations tuberculeuses sur les autres organes ne doivent pas être négligés.

2° La TUBERCULOSE PÉRICÆCALE ET PÉRIAPPENDICULAIRE ne saurait être étudiée ici, et je renvoie à l'article *Appendicite*, où l'on verra les observations de Richelot qui, le premier, a bien appelé l'attention sur ce sujet, de Reclus, etc. C'est elle qui donne naissance à ces masses fongueuses péricæcales qu'on prend pour des tumeurs de mauvaise nature ; j'y reviendrai (Voy. p. 513).

3° TUBERCULOSE HERNIAIRE. — Dans les vingt-deux cas de tuberculose herniaire que nous avons pu rassembler dans les publications, le diagnostic n'a été fait que deux fois en clinique ; c'est donc en général une trouvaille opératoire.

On se rappellera que cette tuberculose locale, rare chez la femme, se rencontre surtout chez l'homme dans les hernies inguinales.

Dans les deux cas où le diagnostic a été fait avant l'opération, on s'est basé sur l'état du sac qu'on sentait épaissi, rugueux, inégal, rempli de liquide ; mais ce sont là des caractères qu'on observe souvent dans les vieilles hernies épiploïques adhérentes et ce qui, dans ces deux cas, a surtout attiré l'attention, c'est l'existence d'une tuberculose concomitante du péritoine.

4° La TUBERCULOSE PÉRIHÉPATIQUE est le plus souvent consécutive à une tuberculose du foie; il existe une seule observation de Caussade de tuberculose périhépatique sans lésion du foie.

Voyons maintenant comment évoluent ces lésions et par quel processus elles peuvent amener les complications le plus habituellement observées.

Complications. — On assiste parfois à la formation de collections suppurées enkystées qui viennent faire saillie en un point de la paroi abdominale et qu'une intervention chirurgicale précoce peut guérir rapidement.

C'est là une complication presque favorable, pourrait-on dire.

Dans d'autres cas, le contenu de l'intestin ulcéré se répand dans la cavité péritonéale où des adhérences préformées ont constitué une sorte de poche, dans laquelle il est comme enkysté; il en résulte bientôt un phlegmon pyostercoral, de siège variable, mais le plus souvent périombilical; c'est le phlegmon périombilical de Vallin et Hilton Fagge.

On voit se développer une tumeur assez volumineuse, rouge, fluctuante, indolente, qui s'amincit, ulcère la peau et déverse au dehors un liquide fétide constitué par un mélange de pus et de matières fécales. Cet accident peut amener la mort en peu de temps par septicémie.

Si, comme nous l'avons vu anatomiquement, deux anses intestinales voisines viennent à communiquer entre elles, par suite de l'ouverture d'une poche purulente intermédiaire, on observe cliniquement de la lienterie; on a surtout cité l'abouchement du duodénum et du côlon, comme pouvant donner lieu à cet accident.

A côté de ces complications, qui s'observent surtout dans la tuberculose péritonéale ulcéro-caséeuse, on peut rencontrer des phénomènes de compression qui appartiennent plutôt à la forme fibro-adhésive.

L'occlusion intestinale est l'accident le plus redoutable. Le mécanisme par lequel elle se produit a été minutieusement étudié par Lejars (1), qui a montré qu'on pouvait l'observer dans quatre circonstances principales :

1° Lorsqu'une bride provenant de la rétraction d'une adhérence fibreuse, comme on en rencontre dans la forme fibro-adhésive, vient étrangler l'intestin ;

2° Lorsqu'il se produit une coudure intestinale sur un plan fibreux ;

3° Lorsque l'agglutination des anses intestinales entraîne, comme on l'observe surtout dans la forme ulcéreuse, une véritable occlusion ;

(1) LEJARS, L'occlusion intestinale au cours de la péritonite tuberculeuse (*Gaz. des hôp.*, 1891, p. 1305).

4º Lorsque la circulation des matières est interrompue par la paralysie intestinale, sans qu'il y ait aucune coudure, aucun obstacle
matériel ; dans ce cas, les anses intestinales sont distendues en vertu
de cette loi de pathologie générale qui veut *qu'un muscle sous-
jacent à une séreuse enflammée soit paralysé.*

J'ajouterai un mode d'occlusion qui ne peut entrer dans aucune de
ces quatre catégories. Le 5 novembre 1897, je suis appelé d'urgence
dans le service de Peyrot et je laparotomise aussitôt un garçon de
vingt-trois ans qui, traité depuis un mois pour « des coliques de
plomb », avait depuis quatre jours une occlusion intestinale absolue
avec arrêt des gaz et des matières, vomissements fécaloïdes, etc.
Le ventre ouvert, je trouve l'épiploon transformé en un véritable
treillis, en un grillage dans les mailles duquel dix ou quinze hernies
intestinales se font jour. Une de ces anses me paraissant noirâtre,
étranglée et irréductible, je sectionne les brides caséeuses limitant
la maille qui l'enserre et je referme l'abdomen. Le cours des matières
s'est très bien rétabli les jours suivants, mais il est probable que
bientôt surviendra un nouvel accident de même ordre en raison de ces
nombreux orifices à bords rigides dont l'épiploon est comme criblé.

Au point de vue clinique, l'occlusion peut être aiguë ou chronique,
c'est-à-dire brusque ou progressive ; dans le premier cas, rien ne la
distingue de celle qu'on trouve en dehors de la péritonite tuberculeuse dont elle semble parfois être la première manifestation symptomatique.

C'est surtout dans les étranglements par bride, par coudure et
par paralysie intestinale qu'on constate cette marche aiguë et dramatique.

Quand, au contraire, l'occlusion arrive progressivement par suite
de la difficulté de la circulation des matières dans des anses intestinales agglutinées en paquet, on assiste à des crises de constipation
avec ballonnement du ventre et même vomissements fécaloïdes,
suivies de débâcles diarrhéiques ; ce sont ces crises qui se répètent
de plus en plus et mènent à une occlusion complète.

Ces règles, qui ont été surtout établies par Aldibert (1), n'ont rien
d'absolu et comportent de nombreuses exceptions, comme le prouvent des observations de Keetley, de Carré, de Duponchel (2).

La compression par brides fibreuses peut encore être la cause de
complications diverses : telles que l'*œdème des membres inférieurs,*
les *névralgies sciatiques ou crurales,* extrêmement rebelles, dues à
l'étranglement des veines et des plexus nerveux ; l'*ictère* par oblitération mécanique des canaux biliaires ; la *dysurie,* par sclérose péri-

---

(1) ALDIBERT, Laparotomie dans la péritonite tuberculeuse, thèse de Paris, 1892
(Anal. in *Gaz. hebdom.,* nº 19, p. 218).
(2) DUPONCHEL, Péritonite tuberculeuse localisée d'origine traumatique, occlusion intestinale, troubles respiratoires, etc. (*Gaz. hebdom.,* 1889, nº 6, p. 93).

vésicale ; la *dysménorrhée*, par déviation de l'utérus ; l'*atrophie du foie et de la rate* et même une profonde *dénutrition*, due à un véritable raccourcissement de l'intestin qui restreint dans une mesure appréciable le champ de l'absorption.

La tuberculose, d'abord localisée au péritoine, peut enfin s'étendre à d'autres organes ; nous avons vu que la plèvre, assez souvent atteinte, peut être le siège d'un épanchement abondant, qui, parfois, arrête la main du chirurgien et contre-indique la laparotomie.

Ajoutons que les lésions pulmonaires concomitantes ne sont pas rares et que la méningite est aussi une complication toujours à redouter.

Diagnostic. — Les développements que nous avons donnés à la symptomatologie nous permettent d'être bref pour le diagnostic.

Avant la précieuse ressource du séro-diagnostic, la confusion des formes subaiguës avec la fièvre typhoïde était très fréquente et, le plus souvent, on n'arrivait à éliminer le diagnostic de dothiénentérie qu'en voyant se prolonger indéfiniment les accidents pathologiques.

On a eu souvent aussi de la peine à différencier la tuberculose péritonéale aiguë des autres infections de la séreuse ; ce n'est que l'étude des causes les plus habituelles des infections péritonéales, telles que l'appendicite, les salpingo-ovarites, etc., qui devra mener au diagnostic. On pourra se baser aussi sur l'évolution, qui est plus rapide dans les infections non tuberculeuses, et enfin sur l'absence dans ces infections de tout phénomène du côté des plèvres et des poumons.

C'est surtout pour les formes chroniques que le diagnostic est difficile ; c'est à leur occasion que Peter déclarait que « *le ventre attend encore son Laënnec* ».

Toutes les erreurs peuvent être commises ; toutes l'ont été et le seront probablement encore.

Que de fois n'a-t-on pas ressassé les caractères différentiels entre la tuberculose du péritoine et les kystes de l'ovaire ; c'est l'absence de fièvre dans le kyste de l'ovaire, le siège de la matité, la netteté de la fluctuation, l'examen des liquides retirés par la ponction, etc., et cependant Spencer Wells, dans le cas célèbre qui a été le point de départ de l'intervention chirurgicale dans la tuberculose du péritoine, avait fait une laparotomie destinée à l'ablation d'un kyste de l'ovaire ; c'est en voyant les résultats inattendus de son intervention sur la marche de cette tuberculose méconnue cliniquement, que l'attention fut attirée sur le nouveau mode de traitement. Il est clair que, dans les cas typiques, l'hésitation n'est pas possible, mais il faut bien savoir que, dans certaines circonstances, tout est réuni pour tromper le clinicien le plus avisé ; j'ai vu opérer par Tillaux une jeune femme chez qui le diagnostic de kyste de l'ovaire était d'une netteté clinique parfaite : la collection liquide occupait tout le petit bassin et remontait à l'ombilic, entourée de la masse intestinale agglutinée,

formant une paroi régulière, comme la paroi d'un kyste. L'étonnement fut général quand la laparotomie permit de constater ces
particularités.

J'en dirai autant de la cirrhose atrophique : les signes précirrho-
tiques, les antécédents alcooliques, la constatation directe de l'atrophie,
les troubles digestifs, les caractères du liquide ascitique, permettent
d'ordinaire un diagnostic facile ; mais les causes d'erreur sont multiples. L'alcoolisme ne prédispose-t-il pas aussi à la tuberculose ?
L'atrophie du foie ne se rencontre-t-elle pas dans les formes fibreuses
de la tuberculose péritonéale ? Enfin, n'existe-t-il pas des formes de
cirrhose tuberculeuse qui s'accompagnent de lésions de même nature
sur la séreuse ?

La confusion avec le cancer du péritoine est souvent faite quand
il n'existe pas de cancer viscéral : je dirai même que, dans nombre
de cas, l'examen macroscopique au cours d'une laparotomie ne permet pas de décider entre une carcinose et une bacillose péritonéales ;
c'est l'inoculation seule et l'examen histologique qui peuvent trancher
la question. La clinique, parfois, donnera des renseignements plus
significatifs que l'opération elle-même ; l'âge du patient n'a pas
l'importance diagnostique qu'on lui avait attribuée ; la tuberculose
péritonéale des vieillards existe.

Je cite pour mémoire les maladies hydropigènes, le mal de Bright,
les affections cardiaques, etc.

Lorsqu'on aura porté le diagnostic de tuberculose péritonéale, il
faudra avoir soin de distinguer les différentes formes précédemment
décrites (p. 301), ce qui est capital au point de vue des indications
opératoires.

Traitement. — Nous avons vu, au commencement de cet article,
les principaux noms qui se rattachent à l'étude du traitement chirurgical de la tuberculose péritonéale ; les mémoires que nous avons
cités pages 298 et 326 sont nombreux et permettent de se faire sur
cette question une idée claire, qui conduise à une pratique basée sur
les résultats de statistiques importantes.

On peut, grâce à ces documents, discuter avec fruit les indications
opératoires et régler la technique. Je ne m'occupe ici que des ressources chirurgicales et en première ligne de la laparotomie.

Résultats de la laparotomie dans la tuberculose péritonéale.
— Toutes les statistiques actuellement parues s'accordent à démontrer la bénignité relative de l'intervention, le faible taux de la
mortalité immédiate, le nombre véritablement considérable des
améliorations durables, voire même des guérisons définitives.

Roersch, en 1893 (1), dans une statistique portant sur 368 cas,
accusait une mortalité brute, immédiate ou éloignée, de 83 morts,

---

(1) Roersch, Traitement chirurgical de la péritonite tuberculeuse (*Revue de chir.*,
1893, n° 7, p. 529).

soit 23 p. 100, se décomposant en 32 morts nettement post-opératoires par septicémie ou collapsus, et 51 morts éloignées, résultant
indirectement de l'opération; ce qui fait 9 morts opératoires et
14 morts éloignées pour 100 laparotomies.

Suivant la loi générale de l'abaissement de la mortalité, à mesure
qu'on se rapproche de l'époque actuelle, les statistiques récentes accusent des chiffres sensiblement plus faibles ; c'est ainsi que Marganicci (1) en 1896 relève, pour 253 cas, une mortalité brute de 37 opérés, ce qui au pourcentage donne 14,6 p. 100 de mortalité, ainsi
répartie : 22 fois, c'est-à-dire 8 fois sur 100, la mort est survenue
tardivement, en rapport indirect avec l'opération, et 15 fois, c'est-
à-dire 6 fois sur 100 seulement, la mort a été nettement le fait de l'acte
opératoire, soit que la tuberculose se soit rapidement généralisée,
soit qu'une poussée suraiguë ait frappé les poumons ou les méninges.

Ne demandons pas à ces statistiques plus qu'elles ne doivent
donner; dans la statistique de Roersch, la guérison en bloc était de
77 p. 100, si elle est de 85 p. 100 dans celle de Marganicci; mais que
sont devenus les malades qui ont survécu à l'opération ou à ses
suites? Il ne suffit pas, pour apprécier une thérapeutique, de savoir
que les malades ont guéri de l'intervention ; ce qui nous intéresse,
c'est le taux des opérés améliorés et guéris par la laparotomie ; seule,
cette notion nous permettra d'accepter ou de rejeter cette thérapeutique.

Pour que ces statistiques fussent vraiment instructives, il faudrait
dire exactement quelle a été la durée de la guérison de ces 77 ou de
ces 85 malades classés « guéris ». Que sont-ils devenus au bout d'un
an, deux ans, cinq ans, dix ans? Un pareil pourcentage est malheureusement à peu près impossible.

A ce point de vue, quelques observateurs doivent être cités, car ils
se sont attachés à suivre un certain nombre de malades. Kœnig (2),
sur 84 malades déclarés guéris, en a pu observer 30 pendant plus
de deux ans, dont 14 pendant plus de trois ans. Chez 5 malades de
Boari (3), sur 6 opérés, la guérison se maintenait au bout d'une période
variant de sept à trente et un mois, l'une durait encore quatorze ans
après l'opération.

La malade, qui fut le sujet de la célèbre opération de Spencer
Wells en 1862, vivait encore en 1889 ; la guérison s'était donc maintenue vingt-sept ans pour elle. Si donc on ne peut pas dire, d'après tous
ces chiffres, dans quelle proportion on doit espérer une amélioration

(1) MARGANICCI, Traitement chirurgical de la péritonite tuberculeuse (Congrès de
la Soc. de chir. italienne, 26 et 29 octobre 1896).
(2) KŒNIG, Pronostic de la tuberculose péritonéale diffuse (Centralblatt für Chir.,
1884, n° 6, p. 80). — KŒNIG, Péritonite tuberculeuse et sa guérison par incision
abdominale (Centralblatt für Chir., n° 35, 1890, p. 657).
(3) BOARI, Laparotomie dans la péritonite tuberculeuse (Riforma medica, 1897,
p. 55, et Anal. in Presse méd., 17 février 1897).

de longue durée, il est au moins permis, en s'appuyant sur des faits précis, d'en affirmer la possibilité ; bien mieux, dans des cas déjà nombreux, dus à Ahlfeld (1), à Hofmokl (2), à Keetley, à Ceccherelli (3), à Knaggs (4), à Roersch (5), à Richelot (6), à Novaro, à Picqué (*loc. cit.*), la guérison anatomique de la tuberculose péritonéale, avec disparition totale des tubercules, a été constatée *de visu* au cours d'une seconde laparotomie faite ultérieurement.

En revanche, dans les mêmes circonstances, les récidives ont souvent pu être constatées ; 3 fois sur 19 cas, dans la statistique de Valentia von Marchthurn (7), elles se sont produites de trois à sept mois après l'opération ; une seconde laparotomie a donné une survie de cinq mois et deux guérisons considérées comme définitives ; la mort était survenue pour le premier cas par tuberculose pulmonaire, sans récidive du côté du péritoine. Dans une statistique de 131 cas, de forme ascitique, on voit les récidives notées 19 fois.

Spaeth (8) a objecté que les observations qui entrent dans ces statistiques n'ont pas une valeur scientifique rigoureuse, car l'examen bactériologique n'a pas été fait systématiquement. On peut répondre par des observations de Bumm (9), de Bazy et d'autres, dans lesquelles l'examen bactériologique a été fait et où les malades ont guéri. On peut dire aussi que dans nombre de cas les sujets étaient notoirement tuberculeux, soit par les poumons, soit par les plèvres, ce qui est une sérieuse présomption en faveur de la nature bacillaire de leurs accidents péritonéaux ; mais la statistique récente de Valentia von Marchthurn porte sur 19 cas de tuberculose péritonéale diagnostiquée avec le secours de la bactériologie. Ces 19 laparotomies ont donné 16 guérisons dont quelques-unes suivies plusieurs années ; sur les trois morts, comme nous l'avons dit, une seule est survenue trente-six heures après l'opération ; les deux autres ont été causées, au bout de deux et cinq mois, par les progrès d'une tuberculose pulmonaire qui existait déjà avant l'opération.

Ce que la statistique met surtout en évidence, c'est l'importance de la forme de la tuberculose péritonéale au point de vue du pronostic

(1) Ahlfeld, *Deutsche med. Wochenschrift.*, 1880.
(2) Hofmokl, cité par Kuanel, *Arch. für klin. Chir.*, 1888.
(3) Ceccherelli, De l'intervention chirurgicale dans la péritonite tuberculeuse (*VIe Congrès Soc. italienne de chir.*, 1889, in *Sem. méd.*, p. 129).
(4) Knaggs, Suites d'une péritonite tuberculeuse (*Mercredi méd.*, 1892, p. 567).
(5) Roersch, Du traitement chirurgical de la péritonite tuberculeuse (*Arch. de locol. et de gynéc.*, janvier et février 1894, p. 63 et 93).
(6) Richelot, *Revue des sc. médic. de Hayem*, t. XLI, 1892, p. 281).
(7) Valentia von Marchthurn, Tuberculose péritonéale traitée par la laparotomie, 19 cas (*Wiener klin. Wochenschrift*, mars 1897, p. 206, anal. in *Presse méd.*, 13 mai 1897, p. 223).
(8) Spaeth, Traitement chirurgical de la péritonite tuberculeuse (*Arch. für klin. Chir.*, 1889, n° 40, p. 710).
(9) Bumm, Processus de guérison de la péritonite tuberculeuse par la laparotomie (*Mercredi méd.*, 1893, n° 27, p. 324).

opératoire. Des cas de tuberculose miliaire aiguë, traités par la laparotomie, se sont terminés par la mort à brève échéance.

Dans la *forme ascitique*, au contraire, et l'on pouvait s'y attendre, on a eu des résultats surprenants. Certaines statistiques, portant uniquement sur cette forme, notent 90 guérisons sur 100 laparotomies ; le pronostic est particulièrement favorable pour les enfants, chez lesquels on a vu la guérison persister plus de dix ans après l'opération. Sans revenir ici sur des chiffres variés, disons qu'on peut compter, dans la forme ascitique, 80 guérisons sur 100 interventions.

Dans la *forme ulcéreuse*, les opérations ont été plus rares et les résultats moins satisfaisants : sur 22 laparotomies réunies par Legueu (1), on trouve 9 morts, dont 4 immédiatement après l'opération, 4 par tuberculose pulmonaire et 1 par fistule intestinale ; et 13 guérisons, dont 3 seulement ont pu être suivies. La plupart des guérisons ont été troublées par des accidents multiples et en particulier des fistules stercorales. En somme, on ne trouve ici que 60 p. 100 de guérisons.

Quant à la *forme fibreuse*, comme elle tend naturellement à la guérison, on n'est guère intervenu que lorsqu'il s'est produit un de ces redoutables accidents d'occlusion intestinale dont nous avons parlé ; c'est ce qui explique le nombre relativement considérable des morts dans cette variété, que nous avons pourtant donnée comme la plus bénigne. On trouve 9 morts sur 26 opérés, ce qui donne un taux de guérisons d'environ 65 p. 100 seulement.

Pour les *formes localisées*, nous n'avons guère de renseignements précis que pour les tuberculoses d'origine génitale. Dans 17 observations de salpingite tuberculeuse avec pelvi-péritonite réunies par Aldibert, on trouve 4 morts et 13 guérisons dont une a persisté quatorze mois, une autre plus de deux ans, une autre plus de trois ans ; et dans 24 observations du même auteur avec généralisation d'une infection tuberculeuse d'origine génitale, on relève 10 morts, 3 améliorations, 1 récidive et 10 guérisons. Ces 41 cas donnent en bloc une mortalité de 34 p. 100. La récente étude de Marchthurn (*loc. cit.*) arrive au même résultat, mais elle ne porte que sur 6 cas dans lesquels des lésions annexielles tuberculeuses, avaient provoqué des adhérences telles que l'extirpation fut impossible.

Une de ces malades, revue au bout de deux ans, n'avait plus trace de sa tumeur pelvienne ; trois autres guérirent, la cinquième fut très améliorée, la sixième seule mourut vingt-quatre heures après l'opération ; elle avait un abcès tuberculeux de l'ovaire gauche.

Pour avoir tous les éléments d'appréciation, il faudrait être renseigné exactement sur le taux des guérisons spontanées ou médicales ;

(1) Legueu, De l'intervention chirurgicale dans la péritonite tuberculeuse (*Sem. méd.*, 10 février 1894, p. 65).

mais ici le pourcentage ne peut être fait ; il est impossible de donner
des chiffres, mais on ne saurait nier l'existence des guérisons spontanées, ou du moins sans traitement chirurgical, par la simple application de révulsifs locaux. Legendre, du Cazal (1), Sevestre, Millard (2),
Comby, Siredey, Richardière (3), Bucquoy, Bernheim, Clément,
Boulland (loc. cit.), et bien d'autres, en ont rapporté des observations ;
il est donc incontestable que la tuberculose péritonéale est curable
spontanément, surtout chez les enfants ; mais aucune statistique ne
permet jusqu'ici de se faire une idée, même approximative, de la proportion dans laquelle on peut espérer cette évolution favorable.

En résumé, la laparotomie est, pour l'affection qui nous occupe,
un mode thérapeutique très supérieur à tous les autres ; elle donne
en bloc des résultats qu'on ne saurait attendre d'aucune autre méthode, mais il va de soi qu'elle n'est pas applicable indistinctement à
tous les cas avec les mêmes chances de succès, et ce sont ses indications et ses contre-indications qu'il s'agit maintenant de préciser.

INDICATIONS DE LA LAPAROTOMIE DANS LES DIFFÉRENTES FORMES DE LA
TUBERCULOSE PÉRITONÉALE. — Dans les FORMES AIGUES, presque toutes
les interventions pratiquées jusqu'à ce jour se sont terminées par la
mort ; mais si l'on songe au pronostic absolument fatal de l'affection
abandonnée à elle-même, on peut encore espérer trouver dans la
chirurgie une chance de salut, et les faits ne sont pas encore assez
nombreux pour qu'on puisse radicalement rejeter toute opération.

La FORME ASCITIQUE est, nous l'avons vu, celle pour laquelle on
obtient les résultats les meilleurs ; il est donc indiqué d'intervenir
aussi tôt que possible sans s'attarder au traitement médical, d'autant
plus que l'évolution naturelle de l'affection conduit d'ordinaire à l'ulcération des tubercules, sur laquelle la laparotomie ne saurait avoir
la même influence salutaire.

Dans la FORME ULCÉREUSE, le pronostic opératoire est beaucoup plus
grave que dans la forme précédente ; mais comme le pronostic de
l'évolution spontanée est pis encore, on est autorisé à intervenir de
la même façon.

La FORME FIBREUSE n'est, en somme, qu'un processus vers la guérison, et nous verrons même bientôt que la laparotomie semble agir
sur les formes décrites plus haut, en stimulant cette évolution fibro-
formatrice. Il n'y a donc à intervenir ici que si des accidents de
compression ou d'occlusion par bride forcent la main au chirurgien.
La laparotomie est encore indiquée dans cette forme, si les douleurs
sont intenses et si les poussées fébriles intermittentes indiquent

---

(1) DU CAZAL, Péritonite tuberculeuse guérie par injections de naphtol camphré
(Soc. méd. des hôp., 1897. Presse médicale, 15 mai 1897, p. 223).
(2) MILLARD, Guérison de la péritonite tuberculeuse (Mercredi médical, 1893,
n° 45, p. 542).
(3) RICHARDIÈRE, Curabilité de la péritonite tuberculeuse (Méd. moderne, 20 décembre 1893).

l'existence de récidives ulcéro-caséeuses, qu'on a toujours à redouter.

Enfin, quelle que soit la forme en cours, il est bien évident que l'intervention s'impose d'urgence, si l'on se trouve en présence de phénomènes d'occlusion ou de perforation intestinales, ou si l'on assiste au développement d'un phlegmon pyo-stercoral. Quand il y a coexistence de tuberculose péritonéale et de salpingite tuberculeuse, la première dérivant de celle-ci, on ne peut qu'adopter les conclusions de Bouilly (*loc. cit.*).

« Dès qu'on a des raisons de soupçonner l'existence de lésions tuberculeuses des ovaires et des trompes, on ne doit pas hésiter à intervenir chirurgicalement, car il y a un véritable intérêt à supprimer ainsi les foyers tuberculeux, qui sont la cause des lésions péritonéales ; l'existence de l'ascite est, à elle seule, une indication, attendu que, dans beaucoup de cas, la forme ascitique est liée à des lésions des annexes dont on sera ainsi conduit à pratiquer l'ablation. » Dans un récent mémoire, Bouilly s'est attaché à montrer que l'affection décrite sous le nom d'*ascite essentielle* des jeunes filles (1) n'est qu'une modalité clinique de la tuberculose génitale ; c'est dans ces cas-là que la laparotomie est tout spécialement indiquée et donne les résultats les plus surprenants.

CONTRE-INDICATIONS DE LA LAPAROTOMIE. — Elles sont tirées pour la plupart de l'existence de manifestations tuberculeuses extrapéritonéales.

La *tuberculose pleurale*, qui est assez fréquente en cas de lésions péritonéales, doit être recherchée avec soin, et si l'épanchement pleural est abondant, on se gardera de toute intervention sur le péritoine avant d'avoir évacué le contenu des plèvres. Sans pouvoir donner une explication ferme, on constate en clinique le pronostic fâcheux de la laparotomie chez ces malades. Un opéré de Poncet (de Lyon) (2), un autre de Terrier, sont morts dans ces conditions.

Pour la *tuberculose pulmonaire*, on a longtemps pensé qu'elle constituait une contre-indication formelle à toute opération abdominale ; or la clinique apprend qu'elle n'est pas, à beaucoup près, aussi fâcheuse pour le pronostic opératoire que les épanchements pleuraux abondants. Je ne parle pas, bien entendu, des lésions très étendues ou très avancées ; il est clair que tout chirurgien de bons sens ne songera pas à prendre le bistouri si les phénomènes pulmonaires dominent la scène. Les statistiques nous apportent d'ailleurs des éléments précis d'information.

Pic (3) rapporte 27 cas de laparotomies pour lésions péritonéales

---

(1) BOUILLY, De l'ascite des jeunes filles symptomatique d'une tuberculose génitale profonde (*Gaz. méd. de Paris*, 20 décembre 1896, p. 612).

(2) PONCET, Laparotomie dans la péritonite tuberculeuse (*Revue des sc. méd. de Hayem*, t. XLII, 1893, p. 271).

(3) PIC, Intervention chirurgicale dans la péritonite tuberculeuse, thèse de Lyon, 1898, anal. in *Gaz. hebdom.*, n° 12).

chez des malades atteints de tuberculose pulmonaire ; 5 malades, porteurs de lésions légères, furent améliorés ; 6, dont les accidents pulmonaires étaient graves, virent leur situation empirer ; 12 ne furent pas modifiés ; les 4 autres n'ont pu être suivis.

Machthurn, sur 11 malades atteints d'accidents pulmonaires, au moment de l'intervention, note 8 guérisons avec rétrocession manifeste des signes thoraciques à l'auscultation ; les 3 autres opérés moururent de tuberculose pulmonaire, l'un après quelques jours, l'autre après huit mois, le troisième après deux ans.

Ces statistiques confirment une remarque qui a été faite depuis longtemps par Debove (1), à savoir que *la disparition des lésions abdominales exerce souvent une influence favorable sur la marche de la tuberculose pulmonaire.*

En somme, on peut conclure que si l'envahissement des poumons assombrit dans une certaine mesure le pronostic opératoire, il ne constitue nullement une contre-indication absolue ; et, surtout dans les formes ascitiques, il ne faut pas se laisser arrêter par une auscultation positive.

La *tuberculose intestinale*, quand elle est appréciable cliniquement, c'est-à-dire quand elle se manifeste par ses symptômes caractéristiques, la diarrhée incoercible et surtout le mélæna, constitue une contre-indication formelle ; tous les chirurgiens sont d'accord sur ce point ; l'intervention serait fort dangereuse, en exposant à la perforation intestinale ; en admettant même que tout se passe sans accident opératoire, le malade ne tire aucun profit de l'intervention.

C'est pour n'avoir pas tenu compte de ces préceptes formels que j'ai eu récemment un désastre opératoire chez un malade qui présentait des ulcérations fongueuses énormes, cæcales et péri-cæcales.

Enfin, en cas de tuberculose disséminée ou généralisée, est-il besoin de dire qu'on ne songera même pas à intervenir ; il y a là une question de sens clinique, d'appréciation individuelle qui règle l'opportunité de l'intervention.

Technique de la laparotomie.

Le péritoine tuberculeux présente une résistance remarquable aux infections banales ; il est comme blindé et peu disposé à résorber les produits toxiques. On prendra cependant toutes les précautions ordinaires, et c'est à la laparotomie médiane sous-ombilicale qu'on donnera la préférence, réserves faites, bien entendu, pour les cas où un phlegmon pyostercoral, une occlusion intestinale ou une appendicite, fournissent une indication spéciale.

L'incision de la paroi qui aura 7 à 8 centimètres demande quelques

(1) Debove, Traitement médical de la péritonite tuberculeuse (*Soc. méd. des hôp.*, anal in *Sem. méd.*, 1890, p. 382).

précautions inusitées ; il faut soigner l'hémostase et se rappeler que la vascularisation de la paroi est exagérée chez ces malades ; de plus et surtout, on redoublera d'attention en traversant les plans propéritonéaux qui sont presque toujours fusionnés, confondus, et souvent méconnaissables en raison de l'infiltration œdémateuse du fascia propria ; on a parfois une grande difficulté à reconnaître la séreuse intimement unie aux anses intestinales ; j'ai vu les opérateurs les plus distingués blesser l'intestin adhérent à la paroi dès le début de l'opération. Il suffit d'être en défiance pour éviter cet accident.

Une fois l'abdomen ouvert, la conduite diffère un peu suivant qu'on se trouve en présence d'une des trois formes cliniques de l'affection.

S'il s'agit de la *forme ascitique*, on évacue le liquide aussi complètement que possible, on résèque sous des fils de soie passés en anse ou en chaîne, toutes les parties malades accessibles, telles que l'épiploon, les annexes chez la femme, l'appendice dans quelques cas ; puis, avec des éponges ou mieux avec des tampons de gaze stérilisée, imbibés de liqueur de Van Swieten, on assèche avec soin, *sans craindre de frotter* les parois séreuses, tous les culs-de-sac et diverticules de la cavité abdominale. Si l'épanchement est bien séreux, citrin, clair et fluide, on ferme le ventre par une suture à étages, comme d'habitude, et les soins consécutifs n'ont rien de particulier ; les fils sont enlevés au bout de huit jours sans incident ; citons cependant l'ulcération tuberculeuse de la ligne de sutures, les fistules intestinales secondaires et les récidives parfois rapides qui sont notées dans quelques observations.

Comme on le voit, je n'ai pas parlé des grands lavages de la cavité péritonéale qui me paraissent absolument inutiles, et je rejette complètement l'emploi des liquides caustiques que certains chirurgiens ont préconisé. J'ai vu Périer inonder le péritoine tuberculeux de naphtol camphré et l'éponger ensuite ; je connais des chirurgiens qui ont eu des accidents de sphacèle avec ce procédé, auquel Périer lui-même a renoncé ; tout au plus, serait-il indiqué dans quelques cas plus graves de toucher prudemment les parties les plus malades avec un tampon imbibé de naphtol ou de salol camphré.

Le plus souvent, en résumé, il faut se borner à ouvrir l'abdomen, à évacuer le liquide ascitique et à refermer *sans faire le moindre lavage*.

S'agit-il d'une *forme ulcéreuse*, on incise la paroi abdominale avec la lenteur et la prudence déjà recommandées et on introduit la main dans le ventre pour décoller avec soin les adhérences qui agglutinent les anses intestinales entre elles et qui limitent des collections enkystées ; on tâche ainsi de dépister les abcès pour en évacuer le contenu et désinfecter leur paroi. Lorsqu'on a mis ainsi au jour plusieurs poches purulentes, on peut être moins sobre que dans la forme précédente de lavages et d'attouchements antiseptiques ; mais ce qui distingue surtout l'opération dans ces cas-là, c'est qu'il faut laisser, dans l'angle inférieur de la plaie, un ou plusieurs gros tubes de caoutchouc qu'on enlèvera au bout de quelques jours. On fixera ces drains à la peau avec un crin, pour qu'ils ne risquent pas de s'égarer dans la profondeur, et, suivant l'abondance de l'écoulement, on les supprimera après quatre, huit ou dix jours.

C'est surtout dans cette forme que les fistules pyostercorales post-opératoires sont à redouter ; pour les éviter, dans la mesure du possible, il est indiqué de placer un petit surjet à la soie sur les points où la séreuse a été déchirée pendant le décollement des adhérences.

Reste la *forme fibreuse* ; ici, nous l'avons dit, on n'intervient qu'en cas d'accidents compressifs ; on se borne donc le plus souvent à sectionner les brides fibreuses qu'on rencontre et dont la présence provoquait les symptômes auxquels on veut remédier.

Faut-il ajouter que parfois l'anus artificiel est le seul remède applicable à l'occlusion intestinale d'origine tuberculeuse ; mais c'est là une opération très exceptionnelle.

Mode d'action de la laparotomie dans la tuberculose du péritoine. — On a cherché par les théories les plus diverses à expliquer comment peut agir la laparotomie pour enrayer la marche de la tuberculose péritonéale. Pour Sanger, l'opération favorise ou réveille la propriété absorbante de la séreuse.

Pour Wacker et Cameron, elle n'agit qu'en supprimant l'ascite qui favorise l'extension des lésions et les dissémine en quelque sorte à la surface de la séreuse ; mais comment expliquer, si cette théorie est exacte, l'action de la laparotomie dans les formes sèches.

Mosetig Moorhof (1) pense que la sécheresse et la lumière étant nuisibles au développement des bacilles, c'est l'exposition du péritoine à la lumière du jour qui joue le principal rôle ; mais ce ne sont là que des théories spéculatives.

Nous pensons avec Kœnig, Piç, Truc (2), Ceccherelli, Gatti (3), que la laparotomie favorise la régression et la transformation fibreuse des tubercules par un processus qui a été étudié expérimentalement chez les animaux par Kischenski (4). Dans cette étude très soignée, cet auteur a vu, qu'à la suite de l'intervention simple, apparaît régulièrement dans le péritoine un exsudat séreux qui exerce une action bactéricide sur les bacilles tuberculeux ; c'est cette destruction qui provoque le processus fibro-formateur dont la guérison est

---

(1) Mosetig Moorhof, *Wiener med. Presse,* janvier 1891 et juillet 1892.

(2) Truc, Traitement chirurgical de la péritonite, thèse d'agrégation de chirurgie. Paris, 1886.

(3) C. Gatti, Du processus intime de la régression de la péritonite tuberculeuse après la laparotomie simple (*Riforma medica*, 5 mars 1894, p. 627 à 638).

(4) Kischenski, Comment la laparotomie agit sur la péritonite tuberculeuse des animaux (*Arch. gén. de méd.*, novembre 1893).

la conséquence. Cette explication, qui paraît s'appliquer à nombre de cas, est assez satisfaisante; quoi qu'il en soit de la théorie, ce qu'il y a de certain, c'est que la présence de l'air au contact de la séreuse abdominale aide puissamment à la guérison, et cela nous mène à étudier, en quelques mots, divers autres procédés thérapeutiques de la tuberculose péritonéale.

DES PONCTIONS ET DES INJECTIONS. — On trouve dans la littérature médicale un certain nombre d'observations dans lesquelles une guérison durable a été obtenue : 1° par une *ponction simple* suivie d'évacuation du liquide ascitique; 2° par une *ponction évacuatrice* suivie d'un lavage à l'eau boriquée (Debove et Ceccherelli), à l'eau stérilisée (Marganicci), d'une injection d'éther iodoformée (Truc), d'une injection de naphtol camphré [Netter (1), Rendu, Debove, de Cazal (*loc. cit.*)] ; 3° d'une *ponction suivie d'injection d'air stérilisé* (Mosetig Moorhof). Ce dernier procédé a été l'objet d'une communication importante de Joaquim Duran (de Barcelone) au congrès international de Moscou.

C'est le contact de l'air, et la réaction irritative qu'il provoque sur le péritoine, qui sont nuisibles pour le bacille tuberculeux. Il n'est donc pas besoin, dit cet auteur, de pratiquer une laparotomie pour obtenir une guérison ; il suffit, une fois l'exsudation éliminée par la ponction, d'insuffler de l'air dans la cavité abdominale de façon que toute la surface séreuse reste à son contact pendant un certain temps. D'après Duran, cette méthode, plus innocente que la laparotomie, est tout aussi efficace, et l'air insufflé suffit pour anéantir la végétation bactérienne développée à la surface du péritoine.

C'est le même principe qui a conduit un de nos internes, Ramon, à proposer les injections d'air stérilisé dans la vessie pour la cure de la cystite tuberculeuse.

Je mentionne enfin, comme procédé exceptionnel, l'injection intrapéritonéale de sérum de chien : Kirmisson et Pinard (2) en ont publié une observation chez une malade préalablement laparotomisée. Casati, s'inspirant d'idées théoriques, a proposé, pour augmenter l'action phagocytaire, de faire à la paroi abdominale une simple boutonnière par laquelle on introduit une mèche de gaze qu'on laisse quelque temps en place « pour provoquer l'irritation ». Un seul cas de guérison actuellement connu ne permet guère de se prononcer sur la valeur de ces deux procédés.

(1) NETTER, Injections de naphtol camphré dans la péritonite tuberculeuse (*Mercredi méd.*, 1895, n° 28, p. 238). — RENDU, Ascite tuberculeuse guérie par la ponction abdominale suivie d'une injection de naphtol camphré (*Soc. méd. des hôp.*, 2 mars 1893, p. 552). — JOAQUIM DURAN, Traitement de la péritonite tuberculeuse avec épanchement au moyen de la paracentèse suivie d'insufflation d'air dans la cavité abdominale (*XII° Congrès internat. des sc. méd.*, Moscou, août 1897).

(2) KIRMISSON et PINARD, Traitement de la péritonite tuberculeuse par injection du sérum de sang de chien (*Sem. méd.*, 1891, p. 313).

Pour résumer, je dirai que pour ma part c'est à la laparotomie que j'ai recours dès l'abord et systématiquement, sauf contre-indication ; elle est plus simple, et plus innocente, car elle est moins aveugle que toutes ces ponctions faites dans un abdomen souvent eloisonné d'adhérences intestinales qui exposent à des accidents inattendus ; en outre, elle est aussi efficace, sinon plus.

Outre les mémoires cités au cours de cet article, voici les notes bibliographiques qui ont servi à la rédaction de ce qui précède.

1876. — Gauderon, La pér. idiopathique aiguë.

1885. — Trabaud, Contrib. à l'étude de la pér. tubercul. chez l'adulte, thèse de Lyon, n° 265.

1886. — Naumann, Pér. tubercul. traitée par la lapar. (Arch. für klin. Chir., n° 2, p. 30).

1887. — Spillmann et Ganginotty, art. Péritonites (Dict. encycl. des sc. méd. t. XXII, 2e série, p. 393). — Van der Warken, Améric. Journ. of Obst., 1887. — Schwartz, Incision palliative dans la pér. tuberc. (Rev. des sc. méd. de Hayem, t. XXX, p. 613). — Weinstein, Rapp. de la pér. tuberc. et de la lapar. (Wiener med. Blätter, p. 528, anal. in Rev. de Hayem, t. XXX, p. 613). — Kummel, Lapar. dans la pér. tuberc. (Rev. de chir., n° 12, p. 1055).

1889. — Duponchel, Pér. tuberc. localisée d'origine traum., occlusion intestinale. troubles respir., lapar., amélioration (Gaz. hebd., n° 6, p. 93. — K. Franck, Brit. med. Journ.

1890. — Bruhl, Du traitement de la pér. tuberc. (Gaz. des hôp., 25 octobre, n° 123, p. 1137). — Routier, Trait. chir. de la pér. tuberculeuse (Méd. mod., 3 avril, n° 15). — Jacobs, Clinique de Bruxelles, avril 1890. — Terrillon, Trait. chir. de la pér. tuberc. (Sem. méd., 15 octobre, n° 15, p. 378). — Mathis, Traitement de la pér. tuberc., thèse de Paris, 1890. — Vierordt, Deutsche Arch. für klin. Med., 1890). — O'Callaghan, Périt. tuberc. (Rev. des sc. méd. de Hayem, t. XXXVI. p. 646).

1891. — Jonnesco, Tuberculose herniaire (Rev. de chir., mars et juin 1891. — Canniot, thèse de Paris. — Lauenstein, Action curative énigmatique de la lapar. dans la pér. tuberc. (Centralbl. für Chir., p. 793, anal. in Rev. de chir., p. 364). — Miller, Pér. tuberc. et lapar., anal. in Rev. des sc. méd. de Hayem, t. XXXVIII, p. 616. — Heldreich, Rev. de Hayem, t. XXXVIII, p. 616. — Mikulicz, Rev. de Hayem, t. XXXVIII, p. 616. — Backer, Étrangl. intest. par une bride de pér. tuberc. Lapar. Guérison (an. in Rev. de Hayem, t. XXXVIII, p. 617). — Monnier, Rev. de clin. et de thérap., 11 novembre.

1892. — Le Bayon, Typhlite tubercul. chron., thèse de Paris. — Sims, Lapar. pour pér. tuberc. (an. in Rev. de Hayem, t. XXXIX, p. 248). — Braun, Rev. de Hayem, t. XXXIX, p. 248. — Fenwick et Pogson, Rev. de Hayem. t. XXXIX, p. 248.

1893. — Narnotti et Baciocchi, Pér. tuberculeuse et laparot. (Gaz. hebd., n° 33, p. 395). — Linder, Traitement opér. de la pér. tuberc. (Deutsche Zeitschr. für Chir., Band XXXV, p. 448).

1894. — Casinari, Lapar. dans la pér. tuberc. Clinique chirurg. du prof. Novaro (Riforma med., 1, 2, 3 mars, p. 591, 602, 614). — Demmler, Lapar. pour pér. tuberc., fistule persistante. Mort par cachexie (Soc. de chir., 3 janv., p. 36). — Warneck, Sur l'action thérap. de la lapar. dans la tubercul. périt. (Wiener med. Blätter, n° 3). — Julian Rosal, Quelq. considér. sur la pér. tubercul., thèse de Paris. — Grignabert, Trait. de la pér. tubercul. par les inject. de naphtol camphré, thèse de Paris. — Barrier, Pér. tubercul. et naphtol camphré (Rev. de thérap. méd.-chir., 1er juin, p. 286). — Beck, De la pér. tubercul. et purul. (The New York med. Journ., 21 avril, p. 488). — Demmler, Obs. de pér. tubercul. avec ascite. traitée par ponction et inject. de naphtol camphré (Gaz. des hôp., avril, n° 44, p. 408). — Guillemain, Tuberculose de l'ovaire (Rev. de chir., 1894). — Tschegoleio, Périt. tuberc. et laparot. (Mercr. méd., n° 28, p. 351). — Narnotti et Baciocchi, Mécanisme de la guérison de la périt. tuberc. après la lapar. (Mercr. méd., n° 20, p. 241). — Folet, Insufflation d'air dans la pér. tuberc. (Mercr. méd., n° 48,

p. 587, et *Rev. de chir.*, n° 12, p. 1068°. — Mautel, Tumeur kystique de l'ovaire, tuberculose pleuro-périt., ovariotomie, guérison (*Province médic.*, 2-6, p. 256). — Montaz, Pér. tuberc. lapar. trois fois (*Soc. de méd., de chir. et de pharm. de l'Isère et Dauphiné médical*, mars. p. 64). — Thèves (Fréd.), Trait. de la pér. tubercul. (*Ann. of Surgery*, mai, p. 619). — Variot, Sur la curabilité de la péritonite tuberculeuse (*Rev. ill. de polytechn. méd. et chir.*, 30 mars, p. 65). — Pér. tubercul. de l'enfance (*Riforma méd.*, 18 juin, p. 769). — Lasseure, De la tubercul. pleuro-périt. subaiguë, thèse de Paris, 1er mars. — Hauersohn, Tubercul. des ovaires (*Patholog. Society of London*, 1894).

1895. — Stchegoleff, influence de la lapar. dans la pér. tubercul. (*Gaz. hebd.*). — Catuix, Trait. de la pér. tubercul. par le naphtol camphré (*Mercr. méd.*, n° 19, p. 224).

1896. — Varneck, Résultats favor. de la lapar. dans la pér. tuberc. (*Wratch*, n° 45, p. 128). — Vedlitchko, Périt. tubercul. très améliorée par la tuberculine (*Bolnitchnoïa Gaz.* Botkina, n° 39, p. 970). — Gatti, Mécanisme de la guérison de la pér. tuberc. après la lapar. (*Arch. für klin. Chir.*, Bd. LIII, p. 654 et 709, anal. in *Rev. de thérap*, avril 1897). — Angirany, Trait. chir. de la tuberculose périt., thèse de doct. Montpellier. — Cellier, Trait. de la pér. tuberc. par ponction suivie de lavage à l'eau stérilisée, thèse de doct. de Toulouse. — Cramer, Tuberculose périt. avec échinocoques du foie (*Vereinsheil. de Deutsche méd.* Woch., 26 novembre, p. 212). — Holmes, Périt. tuberc. (*Annales of Gynéc.*, oct. 1896, p. 1). — Lenoir, Des insufflations d'air dans le trait. des pér. tuberc. thèse de doct. de Lille. — Naumann, Tuberc. pér. (*Centralbl. für Chir. Nord med. Arch.*, t. VI). — Seganti, Thérapeutique de la pér. tuberc. (*Nord med. Arch.*, t. VI). — Urso, Lapar. pour tuberculose pér. (*Il Policlinico*, 1er juin, p. 276). — Löllein, De l'incision du cul-de-sac vaginal postérieur dans l'ascite tuberc. (*Therap. Woch.*, p. 201). — Ortmann, Contrib. à l'étude de la tubercul. primit. des trompes (*Revue de tuberc.*, p. 69). — P. Maas, De la tubercul. des org. génit. féminins dans l'enfance, 1896. — Nélaton, Périt. tubercul. (*Gaz. hebd.*, n° 55, p. 635). — Abre, Pér. tubercul. (*Gaz. hebd.*, n° 77, p. 916).

1897. — Averill, Pér. tuberc. chez un enfant : lapar. heureuse (*British med. Journ.*, 16 janv., p. 142). — Döllinger, Tubercul. du pér. Laparotomie (*Pest. med. chir. Presse*, 14 février 1897, p. 165). — Maragliano, Tubercul. du pér. et de la plèvre (*Riforma med.*, 5 mars, p. 628). — Nogué, Trait. de la pér. tubercul. chronique (*Rev. intern. méd. et chir.*, 25 janv., p. 39). — Quervain, Tubercul. par corps étrangers du périt. avec échinocoque uniloculaire (*Centralbl. für Chir.*, 9 janv., p. 1). — Sepp, Cas de pér. tuberc. (*Wratch*, n° 3, p. 84). — Varneck, Résult. favor. de la lapar. dans la pér. tubercul. 2 cas (*Wratch*, n° 45, p. 128). — Verstraete, Ascite tubercul. Lapar. Ponctions répét. Guérison (*Journ. de méd. de Lille*, 13 févr. 1897, p. 157). — Carnot, Tubercul. utérine (*Soc. anat.*, mars 1897). — Potherat, Pér. tubercul. avec lésions des annexes. Lapar. (*Soc. de chir.*, 9 juin, et *Presse médic.*, 13 juin, p. cclii).

B. — Cancer du péritoine.

Le cancer péritonéal a été décrit déjà par Cruveilhier, Bamberger, Grisolle, qui en ont donné une relation anatomique et clinique à laquelle les travaux récents ont ajouté peu de chose. Cornil et Ranvier décrivent les variétés diverses des tumeurs péritonéales ; puis tous les mémoires qui se rapportent à cette question ne visent plus que des points spéciaux ; c'est ainsi que Kelsch et Wannebroucq, Sourdille, O'Canel, Doemberger, Monnier, Mérand, signalent l'existence de sarcomes péritonéaux ; que Parmentier et Bensaude parlent des lymphadénomes du péritoine ; que Fr. Villar, Quénu et Longuet, Sourdille, étudient la valeur sémiologique du cancer de l'ombilic ; que Feulard, Vilcoq et Landry, Bréchoteau, décrivent les phlegmons périombilicaux ; enfin, que Aslanian, William Cazenave, Kleinhauss, Monis, Debove insistent sur la pathogénie du cancer du péritoine.

C'est grâce à tous ces mémoires, dont on trouvera l'indication bibliographique à la fin de cet article, qu'on peut donner une description d'ensemble de cette affection.

Étiologie. — Le cancer du péritoine est d'ordinaire consécutif au cancer d'un des viscères abdominaux : l'ovaire, l'utérus, l'estomac, l'intestin, les voies biliaires. Le rein seul semble faire exception et il est rare de voir le péritoine envahi à la suite du cancer rénal.

L'âge d'élection est entre quarante et cinquante ans, réserve faite ici, comme pour le cancer des autres organes, qui apparaît parfois de très bonne heure. Ainsi Doemberger a rapporté un cas de sarcomatose du péritoine chez un enfant de quatre ans. Comme pour la tuberculose du péritoine, le cancer de cette séreuse est beaucoup plus fréquent chez la femme, et cela sans doute pour la même raison anatomique concernant les organes génitaux internes développée page 237. Quant au cancer primitif, si tant est qu'il existe en dehors des cas où on a méconnu un noyau néoplasique viscéral, on en est réduit à invoquer les causes banales habituelles : la diathèse cancéreuse, l'hérédité et même l'action des traumatismes répétés (?!).

Pour la pathogénie, nous laisserons de côté, par conséquent, tout ce qui peut avoir trait à ces cancers primitifs hypothétiques, et nous n'aurons en vue que les cancers secondaires.

L'inoculation cancéreuse du péritoine peut se faire de quatre manières principales :

1° *Par la voie lymphatique*; 2° *par la voie sanguine*; 3° *par contiguïté* ; 4° *par propagation ascitique.*

1° Voie lymphatique. — Il est très fréquent de voir, autour de l'organe primitivement atteint, des traînées, de véritables lymphangites cancéreuses, transparaissant sous le péritoine, sous forme de cordons durs, noueux, blanchâtres, semés sur leur trajet de nodosités cancéreuses secondaires ; cette propagation par la voie lymphatique, qu'on surprend si souvent en flagrant délit, est la voie la plus habituellement suivie par les cellules cancéreuses pour aller infecter le péritoine à distance.

2° Voie sanguine. — William Cazenave, Babès et Stoïcesco ont observé de véritables métastases cancéreuses pour lesquelles on doit incriminer la voie sanguine. On trouve ainsi loin du siège initial, de véritables greffes, qui peuvent paraître des néoplasies primitives si le cancer viscéral échappe aux recherches.

3° Contiguïté. — Pour ce mode de contage, toute explication est inutile; il se conçoit par le simple énoncé ; il faut cependant remarquer que la contamination péritonéale ne peut se faire quand la tumeur viscérale n'a pas envahi et ulcéré la séreuse qui la recouvre.

1° PROPAGATION ASCITIQUE. — Le liquide néoformé sert ici de véhicule aux cellules cancéreuses et les transporte, pour ainsi dire, en un point plus ou moins éloigné du cancer originel ; mais il faut de toute nécessité, comme dans le cas qui précède, que la séreuse soit ulcérée au niveau du cancer viscéral. Comme le dit très bien Aslanian : « Ce n'est qu'à ce moment que les produits de sécrétion et les éléments figurés, détachés de cette surface, peuvent être transportés au loin pour créer des foyers métastatiques.

« L'absence d'un épanchement ascitique appréciable, dans quelques rares observations de péritonite cancéreuse, ne constitue pas une contradiction de la théorie en question. On a trouvé, en effet, dans ces cas, quelques cuillerées de liquide péritonéal qui ont suffi pour transporter les cellules ou les parasites cancéreux en des régions éloignées. »

La laparotomie, pratiquée pour extraire les tumeurs végétantes de l'ovaire, a plus d'une fois causé l'infection spécifique du péritoine par suite de la rupture d'une poche kystique et l'irruption du contenu de cette poche dans la cavité séreuse. Poupinel rapporte dans sa thèse 14 observations, où l'inoculation cancéreuse était manifestement consécutive à une intervention chirurgicale de cette nature.

Anatomie pathologique. — Toutes les variétés anatomiques du cancer peuvent s'observer dans le péritoine; le cancer miliaire, le cancer colloïde, le squirre, l'encéphaloïde, le cancer vulgaire ont été décrits.

Le *cancer colloïde* est celui qu'on observe le plus souvent dans le péritoine. Il se présente à l'œil comme une masse gélatiniforme ou mucoïde qui atteint des dimensions parfois considérables, envahissant l'épiploon, le mésentère, le méso-côlon et quelquefois le péritoine dans toute son étendue; le ventre arrive alors à de telles proportions qu'on pense à un kyste de l'ovaire. A la coupe, il s'écoule de ces masses néoplasiques un suc laiteux abondant; sur les viscères s'étalent des plaques gélatineuses, parcourues de traînées vasculaires avec des zones ecchymotiques sous-séreuses. La disposition histologique de cette variété est alvéolaire : les parois des alvéoles étant constituées par une charpente analogue aux travées conjonctives de l'épiploon ; le contenu de ces alvéoles est constitué par des cellules volumineuses, dont le protoplasma a subi la dégénérescence colloïde.

Dans le *cancer miliaire*, qui s'observe assez fréquemment aussi, les granulations occupent la séreuse dans toute son étendue, aussi bien sur son feuillet pariétal que sur son feuillet viscéral : elles envahissent même parfois la plèvre. Comme aspect macroscopique, il y a presque identité avec les granulations tuberculeuses ; comme ces dernières, elles ont le volume d'un grain de millet ou d'un petit pois, avec tous les intermédiaires; leur coloration est grisâtre ou blanc jaunâtre, quelquefois rouge; par places, elles forment des zones confluentes, ou elles prennent l'apparence laiteuse de petites pustules. Dans nombre de cas, on ne saurait se faire une conviction diagnostique au simple examen macroscopique ; l'histologie seule peut tirer d'embarras ; le microscope montre que ces granulations ne contiennent ni cellules géantes, ni bacilles de Koch, et sont constituées par des cellules épithélioïdes.

Quant au *squirre*, qu'on a vu parfois constituer une véritable cuirasse, un véritable blindage du péritoine, d'autres fois des plaques confluentes de noyaux conjonctifs plus ou moins volumineux, il est beaucoup plus rare, ainsi que la *forme encéphaloïde* et la *forme vulgaire*.

Je rappelle qu'on a rencontré dans le péritoine d'autres tumeurs malignes : le *sarcome*, le *lymphadénome*, le *fibro-sarcome*, etc.

Ce qui fait la caractéristique anatomique du cancer péritonéal secondaire, c'est qu'il est toujours de structure exactement semblable à celle de la tumeur primitive. Le plus souvent, on peut voir des cordons blancs, laiteux, durs, renflés de place en place par des nodules cancéreux en chapelet, dont quelques-uns atteignent le volume d'un grain de raisin ; ce sont de véritables lymphangites spécifiques, qui aboutissent à des plaques où les nodules s'accumulent et se pressent les uns contre les autres.

Quelles que soient la forme et l'origine du cancer, le péritoine réagit en se couvrant de fausses membranes et en laissant exsuder un liquide ascitique ; ce liquide, qui peut être clair et citrin, surtout au début, est, presque toujours, constitué par une abondante sérosité rosée, rouge, ou même franchement hémorragique. Cette coloration du liquide, qui a une importance capitale en clinique, est due à la rupture des vaisseaux néoformés qui sillonnent les exsudats péritonitiques ; ces vaisseaux, à parois fragiles, sont très abondants au niveau des adhérences résultant de l'organisation de fausses membranes anciennes. Le sang qui colore la sérosité ascitique peut aussi provenir des poussées de congestion périnodulaire.

Il va de soi qu'en outre de ces lésions ordinaires, le cancer du péritoine peut s'accompagner de lésions secondaires, produites par une perforation viscérale, par la compression de la veine cave, de la veine porte, de l'uretère, etc., par une occlusion intestinale (bride, compression, cancer des parois intestinales), enfin par des phénomènes de généralisation du côté de la peau, de l'ombilic, de la plèvre, des poumons, etc.

Symptômes. — Il ne saurait être question ici du cancer miliaire aigu, qui ne présente aucun intérêt pour le chirurgien ; dans cette forme, la localisation péritonéale n'est qu'un épiphénomène, le plus souvent masqué par l'atteinte profonde de l'état général, par la cachexie suraiguë, les accidents urémiques, le délire, le coma, qui dominent bruyamment la scène et amènent la mort à brève échéance,

avant qu'on se soit posé la question d'une intervention chirurgicale.
Ce que nous devons avoir en vue, c'est le *cancer chronique*.

Il débute parfois d'une façon aiguë, par une fièvre intense accompagnée de douleurs abdominales vives, de vomissements, etc., puis tous ces accidents s'atténuent jusqu'à disparaître pour conduire à une guérison apparente ; cette période de calme relatif dure peu, et l'on ne tarde pas à voir apparaître graduellement l'augmentation de volume du ventre, des douleurs sourdes de coliques, avec de la pâleur, de l'amaigrissement et tous les signes habituels de l'infection cancéreuse.

Plus souvent, cet état chronique progressif n'est pas précédé de la poussée aiguë en question, les troubles abdominaux s'installent sourdement et insidieusement ; les douleurs sont localisées en général autour de l'ombilic ou dans les hypocondres, avec des irradiations dans les aines ou les épaules ; le malade accuse des alternatives de diarrhée et de constipation, avec des périodes de véritable obstruction intestinale, accompagnée de ballonnement, de météorisme et de vomissements.

Ce qui frappe surtout les malades au début, c'est l'augmentation progressive du volume du ventre, qui les oblige à élargir de plus en plus leur ceinture.

A la période d'état, tous les symptômes précédents se sont aggravés ; les douleurs restent cependant assez souvent obscures, vagues, mal localisées, mal définies ; elles peuvent être intermittentes ou même disparaître complètement, pour ne se manifester que lorsque la pression ou la percussion les réveille. Les malades se plaignent d'anorexie, de dégoût pour les aliments et surtout pour les viandes ; la digestion est pénible, suivie de nausées, de vomissements et de troubles intestinaux qui simulent le rétrécissement de l'intestin. La peau du ventre est tendue, d'un blanc bleuâtre et parfois œdématiée ; on voit serpenter à sa surface un réseau de veines sous-cutanées, analogue à celui de la circulation supplémentaire des cirrhoses hépatiques ; bientôt, le ventre arrive à un développement énorme, sous la triple influence de l'ascite, de la masse de la tumeur et du météorisme. La distension peut être telle, que le diaphragme est fortement refoulé, ce qui rend la respiration très pénible.

L'ascite, qu'on reconnaît à ses caractères cliniques habituels, est parfois cloisonnée et peu mobile ; par la ponction, on obtiendra un liquide rosé, plus ou moins fortement teinté de rouge, rarement séreux. Galvaing cite des cas exceptionnels où les intestins étaient refoulés en arrière et étalés contre la colonne vertébrale, ce qui donnait lieu à une rétraction et à un aplatissement de la paroi abdominale antérieure. La palpation, en général peu douloureuse, permet de constater, outre la fluctuation de l'ascite, la présence de nodosités multiples arrondies, inégales comme volume et comme consistance, ainsi que l'existence de gâteaux marronnés, constitués par les anses intestinales agglutinées entre elles.

Par la percussion, on trouve une véritable tympanite occupant la région abdominale antéro-supérieure, et due à la paralysie des tuniques musculaires de l'intestin : elle révèle au contraire, dans les parties déclives, la matité de l'ascite.

L'auscultation permet souvent d'entendre les bruits de frottement, déjà étudiés par Laënnec, qu'on perçoit aussi à la palpation. On ne négligera pas le toucher vaginal et le toucher rectal, qui donnent parfois d'excellents renseignements.

Tous ces symptômes s'aggravent progressivement et la cachexie cancéreuse va en augmentant et amène un amaigrissement considérable; aussi, le contraste devient de plus en plus frappant, entre le volume formidable du ventre et l'émaciation de la moitié supérieure du corps.

La durée est en général de six mois à un an, avec une marche fatalement progressive, à moins qu'une des complications que nous allons étudier ne vienne encore rapprocher l'échéance.

Complications. — Au point de vue chirurgical, ce sont les complications du cancer péritonéal qui nous intéressent surtout ; ce sont elles qui, le plus souvent, mettent le bistouri à la main, en imposant une intervention. On peut les réunir en quatre groupes principaux : 1° le *cancer de l'ombilic* ; 2° la *suppuration aiguë du péritoine* ; 3° le *phlegmon gangreneux de la paroi* ; et 4° l'*occlusion intestinale*.

1° Cancer de l'ombilic. — Il est tout à fait exceptionnel d'observer le cancer de l'ombilic, sans qu'il ait été précédé d'une carcinose péritonéale; on le trouve mentionné, pour la première fois, par Fabrice de Hilden et tous les auteurs s'accordent à admettre que le cancer primitif de l'ombilic est une rareté; il ne se rencontre qu'une fois sur neuf, d'après Quénu et Longuet ; c'est donc au cancer secondaire que l'on a affaire le plus habituellement ; on conçoit qu'il y a là un bourgeonnement cancéreux qui se propage, de proche en proche, du péritoine à l'ombilic ; cette relation de continuité existe le plus fréquemment, mais n'est pas la seule cause de la localisation néoplasique à l'ombilic.

Parfois, c'est un néoplasme voisin du nombril (cancer de l'épiploon, par exemple), qui vient faire hernie à travers l'orifice. Chuquet, Courtois-Suffit, Ehrlich ont montré que des embolies cancéreuses pouvaient, par les vaisseaux du ligament suspenseur du foie, donner naissance à un bourgeonnement ombilical. Enfin, d'après Ménétrier, Poupinel, Quénu, Terrier, il peut se faire, au niveau de l'ombilic, un ensemencement direct par le liquide ascitique, tenant en suspension des débris néoplasiques, qui vont se greffer en des points plus ou moins éloignés de la tumeur primitive.

Quelle qu'en soit la genèse, il débute par l'apparition d'une plaque

de dimensions variables qui double la région ombilicale dans la profondeur ; ce placard est régulier, arrondi, dur comme du carton ;
au début, on peut encore pincer la cicatrice ombilicale et la peau
au-devant de lui, et à cette période, l'état de défense des muscles droits
rend souvent le diagnostic difficile ; mais, bientôt, le bourgeonnement
cancéreux traverse l'anneau aponévrotique, déplisse, étale la cicatrice
ombilicale, l'ulcère et vient faire saillie à l'extérieur. On voit alors
apparaître une sorte de champignon caractéristique, d'aspect marronné, végétant, rouge et saignant, occupant la région ombilicale
sur laquelle il s'épanouit, tandis qu'un sillon régulier étrangle, au
niveau de la cicatrice, le pédicule néoplasique. Par la palpation, on
sent qu'à la face profonde ou péritonéale de la région ombilicale, il
existe une tumeur étalée, analogue à celle qui s'épanouit au dehors.
C'est ce que Nélaton appelait : « *le cancer en bouton de chemise* ».

Dans le cancer primitif, il n'y a pas de tumeur profonde, et comme
il constitue une exception, on pourra, le plus souvent, diagnostiquer
un cancer secondaire, surtout s'il s'agit d'une tumeur affectant cette
forme en bouton de chemise, avec de l'ascite et d'autres tumeurs
perceptibles dans la cavité abdominale ; on ne négligera pas de chercher dans les aines les adénopathies secondaires et on se rappellera
que le pronostic est fatal à bref délai, lorsque le cancer péritonéal a
ainsi envahi l'ombilic.

2° SUPPURATION AIGUE DU PÉRITOINE. — Cet accident est dû en
général à l'ouverture dans le péritoine d'un clapier cancéreux, surtout
dans les cas de cancer de l'utérus ou des annexes.

3° PHLEGMON GANGRENEUX DE LA PAROI. — Des adhérences, résultant
d'une infection chronique, ont circonscrit une loge dans laquelle
viennent s'épancher des éléments septiques, issus d'un viscère perforé ; on assiste alors à l'évolution d'un véritable phlegmon ; une
induration douloureuse apparaît, les téguments deviennent rouges et
œdémateux ; bientôt la fluctuation devient manifeste, et si le bistouri
n'intervient pas, la peau se sphacèle et on voit s'échapper des gaz et
de la suppuration fétide avec des lambeaux de tissus sphacélés.

Si le malade ne succombe pas rapidement, il s'établit une fistule
pyostercorale, comme Feulard et Bréchoteau en ont rapporté des
observations.

Vilcoq et Landry ont publié récemment un cas de cancer de
l'estomac, qui avait provoqué des adhérences de ce viscère avec la
paroi abdominale et une fistule gastro-cutanée consécutive à un
phlegmon de la paroi à ce niveau.

4° OCCLUSION INTESTINALE. — Dans les observations où cet accident
a été noté, c'est en général une bride fibreuse qui vient étreindre,
comme un lien, une anse d'intestin grêle (E. Blanc), à moins que ce
ne soit une compression directe d'une tumeur péritonéale sur l'intestin qui en oblitère progressivement le calibre. On comprend

comment, dans le premier cas, les phénomènes d'occlusion sont aigus, tandis qu'ils sont chroniques dans le second.

Diagnostic. — Le diagnostic du cancer du péritoine est souvent très difficile ; combien de fois cette affection n'est-elle qu'une trouvaille au cours d'une laparotomie ou même d'une autopsie !

Sans parler des maladies à ascite, la cirrhose du foie, le mal de Bright, etc., c'est surtout avec les kystes de l'ovaire et la tuberculose péritonéale que la confusion pourra se produire.

Les kystes multiloculaires de l'ovaire ont, en effet, des masses dures qui peuvent en imposer pour des gâteaux cancéreux ; mais, avec de l'attention, on s'apercevra que la tumeur kystique s'est développée de bas en haut, que le liquide qu'elle contient est filant et non hémorragique, que l'état général est relativement bon et que la marche du mal est plutôt lente.

Pour la tuberculose péritonéale, on ne saurait en dire autant, et le diagnostic est souvent absolument impossible, non seulement en clinique, mais même après la laparotomie, lorsqu'on a le péritoine sous les yeux et les viscères abdominaux dans la main. Donnons cependant quelques caractères différentiels cliniques.

L'épanchement ascitique est peut-être plus considérable dans le cancer du péritoine ; il est plus sujet à varier dans son abondance d'un moment à l'autre dans la tuberculose.

De plus, il est plutôt exceptionnel de rencontrer dans la tuberculose l'ascite hémorragique presque constante du cancer. Enfin, dans ce dernier, l'œdème de la paroi, la marche progressive sans aucune de ces rémissions et de ces périodes de répit, qui font croire à la guérison de l'affection tuberculeuse, tout cela joint à la cachexie et souvent à l'âge avancé du malade, permet de se prononcer en faveur du cancer.

Debove a conseillé en cas de doute persistant de rechercher dans le liquide d'une ponction la réaction de la tuberculine.

Quant au cancer primitif du péritoine, on n'y songera que si l'examen attentif de tous les viscères abdominaux a été négatif.

Traitement. — On a souvent pratiqué la laparotomie dans des cas de cancer péritonéal, mais il faut bien dire que, presque toujours, c'était une opération exploratrice, à moins qu'il ne se soit agi d'une erreur de diagnostic.

Il est arrivé à tous les chirurgiens d'ouvrir un ventre dans la pensée de traiter une affection d'origine génitale interne et de se trouver en présence des lésions caractéristiques d'un cancer généralisé à la séreuse. En pareil cas, il ne faut pas s'acharner à détruire et à extirper toutes les productions morbides, ce qui serait d'ailleurs impossible ; on se bornera à évacuer tout le liquide ascitique, à assécher, avec des tampons secs, toute la cavité séreuse, à sectionner sous des ligatures les végétations les plus volumineuses lorsqu'elles sont accessibles ; puis à refermer le ventre par la méthode habituelle. On sera souvent surpris du bénéfice réel que le malade retire, dans certains cas, de cette intervention.

Si parfois le liquide se reproduit avec une rapidité désespérante, il arrive aussi qu'on observe une rémission prolongée. J'ai laparotomisé, il y a dix-neuf mois, une jeune femme à qui j'ai enlevé un cancer végétant des ovaires. Le péritoine, sur toute son étendue, était couvert de granulations et de véritables tumeurs secondaires ; l'épiploon fut enlevé en totalité sous une chaîne de fils de soie ; il formait une masse dégénérée, épaisse de 5 à 6 centimètres. La malade a pu pendant treize mois reprendre son métier d'artiste dramatique sur une grande scène de province, se croyant absolument guérie ; au bout de ce temps, le ventre reprit, en huit jours, le volume qu'il avait avant l'intervention et, par une ponction, je pus retirer dix litres de liquide rosé. Je viens d'apprendre que six mois après cette première ponction, une seconde évacuation va être faite par un chirurgien de Marseille. Il n'en est pas moins vrai que mon pronostic a été en défaut, car j'avais prévenu la famille qu'il fallait s'attendre à une marche fatale et rapide après les constatations faites au cours de la laparotomie.

Pareille aventure m'est arrivée à peu près à la même époque, et je vois encore, vingt-mois après une laparotomie faite dans des conditions tout à fait analogues aux précédentes, une malade qui a repris toutes les apparences de la santé ; et pourtant cette femme avait été déjà, six mois avant mon opération, laparotomisée à Caen par Barrette, qui avait refermé l'abdomen sans toucher en rien aux lésions cancéreuses du péritoine.

On ne saurait évidemment compter sur de pareils résultats, mais le fait seul qu'ils puissent se produire dans une affection d'un pronostic aussi constamment fatal, autorise le chirurgien à proposer l'opération.

Constatons le fait sans chercher à l'expliquer et rappelons-nous ces observations bien connues, sur lesquelles Richelot et bien d'autres ont appelé l'attention, observations dans lesquelles une simple laparotomie a pu enrayer le développement d'une tumeur cancéreuse de l'estomac ou de l'intestin, et même la faire disparaître sans qu'on y ait touché en rien.

On pourrait hardiment conseiller la laparotomie dans le cancer du péritoine, si l'on n'avait pas à redouter un accident qu'il faut connaître et qui assombrit singulièrement le pronostic opératoire : je veux parler de la mort subite survenant dans les jours qui suivent l'intervention.

Je connais plusieurs observations de ce genre dans la pratique de divers chirurgiens, et j'ai moi-même eu à déplorer une mort subite survenue ainsi quinze jours après la laparotomie, chez une cliente du Dr Frétin ; la malade semblait à l'abri de toute complication opératoire, lorsqu'une syncope mortelle survint dans un effort qu'elle fit pour se soulever et se mettre sur le bassin.

Il est probable qu'il s'agit dans ces cas d'une embolie partie des veines abdominales.

En présence de cette éventualité possible, on se laissera donc plutôt forcer la main par le malade, et pour peu qu'il soit rebelle à la laparotomie, on se bornera à faire des ponctions lorsque l'ascite deviendra d'une abondance exagérée.

Quant aux complications qu'on peut avoir à traiter, elles sont tellement graves qu'elles ne sont justiciables que d'un minimum d'intervention. Un large débridement de la paroi ouvrira les phlegmons gangreneux, ou donnera issue aux suppurations d'origine stercorale; un anus artificiel arrêtera les accidents graves d'obstruction intestinale. Bref, il est impossible de donner des règles précises à cet égard.

GUÉNEAU DE MUSSY, Cancer du péritoine (*Gaz. des hôp.*, nos 30 et 31 de 1867). — LANCEREAUX, Atlas d'anat. pathol., 1871. — PÉTRINA, *Prager Vierteljahrschrift*, 1872. — DEBOVE, *Soc. anat.*, 1873. — GASLAING, De la péritonite cancéreuse, thèse de Paris, 1873. — CATTEAU, thèse de Paris, 1876. — DEBOVE, *Soc. méd. des hôp.*, 1879. — EHRLICH, Ch*arité Annalen.* Berlin, 1880. — KELSCH et VANNEBROUCQ, Deux cas de sarcome du péritoine (*Progrès médic.*, n° 38, déc. 1881). — VILLAR, Cancer de l'ombilic, thèse de Paris, 1886. — FEULARD, Fistules gastro-cutanées dans le cancer de l'estomac, 14 cas (*Arch. gén. de méd.*, 1887).

1895. — ASLANIAN, De la péritonite cancéreuse, thèse de Paris (*Revue des mal. cancér.*, 1895, p. 71). — WILLIAM CAZENAVE, Des tumeurs papillaires de l'ovaire avec métastase péritonéale, thèse de Paris, n° 514. — BABÈS et STOICESCO, Sur le diagnostic du cancer des organes internes par l'examen microscopique des petites tumeurs métastatiques sous-cutanées (*Revue des mal. cancér.*, p. 677). — PARMENTIER et BENSAUDE, Lymphadénome généralisé du péritoine (*Revue des mal. cancér.*, p. 116). — QUÉNU et LONGUET, Du cancer secondaire de l'ombilic (*Revue de chir.*, 10 fév., p. 97 et 129). — G. SOURDILLE, Sarcome de l'ombilic (*Rev. des mal. cancér.*, p. 687). — KLEINHAUSS, Métastases et cancer de la matrice (*Zeitschr. für Heilk.* Berlin., Bd. XVII, p. 97 et 110). — CHUQUET, thèse de Paris. — ACHARD, Fistules gastro-cutanées (*Soc. méd. des hôp.*, août). — E. BLANC, Récidive de tumeur pelvienne (sarcome), occlusion intestinale par une bride fibreuse (*Loire médic*, 25 décembre, p. 303). — PÉAN, Diagnostic et traitement des tumeurs de l'abdomen et du bassin (*Ann. gynéc. et obstétric.*, t. XLV, p. 83).

1896. — VERCHÈRE, Valeur sémiologique du cancer de l'ombilic (*Rev. des mal. cancér.*, p. 81-92). — HASSLER, Tumeur intrapéritonéale sus-ombilicale mobile (*Province méd.*, 25 janv., p. 44. Revue des mal. cancér., p. 169). — FOURNEAUX, Cancer secondaire du grand épiploon. Cancer végétant de deux ovaires (*Journ. des sc. méd. de Lille*, 21 juillet, p. 84). — O'CANEI, Un cas de sarcome rétropéritonéal (*Rec. academy of med. in Ireland*, mai). — H. MONTS, Cancer aigu de l'utérus avec généralisation rapide (*Méd. mod.*, p. 388). — DOEMBERGER, Sarcomatose du péritoine chez un enfant de quatre ans (*Münch. med. Wochenschr.*, 27 août, p. 818. — CLAUDE et LÉVI, Cancer colloïde du péritoine (*Arch. gén. de méd.*, juillet, p. 517) — VILCOQ et LANDRY, Cancer de l'estomac. Péritonite adhésive : perforation de la paroi antérieure; phlegmon gangreneux; fistules gastro-cutanée (*Gaz. hebd.*, 9 février, p. 137). — BRECHOTEAU, Phlegmon périombilical dans le cancer de l'estomac, thèse de Paris, février. — DESPLATS, Cancer miliaire péritonéal (*Journ des sc. méd. de Lille*, juin, n° 6, p. 529).

1897. — MONNIER, Sarcome péritonéal (*Soc. anat.*, janvier). — MÉRAND, Des sarcomes rétropéritonéaux, thèse de Paris.

II

AFFECTIONS TRAUMATIQUES DE L'ABDOMEN

Les traumatismes qui peuvent atteindre l'abdomen se présentent sous deux formes absolument distinctes ; dans l'une, les viscères contenus dans l'abdomen sont lésés, sans que la peau offre la moindre solution de continuité, et même parfois sans qu'on y puisse observer la moindre ecchymose ; dans l'autre, au contraire, il y a une plaie de la paroi abdominale. D'un côté, on a par conséquent toutes les coutusions abdominales accompagnées ou non de lésions viscérales, de déchirures, de ruptures, d'attrition des organes ; de l'autre, on a toutes les plaies de l'abdomen, soit par un instrument piquant ou tranchant, soit par une arme à feu, et ces plaies peuvent elles-mêmes borner leur action à la paroi, ou pénétrer dans la profondeur, et atteindre un ou plusieurs des organes abdominaux.

Toutes les lésions ainsi produites par un traumatisme peuvent se grouper sous deux chefs principaux : 1° les *contusions de l'abdomen* ; 2° les *plaies de l'abdomen*.

I. — CONTUSIONS DE L'ABDOMEN.

Il fut un temps où il était de mode de rechercher les causes finales. On pouvait alors se demander pourquoi la cavité abdominale, qui contient des viscères aussi nombreux et aussi importants, n'est protégée que par des parois molles et exposées, sans défense, à tous les traumatismes? L'homme seul, en raison de son attitude bipède, jouit du fâcheux privilège de cette situation exceptionnelle; chez les quadrupèdes, l'abdomen regarde le sol et les traumatismes ne peuvent l'atteindre que par les flancs, alors que le squelette dorsal et les masses musculaires des lombes constituent une défense naturelle de premier ordre.

Quoi qu'il en soit, les contusions de l'abdomen chez l'homme sont extrêmement fréquentes et méritent toute l'attention du chirurgien, en raison de la gravité qu'elles peuvent présenter, en raison surtout du traitement actif qu'elles commandent ; à ce point de vue, la question est toute moderne, on peut même dire, toute actuelle.

Avant d'aller plus loin, nous définirons la contusion de la façon suivante :

La contusion de l'abdomen est un traumatisme sans plaie des téguments.

On conçoit, d'après les termes généraux de cet énoncé, que toutes les parties constituantes de l'abdomen, contenu et contenant, sauf la peau, peuvent être lésées. Il est bien entendu que si la peau est divisée, il s'agit d'une plaie pénétrante ou non de l'abdomen, et non plus d'une contusion. Nous avons donc à étudier les effets des contusions abdominales : 1° *sur les parois de la cavité abdominale*; 2° *sur les viscères qu'elle contient*; mais avant d'entrer dans les détails particuliers à chaque organe, on peut décrire, dans une vue d'ensemble, les causes les plus communes de ces traumatismes et leur mode d'action à ce niveau.

Étiologie. — Il est d'usage, dans les livres classiques, de diviser les contusions de l'abdomen en quatre groupes : 1° *Contusions par fouettement*; 2° *Contusions par choc direct*; 3° *Contusions par pression*; 4° *Contusions indirectes ou par contre-coup.*

Il est facile, sans insister, de spécifier pour chacune de ces variétés les agents contondants qu'on peut incriminer.

Pour les CONTUSIONS PAR FOUETTEMENT, on notera tous les corps flexibles qui peuvent frapper plus ou moins violemment l'abdomen ; tels les fouets, les lanières de cuir, les cordes, les baguettes légères en bois, en baleine, en métal, etc.

Le traumatisme produit par tous ces agents est rarement bien grave ; la force impulsive s'épuise en général sur la paroi, d'autant plus que, par une défense instinctive, les muscles se contractent et forment un plan résistant. L'action nocive reste ainsi limitée aux couches les plus superficielles et c'est alors qu'on constate anatomiquement des déchirures aponévrotiques, des ruptures musculaires, le plus souvent peu profondes, et des attritions plus ou moins étendues du tissu cellulaire sous-cutané.

Pour les CHOCS DIRECTS, qui sont les traumatismes le plus fréquemment observés, il faut citer les coups de timon et de brancard, de voiture ou de charrette, les coups de pied de cheval, mulet, ou vache, les coups de poing, de pied et de tête d'homme, les projectiles mourants à la fin de leur trajectoire, balles ou éclats d'obus, les coups de pierre, les coups de cornes, etc.

Dans ces cas-là, la paroi est souvent indemne et l'action traumatique porte sur les viscères, qu'elle atteint directement en comprimant une des saillies osseuses de la paroi postérieure de l'abdomen.

Il peut arriver aussi que l'abdomen soit projeté dans une chute sur un corps dur, telle qu'une souche d'arbre mort, une borne, une pierre ou toute autre saillie résistante ; c'est alors le poids du corps et l'impulsion, plus ou moins forte, qui doivent entrer en ligne de compte.

Mais, quel que soit l'agent vulnérant en jeu dans ces contusions par choc direct, le point capital est de savoir si le plan postérieur du corps était, au moment de l'accident, immobilisé contre un mur résistant. L'effet du choc est beaucoup plus considérable quand le blessé est adossé à une cloison solide, car, à la contusion par un choc direct, se joint la pression plus ou moins intense.

Tout ce qui précède s'applique aux accidents dans lesquels le traumatisme s'exerce directement d'avant en arrière ; mais si le choc atteint l'abdomen obliquement ou dans les flancs, les viscères peuvent échapper à l'action vulnérante qui se concentre alors sur la paroi musenlo-membraneuse et produit des déchirures superficielles et des décollements sous-cutanés.

Comme causes des CONTUSIONS PAR PRESSION, nous avons à signaler, en première ligne, les roues de voiture, les tampons de wagons qui constituent les accidents de pression abdominale les plus fréquents ; c'est un blessé qui a « calé une roue de voiture », c'est un employé de chemin de fer qui a été serré entre deux wagons ; dans ces cas-là, la gravité est le plus souvent extrême, ce qui tient précisément à ce que le corps est immobilisé sur un point d'appui résistant qui permet à l'action traumatique de s'exercer dans toute sa puissance ; il en est de même des éboulements dans les mines, dans les carrières, dans les démolitions.

Quant aux CONTUSIONS INDIRECTES PAR CONTRE-COUP, elles ne s'accompagnent pas de lésions viscérales du tube digestif, et n'atteignent que les viscères pleins tels que le foie, la rate ou les reins ; cette variété de contusions s'observe dans les chutes d'un lieu élevé, quand le blessé est tombé sur les pieds, sur les fesses, en un mot sur une région autre que l'abdomen. On conçoit que, dans de semblables accidents, le poids du viscère joue un rôle considérable ; c'est lui qui, joint à l'impulsion de la chute, agira sur les points d'attache du viscère pour les désinsérer et les déchirer ; le foie, en raison de son volume, est le viscère le plus souvent atteint. Lorsque l'estomac et la vessie sont remplis, ils peuvent dans les mêmes conditions se rompre par contre-coup. Est-il besoin d'ajouter que cette dernière catégorie de traumatismes est beaucoup moins fréquente que les trois autres, mais qu'elle est particulièrement grave.

Anatomie et physiologie pathologiques. — A. Parois de l'abdomen. — Les diverses contusions que nous venons de classer ne donnent pas lieu, quand leur action est limitée à la paroi abdominale, à des lésions méritant une description spéciale ; on trouve là, comme ailleurs, les ecchymoses superficielles et les épanchements séreux, séro-sanguins ou franchement hématiques ; la seule particularité qui mérite de nous arrêter un instant, c'est que ces contusions s'accompagnent parfois de lésions musculaires profondes, de déchirures, de véritables ruptures des muscles.

Je ne parle pas des ruptures musculaires qui se produisent presque spontanément, ou du moins, à la suite d'une contraction physiologique normale des muscles ; ces faits seront étudiés plus loin, à propos des affections non traumatiques des parois de l'abdomen ; elles ne s'observent, en effet, que chez les convalescents de fièvres graves et surtout de la fièvre typhoïde, et la lésion est favorisée par une dégénérescence spéciale du tissu musculaire.

Ce qui caractérise les ruptures musculaires par contusion, c'est qu'elles peuvent siéger sur toute l'étendue du plan musculaire, de la ligne blanche à la colonne vertébrale et du thorax à la ceinture pelvienne, tandis que les ruptures spontanées ont des sièges d'élection que nous indiquerons plus loin. Anatomiquement, on trouve, entre les deux segments du muscle rompu, un épanchement sanguin, souvent considérable ; les caillots s'insinuent entre les diverses couches musculaires et forment des nappes souvent très étendues. Des barrières infranchissables les localisent dans certaines régions ; c'est ainsi qu'à la suite d'une contusion du côté droit, avec rupture musculaire, l'épanchement est arrêté par la ligne blanche et ne franchit pas la ligne médiane. Si la rupture siège dans la moitié sous-ombilicale d'un muscle droit, la collection sanguine trouve, dans la loge virtuelle de Retzius, une cavité qu'elle distendra dans toute son étendue.

Ces hématomes sont inclus au début dans une sérosité rougeâtre qui disparaît spontanément pendant les jours qui suivent l'accident ; il ne reste plus alors qu'une sorte de gâteau qui s'indure et peut faire croire ultérieurement à la présence d'une véritable tumeur. Là, comme ailleurs, il faut être pénétré de cette notion de pathologie chirurgicale générale que jamais ces épanchements sanguins, survenus chez un blessé en pleine santé, ne donnent naissance à un phlegmon. Quels que soient leur volume, leur étendue, ils ne suppurent jamais, si les téguments sont intacts ; il n'en est pas de même, bien entendu, si quelque éraflure épidermique, ou même si quelque malencontreuse application de sangsues ou de ventouses scarifiées, ont ouvert une porte à l'infection. En pareil cas, les accidents peuvent aller fort loin puisque, nous l'avons vu, l'épanchement infecté arrive au contact du péritoine.

En résumé, on peut anatomiquement, quand la paroi abdominale est seule atteinte par la contusion, rencontrer toute une série de lésions du même ordre, depuis la simple strie linéaire consécutive à un coup de fouet jusqu'à la rupture musculaire suivie d'une hémorragie intermusculaire propéritonéale et sous-cutanée.

B. **Viscères.** — Examinons séparément les divers organes de la cavité abdominale.

1° *Tube digestif.* — L'*intestin grêle* est assurément la partie du tube digestif la plus exposée ; il est d'une part beaucoup plus long que le gros intestin et, de plus, il occupe toute la partie moyenne de l'abdomen qui s'offre sans défense à tous les traumatismes.

Le *côlon* est caché profondément dans les flancs et le rectum est protégé dans le petit bassin. La clinique est d'accord avec ce qu'on pouvait supposer *à priori*, et ce sont les lésions de l'intestin grêle qu'on observe le plus souvent.

Il est plus étonnant que l'*estomac* échappe presque toujours aux traumatismes, même les plus violents. Coull Mackenzie (de Calcutta) n'a trouvé une rupture de l'estomac qu'une seule fois, sur cent onze observations, et encore faut-il ajouter qu'il s'agissait d'un traumatisme considérable, avec déchirure de la rate et fracas des côtes. L'estomac est en effet abrité, dans presque toute son étendue, derrière les côtes et le diaphragme, et il ne prend en réalité contact avec la paroi abdominale que lorsqu'il est distendu par des aliments, après un repas copieux, ou lorsqu'il a subi une dilatation pathologique chronique. Mais, en dehors même de cette considération, qui fait qu'un estomac dilaté par les aliments offre plus de prise aux traumatismes, la réplétion de l'organe joue un rôle important dans la question. Longuet, en 1875, a fait, sur ce sujet, de nombreuses expériences dont il a communiqué les résultats à la Société anatomique.

« La distension gazeuse, en raison de l'élasticité des gaz, est une condition défavorable à la rupture, tandis que la distension par des matières liquides la facilite au contraire. »

Ces expériences, qui s'appliquent à l'intestin grêle, ont un caractère général qui permet d'en étendre les résultats à tous les organes creux de l'abdomen, et on peut, en somme, en conclure avec Mugnier que les organes pleins de matières solides ou liquides se déchirent plus facilement que ceux qui ne sont distendus que par des gaz et, à plus forte raison, que ceux qui sont en état complet de vacuité.

On s'est occupé aussi beaucoup de l'état physiologique des muscles de la paroi au moment du traumatisme.

Ces muscles sont-ils contractés : ils forment un plan résistant au-devant des viscères. Sont-ils au contraire relâchés : toute la paroi reste molle et ne constitue qu'une barrière insignifiante. Dans lequel de ces deux cas le tube digestif est-il plus exposé à de graves lésions? Chauveau pense, à l'encontre de l'opinion commune, que la contracture des muscles abdominaux est une condition favorable à la lésion de l'intestin, qui se trouve immobilisé dans une cavité inextensible.

Toutes ces discussions me paraissent bien théoriques et je pense, avec Chavasse, qu'elles sont loin d'avoir tranché la question.

Il me paraît probable que la paroi abdominale est toujours rigide au moment du choc, les muscles se contractant instinctivement, à moins qu'ils ne soient surpris pendant le sommeil.

Chavasse (1) a réuni cent quarante-neuf observations. Jalaguier, en additionnant les statistiques de Thomas Morton (234 cas) et de Coull Mackenzie (111 cas), arrive à un total de trois cent quarante-cinq

(1) CHAVASSE, *Arch. de méd. milit.*, 1881.

observations de ruptures viscérales. Le tube digestif entre pour la proportion de un sur onze dans cette statistique, puisqu'il a été blessé trente et une fois.

L'examen de toutes les statistiques montre aussi que c'est à l'âge moyen de la vie, et surtout chez l'homme, que l'on rencontre les contusions de l'abdomen; il est clair que les vieillards, les enfants et les femmes sont moins exposés que les hommes adultes à tous les genres de traumatismes.

Anatomiquement, la contusion de l'intestin produit les effets les plus variés. On peut les diviser en quatre classes très distinctes : 1° les *contusions légères* ; 2° les *contusions avec écrasement* ; 3° les *déchirures* ; 4° les *ruptures complètes ou incomplètes*.

1° CONTUSIONS LÉGÈRES. — Maintenant qu'on fait la laparotomie plus couramment après des contusions abdominales relativement modérées, on observe des lésions très superficielles parfois. Ce sont des ecchymoses souvent peu étendues, des épanchements sanguins sous-séreux formant comme une plaque noire sous le péritoine.

Dans ces cas-là, il n'y a pas d'attritions des tuniques, à proprement parler ; en un mot c'est une contusion simple. Pour l'intestin grêle, l'infiltration sanguine se fait plutôt sous la muqueuse à cause de l'union intime du péritoine avec les muscles : les cas de foyers sanguins sous-péritonéaux décrits par Pelletan et par Beck siégeaient sur le gros intestin.

Toutes ces lésions, qu'on peut rencontrer sur plusieurs points de l'intestin, sont innocentes et disparaissent spontanément.

2° CONTUSIONS AVEC ÉCRASEMENT. — Dans cette catégorie, la contusion a été très violente; l'intestin a été pincé entre l'agent vulnérant et la ceinture pelvienne. C'est le plus souvent sur le promontoire que s'exerce la violence et la lésion se fait par écrasement des tuniques, directement au point contus.

Les expériences récentes de Souligoux, qui l'ont conduit à son ingénieux procédé de gastro-entérostomie et d'entéro-anastomose, montrent d'une façon péremptoire qu'il est impossible de détruire par écrasement le revêtement péritonéal ; la muqueuse, les tuniques musculaires et celluleuses cèdent plus ou moins tôt, mais le péritoine résiste à toutes les violences directes. Souligoux, agissant avec une pince spéciale sur une anse intestinale, écrase les parois et ne craint pas d'employer toute la force possible : jamais le péritoine n'a cédé, et il reste toujours à l'état de mince membrane au-devant de la solution de continuité des muscles et de la muqueuse. Mais, réduite à cet état, la paroi intestinale ne tarde pas à être perforée dans toute son épaisseur, et c'est sur ce sphacèle ultérieur que compte Souligoux dans ses anastomoses. Pour activer la gangrène péritonéale, il a même soin de toucher la surface avec un caustique tel que la potasse, et dans ces conditions-là, l'escarre tombe au bout de trente-six heures environ. Dans les contusions qui nous occupent, les choses se passent exactement de la même manière : les parois sont littéralement écrasées et détruites jusqu'au péritoine exclusivement ; mais, si ce dernier a résisté mécaniquement et si la perforation ne se produit pas sur-le-champ, en raison même de cette résistance, elle sera constituée les jours suivants lorsque l'escarre se détachera.

Il est facile de comprendre qu'en pareil cas des accidents infectieux du côté du péritoine n'apparaissent que tardivement, au moment de la chute de l'escarre.

Dans les nombreux relevés qui ont été faits, en particulier par Chavasse, on peut constater que les régions le plus souvent lésées ont été par ordre de fréquence :

1° La partie moyenne de l'intestin grêle ; 2° la partie supérieure ; 3° la partie inférieure ; 4° le côlon ; 5° le duodénum ; 6° le cæcum ; 7° l'S iliaque.

Nous verrons plus loin que le rectum échappe à la contusion directe, en raison de sa situation dans le petit bassin et que, lorsqu'il se trouve lésé dans une contusion abdominale, c'est par un mécanisme tout à fait spécial sur lequel nous reviendrons.

3° Déchirures. — Les parois de l'intestin, sous l'action du traumatisme, peuvent céder et se laisser déchirer ; la déchirure est dite incomplète lorsqu'une ou deux tuniques ont été épargnées ; la déchirure est, au contraire, complète quand la solution de continuité porte sur la paroi dans sa totalité. J'ajoute qu'elle peut siéger sur plusieurs points plus ou moins rapprochés les uns des autres, qu'elle peut être complète ici et incomplète un peu plus loin. Je viens précisément d'observer un blessé qui portait, après un coup de pied de cheval sur l'abdomen, une double lésion de la partie supérieure de l'intestin grêle. On voyait très nettement une déchirure complète, comprenant toutes les tuniques de l'intestin sur une étendue de 2 centimètres environ ; par cette déchirure, les matières intestinales se répandaient copieusement dans la cavité péritonéale. A 5 centimètres plus loin, se trouvait une lésion absolument symétrique comme forme et comme dimension, mais la solution de continuité ne portait que sur le péritoine ; et la tunique musculaire, à nu, formait un plan ininterrompu, au fond de la plaie. J'ai fermé par deux plans de sutures séro-séreuses ces deux déchirures, et le malade a parfaitement guéri, dans le service de Peyrot. Il était aisé de se rendre compte que le fer du cheval avait agi sur le pédicule d'une anse intestinale, de telle sorte que les parois du viscère avaient été lésées en quatre points se correspondant en ligne droite. La déchirure complète occupait le plan antérieur, la déchirure incomplète le plan postérieur, et les deux plans moyens portaient seulement des traces d'ecchymoses assez légères pour que je n'aie pas jugé utile d'intervenir à leur niveau. Dans ce cas particulier, il n'y avait pas d'autres lésions que celles que j'ai vues, puis-

que le malade a guéri, mais il est facile de prévoir que plusieurs
anses intestinales peuvent être placées au-devant les unes des autres,
et subir les effets du traumatisme. Quinze fois sur cent, dit Chavasse,
les déchirures se rencontrent sur plusieurs anses. Nous verrons plus
loin que, d'après Moty, la forme du fer des chevaux joue peut-être
un rôle pour expliquer la situation des déchirures intestinales; les
perforations à la suite des coups de pied de cheval sont, en effet,
souvent symétriquement placées en deux points correspondant aux
deux extrémités du diamètre transversal du fer. L'explication que
j'ai donnée plus haut me paraît moins théorique; elle est, dans tous
les cas, indéniable chez mon malade, en raison des quatre lésions
correspondantes que j'ai pu constater *de visu*.

Je n'insiste pas sur la forme et l'aspect de ces déchirures intestinales; la muqueuse fait plus ou moins hernie par l'orifice, les bords
sont plus ou moins contus et irréguliers; souvent, en raison de
la rétraction des tuniques musculaires, la section n'est pas linéaire,
elle semble avoir été faite à l'emporte-pièce.

Dans tous les cas, le mécanisme est ici l'arrachement et non pas,
comme dans la catégorie précédente, la contusion avec écrasement;
il est vraisemblable que l'agent traumatique porte sur l'intestin
obliquement dans un cas, et directement dans l'autre.

A cause même de ce mode d'action du traumatisme, qui arrache
et déchire, il est assez ordinaire d'observer des lésions concomitantes
du côté de l'épiploon et du mésentère, mais comme ces lésions ne
diffèrent pas de celles qui accompagnent les ruptures intestinales,
nous n'en parlerons que dans le paragraphe suivant où, en raison
de leur plus grande fréquence, elles trouveront mieux leur place.

4° Ruptures. — La rupture du tube digestif se rencontre dans les
contusions graves. Pour l'estomac, la rupture complète, c'est-à-dire
comprenant toutes les tuniques, est des plus rares (1). Elle est même si
exceptionnelle, qu'on peut cliniquement la passer sous silence. Les
quelques faits qu'on en connaît sont des trouvailles d'autopsie et le
traumatisme qui les a produites est d'ordinaire si violent que la
mort survient rapidement du fait de la lésion concomitante des
viscères voisins, le foie, la rate, etc... — Dans un cas de Poland « il
y avait une déchirure étendue produite par le passage d'une roue
de voiture sur l'abdomen; on voyait des lambeaux de muqueuse

(1) Le 19 janvier 1898, j'ai présenté à la Société de chirurgie une jeune femme
que j'avais guérie d'une perforation traumatique de l'estomac, par la suture. Une
roue de voiture l'avait renversée. Le 3e jour, étant à Bourges, elle fut prise de
vomissements et fit en chemin de fer le voyage de Paris où je pratiquai la laparotomie immédiatement, c'est-à-dire quatre jours après l'accident. La cavité abdominale était remplie de bouillon, de lait et de vin, et je trouvai une perforation
sur une escarre siégeant sur la petite courbure de l'estomac. Pour combler la perte
de substance, je dus suturer la face supérieure de la première portion du duodénum sur la perforation. La guérison fut parfaite.

pendre dans l'estomac : il existait aussi une rupture du foie. »

Henry Morris cite encore l'extrait suivant des bulletins nécroscopiques de l'hôpital Middlesex.

« Un garçon de dix-neuf ans fut tué dans un accident de chemin de fer ; il y avait une déchirure linéaire de l'estomac, de 3 centimètres de long, s'étendant sur toutes les tuniques, au milieu de la grande courbure ; presque tout l'estomac avec son contenu et le lobe gauche du foie avaient été repoussés dans la cavité pleurale par une ouverture située au côté gauche du diaphragme mesurant 30 centimètres de circonférence (1). »

La rupture de l'estomac est donc le fait des grands traumatismes, des grands écrasements avec lésions viscérales multiples. A ce titre, elle n'a pas grand intérêt au point de vue pratique. Anatomiquement, on a trouvé des sièges variés : tantôt c'est le pylore qui est sectionné transversalement, tantôt c'est le cardia, ou la grande, ou la petite courbure. Dans quelques cas, la solution de continuité est parallèle au grand axe du viscère.

Pour l'intestin, il n'en est pas de même : la rupture est presque toujours transversale ; il semble qu'il y a eu une section véritable qui s'étend plus ou moins loin, en comprenant même le mésentère, qui se trouve alors déchiré sur une étendue souvent considérable.

D'ordinaire, la rupture siège sur le bord libre de l'intestin, quand elle n'occupe pas toute sa circonférence ; j'ai cependant observé un cas, dont j'ai publié la relation au Congrès de chirurgie de 1896, et dans lequel le jéjunum avait été rompu circulairement, presque dans la totalité de sa circonférence ; le bout inférieur et le bout supérieur n'étaient plus unis l'un à l'autre que par une languette saine qui n'avait pas plus d'un demi-centimètre de largeur et qui siégeait à l'opposé de l'insertion mésentérique. La déchirure se prolongeait sur le mésentère sur une étendue de 4 centimètres environ. Dans tous les cas, la plaie est béante par suite de la rétraction des fibres longitudinales de la tunique musculaire ; cette rétraction laisse à nu la muqueuse qui se trouve éversée du côté du péritoine et forme là un ectropion septique plus ou moins prononcé. Les classiques admettent, avec Jobert, que le resserrement des fibres musculaires circulaires autour du bourrelet muqueux « amène une oblitération temporaire et l'épanchement immédiat des matières est prévenu ; malheureusement, la contraction des fibres musculaires ne saurait durer bien longtemps : elle cesse au bout d'une demi-heure environ et, l'orifice se dilatant, le contenu de l'intestin trouve libre accès dans la cavité péritonéale » (2).

Voilà bien, vraiment, de la théorie pure, et je pense que jamais personne n'a vu, de ses yeux, pareils phénomènes. Ce qui a pu donner

---

(1) HENRY MORRIS. Encyclop. intern. de chir., Paris, 1886, t. VI, p. 295.
(2) JALAGUIER, in Traité de chirurgie, t. VI, p. 353.

le change, c'est que, ainsi que nous le dirons, les symptômes immédiats sont souvent complètement nuls, et ce n'est qu'au bout d'un
temps plus ou moins long, au bout de plusieurs heures, qu'ils apparaissent ; mais, ce répit est dû à ce que la résorption péritonéale des
matières septiques n'est pas instantanée, et non pas à ce que l'ouverture, ou communication, a été oblitérée momentanément par un mécanisme physiologique.

Si la rupture porte sur deux points voisins, il en résulte une double
section complète qui isole un segment intestinal plus ou moins long.
On en trouve des exemples dans les *Bulletins de la Société anatomique*. Quant aux autres lésions concomitantes, elles échappent,
pour ainsi dire, à toute description ; on ne peut que citer des cas
particuliers et faire une énumération de bizarreries traumatiques,
citons pourtant : les désinsertions, parfois fort étendues, du mésentère ($0^m,75$ d'intestin grêle avaient été arrachés du mésentère par
un coup de tampon dans une observation de la thèse d'Inschauspé), les
arrachements de l'épiploon.

A quelques semaines d'intervalle, j'ai rencontré deux fois des lésions
épiploïques de ce genre, au cours de laparotomies à la suite de coups
de pied de cheval. Mon premier malade, qui a succombé à un arrachement du hile du rein gauche, avait une déchirure complète du
grand épiploon, au niveau de son insertion à la grande courbure de
l'estomac. Une hémorragie considérable provenait des vaisseaux
rompus tout le long de cette grande courbure (*Société anatomique*).
J'ai présenté à la Société de chirurgie le second malade, parfaitement
guéri (26 mai 1897) ; il avait, avec une rupture du foie, dont je parlerai plus loin, une désinsertion complète, au niveau de la petite
courbure de l'estomac, de l'épiploon gastro-hépatique.

La cavité péritonéale contient habituellement des gaz, des matières
fécales et, surtout, du sang en quantité variable ; et les ruptures
intestinales résultant presque toujours de traumatismes graves, on
trouve concurremment des lésions viscérales variées, sur lesquelles
nous reviendrons à propos de chaque organe en particulier.

En étudiant les nombreuses statistiques publiées, on peut voir que
ce sont l'iléon et le jéjunum qui sont le plus souvent atteints. Dans
les soixante-trois observations de Poland (1), le jéjunum a été rompu
quatorze fois, sur lesquelles dix fois la lésion siégeait à sa jonction
avec le duodénum ; c'est, en effet, en ce point que l'intestin est le
plus fixe, en raison de l'absence du mésentère qui prend là son origine. Quant au duodénum, Poland n'en cite que quatre ruptures ; il
est, avec l'estomac (2) et le gros intestin, bien plus rarement atteint
que le jéjuno-iléon.

_____

(1) POLAND, *Guy's hospital Reports.*
(2) Voy. la note de la page 344, où ma malade eut une perforation de l'estomac
trois jours après l'accident.

Pour le gros intestin, dans les soixante-trois ruptures intestinales de Poland, on en trouve deux sur le cæcum, deux sur l'S iliaque et une sur le côlon descendant.

L'S iliaque, dans une relation de Hole (1), était arrachée et séparée du rectum et, dans la *Gazette médicale* de 1852, Morineau publie une rupture du côlon ascendant.

On a beaucoup écrit pour élucider le mécanisme des ruptures intestinales et plusieurs théories sont en présence pour expliquer ce point spécial de physiologie pathologique ; bien qu'il ne s'agisse là que de théories purement spéculatives, l'usage nous oblige à en dire quelques mots. Voici d'abord la théorie émise par Duplay ; je cite textuellement :

« La lésion se produit au point frappé et il faut admettre que la paroi stomacale ou intestinale se trouve directement comprimée entre l'agent vulnérant et les matières contenues dans la cavité du viscère (2). »

C'est là un mécanisme absolument incompréhensible ; il faudrait admettre, pour que cette explication fut plausible, que l'intestin contient des corps complètement solides et c'est, justement, le gros intestin qui est le moins souvent atteint, alors que, seul, il renferme des matières relativement dures. Passons.

Nous restons en présence de trois théories, en éliminant celle de Duplay.

1º L'*éclatement* ; 2º l'*arrachement* ; 3º le *pincement*.

1º RUPTURES PAR ÉCLATEMENT. — La première condition pour qu'il y ait éclatement de l'intestin, c'est qu'un segment du viscère soit, par un mécanisme quelconque, isolé à ses deux extrémités et ne communique plus avec les segments adjacents.

Dans ces conditions-là, si un traumatisme assez violent s'exerce sur cette cavité close, il est clair que les parois seront déchirées de dedans en dehors, tout comme les parois d'un ballon sur lequel passe une roue de voiture. Si la communication avec le tube digestif n'est pas interceptée, le contenu, gazeux ou liquide, pourra fuir sous le traumatisme et l'éclatement n'aura pas lieu.

Moty, se basant sur cette conception de physique hydraulique, a donné une explication des plus ingénieuses de la topographie, presque constante, des lésions intestinales observées après un coup de pied de cheval.

On trouve, je le rappelle, deux petites perforations situées symétriquement à 8 centimètres environ l'une de l'autre ; à mi-chemin, entre ces deux perforations, on en rencontre une troisième beaucoup plus grande, au niveau de laquelle la muqueuse est éversée et saillante du côté du péritoine. Dans la théorie de Moty, les deux pre-

---

(1) HOLE, *The Lancet*, 1851, vol. I, p. 381.
(2) FOLLIN et DUPLAY, Traité de pathol., t. V, p. 677.

mières répondent aux deux extrémités du diamètre transversal du
fer du cheval et correspondent, chacune, au point d'occlusion qui
isolait le segment intermédiaire du reste de la cavité intestinale. La
grande perforation serait produite par éclatement, alors que les
deux autres le sont par pression directe.

On n'a pas manqué de chercher à reproduire cet ensemble anatomique par l'expérimentation. Bech, en 1881, a montré, à l'aide des
expériences de Heschl, qu'en pareille circonstance, c'est la séreuse
qui, moins extensible que les autres tuniques, se rompt la première;
la muqueuse, plus lâche, ne cède que lorsque l'éclatement de la
musculeuse a permis aux gaz et aux liquides de la refouler violemment au dehors, à travers la boutonnière séro-musculaire.

Je crois, pour ma part, que cette théorie très ingénieuse, appuyée
même du contrôle de l'expérimentation, ne saurait répondre à la
majorité des faits. Les deux petites perforations peuvent être, tout
aussi bien, le fait de la contusion directe d'une anse contre le
rachis; le corps contondant, comprimant les deux extrémités d'une
anse sur le même plan osseux, intercepte parfaitement toute communication du segment intermédiaire avec la cavité intestinale, et l'éela-
tement se produit alors au sommet de l'anse, sans qu'il soit utile
d'invoquer l'action séparée des deux branches du fer à cheval.

J'insiste sur ce point en raison des constatations précises que j'ai pu
faire récemment au cours de la laparotomie dont j'ai parlé plus haut.

Il faut compter aussi, dans ce paragraphe, les *éclatements à dis-
lance*; on cite partout une observation de Baraduc dans laquelle le
rectum a été trouvé rompu, alors que la contusion n'avait pu
l'atteindre directement.

J'ai été, en 1895, appelé d'urgence dans le service de Peyrot, à Lariboisière, auprès d'un tamponné du chemin de fer, chez lequel le rectum
avait été décollé à ses insertions anales et pendait, déchiré, entre les
cuisses. Il est vraisemblable que le refoulement en masse des gaz,
du côté de l'anus, avait produit cet éclatement à distance.

En somme, ces considérations théoriques sont d'un intérêt très
restreint, car ces grands éclatements ne s'observent que dans les traumatismes les plus graves, après lesquels la mort survient rapidement.

2° RUPTURES PAR ARRACHEMENT. — Faurot, dans sa thèse de 1877,
a soutenu ce mécanisme des ruptures qui avait été décrit, par Strohl,
en 1848, dans la *Gazette médicale de Strasbourg*.

Je suis convaincu que, dans bon nombre de cas, cette théorie répond
à la réalité : l'intestin, entraîné obliquement par l'agent vulnérant,
est arraché à son point d'attache; cela explique la fréquence relative
des ruptures du jéjunum à l'extrémité supérieure du mésentère. Les
adhérences pathologiques favorisent les ruptures, par ce même mécanisme, qu'il faut invoquer aussi pour expliquer la gravité des coutusions abdominales chez les hernieux.

3° RUPTURES PAR PINCEMENT. — L'agent vulnérant refoule la paroi abdominale antérieure et exerce son action sur tout ce qui se trouve au-devant du plan osseux postérieur correspondant ; une, deux, ou plusieurs anses intestinales peuvent ainsi être pincées, comme on l'observe cliniquement et comme Longuet, Chavasse, etc., l'ont vu expérimentalement. Outre les lésions intestinales, on constate, très nettement, les traces de la contusion du côté du plan postérieur : ecchymoses, hématomes, etc., voilà pourquoi les ruptures, produites par ce mécanisme, sont souvent multiples et correspondent à tous les segments intestinaux empilés les uns sur les autres entre le corps contondant et le point d'appui postérieur. La paroi abdominale est simplement refoulée et sert de lame de transmission.

Cette théorie du pincement viscéral, entrevue par Jobert et Forget, a été longtemps admise comme la seule en cause [Baudens, Legouest (1), etc.]. Je ne suis pas éloigné de croire que le mécanisme du pincement est celui qui répond à la généralité des cas.

Je n'ai jamais pu, sur le cadavre, arriver à produire l'éclatement, en frappant fortement avec un marteau sur les anses intestinales accumulées au-devant du rachis ; j'ai toujours trouvé sur l'intestin autant de perforations qu'il y avait eu « d'épaisseurs » de parois entre le marteau et la colonne vertébrale ; en d'autres termes, les lésions sont toujours localisées aux points directement contusionnés, et on trouve deux, quatre ou six perforations, suivant que l'intestin s'est trouvé pincé une, deux ou trois fois. Pour produire sur le cadavre la rupture par éclatement, il faut serrer une anse intestinale dilatée avec une main, de façon à former un espace hermétiquement clos ; si avec l'autre main, on fait glisser le pédicule de cette anse de façon à diminuer progressivement la capacité de l'espace clos, sans que son contenu puisse s'échapper, il arrive un moment où la paroi intestinale se tend et l'éclatement se produit ; le péritoine cède le premier, et ce n'est qu'après un nouvel effort que la muqueuse se rompt au même niveau avec un bruit sec.

Tout le monde peut répéter cette expérience si simple et en conclure que, s'il est si facile de reproduire la rupture par pincement et si malaisé d'obtenir un éclatement véritable, il est bien probable que, cliniquement, le premier de ces mécanismes est, presque toujours, seul en cause. Passavant, dans sa thèse de 1877, combat aussi la théorie de l'éclatement soutenue par Chauveau dans sa thèse (2). Après lui, Beck et Moty se sont ingéniés à caractériser le mécanisme d'une plaie intestinale par l'aspect qu'elle présente.

« Les plaies par écrasement sont indiquées par une ecchymose assez large autour de la rupture ; les bords de celle-ci sont déchiquetés ; les plaies par éclatement, au contraire, sont nettes, ovalaires, à

(1) LEGOUEST, Traité de chirurgie d'armée, 1872.
(2) CHAUVEAU, thèse de Paris, 1869.

grand axe parallèle à l'axe de l'intestin, sans ecchymose sur les bords ; la muqueuse est déchirée sur une étendue moins considérable. »

Je le répète, tout cela est de la théorie pure, et pour plus de détails je renvoie à un mémoire d'Adam (de Nancy) (1).

2° **Foie.** — Les traumatismes du foie, de la rate, des reins et de la vessie seront étudiés à propos de chacun de ces viscères (2).

Je crois cependant qu'il y a avantage à ne pas séparer complètement de l'histoire des contusions de l'abdomen, celle des traumatismes de tous les viscères péritonéaux.

Le foie est caché sous la concavité du diaphragme et protégé par les côtes ; il n'en est pas moins fréquemment atteint. Comme l'a fait remarquer Cruveilhier, « le foie réunit au plus haut degré les deux conditions les plus favorables à la déchirure : le *poids* et la *fragilité*. Sa position entre la colonne vertébrale et les côtes, son mode de fixation le laissent trop mobile dans les cas où il s'agit d'éviter un choc en retour, trop fixe dans ceux où il devrait se dérober aux traumatismes directs ».

Un état pathologique antérieur du foie ou son augmentation de volume favorise l'action vulnérante, et comme mécanisme les ruptures du foie peuvent être classées en trois catégories, comme l'a fait Roustan dans sa thèse d'agrégation.

1° *Traumatismes par choc direct*; 2° *Traumatismes par pression*; 3° *Traumatismes par contre-coup*.

C'est, en somme, moins le fouettement, la division que nous avons adoptée au chapitre précédent. Dans sa thèse, Heinzmann (3) a trouvé cinquante-deux cas de lésions produites par choc indirect ou contre-coup, sur cent cinquante et un traumatismes du foie. Au point de vue anatomique, Terrillon a, depuis longtemps (1875), décrit des déchirures du foie, siégeant d'ordinaire sur la face inférieure du viscère, sans que la capsule de Glisson soit rompue; il a vu de petites collections sanguines qui peuvent faire relief sous la capsule, ou siéger dans l'épaisseur même du tissu hépatique, ayant un volume qui varie d'une tête d'épingle à une noisette.

D'ordinaire, la capsule de Glisson est déchirée, et au point de vue chirurgical, les traumatismes du foie ne sont intéressants que lorsque cette déchirure a permis à l'épanchement sanguin de devenir intra-péritonéal. On observe des fentes, des fissures plus ou moins profondes et étendues, sans parler des grands traumatismes dans lesquels le tissu hépatique est réduit en bouillie.

Comme le font remarquer Terrier et Auvray, dans leur remarquable

---

(1) Adam (de Nancy), *Gaz. des hôp.*, avril 1895, p. 429 et 453.
(2) Art. Foie, par J.-L. Faure : art. Rate, par Fr. Villar ; art. Reins et Vessie, par Albarran.
(3) Heinzmann, Inaugural Dissertation. Munich, 1886.

mémoire de la *Revue de chirurgie* (1), « les résultats des diverses statistiques ne sont pas concordants, en ce qui concerne le degré de fréquence des lésions dans telle ou telle région du foie ».

Pour Roustan, les lésions sont plus communes dans le lobe droit; pour Ogston, il y en a 11 à gauche et 6 au centre, sur 25, et pour Mayer, 51 dans le lobe droit pour 10 dans le gauche et 21 à la partie médiane.

Ce qui est plus intéressant, c'est de savoir que les lésions, dans les expériences de Terrillon sur le chien, se sont presque toujours produites sur la face concave dans les traumatismes par pression directe. Elles siègent au contraire sur la convexité dans les ruptures par contre-coup.

Fait à noter : le tissu hépatique est moins résistant que les vaisseaux qui le traversent; aussi voit-on, parfois, un vaisseau de calibre; aller, comme un pont, d'un côté de la solution de continuité à l'autre.

On trouve dans le péritoine un épanchement sanguin souvent considérable, mais très variable, en somme, et en rapport avec la gravité de la déchirure depuis les scissures superficielles en étoile (*foie craquelé* de Terrillon), jusqu'à la rupture totale qui divise l'organe en plusieurs segments.

Dans une observation de Dagron (2), quatre litres de sang remplissaient la cavité péritonéale. On se rappellera les loges naturelles dont nous avons parlé à propos des infections péritonéales (3), et on ne sera pas surpris que dans les lésions portant sur le lobe droit, le sang s'accumule dans l'hypocondre droit et dans la fosse iliaque correspondante, tandis que l'hémorragie, venant du lobe gauche, siège à gauche du mésentère qui, avec l'intestin, forme une sorte de cloison verticale médiane; le sang peut, de ce côté, descendre jusque dans le petit bassin.

3° **Rate**. — De même que pour le foie, les ruptures de la rate n'intéressent le chirurgien que si la capsule est déchirée. Dans les cas les plus fréquents, c'est une côte fracturée qui vient perforer la rate, mais c'est là une complication des fractures de côtes.

Les vieilles infections paludéennes et toutes les hypertrophies de la rate sont des conditions qui favorisent les ruptures traumatiques.

La lésion peut siéger sur toute la surface du viscère et affecter les directions les plus variées; tantôt verticale, tantôt transversale, elle peut intéresser la scissure et le hile.

En somme, on a bien rarement l'occasion de l'observer en clinique; comme celle du foie, elle s'accompagne d'une hémorragie plus ou moins considérable. .

. (1) Terrier et Auvray, *Rev. de chir.*, 10 octobre 1896.
(2) Dagron, *Soc. anat.*, 1888.
(3) A. Guinard, *Traité de chirurgie clinique*, t. VII, p. 282.

4° *Reins*. — On a l'habitude de décrire des contusions du rein *par commotion indirecte* ; une chute, sur les pieds ou sur le siège, produirait indirectement une commotion du rein et des hématuries consécutives ; il en serait de même des efforts musculaires violents et des secousses répétées, comme on en éprouve dans l'équitation, par exemple.

Mais tous ces faits, peu précis, s'appliquent surtout à des calculeux, porteurs de lésions anciennes du rein. Il n'en est pas de même de la contusion directe qui produit des déchirures complètes ou incomplètes.

Dans un mémoire sur les traumatismes du rein (1), Tuffier en compulse 198 observations, dont 136 chez l'homme. Ce chirurgien a bien marqué que le rein est accessible uniquement par l'échancrure iléo-costale, de sorte que, si le corps contondant est trop large, il ne peut atteindre l'organe sans briser une ou plusieurs côtes, ce qui arrive cinq fois sur cent, ou la crête iliaque, ce qui s'est vu deux fois sur cent. Si, au contraire, il est étroit, comme une barre de fer, un angle aigu, un timon, etc., il pénètre dans l'échancrure iléo-costale, il vient « caler le rein » contre la colonne vertébrale. C'est sur la douzième côte ou, plus souvent, sur la forte apophyse transverse de la première vertèbre lombaire que vient s'exercer le traumatisme ; aussi est-ce le plus souvent au niveau du hile et à la face postérieure du rein, c'est-à-dire précisément au point où le viscère prend contact avec l'apophyse transverse de la première vertèbre lombaire, qu'on observe, d'ordinaire, les lésions de déchirure et d'écrasement.

Par de nombreuses expériences, Tuffier a essayé de produire des lésions rénales à des degrés divers et il les classe en trois catégories :

1° Les *ecchymoses sous-capsulaires* ; 2° les *foyers sanguins intra-rénaux* ; 3° les *fissures profondes*.

Pour les deux premiers degrés, la capsule n'est pas rompue et le sang, qui est presque toujours collecté au niveau de la base des pyramides, a de la tendance à se donner jour du côté du bassinet ; mais pour les déchirures profondes, le sang se répand dans la région lombaire, autour du viscère, et peut fuser au loin, jusque dans le cul-de-sac recto-vésical, comme dans le cas de Dumesnil, cité par Gargam (2), ou même dans le canal inguinal, comme dans l'exemple publié par Letulle (3).

Dans un cas que j'ai observé récemment, avec Peyrot, et qui a été suivi d'une guérison inespérée, le rein droit, qui avait été écrasé par une roue de camion, sans que la paroi abdominale fût lésée, était divisé en trois segments, complètement séparés les uns des autres. J'avais d'urgence pratiqué une laparotomie médiane, indiquée par des

(1) Tuffier, *Arch. gén. de méd.*, 1888, t. XXII, p. 591 et 697, et t. XXIII, p. 335.
(2) Gargam, thèse de Paris, 1881.
(3) Letulle, *Soc. anat.*, 1876.

accidents péritonéaux, et j'avais trouvé le péritoine rompu au niveau du bassinet, et un épanchement d'urine et de sang dans la cavité abdominale.

Dans un second temps, dix-huit jours après l'accident, en présence d'hématuries graves incessantes, Peyrot fit une néphrectomie par la voie lombaire et put extraire le rein en trois fragments, au milieu d'une masse énorme de caillots sanguins(1).

Cette lésion du péritoine, au-devant du rein, est très rare. Tuffier n'en a relevé que cinq cas.

« Quand le péritoine est rompu, dit-il, l'épanchement sanguin se fait dans la séreuse et les malades succombent. »

L'observation, plus haut citée, montre que cette formule est exagérée. Il en est de même de cette assertion de Poircault, qui pense que la déchirure du péritoine est inévitable chez les enfants au-dessous de dix ans, puisque, sur neuf autopsies, on n'a constaté que trois fois la lésion du péritoine.

5° **Vessie**. — La vessie se dissimule derrière la symphyse pubienne quand elle est vide ; il faut donc, pour qu'il se produise une rupture, qu'elle soit plus ou moins distendue par l'urine. Dans le cas contraire, il faut qu'il y ait une fracture du bassin et qu'un fragment vienne déchirer les parois vésicales ; ces dernières sont épaisses et résistantes et présentent cette particularité qu'elles ne sont pas recouvertes par le péritoine sur toute l'étendue de la vessie. Il en résulte que les ruptures se divisent naturellement en *ruptures extrapéritonéales* et *ruptures intrapéritonéales*.

Pour les premières, l'épanchement se fait dans la cavité de Retzius, et nous n'avons pas à en parler, car elles se rencontrent, 8 fois sur 9, d'après Ullmann, en arrière et en bas, et sont alors le fait d'une lésion spontanée ; ou bien, elles siègent en avant, et sont, alors, une complication d'une fracture du bassin.

Les ruptures, par contusions abdominales directes, sans fracture concomitante, sont toujours intrapéritonéales, ou, du moins, 85 ou 90 fois sur 100, d'après les statistiques de Penwick et de Ullmann.

Dans ces cas-là, la vessie s'est trouvée fortement comprimée sur un point de la ceinture pelvienne, le plus souvent sur le promontoire, comme cela a lieu pour l'intestin grêle.

La séreuse se rompt la première et les fibres musculaires écrasées peuvent résister plusieurs jours avant que la perforation ne soit complète.

Chez un de mes malades, l'escarre, produite par un coup de timon de charrette, n'a laissé filtrer l'urine dans la cavité péritonéale que cinq semaines après l'accident ; elle siégeait, comme nous l'avons vu

(1) Aimé GUINARD, *Congrès de chir.*, XIᵉ session, 1897, octobre. Contusions de l'abdomen.

à l'autopsie, à la partie moyenne de la face postérieure de la vessie.

Il est important de distinguer les cas où l'urine est infectée, de ceux où elle est aseptique, et nous renvoyons, pour de plus grands détails sur ce sujet, à l'article qui traitera des maladies de la vessie.

6° *Pancréas, vaisseaux, etc.* — On peut dire que tous les vaisseaux peuvent être atteints et les trouvailles d'autopsie, après les grands traumatismes de l'abdomen, ne sont pas rares. Morris cite deux déchirures de l'aorte qui sont conservées au Musée de l'hôpital de Middlesex (1).

Legouest et Schwartz ont observé, le premier une déchirure de l'aorte, et le second une rupture de l'artère iliaque primitive.

Quant aux veines, il semble qu'elles soient plus fréquemment atteintes que les artères. La veine cave a été trouvée rompue dans plusieurs autopsies. On connaît des observations de Breschet, de Richerand, trois cas de Velpeau, un de Bourguignon, de Poland, etc.

La veine porte, dans une autopsie due à Poland, était déchirée, sans qu'aucun autre organe fût lésé. Gross a publié un cas de déchirure de la veine splénique, et Fesq, dans sa thèse, parle longuement d'un malade que j'ai vu succomber dans le service de Tillaux, à une hémorragie foudroyante, due à la chute d'une escarre traumatique de l'iliaque externe. Citons encore l'autopsie due à Mac Naughton, dans laquelle la rupture de la veine ovarienne droite avait causé la mort.

J'ai observé deux cas où la mort fut causée par une déchirure de la veine rénale et par une rupture de la veine splénique.

Le pancréas n'échappe pas aux traumatismes abdominaux, bien qu'il soit plus rarement atteint, en raison de sa situation, et quand il est lésé, on peut être assuré que les viscères voisins sont, eux-mêmes, gravement atteints.

Aussi la mort survient-elle presque toujours très rapidement ; quelques heures après l'accident, dans les trois exemples connus de Travers, de Storck et de Le Gros-Clark, et « quelques jours après » dans l'observation de Cooper. On connaît aussi un fait dû à Chavasse, et Senn, qui a écrit une monographie intéressante sur ce sujet, a reproduit expérimentalement, chez le chien et chez le chat, des lésions traumatiques variées du pancréas. Chez le malade que j'ai présenté, très bien guéri, à la Société de chirurgie, en mai 1897, j'ai trouvé, outre la déchirure transversale du lobe gauche du foie, à sa face concave, un arrachement complet de l'épiploon gastro-hépatique, à son insertion stomacale ; la petite courbure se trouvait libre et, en écartant l'estomac de droite à gauche, j'ai pu attirer dans le même sens la première portion du duodénum et voir le pancréas écrasé au niveau de sa tête et présentant, çà et là, des ecchymoses et des hématomes multiples.

(1) Henry Morris, *Encyclop. intern. de chir.*, Paris, 1886, t. VI, p. 274.

Au point de vue pratique, les lésions de cet organe ne donnent lieu à aucune indication particulière.

Le mésentère et l'épiploon peuvent être déchirés ou arrachés sur une étendue plus ou moins grande. C'est dans ces cas-là que les artères mésentériques ont été rompues, comme Michaux l'a constaté au cours d'une laparotomie après un coup de tampon de wagon (1).

Dans quelques cas, le mésentère est littéralement détaché de l'intestin sur une longueur souvent considérable.

Dans une observation de Michaux (2), une anse intestinale de 25 centimètres, complètement détachée de son mésentère, est vingt-deux heures après l'accident « putréfiée, flasque et du plus beau vert de bronze qu'on puisse imaginer, il n'y avait aucune perforation intestinale. Le péritoine était rempli de liquide putride, ultraseptique et infect ».

Symptômes. — J'insisterai d'abord sur deux particularités générales, qu'on ne doit jamais perdre de vue en pratique :

1° *La gravité des lésions viscérales n'est jamais dans un rapport constant avec l'intensité du traumatisme.*

2° *Les lésions viscérales les plus graves peuvent, pendant plusieurs heures, ne s'accompagner d'aucun symptôme inquiétant.*

Nous aurons à revenir sur ces deux préceptes ; mais il est bon de les mettre tout de suite en évidence, car ils dominent toute l'histoire clinique des contusions abdominales. C'est pour les avoir méconnues que bien des erreurs de diagnostic ont été commises et, ce qui est plus grave, que bien des fautes thérapeutiques ont amené des désastres imprévus. Que de fois n'a-t-on pas été trompé par ce calme apparent du blessé, par cette absence totale de signes abdominaux, alors qu'une grave lésion viscérale existait et ne devait attirer l'attention que vingt-quatre, ou même trente-six heures après l'accident.

Que de fois, enfin, n'est-on pas resté inactif, uniquement parce qu'on ne pouvait pas croire à l'existence d'une lésion viscérale grave, étant donnée l'innocence apparente du traumatisme ; aussi, on ne saurait trop le répéter, toute contusion de l'abdomen demande un examen attentif et des soins assidus; même si l'accident a paru léger, même si les symptômes immédiats sont nuls.

Depuis le travail de Moty, cité si souvent et à juste titre, tous les auteurs qui ont écrit sur ce sujet, Jalaguier, Michaux, Demons (3) ont adopté la même division des contusions de l'abdomen en :

1° *Cas légers*; 2° *cas moyens*; 3° *cas graves.*

Je rejette résolument cette division qui, selon moi, ne répond à rien, pas plus au point de vue clinique qu'au point de vue des indications opératoires. Ne venons-nous pas de dire que des contusions

(1) MICHAUX, *Bull. de la Soc. de chir.*, 1895, p. 202.
(2) MICHAUX, *Bull. de la Soc. de chir.*, p. 204.
(3) DEMONS (de Bordeaux), *Congrès de chir*, 1896, p. 411, et *Congrès de chir.*, 1897.

légères au point de vue étiologique doivent être classées parmi les
cas graves au point de vue thérapeutique, sans pour cela s'être accompagnées des symptômes de la contusion violente ; quant aux cas
dits « cas moyens », il est vraiment bien arbitraire de les séparer des
cas légers et des cas graves, et Jalaguier (1) ne peut s'empêcher de
faire remarquer « combien la délimitation de ce groupe est des plus
élastiques et des plus difficiles ».

Non, il n'y a pas de cas graves, de cas légers et de cas moyens en
pratique ; il y a des contusions de l'abdomen, et tel accident qui paraît
grave au récit du blessé et d'après les symptômes immédiats, se termine favorablement, alors que tel autre, dit léger, aura les suites les
plus graves.

Nous étudierons les symptômes des contusions de l'abdomen :
1° *Au moment de l'accident* ; 2° *quelques heures après l'accident.*

1° *Au moment même de l'accident*, tous les blessés, quelle que soit
la violence du choc, présentent à l'observation une série de phénomènes qui ne varient de l'un à l'autre que dans leur intensité.

D'abord, au point de vue fonctionnel, il faut citer la *douleur*,
toujours extrêmement vive, et qui « porte au cœur », suivant l'expression habituelle ; cette douleur caractéristique est suivie le plus souvent de syncopes avec perte de connaissance complète, ou tout au
moins d'un état syncopal plus ou moins prononcé.

Le blessé peut-il succomber sur le coup, du fait seul de la contusion épigastrique, sans lésion intra-abdominale ?

Quelques observations permettent de répondre affirmativement, malgré l'opinion contraire de Pollock et de Bryant. A. Cooper a vu un
homme qui, frappé sur l'épigastre, tomba mort sur le coup. Je citerai
aussi l'observation de Hunter Mac Guire.

« Un soldat, frappé sur la plaque de son ceinturon par une balle
de carabine Minié, tomba et mourut en quelques minutes, l'autopsie
n'ayant révélé d'autre lésion qu'une contusion des parois abdominales (2). » Swaine Taylor et Arthur Harding ont publié plusieurs
observations dans lesquelles « un coup sur le creux de l'estomac, un
coup *dans le vent*, comme on dit en terme de boxe, ont déterminé
un arrêt brusque du cœur et la mort subite » par shock du plexus
solaire et du grand sympathique.

Ces faits de mort subite sont très exceptionnels.

Il n'en reste pas moins, qu'en général, le blessé éprouve, au
moment du shock, une sensation d'angoisse, une anxiété particulière
et reste dans une sorte de stupeur. Il est d'une pâleur extrême et
semble, pour un instant, étranger à tout ce qui se passe autour de
lui.

(1) Jalaguier, *Soc. de chir.*, 1897, p. 250.
(2) Hunter Mac Guire, *Encyclop. intern. de chir.* Paris, 1887, t. II, p. 532.

Le pouls est alors petit, fuyant, ralenti, et l'hypothermie est instantanée ; enfin, le plus souvent, surtout si le blessé vient de manger, il se produit un vomissement, mais il n'a pas la valeur qui lui a été attribuée ; on en voit souvent se produire à l'occasion d'un traumatisme portant sur une région quelconque ; c'est plutôt un réflexe émotif d'ordre général qu'un symptôme propre à la contusion de l'abdomen.

En résumé, nous avons comme symptômes fonctionnels, se manifestant au moment même de l'accident : la *douleur*, l'*état syncopal*, la *syncope* et la *stupeur*, l'*hypothermie* et les *modifications du pouls*, et enfin le *vomissement*.

Les *symptômes physiques* étudiés immédiatement sont remarquables, en général, par leur peu d'intensité ; je ne parle pas, bien entendu, des grands traumatismes produits par les éboulements, les roues de voiture, les tampons de wagons, etc. ; là tout peut s'observer : les éraflures épidermiques, les décollements cutanés, les sections, ou ruptures des muscles, avec hématomes volumineux, et même, comme je l'ai constaté sur un blessé du service de Peyrot à Lariboisière, un arrachement de la paroi abdominale, au niveau des régions inguinales et crurales, les anses intestinales ayant glissé sous la peau de la cuisse gauche, jusqu'à deux travers de main au-dessous du pli de l'aine.

En dehors de ces cas complexes, il faut bien savoir que, le plus souvent, on ne constate rien d'apparent par l'examen physique et il est remarquable de voir qu'on peut explorer l'abdomen avec une facilité relative, sans provoquer cette vive douleur qui sera, quelques heures après, un des symptômes les plus constants. Il est probable que l'état de stupeur et de demi-syncope dans lequel se trouve le blessé atténue notablement les sensations douloureuses de l'exploration manuelle.

2° *Quelques heures après l'accident*, les symptômes se sont déjà modifiés considérablement. Tout ce que nous avons décrit dans le paragraphe précédent est raconté au chirurgien qui, en général, ne voit le blessé que plusieurs heures après l'accident. Parfois, le malade s'est relevé seul et a pu marcher, sans que cela permette d'affirmer qu'il n'y a pas de lésion viscérale ; témoin le soldat de Chavasse qui, blessé à trois heures du matin, attendit l'heure du réveil et se rendit seul à la visite ; ce n'est que la nuit suivante qu'il présenta les premiers phénomènes de réaction péritonéale ; il mourut cependant trente-quatre heures après avoir reçu le coup de pied de cheval : on trouva, à l'autopsie, une section totale du jéjunum. On cite aussi une petite fille de onze ans qui, malgré une rupture du jéjunum, resta vingt-quatre heures sans aucun symptôme (Holland), et un enfant de treize ans qui, après une rupture totale du duodénum, put parcourir un mille à pied pour rentrer chez lui ; disons pourtant qu'en général le blessé reste étendu et ne peut remuer sans éprouver de vives douleurs dans l'abdomen.

Il est impossible de fixer le temps qui va s'écouler entre le moment de l'accident et celui où les signes de réaction péritonéale, en cas de rupture viscérale, vont se produire ; cependant, dans cet intervalle, il est de première importance de faire le diagnostic exact. Voyons donc comment le malade se présente à l'observation. Pour schématiser cette étude délicate, nous considérerons les quatre cas principaux qui peuvent se présenter :

a. Les *contusions sans lésions viscérales graves* ; *b*. les *contusions avec rupture immédiate du tube digestif* ; *c*. les *contusions avec rupture d'un viscère, suivies d'hémorragie interne* ; *d*. les *contusions avec escarre et rupture tardive d'un viscère*.

A chacune de ces quatre subdivisions, qui comprennent des lésions bien définies et bien tranchées, devraient correspondre quatre types cliniques bien distincts. Il n'en est malheureusement rien, et c'est ce qui rend la question si difficile.

a. Contusions sans lésions viscérales graves. — Nous avons en vue ici les cas dans lesquels aucun organe n'est ouvert dans le péritoine et aucune lésion n'est assez profonde pour amener de la mortification et une perforation tardive.

Après les phénomènes nerveux immédiats, sur lesquels je ne reviens pas, l'état général se modifie rapidement ; le pouls redevient normal et la température s'élève ; il n'est même pas rare de la voir dépasser la normale pendant deux ou trois jours. Quant à la douleur, elle siège en un point fixe où la pression la réveille, mais le blessé ressent dans tout le ventre une sensation de pesanteur.

Tous ces phénomènes diminuent progressivement, sauf dans les cas où quelques adhérences se produisent autour d'une lésion superficielle, ou d'un petit épanchement sanguin ; on voit alors la température rester autour de 38° pendant quelques jours, et la douleur locale persister un peu plus longtemps.

Les parois intestinales, en pareil cas, sont en partie parésiées ; il en résulte un certain degré de ballonnement du ventre et de constipation.

Quant aux symptômes physiques, ils siègent sur les parois abdominales.

L'ecchymose peut apparaître très rapidement ; elle ne présente ici d'autre particularité que d'être assez rarement observée, même après des traumatismes violents ; on conçoit, en raison de la mobilité des parois, que ces dernières fuient devant l'agent vulnérant et la peau, tendant à glisser sur le plan aponévrotique ; pour peu que la contusion se fasse obliquement, il en résulte un épanchement séro-sanguin sous-cutané, plutôt qu'une ecchymose proprement dite.

Sur la paroi abdominale postérieure, on trouve souvent des hématomes qui remontent le long des gouttières vertébrales. Ces épanchements sanguins se distinguent des épanchements de sérosité en ce qu'ils sont plus tendus et recouverts par des téguments ecchymotiques.

Les poches de Morel-Lavallée semblent n'être pas pleines alors que les hématomes sont durs comme une tumeur solide.

Quand l'extravasation sanguine vient des parties profondes de la région rénale, par exemple, l'ecchymose n'apparaît que tardivement et dans des régions souvent fort éloignées du point où elle a pris naissance; la région inguinale, par exemple, dans les hémorragies périrénales, les bourses et le périnée dans les hémorragies périvésicales.

Il nous reste à parler des RUPTURES et des HERNIES MUSCULAIRES qu'on peut rencontrer dans la contusion simple des parois. C'est, en général, un des muscles droits qui est atteint, soit que le traumatisme l'ait sectionné directement, soit que la rupture musculaire se soit produite sous l'influence d'une violente contraction instinctive, destinée à protéger les viscères abdominaux. On trouve alors un épanchement sanguin considérable, formant une véritable tumeur entourée d'une zone d'induration et d'empâtement; ce qui en fait la caractéristique, c'est l'impossibilité où est le blessé de contracter son muscle rompu; et si, pendant les efforts de contraction, on palpe avec soin la tumeur, on sent qu'elle se durcit au niveau de ses bords et qu'on peut insinuer les doigts dans une véritable solution de continuité du plan musculaire.

Fait à retenir : il suffit parfois d'un choc relativement léger pour produire cet accident, et je ne parle ici que des traumatismes chez les sujets sains, car nous verrons, dans un autre chapitre, que les ruptures des muscles droits, après les fièvres graves, la fièvre typhoïde. par exemple, sont fréquentes.

Pour les hernies musculaires, je reste convaincu qu'elles n'existent que très exceptionnellement, si tant est qu'elles existent. Dans tous les cas, elles présentent là, comme ailleurs, les symptômes propres qui les distinguent des ruptures et que j'ai mis en évidence dès 1888, par des expériences faites sur le lapin (1). En deux mots, la tumeur due à une hernie musculaire disparaît ou diminue notablement quand le muscle se contracte, ou quand le malade, en se renversant, tend à éloigner les deux insertions opposées du muscle; s'il s'agit, au contraire, d'une rupture du muscle droit, l'opisthotonos est très douloureux et la contraction du muscle fait grossir et durcir la tumeur, ce qui est tout juste l'inverse de ce qui se passe dans la hernie musculaire.

Quand on voudra examiner avec soin les faits, on s'apercevra que les hernies musculaires sont des plus rares, là comme ailleurs ; pour

(1) A. GUINARD, Des hernies musculaires (*Gaz. hebd.*, n° 14, 6 avril 1888).

ma part, je n'en ai jamais vu, et toutes les observations que j'ai sous
les yeux peuvent laisser place au doute à cet égard.

A la suite de ces ruptures musculaires, lorsque l'épanchement sanguin s'est résorbé, ce qui demande quinze jours, trois semaines, un
mois et plus, il reste une véritable éventration et on peut voir survenir des hernies souvent très volumineuses. Quant à la suppuration, elle n'envahira la poche sanguine que si l'infection a pu se
faire par des éraflures épidermiques dont on n'aura pas surveillé
suffisamment l'asepsie, ou encore par des piqûres de sangsues et des
plaies de ventouses scarifiées.

b. CONTUSIONS AVEC RUPTURE IMMÉDIATE DU TUBE DIGESTIF. — Quoi
qu'on en ait dit, les phénomènes immédiats n'ont pas été, le plus souvent, plus accentués dans les cas de rupture du tube digestif, et cela
n'a rien qui puisse surprendre, puisque, nous l'avons vu, il s'agit
d'une stupeur générale, due à une commotion nerveuse. Ce n'est
pas la rupture qui cause ces accidents, c'est le choc lui-même qui
produit, à la fois, la rupture et les accidents nerveux ou ces derniers, à l'exclusion de l'autre. Donc, il n'y a aucun renseignement
à tirer de l'intensité des symptômes du début. Le calme, souvent le
plus complet, persiste pendant une heure, deux heures, et peut même
se prolonger pendant douze heures, vingt-quatre heures, et même
trente-six heures, comme je l'ai vu dans ma première observation
du Congrès de chirurgie de 1896. C'est pourtant pendant ces vingt-
quatre premières heures qu'il y aurait intérêt à faire le diagnostic de
la perforation, pour pouvoir intervenir dans de bonnes conditions.
Étudions donc avec soin tous les symptômes qui peuvent mettre
sur la voie, à cette période.

Je mets hors de pair, et tout à fait en vedette, un signe sur lequel
je n'ai cessé d'appeler l'attention depuis ma communication au Congrès de chirurgie; c'est la *disparition de la matité hépatique.*

Ce symptôme, c'est le seul qui soit pathognomonique d'un épanchement de gaz dans la cavité péritonéale et, par conséquent, d'une
perforation intestinale. Jobert (de Lamballe) insistait déjà sur la tympanite, et Jalaguier, en faisant remarquer combien elle est difficile à
constater, a appelé l'attention sur la sonorité préhépatique. Les gaz,
épanchés dans le péritoine, viennent se loger entre le diaphragme, les
fausses côtes et le foie et, quand on percute doucement, de haut en
bas du mamelon au rebord costal, on trouve une sonorité tympanique continue; c'est là un signe absolument pathognomonique de
perforation et j'ajoute qu'il est facile à déceler, tandis que ce « météorisme soudain et excessif » dont parlent Otis et Jobert est, le plus
souvent, impossible à distinguer du ballonnement, produit par la
distension paralytique des anses intestinales. Voilà pourquoi il ne
faut pas noyer ce symptôme, si important, dans une énumération
banale.

Malheureusement c'est un signe sûr, mais inconstant; son existence permet d'affirmer qu'il y a perforation; mais bien des ruptures du tube digestif ne s'accompagnent pas d'un épanchement gazeux assez notable pour masquer, à la percussion, la matité du foie; parfois même, les gaz restent cantonnés à gauche du mésentère, si la lésion siège de ce côté et les rapports du foie avec la paroi restent normaux.

Un second signe, sur lequel j'ai insisté dans le mémoire déjà cité, mérite de nous arrêter un instant. Pour n'avoir pas la valeur pathognomonique du précédent, il n'en est pas moins très important; je veux parler de la *contracture des muscles abdominaux*; ce symptôme apparaît dès les premières heures qui suivent l'accident; les muscles abdominaux sont dans un état de défense continue, et lorsqu'on s'approche, pour la moindre exploration, il semble qu'on met la main sur un plan solide, sur un « *ventre en bois* ». C'est, en somme, l'exagération d'un fait qui se présente toutes les fois qu'on veut palper une région douloureuse de l'abdomen.

Mais jamais cette contracture n'est aussi complète et aussi généralisée que dans les cas qui nous occupent; aussi, faut-il y attacher une très grande importance et bien savoir que lorsque cinq ou six heures après un traumatisme de l'abdomen, un malade se présente avec ce « *ventre en bois* » caractéristique, on peut, presque à coup sûr, affirmer l'existence d'une grave lésion viscérale.

Venons maintenant à la description de l'état dans lequel on trouve les blessés quelques heures après leur accident.

Après un calme relatif, qui peut durer, comme l'a bien noté Moty (1), vingt-quatre ou trente-six heures, on voit survenir tous les signes de l'infection péritonéale par perforation. Le pouls, qui s'était relevé, devient de nouveau petit, dépressible; ce n'est plus le pouls lent du début; il bat 120, 130 fois par minute, et les extrémités des membres, le nez, les oreilles ont de la tendance à se refroidir : le blessé est d'ordinaire dans un état d'anxiété et d'agitation incessante; le visage exprime l'angoisse, la langue est sèche, la soif est ardente et le malade hésite à la satisfaire, en raison des vomissements douloureux que provoque la moindre ingestion de liquide. Dans ces vomissements, qu'il ne faut jamais négliger d'examiner, on peut trouver du sang, ce qui est d'une importance capitale; il ne faut pourtant pas croire que cette *hémorragie stomacale* soit pathognomonique d'une rupture de l'estomac. Dans une observation de Pierre Delbet, le sang provenait du poumon, et Chaput a vérifié dans une autopsie qu'une hématémèse avait pu se produire à la suite d'une contusion sans rupture de l'estomac. J'ai moi-même, avec Peyrot, observé un blessé à qui j'ai fait une laparotomie sus-ombilicale, en m'autorisant de ce

(1) Moty, *Revue de chir.*, 1890, p. 887.

seul signe du vomissement sanguin, et l'autopsie m'a démontré qu'il n'y avait pas trace de rupture de l'estomac, ni de l'intestin ; la muqueuse pylorique présentait, seule, une ulcération superficielle de la dimension d'une pièce de cinquante centimes. Tout cela est utile à connaître ; mais il n'en est pas moins vrai que le vomissement sanglant garde une grande valeur diagnostique.

Le plus souvent, l'intestin paralysé se dilate et augmente encore la tension des parois abdominales contracturées. Il n'y a ni émission de gaz, ni garde-robe, et si, par hasard, il survient une selle, c'est très exceptionnellement qu'elle contiendra du sang. Cette hémorragie n'existe guère que dans les lésions du gros intestin ; encore est-il qu'il faut songer aux hémorroïdes.

Un signe à peu près constant, c'est la *rétention d'urine*; le catéthérisme est d'ailleurs la première chose à faire quand on approche un blessé de ce genre; on évacue ainsi l'urine contenue dans la vessie et, si elle est teintée de sang, on a déjà un renseignement précieux ; mais, ce qui est capital, c'est que l'*oligurie* et même l'*anurie* seront des signes importants de perforation intestinale, et même de perforation siégeant haut sur le jéjunum.

J'ajouterai qu'à l'angoisse, dont je parlais plus haut, se joint bientôt une *anxiété respiratoire* très vive, les mouvements du thorax sont courts et répétés, entrecoupés de *hoquets* et de *soupirs douloureux*.

L'examen local est à peine possible; le malade ne supporte pas d'attouchements sur l'abdomen. En cas d'épanchement gazeux ou liquide notable, on peut voir une voussure et constater par la percussion de la matité dans les points déclives, et du tympanisme aux lieu et place de la matité hépatique.

Tous ces symptômes deviennent de plus en plus menaçants ; le visage se grippe, le nez se pince, les yeux s'excavent et la dyspnée est intense.

Chavasse a bien montré que la température ne s'élève pas, comme l'avait dit Beck; je dirai même qu'elle s'abaisse et qu'elle est, en général, plus près de 36° que de 37°, ce qui contraste avec la rapidité du pouls et l'anxiété respiratoire.

Une fois que ces accidents ont commencé à se manifester, ils évoluent avec une rapidité extraordinaire et la mort survient, le plus souvent, sans que le malade ait perdu connaissance.

Tel est le tableau symptomatique dans les heures qui suivent un traumatisme de l'abdomen, avec perforation du tube digestif ; mais, je le répète, il y a toute une période dans laquelle les symptômes peuvent être les mêmes, qu'il s'agisse d'une contusion sans lésion du tube digestif, ou d'une rupture gastro-intestinale. Pendant cette période, qui peut durer jusqu'à trente-six heures, l'existence du tympanisme préhépatique peut avoir une importance décisive.

c. CoNTUSIONS AVEC RUPTURE D'UN VISCÈRE, SUIVIES D'HÉMORRAGIE IN-
TERNE. — Quel que soit le viscère atteint, sauf la vessie et la vésicule biliaire, il se produit une hémorragie intrapéritonéale; cette hémorragie
peut être foudroyante ou très rapidement mortelle, si c'est un gros
vaisseau comme la veine porte, la veine rénale, la veine cave, etc., qui
est déchiré; mais, quand il s'agit de la rupture d'un parenchyme vasculaire, tels que celui du foie ou de la rate, l'hémorragie se fait
lentement; elle n'a aucune tendance à s'arrêter spontanément, car
le sang trouve dans la cavité péritonéale une loge préformée, où il
peut s'accumuler en très grande abondance. On a donc, en
dehors de toute lésion du tube digestif, les signes de l'hémorragie
interne.

Les symptômes de stupeur du début sont exactement ceux que
nous avons décrits plus haut, mais en cas d'hémorragie profuse, au
lieu de s'amender dans les heures qui suivent, ils s'aggravent progressivement et sans répit; en d'autres termes, la période de calme
n'existe pas ici, on voit le malade garder une pâleur extrême, se couvrir de sueurs froides et se plaindre de la soif ardente qui accompagne les grandes pertes de sang.

Localement, la douleur a son siège principal au niveau du viscère
atteint; pour le *foie*, elle est sourde, profonde, et irradie vers l'ombilic, ou l'appendice xyphoïde, quand la lésion siège sur la concavité
de l'organe; elle retentit dans l'épaule droite, comme dans la colique
hépatique, lorsque la plaie est à la face convexe (Boyer).

L'ictère s'observe quelquefois, dès le début; c'est ce que Verneuil
appelait « l'ictère traumatique proprement dit, c'est-à-dire par lésion directe du foie (1) », mais le fait est rare, quand la vésicule biliaire est intacte; sur les 267 observations de Ludwig, on ne l'a
rencontré que 24 fois; Chauvel et Nimier le notent dans la proportion de 22,8 p. 100.

Ce qui est plus important, c'est de rechercher les pigments
biliaires dans l'urine, car leur présence, aussitôt après l'accident,
est un indice précieux, en l'absence de l'ictère.

Citons aussi la glycosurie, que Claude Bernard a décrite comme
conséquence des contusions du foie (2).

Quand il s'agit de la *rate*, on a uniquement les signes d'une hémorragie interne prolongée, absolument comme dans les grandes déchirures de l'épiploon.

Pour les lésions du *rein*, le signe le plus précieux est l'hématurie,
qui ne fait défaut que dans les cas les plus graves, dans lesquels
l'uretère a été rompu. On peut dire que l'hématurie est constante et
s'accompagne, dès le début, de douleurs irradiées dans la cuisse et
dans le testicule correspondant.

(1) VERNEUIL, *Acad. de méd.*, 1872.
(2) Cl. BERNARD, Leçons de physiologie expérimentale, 1855, t. I, p. 345.

Ces douleurs sont dues parfois à des caillots qui obstruent l'uretère et donnent naissance à de vraies coliques néphrétiques.

Ces hématuries sont surtout remarquables parce qu'elles persistent parfois fort longtemps.

Peyrot a deux fois été conduit à faire une néphrectomie tardive pour parer à des accidents graves d'hématuries prolongées. Chez le malade que j'ai récemment observé avec lui, ces hématuries étaient des plus menaçantes; le blessé était exsangue et la néphrectomie a mis fin à tous les accidents.

Je n'insiste pas sur l'examen de la région lombaire qui révélera, quand il sera possible, une tuméfaction, un empâtement, une véritable tumeur sanguine; disons pourtant que la douleur ne permet pas, en général, au début, un examen bien approfondi.

Quant aux réservoirs, tels que la vessie et la vésicule biliaire, leur perforation donnant lieu à l'épanchement immédiat de leur contenu, urine ou bile, les phénomènes de réaction péritonéale se produisent quand ces liquides sont septiques, en s'accompagnant des mêmes symptômes que ceux que nous avons décrits à propos des perforations du tube digestif.

Comme on les retrouvera à propos des affections de la vessie et de la vésicule biliaire, nous n'insisterons pas ici davantage. J'ajoute cependant, que si la rupture de la vessie siège en dehors du péritoine, on voit se développer des accidents d'infiltration d'urine qui modifient sensiblement l'aspect et la marche de la maladie.

d. Contusion avec escarre et rupture tardive d'un viscère. — Je peux être plus bref sur cette quatrième catégorie de malades, car ils présentent les accidents décrits plus haut, avec cette particularité que les symptômes de réaction péritonéale n'apparaissent que tardivement, c'est-à-dire au moment de la chute de l'escarre. Voici donc, en quelques mots, comment les choses se passent.

Après les phénomènes immédiats de stupeur, de commotion nerveuse, d'anxiété, etc., le pouls se relève et l'état général ne tarde pas à redevenir normal ; il reste seulement quelques symptômes locaux auxquels on ne prendrait pas garde, si l'on n'était averti.

Il se fait, autour du point contus, une exsudation péritonéale qui amène une réaction locale plus ou moins vive; de là, quelques douleurs sourdes, avec pesanteur dans le ventre, léger ballonnement et constipation opiniâtre.

Au bout de deux ou trois jours, tout danger semble écarté et le blessé se dispose à reprendre son existence habituelle, lorsque, brusquement, les signes foudroyants de la perforation avec épanchement apparaissent, terrassant le malade en quelques heures.

Ces perforations tardives peuvent survenir huit, dix et douze jours après le traumatisme, alors que tout semble rentré dans l'ordre. Dans un cas auquel j'ai déjà fait allusion, une escarre de la vessie s'est détachée cinq semaines après l'accident ; les médecins qui soignaient ce malade n'avaient pas eu l'idée qu'il pût y avoir une corrélation quelconque entre les accidents péritonéaux et un traumatisme léger qui n'avait donné lieu qu'à des symptômes immédiats, peu intenses et vite effacés.

Mais le mal n'évolue pas toujours d'une façon aussi fâcheuse et l'organisme a parfois des ressources inattendues pour se défendre.

Il est clair que si l'escarre porte sur un gros vaisseau, comme la veine cave, ou l'iliaque primitive (observation de Fesq), il y aura, au moment de son élimination, une hémorragie foudroyante, contre laquelle rien ne saurait prévaloir ; mais lorsqu'il s'agit de l'intestin, et spécialement du gros intestin, un processus adhésif provoque tout autour de l'escarre, avant qu'elle ne soit en voie d'élimination, l'établissement d'une véritable barrière complète et solide, qui l'isole de la grande cavité péritonéale ; aussi, quand la perforation est constituée, l'infection se trouve localisée et bridée par des adhérences solides ; il en résulte un abcès, souvent peu étendu, qui peut se vider dans l'intestin, ou se faire jour du côté de la paroi abdominale.

Cet abcès s'ouvre spontanément si le chirurgien n'est pas intervenu et on assiste alors à l'établissement d'un anus contre nature, ou, plutôt, d'une fistule pyostercorale.

Tels sont les deux modes de terminaison des accidents en question.

1º La *mort rapide par infection suraiguë généralisée du péritoine* ;

2º La *formation d'un abcès et d'une fistule pyostercorale.*

Il faut noter, en terminant, que cette localisation de l'infection peut se rencontrer exceptionnellement, après une rupture intestinale immédiate, comme on peut le voir dans une observation de Frœlich (de Nancy) (1). Chez ce malade âgé de douze ans, qui avait reçu un coup de pied de cheval dans le ventre, la laparotomie fut faite trois jours entiers après le traumatisme.

On trouva le péritoine sain et normal dans la partie supérieure ; les anses intestinales, agglutinées et refoulées en arrière, séparaient la grande cavité d'une poche contenant du pus et des matières fécales. On put suturer la perforation, mais le drainage fut insuffisant et l'enfant succomba, en pleine septicémie, vingt et un jours après l'opération.

Pronostic. — Après tout ce que nous venons de dire de la symptomatologie des contusions de l'abdomen, est-il bien nécessaire d'insister sur le pronostic ? Tout ce qu'on peut dire, c'est qu'il n'est pas d'accident qui commande une plus grande réserve ; il suffit de parcourir les observations publiées, pour voir à quelles surprises et à quels mécomptes on est exposé, en particulier pour les faits de perforation retardée.

(1) FRŒLICH, *Mercredi méd.*, mars 1895, nº 11, p. 121

Diagnostic. — Dans son mémoire de la Société de chirurgie, Michaux (1), après avoir analysé douze observations, dont trois figurent dans la thèse d'Adler (2), arrive à ces deux conclusions :

1º Les lésions des viscères dans la contusion abdominale ne sont pas, comme on pourrait le croire, proportionnelles aux causes qui les ont produites;

2º Il n'existe, dans les vingt-quatre premières heures, aucun signe certain, aucun type clinique dénotant une lésion viscérale grave et, particulièrement, une déchirure de l'intestin.

Je me rallie complètement à cette manière de voir, en faisant, pourtant, cette réserve que, pendant ces vingt-quatre heures, on peut quelquefois constater l'absence de la matité préhépatique et que c'est là un signe pathognomonique de rupture gastro-intestinale.

Je dirai, de plus, que malgré tout, les commémoratifs ont bien quelque importance : on ne négligera jamais de demander au blessé et aux personnes présentes à l'accident si la contusion a été reçue « à la volée » ou si la région lombaire était fixée contre un plan résistant, un mur, ou le sol, par exemple.

Ces détails ont plus d'importance diagnostique que les phénomènes de stupeur et leur intensité immédiate. En somme, toute la question est de savoir s'il y a une rupture viscérale ou non; et, en second lieu, la lésion viscérale étant diagnostiquée, de préciser quel est le viscère atteint?

a. Y a-t-il rupture viscérale? — « Que l'intestin ait été blessé ou non, écrit Moty (3), la marche de l'affection reste la même pendant vingt-quatre heures. » Est-il donc impossible de faire le diagnostic pendant toute cette période, qui est justement celle où il y a le plus d'intérêt à être éclairé. Il est certain que lorsqu'après vingt-quatre heures de calme apparent, on voit survenir tous les signes de l'infection péritonéale diffuse aiguë, les vomissements, l'hypothermie, etc., le diagnostic est fait; mais je veux insister précisément sur la période dans laquelle les symptômes bruyants font défaut.

Lorsque des signes d'hémorragie interne se montrent en augmentant progressivement dans les heures qui suivent l'accident, on diagnostiquera une rupture viscérale dont on soupçonnera le siège, en recherchant le point douloureux fixe, et en demandant au blessé le siège exact du traumatisme.

Ces phénomènes graves persistant, sans répit, après l'accident, sont un excellent signe de rupture du foie, de la rate, du rein ou d'une déchirure vasculaire.

En l'absence de ces symptômes d'hémorragie, on mettra tous ses soins à rechercher la matité du foie; et sa disparition, jointe à la con-

(1) Michaux, *Soc. de chir.*, avril 1985.
(2) Adler, thèse de Paris, 1892.
(3) Moty, *Revue de chir.*, 1890, p. 887.

tracture des muscles abdominaux, à l'existence du « *ventre en bois* », sera pathognomonique de la rupture du tube digestif.

Enfin, dans une troisième catégorie de faits, suivant la pittoresque expression de Chaput, la clinique « est en faillite » (1). Il n'y a ni signe d'hémorragie interne, ni épanchement de gaz au-dessus du foie et, cependant, une grave rupture intestinale peut exister qui, dans vingt-quatre heures, va se manifester avec fracas, alors que l'intervention n'aura plus de sérieuses chances de succès. C'est pour ces cas-là que j'ai conseillé, au Congrès de chirurgie de 1896, une exploration qui permet, le plus souvent, de faire un diagnostic précoce (2). Je veux parler de la *boutonnière exploratrice sus-pubienne.* Voici, en deux mots, la technique que j'emploie :

Le ventre et le pubis sont rasés et aseptisés; une injection de cocaïne anesthésie la ligne blanche sur une hauteur de 3 centimètres : je fais alors, à ce niveau, une incision de 2 centimètres entre les muscles droits et j'arrive sur le péritoine que j'ouvre. Si la séreuse paraît normale, j'introduis un doigt dans l'abdomen en déprimant les anses intestinales voisines, mais *sans chercher à les attirer au dehors.* Si, au cours de ces manœuvres, il ne s'est échappé ni gaz, ni sang, ni liquide d'aucune sorte, je ferme la petite plaie, avec deux crins de Florence, et tout est dit. Si, au contraire, je vois sourdre des gaz, du liquide péritonéal, ou du sang, je fais anesthésier le malade et j'interviens en suivant les règles que j'énoncerai dans le paragraphe suivant.

J'insiste sur ce point, c'est une exploration du *péritoine* et non une exploration des *viscères abdominaux*, et cette petite boutonnière, faite sans anesthésie générale, ne peut causer aucun dommage, à la condition d'être faite très proprement. Elle ne saurait être mise en parallèle avec la grande incision qui va de l'appendice xiphoïde au pubis et qui permet d'explorer tous les viscères, de dévider l'intestin, etc. L'une est un moyen de diagnostic, l'autre est un mode de traitement ; aussi est-ce à dessein que je parle ici de la première. Je la comparerai volontiers à la ponction exploratrice dans l'empyème. Cette ponction ne saurait être mise au rang de la pleurotomie, pas plus que ma boutonnière sus-pubienne ne doit être comparée à la grande laparotomie médiane. Je ne vois, en vérité, rien qui puisse dans ce qui précède soulever la moindre discussion, et pourtant les objections ne m'ont pas manqué; la première me vient de Demons (de Bordeaux) ; je ne m'y arrêterai pas longtemps.

« Si un monsieur reçoit une chiquenaude sur l'abdomen, irez-vous faire votre boutonnière exploratrice? » me dit Demons. Tel est l'argument dans sa simplicité. Je pourrais répondre que le monsieur en question ne viendra pas me consulter en pareil cas, et je n'aurai pas

(1) Chaput, *Soc. de chir.*, février 1895, p. 69.
(2) Malméjac, thèse de Paris, 1897.

à me poser la question d'opportunité ; mais je précise, et je dis qu'il
ne saurait être question que des blessés apportés avec des phénomènes de shock, à la suite d'une contusion assez notable pour avoir
provoqué des lipothymies, une syncope, un vomissement, une vive
douleur, etc.

Reclus a attaqué plus directement ma proposition ; je résume en
deux arguments toute sa réplique.

1° La boutonnière ne donnera pas toujours un renseignement positif, même en cas de lésion intestinale grave.

2° Ce n'est pas une petite incision qu'il faut faire, c'est une lapa-
rotomic, allant du pubis à l'appendice xiphoïde, pour chercher la
lésion.

Je n'ai jamais prétendu que cette boutonnière exploratrice donnera
toujours un diagnostic ferme ; je dis seulement que, dans *nombre de
cas*, elle fournira des renseignements positifs. Et de ce que quelques
faits malheureux échappent à ce mode de diagnostic, s'ensuit-il qu'il
faut l'abandonner ? Ne sait-on pas, de même, que la matité hépatique peut persister, malgré une rupture intestinale, et faut-il, pour
cela, négliger de rechercher ce précieux symptôme ? Je dirai donc :
Oui, Reclus à raison de croire que dans certaines perforations
intestinales, la boutonnière montrera un péritoine sain et des anses
intestinales normales, mais ces cas-là sont exceptionnels. Qu'on en
soit bien convaincu : lorsque la rupture intestinale est notable, la
moindre incision péritonéale laisse échapper des gaz ou des liquides :
si le péritoine paraît bien intact, il y a de grandes raisons de croire
que la lésion n'existe pas ou, tout au moins, qu'elle est remarquablement peu étendue. En d'autres termes, par ce mode d'investigation, d'une innocuité absolue, on étend très notablement le champ
du diagnostic.

Je puis être actuellement très affirmatif à cet égard. Depuis un an,
je l'ai mise en pratique huit fois et le résultat a été positif sept fois, ce
qui m'a permis d'intervenir tout de suite et de faire bénéficier les
malades d'une opération hâtive. Une seule fois, cette petite fenêtre
ouverte sur la cavité péritonéale m'a montré une séreuse saine et des
anses intestinales de coloration normale ; je n'ai pas insisté, bien que
le traumatisme (roue de voiture) ait été violent et l'autopsie a montré
qu'il n'y avait aucune lésion abdominale et que la mort avait été produite par un hémopéricarde.

Les services que cette exploration, si simple et si innocente, m'a
rendus légitiment les développements qui précèdent. Quant à la
seconde objection de Reclus, j'y reviendrai à propos du traitement.

Une fois l'existence d'une lésion viscérale reconnue, il s'agit de pré-
eiser quel est l'organe atteint.

b. Quel est le viscère lésé ? — Le diagnostic le plus important est
celui qui consiste à différencier l'hémorragie interne des phéno-

mènes de shock nerveux. Les symptômes sont tout à fait analogues. Il y a cependant, en cas d'hémorragie interne grave, une sueur froide et une sensation de soif ardente, qui manquent en général dans le shock nerveux simple. De plus, dans l'hémorragie continue, les symptômes, au lieu de s'amender avec le temps, vont au contraire en s'aggravant incessamment : c'est là le signe différentiel le plus important.

Pour les lésions rénales, c'est le cathétérisme vésical qui permet de les diagnostiquer, puisqu'elles s'accompagnent presque constamment d'hématurie. Enfin, les selles sanglantes ou les hématémèses permettent de diagnostiquer les plaies intestinales ou stomacales.

En résumé, trois cas peuvent se présenter.

1° Le blessé accuse des signes d'hémorragie interne, qui vont en s'aggravant sans interruption depuis l'accident. Rechercher alors les symptômes locaux des ruptures du foie, de la rate, des reins, des vaisseaux et des viscères pleins en général ;

2° Après un répit de douze, vingt-quatre ou trente-six heures, le blessé présente tous les signes de l'infection péritonéale diffuse aiguë : on songera aux ruptures du tube digestif, de la vésicule biliaire, ou de la vessie ;

3° Dans les premières heures après la contusion, pendant cette période de calme, la recherche du tympanisme de la région hépatique, de la contracture des muscles abdominaux et, au besoin, la boutonnière sus-pubienne, permettent parfois de faire un diagnostic précoce.

Par exception, mais il faut y penser, le blessé pouvait avoir une affection abdominale au moment de l'accident. Dans ce cas, surtout s'il s'agit d'un kyste de l'ovaire, d'un kyste hydatique, ou de toute autre tumeur liquide, il suffit d'un traumatisme relativement léger pour amener une rupture. Une malade de Peyrot (1) tombe sur le ventre en descendant de tramway. Le choc ne fut pas considérable : il se produisit pourtant une rupture d'un gros kyste de l'ovaire, dont Peyrot fit l'ablation immédiate. J'ai dit que pareil accident se produit parfois sous l'influence du plus léger traumatisme. J'ai laparotomisé et guéri une malade qui avait un énorme kyste multiloculaire de l'ovaire. Avant de se faire opérer, elle avait tenu à essayer d'un traitement par le massage ! Brusquement, au cours d'une séance, l'imprudente masseuse sentit la tumeur fuir sous ses doigts. Je dus intervenir d'urgence et nous trouvâmes les intestins baignant dans le liquide mucoïde, épais et filant de la poche rompue. Ce sont là des raretés : mais il est bon de les connaître.

Traitement. — Ces dernières années, les idées des chirurgiens sur le traitement opératoire, dans les contusions de l'abdomen, ont évolué

(1) Peyrot, Communication orale.

avec une rapidité extraordinaire. Dans le *Traité de chirurgie* de Duplay, pour ne citer qu'un exemple, il n'est pas question de la laparotomie exploratrice et curative.

« En présence d'une contusion violente de l'abdomen (1), y est-il
dit, qui laisse soupçonner une lésion du tube digestif, la seule indication consiste à prévenir, autant que possible, la péritonite, à la circonscrire et à favoriser ainsi la formation d'adhérences protectrices.
Le repos absolu, la diète, aussi bien pour les boissons que pour les
aliments, si l'on soupçonne une lésion de l'estomac, des réfrigérants
appliqués sur l'abdomen et, par-dessus tout, l'opium à haute dose,
constituent *l'ensemble* des moyens thérapeutiques. »

Actuellement, la tendance générale est de faire une laparotomie,
dès qu'on *soupçonne* une rupture viscérale. On voit que la question
a complètement changé de face ; mais nombre de chirurgiens vont
plus loin et conseillent de laparotomiser d'emblée, pour explorer la
cavité péritonéale, quand des symptômes précis ne permettent pas
de faire un diagnostic précoce. Il n'est pas, je crois, dans toute la
chirurgie, de question plus délicate à trancher et le praticien doit
faire appel à toute sa sagacité et à tout son sens clinique.

Il n'est plus besoin d'insister sur les bienfaits de la laparotomie
pour trouver et traiter directement les lésions viscérales graves.

Par une coïncidence bizarre, j'ai assisté aux premières opérations
de ce genre. En 1883, j'étais interne de Tillaux, à Beaujon, lorsque
Bouilly, dans le service de Labbé, vint pratiquer la première laparotomie qui ait été faite pour une rupture de l'intestin, après un coup
de pied de cheval. Bouilly, devant des signes de péritonite manifeste,
prit hardiment le bistouri et réséqua une anse intestinale perforée en
deux points. Il fit une entérorraphie circulaire et, les jours suivants, un anus contre nature s'établit au niveau de la plaie. L'opéré
vécut dix jours dans un état parfait. Un pansement malencontreux
détruisit une adhérence de l'intestin à la paroi et le malade succomba
rapidement à une infection suraiguë généralisée.

En 1889, j'ai assisté de même à une opération analogue pratiquée
à Londres par Croft. Il s'agissait aussi d'un coup de pied de cheval
et d'une rupture de l'intestin grêle. Le blessé avait quatorze ans. Croft
fit une résection d'une anse intestinale et d'un coin du mésentère,
suivie d'une entérorraphie circulaire. La guérison fut parfaite, sans
aucun incident ; mais il faut dire que cette opération du chirurgien
de Saint-Thomas Hospital n'a été publiée qu'en 1890, le 17 mars, et,
le 8 janvier de la même année, Moty avait présenté à la Société de
chirurgie un soldat sur qui il avait pratiqué une suture du duodénum,
à la suite d'un coup de pied de cheval. L'opération datait du 30 octobre 1889 ; mais, si la publication en est antérieure à celle du **chirur-**

---

(1) DUPLAY, Traité de chirurgie, t. V, p. 682.

en anglais, son exécution est postérieure. Nous dirons donc que, s l'on ne compte pas comme un véritable succès la belle observation de Bouilly, en 1883, c'est Moty, du Val-de-Grâce, qui a *publié* le premier un cas de guérison de rupture intestinale par la laparotomie, et que c'est Croft, de Saint-Thomas Hospital, qui a le premier *obtenu* une guérison parfaite dans un cas semblable.

Depuis cette époque, les succès se multiplient; on trouvera dans les *Bulletins de la Société de chirurgie* de belles observations dues à Michaux, Charles Nélaton, Jalaguier. En juin 1897, j'ai moi-même présenté à la Société de chirurgie trois malades, guéris de graves contusions de l'abdomen, l'un par une suture du foie, l'autre par une suture du jéjunum, le troisième par une suture de l'estomac. En somme, il ne saurait y avoir aucun doute, en l'état actuel de la chirurgie :

« *Le diagnostic de rupture viscérale implique une laparotomie immédiate.* »

A cette première formule, un peu trop brève, il faut ajouter que, même en cas de diagnostic précis, on doit tenir compte d'une importante contre-indication.

Je veux parler du *collapsus* et de l'*hypothermie*, et encore faut-il ici faire une distinction; si l'abaissement de la température s'accompagne des autres signes d'une hémorragie interne, sueur froide, lipothymie, syncope, etc., et si, par conséquent, le collapsus n'en est que le résultat, il faut, de toute nécessité, passer outre; la guérison, en pareil cas, ne peut évidemment être obtenue que par la ligature du vaisseau, source de l'hémorragie; mais, en dehors de ces faits relativement rares, on ne doit jamais opérer un blessé dont la température n'arrive pas à 36°. On se rappellera que la laparotomie, suivie d'une exploration minutieuse de toute la cavité abdominale, est toujours grave, mais qu'elle est presque constamment suivie de mort rapide, sinon immédiate, quand le blessé est en état de collapsus avec hypothermie.

Il va de soi que le diagnostic de lésion viscérale, commandant d'un côté une intervention immédiate, tandis que de l'autre le collapsus et l'hypothermie s'opposent à l'intervention, on se hâtera de combattre ces deux accidents. Pendant qu'on préparera tout ce qui est nécessaire pour une opération bien aseptique, on réchauffera le blessé en l'entourant de boules d'eau chaude; on lui fera coup sur coup cinq ou six injections sous-cutanées d'éther, des injections de caféine, de spartéine, pour relever le cœur défaillant et même des injections de sérum. Inutile de dire qu'on ne doit pas quitter le blessé un seul instant afin d'intervenir dès que le thermomètre approche de 37°.

J'ajouterai que pour l'anesthésie, il est spécialement indiqué d'employer l'éther, à l'exclusion du chloroforme; l'un excite et joint son action sur le cœur à celle des médicaments déjà employés ; l'autre, au contraire, déprime et tend à mettre l'organisme, déjà défaillant, en état de moindre résistance.

Nous pouvons déjà tirer de ce qui précède une conclusion ferme :

Quand, après une contusion abdominale, les symptômes permettent de diagnostiquer une rupture viscérale, la laparotomie est de rigueur ; si la température est à 36°,8 ou 37° et plus, on interviendra tout de suite ; si le shock, le collapsus et l'hypothermie contre-indiquent l'opération immédiate, on attendra pour agir qu'une thérapeutique active ait remonté le cœur, le pouls et la température ; enfin, s'il s'agit d'une hémorragie interne, la laparotomie immédiate s'impose *malgré l'état de collapsus.*

Tout ce qui précède est applicable, quel que soit le moment auquel on est appelé à examiner le malade, pourvu que le diagnostic soit possible. Voyons maintenant quelle conduite on doit tenir dans une deuxième éventualité, quand les signes cliniques sont impuissants à éclairer le diagnostic.

C'est pour ces faits, malheureusement si nombreux, que l'opinion des chirurgiens est encore divisée ; les uns recommandant l'expectation, les autres la laparotomie exploratrice immédiate.

La sixième conclusion de Moty, en 1890, est ainsi conçue :

« Il n'est pas permis de se servir de la laparotomie exploratrice pour faire le diagnostic : l'expectation et le traitement médical sont toujours indiqués en cas de doute. »

Michaux est d'un avis tout opposé et, en présence des cas que nous avons en vue ici, « la laparotomie exploratrice s'impose, nous dit-il ; cette laparotomie, si redoutée de beaucoup de médecins, est, cependant, sans gravité par elle-même, à la condition, bien entendu, d'être pratiquée avec les précautions de propreté, d'asepsie ou d'antisepsie qui sont aujourd'hui les conditions de toute intervention chirurgicale. Tout le monde, à peu près, accepte sans sourciller la cure radicale d'une hernie ; une simple laparotomie exploratrice, pratiquée sur un sujet sans tare organique, sans altération grave du péritoine, est-elle plus grave ? Je ne le pense pas, et je n'en veux d'autre preuve que les milliers de laparotomies pratiquées pour des affections simples et bénignes des ovaires ».

Il y a certainement exagération à comparer la laparotomie exploratrice à une cure radicale de hernie, et il ne faut pas craindre de dire : l'exploration méthodique du tube digestif et des viscères abdominaux est loin d'être innocente, lorsqu'on opère sur un sujet à peine remis d'un violent état de shock. Aussi, nombre de chirurgiens ont-ils pris place entre ces deux opinions.

On doit, pour être juste, reconnaître que Michaux (1) a été, à tort, considéré depuis son Mémoire comme un partisan de la laparotomie

---

(1) MICHAUX, *Soc. de chir.*, 1895.

exploratrice, indistinctement dans tous les cas. On peut s'assurer, en le lisant attentivement, que la seule doctrine dont il se soit fait le défenseur est celle « de l'intervention aussi précoce que possible dans les cas de contusions graves ».

Cette formule est inapplicable en pratique; car précisément le critérium de cette gravité n'existe pas; il est impossible de définir ce qu'on entend par une contusion grave; à quoi donner cette épithète? est-ce au traumatisme? est-ce à la lésion qu'il a produite?

N'avons-nous pas vu, plus haut, que les traumatismes bénins peuvent produire des lésions graves et *vice versa*.

Aussi, doit-on poser en principe que, si toute contusion violente commande une laparotomie exploratrice, il ne faut pas tirer une contre-indication de ce que le traumatisme a été léger. Nous arrivons ainsi à poser la question de la façon suivante :

Faut-il laparotomiser dans tous les cas de contusion abdominale, même en l'absence absolue de tout symptôme?

Répondons hardiment : non; en faisant remarquer, toutefois, que les faits dans lesquels on n'observe absolument *aucun* symptôme, malgré une lésion viscérale, sont des plus rares, s'ils existent.

On cherchera donc avec soin le moindre indice, et pour peu qu'il y ait eu des phénomènes de stupeur marqués, des vomissements, une syncope, pour peu qu'on trouve une douleur profonde, exquise à la pression en un point limité, ou rayonnant dans tout le ventre, avec contracture des parois abdominales, on ne se montrera pas exigeant, et un seul de ces indices qui, pris à part, n'ont rien de caractéristique, pourra suffire à faire mettre le bistouri à la main.

On sera donc toujours pessimiste.

Je veux bien dire avec Chaput (1) « qu'un ventre souple et parfaitement indolent ne renferme jamais de lésion grave », mais j'ajoute que « cette faillite de la clinique » dont il a parlé n'est jamais absolument complète. Il suffit de n'être pas difficile et d'être partisan décidé de l'intervention précoce, pour peu que l'indice le plus vague mette un doute dans l'esprit. C'est le cas de varier la formule proverbiale et de dire : « *Dans le doute, ne t'abstiens pas* ».

Comme on le voit, je ne parle même plus des errements, classiques encore ces dernières années, et enseignés par tous nos maîtres, errements qui consistaient à attendre l'apparition des premiers symptômes de l'infection péritonéale. Jalaguier résumait ainsi cette notion :

« Dans bien des cas, on est forcé de rester dans l'incertitude et d'attendre l'explosion des phénomènes péritonéaux révélateurs de l'épanchement; expectation nécessaire, mais dangereuse et très

---

(1) CHAPUT, *Soc. de chir.*, 1895, p. 233.

préjudiciable au patient, qu'un diagnostic bien assis et précoce pourrait sauver, en conduisant à une action thérapeutique énergique et rapide ».

Il est clair que si l'on attend les premiers symptômes de l'infection pour intervenir, les résultats sont lamentables, et que la première condition du succès, c'est la précocité de l'opération : on peut presque considérer la partie comme perdue si, pour une raison quelconque, l'intervention n'a pas eu lieu dans les premières vingt-quatre heures.

C'est au point que je considère comme dangereuse la pratique préconisée au Congrès de chirurgie de 1897 par quelques chirurgiens. Il faut toujours attendre deux ou trois heures pour « remonter » le blessé, disent-ils. A la condition, ai-je ajouté (1), qu'il n'y ait pas d'hémorragie interne. Et l'important est de savoir si l'état de shock n'est pas dû en partie à un écoulement sanguin dans la cavité péritonéale. C'est ce qui m'est arrivé trois fois sur mes opérés. Fallait-il attendre que mes malades « se remontent », quand l'un avait une rupture de la veine rénale gauche et l'autre une hémorragie péritonéale au niveau d'une rupture du rein, quand un troisième avait une déchirure de la veine splénique et un autre une vaste déchirure du foie et de l'épiploon gastro-hépatique ?

J'insiste donc ici sur les deux premières conclusions de mon Mémoire au Congrès de 1897.

« 1° L'hypothermie n'est une contre-indication à la laparotomie *immédiate* que si elle n'est pas due à une hémorragie interne.

« 2° Le meilleur et souvent le seul signe différentiel de l'état de shock et de l'hémorragie interne est la persistance des symptômes de shock qui vont en s'aggravant incessamment dans un cas et en diminuant dans l'autre. »

Que dire maintenant de l'opinion de Delorme et de Dieu qui parlent « de la gravité relativement faible des coups de pied de cheval dans l'abdomen » (!).

« J'ai été attaché autrefois à un régiment de cavalerie, dit Delorme (2), puis à l'école de cavalerie ; j'ai vu un certain nombre de cas de contusions abdominales, par coups de pied de cheval avec *shock violent*, je n'ai pas souvenance d'un cas mortel. »

A l'appui de son opinion, Delorme ajoute que, sur neuf cas, il est intervenu deux fois ; les deux opérés sont morts ; les sept autres ont guéri ; mais cette statistique n'impressionnera nullement, si on remarque que les deux insuccès sont dus, non pas à l'intervention, mais au *retard* de l'intervention.

Les chirurgiens militaires ont d'ailleurs une tendance, en raison

(1) A. GUINARD, Réflexions cliniques sur huit observations personnelles de laparotomie pour contusion de l'abdomen (*Cong. de chir.*, Paris, 1897).
(2) DELORME, *Soc. de chir.*, 27 mars 1895, p. 227.

du milieu où ils observent, à n'intervenir qu'en présence « des signes rationnels de la perforation » (Delorme). Moty, dans sa statistique, a trouvé que « les coups de pied de cheval dans l'abdomen produisent, dans le tiers des cas, des lésions graves de l'intestin ». Mais quels renseignements pratiques peut-on tirer de ce chiffre en présence d'un blessé? Est-on bien avancé de savoir qu'il a une chance, sur trois, d'avoir une rupture de l'intestin?

En somme, avec Michaux, Quénu, Chaput, il faut conseiller la laparotomie exploratrice précoce, c'est-à-dire pratiquée sur le moindre indice de lésion profonde; mais on ne saurait, en saine pratique, préconiser la laparotomie dans *tous les cas* de contusions abdominales. C'est à cette formule inacceptable que s'adressent les virulentes apostrophes de Reynier (1) et les critiques de Périer.

Je crois pourtant qu'il vaut mieux, de temps en temps, faire une exploration inutile, que de s'exposer à laisser mourir un blessé faute d'être intervenu à temps ; en d'autres termes, pour dire le fond de ma pensée, un blessé, à qui on pratique une laparotomie inutile, « une laparotomie blanche », court moins de danger qu'un blessé atteint de lésion viscérale grave, *sans symptômes précis*, si on l'abandonne à l'expectation.

J'ajoute que parfois, dans la pratique, lorsque les symptômes subjectifs sont nuls, c'est-à-dire lorsque le blessé ne ressent aucun dommage quelques heures après son accident, il est difficile de lui faire accepter une laparotomie exploratrice. C'est là que la boutonnière exploratrice que j'ai conseillée peut rendre des services. On dit au blessé qu'on va seulement faire une ponction — sans l'endormir — et qu'on ne pratiquera l'*opération* que si on trouve de graves lésions. Jamais il ne refuse cette ponction, et c'est une excellente amorce pour lui faire accepter ensuite la laparotomie curatrice, si la ponction a laissé s'échapper des gaz, des matières ou du sang de la cavité péritonéale. L'un des opérés que j'ai présentés à la Société de chirurgie avait refusé obstinément la laparotomie que lui proposait sagement Sébileau appelé d'urgence près de lui comme chirurgien de garde : et dès mon arrivée le matin, il acceptait très volontiers ma *ponction suspubienne*, *sans anesthésie générale*, que je n'eus pas de peine à faire suivre d'une énorme incision quand l'épanchement stercoral eut été constaté *de visu*.

La tendance générale actuellement est de laparotomiser systématiquement (Michaux) dans la plupart des cas.

Technique opératoire. — Les avis sont à peu près unanimes sur ce point ; il faut faire la laparotomie sur la ligne médiane, quitte à pratiquer les incisions libératrices latérales suivant les besoins ; l'important est que l'ouverture soit vaste et l'exploration facile ; rien

(1) Paul REYNIER, Leçon d'ouverture (*Journal des praticiens*, juin 1897).

ne vaut, pour cela, l'examen visuel à travers une large ouverture.
Quand on arrive à des lésions de la face convexe du foie, on peut
même pratiquer une résection de la neuvième côte, comme l'a fait
Zoledziowski, ou des cartilages costaux, comme l'a fait Terrier (1).

Ce qui peut paraître paradoxal, c'est que plus l'opération est précoce, plus l'incision doit être longue. Quand les premiers signes
d'infection péritonéale ont paru, l'anse intestinale blessée est déjà
modifiée; elle est enflammée, épaissie, comme rigide avec des exsudats qui l'unissent à la paroi, ou aux anses voisines; il n'est pas rare,
en pareil cas, d'arriver facilement, par une incision relativement
petite, 15 centimètres par exemple, sur l'anse malade; mais pour la
majorité des faits, comme on interviendra en suivant les préceptes
donnés plus haut, à une heure très rapprochée de l'accident, c'est
toujours à la vaste incision, étendue du pubis à l'appendice xiphoïde,
qu'il faudra avoir recours ; car, à ce moment, la réaction péritonéale,
autour de l'anse blessée, ne s'est pas encore produite, et rien
n'appelle l'attention de son côté. Il faut pouvoir explorer *de visu* et
l'on n'est guidé que par l'épanchement sanguin ou l'écoulement de
matières intestinales.

Si, du premier coup, pour ainsi dire, on n'arrive pas sur la lésion,
alors que l'épanchement stercoral ou sanguin permet d'affirmer une
lésion, il est de règle d'éviscérer toute la masse intestinale dans des
compresses chaudes stérilisées, ou mieux dans une serviette, « une
nappe » stérilisée, suivant l'expression de Charles Nélaton; on dévide
alors rapidement tout l'intestin, du cæcum au duodénum, en faisant
rentrer les anses au fur et à mesure qu'elles ont été examinées. Dès
qu'une perforation est rencontrée, on la repère avec une pince de
Kocher qui en affronte momentanément les bords, et l'on n'y revient
que lorsque toute la masse est réintégrée.

Quel traitement appliquera-t-on à l'anse malade? Deux cas peuvent se présenter pour le tube digestif:

1° Si la rupture ou les perforations paraissent assez peu étendues
pour que la suture ne rétrécisse pas notablement le calibre de l'intestin, on se bornera à adosser, au-devant de l'orifice, les deux surfaces
péritonéales voisines; on prendra soin, si l'on a fait d'abord un surjet
à la soie fine, de le renforcer par des points séparés, à la Lembert, en
passant les fils à un demi-centimètre au delà du surjet; un point
capital est de faire cette suture en passant les fils longitudinalement
dans le sens du canal intestinal. Il est facile de comprendre que si la
suture était faite perpendiculairement à l'axe de l'intestin, il en résulterait un rétrécissement considérable du calibre, qu'il faut absolument éviter.

Pour les régions où la rupture paraîtra incomplète, c'est-à-dire où

(1) TERRIER, *Revue de chir.*, 1896, p. 751.

le péritoine seul a cédé, on agira exactement de même, en faisant les sutures, comme si la perforation était constituée.

Il peut arriver que la rupture comprenne tout le pourtour de l'intestin dont les deux bouts se trouvent séparés l'un de l'autre ; rien n'est plus aisé alors que de régulariser avec des ciseaux les bords déchiquetés, d'ébarber les lambeaux de muqueuse exubérants et de faire, en rapprochant les deux bouts, une entérorraphie circulaire ; c'est ce que j'ai mis en pratique sur un des malades dont j'ai présenté l'observation au Congrès de chirurgie de 1896.

2° Si les lésions sont trop étendues, si les parois sont contusionnées, écrasées, vouées à un sphacèle prochain, il n'est plus possible d'agir de même ; je rappellerai cependant, et je renvoie à ce sujet à la thèse de mon élève Gröll (1), que je suis arrivé à traiter par la suture, sans excision, des sphacèles étendus de l'intestin. J'invagine, en pareil cas, sous un double plan de sutures, toutes les parties destinées à se mortifier qui s'éliminent ensuite par les voies naturelles ; c'est le procédé du « tout à l'égout ».

Si la lésion est trop étendue, c'est-à-dire porte sur une anse de 8 ou 10 centimètres et plus, ou bien encore, comme cela est plus fréquent, si plusieurs perforations sont très rapprochées les unes des autres, on peut hésiter entre deux partis à prendre :

1° La *résection suivie d'entérorraphie*;

2° L'*établissement d'un anus contre nature*.

La résection et l'entérorraphie sont évidemment le traitement idéal, mais il faut, pour l'entreprendre, être outillé, être éclairé, être aidé dans d'excellentes conditions ; il faut surtout que le blessé ne soit pas dans un état général trop mauvais, qu'il soit jeune et résistant ; enfin que les recherches préliminaires n'aient pas duré trop longtemps.

Les indications de l'anus contre nature ne sont faites, en somme, que des contre-indications de l'entérorraphie ; mais je pense qu'actuellement, avec l'habitude qu'on a des opérations sur l'intestin, des anastomoses, etc., les indications de l'anus contre nature sont des plus restreintes et, le plus souvent, il sera tout aussi expéditif de faire une bonne suture.

Les plaies du mésentère, les arrachements épiploïques, seront suturés avec de la bonne soie.

Pour les *ruptures du foie*, l'idéal est de faire la suture ; cette suture a été pratiquée trois fois, à ma connaissance, pour des plaies du foie sans lésion de la paroi ; une fois par Schlatter et l'autre par Kronlein : les deux opérés sont morts. J'ai présenté en mai 1897, à la Société de chirurgie, le troisième malade que j'ai guéri d'une rupture du foie par la suture. Je me suis servi et me servirai doré-

(1) Groll, Traitement des hernies gangrenées par l'invagination, thèse de Paris, 1895.

navant, non pas de catgut, comme ces deux chirurgiens, mais de fils de soie plate très gros. On aura la précaution d'embrasser une grande épaisseur de tissu dans l'anse du fil, de serrer très modérément et de faire des points séparés.

Sur les 12 observations publiées, 5 fois on s'est borné à tamponner avec de la gaze, et J.-L. Faure a joint au tamponnement le pincement d'un vaisseau, en laissant la pince à demeure. Ces cinq blessés ont guéri. Je ne parle pas des quatre autres chez lesquels la lésion du foie n'a pu être traitée.

Une grave question se présente alors, c'est de savoir si, pour aseptiser la cavité péritonéale, il est utile de faire un grand lavage ? Je renvoie pour les détails à mon article sur les infections péritonéales (1) ; je dirai seulement qu'en règle générale, lorsqu'on intervient de bonne heure, alors qu'il n'y a pas encore de réaction péritonéale, on devra s'en abstenir ; le lavage ne peut que disséminer des matières septiques ; on se bornera donc à une toilette locale, avec des tampons secs ou des éponges.

Cependant, chez un malade que j'ai présenté en juin 1897, à la Société de chirurgie, j'avais trouvé, trois heures après un coup de pied de cheval sur le ventre, une perforation de l'intestin. Les sutures faites, je m'aperçus qu'en voulant éponger des matières fécales épanchées je n'arrivais qu'à les étaler sur le mésentère et à en imprégner pour ainsi dire la séreuse. Je crois qu'en pareil cas il est nécessaire d'imiter la conduite qui m'a donné un si beau succès, et d'inonder tout l'intestin éviscéré avec de l'eau bouillie très chaude. Dans ce cas particulier, un aide n'a pas employé moins de quatre brocs d'eau chaude, à 50°, en la versant de haut sur l'intestin, à mesure que je rentrais ce dernier dans l'abdomen.

Bien entendu, si on a opéré en pleine infection péritonéale généralisée, il n'y a pas d'hésitation possible. Dans les deux cas, d'ailleurs, on établira un drainage à la gaze et au tube de caoutchouc, en tâchant d'isoler le plus possible la ligne des sutures intestinales.

Je l'ai dit, l'anesthésique de choix est l'éther qui *excite* au lieu de déprimer. On se trouvera bien de faire, même pendant l'opération, des injections sous-cutanées d'éther, de caféine et de sérum.

Une diète absolue est de rigueur, avant comme après l'opération.

Je pense que toutes les statistiques brutes sont vaines et trompeuses, surtout dans cette question. Je renvoie ceux que cette étude intéresserait à la thèse d'Adler, qui contient 23 opérations, avec 9 guérisons et 14 morts, au Mémoire de Michaux qui, sur 11 cas, compte 9 guérisons et 2 morts ; à la thèse de Gachon (2), qui donne 75 p. 100 de mortalité pour les laparotomies faites après les vingt heures qui suivent l'accident, et de 20 p. 100, seulement, pour celles qui sont

(1) *Traité de chirurgie clinique*, p. 265 et suiv.
(2) GACHON, thèse de Paris, 1895.

pratiquées avant cette époque. Pour ma statistique personnelle, je trouve, sur 8 cas, 2 morts et 1 guérison pour des opérés, après trente-six heures, pour des ruptures de l'intestin et de l'estomac, 3 guérisons pour des opérations faites dans les premières heures (ruptures du foie et de l'intestin et du rein), et 2 morts par rupture de la veine splénique, malgré l'intervention une demi-heure après l'accident, dans un cas, et par rupture de la veine rénale gauche, malgré une opération hâtive trois heures après l'accident, dans l'autre cas.

II. — PLAIES DE L'ABDOMEN.

Les plaies de l'abdomen se divisent en : 1° *Plaies non pénétrantes*, 2° *Plaies pénétrantes*.

Le fait capital, au point de vue thérapeutique, est précisément de distinguer les unes des autres ; en présence d'une plaie de l'abdomen, la première question à se poser est de savoir si le péritoine pariétal a été intéressé ou si, au contraire, les lésions sont limitées aux couches musculaires, aponévrotiques et cutanées qui constituent la paroi. C'est uniquement ce voisinage du péritoine qui donne aux plaies de l'abdomen une physionomie spéciale. Si l'instrument vulnérant n'a pas pénétré dans la cavité séreuse, l'infection, lorsqu'elle se produit, reste limitée à la superficie avec tout son cortège de lymphangites et de suppurations plus ou moins étendues, mais elle ne s'accompagne pas de ces accidents si graves de résorption qui caractérisent les ensemencements péritonéaux.

Quoi qu'il en soit, que ces plaies soient pénétrantes ou non pénétrantes, elles ont une étiologie commune que nous pouvons étudier immédiatement.

Étiologie. — D'un côté on trouve ici, comme dans toutes les régions, les plaies par instruments piquants, tranchants et contondants. Les plaies par arrachement et par morsures sont moins communes. D'un autre côté, formant une classe à part, il faut citer (1) les plaies par armes à feu. Dans la pratique civile, on a affaire en général à des piqûres par des stylets, des fleurets démouchetés ou cassés, ou à des coupures produites par des coups de couteau. En dehors de ces causes communes, on peut trouver tous les intermédiaires possibles. Tel le cas de Galbrunner (2). « Un homme de vingt-sept ans qui se laissa tomber du haut d'un cerisier sur un échalas long de 4 pieds et demi fut empalé par cette tige piquante. L'échalas, pénétrant à la partie interne de la cuisse droite, à un pouce du périnée, s'était dirigé de là en dehors et en haut. Il passait par la région inguinale et s'arrêtait

(1) Je renvoie, pour éviter des redites fastidieuses, à l'article de H. Nimier, *Traité de chirurgie clinique et opératoire*, t. I, p. 13).
(2) Galbrunner, *Arch. gén. de méd.*, 1re série, t. XIX, p. 114.

à la deuxième côte. De l'aine à la côte, le corps étranger était situé sous la peau. L'extraction en fut difficile, le blessé guérit. »

Tel encore ce fait de Bessens (1) dans lequel il y avait un embrochement complet par une tige de fer qui, ayant pénétré au côté gauche du dos, sortit à droite de l'ombilic « sans blesser aucun intestin ni produire aucun accident ».

J'ai tenu à citer ces deux faits pour montrer que parfois la porte d'entrée apparente de l'agent vulnérant, couteau, poignard, stylet, fleuret, baïonnette ou autre, peut siéger ailleurs que sur les parois abdominales : sur les cuisses, sur le périnée, sur le thorax, à la condition, bien entendu, que l'instrument présente une certaine longueur.

Dans une observation de Follin (2), une jeune fille, se laissant glisser du haut d'une meule de foin, rencontra un crochet de bois, pointu, recourbé en forme d'hameçon : ce crochet pénétra dans le vagin, le déchira ainsi que le péritoine et pénétra à une grande profondeur dans l'abdomen.

J'ai moi-même publié deux faits dans lesquels le coup de couteau, portant sur la face antérieure de la cuisse, à trois travers de doigt au-dessous de l'arcade crurale, avait pénétré dans l'abdomen et perforé l'intestin (3).

J'ajoute qu'en dehors de quelques cas types, les plaies de l'abdomen sont accompagnées, le plus souvent, de contusion ; dans les chutes sur des grilles ou sur des échalas, dans les coups de cornes, de fourches, etc.

Les blessures de guerre sont surtout des plaies par armes à feu, maintenant que les armées ne prennent contact que par exception. Les statistiques sont démonstratives à cet égard ; l'écart était déjà sensible quand la guerre d'Amérique nous a fourni 40 plaies de l'abdomen par armes blanches sur 4821 plaies non pénétrantes, et 27 sur 4717 plaies pénétrantes, alors que Chenu, pendant la guerre de Crimée, avait trouvé 122 plaies de l'abdomen par armes blanches sur 665 blessures. Dans la prochaine guerre, l'écart ne saurait être que plus sensible. Dans ces évaluations de la chirurgie d'armée, les statistiques sont particulièrement trompeuses, une bonne partie des blessures de l'abdomen par armes blanches ou par coups de feu occasionnant la mort immédiate sur le champ de bataille.

Anatomie pathologique. — De même que pour l'étiologie, nous ne faisons pas un article à part pour les plaies pénétrantes ou non et nous examinons successivement les lésions anatomiques produites par le traumatisme : 1° *dans les parois* ; 2° *dans la cavité abdominale.*

1° *Parois abdominales.* — Un premier fait doit être mis en lumière,

(1) Bessens, *Annales de la Soc. de méd. d'Anvers*, janvier 1845.
(2) Follin, *Journ. de méd. et de chir. prat.*, t. V, 184.
(3) A. Guinard, *Congrès de chir.* Paris, 1896, p. 446.

c'est que la paroi de l'abdomen peut être lésée sans présenter d'atteinte superficielle, comme dans le fait de Galbrunner, cité plus haut. Il faut toujours penser à l'abdomen, quand l'orifice d'entrée siège à proximité. Pour la face antérieure des cuisses, en particulier, il est bon de se rappeler le coup de couteau « à l'italienne » qui se donne de bas en haut et peut pénétrer dans le ventre, après être entré par la cuisse.

Des plaies très étendues peuvent se rencontrer sur l'abdomen et souvent ce ne sont pas celles qui sont les plus graves, le danger résultant non pas de la largeur de la plaie, mais de sa profondeur, ou plutôt de sa pénétration au delà du péritoine. Je connais une jeune fille qui, à l'âge de neuf ans, a eu la paroi abdominale antérieure littéralement arrachée par un molosse; la guérison a été parfaite, sans aucune réaction du côté du péritoine qui était indemne; la cicatrice a la largeur de la main. On cite partout le soldat du siège de Mayence qui eut tout le côté gauche de la paroi abdominale enlevé par un boulet de canon, jusqu'au péritoine exclusivement. D'autres fois, on peut observer des plaies en séton dans lesquelles le péritoine a été ou non intéressé.

Peu de choses à dire sur les lésions des plans de la paroi ; c'est un muscle qui est sectionné, c'est une artère, l'épigastrique, la circonflexe iliaque, la terminaison de la mammaire interne, qui est coupée ; c'est un hématome qui se produit entre les différents plans musculaires et aponévrotiques lorsque l'hémorragie, résultant de la section des vaisseaux, ne se fait pas jour au dehors. Ces plaies, relativement superficielles, se réparent vite et se cicatrisent de même ; mais ultérieurement, lorsqu'un muscle a été divisé, la cicatrice intermusculaire est un point faible de la paroi, par où se produit une éventration; c'est même à de petites hernies de ce genre qu'il faut attribuer, selon moi, les douleurs parfois persistantes qu'on observe en pareil cas, bien plutôt qu'à des sections nerveuses des branches du plexus lombaire.

Tous les classiques répètent que les plaies de ces nerfs peuvent s'accompagner d'une « irritation permanente produisant des phénomènes douloureux persistants ». Je ne m'explique pas pourquoi les nerfs du plexus lombaire jouiraient de ce fâcheux privilège, alors que dans toutes les régions de l'économie on ne constate rien de semblable. Ne sait-on pas, au contraire, combien de petites hernies abdominales sont susceptibles de donner naissance à des phénomènes douloureux persistants.

Inutile d'ajouter que des corps étrangers peuvent se rencontrer dans l'épaisseur des parois abdominales : morceaux de bois, lames d'acier, éclats de fer, boutons métalliques, fragments d'étoffe, de chemise, de pantalon, ou de flanelle, entraînés au passage par le corps vulnérant. C'est ce qui explique comment, dans des suppura-

tions ultérieures, on peut voir s'éliminer spontanément des corps
étrangers de diverses natures.

2° *Cavité abdominale.* — Il faut considérer : A. Les *plaies pénétrantes sans lésions viscérales* ; B. les *plaies pénétrantes avec lésions
viscérales.*

A. **Plaies pénétrantes sans lésions viscérales.** — Ici une
question préjudicielle se pose. Existe-t-il des plaies pénétrantes
simples de l'abdomen, c'est-à-dire des plaies n'intéressant que le
péritoine pariétal ?

D'après Malgaigne (1), la réplétion complète de l'abdomen par les
viscères ne saurait permettre cette éventualité, qui est cependant admise
par tous les classiques. Je ne parle pas, bien entendu, des plaies opératoires, des laparotomies, qui n'ont rien à voir dans cette question.

Les observations abondent, qui semblent démontrer la possibilité
de ces plaies pénétrantes simples, c'est-à-dire sans lésions viscérales ;
j'ai déjà parlé de cet embrochement de Bessens ; Desprès père (2)
rapporte l'histoire d'un jeune homme qui, tombé sur un échalas, eut
la cavité abdominale traversée de part en part, depuis l'omoplate
gauche jusqu'au pubis, sans aucune lésion viscérale.

Jalaguier cite cet Apache prisonnier qui, voulant s'échapper, fut
cloué sur le sol par un coup de baïonnette traversant l'abdomen. Le
blessé guérit en quatre jours.

Mais de ce que de semblables blessés ont guéri, s'ensuit-il qu'il
n'y avait pas de lésion viscérale ou, en d'autres termes, toute plaie
d'un viscère entraîne-t-elle forcément la mort ? Il faudrait, pour
pouvoir l'affirmer, avoir fait des autopsies. Otis nous dit bien qu'il a
vu, dans la guerre d'Amérique, 9 piqûres du péritoine sans lésion
viscérale ; Beck en aurait observé 5 sur 78 plaies pénétrantes par
armes blanches ; mais ne sait-on pas que les piqûres de l'intestin
peuvent guérir spontanément ; la plupart des cas publiés sont des
faits de cet ordre. Cependant Hermann et Albrecht, en plongeant
dans l'abdomen de cadavres une épée large de 16 millimètres, ont
trouvé quatre-vingt-trois fois des lésions viscérales et douze fois une
intégrité absolue de l'intestin. Il semble donc qu'on puisse admettre
la possibilité de la pénétration simple, mais en faisant de fortes
réserves et en disant que, si elles existent, ce n'est que dans les
plaies par piqûres, mais à peu près jamais dans les plaies par instrument tranchant.

Quant aux plaies par coups de feu, suivies de guérison sans intervention, elles ne sont pas aussi exceptionnelles, mais elles s'accompagnent néanmoins, presque toujours, de lésions intestinales qui
guérissent spontanément. Dans les expériences de Reclus et Noguès,

(1) MALGAIGNE, Anatomie chirurgicale. Paris, t. II, 1859.
(2) DESPRÈS, Journ. de méd. et de chir. prat., t. XIV, 1843, p. 241.

c'est à peine si trois ou quatre fois sur cent le projectile a pu traverser la cavité péritonéale sans atteindre les viscères : il est probable que, sur le vivant, la proportion est encore plus minime ; dans tous les cas, l'intégrité des viscères est tellement exceptionnelle, lorsque la pénétration est avérée, qu'on peut, en pratique, considérer qu'elle ne se rencontre jamais.

Dans ces plaies pénétrantes, tout ce que j'ai dit plus haut des lésions de la paroi abdominale trouve naturellement place ; les hémorragies présentent une particularité facile à prévoir, c'est que le sang, au lieu de s'infiltrer entre les plans musculo-aponévrotiques, ou de s'écouler au dehors, peut se déverser dans la cavité péritonéale où il constituera un excellent bouillon de culture pour les germes introduits dans la cavité péritonéale par l'agent vulnérant. On trouvera, outre les lésions pariétales, les traces de l'infection péritonéale; en un mot, les signes anatomiques de ce qu'on a appelé jusqu'ici « la péritonite traumatique ».

Je ne reviens pas sur ces lésions que j'ai copieusement décrites dans ce même volume (p. 198 et suiv.). Disons pourtant que parfois l'infection du péritoine n'est que secondaire; l'instrument s'est pour ainsi dire stérilisé en traversant la paroi et le péritoine reste indemne ; ce n'est que lorsque la suppuration de la paroi se produit que l'inoculation secondaire de la séreuse a lieu.

En dehors de ce grave accident, résultant de la pénétration de la plaie, il faut citer la hernie traumatique.

HERNIE TRAUMATIQUE. — Nous parlons d'abord de la hernie des viscères intacts. On conçoit que tout ce qui peut augmenter la pression intra-abdominale doit favoriser l'issue des viscères à travers la solution de continuité.

Sans parler de la pression expiratoire normale, les efforts de tout genre concourent à ce résultat, et particulièrement les efforts de vomissement qui, nous le verrons plus loin, sont un des symptômes fréquemment observés au début.

Les anses intestinales et l'épiploon doivent à leur grande mobilité de sortir facilement de la cavité abdominale ; ce sont ces organes qu'on trouve le plus souvent herniés entre les lèvres de la plaie et plus ou moins étalés sur la paroi abdominale.

Le cæcum, le côlon, l'estomac et même des viscères solides, suivant la région atteinte et l'étendue de la plaie, peuvent se montrer à l'extérieur.

Un pêcheur, observé par Mac Gregor et cité par Henry Morris (1), fut mordu par un requin ; la plaie du ventre avait 50 centimètres de long sur 10 de large et laissait à nu le côlon, plusieurs circonvolutions de l'intestin grêle et les trois dernières côtes. Il n'y avait pas de plaie viscérale et le malade guérit complètement.

---

(1) HENRY MORRIS, Encycl. intern. de chir. Paris, 1886, t. VI, p. 254.

Un bel exemple de ces hernies traumatiques est celui de Patry (1), « l'estomac, l'intestin et une partie de la rate étaient sortis du ventre, à travers une large ouverture faite par un coup de corne de taureau ».

Dans le fait de la Motte, cité par Follin (2), un soldat avait tous les intestins herniés par une grande plaie de hallebarde au-dessus de la crête iliaque. La réduction fut suivie de guérison.

Chez les aliénés, on voit assez souvent plusieurs plaies voisines les unes des autres ; un cuisinier, soigné par Quénu, en avait 32 « et par une vingtaine d'entre elles l'épiploon faisait hernie ».

Ces faits sont exceptionnels; ce qui est ordinaire, c'est l'issue de l'épiploon qui se présente comme une petite masse graisseuse, étranglée au niveau de l'orifice pariétal et s'étalant comme une tête de chou-fleur. C'est là une *hernie complète*, mais si l'épiploon ou l'intestin se sont arrêtés dans leur migration au-dessous de la peau, on a une *hernie intrapariétale*, et enfin, dans les cas où la plaie périto-néale est plus étendue que l'orifice cutané, les viscères peuvent s'in-sinner entre les muscles et le péritoine pariétal décollé sur une plus ou moins grande étendue : c'est la *hernie propéritonéale trauma-tique*.

Ces lésions sont caractérisées anatomiquement par l'absence de tout sac séreux. Lorsqu'on est appelé de bonne heure, les viscères herniés sont à peine modifiés dans leur aspect; mais, au bout de peu de temps, on les voit se congestionner, s'épaissir, et prendre en un mot l'apparence des hernies étranglées; il est clair que, réductibles au début, ils arrivent bientôt à l'irréductibilité, d'autant plus que, souvent, une sorte de contracture des muscles abdominaux étrangle le pédicule au niveau de la boutonnière pariétale. Les lésions, aban-données ainsi à elles-mêmes, aboutiraient au sphacèle des parties herniées et à l'infection péritonéale ou, par exception, à l'établissement spontané d'un anus contre nature.

B. **Plaies pénétrantes avec lésions viscérales.** — L'intestin est de beaucoup l'organe le plus souvent atteint. Le viscère perforé ou sectionné fait parfois hernie au dehors, ou bien la lésion est double ou triple et on ne voit à l'extérieur qu'une partie des dégâts causés par le traumatisme; mais qu'il y ait une hernie, ou qu'il n'y en ait pas, la règle formelle, sauf exceptions déjà signalées, c'est que pénétration et lésion viscérale sont dans une étroite relation.

Les plaies du foie, de la rate, des reins, de la vessie, des poumons, sont traitées dans cet ouvrage à propos de chacun de ces organes en particulier; j'ai donc en vue ici principalement les *lésions* : a. *du tube digestif*; b. *de l'épiploon*; c. *du mésentère*.

·a. *Lésions du tube digestif.* — 1º Plaies de l'estomac. — Elles

(1) Patry, *Acad. de méd.*, 16 juin 1863.
(2) Follin, *Dict. encyclop. des sc. méd.*, t. I.

sont assez fréquentes et très graves en raison du volume de l'organe qui, pendant la digestion stomacale, prend contact très bas avec la paroi abdominale, et qui souvent présente une dilatation anormale qui peut atteindre de grandes proportions. Ce qu'il faut bien se rappeler, c'est que l'estomac est caché sous les côtes gauches et le diaphragme et remonte beaucoup plus haut qu'on n'est disposé à le croire ; aussi, dans les tentatives de suicide, les coups de couteau et de revolver « *dans la région du cœur* », atteignent-ils souvent, par la

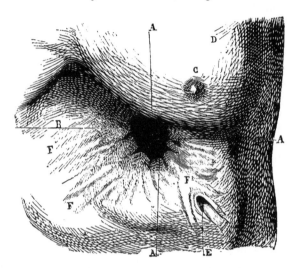

Fig. 24. — Fistule gastrique d'Alexis Saint-Martin (W. de Beaumont), côté gauche de la poitrine et du flanc ; le sujet est debout ; l'ouverture est bouchée par la valvule que forme la muqueuse stomacale. — AAA, bord de l'ouverture au fond de laquelle on voit la valvule ; B, insertion de l'estomac à la partie supérieure de l'orifice ; C, mamelon ; D, face antérieure de la poitrine (côté gauche) ; E, cicatrices faites avec le scalpel pour l'ablation d'un cartilage ; FF, cicatrices de l'ancienne plaie.

voie transpleuro-péritonéale, les parois de l'estomac ; c'est presque toujours la face antérieure et la grosse tubérosité qui sont atteintes. En raison de l'épaisseur des tuniques, on conçoit à la rigueur que les tuniques externes puissent être lésées sans que la perforation soit complète, comme dans une observation de Kessler, citée par Otis ; mais, dans la règle, l'estomac est perforé et la mort survient 99 fois sur 100, à moins d'intervention rapide.

Quand la guérison spontanée s'est faite, c'est par l'établissement d'une fistule gastrique ou plutôt gastro-cutanée. Le cas célèbre d'Alexis Saint-Martin, qui, en 1873, portait encore sa fistule, survenue, après un coup de feu, en juin 1822, est dans toutes les mémoires ; la figure 24 en est la reproduction.

Dans le cas de Maillot, la fistule ne s'établit qu'après deux à sept

semaines. On cite partout le grenadier de Baudens, les cas de Speed,
de Bowes et de Fischer ; enfin, un malade d'Abernethy qui avait sa
fistule gastrique au niveau de l'aine gauche. L'estomac, après une
plaie par arme à feu, avait déversé son contenu dans une poche
limitée par des adhérences et le liquide ingéré par la bouche était
reçu à l'orifice de la fistule, au niveau de l'aine.

En dehors de ces faits, l'épaisseur des parois stomacales explique
comment une plaie oblique peut guérir, sans épanchement du contenu de l'estomac dans la cavité péritonéale.

L'abondance et le volume des artères de la grande courbure expliquent la gravité et la fréquence des hémorragies dans les plaies de
cette région. Ces hémorragies peuvent donner lieu à des hématémèses ou se déverser dans le péritoine.

2° PLAIES DE L'INTESTIN. — En raison de sa situation anatomique,
l'intestin, qui occupe toute la cavité abdominale sauf l'hypocondre
droit rempli par le foie, est de beaucoup le viscère le plus
souvent lésé. Le duodénum, caché profondément devant la colonne
vertébrale, est très rarement atteint, mais ses blessures sont les plus
graves, surtout parce qu'elles s'accompagnent toujours de plaies
des organes voisins ; quant au gros intestin, il est aussi mieux protégé que le jéjunum et l'iléon ; aussi est-ce surtout le cæcum, le côlon
transverse et l'S iliaque qui sont en cause, à moins qu'il n'y ait concurremment une fracture de la ceinture pelvienne. C'est en somme
l'iléon, comme on peut le prévoir, qui, étant le plus exposé, se
trouve en réalité le plus souvent blessé ; vient ensuite le jéjunum.
Je rappelle que nous parlerons à part des coups de feu et qu'il n'est
question ici que des plaies par armes blanches.

J'élimine les *piqûres fines*, celles qui résultent de la ponction de
l'intestin par une aiguille ou un stylet très mince, une alène ou un
trocart. En général, dès que l'instrument est retiré, les tuniques
intestinales se rapprochent et il ne reste aucune trace appréciable
de l'accident. La cicatrisation est des plus rapides et Jobert (1) a
montré que la tunique musculaire, se contractant, oblitère, comme
un sphincter, la petite solution de continuité. On est souvent tenté,
dans la pratique, d'évacuer le contenu gazeux d'anses intestinales que
leur distension empêche de réduire ; pour cela, on pratique des
ponctions multiples avec un fin trocart ; mais, qu'on y prenne garde,
cette petite opération, si innocente dans la majorité des cas, peut
quelquefois causer des désastres. Verneuil insistait sur ce fait et
recommandait de ne pratiquer les ponctions intestinales que lorsque les parois sont saines ; on trouvera dans les *Bulletins de la
Société de chirurgie* une observation de Leguen, citée par Terrier,
dans laquelle le péritoine s'est infecté à la suite d'une ponction éva-

---

(1) JOBERT (de Lamballe), Maladies chirurgicales du canal intestinal, t. I, p. 57.

cuatrice faite avec un fin trocart. Cela dit, étudions l'évolution des diverses plaies intestinales.

Quand l'instrument piquant a 6 ou 8 millimètres de diamètre, la plaie intéresse les couches musculaires de l'intestin, qui sont alors plus ou moins sectionnées ; les expériences n'ont pas manqué depuis les travaux de Travers, de Jobert (de Lamballe), de Reybard, pour éclaircir cette question. On trouvera tous les détails relatifs à ces faits dans la thèse de Vogt (1). Toute la discussion porte sur le point de savoir si l'oblitération, souvent complète, qu'on observe à la suite des plaies par piqûre ou par section peu étendue, est due à la présence de la muqueuse qui, lâchement unie à la tunique musculaire, vient faire hernie dans la plaie, ou si elle est due à la contraction des tuniques musculaires au niveau des lèvres de la plaie. Nussbaum (2) pense que ce bouchon muqueux, hernié et étranglé, est un mode d'occlusion constant pour toutes les piqûres, ainsi que l'avait dit Travers. N'oublions pas, cependant, que les expériences de Jobert restent entières et démontrent, au moins pour les piqûres les plus petites, que l'occlusion de la plaie peut se faire par le simple resserrement musculaire, au niveau de l'ouverture.

Quand la plaie a été faite par un instrument tranchant, il faut, au point de vue physiologique, distinguer les *sections transversales* ou perpendiculaires à l'axe intestinal, les *sections longitudinales* ou parallèles à cet axe, et enfin les *sections obliques*. Les *sections complètes* comprenant tout le calibre de l'intestin jusqu'au mésentère doivent former une classe à part.

a. *Sections transversales.* — Les fibres longitudinales, en se rétractant, font bâiller les lèvres de la plaie, tandis que les fibres circulaires forment une sorte de sphincter qui étrangle la portion de muqueuse éversée et saillante au dehors.

b. *Sections longitudinales.* — En pareil cas, la couche circulaire divisée laisse l'orifice plus largement béant et, d'après Travers, les liquides intestinaux se déversent plus librement à l'extérieur. Cet écoulement est beaucoup moins aisé quand la section est perpendiculaire à l'axe de l'intestin.

c. *Sections complètes.* — Quand l'intestin est coupé en travers jusqu'au mésentère et au delà, les deux bouts s'écartent l'un de l'autre et il semble au premier abord que le contenu de l'intestin doit s'écouler librement dans la cavité péritonéale ; c'est d'ailleurs l'opinion de Travers. On doit pourtant savoir que, pendant la première demi-heure après l'accident, la muqueuse, qui est plus longue que les autres tuniques, forme à l'extérieur une sorte de champignon

---

(1) E. VOGT, Recherches anatomiques, pathologiques et expérimentales sur la cicatrisation des plaies intestinales, thèse de Paris, 1881.

(2) NUSSBAUM, in PITTA et BILLROTH, *Handbuch der allgemeinen u. speciellen Chirurgie*, Bd. III, p. 199.

étranglé par la couche musculeuse circulaire. Voici ce qu'observa
Jobert sur l'animal (1); l'intestin sectionné totalement, il se forme,
quand on le réduit, un épanchement circonscrit qui n'apparaît
qu'après une demi-heure ; jusque-là, la constriction des fibres ciren-
laires, autour du bourrelet muqueux, est suffisante pour s'opposer à
toute effusion de liquide. Avec Duplay et Jalaguier, je pense que les
conditions sont différentes suivant l'état de plénitude ou de vacuité de
l'anse blessée et j'appuie la formule si sage de Peyrot, à savoir que ce
mécanisme physiologique « suffit tout au plus à retarder ou à modérer
l'épanchement ».

Dans tous les cas, on n'oubliera pas que ce bouchon muqueux,
que ce bourrelet obturateur sont *éminemment septiques*.

Dans cette classification des plaies intestinales en trois groupes,
les *plaies superficielles* ou *incomplètes* n'ont pu trouver place ; on les
observe assez fréquemment, surtout au cours des laparotomies pratiquées pour ablation de tumeurs suppurées ou non, adhérentes à
l'intestin. En règle générale, il ne faut jamais négliger de les traiter
avec soin ; toutes les fois que la séreuse est divisée et que le muscle
est à nu, on doit faire la suture de la petite plaie ; à plus forte raison
doit-on agir de même si, avec la séreuse, les tuniques musculaires
sont sectionnées et laissent voir à nu la muqueuse intacte.

PLAIES DE L'INTESTIN PAR COUPS DE FEU. — Les plaies de ce genre
ont cette particularité que ce sont des plaies contuses, accompagnées
de véritables pertes de substance ; les balles d'autrefois pouvaient
peut-être suivre ces trajets curvilignes très étendus, de telle sorte
qu'en trouvant un projectile sous la peau, à une certaine distance de
son orifice d'entrée, on ne pouvait pas affirmer qu'il avait suivi comme
trajet la ligne droite ; il avait pu glisser sur une aponévrose ou entre
deux plans musculaires (2). Mais actuellement, avec les projectiles
nouveaux et la force expansive de nos poudres, le projectile a une telle
puissance de pénétration, que l'on n'observe plus jamais ces trajets
curvilignes qui ont été si longtemps classiques. Même en se servant
d'un revolver ordinaire, de 7 millimètres, comme je l'ai fait avec
Gouvernaire (3), la balle suit toujours le chemin le plus court, c'est-
à-dire la ligne droite, pour aller de l'orifice d'entrée à celui de sa
sortie, ou à son point d'arrêt. Si donc, on trouve l'orifice d'entrée
près de l'ombilic, par exemple, et le projectile sous la peau de la région lombaire, on peut affirmer que la cavité abdominale a été traversée de part en part.

Ce qu'il y a d'incontestable et de surprenant, c'est qu'un projectile peut traverser la cavité abdominale en glissant sur les anses
intestinales sans les blesser ; il faut pourtant se garder de croire que

(1) JOBERT, in thèse de LONTON DU MONTEL, 1883.
(2) L. LEGOUEST, Traité de chirurgie d'armée, 1872.
(3) GOUVERNAIRE, thèse de Paris, 1894.

si le blessé a guéri sans intervention, c'est que l'intestin était indemne; la cure spontanée des plaies par coups de feu, pour être plus rare que certains auteurs ne le disent, n'en existe pas moins. D'après Senn (1), sur 6 blessés, 2 n'avaient pas de lésion viscérale et dans 14 expériences sur le cadavre, 4 fois la balle n'avait causé aucun dommage aux organes abdominaux.

Mais voici Reclus et Noguès (2), qui se sont livrés à une étude statistique et expérimentale très étendue; sur 123 observations, les lésions manquaient 17 fois seulement, et une seule fois, après 38 expériences sur le cadavre, il n'y eut pas de lésion viscérale. Sur 9 chiens, 4 ont succombé à la péritonite et 4 sont morts avec un total de 16 perforations intestinales. Deux de ces chiens moururent d'hémorragie quelques heures après l'expérience, par rupture de la rate pour l'un, et déchirure de l'artère mésentérique pour l'autre : mais un des 7 autres a essuyé deux coups de feu à soixante et onze jours de distance et a guéri les deux fois, malgré les lésions constatées quand on le sacrifia; il peut donc compter pour deux expériences suivies de guérison, ce qui porte à 10 le nombre des expérimentations.

Par conséquent, admettons que, par exception, une balle peut glisser entre les anses intestinales sans les atteindre, et disons aussi, avec Reclus et Noguès, que les blessures intestinales peuvent guérir spontanément : ces deux faits sont beaucoup plus exceptionnels qu'on ne l'a dit. Nous reviendrons sur ce point.

En général, le projectile produit plusieurs perforations : 4 en moyenne, d'après Reclus et Noguès, 4 à 5 selon Hoyne (3), 5,4 d'après Coley (4) qui, sur 81 cas de plaies de l'intestin grêle, a trouvé 439 perforations. Il faudrait des pages pour citer les faits de Packard, d'Hamilton, de Guthrie, de Gross et de bien d'autres où l'on a trouvé 10, 11, 13, 16 perforations; ce sont là des curiosités pathologiques; pour la pratique, rappelons-nous seulement que les perforations sont *multiples* en cas de coups de feu.

Leur siège varie beaucoup; c'est en général l'intestin grêle dont les anses sont perforées et les plaies vont deux par deux sur des anses placées au voisinage les unes des autres; on peut prévoir que si l'abdomen est traversé transversalement d'un hypocondre à l'autre, les perforations et les dégâts seront plus considérables que si le projectile se dirigeait d'avant en arrière; c'est ce que Senn a bien mis en lumière.

Dans leur forme et leur aspect, les plaies par armes à feu diffèrent beaucoup des plaies par armes blanches ; au lieu d'être nets et réguliers, les bords sont contus, mâchés, déchiquetés, même lorsque le

(1) SENN, *Congrès de Berlin*, 8 août 1890.
2) RECLUS et NOGUÈS, *Revue de chir.*, 1890.
(3) HOYNE, *New York med. Journ.*, 1865.
(4) COLEY, *Americ. Journ. of med. sc.*, 1891.

projectile est petit et a abordé l'intestin perpendiculairement à sa surface. Souvent, la balle, tombant obliquement, fait une perte de substance considérable qui peut aller, comme dans un cas de Pozzi, jusqu'à avoir 2 centimètres de largeur sur 4 de longueur. La muqueuse fait, là aussi, hernie à l'extérieur, constituant ce fameux bouchon muqueux déjà décrit :

« Tous les expérimentateurs, dit Reclus, en ont signalé l'existence ; Travers, Collin, Hinton l'ont étudié à loisir ; nous l'avons retrouvé sur nos chiens. »

Il est de fait que Charvot en signale l'existence dans un cas où la perforation de l'intestin grêle provenait de la balle d'un revolver d'ordonnance et que Bull, Hamilton, Brouardel, Berger, Peyrot, etc., l'ont vu sur l'intestin vivant.

Bramann (1) a même, au cours d'une laparotomie, trouvé les bords d'une plaie intestinale si exactement oblitérés « que des pressions exercées sur cette anse ne purent faire sourdre le contenu ».

Puisqu'on l'a vu, ce bouchon doit bien exister : reste à savoir s'il oblitère la perforation aussi strictement que le dit Bramann.

« Je dois faire justice de la légende du bouchon muqueux obturant, dit Chaput (2) ; j'ai vu constamment sur le chien les lèvres de la plaie intestinale bordées de muqueuse éversée, mais cette muqueuse n'oblitérait rien ; au contraire, elle ne servait qu'à rendre l'orifice permanent et constituait un obstacle sérieux à la guérison spontanée. »

Le 3 octobre 1897, je voyais à Saint-Louis un malade de dix-neuf ans qui venait de recevoir un coup de couteau au niveau de l'aine droite ; le cordon spermatique était sectionné et, en agrandissant la plaie, je trouvai trois perforations de l'intestin grêle, dont la plus étendue n'avait pas plus de 8 millimètres. J'ai constaté trois superbes bouchons muqueux qui s'épanouissaient sur ces trois perforations et cependant le mésentère était couvert de matières intestinales.

Dès qu'on saisissait une des anses blessées, pour l'attirer au dehors et faire les sutures, on voyait sourdre très librement, à travers la plaie, le contenu pâteux de l'intestin qui était, d'ailleurs, rempli de matières. C'étaient de véritables excrétions vermiculaires par un anus dont la muqueuse serait prolabée. Le bourrelet muqueux existe donc bien, mais ce n'est pas un bouchon, puisqu'il n'obture rien, quoi qu'en dise Reclus.

ÉVOLUTION DES PLAIES DE L'INTESTIN. — On peut résumer ce que nous venons de dire en groupant sous quatre chefs les causes de l'obturation des blessures intestinales et par conséquent de leur guérison spontanée, quelle que soit d'ailleurs la nature de l'agent vulnérant.

(1) BRAMANN, *Congrès de chirurgie allemand.*, 1889.
(2) CHAPUT, Thérap. chir. de l'intestin, p. 9.

1º La production d'un bourrelet muqueux qui, par *extrême excep-tion*, peut oblitérer la plaie *si elle est infime* ;

2º Le resserrement des fibres musculaires qui suffit dans les petites piqûres, mais qui joint son action à celle de l'éversion de la muqueuse pour oblitérer, dans une certaine mesure, les plaies perpendiculaires à l'axe intestinal ;

3º Le défaut de parallélisme entre les plaies des différentes tuni-ques de l'intestin, quand le trajet est oblique ;

4º La formation rapide d'adhérences entre le pourtour de la plaie intestinale et un organe voisin, surtout l'épiploon.

Toutes ces causes peuvent concourir au même résultat, qui est la cure spontanée, mais je suis bien convaincu que c'est surtout la for-mation de ces adhérences salutaires autour de la plaie, se produisant avant que l'infection se soit généralisée à tout le péritoine, qui limite les accidents et permet la guérison spontanée.

Pour peu que la plaie dépasse 1 centimètre, on fera bien de ne pas compter sur cette évolution favorable, mais exceptionnelle.

b. *Lésions de l'épiploon et du mésentère.* — L'épiploon fait en général partie des hernies quand il ne les constitue pas à lui tout seul ; ce qu'il y a de remarquable dans ses lésions, comme dans celles du mésentère, c'est que les vaisseaux nombreux qui le sillon-nent sont la source d'hémorragies fort importantes ; le sang qui s'écoule dans la cavité péritonéale peut être extrêmement abondant bien que les vaisseaux sectionnés n'aient pas un volume considérable ; cela tient à ce que le sang épanché n'exerce aucune pression sur la lumière du vaisseau, et peut-être aussi à ce que ce sang, non soumis à l'action coagulante de l'air, reste liquide, ce qui ne favorise pas la formation du caillot obturateur. Le sang se répand dans la cavité péritonéale et gagne les parties déclives ; on le trouve dans la région hypogastrique, suivant une remarque déjà ancienne de Garengeot. Malgaigne avait déjà montré que le mésentère formait, d'avant en arrière, une cloison verticale limitant à la fosse iliaque droite les hémorragies qui prennent naissance de ce côté, et à la fosse iliaque gauche celles dont la source est dans la région splénique ou au-dessous ; ces épanchements sanguins obéissent d'ailleurs aux lois de tous les épanchements abdominaux et je renvoie, pour la description des six loges du schéma de Hadra, à la page 282 de ce volume.

Le sang peut provenir d'une artère de la paroi intestinale et se déverser dans le tube digestif ; nous verrons que les selles sanglantes sont un excellent signe des plaies du tube digestif. On peut cepen-dant s'y tromper : dans le service de Peyrot, à Lariboisière, j'ai lapa-rotomisé un malade qui avait reçu un coup de revolver dans la région épigastrique ; bien qu'il ne présentât aucun symptôme abdo-minal, je décidai l'intervention sur la constatation d'une hématémèse très abondante de sang rutilant. Toutes mes recherches d'une plaie de l'estomac restèrent infructueuses, et le malade ayant succombé, l'autopsie démontra que la balle était libre dans la cavité péritonéale et n'avait perforé aucun viscère; mais en ouvrant l'estomac, on trouva près du pylore une plaie de la muqueuse des dimensions d'une pièce de 1 franc, au niveau de laquelle s'était faite l'hémorragie. C'est le seul exemple que je connaisse d'une plaie de la tunique interne de l'estomac sans perforation, c'est-à-dire par contusion simple.

Je signale, en terminant, la présence des corps étrangers dans l'abdomen, des projectiles qui peuvent être libres dans la cavité abdominale ou perdus dans un parenchyme viscéral, ou bien encore fixés dans la paroi; ces corps étrangers, grains de plomb, fragments d'étoffe, boutons, etc., ont une tendance à s'éliminer ultérieurement par les voies naturelles, ainsi que l'ont démontré les expériences de Jalaguier et Mauclaire sur les animaux. Après tout ce que je viens de dire, sera-t-on surpris si, anatomiquement, on rencontre au bout de peu de temps les lésions des infections péritonéales? Il y a là des corps étrangers plus ou moins septiques. des matières intestinales répandues et enfin du sang tout prêt à servir de bouillon de culture aux germes infectieux et à les propager au loin; heureusement, dans nombre de cas des adhérences salutaires ont le temps de limiter une loge où se localise l'infection; il en résulte une sorte d'abcès circonscrit qui peut s'ouvrir à l'extérieur et même donner naissance à une fistule pyostercorale.

Symptômes. — Tout l'intérêt de la symptomatologie est de savoir si quelque indice certain permet de diagnostiquer la pénétration. Nous étudierons donc: 1° les *signes de la pénétration* ; 2° les *signes des plaies non pénétrantes.*

1° *Signes de la pénétration.* — On peut dire qu'il n'y a qu'un seul signe pathognomonique, c'est l'*issue des matières fécales*; à moins, bien entendu, qu'un viscère ne fasse hernie hors de l'abdomen et soit reconnaissable à la vue et au toucher; mais en dehors de tonte hernie, le seul signe pathognomonique de la pénétration, c'est l'*issue des matières.* Disons tout de suite que ce symptôme est rarement observé, même lorsque la plaie intestinale est étendue et a permis au liquide digestif de se déverser dans la cavité péritonéale; il faut, pour qu'il se produise, que la plaie pariétale soit placée juste au niveau de la plaie viscérale, ce qui se rencontre rarement en pratique. Éliminons donc de notre description ce symptôme qui fait si souvent défaut.

A. Symptômes locaux. — Il est très important d'étudier avec soin l'orifice d'entrée du corps vulnérant et d'examiner l'instrument qui a causé la plaie; s'il s'agit d'un revolver, le calibre est important à connaître; les balles de 5 à 7 millimètres ne font qu'un orifice insignifiant, avec des bords plus ou moins noircis et déchiquetés ; néanmoins, elles pénètrent souvent très profondément, causant des désordres viscéraux considérables.

Pour les pistolets d'ordonnance, ou les fusils de guerre, la pénétration peut être considérée comme la règle ; de même s'il s'agit d'un long couteau, d'un stylet acéré ; le récit de l'accident peut donner des indications capitales pour apprécier le degré de profondeur de la plaie. Souvent, l'épiploon est étalé comme un champignon rougeâtre, congestionné au-devant de la plaie, parfois accompagné d'une anse intestinale, lésée ou non ; alors, le doute n'est pas possible, mais c'est surtout l'étude clinique des faits dans lesquels rien de saillant n'indique la pénétration, que j'ai en vue ici.

Deux symptômes, que je considère comme de premier ordre, doivent être recherchés attentivement : 1° la *disparition de la matité préhépatique* ; 2° la *constatation d'un épanchement liquide dans l'abdomen*.

Je ne reviens pas sur ce que j'ai dit du *tympanisme hépatique* à propos des contusions de l'abdomen ; ce sont les Américains qui ont attiré l'attention sur ce symptôme important, souligné en France par Jalaguier et sur lequel, depuis des années, j'insiste au lit des malades. Ce signe est d'une fidélité remarquable ; malheureusement, on ne peut conclure de son absence à l'intégrité du tube digestif ; il est donc fidèle, mais inconstant.

Quant à l'*épanchement sanguin* dans la cavité péritonéale, quelle que soit la source de l'hémorragie, il donne lieu à des zones de matité dans les régions déclives signalées plus haut ; on percutera donc, avec grand soin et à petits coups, l'hypogastre et les flancs.

En dehors de ces symptômes locaux, je ne vois à signaler en passant que l'*emphysème* sous-cutané, mais c'est un signe qui s'observe rarement et n'a que peu de valeur ; cette infiltration gazeuse peut provenir d'une lésion concomitante du poumon ou d'un appel d'air au niveau de la plaie, pendant certains efforts musculaires. Morton a vu un blessé qui avait de l'emphysème sans plaie viscérale.

En résumé, au moment de l'accident, si l'on met hors de cause l'issue au dehors des matières stercorales, de la bile, de l'urine ou des gaz, ainsi que les hernies par la plaie, il n'y a que deux signes locaux qui peuvent indiquer la pénétration, c'est le tympanisme hépatique et la matité des régions déclives.

B. Symptômes généraux. — C'est presque la répétition de ce que j'ai dit pour les contusions de l'abdomen ; même discussion sur les phénomènes, dits de shock, même description de cet état général grave avec pâleur de la face, sueurs froides, tendances aux lipothymies et à la syncope et même perte de connaissance ; mêmes

réflexions sur les variations de la douleur qui sont très notables suivant chaque blessé. Saint-Laurens (1) cite ces trois jeunes gens,
observés par Verneuil, qui se demandaient ce qu'était devenue la
balle du revolver parti entre leurs mains ; elle avait perforé l'abdomen de l'un d'eux. Dans des circonstances tout à fait analogues,
un de mes camarades a succombé à une plaie de l'estomac ; au
moment de l'accident, il chercha avec nous dans quelle direction
avait pu se perdre le projectile, sans se douter qu'il lui avait perforé
l'estomac de part en part.

Ce que je veux souligner ici, comme pour les contusions de l'abdomen, c'est qu'il n'est pas un symptôme général caractéristique qui
soit spécial à la pénétration. Les vomissements immédiats, les
nausées, le hoquet s'observent parfois, mais manquent souvent
aussi ; quant aux selles sanglantes, indice certain d'une plaie intestinale et en particulier du gros intestin, elles n'apparaissent que
plusieurs heures après l'accident.

Il faut donc encore insister ici, comme pour les contusions de
l'abdomen, sur cette *faillite de la clinique* dont parle Chaput; en
l'absence de tout symptôme local et général, il peut y avoir une plaie
pénétrante avec graves lésions viscérales.

Disons cependant que, dans le plus grand nombre de cas, un examen attentif permet de diagnostiquer, ou tout au moins de soupçonner la pénétration.

2° *Signes des plaies non pénétrantes.* — Lorsque le péritoine
n'est pas intéressé, les plaies des parois abdominales n'offrent rien
de spécial ; elles se présentent, elles évoluent et se terminent absolument comme les plaies de toute autre région, sous la réserve déjà
faite des éventrations ultérieures qui peuvent survenir. Il est évident
aussi que dans les plaies contuses, il peut y avoir du côté des viscères
des lésions graves sans que la pénétration existe.

On a voulu donner à la douleur, dans les plaies non pénétrantes,
des caractères spéciaux d'acuité et d'irradiation qui lui seraient
propres ; cela me paraît de la fantaisie pure ; on ne l'a observé que
sur des duellistes, dont le système nerveux surexcité exagère les
sensations douloureuses, quel que soit le siège de la blessure. En
réalité, les plaies superficielles ne s'accompagnent d'aucun trouble
général, et, localement, la douleur reste toujours cantonnée au voisinage de la plaie. La palpation profonde est indolore et le ventre
n'est nullement ballonné et tympanisé. La respiration est calme, le
pouls est bon, il n'y a ni hoquet, ni nausées, ni vomissements, et les
traits ne sont nullement altérés.

Je pense, avec Berger (2), que si « le malade se meut, se retourne,
parle et pense sans gêne et sans douleur, a son attitude, son aspect,

(1) Saint-Laurens, thèse de Paris, 1888.
(2) Berger, *Bull. de la Soc. de chir.*, t. XXI, p. 84.

son faciès normaux », il y a de fortes présomptions pour que le péritoine soit intact.

Nous avons pourtant vu qu'en l'absence de tout symptôme général ou local, il peut y avoir pénétration et même lésion viscérale grave ; on ne saurait trop revenir sur ce point.

Quand la plaie siège aux confins de la cavité abdominale, on a souvent à se demander, pour peu que la pénétration à une grande profondeur soit manifeste, si l'abdomen est intéressé ; je fais allusion aux plaies de la base du thorax dans lesquelles l'instrument ou le projectile ont pu suivre la voie transpleuro-péritonéale et venir blesser les viscères abdominaux. Pendant que je réunissais les matériaux destinés à la rédaction de ce travail, j'ai été profondément humilié par une erreur de diagnostic et le désastre qui s'en est suivi (septembre 1897).

Un malade arrive à Lariboisière, après s'être tiré un coup de revolver dans la région du cœur. L'orifice d'entrée est situé sur la ligne mamelonnaire au niveau du septième espace intercostal ; on sent très nettement sous la peau de la gouttière vertébrale gauche, à un travers de main de l'épine dorsale, le projectile mobile sous le doigt. Personne, dans le service, n'a pensé à une plaie pénétrante de l'abdomen, et, en examinant avec attention le blessé, je prends soin de faire remarquer que la balle a certainement suivi un trajet rectiligne et que nous sommes sur les limites de la cavité abdominale ; mais l'abdomen est absolument souple et indolore ; il n'y a pas trace de ballonnement ni de tympanisme ; il n'y a eu ni nausées, ni vomissements ; le seul symptôme positif est une dyspnée assez considérable accompagnée d'angoisse précordiale ; ces deux signes s'expliquent très bien par l'auscultation qui révèle l'existence d'un épanchement sanguin dans le péricarde avec le bruit de rouet caractéristique ; vingt-quatre heures après, l'état ne s'est nullement modifié ; la température est pourtant montée à 38°, mais je place cette hyperthermie légère, ainsi que les modifications du pouls, sur le compte de l'hémopéricarde.

Dans la soirée, on me téléphone en hâte que le blessé vient d'avoir une selle sanglante très abondante et qu'il présente des signes manifestes d'infection péritonéale ; mon intervention dans ces conditions-là, plus de trente-six heures après l'accident, n'empêcha pas le malade de succomber juste douze heures plus tard. Il y avait dans l'abdomen un abondant épanchement de liquide sanguinolent, mêlé de matières fécales, et, au niveau de l'angle du côlon, on voyait une double perforation. Si le moindre indice avait pu au début attirer mon attention du côté de l'abdomen, je n'aurais pas hésité à intervenir immédiatement ; mais tous les symptômes que présentait le malade pouvaient s'expliquer par l'hémopéricarde qui existait bien en réalité.

J'ai tenu à citer cet exemple afin de mettre en garde contre les erreurs qui peuvent résulter du siège de la blessure sur le thorax.

On a vu aussi plus haut que la plaie d'entrée peut siéger sur les cuisses, dans le vagin, etc.

Pronostic. — J'ai déjà dit que les plaies superficielles se comportaient là comme ailleurs; leur pronostic est donc bénin et les cas de mort qu'on a cités sont dus à des lésions viscérales profondes par contusion; mais pour les plaies pénétrantes il n'en est pas de même; leur gravité est considérable surtout quand elles sont produites par des armes à feu; plus d'un dixième des morts, sur un champ de bataille, ont succombé, nous dit Otis, à des plaies de l'abdomen, et sur 100 blessés de ce genre, amenés à l'ambulance, il en meurt 75. Dans la statistique de Peyrot (1), sur 3717 plaies pénétrantes, il y a 3031 morts, 444 guérisons seulement et 242 résultats inconnus, ce qui fait une mortalité de 87,2 p. 100.

Que sera-ce dans la prochaine guerre avec les projectiles modernes et les nouvelles poudres; les expériences de Chavasse, de Delorme, sont effrayantes, et ici encore je renvoie à l'article de Nimier (tome I de ce *Traité*). Pour les balles de revolver, il n'en est pas de même, et Reclus n'a jamais manqué une occasion de proclamer de sa parole éloquente et persuasive, de sa plume alerte et claire, la bénignité relative de ces plaies; mais il a eu beau accumuler les statistiques favorables, discuter et éplucher les mémoires contradictoires, je crois bien qu'il n'a convaincu personne.

Son ami Jalaguier lui-même ne peut s'empêcher de trouver « stupéfiante cette conclusion de Reclus que, dans les plaies pénétrantes de l'abdomen avec lésions viscérales par balles de revolver, la guérison s'obtient, sans intervention chirurgicale, *dans les deux tiers des cas* ».

C'est le cas de répéter qu'on trouve tout ce qu'on veut dans les statistiques et ce résultat, proclamé par Reclus, est si peu en rapport avec ce qu'on observe dans la pratique courante qu'il suffirait, à lui tout seul, à démontrer l'inanité des études de ce genre.

Disons donc, statistiques à part, que la guérison spontanée est, dans les plaies par balles de revolver, une exception sur laquelle on ne saurait compter.

Les plaies de l'intestin grêle sont de beaucoup les plus graves, ainsi que celles de l'estomac; pour le gros intestin et surtout pour le cæcum et l'S iliaque, les guérisons sont nombreuses.

Dans tous les cas, l'état de réplétion de l'organe aggrave beaucoup le pronostic; dans l'état de vacuité, l'estomac peut être perforé sur ses faces sans que les liquides s'échappent, car les parois sont épaisses, les muscles puissants et la muqueuse lâche et mobile.

---

(1) PEYROT, Pathol. externe, t. III, p. 428.

Même sur l'intestin grêle, des perforations par balles de 5 millimètres peuvent se cicatriser, comme Reclus et Noguès l'ont constaté sur deux de leurs chiens ; il est vrai que les blessés que nous avons à soigner n'ont pas pris la précaution de se purger la veille de leur accident, tandis que les chiens de Reclus avaient tous subi cette préparation.

Concluons en somme, avec Peyrot, que toute plaie pénétrante « est extrêmement grave » et mérite la plus grande attention du chirurgien.

Traitement. — Il n'est peut-être pas de question qui ait passionné davantage tous les chirurgiens. Quand on prend les *Bulletins de la Société de chirurgie*, on la voit reparaître presque périodiquement chaque année. De même, il n'est pas de volume du Congrès français de chirurgie où elle n'ait fourni d'intéressantes communications, sans parler de la troisième session (1888), où une des questions à l'ordre du jour était précisément : « De la conduite à suivre dans les blessures par coups de feu des cavités viscérales. »

Jusqu'ici on a accumulé les faits, on a présenté des statistiques dans lesquelles, il faut bien le dire, figuraient les cas les plus disparates, les blessures par coups de feu à côté des plaies par coups de couteau. En 1895, Chaput s'est résolument prononcé en faveur de l'intervention et n'a pas craint d'écrire cette conclusion : « En cas de plaie abdominale datant de quelques heures, il faut faire la laparotomie toutes les fois qu'on a un doute, même léger, sur l'intégrité de l'intestin..., l'expectation est dangereuse ; elle fournit une mortalité de 60 à 75 p. 100. La laparotomie, précoce et bien exécutée, est seule rationnelle et bénigne (1). »

Ces conclusions furent combattues par Berger, Reclus, Kirmisson, tandis que Charles Nélaton et Ed. Schwartz apportaient de nouveaux faits pour en affirmer la valeur. Je crois qu'à l'heure actuelle, on peut déblayer le terrain et ne plus s'embarrasser des statistiques et des pourcentages qui, jusqu'ici, ont rendu si délicate la solution du problème. D'ailleurs, pour que ces statistiques aient une véritable valeur, il faudrait n'y faire entrer que les observations récentes, sous peine de les assombrir, si elles remontent à une époque où l'antisepsie et l'asepsie n'étaient pas ce qu'elles sont aujourd'hui.

Je dirai donc, sans m'attarder à la discussion des chiffres, que *tout diagnostic de plaie pénétrante de l'abdomen implique une laparotomie immédiate.*

Ce précepte s'applique, selon moi, à toutes les plaies pénétrantes aussi bien par revolver de tout calibre que par armes blanches, et la règle est si formelle qu'il faut tout mettre en œuvre pour faire le

---

(1) Chaput, Rapport sur une observation d'Eugène Rochard (*Soc. de chir.*, 1895, p. 77).

diagnostic de la pénétration. S'il s'agit d'un coup de feu, cette pénétration est pour ainsi dire constante et presque à coup sûr accompagnée de lésions viscérales, à moins, bien entendu, qu'on ne trouve
une plaie superficielle en forme de séton ou encore une balle saillante sous la peau.

En dehors de ces cas-là, même en l'absence de tonte hernie épiploïque ou autre, le fait seul que c'est une plaie par coup de feu
commande la laparotomie immédiate, en l'absence de toute espèce
de symptômes généraux.

Dans un second ordre de faits, c'est une arme blanche qui est en
cause ; si la pénétration est évidente, soit parce qu'il y a une hernie
viscérale, ou un écoulement sanguin profond, soit parce que la plaie
donne issue à des matières, à des gaz, à de la bile, etc., la laparotomie
immédiate s'impose.

Enfin, pour peu qu'on ait des doutes sur la profondeur de la plaie,
on se gardera bien d'user du stylet ou de la sonde cannelée pour
« sonder la plaie » ; ce sont là des pratiques d'un autre âge ; la seule
exploration de mise est le débridement avec le bistouri et les ciseaux ;
il permet d'aseptiser la plaie quand elle n'est pas pénétrante, ce qui
ne saurait être préjudiciable au blessé, et surtout de s'assurer si le
péritoine a été ou non intéressé.

Tout ce qui précède concerne les cas dans lesquels on est appelé
aussitôt après l'accident, alors que les symptômes généraux sont le
plus souvent absolument nuls. Il va de soi que si le traumatisme
remonte à plusieurs heures, et si la pénétration a déjà donné lieu à
des phénomènes de réaction péritonéale, la prescription est encore
plus formelle et là, tout le monde est d'accord ; ce qu'il importait de
spécifier, c'est que cette doctrine néfaste de « l'expectation armée »,
c'est-à-dire de l'attente des premiers accidents pour intervenir, doit
être absolument bannie de la thérapeutique. Quand ces premiers accidents apparaissent, il est le plus souvent trop tard pour que l'opération
soit efficace ; le péritoine est déjà infecté et il est plus facile d'empêcher l'infection, en s'attaquant de bonne heure à sa source, que de
la guérir quand elle s'est manifestée.

D'autant plus qu'une laparotomie blanche, c'est-à-dire au cours de
laquelle on n'aura pas trouvé de lésion viscérale, ne saurait par elle-
même amener la mort. La question doit être en somme envisagée
de la façon suivante : Voilà un blessé qui a une plaie pénétrante de
l'abdomen reconnue par l'examen local, aidé ou non du débridement :
il ne présente aucun phénomène réactionnel du côté de la séreuse.
Berger, Reclus, les expériences de Noguès, etc., nous disent que le
malade « peut » guérir sans intervention, même s'il y a une lésion
intestinale. Mais quelle sécurité avez-vous, puisqu'il sera trop tard
pour agir efficacement quand les premiers symptômes apparaîtront.
Sans nier le moins du monde que la guérison spontanée des plaies

de l'intestin soit *possible*, comme il est facile de s'en assurer en lisant les travaux inspirés par Reclus à Saint-Laurens, à Démétriade, à Levasseur, etc..., et la statistique personnelle si intéressante de Berger (1), on ne peut contester que la mort est *non moins possible* en pareil cas. Or, notez que rien, absolument rien ne fait prévoir si la lésion va guérir spontanément ou infecter le péritoine et amener la mort. Peut-on hésiter, dans le doute, à pratiquer une laparotomie, qui n'a de gravité réelle que si elle conduit sur des lésions multiples et profondes ; et qui, dans les cas légers, *qui auraient guéri peut-être spontanément*, n'aggrave pas notablement le pronostic. C'est le cas d'user du dilemme philosophique : ou bien la lésion intestinale est légère, et aurait guéri spontanément, et alors la laparotomie sera simple et innocente, ou bien les lésions sont graves et multiples, et alors la laparotomie intervient à une époque où elle peut encore être efficace. Avec l'opération immédiate, vous ne tuez pas les blessés qui auraient guéri *sans elle*, et vous sauvez souvent des malades voués sans elle à une mort certaine.

Disons d'ailleurs que les discussions sur ce sujet avaient surtout lieu avant l'organisation nouvelle de la chirurgie, à une époque où la laparotomie en elle-même pouvait être considérée comme une opération grave. Reclus ne manque jamais l'occasion actuellement de dire qu'il a « évolué » depuis cette époque. Il est certain, ainsi que le dit Berger, que malgré la vivacité des discussions, on est en pratique plus près de s'entendre qu'il ne le semble, et qu'en présence d'un cas donné, la plupart des chirurgiens se conduiraient de même. Il est pourtant utile de préciser, comme je viens de le faire, pour qu'il n'y ait désormais aucun doute possible. La pratique de la chirurgie d'urgence me confirme dans ces idées interventionnistes que Peyrot ne cesse de mettre en pratique. « Il faut aller y voir », dit-il familièrement, avec son grand sens clinique, chaque fois qu'il a le moindre doute sur la pénétration de la plaie abdominale.

En résumé, pour ne pas intervenir immédiatement il faut être « absolument sûr » qu'il n'y a pas pénétration. Et comme, presque toujours, on ne peut acquérir cette certitude qu'en incisant la paroi abdominale, il faut conclure que la laparotomie immédiate est de règle générale dans les plaies du ventre.

Jusqu'ici, ce qui a été dit s'applique à toutes les plaies de l'abdomen, quelle que soit leur cause — coup de feu ou arme blanche. Pour ce qui va suivre, on doit avoir soin de distinguer les plaies par balle des plaies par coup de couteau.

Deux questions importantes restent en effet à élucider : le *siège de l'incision exploratrice* et la *longueur à donner à cette incision*.

Doit-on faire chez tous les blessés une laparotomie sur la ligne

(1) Berger, *Soc. de chir.*, 1895.

blanche? La réponse doit varier, selon moi, suivant qu'il s'agit d'une plaie par balle ou d'un coup de couteau. Dans le premier cas, les lésions sont plus étendues ; elles sont surtout réparties sur des organes souvent éloignés les uns des autres : et l'étude expérimentale et anatomo-pathologique de la question montre que l'exploration doit être très large pour être complète.

Il est hors de doute que la laparotomie médiane, avec une vaste incision étendue de l'appendice xiphoïde au pubis, est la seule qui remplisse toutes les conditions voulues : c'est la seule qui permette ˜ « d'y voir clair », et de ne pas laisser inaperçue une lésion qui peut suffire à compromettre le succès de l'intervention ; c'est la seule qui donne le moyen d'éviscérer toute la masse intestinale et de la dévider, du duodénum au cæcum, sans que le moindre segment échappe au doigt et à l'œil.

Que reprocher à cette vaste incision médiane ? Est-ce la difficulté qu'on a parfois de réintégrer la masse des viscères dans la cavité de l'abdomen ? Mais, à l'encontre de ce que disait Kirmisson, je pense avec L. Championnière, Ch. Nélaton et Chaput, que c'est par les petites incisions qu'on a de la peine à faire rentrer les anses intestinales dilatées. Si l'abdomen est largement ouvert, il suffit de saisir les lèvres de la plaie avec de fortes pinces de Museux et de « faire entonnoir » en ayant soin que l'anesthésie soit complète pour éviter la défense des muscles droits ; la masse des viscères est pour ainsi dire « avalée » dans un mouvement d'inspiration ; on peut aussi, à la rigueur, user du procédé bien connu qui consiste à insinuer dans l'abdomen les bords d'une serviette aseptique recouvrant toute la masse éviscérée ; mais il est bien évident que plus l'ouverture est large et plus la manœuvre est facile. C'est au point qu'il m'est arrivé, et je pense que d'autres chirurgiens ont dû en faire autant, d'agrandir à la fin de mon opération une incision exploratrice par laquelle je ne pouvais plus réduire l'intestin, distendu et prêt à éclater sous la pression des mains. N'est-il pas plus logique de faire dès le début cette grande incision qui a tous les avantages réunis : facilité de l'éviscération, sécurité dans l'exploration, aisance dans la réduction. Et, disons-le aussi, ce n'est pas la longueur de l'incision qui peut aggraver l'opération en elle-même : c'est même le contraire, puisqu'elle la facilite, et la rend plus sûre et plus complète.

On a reproché à ces grandes éviscérations suivies du dévidement total de l'intestin pour une exploration en règle, de donner naissance à des réflexes graves du côté du cœur. La vérité est que c'est l'infection péritonéale qui donne les réflexes cardiaques les plus graves. Dans des expériences récentes, Guinard et Tixier ont vu sur des chiens complètement anesthésiés que l'éviscération peut être exécutée sans danger, à condition que le cœur soit sain, et qu'elle n'est dangereuse, par l'acuité des réflexes dont elle est le point de départ, que chez les individus dont le péritoine est déjà malade. Sans vouloir conclure du chien à l'homme, je crois pouvoir dire que l'éviscération suivie du dévidement est *une nécessité* surtout quand il s'agit d'un coup de feu : si on ne veut pas s'y résoudre, on s'expose, comme cela se voit dans nombre d'observations, à laisser inaperçue une lésion mortelle.

Ceci dit pour les plaies par coups de feu ; on peut faire des réserves pour les coups de couteau ou les plaies par instruments analogues, surtout lorsqu'elles portent dans les flancs, ou dans la région épigas- trique. Souvent, pour ces blessés, il suffit de faire l'incision exacte- ment au niveau de la plaie d'entrée et l'on arrive ainsi plus aisément et directement sur le viscère atteint, d'autant mieux que c'est d'ordi- naire le gros intestin qui est lésé, et qu'il est difficile et incommode de l'aborder par une laparotomie médiane ; d'ailleurs, pour ces plaies latérales par armes blanches, le dévidement complet de l'intestin, tel que je l'ai décrit plus haut pour les plaies par armes à feu, n'est pas aussi formellement indiqué. Chaput (*loc. cit.*) est d'un avis con- traire ; il réclame pour toutes les plaies de l'abdomen, quel que soit leur siège, quelle que soit leur cause, latérales ou médianes, par armes blanches ou par coups de feu, une incision médiane sur la ligne blanche, quitte à débrider transversalement la paroi pour se donner du jour et manœuvrer commodément au niveau du viscère lésé, si ses connexions empêchent de le mobiliser. On peut être moins absolu et, dans nombre de cas, lorsque l'éviscération et le dévidement complet ne sont pas de mise, il suffit de faire une laparotomie au point blessé. J'ai guéri de la sorte une plaie du côlon transverse par coup de couteau et, chez un autre malade, une double perforation de l'intestin grêle, accompagnée de la section d'une artère mésenté- rique.

Dans cet ordre d'idées, E. Rochard (1) propose « la laparotomie médiane pour les plaies dans la région des muscles droits, la laparo- tomie sur le bord externe des droits pour les plaies situées plus en dehors, la laparotomie sur une verticale, passant par la blessure, pour les plaies très en dehors ».

Avec Kirmisson, il pense que l'éventration consécutive ne saurait être plus à craindre après les incisions latérales qu'après la laparo- tomie médiane ; l'important, pour avoir une paroi résistante et solide, c'est d'obtenir une réunion immédiate parfaite et, par conséquent, de faire une suture aseptique soignée ; mais telle n'est pas l'opinion commune et on doit admettre, avec Championnière. Bouilly, Terrier, Pozzi, Chaput et la grande majorité des chirurgiens, « que les inci- sions latérales exposent davantage à l'éventration que les incisions médianes ».

(1) Eugène ROCHARD, *Soc. de chir.*, 1895, p. 64.

Résumons donc ce qui précède en deux mots et disons :

1º On fera la laparotomie immédiate pour peu qu'on soupçonne la pénétration ;

2º On pratiquera la grande incision médiane quand il s'agira d'un coup de feu, ou d'un coup de couteau porté dans la région des muscles droits ;

3º On se bornera à l'incision au point blessé lorsque la plaie, par arme blanche, siégera latéralement.

Ces conclusions s'appliquent aux cas dans lesquels on est appelé dans les trois ou quatre premières heures qui suivent l'accident ; elles subsistent .en totalité, *même en l'absence de toute réaction et de tout symptôme général*.

Examinons maintenant quelle conduite on doit tenir lorsqu'on ne voit le blessé que tardivement, c'est-à-dire douze, vingt-quatre ou trente-six heures après l'accident.

Les conditions sont toutes différentes :

Si on n'est pas appelé dans les quatre ou cinq premières heures, les lésions, quand elles existent, ont eu le temps de se manifester par quelque signe appréciable ou, tout au moins, par quelque ébauche de symptôme, qu'un examen clinique minutieux doit découvrir.

Je parle pour la généralité des cas, mais il est bien entendu qu'il peut y avoir des exceptions ; le malade observé par Ed. Schwartz(1) en est une remarquable. « Il s'agit d'un homme, dit Ed. Schwartz, que j'ai soigné dernièrement pour une plaie pénétrante de l'abdomen par balle de revolver de petit calibre. La plaie siégeait au niveau du flanc droit et la pénétration n'était pas douteuse ; mais pendant les quarante-huit premières heures qui ont suivi la blessure, il n'y a pas eu, je puis l'affirmer, l'ombre d'un symptôme capable de faire soupçonner l'existence d'une perforation intestinale. » Et cependant ce malade, comme on a pu le vérifier par l'autopsie, avait six perforations intestinales, dont deux sur le gros intestin et quatre sur le grêle. Ce fait est un argument en faveur de la conclusion émise plus haut, à savoir qu'il faut laparotomiser tous les sujets atteints de coups de feu pénétrants ; mais il n'infirme pas cette règle générale qui veut qu'au bout de vingt-quatre heures, toute lésion intestinale se manifeste par un signe révélateur, si léger soit-il. C'est pour cette période qu'on peut proclamer ce que Berger a eu le tort d'appliquer à l'examen fait immédiatement après l'accident. « Dès qu'il existe une blessure intestinale, on peut tenir pour certain que l'étude attentive des symptômes ne saurait rester muette. » (Berger.) J'ai surabondamment démontré que cet axiome est tout à fait inexact pour les premières heures qui suivent l'accident, mais on peut le considérer comme presque constant quand l'examen n'a lieu qu'au bout de

(1) Schwartz, *Soc. de chir.*, 6 février 1895, p. 95.

vingt-quatre heures et plus. Il en résulte que si, à ce moment là, même quand la pénétration est certaine, il n'existe pas le moindre signe de réaction, s'il n'y a pas trace de dyspnée, d'angoisse, d'agitation, si le ventre est souple et absolument indolore, etc., on devra s'abstenir et espérer qu'il n'y a pas de lésion viscérale, malgré la pénétration, ou que la lésion est minime et en voie de guérison spontanée. On aura assurément quelques fâcheuses surprises analogues à celle de Schwartz, cité plus haut, mais ce sont là de telles exceptions qu'on peut n'en pas tenir compte en pratique.

Disons donc, en résumé, que, règle générale, tout blessé qui, vingt-quatre heures après l'accident, ne présente absolument aucun symptôme d'aucun genre, ne doit pas être laparotomisé.

On se borne alors à nettoyer aussi proprement que possible la plaie extérieure : on la recouvre d'un pansement aseptique et on fait une compression douce avec une bonne couche d'onate, et un bandage de corps fixé par de larges sons-cuisses. — On recommande pendant trente-six heures de plus une diète absolue et on tâche d'atténuer, sinon de supprimer, le péristaltisme intestinal avec l'opium ou la morphine.

Il va de soi que si quelque symptôme local ou général fait soupçonner qu'une lésion viscérale commence à infecter le péritoine, ce serait un leurre de compter sur les ressources, pourtant très réelles, de la bonne nature pour obtenir une cure spontanée. Il faut intervenir immédiatement par la laparotomie dans les mêmes conditions que précédemment. Mais on saura qu'alors il n'est plus nécessaire de faire la vaste incision du pubis à l'appendice xyphoïde que j'ai recommandée pour les blessés traités aussitôt après l'accident. Cela semble paradoxal, mais il est certain qu'on met beaucoup plus aisément la main sur l'anse lésée, lorsqu'il y a déjà des phénomènes d'infection séreuse : on la trouve épaissie, cartonnée et plus ou moins adhérente à la paroi, et ces caractères attirent aussitôt l'attention au bon endroit sans qu'il soit besoin de dévider le tube digestif à partir du duodénum. L'opération ainsi retardée est donc relativement plus facile, mais elle est néanmoins beaucoup plus grave et n'arrive pas, le plus souvent, à enrayer les phénomènes infectieux.

Contre-indications de la laparotomie. — Pour la laparotomie retardée, c'est-à-dire pratiquée vingt-quatre heures et plus après l'accident, sur la constatation de symptômes infectieux péritonéaux, on peut dire hardiment qu'il n'existe pas de contre-indication. Il n'en est pas de même pour la laparotomie immédiate dans les toutes premières heures qui suivent la blessure.

Les phénomènes de shock avec hypothermie mettent l'opéré dans des conditions désastreuses. Mais je ne cesse d'appeler l'attention sur ce fait capital qu'il faut se défier des hypothermies d'origine hémorragique. Si c'est par suite d'une plaie vasculaire que le thermo-

mètre ne monte pas à 36° dans le rectum, est-il besoin de dire que la
ligature ou le pincement du vaisseau est seule capable de guérir le
blessé et qu'il n'y a rien à attendre des boules d'eau chaude, du sérum,
de l'éther et de la caféine. Or, s'il est facile de constater l'hypothermie, il ne l'est pas toujours d'affirmer qu'elle n'est pas due à une
hémorragie interne. Je crois qu'en réalité, on insiste trop sur cette
hypothermie qui doit arrêter le bistouri : ce sur quoi il faut
appuyer, selon moi, c'est sur ce fait que l'hypothermie est souvent
due à une hémorragie, ce qui commande une intervention le plus
rapidement possible. Chaput lui-même a écrit : « Lorsque la mort
pendant l'opération est probable, il faut absolument s'abstenir (1). »
Je ne saurais souscrire à cette formule. Tout vaisseau qui saigne doit
être pincé, et il est impossible de savoir si le blessé va succomber
pendant qu'on cherchera à faire cette opération. Quel chirurgien n'a
pas eu la joie de voir survivre un opéré qu'il croyait devoir succomber
à bref délai, sinon sur la table de l'amphithéâtre?

Le 14 octobre 1897, je suis appelé à Bicêtre, comme chirurgien de
garde, pour un jeune homme qui venait de se donner un coup de
couteau dans la région du foie. Pendant que je me rendais à leur
appel, les internes, voyant le malade décliner rapidement sous leurs
yeux, font appeler Marie et pratiquent sans m'attendre la laparotomie
sous sa responsabilité. Quand j'arrivai, l'opération était terminée; la
vaste plaie du foie était suturée et ne donnait plus de sang. Je n'eus
plus qu'à faire installer l'appareil à injections sous-cutanées de
sérum dont j'ai donné la description plus hant (2), et le malade guérit
contre toute attente, malgré le pronostic absolument fatal porté par
tous les assistants.

Conclusion : *L'hypothermie n'est une contre-indication à la laparotomie immédiate que s'il est bien démontré qu'elle n'est pas sous la
dépendance d'une hémorragie interne.*

On a beaucoup discuté à la Société de chirurgie pour savoir si on
ne doit pas considérer comme une contre-indication formelle à l'opération « de ne pas posséder l'expérience, l'instrumentation, le local
ou les aides nécessaires ». Berger trouve que l'opération est grave,
mais « n'est ni difficile, ni très complexe, et ne demande aucune instrumentation particulière ». Selon lui, il ne faut rien de plus que pour
une hernie étranglée, et avec de la propreté et de l'attention « dans
un local bien éclairé et bien chauffé », on en viendra à bout sans
matériel et sans installation extraordinaires. Chaput est d'un avis tout
opposé et s'attache à faire ressortir qu' « il faut être chirurgien de
profession pour se lancer dans ces sortes d'opérations, les plus
difficiles peut-être de la chirurgie ». Il conseille même à un chirurgien de ne pas opérer « s'il n'a pas une expérience suffisante des

(1) Chaput, *Soc. de chir.*, 1895, p. 74.
(2) Guinard, *Traité de chir. clin. et opér.*, t. VII, p. 272.

opérations abdominales et surtout des interventions sur l'intestin ». Il va même jusqu'à ajouter « qu'il est impossible de faire ces interventions ailleurs que dans des salles d'opération très bien organisées ».

Cette dernière proposition est absolument exagérée : il est certain qu'il vaut mieux, quand c'est possible, agir dans une bonne salle d'opération. Mais est-ce indispensable ? Cela équivaudrait à dire que les trois quarts des cas qui nous occupent devront être abandonnés à eux-mêmes. On ne reçoit pas des coups de couteau et des balles de revolver dans l'abdomen qu'à proximité des salles d'opération brillamment installées. La laparotomie est ici une intervention d'urgence : si le local est parfait, tant mieux : s'il ne l'est pas, le chirurgien doit, non pas se soustraire à l'opération, mais se hâter de tout mettre en œuvre, avec toutes les ressources de l'ingéniosité la plus attentive, pour tirer le meilleur parti possible de ce qu'il a sous la main.

Comme on le voit, dans l'appréciation de la valeur de cette contre-indication tirée de l'insuffisance du chirurgien, du local et des instruments, je me rapproche plutôt de l'opinion de Berger que de celle de Chaput, tout en faisant la part de l'exagération que le style donne toujours à la pensée.

TECHNIQUE OPÉRATOIRE. — Je renvoie aux articles de Francis Villar (t. VIII) pour tout ce qui a trait aux sutures intestinales, aux résections de l'intestin. Un mot de ce qui s'applique spécialement à la laparotomie pour plaie pénétrante indépendamment du traitement qu'on fera subir à l'organe atteint.

Comme préparation du malade, rien de particulier à dire, sinon qu'on prendra localement toutes les précautions usitées pour toutes les laparotomies, en ayant soin toutefois d'étendre les manœuvres du savonnage et de l'antisepsie cutanée à toute la surface de la paroi abdominale, à la base du thorax et à la racine des cuisses.

Pour l'anesthésie, c'est encore à l'éther qu'il faut donner la préférence, car il soutient le cœur et remonte le pouls ; si, par exception, il provoque de la toux, on en est quitte pour continuer l'anesthésie avec du chloroforme. Dans les cas graves, on se trouvera bien de faire pratiquer pendant l'opération des injections stimulantes sous la peau.

Comment se comporter lorsqu'il y a par la plaie une hernie de l'épiploon ou de l'intestin ? Les discussions ont été vives à ce sujet, surtout au temps de l'Académie royale de chirurgie ; mais il ne saurait aujourd'hui y avoir de doute à cet égard.

D'après ce qui précède, l'existence seule de la hernie d'un de ces organes commande la laparotomie immédiate ; c'est dire que la réduction s'impose ; cependant, pour l'épiploon, on devra toujours le saisir avec une pince, pour le réséquer sous une ligature solide à la soie. Il est imprudent de laisser dans la cavité abdominale cette masse épiploïque qui a été exposée à tous les contacts extérieurs et

qu'il est très difficile, sinon impossible, d'aseptiser dans de pareilles
conditions : il est beaucoup plus rapide, beaucoup plus simple et
beaucoup plus sûr de réséquer largement cet épiploon. Mais pour
cela il faut le repérer, dès le début de l'opération, pour qu'il ne
disparaisse pas à l'improviste, comme cela m'est arrivé récemment ;
à peine avais-je débridé la plaie cutanée, sans avoir pris la précaution
sus-indiquée, que, dans un mouvement d'inspiration, l'épiploon hernié
fut, pour ainsi dire, « avalé » par la cavité abdominale où j'eus de la
peine à le retrouver. On en usera de même avec l'intestin, qu'on
aura la précaution de saisir avec une pince douce, à mors caoutchoutés ; de cette façon, l'anse herniée ne pourra s'égarer et on aura
tout le loisir de l'examiner et de la désinfecter avec soin avant de
l'abandonner dans l'abdomen. Si cette anse herniée était perforée
dans sa portion extra-abdominale, il est indiqué de traiter la ou les
perforations accessibles, avant de débrider la plaie cutanée ; si, par
bonheur, on ne trouve pas d'autres lésions intestinales en dévidant
ensuite l'intestin, on aura des chances pour que la grande séreuse
n'ait pas été infectée.

Enfin, à la suite de ces opérations, on ne négligera jamais de
drainer avec soin, sauf bien entendu quand on aura fait une laparotomie blanche.

En résumé : 1° en cas de hernie de l'épiploon, le repérer avant la
laparotomie et l'exciser au-devant de bonnes ligatures ; 2° en cas de
hernie de l'intestin :

A. Si l'anse est perforée, la traiter par les sutures avant de débrider
la plaie ;

B. Si elle est saine, la saisir avec une pince et l'aseptiser avant le
débridement, la réduire ensuite en explorant avec soin les segments
y attenant.

Le tableau suivant résume les indications opératoires dans le
traitement des plaies de l'abdomen :

Indications opératoires.

PLAIE RÉCENTE.	1° En séton.......... 2° Balle sous la peau. } Pas d'intervention.			
	3° Pénétrante ou soup- çonnée telle..... { a. sans sym- ptômes... b. avec sym- ptômes... } Laparotomie immédiate.	A. Vaste incision sur la ligne mé- diane.........	a. Coups de feu. b. Plaies par ar- mes blanches dans la région des muscles droits.
			B. Incision mo- yenne au point d'entrée......	Plaie par arme blanche en de- hors des mus- cles droits.
PLAIE DATANT de douze heu- res et plus ..	1° Symptômes nuls.	Pas d'intervention.		
	2° Symptômes d'infection. { a. locaux.... b. généraux. } Laparotomie médiane.			

III

AFFECTIONS NON TRAUMATIQUES DE L'ABDOMEN

On peut les ranger en trois catégories suivant qu'il s'agit des parois de l'abdomen, de l'estomac et du duodénum, et enfin de l'intestin.

I

PAROIS DE L'ABDOMEN

D'une part, nous étudierons les infections qui peuvent atteindre les parois de l'abdomen et donner naissance à des suppurations. Puis nous décrirons les tumeurs qu'on peut rencontrer à ce niveau.

I. — PHLEGMONS ET ABCÈS DES PAROIS ABDOMINALES.

Il est d'usage, à l'exemple de Peyrot, de séparer les phlegmons de la paroi antéro-latérale des phlegmons de la paroi postérieure. Ces derniers ne méritent pas une place à part. Ceux qui sont profondément situés sont, le plus souvent, en rapport avec une affection rénale et seront étudiés avec les phlegmons périnéphrétiques. Dans d'autres cas, c'est le psoas qui est le siège de la suppuration et alors le liquide, bridé par l'aponévrose iliaque, vient se faire jour en passant sous l'arcade crurale, à la racine de la cuisse.

Les seuls abcès qui nous intéressent ici sont ceux qu'on rencontre parfois superficiellement à la région lombaire. Chassaignac les a décrits comme ayant pour siège des bourses séreuses accidentelles ; et, de fait, on trouve à ce niveau des lésions superficielles de la peau, des érosions, des épaississements et des bourses séreuses sous-cutanées, produites par les pressions du ressort du bandage chez les hernieux ; il y a là des portes ouvertes à l'infection ; c'est une source de lymphangites qui peuvent suppurer et infecter les bourses séreuses voisines.

La caractéristique de tous ces abcès de la paroi abdominale postérieure, c'est qu'ils sont séparés de la cavité abdominale par le feuillet moyen ou principal de l'aponévrose du transverse qu'ils ne franchissent jamais ; leur tendance est donc de gagner les couches superficielles ; ils ne présentent jamais, par conséquent, l'importance et la gravité des phlegmons des parois antéro-latérales.

Phlegmons de la paroi antéro-latérale. — **Étiologie.** —
Dans tous les traités classiques, on les divise en : 1° *phlegmons superficiels* ; 2° *phlegmons intra-musculaires* ; 3° *phlegmons sous-péritonéaux.*
Je crois plus pratique d'adopter une classification pathogénique et
de dire que ces phlegmons peuvent être d'*origine externe* ou d'*origine
interne.* Les uns et les autres peuvent être superficiels, intramuscu-
laires et sous-péritonéaux.

A. Phlegmons d'origine externe. — Toute plaie de la paroi peut s'in-
.ecter et donner naissance à une suppuration plus ou moins étendue
et plus ou moins profonde ; de plus, la peau de l'abdomen peut être
le siège de furoncles. d'anthrax, etc.

Dans les deux cas, la lymphangite suppurée va siéger soit sous la
peau, soit entre les divers plans musculaires qui constituent la paroi.

Les excoriations superficielles au niveau des bandages ou des pelotes
des ceintures hypogastriques, les fissures, les érosions eczémateuses
au fond des plis cutanés chez les obèses, les accumulations de
sébum et de débris de flanelle, au fond de l'ombilic en entonnoir,
enfin et surtout les plaies chirurgicales infectées au cours d'une laparotomie ou ultérieurement par des fils laissés à demeure pour reconstituer les divers plans pariétaux : telle est l'étiologie commune des
abcès d'origine externe.

De beaucoup. les plus fréquents actuellement sont ceux qu'on
observe à la suite des laparotomies, surtout depuis que s'est presque
généralisée la pratique qui consiste à réunir les muscles par des fils
de soie ou de catgut, après qu'on a fermé par un surjet le péritoine ;
c'est au point que nombre de chirurgiens tendent à revenir à la suture
des parois en un seul étage — uniquement pour éviter ces abcès consécutifs, ces fistules qui persistent jusqu'à l'élimination des fils infectés.

B. Phlegmons et abcès d'origine interne. — Ces abcès peuvent se
produire par deux mécanismes différents, suivant qu'ils ne sont que
la manifestation locale d'une infection générale ou bien qu'ils résultent
d'une infection directe due au voisinage d'un viscère malade.

Dans la première catégorie se placent les abcès d'*origine puerpérale*, les abcès multiples de l'*infection purulente* et, peut-être même,
ceux de la *blennorragie*, comme Faucon et Duplay l'ont signalé.
L'infection se fait là par la voie sanguine, même, d'après Duplay,
quand il s'agit de la blennorragie. Bouilly a aussi cité des cas d'abcès
sons-péritonéaux d'origine typhique sans qu'il y ait de lésion locale
prémonitoire. Il est clair que des colonies microbiennes diverses
peuvent donner de la suppuration dans les parois de l'abdomen.
comme partout ailleurs. au cours de toutes les maladies infectieuses.

Les plus fréquents et les plus intéressants sont sous la dépendance
des maladies des viscères abdominaux et en particulier du tube
digestif. A mesure qu'on pénètre plus avant dans l'étude pathogénique de la suppuration, on s'aperçoit que la classe des phlegmons

dits idiopathiques se restreint de plus en plus. En réalité, réserve faite des infections générales, c'est presque toujours à des phlegmons symptomatiques qu'on a affaire. Il est intéressant de lire le mémoire de Bernutz (1) où, pour la première fois, est décrit le phlegmon sous-péritonéal. On'y voit que pour ces abcès, qu'on observe chez des jeunes gens de vingt à vingt-cinq ans (23 fois sur 27 chez l'homme), il y a toujours dans les commémoratifs un passé intestinal ou urinaire. En parcourant les observations, on trouve dans les antécédents la dysenterie, la constipation habituelle, les crises de coliques ou de dyspepsie.

Tous ces phlegmons sont d'origine interne et tous les viscères abdominaux sont susceptibles de leur donner naissance. Pour suivre l'ordre de fréquence, parlons d'abord de l'*intestin*.

Qu'une lésion intestinale (ulcération banale ou spécifique, tuberculeuse, typhique ou autre, cancer, etc.) ouvre une porte à l'infection, l'anse malade contracte des adhérences avec le péritoine pariétal, et l'infection se propage à la paroi abdominale soit de proche en proche, soit par l'intermédiaire de vaisseaux lymphatiques néoformés. Cela explique pourquoi si souvent dans la fièvre typhoïde les abcès abdominaux siègent au-dessous de l'ombilic dans la région où les muscles droits n'ont pas d'aponévrose d'enveloppe à leur face profonde.

Cependant, pour les abcès d'origine éberthienne, on sait depuis Labuze (2) qu'ils se produisent dans la partie sous-ombilicale des muscles droits par un mécanisme plus complexe. Sous l'influence de la dégénérescence granulo-vitreuse des muscles, au cours de la fièvre typhoïde, des causes légères, toux, éternuements, efforts quelconques, produisent une rupture musculaire; le foyer hémorragique qui en résulte suppure et l'abcès est constitué.

L'*estomac*, avec ses ulcères ronds et ses cancers, peut aussi infecter par propagation la paroi abdominale.

Le *foie* et la *vésicule biliaire* (3) sont souvent en cause; nombre de cholécystites suppurées et d'abcès du foie donnent naissance par propagation à des abcès de la paroi.

Il n'est pas jusqu'à la *rate* et même au *pancréas* qui puissent être incriminés. Viennent enfin les *organes génito-urinaires*; chez la femme, les *annexes suppurées* peuvent adhérer à la paroi, bien au-dessus du pubis et l'infecter secondairement. Chez l'homme, Bouilly, Segond, citent la propagation d'*abcès de la prostate*. Les vésicules séminales et le canal déférent peuvent aussi en être l'origine. Depuis les thèses de Castaneda y Campos et de Bouilly, de nombreux travaux ont spécifié les phlegmons périvésicaux ou *phlegmons de la loge de Retzius*, qui compliquent les affections urinaires, les

(1) BERNUTZ, *Arch. de méd.*, 1850.
(2) LABUZE, thèse de Paris, 1871.
(3) Louis POISSON, Des phlegmons de la paroi abdominale antérieure, thèse de Paris, 1877, n° 10.

cystites chroniques, les rétrécissements de l'urètre, les ulcérations et les calculs de la vessie, etc.

Anatomie pathologique. — 1° ABCÈS D'ORIGINE EXTERNE. — Rien à dire de ceux qui résultent de l'infection pilo-sébacée ou d'une lymphangite superficielle. Les phlegmons périombilicaux. seuls ont une physionomie particulière. La cicatrice ombilicale est boursouflée et le pus, contenu dans l'abcès, renferme des amas caséeux de matière sébacée et parfois des débris de laine, de flanelle, des poils, etc. Ces abcès n'ont, en général, aucune tendance à se propager du côté du péritoine.

2° ABCÈS D'ORIGINE INTERNE. — Je crois qu'il est bon de ne pas sacrifier à l'usage d'après lequel on divise ces phlegmons en : 1° phlegmons périhépatiques ; 2° phlegmons sous-ombilicaux (Heurtaux)(1) ; 3° phlegmons prévésicaux ou de la cavité de Retzius.

Ce dernier seul mérite une place à part en raison de la loge, bien limitée, dans laquelle il se développe. Quant aux deux autres, ils n'ont rien de spécial ; on peut même dire que les phlegmons des autres régions de la paroi dus à une origine intestinale sont aussi fréquemment observés, sinon plus, que ceux de la région périhépatique.

Je ne m'arrête, au point de vue anatomique, qu'aux abcès suivants : A. les *abcès des muscles droits* ; B. les *abcès de la loge de Retzius*.

A. ABCÈS DES MUSCLES DROITS. — La *poche* est constituée par l'aponévrose antérieure du muscle droit en avant, en haut et en bas par la surface de section du muscle rompu ; en arrière par le tissu propéritonéal, par le fascia propria épaissi ; le péritoine, à ce niveau, peut adhérer à une ou plusieurs anses intestinales, comme je l'ai observé dans une autopsie dont je parlerai plus loin (p. 414).

Le *contenu* de ces abcès du muscle droit n'est pas moins spécial ; ce sont des liquides verdâtres, irrégulièrement teintés de noir, avec du sang et même des caillots mêlés à des fibres musculaires dégénérées et macroscopiquement méconnaissables ; le bacille d'Eberth se rencontre dans ce liquide associé ou non à d'autres agents pyogènes.

B. PHLEGMONS PRÉVÉSICAUX. — Je renvoie à la thèse de Bouilly (2) pour les détails anatomiques. Ce qu'il faut se rappeler en clinique, c'est que la loge de Retzius est limitée en haut par une courbe à concavité inférieure, constituée par les arcades de Douglas. Sur les côtés, elle ne dépasse pas les bords externes des muscles droits ; en bas, elle se termine derrière la vessie, au niveau de la prostate. Cela donne l'idée de la forme que présentent les phlegmons siégeant dans cette cavité ; quant au pus qu'ils contiennent, il varie dans sa nature

---

(1) HEURTAUX (de Nantes), *Soc. de chir.*, 1877.
(2) BOUILLY, Les tumeurs aiguës et chroniques de la cavité prévésicale, thèse de concours d'agrégation, 1880.

et dans son aspect suivant les causes qui lui ont donné naissance.

D'une manière générale, on peut dire que dans les abcès d'origine interne, quel que soit leur siège, le pus a presque toujours la fétidité qui caractérise les suppurations paraintestinales ; et cela sans qu'il y ait, comme on l'a cru longtemps, transsudation des gaz du tube digestif.

Symptômes. — Parmi les phlegmons que j'ai appelés d'*origine externe*, deux seulement méritent de nous arrêter : 1° l'*abcès de l'ombilic* ; 2° l'*abcès consécutif aux laparotomies*.

1° ABCÈS DE L'OMBILIC. — Il est remarquable par l'aspect marronné de la tuméfaction et par sa tendance à s'ouvrir à la peau, en laissant, parfois, des fistules interminables qui ne sont taries que lorsque le débridement a permis d'évacuer le sébum et les corps étrangers septiques qui sont comme enchâssés dans les plis de la cicatrice ombilicale.

Parfois la fistule se ferme spontanément pour se rouvrir lorsque la cavité première s'est de nouveau remplie de pus. Ce sont alors de véritables *abcès ombilicaux à répétition*.

2° ABCÈS CONSÉCUTIFS AUX LAPAROTOMIES. — On les observe dans deux circonstances ; ou bien, c'est un des fils qui est infecté, ou bien la suppuration est due à ce que les divers plans de la paroi ont été souillés au cours de l'opération pour laquelle on a pratiqué la laparotomie (ablations d'annexes suppurées, etc.).

On s'aperçoit de ce fait en consultant la feuille de température de l'opérée ; en général, c'est vers le quatrième jour après l'intervention qu'on voit la température monter à 38° ou 38°,5 le soir, et cela sans qu'il y ait de phénomènes péritonéaux, vomissements, pouls abdominal, etc.

La malade (c'est surtout de femmes qu'il s'agit) se plaint d'une sensation de tension, au niveau de la plaie. En y regardant, on voit que les fils sont cachés sous la peau tendue, lisse et boursouflée ; et parfois quelques gouttes de pus filtrent le long d'un fil. On sent, à la palpation, une zone indurée de chaque côté de la ligne de sutures.

Au point de vue clinique, les phlegmons d'*origine interne* ont une bien autre importance ; ce sont tous des phlegmons sons-péritonéaux, puisqu'ils ont pour origine la propagation à la paroi d'une affection viscérale. Si on les rencontre dans des régions plus superficielles, ils n'en sont pas moins des phlegmons profonds qui se sont fait jour jusque sous la peau par un orifice plus ou moins étroit ; ce sont alors des *abcès en bouton de chemise*. Il faut leur décrire : 1° une *forme aiguë* ; 2° une *forme chronique*.

1° FORME AIGUE. — Les symptômes des phlegmons sous-péritonéaux, quels que soient leur siège et leur origine, doivent être étudiés en trois périodes.

a. *Période des troubles viscéraux* ; b. *période du phlegmon*; c. *période de l'abcès.*

a. *Période des troubles viscéraux.* — Avant que l'attention du malade et du médecin soit attirée du côté des parois abdominales, une série de signes prémonitoires apparaissent. Est-ce l'intestin ou l'estomac qui est en cause ? Le malade accuse des signes abdominaux : de la constipation ou de la diarrhée accompagnées de frissons, de fièvre, de malaises et de coliques plus ou moins vives ou des douleurs caractéristiques des ulcérations de l'estomac.

Est-ce le foie qui est primitivement malade ? Il s'agit d'un hépatique, d'un sujet venant des pays chauds, d'un calculeux qui a été jaune, etc.

Est-ce enfin un malade atteint d'une affection urinaire ? les tronbles vésicaux sont alors manifestes au début ; il y a des envies fréquentes d'uriner, des douleurs après la miction, une sensation de pesanteur dans le petit bassin, etc.

Mais, dans tous les cas, la douleur arrive très vite à son paroxysme au point où va siéger le phlegmon ; le malade s'immobilise rapidement parce que tout mouvement lui arrache des cris ; ces sensations pénibles se diffusent souvent à tout l'abdomen en provoquant même des vomissements et des phénomènes péritonéaux.

b. *Période du phlegmon.* — L'empâtement apparaît vers le huitième jour en moyenne ; c'est une sorte de plaque, de pâté, de pavé, lisse, dur, résistant, de siège et de forme variables, suivant le segment atteint. La masse est globuleuse et arrondie dans le phlegmon sons-ombilical, et elle se termine en bas par une ligne courbe à concavité supérieure ; c'est juste l'inverse pour le phlegmon de la loge de Retzius. Dans ce dernier, l'induration semble se continuer en bas avec le pubis.

Les phénomènes généraux atteignent, à cette période, leur maximum d'intensité ; ce sont ceux de toutes les infections graves : fièvre élevée, soif intense, langue sèche, etc. Tous ces signes s'amendent lorsque le pus se collecte.

c. *Période de l'abcès.* — Si le bistouri n'intervient pas, c'est du côté de la peau que se fait, en général, l'ouverture spontanée.

Pour les abcès périombilicaux, Duplay (1) a bien marqué que le lieu d'élection de cette ouverture est la partie inférieure de la cicatrice ombilicale; cependant l'évolution spontanée de ces abcès peut déverser le pus dans les viscères abdominaux.

Villiers (2), réunissant 61 cas de phlegmons prévésicaux, a noté l'ouverture 10 fois dans la cavité péritonéale, 3 fois dans l'intestin grêle, 2 fois dans le rectum, 1 fois dans la vessie; mais il faut dire que, 17 fois, l'incision au bistouri avait évacué le pus à l'extérieur, arrêtant ainsi sa marche.

(1) Duplay, voy. la thèse de Vaussy, 1875.
(2) Villiers, thèse de Nancy, 1885.

On comprend que la collection peut s'ouvrir à la fois du côté de l'intestin et du côté de la peau ; aussi n'est-il pas rare d'observer ultérieurement des fistules pyostercorales.

On cite partout la terminaison par la résolution ; mais cela est très exceptionnel, et les cas qui en ont été publiés (5 observations dans le relevé de Villiers) sont remarquables en ce que l'induration persista pendant très longtemps, ainsi d'ailleurs qu'à la suite des guérisons après suppuration et ouverture.

2° FORME CHRONIQUE. — Je note à part les faits dans lesquels l'évolution est d'une lenteur extrême. Les symptômes généraux sont presque nuls et le malade va et vient sans souffrir et sans consulter le chirurgien.

Diagnostic. — Au début, le diagnostic ne peut qu'être hésitant, puisque le malade ne se plaint que de phénomènes viscéraux ; mais, à la période de phlegmon, le diagnostic ne saurait être longtemps douteux. Je ne parle pas, bien entendu, des abcès de la fièvre typhoïde consécutifs aux ruptures des fibres des muscles droits ; on ne peut s'y tromper ; je n'insisterai que sur deux diagnostics : le *cancer profond* et les *abcès enkystés du péritoine.*

J'ai vu plusieurs fois certaines formes chroniques de phlegmons abdominaux en imposer pour un cancer profond ; il faut y penser.

Quant aux infections localisées du péritoine, il est souvent délicat de se prononcer ; ce qu'on peut dire, en général, c'est que le phlegmon de la paroi donne la sensation d'un gâteau relativement mobile, ou plutôt mobilisable en même temps que la paroi.

Il est inutile de prolonger indéfiniment cette étude du diagnostic, qui ne serait qu'une répétition de ce que j'ai dit à propos de la pathogénie.

Pronostic. — Cette affection n'est grave, en somme, que si un diagnostic erroné n'a pas permis d'intervenir de bonne heure ; il est évident qu'abandonnée à elle-même, l'affection peut conduire aux pires désordres, à ce qu'on a appelé le *phlegmon large et total,* ou bien à ces fistules pyostercorales si difficiles à tarir.

Traitement. — D'un mot, on peut formuler le traitement de choix : il faut ouvrir largement la paroi, au centre même de l'induration, sans attendre que la fluctuation apparaisse et sans s'attarder à ces pratiques décevantes qui consistent à offenser la peau par des applications de sangsues, de ventouses scarifiées, de cataplasmes infects, d'onguents variés malpropres.

Longues incisions au bistouri sur la ligne médiane si c'est possible, en se rappelant que l'œdème est toujours considérable et qu'avant d'atteindre le foyer on a à traverser une épaisse couche de tissus ; drainage soigné dans tous les sens : telles sont les règles à mettre en pratique.

Pour les abcès d'origine typhique, il faut les ouvrir avant qu'ils ne soient constitués, si l'on peut dire ; en un mot, lorsqu'ils sont à l'état d'hématome consécutif à la rupture musculaire. J'ai fait l'autopsie d'un typhique auprès duquel Duguet m'avait appelé pour ouvrir un de ces abcès (1) et qui mourut ultérieurement d'une syncope, alors que l'abcès était absolument guéri. Nous avons trouvé une anse intestinale accolée à la paroi au niveau de l'ancien abcès, et si je n'étais pas intervenu de bonne heure, une fistule intestinale était imminente.

II. — TUMEURS DES PAROIS ABDOMINALES.

Les tumeurs le plus fréquemment observées dans les parois de l'abdomen sont liées à l'évolution des hernies ombilicales, paraombilicales, inguinales ; elles sont étudiées plus loin par M. Jaboulay.

Quant aux autres tumeurs, si on met à part celles qui se développent au niveau de l'ombilic, il faut se garder d'étudier sur le même plan celles qui se rencontrent exceptionnellement et celles qui empruntent à leur siège, dans les parois de l'abdomen, une physionomie spéciale. D'où la division en : 1° *tumeurs de l'ombilic* ; 2° *fibromes des parois abdominales* ; 3° *tumeurs rares ou banales*.

1° **Tumeurs de l'ombilic**. — On trouve au niveau de l'ombilic diverses tumeurs banales, des *kystes sébacés*, des *papillomes*, des *tumeurs verruqueuses*, de véritables petits choux-fleurs pédiculés, décrits par Holmes et faciles à enlever d'un coup de ciseau (2).

On trouve encore quelques nævi peu importants et une série de *tumeurs congénitales* peut-être développées aux dépens des vestiges du canal omphalo-mésentérique ; ce sont des *granulomes* ou des *adénomes* qui ont été étudiés par Kuster (3) et qui sont constitués histologiquement « par un amas de glandes tuberculeuses, de fibres lisses et de vaisseaux au centre de la tumeur ».

Arrêtons-nous seulement à deux d'entre elles : A. les *fongosités de l'ombilic* ; B. le *cancer de l'ombilic*.

A. Fongosités de l'ombilic. — La synonymie est variée : c'est le *fongus ombilical des nouveau-nés*, de Dugès (4) ; c'est l'*excroissance fongueuse de l'ombilic*, de Nélaton ; c'est le *fongus vasculaire ombilical* des nouveau-nés.

Virchow distingue le granulome et le nævus ; Kuster y joint l'adénome. Je renvoie, pour les détails, aux Mémoires de Chandelux (5), de Lannelongue et Frémont (6).

---

(1) Voy. la thèse de Kieffer. Paris, 1895, n° 127.
(2) Voy. le Mémoire de Blum, *Arch. de méd.*, 1876, la thèse de Codel de Boisse, en 1883, la thèse de Villar (de Bordeaux), Tumeurs de l'ombilic, Paris, 1886.
(3) Kuster, *Virchow's Archiv für pathologische Anatomie*, Band LIX.
(4) Dugès, *Dict. de méd. et de chir. prat.* en 15 vol., 1834, t. XII, p. 159.
(5) Chandelux, *Arch. de phys.*, 1881.
(6) Lannelongue et Frémont, *Arch. de méd.*, 1884.

Anatomiquement, on trouve la constitution du bourgeon charnu avec de nombreux vaisseaux grêles, serpentant entre des cellules fusiformes et, en dehors de ces granulomes, on rencontre, comme dans les 11 observations de la thèse de Villar, de véritables adénomes avec des glandes en tubes, des cellules intestinales, des fibres lisses et des vaisseaux.

Cliniquement, les fongosités de l'ombilic s'observent à la chute du cordon, sous la forme d'un bourgeon rouge vif, saignant, plus ou moins pédiculé, comme une petite cerise.

Il ne faut pas laisser cette petite tumeur s'accroître ; un coup de thermocautère en a facilement raison.

B. CANCER DE L'OMBILIC. — L'épithélioma de l'ombilic est plus fréquent que les tumeurs bénignes ; il est primitif ou secondaire.

Le *cancer secondaire* n'est que l'extension ou la propagation au nombril d'un cancer viscéral de l'estomac, de l'épiploon, de l'intestin, etc. Damaschino, Villar, Michaux en ont cité d'intéressants exemples. Ces propagations sont pourtant rares eu égard à la fréquence des cancers profonds de l'abdomen. Inutile d'ajouter qu'il n'y a pas à songer, en pareil cas, à une intervention utile.

Le *cancer primitif* est un épithélioma développé sur la cicatrice ombilicale. Fr. Villar en cite 23 cas pour 18 de cancers secondaires. C'est une plaque indurée, violacée, qui est parfois cachée sous un bourrelet de peau saine. Fait à retenir : il n'y a pas d'envahissement ganglionnaire.

Le seul traitement à faire est l'omphalectomie. C'est donc une véritable laparotomie qu'on pratiquera avec toutes les précautions voulues.

2° Fibromes des parois abdominales. — L'étude de cette question date seulement de 1860 ; c'est Huguier qui, le premier, a réuni les observations de Sappey, de Limauge, de Langenbeck, de Bouchacourt, de Paget, de Santesson, publiées depuis 1850, et suscité une importante discussion à la Société de chirurgie.

Citons, parmi les travaux les plus importants, ceux de Guyon (1), de Salesse (2), de Nicaise, de Damalix (3), de Terrillon, de Labbé (4) de Guerrier (5), et à l'étranger, ceux de Cornils (6), de Buntz et Boye (du Danemark), de Suadicani (7), de Grätzer (8), de Shlifossowski (de Moscou) (1882), de Hertzog (1883), de Bruntzel et de Sänger.

(1) GUYON, *Trib. médic.*, 1876, 1877.
(2) SALESSE, thèse de Paris, 1876.
(3) DAMALIX, thèse de Paris, 1886.
(4) LABBÉ, Traité des fibromes de la paroi abdominale, Paris, 1888 (avec Ch. RÉMY).
(5) H. GUERRIER, thèse de Paris, 1883.
(6) CORNILS, thèse de Kiel, 1865.
(7) SUADICANI, thèse de Kiel, 1875.
(8) GRATZER, Inaug. Dissert. Breslau, 1879.

Pathogénie. — Un fait capital domine l'histoire de ces fibromes pariétaux, c'est qu'*ils se rencontrent exclusivement chez les jeunes femmes.*

On cite par exception quelques rares observations chez l'homme : en particulier un cas de Paget, un cas de Tillaux. Sur les 100 faits réunis par Labbé et Remy, on en relève 4 chez l'homme, dont les deux précédents, celui de Sappey et celui de Limauge. Mais, suivant la remarque de Michaux, « ces faits peuvent donner prise à quelques discussions ». En somme, c'est une affection de la femme, et de la femme jeune, dans la période de l'activité sexuelle.

Labbé et Remy notent dans toutes les observations une relation entre l'accouchement et l'apparition de ces tumeurs. Ils incriminent les éraillures, les déchirures aponévrotiques et musculaires qui se produisent pendant les efforts.

Par une coïncidence bizarre, les deux seuls cas que j'ai observés ont trait à des jeunes filles qui n'avaient jamais eu d'enfant. C'est alors qu'on fait intervenir les traumatismes et les contusions de l'abdomen. Nous allons voir qu'on peut invoquer une pathogénie moins banale. Deux opinions ont cours :

1º Les uns, avec Huguier, Bodin, Nélaton, Nicaise, etc., insistent sur la présence d'un pédicule qui relie ces tumeurs aux os du bassin, à l'épine iliaque antérieure et supérieure, et même aux fausses côtes ; ils leur assignent une *origine ostéo-périostique.*

2º Les autres, avec Guyon, Cornils (de Kiel), Esmarch, etc., montrent que ce pédicule osseux n'est pas constant et que, lorsqu'il existe, on peut penser qu'il y a eu là une adhérence secondaire. Ils inclinent pour une origine *fibro-musculaire*, et placent leur point de départ dans les aponévroses et dans les tissus fibreux de la paroi.

Je crois pour ma part que ces deux théories pathogéniques sont inexactes. En lisant les travaux très intéressants qui ont été publiés sur les tumeurs du ligament rond, j'ai acquis la conviction que presque tous les fibromes de la paroi abdominale sont des *tumeurs développées aux dépens de la portion intrapariétale du ligament rond.*

C'est en 1882, date du mémoire de Duplay (1), qu'on a parlé pour la première fois des tumeurs du ligament rond. En France, Pierre Delbet et Héresco (2) ont étudié les tumeurs de la portion pelvienne, qui simulent dans l'abdomen une tumeur solide de l'ovaire, et U. Guinard (3) les tumeurs extra-abdominales qui descendent dans les grandes lèvres.

---

(1) DUPLAY, *Arch. gén. de méd.*, 1882, p. 157-276.
(2) Pierre DELBET et HÉRESCO, Des fibromyomes de la portion abdominale du ligament rond (*Revue de chir.*, 1896, p. 607).
(3) U. GUINARD, Tumeurs extra-abdominales du ligament rond (*Revue de chir.*, janv. et fév. 1898).

A l'étranger, d'importants travaux ont approfondi la question. Sànger (1) et Leopold (2) sont surtout à consulter.

Sanger étudie à part les fibromes du ligament rond : 1° intra-péritonéaux ; 2° intra-canaliculaires ; 3° extra-péritonéaux et 4° il note expressément une quatrième variété, dans laquelle « la tumeur se développe en des points éloignés de la paroi abdominale avec des connexions étiologiques présumées avec le ligament rond ». Ces auteurs, avec Gràtzer (de Breslau), pensent que « les tumeurs de la paroi abdominale ont, au point de vue étiologique, anatomique et clinique, de nombreux points de contact avec les tumeurs fibreuses du ligament rond ».

La division clinique des tumeurs du ligament rond est plus pratique que celle de Sanger, et nous dirons avec U. Guinard qu'elles sont *intra-pariétales, intra-abdominales*, ou *extra-abdominales*. Les tumeurs intra-pariétales seules nous intéressent ici : ce sont les tumeurs fibromateuses de la paroi abdominale.

Cette *origine génitale*, que j'oppose formellement à l'*origine ostéopériostique* et à l'origine *fibro-musculaire*, explique très bien, comme nous l'allons voir, la plupart des particularités étiologiques qui caractérisent ces tumeurs.

D'abord ces fibromes sont presque toujours uniques et ne se rencontrent que chez les femmes jeunes; on n'en a jamais trouvé sur la ligne médiane ni à l'ombilic; c'est toujours, ou presque tou- « la région ilio-inguinale qui en est le siège ». On en cite (Michaux) un très volumineux qui descendait jusqu'au genou ; enfin, leur pédicule osseux, longtemps classique, n'existe pas. Labbé disait déjà : « Le pédicule n'existe pas souvent, s'il a jamais existé. » Tout cela se rapporte bien à des tumeurs intra-pariétales du ligament rond. Quant aux tumeurs observées chez l'homme, c'étaient sans doute des fibro-sarcomes aponévrotiques.

A la coupe, c'est du tissu fibreux pur qu'on peut décortiquer d'une capsule grisâtre ; mais ne sait-on pas que c'est aussi l'aspect des fibro-myomes de l'utérus ; et, de fait, si le microscope les a montrés, le plus souvent, constitués par du tissu fibreux pur, on cite des cas, comme celui de Panas (1873) (rapporté par Duplay), où des fibres musculaires lisses en faisaient de véritables fibro-myomes.

On n'y signale ni tissu élastique, ni vaisseaux importants. A la surface, la capsule est parfois sillonnée d'énormes veines béantes comme de véritables sinus.

Symptômes. — Ce sont des tumeurs indolentes qui se dévelop-

(1) SANGER, Arch. *fur Gynæk.*, Bd. XVI, p. 265. — Nouvelle contribution à l'étude des tumeurs conjonctives des ligaments de l'utérus et principalement des tumeurs du ligament rond (Arch. *für Gynæk.*, Bd. XXI, 1883, p. 278).
(2) LEOPOLD, Arch. *für Gynæk.*, Bd. XXI, 1883, p. 412.

pent lentement et qui passent longtemps inaperçues dans l'épaisseur
de parois plus ou moins surchargées de graisse. Elles sont situées
latéralement ; leur forme est arrondie, ovoïde, et la palpation ne
décèle, ni bosselures, ni irrégularités.

La véritable caractéristique, c'est que les contractions des muscles abdominaux, les immobilisent et les fixent ; dès que les muscles
se relâchent, elles retrouvent leur mobilité dans tous les sens et
l'on sent parfois les adhérences qu'elles ont pu prendre secondairement avec l'arcade crurale, l'épine, ou la crête iliaque, etc.

Au point de vue de leur *évolution*, ce sont des tumeurs bénignes
qui peuvent rester stationnaires pendant dix ou quinze ans, et il
n'est pas rare de voir noter dans les observations qu'elles subissent
une poussée d'accroissement à chaque nouvelle grossesse et même
au moment des règles ; c'est là encore une preuve de plus que leur
origine doit être placée dans le ligament rond, cet organe participant
à l'hypertrophie de tout le système génital pendant la grossesse.

Diagnostic. — C'est le diagnostic des tumeurs siégeant dans la
paroi et non dans la cavité abdominale ; ces dernières, kystes de
l'ovaire, tumeurs de l'utérus, de l'épiploon, etc., ont des signes
propres, mais, avec la conception pathogénique nouvelle que j'ai
adoptée, il est clair que certains fibromes du ligament rond pourront siéger à la fois dans l'abdomen et dans la paroi ; empiétant sur
l'un et sur l'autre, l'erreur est alors presque inévitable.

Une véritable difficulté entoure parfois le diagnostic de certaines
hernies inguinales, surtout des épiplocèles intra-pariétales ou propéritonéales ; il faut toujours y penser.

Citons encore les sarcomes du bassin, les chondromes, les exostoses, les sarcomes aponévrotiques, etc.

Traitement. — Les fibromes de la paroi abdominale doivent être
enlevés avant qu'ils n'aient atteint un volume considérable.

Il n'est plus de mise, aujourd'hui, de discuter pour savoir s'il faut
décoller le péritoine ou le réséquer ; j'ai le souvenir d'une de mes
malades à qui Verneuil enleva un de ces fibromes qui avait le
volume des deux poings ; il mit tous ses soins à décoller le péritoine
sans l'ouvrir. L'opérée n'en succomba pas moins à une infection du
péritoine ; il y a de cela dix-huit ans.

Aujourd'hui on se gardera, si les adhérences au péritoine sont
étendues, de laisser la séreuse flottante dans le ventre et je conseille formellement avec Esmarch, Sanger, etc., de réséquer franchement le péritoine attenant à la tumeur et de faire ensuite une
suture soignée, plan par plan, qui assure une bonne restauration
de la paroi et s'oppose à une éventration consécutive ; c'est dire
que l'on devra, en prenant le bistouri, s'attendre à faire une large
laparotomie avec toutes les précautions habituelles que comporte
cette intervention.

3° **Tumeurs rares ou banales**. — Citons pour mention les *nævi*, les *tumeurs sébacées*, les *épithélioma*, les *gommes*, qui n'ont sur la peau de l'abdomen aucune caractéristique ; citons encore les *surcharges graisseuses*, la *lipomatose des parois* avec ses plis excoriés, suintants, eczémateux.

J'ai observé, avec Peyrot, une malade chez qui le développement du tissu graisseux de l'abdomen, avait acquis des proportions phénoménales. Après avoir enlevé un énorme lipome sous-péritonéal, semblable à ceux des observations de Broca père, et de Candy d'Agde, nous pûmes constater que l'épiploon et tous les mésentères étaient surchargés de masses graisseuses ; chaque frange épiploïque du gros intestin était un véritable lipome. On pouvait ainsi compter dans l'abdomen un nombre considérable de tumeurs graisseuses d'un volume variant entre la grosseur d'une pomme et celle d'une tête d'enfant ; il fut impossible de faire une opération utile, et la malade succomba ultérieurement.

Deux tumeurs seulement doivent être classées ici : 1° les *kystes hydatiques*; 2° les *kystes séreux sous-péritonéaux*.

1° KYSTES HYDATIQUES. — C'est Montet (de Montpellier) qui a parlé le premier des kystes hydatiques siégeant autour de l'ombilic dans le tissu cellulaire sous-péritonéal. Ces kystes ne sont remarquables que par la lenteur extrême de leur évolution, trente-cinq ans dans un cas de Courty ; ce sont des tumeurs rares.

Plus fréquents et plus intéressants, sont les kystes hydatiques de la région rétro-vésicale étudiés par Tuffier (1). Je renvoie à son Mémoire, qui est accompagné d'indications bibliographiques très complètes, depuis l'étude de Charcot (2) en 1852.

Se basant sur 74 observations, Tuffier a montré que Legrand (3) avait, à tort, placé ces kystes dans l'épaisseur de la paroi vésicale; ils se développent dans le tissu cellulaire rétro-vésical et tendent à gagner la région hypogastrique, où ils viennent faire saillie. Il faut bien dire qu'ils sont le plus souvent l'occasion d'une erreur de diagnostic.

2° KYSTES SÉREUX SOUS-PÉRITONÉAUX. — Chassaignac et Cruveilhier ont décrit des kystes séreux dans le tissu cellulaire sous-péritonéal en avant ou au niveau du psoas.

Grisolle et Bernutz n'admettaient pas leur existence.

Ce que j'ai lu sur ce sujet me porte à croire qu'il s'agissait, dans les cas publiés, de tuberculose enkystée du péritoine.

---

(1) TUFFIER, De l'incision sus-pubienne appliquée au traitement des kystes hydatiques de la région rétro-vésicale (*Congrès de chir.*, 1891, p. 569).

(2) CHARCOT, *Gaz. méd. de Paris*, 1852, p. 540.

(3) LEGRAND, thèse de Paris, 1885.

II

ESTOMAC ET DUODÉNUM

Je crois devoir étudier dans le même chapitre le duodénum et l'estomac. Les affections non traumatiques de la première portion de l'intestin se rapprochent beaucoup plus de celles de l'estomac que de celles du jéjunum et de l'iléon au double point de vue de la clinique et du traitement. Le cancer du duodénum, l'ulcère du duodénum sont à différencier ainsi des lésions analogues de l'intestin grêle et du gros intestin. Ces maladies sont au contraire, comme nous le verrons, justiciables du même traitement que le cancer et l'ulcère de l'estomac.

Nous étudierons :

I. Les *corps étrangers de l'estomac*; II. Les *cancers de l'estomac et du duodénum*; III. Les *affections non cancéreuses de l'estomac et du duodénum*; La *technique des opérations qui se pratiquent sur l'estomac.*

I. — CORPS ÉTRANGERS DE L'ESTOMAC.

Contrairement à ce qui a lieu pour l'intestin, on ne trouve pas dans l'estomac de corps étrangers autochtones, développés sur place.

Parmi toutes les substances que l'estomac est appelé à recevoir, on considère comme corps étrangers ceux que leur séjour dans la cavité stomacale ne modifie pas, ou seulement à la longue, si la substance qui les compose est altérable, qui ne sont donc pas susceptibles d'être digérés et qui par leur forme, leur volume ou leur nombre, peuvent être la cause d'accidents.

Si l'on fait exception pour les calculs biliaires et les vers intestinaux, des paquets de lombrics, qui peuvent franchir le pylore et remonter de l'intestin, on peut dire que tous viennent de l'extérieur et que, presque toujours, ils ont été avalés.

Très rarement, en effet, un traumatisme, une plaie de l'abdomen leur a livré passage. Il s'agit alors surtout de projectiles, de balles comme celle que Jobert, cité par Bérard, aurait extrait de l'estomac d'un blessé de Juillet (1830) — ou bien encore des fragments d'instru‑ments piquants.

On trouve parmi les corps étrangers introduits par la bouche, déglutis, et arrêtés dans l'estomac, les objets les plus disparates. Leur énumération serait très longue et forcément incomplète.

Poland (1) les divise d'après leur forme en quatre groupes : —
1° les corps pointus (aiguilles, épingles) ; — 2° les corps coupants,
allongés et irréguliers (clous, couteaux, fausses dents, fourchettes ; —
3° les corps ronds (monnaie, billes, dés, etc.) ; — 4° enfin les cheveux, la laine, les fibres de noix de coco qui peuvent se pelotonner
et former de grosses boules.

Peyrot (2), se plaçant à un autre point de vue, les divise en deux
catégories suivant qu'ils ont été ou non introduits avec les aliments :
1° Les corps étrangers d'origine alimentaire ;
2° Les corps étrangers d'origine non alimentaire.

Souvent c'est par mégarde qu'ils ont été avalés, mélangés aux
aliments, comme des fragments d'os, des arêtes de poisson, des
noyaux, des pépins, des dents artificielles, des morceaux de verre,
ou bien seuls dans un moment de surprise et d'inattention. Ceci
s'observe surtout chez les enfants, qui portent d'instinct tout à leur
bouche. Ils peuvent encore les avaler volontairement sans se rendre
compte des suites graves qui peuvent en résulter.

Des faits du même genre se rencontrent souvent chez les fous.

On trouve à ce sujet des observations curieuses :

Poulet parle d'un Anglais dont l'estomac contenait 1 841 corps
étrangers, dont 1 000 clous de souliers.

Marcel (3), cité par Poland, rapporte le cas d'un matelot qui, pendant neuf années, avait avalé un grand nombre de couteaux de poche.
« Il mourut de perforation de l'estomac. On a conservé la pièce au
musée de Guy's hospital : elle contenait trente à quarante fragments
de couteaux ; d'autres avaient été expulsés par l'anus ou par les
vomissements. »

Polland rapporte encore l'observation « d'un maniaque, âgé de
vingt-trois ans, dans l'estomac duquel on trouva trente et un manches
de cuillers entiers, de 15 centimètres de long, quatre demi-manches,
neuf clous, la moitié d'un fer de talon de soulier, une vis, quatre
cailloux et un bouton » ; la masse totale pesait deux livres et demie.

Sonnié-Moret, cité par Luton (4), a lu dans le *Journal de Vander-
monde* « le fait d'un forçat hypocondriaque et vorace dans l'estomac duquel on trouva du gravier, des boutons, vingt-sept morceaux
de bois, deux cuillers d'étain, deux fragments de verre, des portions
d'entonnoir de fer blanc, des tuyaux de pipe, de l'étain, des clous,
des noyaux, du cuir ; le tout pesait une livre dix onces et demie ».

Dans l'estomac d'une aliénée de trente-neuf ans, morte après
s'être introduit une foule de corps étrangers dans le vagin et dans

---

(1) POLAND (Prize Essay).
(2) PEYROT, *Manuel de pathologie externe,* t. III, p. 455.
(3) MARCEL, *Medico-chir. Transact.,* vol. XII, p. 52.
(4) LUTON, *Dictionnaire de méd. et de chir.* de *Jaccoud,* Paris, 1871, art. ESTOMAC,
t. XIV, p. 183.

l'urètre, Sonmé-Moret trouva onze cylindres constitués chacun par trois pointes de Paris enveloppées d'un chiffon de toile et maintenues par des circulaires de fil : chaque cylindre mesurait deux pouces et demi de long sur cinq lignes de diamètre ; plus vingt-cinq fragments de laiton. Ces objets pesaient en tout 160 grammes.

Les corps étrangers les plus bizarres ont été ainsi retrouvés : des jeux de dominos, des bagues, des pièces de monnaie, une flûte, etc.

Cobbal cite l'observation d'une hystérique qui le consulta pour « un ver qui ne voulait pas mourir ». Les fragments qu'elle vomissait n'étaient autre chose que de la laine qu'elle avait avalée.

Les forains, les avaleurs de sabre, les mangeurs de verre pilé, de cailloux et d'étoupe, fournissent également un grand nombre d'observations de corps étrangers de l'estomac. Un malade de Bell avait ainsi avalé une barre de plomb de 30 centimètres et pesant 270 grammes.

La fourchette extraite par Labbé, la longue cuiller enlevée par Félizet sont dans toutes les mémoires.

Il est impossible de passer en revue tous les faits qui ont été signalés : des voleurs avalent pour les cacher des pièces de monnaie, quelquefois des objets plus volumineux comme cette côtelette de mouton qui ne put franchir le pharynx et qui entraîna la mort. C'est le seul moyen si souvent employé par les porteurs de dépêches, les espions, pour qu'on ne saisisse pas leur courrier.

D'autres, dans un but de suicide, avalent des substances qu'ils croient dangereuses. On cite des métaux, une barre de fer longue de 23 centimètres et de la grosseur du petit doigt (Rothmund). Quelquefois enfin, c'est pendant le sommeil que l'accident se produit : Heymann (de Plendorff) raconte qu'un enfant de trois ans, dormant la bouche ouverte, avala une chauve-souris vivante ! on prétend encore que des couleuvres se seraient ainsi introduites dans la bouche et de là dans l'estomac !

Nous sommes là dans le domaine de la fantaisie, et on est stupéfait, quand on lit dans des articles spéciaux ce qui a été écrit sur ce sujet, de voir avec quelle crédulité on a accueilli les récits les plus invraisemblables.

Par contre, il est fréquent de voir se détacher pendant le sommeil des pièces dentaires, des fausses dents, qui peuvent être entraînées dans les voies digestives. Il faut se rappeler que cet accident peut se produire au cours des anesthésies, d'où le précepte de ne jamais commencer la chloroformisation sans demander au patient s'il a dans la bouche une pièce artificielle.

On peut noter aussi les corps étrangers introduits dans l'estomac au cours de manœuvres chirurgicales. C'est ainsi qu'on peut rencontrer dans l'estomac des débris de sonde œsophagienne des éponges, des crayons de nitrate d'argent (Peyrot), etc.

Symptômes. — Avant de pénétrer dans l'estomac, les corps étrangers peuvent être arrêtés dans l'œsophage et y séjourner un temps plus ou moins long.

Leur présence dans le canal œsophagien peut se traduire par une sensation de gène, une douleur plus ou moins vive, qu'exaspèrent les mouvements de déglutition et qui est suivie d'un soulagement quelquefois immédiat quand le corps étranger se déplace et descend dans l'estomac.

Ce sont les objets volumineux de forme irrégulière, ou les corps pointus et piquants qui s'arrèteront le plus souvent dans l'œsophage: les épingles et les aiguilles en un point quelconque du canal, les objets volumineux dans sa partie supérieure, au niveau des rétré-cissements.

Quand la portion cervicale aura pu être franchie, la descente dans l'estomac sera facile, à moins qu'il n'existe un rétrécissement des parties inférieures de l'œsophage de cause pathologique.

L'examen direct à l'aide de l'œsophagoscope a démontré en effet que l'œsophage est béant dans sa portion thoracique, au-dessous du rétrécissement correspondant à la bronche gauche, et Mikulicz (1) a constaté que le passage dans l'estomac est toujours largement ouvert.

Quelquefois cette première étape dans le conduit digestif peut entraîner des accidents plus graves (ulcération, perforation, sténose cicatricielle), des troubles dysphagiques plus accusés, une dyspnée parfois si intense que la trachéotomie s'impose : chez un malade d'Habicot, l'asphyxie était telle qu'il dut sur-le-champ ouvrir la trachée. L'histoire de ce malade est rapportée par Peyrot : il s'agissait d'un jeune homme qui pour les sauver des voleurs avait avalé « quelque dix pistoles nouées dans un petit linge ». A travers l'œsophage, Habicot poussa dans l'estomac ce corps étranger qui comprimait la trachée.

Qu'une manœuvre chirurgicale les introduise ainsi dans la cavité stomacale ou qu'ils y entrent spontanément, comme dans cette observation de La Peyronnie où un os de bœuf séjourna successive-ment dans l'œsophage, dans l'estomac, et dans l'intestin, déterminant en dernier lieu une suppuration gangreneuse du rectum, il n'en est pas moins vrai que des accidents variables peuvent résulter de leur passage dans l'œsophage et précéder ceux qu'entraîne leur présence dans l'estomac. Je renvoie pour les détails au volume VI de ce *Traité* art. *Corps étrangers de l'œsophage*, par Gangolphe.

La traversée œsophagienne effectuée, le corps étranger franchit l'orifice cardiaque et pénètre dans l'estomac, où tout est disposé pour le recevoir et l'arrêter : — *a)* la disposition cavitaire de l'organe ;

(1) Mikulicz, *Wiener med. Presse*, 1881, p. 1541.

— b) son mode d'abouchement oblique avec l'œsophage, et le repli valvulaire cardio-œsophagien qui peut se relever, fermer l'orifice cardiaque, s'opposer au rejet par les vomissements des aliments et par conséquent des corps étrangers (A. von Guburo, de Moscou); — c) la présence du sphincter pylorique qui, d'après les expériences de Luton, laisse passer difficilement chez un adulte une pièce de deux francs et se déchire au moins partiellement au passage d'une pièce de cinq francs ; — d) enfin la disposition en cul-de-sac de la grande courbure, où viennent tomber les objets lourds et de petites dimensions, bien au-dessous du niveau de l'orifice pylorique (Peyrot).

Les corps plus allongés s'orientent comme ils peuvent, le plus ordinairement suivant le grand axe de l'estomac, obliquement inclinés du cardia au pylore.

Que deviennent les corps étrangers introduits dans l'estomac ?

Quelques-uns y séjournent un temps trop court pour donner lieu à aucun symptôme : ils sont rejetés par un vomissement ou bien — et c'est le cas le plus ordinaire — ils franchissent le pylore, avec d'autant plus de facilité qu'ils se trouvent contenus dans une cavité plus remplie d'aliments, quelque temps après le repas ; ils passent mélangés aux aliments, confondus avec eux, leurs arêtes aiguës masquées par la bouillie alimentaire.

Les corps allongés, les couteaux et les fourchettes, etc., malgré leur grande taille et la difficulté qu'ils rencontrent forcément à se présenter en bonne direction devant l'orifice valvulaire peuvent cependant arriver à le franchir et à passer dans l'intestin. Poulet, sur vingt-cinq cas de fourchettes introduites dans l'estomac, a vérifié neuf fois ce fait.

Donc, premier mode d'évolution : après un temps variable, le corps étranger est expulsé par les voies naturelles : c'est le passage dans l'intestin qu'on observe le plus souvent. Les symptômes sont nuls ou insignifiants.

La forme et les dimensions des corps étrangers peuvent leur fermer le cardia et le pylore : dans ces cas, ils séjournent dans l'estomac.

Les observations de tolérance parfaite de la part de cet organe ne manquent pas. Les troubles apportés aux fonctions stomacales sont de peu d'importance : à l'autopsie, on trouve des objets qui ont pu séjourner plusieurs années dans l'estomac sans provoquer d'accidents. Il ne semble pas, d'ailleurs, que ceux-ci soient toujours en rapport avec la forme ou le volume des corps étrangers. Hashimoto, cité par Jalaguier, retira de l'estomac d'un homme de quarante-neuf ans, une brosse à dents qui y avait séjourné plus de quatorze ans : les seuls accidents avaient été un abcès ouvert à la paroi abdominale, et, treize ans plus tard, un second abcès ouvert à l'ombilic.

On a vu des corps volumineux et cependant parfaitement tolérés :

le malade de Labbé, qui avait avalé une fourchette, n'éprouva pendant les dix-neuf premiers jours qu'une gêne insignifiante.

Chaput (1) a trouvé, à l'autopsie d'un malade à qui il avait fait dix-huit mois auparavant une gastro-entérostomie, un bouton métallique qui avait séjourné tout ce temps dans l'estomac sans donner lieu à aucun symptôme.

Après un séjour plus ou moins prolongé et quelquefois inaperçu, le corps étranger peut être brusquement expulsé, ou bien il se fait jour au dehors, après avoir provoqué des lésions inflammatoires et des adhérences de l'estomac à la paroi abdominale avec suppuration de cette paroi.

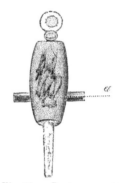

Adler raconte l'histoire d'un enfant de trois ans, qui rejeta par les vomissements, au bout de cent deux jours une pièce de cuivre noirâtre et déjà corrodée.

Cette usure lente et continue, due à l'action des liquides de l'estomac, peut être d'ailleurs un mode de disparition de certains corps étrangers, dont la substance se laisse altérer à la longue : il y a là une sorte de digestion. Nous le signalons en passant. Sur la figure 25, on voit en *a* des érosions produites par les sucs gastro-intestinaux qui avaient agi sur le portecrayon, et même sur le plomb qu'il

Fig. 25. — Portecrayon en forme de canon expulsé par le rectum. — *a*, plaques d'érosions (demi-grandeur).

contenait. Ce portecrayon en aluminium sortit spontanément par l'anus, au dire de Henry Morris.

Mais à côté de ces faits, qui représentent le minimum de lésions et de troubles fonctionnels, et beaucoup plus fréquemment d'ailleurs, on voit les corps étrangers, après un séjour de quelque durée, déterminer une inflammation d'abord localisée à la partie voisine de la muqueuse, des lésions de gastrite aiguë ou ulcéreuse qui peûvent s'étendre, gagner en profondeur, et entraîner les conséquences les plus graves. Si le corps étranger est terminé par des extrémités pointues, s'il est volumineux, limité par des arêtes vives et coupantes, il est facile de comprendre comment pourra s'établir d'une façon tonte mécanique le processus ulcératif.

Les symptômes n'ont rien de très caractéristique : ils sont encore variables d'intensité, parfois nettement accusés.

La douleur indique assez bien le siège du mal : elle est plus ou moins aiguë, localisée à l'épigastre ou dans l'un des espaces intercostaux voisins.

Tout mouvement l'exaspère, l'abaissement du diaphragme peut

_____

(1) CHAPUT, *Soc. de chir.*, 12 janvier 1898.

devenir intolérable : et le malade, angoissé, pâle, défaillant, ose à peine respirer.

« L'opéré célèbre de Labbé restait assis dans une immobilité absolue durant plusieurs heures après chaque repas. » C'est, en effet, pendant la période de digestion que les souffrances sont le plus vives : elles diminuent parfois pendant l'ingestion des aliments.

Le vomissement est un symptôme extrêmement fréquent : il survient plus ou moins vite après l'introduction du corps étranger. Il est alimentaire, muqueux, bilieux, sanguinolent.

Les vomissements sanglants sont notés dans nombre d'observations où les aspérités du corps étranger ont dilacéré la muqueuse gastrique. Mais il ne faut pas se laisser tromper par les apparences : car les sucs stomacaux peuvent agir sur la substance des corps étrangers métalliques, ce qui peut donner aux vomissements une coloration noirâtre, analogue à celle du mélæna.

La palpation de l'estomac réveille la douleur. Cependant, quand le corps étranger est un peu volumineux, il peut arriver qu'on le perçolve à travers la paroi abdominale, où il peut faire un relief saillant. Cette exploration est souvent rendue difficile par la contraction des muscles grands droits et doit toujours être pratiquée avec douceur, de peur de transformer en perforation complète une ulcération déjà étendue.

Sous l'influence des douleurs et des vomissements, des troubles intestinaux (alternatives de constipation et de diarrhée), le malade ne tarde pas à dépérir. Il maigrit et perd ses forces : on a signalé de la tendance aux syncopes, quelquefois un véritable état convulsif. Si l'on n'intervient pas, la mort peut survenir par des mécanismes divers qu'il est aisé d'imaginer.

Modes d'expulsion des corps étrangers et *symptômes auxquels ils peuvent donner lieu.* — Nous ne reviendrons pas sur ce qui a été dit de leur rejet par les vomissements, ou de leur passage dans l'intestin. Les accidents qui résultent de leur séjour dans cette dernière portion du tube digestif seront décrits dans le tome VIII de ce *Traité.*

Nous aurons surtout en vue les lésions qu'ils peuvent déterminer dans l'estomac lui-même, lésions assez importantes parfois pour devenir une véritable complication, pouvant amener une perforation et créer au corps étranger une dernière porte de sortie, une route vers l'extérieur.

Sous l'influence des pressions répétées, des déchirures de la muqueuse, une ulcération se forme, qui tend à détruire progressivement toutes les tuniques de l'estomac et son revêtement péritonéal. A l'érosion mécanique du début fait suite une véritable ulcération qui plus tard pourra se cicatriser, surtout si le corps étranger a été expulsé, ou au contraire aboutir à la perforation complète.

Dans les cas heureux de régression, si l'ulcération a siégé en un point voisin du pylore, le processus cicatriciel peut entraîner une sténose plus ou moins complète de l'orifice. Cette obstruction du pylore peut encore être due à l'enclavement du corps étranger lui-même au moment de son passage dans l'intestin.

Si au contraire l'aboutissant des lésions stomacales doit être la perforation, deux cas peuvent se présenter :

1° Ou bien des phénomènes d'infection progressive localisée ont permis l'organisation d'adhérences solides entre les deux feuillets péritonéaux ;

2° Ou bien l'ouverture stomacale a lieu dans la cavité péritonéale avant qu'une barrière d'adhérences salutaires se soit produite.

Les résultats sont bien différents : d'une part infection généralisée à la séreuse qui, dans d'autres conditions, peut reconnaître pour cause la propagation au reste de la séreuse de l'infection primitivement localisée autour du segment malade ; ou bien, grâce à la formation des adhérences, il se produit au sein des exsudats une sorte de voie par laquelle le corps étranger peut émigrer dans l'épaisseur des couches de la paroi abdominale jusque sous les téguments.

Des abcès se forment, dans les flancs, dans les aines, autour de l'ombilic, quelquefois dans la région lombaire : leur marche est plus ou moins aiguë et le corps étranger s'élimine tôt ou tard avec le pus, laissant parfois comme traces de son passage des fistules longtemps persistantes.

Nous avons eu plusieurs fois à signaler des observations où ce mode de terminaison au milieu d'accidents inflammatoires a été constaté.

Les épingles, les aiguilles peuvent parfois perforer la peau en un point quelconque et sortir spontanément, à moins que le chirurgien, en ouvrant un abcès de la paroi abdominale, active le mouvement de migration spontanée.

Ce qu'il y a de plus remarquable, c'est que parfois le corps étranger sort de l'estomac et tombe librement parmi les anses intestinales libres dans la cavité péritonéale. Le Dentu trouva ainsi une cuiller de bois sans qu'il lui fût possible de voir sur les parois de l'estomac les traces d'une solution de continuité.

Diagnostic. La douleur, les vomissements, tous les signes fonctionnels, même lorsqu'ils sont très accusés, ne peuvent suffire à établir un diagnostic certain.

Les véritables éléments de diagnostic sont :

1° Les *commémoratifs*; mais, comme il s'agit dans la plupart des cas de fous, de maniaques, d'enfants en bas âge, il faut s'attendre à n'avoir que des renseignements erronés ou incomplets ;

2° La *présence à l'épigastre d'une masse dure*; mais nous avons dit combien cette recherche pouvait être rendue difficile et quelles conditions de volume le corps étranger devait réaliser pour faire une saillie appréciable.

Collin et Trouvé ont construit des explorateurs qui, maniés avec précaution, ont donné quelques renseignements : mais, depuis la découverte des rayons de Röntgen et de la radioscopie, ces instruments sont vraiment inutiles ; aussi bien pour la constatation de la présence du corps étranger lui-même que pour arriver à indiquer son siège d'une façon précise, l'emploi des rayons X offre une ressource des plus précieuses. Grâce à ce merveilleux mode d'investigation on arrivera à définir exactement la position du corps étranger et on pourra opérer à coup sûr.

Traitement. — On ne saurait à l'heure actuelle hésiter à pratiquer la laparotomie pour une taille stomacale, quand un corps étranger de quelque volume séjourne dans l'estomac.

Au point de vue des indications thérapeutiques, divisons les corps étrangers de l'estomac en trois classes :

A. Les *corps étrangers de petit volume sans aspérités* ; B. Les *corps étrangers de petit volume pointus ou tranchants* ; C. Les *corps étrangers volumineux*.

Dans ces trois éventualités les indications diffèrent.

A. CORPS ÉTRANGERS DE PETIT VOLUME SANS ASPÉRITÉS. — Ici, rien à dire de particulier, sinon que les corps arrondis, les billes, les sous, les dés, les jetons, et autres objets de ce genre sont éliminés spontanément par les voies naturelles, le plus souvent sans qu'il soit besoin d'intervenir. Il faut même se garder de donner des vomitifs ou des purgations : le mieux est d'abandonner les choses à leur évolution naturelle.

Il est plus difficile d'assigner des dimensions maxima aux objets qui peuvent, sans accident, parcourir le tube digestif. Ce qu'on peut dire c'est qu'on est surpris du volume de certains d'entre eux.

En somme, tout corps étranger qui a franchi le cardia passera sans peine dans toute la traversée abdominale pourvu, bien entendu, qu'il soit mousse, arrondi, sans angles, ni épines ; dans ces cas-là, il n'y a aucun traitement à conseiller, il n'y a qu'à attendre.

B. CORPS ÉTRANGERS DE PETIT VOLUME POINTUS OU TRANCHANTS. — Ici, ce sont les aspérités de l'objet et non son volume qui constituent le danger ; la prescription, faite pour la catégorie précédente, est encore plus formelle ; *il faut absolument s'abstenir de donner des vomitifs et des purgations* ; mais il est un remède populaire auquel on ne doit manquer d'avoir recours, c'est le gavage avec les purées. On fait ingérer des purées épaisses de pommes de terre, de riz, de haricots, de lentilles, de pain cuit et, en un mot, de tous les farineux qui laissent dans l'intestin un résidu considérable. Les Anglais font, en pareil cas, de véritables cures de pudding.

On pense que les arêtes tranchantes ou piquantes seront comme enrobées dans la bouillie alimentaire et parcourront ainsi le tube digestif sans en léser les parois.

Je ne suis pas bien convaincu de l'efficacité de ce mode de traite-tement un peu théorique, mais, dans tous les cas, on ne risque rien de l'employer ; et, de fait, Jalaguier a vu un enfant de dix ans rendre par les voies naturelles un morceau de verre triangulaire long de 5 centimètres et large de 1 centimètre à la base ; il avait été, pendant quarante-huit heures, gorgé de purée de pomme de terre et de panades épaisses.

Une malade, soignée par Dickson (1), avait avalé son ratelier. Après une cure de figues et de raisins secs, elle rendit, au bout de huit jours, le corps étranger, dont toutes les aspérités étaient recou-vertes de graines de figues ; de plus, quelques paquets d'étoupe qu'on avait fait avaler à la malade s'étaient agglutinés aux crochets du ra-telier et contribuaient à rendre sa surface à peu près mousse.

J'ajouterai, avec Jalaguier, que « malgré ce succès je ne me fierai pas à l'étoupe, qui, si elle vient à se pelotonner dans l'estomac ou dans l'intestin, est parfaitement capable de jouer, à son tour, le rôle d'un véritable corps étranger ».

En dehors de ce traitement, on ne doit intervenir que s'il sur-vient quelque accident.

C. Corps étrangers volumineux. — C'est pour cette catégorie de faits que la radiographie pourra rendre les plus grands services ; il est certain que les fourchettes enlevées par Labbé, Polaillon, Terrier, que les cuillers extirpées par Félizet, Périer, Heydenreich eussent pu être photographiées et reconnues en dehors de toute palpation ; aussi, avec ces procédés nouveaux d'investigation, on peut étendre le champ des indications opératoires.

Avant la découverte des rayons X, si le corps étranger n'était pas perceptible à la palpation et si sa présence ne donnait lieu à aucune complication, il était de règle de s'abstenir. On attendait, pour inter-venir, « que des accidents aient apparu ». Il était, en effet, difficile de savoir au juste si l'objet séjournait dans l'estomac ou dans une autre portion du tube digestif ; maintenant qu'on peut aller à coup sûr, il faut opérer avant l'éclosion des accidents.

On trouvera, dans les *Mémoires de l'Académie de chirurgie*, le travail de Hévin, qui formule déjà des indications opératoires, et je renvoie au livre de Poulet (2) et à la thèse de Collin (1875) pour tout ce qui touche à l'historique et à la statistique des opérations de ce genre.

Actuellement, on doit considérer que la gastrotomie est une opé-ration d'une bénignité absolue. Faut-il discuter encore le point de

(1) Dickson, *Edinb. Med. Journ.*, 1876.
(2) Poulet, Traité des corps étrangers. Paris, 1879.

savoir si la laparotomie doit se faire sur la ligne médiane ou dans le triangle de Labbé ? Je n'hésite pas, avec Terrier, Jalaguier et la majorité des chirurgiens, à conseiller l'incision sur la ligne médiane.

Précepte important : on tâchera d'attirer l'estomac au dehors et d'opérer à ciel ouvert, après avoir entouré l'organe et bordé les lèvres de l'incision avec des compresses aseptiques.

Une fois l'estomac bien isolé, on fera une large incision, de préférence avec le thermocautère, et on ne craindra pas de se donner du jour pour pouvoir extraire le corps étranger sans exercer la moindre violence.

L'incision porte, bien entendu, sur une région peu vasculaire et évite les vaisseaux apparents. Il reste ensuite à suturer l'estomac en renversant vers la cavité du viscère les bords de la plaie. Un premier surjet embrasse la muqueuse sans craindre de prendre un peu de musculeuse, puis, par une suture à la Lembert, on adosse les séreuses des deux bords sur une largeur d'un centimètre environ. La suture terminée il reste une saillie linéaire dans l'intérieur de l'estomac.

Cette fermeture hermétique est de règle absolue : au début, Labbé, Félizet avaient laissé à dessein une fistule gastrique qui persista fort longtemps.

Quand l'estomac n'est pas altéré, non seulement l'occlusion complète est de règle, mais tout drainage doit être proscrit.

Les jours qui suivent l'opération, on se bornera à faire avaler quelques morceaux de glace ; on calmera la soif avec de grands lavements et on prescrira une diète absolue de liquides et de solides pendant quarante-huit heures.

Si l'on est appelé auprès du malade alors que l'estomac a été perforé par le corps étranger, ce qui a donné naissance à une infection localisée autour du viscère, la conduite à tenir n'est pas la même. L'incision de la paroi abdominale doit porter au centre même de l'abcès, au milieu du gâteau, et, lorsque le pus et le corps étranger ont été évacués, on se gardera de chercher à suturer l'orifice gastrique. Les manœuvres nécessitées par cette suture risqueraient de détruire la barrière protectrice qui limite l'infection ; on se bornera donc à tamponner légèrement avec de la gaze et, presque toujours, on verra la plaie stomacale se fermer spontanément les jours suivants.

II. — CANCERS DE L'ESTOMAC ET DU DUODÉNUM.

Il n'est pas question ici des cancers qui siègent au cardia et l'oblitèrent. Ce sont, à proprement parler, des cancers de l'œsophage, et même, s'ils siègent sur l'estomac, le fait seul qu'ils touchent au cardia pour l'obstruer leur donne l'allure clinique et comporte les indications thérapeutiques des rétrécissements néoplasiques de l'œsophage (1).

Il faut séparer en deux classes les cancers de l'estomac, suivant qu'ils intéressent une des faces de l'estomac ou la région pylorique. Au point de vue chirurgical, cette distinction est capitale, les premiers ne relevant que de la gastrectomie.

Pour ce qui concerne l'anatomie pathologique, l'étiologie et l'historique des cancers de l'estomac, je renvoie au *Traité de médecine* de Brouardel (2); je ne parle ici que de la clinique, du diagnostic et des indications thérapeutiques chirurgicales.

Étude clinique. — Rien n'est plus variable que l'aspect clinique du cancer de l'estomac. Une des principales causes de ces différences symptomatiques tient au siège de l'épithélioma. L'âge joue aussi un grand rôle : le vieillard réagit peu et l'on n'est pas surpris de voir chez lui l'affection évoluer sans fracas, mais il en est de même pour les sujets de trente ans et au-dessous : on ne songe pas au cancer à cet âge, ce qui est déjà une cause d'erreur, mais, de plus, chez les jeunes sujets, l'estomac peut être profondément atteint sans qu'il y ait ni vomissements, ni hématémèses, ni tumeur, ni cachexie; et pourtant, comme pour les cancers de tous les autres organes, la rapidité de la marche est en raison directe de la jeunesse du malade.

C'est au pylore que se rencontre le plus souvent le cancer; 60 fois sur 100, dit Orth, 66 fois sur 100, dit Mathieu, en se fondant sur une statistique comprenant 662 cas, empruntés à divers auteurs. La petite courbure est, après le pylore, le plus souvent atteinte; 10 fois sur 100, seulement, l'épithélioma siège sur la grande courbure ou les faces.

La grande caractéristique anatomique du cancer pylorique est l'énorme *dilatation de l'estomac*, qui peut atteindre des proportions extraordinaires comme dans la figure 26, et la caractéristique clinique est le *vomissement*. En un mot, ce qui domine, dans l'histoire de cette affection, ce sont les signes de sténose; c'est pour cela que les cancers latents, qu'on rencontre dans les autopsies, occupent toujours la petite courbure ou les faces de l'estomac.

Un certain nombre de signes fonctionnels peuvent pourtant exister dans le cancer en plaques ; d'abord tous les phénomènes subjectifs de dyspepsie, l'anorexie générale ou élective, c'est-à-dire portant sur tous les aliments sans distinction, ou seulement sur un seul, la viande ou le vin par exemple; la douleur avec ses irradiations variées et son exacerbation par l'ingestion des aliments, les hématémèses et les vomissements alimentaires ou pituiteux, enfin, les troubles intestinaux et surtout la constipation due à la diminution de l'alimentation. De même, les signes physiques peuvent être observés dans le cancer non

(1) Voy. l'article de M. Michel Gangolphe, vol. VI de ce *Traité*.
(2) Voy. l'article de MM. G. Hayem et G. Lion, t. IV, p. 470.

orificiel de l'estomac : la dilatation, sans être aussi constante et aussi considérable que dans le cancer pylorique, peut être très appréciable ; la tumeur peut être accessible à la palpation, le foie est aussi bien envahi secondairement, ainsi que les ganglions lymphatiques ; ces derniers sont dégénérés soit dans l'abdomen, soit à distance ; on

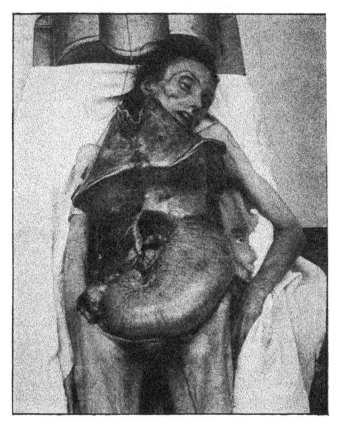

Fig. 26. — Photographie destinée à montrer à quel degré de dilatation peut arriver l'estomac dans le cancer du pylore (cas observé à l'hôpital Lariboisière). (Photographie communiquée par M. le docteur Georges Tissot.)

conçoit que le siège du mal est indifférent pour la production de ces adénopathies, qui se montrent souvent dans le creux sus-claviculaire ou dans les aines, comme Troisier l'a souligné avec insistance, après Virchow. Enfin, il est clair que la chimie stomacale sanguine et uri-naire est la même dans tous les cas, ainsi que les stigmates de la cachexie cancéreuse, la teinte jaune-paille de la peau, l'asthénie générale, l'hypocondrie, etc.

Le siège du mal au pylore peut donc s'accompagner de tous les signes précédents, mais ce qui prédomine c'est la sténose et ses conséquences : dilatation énorme de l'estomac, vomissements qui arrivent à être incoercibles et mènent à l'inanition progressive.

Diagnostic. — D'abord, dans nombre de cas, le diagnostic est absolument impossible ; aucun signe n'est pathognomonique et la coexistence de plusieurs d'entre eux peut même donner le change ; je l'ai surabondamment démontré dans mon Mémoire de 1892 (p. 96). Il y a pourtant un intérêt primordial à faire un diagnostic précoce pour ne pas avoir à intervenir à une période trop avancée de la maladie. Voyons donc les moyens à mettre en œuvre pour serrer d'aussi près que possible le diagnostic et dépister les cancers qui ne se manifestent pas par des symptômes patents. J'y insiste d'autant plus volontiers que les médecins ont, je ne sais pourquoi, une tendance à en négliger l'emploi.

1° L'USAGE DES POUDRES EFFERVESCENTES rend des services. Billroth put arriver à sentir une tumeur qui, jusqu'alors, s'était dérobée à l'examen (1). Voici comment on opère : on fait avaler au malade une cuillerée à bouche d'acide tartrique en poudre puis, immédiatement après, une cuillerée à bouche de bicarbonate de soude avec un peu d'eau ; on a soin d'avoir à portée une cuvette pour les vomissements ; on voit aussitôt, le malade étant couché, l'estomac se dessiner sous la paroi abdominale. Si la distension, trop forte, devient douloureuse, il suffit de faire asseoir le malade pour que l'acide carbonique, en excès, s'échappe bruyamment par l'œsophage. Pour ma part, j'ai abandonné ce mode d'investigation et je n'ai plus recours qu'aux insufflations d'air, qui donnent le même résultat et sont moins pénibles pour le patient.

2° INSUFFLATIONS D'AIR. — Angerer (2) employait une sonde œsophagienne, mais j'ai simplifié beaucoup, ce qui met le procédé à la portée de tous les praticiens. Je me sers uniquement de la soufflerie du thermocautère en détachant le tube en caoutchouc de l'ajutage du bouchon. Le malade avale facilement ce tube et quelques coups de poire suffisent pour gonfler à volonté l'estomac. On peut ainsi déceler une tumeur inaccessible auparavant et, inversement, si la tumeur, qu'on sentait avant l'insufflation, disparaît quand l'estomac est dilaté par l'air, c'est qu'elle siège sur la paroi postérieure. Chez une femme du service de Peyrot, l'insufflation nous a montré que l'estomac était extrêmement rétracté et que l'air passait sans s'arrêter jusque dans le duodénum et le jéjunum ; cette simple constatation m'empêcha de prendre le bistouri, et l'autopsie montra que l'estomac, en totalité envahi par le néoplasme, était rigide, cartonné, béant à la coupe, ce qui contre-indiquait toute intervention. Ce mode d'exploration, si simple, si innocent, si pratique, doit se généraliser.

3° GASTROSCOPIE. — Mikulicz a beaucoup vanté l'examen gastro-

(1) Cité par VON HACKER, Soc. de méd. de Vienne, mars 1884.
(2) ANGERER, Centralblatt für Chir., 1889, n° 29, p. 57.

scopique qui, dit-il, lui a rendu souvent de grands services. Avant
de pouvoir retirer quelques fruits de l'examen d'un estomac malade,
il faut, bien entendu, avoir étudié au gastroscope un grand nombre
d'estomacs sains et connaître parfaitement l'aspect de la muqueuse
normale.

Chez l'homme sain, le pylore, vu au gastroscope, se présente
sous la forme d'une fente linéaire ; souvent les lèvres de cette fente
sont un peu écartées, de sorte qu'on aperçoit une ouverture ovale
ou même arrondie. Ses bords sont tapissés par une muqueuse plissée,
de coloration rosée. Les plis de la muqueuse sont très importants à
examiner, car, dans l'estomac sain, ils changent constamment de
forme et de place à cause de la forte musculature sous-muqueuse ; il
en résulte que l'aspect de la région pylorique saine, vue au gastroscope, varie d'un instant à l'autre, par suite des contractions de la
tunique musculeuse et de ses mouvements vermiculaires.

Dans le cancer du pylore, le jeu des muscles pyloriques fait défaut,
en sorte que l'aspect est tout différent ; la région paraît lisse et unie ;
les plis manquent complètement ; de plus, la muqueuse est pâle et
comme anémiée ou, au contraire, de couleur foncée et comme
cyanosée. Je crois que ce mode d'exploration ne saurait se généraliser
beaucoup.

La *radioscopie* ne donne pas de résultats appréciables, jusqu'à présent du moins.

Reste enfin la ressource précieuse de la *laparotomie exploratrice*
qui, seule, donne des résultats certains.

Cela dit pour les cas où le diagnostic est difficile ou impossible,
examinons ceux dans lesquels l'existence du cancer de l'estomac est
vérée ; il est important, avant de prendre le bistouri, de connaître
1° le volume de la tumeur ; 2° son siège ; 3° son degré de mobilité ;
4° sa nature.

1° VOLUME DE LA TUMEUR. — On peut ériger en règle absolue que
la tumeur est toujours, en réalité, beaucoup plus grosse qu'on ne
l'avait supposé à l'examen, même lorsque l'exploration a été faite pendant l'anesthésie ; cette observation a été signalée par tous les chirurgiens avec Courvoisier, Czerny, Kilajewski, Richter, etc.

2° SIÈGE DE LA TUMEUR. — On se rappellera que le pylore est presque sur la ligne médiane et que ses tumeurs sont accessibles au-dessous de l'ombilic ; dès que la tuméfaction fait saillie à gauche, du
côté de l'hypocondre ou des côtes, on peut être assuré que les faces
de l'estomac sont envahies, mais là, c'est l'étude clinique qui fournit
les renseignements les plus précieux, les signes de sténose caractérisant les tumeurs pyloriques. Rappelons que les insufflations d'air
permettent de reconnaître les tumeurs de la face postérieure.

3° MOBILITÉ DE LA TUMEUR. — Pour peu que la maladie soit caractérisée, la tumeur adhère aux organes voisins, au foie, au côlon, au

pancréas surtout ; c'est au point que, naguère encore, on se demandait s'il existe jamais des cancers du pylore *réellement* mobiles, sur les parties profondes. En étudiant le relevé de 300 observations, j'ai constaté que 11 fois seulement la tumeur a été trouvée mobile après la laparotomie. Cependant, il n'est pas rare, à l'examen du malade, de croire la tumeur « mobile », « très mobile », « d'une mobilité extrême », pour employer les diverses expressions des auteurs ; mais une fois la cavité abdominale ouverte, on n'est pas peu surpris de voir cette extrême mobilité changée en extrême adhérence ; la vérité est que, pour les tumeurs volumineuses, le pylore est d'ordinaire soudé à des ganglions rétro-gastriques dégénérés, à la colonne vertébrale et à tous les organes du voisinage ; on ne saurait donc trop répéter que la mobilité appréciée par la palpation n'a aucune valeur diagnostique. Sociu a beaucoup insisté sur l'importance de la mobilité dans le sens vertical, mobilité de haut en bas qui indique formellement, d'après lui, que la tumeur n'adhère pas au pancréas ; mais j'ai multiplié les observations qui démontrent que ce symptôme n'a aucune signification (*loc. cit*, p. 91).

En somme, il n'y a qu'un moyen vraiment sûr, c'est la *laparotomie exploratrice*.

L'insufflation de l'air dans l'estomac permet de diagnostiquer les adhérences du pylore au pancréas, car, en pareil cas, le pylore, au lieu de se déplacer, reste immobile avec sa tumeur ; mais on ne peut pas conclure à la mobilité de la tumeur de ce que le pylore se déplace ou semble se déplacer pendant l'insufflation ; car il peut alors adhérer à des organes mobiles eux-mêmes, comme le foie ou le côlon, etc.

4° NATURE DE LA TUMEUR. — Jusqu'à ces derniers temps, même après la laparotomie, la main sur l'estomac, on a fait des erreurs d'interprétation ; certains ulcères anciens s'entourent d'une zone hyperplasique si épaisse et si dure qu'on les a pris pour des épithéliomas. Billroth, Hahn, Fritzche, Kussmaul, Salzer, Ortmann, Southam et, tout récemment, Chaput en ont cité des exemples. Ces tumeurs hypertrophiques sous-ulcéreuses peuvent acquérir le volume d'un œuf de poule (Fritzche), d'une pomme (Hahn).

Un enfant de quinze ans, opéré de pylorectomie par Goldenhorn et Bolatschewski, avait, sur le pylore, « une tumeur dure, mobile, grosse comme une pomme », avec « plusieurs ganglions épiploïques engorgés ». Le malade guérit, et l'examen de l'anneau duodéno-stomacal enlevé montra que le pylore était le siège d'un ulcère ancien cicatrisé.

En résumé, de tout ce qui précède, il résulte que le diagnostic est souvent impossible et que, lorsqu'il est fait, tous les moyens d'investigation connus sont insuffisants pour donner des renseignements utiles pour l'intervention chirurgicale. La conclusion est facile à deviner ; il faut user dans une large mesure de la laparotomie exploratrice et, pour ce faire, c'est au chirurgien à démontrer que cette opération, pratiquée proprement, est d'une bénignité absolue. Si le médecin est convaincu, il se décidera à nous amener de bonne heure des malades qui bénéficieront d'une intervention précoce.

Traitement. — J'ai la satisfaction d'avoir rapporté de l'étranger une opération d'origine française, la *pylorectomie*, et d'avoir contribué à acclimater chez nous la gastro-entérostomie, une des plus brillantes conceptions de la chirurgie moderne. Ce qui a retardé, en France, la vulgarisation rapide de ces opérations, c'est que, au début, elles n'ont porté que sur des cancéreux arrivés au dernier degré de la cachexie et de l'émaciation. Les résultats de la pylorectomie, dans ces fâcheuses conditions, n'étaient guère encourageants ; la mortalité opératoire a diminué de jour en jour ; elle était de 80 p. 100 quand Le Fort écrivait : « Je regarde la résection de l'estomac cancéreux, comme une détestable opération que je repousse énergiquement. » En 1882, elle était de 71,43 p. 100 et, en 1892, la totalité des cas publiés ne donnait plus que 57,71 p. 100 de léthalité. La proportion n'a cessé de diminuer depuis, mais elle sera toujours relativement élevée (entre 40 et 50 p. 100) en raison de l'état des malades auxquels elle s'adresse. On n'arrivera à un pourcentage satisfaisant que lorsqu'on se résignera à ne pratiquer la gastrectomie que sur des indications bien précisées.

1° **Indications de la gastrectomie.** — Cette *opération de Péan* mérite-t-elle le nom de cure radicale par opposition à la gastro-entérostomie considérée comme une simple opération palliative ; en d'autres termes, faut-il mettre en parallèle ces deux opérations en regardant la première comme « une cure radicale » ? Je n'ai rien à changer, sur ce point, à ce que j'écrivais en 1892 (p. 76) : « Il n'y a pas d'opération curative contre le cancer de l'estomac... Pour un cancer du sein, de la lèvre ou de la langue, le chirurgien peut être consulté à une période très rapprochée du début du mal. Il a la tumeur dans la main, sous les yeux ; il peut en apprécier d'emblée le volume et les connexions ; il explore aisément les départements ganglionnaires correspondants ; il a presque toujours, en somme, la possibilité de faire une opération précoce ; de plus l'opération est d'une bénignité absolue dans tous les cas de cancers accessibles que j'ai choisis comme exemples ; dans ces termes-là, on conçoit, à la rigueur, que l'opération précoce et large, puisse être curative. »

Rien de pareil pour le cancer de l'estomac.

La tendance actuelle est d'opérer de très bonne heure et de se placer, par conséquent, dans les conditions favorables que j'indique dans les lignes précédentes. Il est certain que si la tumeur est petite, mobile, unique, sans retentissement ganglionnaire, sans semis péritonéal, c'est la gastrectomie qui est l'opération de choix ; mais il faut se garder de prendre un parti ferme avant d'avoir constaté, *de visu*, l'état des organes. Je connais nombre d'insuccès dus à ce que le chirurgien s'est laissé aller à faire une gastrectomie résolue d'avance, alors que la laparotomie décelait des adhérences ou une étendue telle de la tumeur que la gastro-entérostomie seule était indiquée.

Ce qui, le ventre ouvert, contre-indique le plus formellement la gastrectomie, c'est : 1° la *généralisation aux organes voisins ou au péritoine*, 2° les *adhérences étendues et solides*.

Quand une de ces deux éventualités se présente, c'est folie de s'acharner à enlever les parties malades ; mais, je souligne le fait, ce n'est pas l'étendue du cancer sur l'estomac qui arrête le chirurgien, car on peut enlever ce viscère en totalité à condition qu'il ne soit pas trop adhérent. Nous verrons plus loin qu'on peut, à la rigueur, extirper l'estomac en entier, même s'il est physiquement impossible de rapprocher le duodénum de l'extrémité cardiaque. Schlatter a dû suturer une anse jéjunale à l'œsophage et le malade a bien guéri. On fera donc, suivant le cas, une *gastrectomie en plaque* ou une *gastrectomie circonférencielle* que j'appelle aussi *gastrectomie annulaire* (Voy. plus loin, p. 458). Plusieurs statistiques personnelles sont très encourageantes ; pour n'en citer qu'une, Kocher (1), sur douze malades, opérés par son procédé (pylorectomie combinée à la gastro-entérostomie), ne compte qu'une mort opératoire ; il avait été obligé, dans ce cas, de lier l'artère hépatique et le malade succomba à une nécrose du foie. Pour les onze autres, il n'y avait, huit mois après, qu'un cas de récidive locale et un cas de cancer du rectum. Terrier et ses élèves ont de la tendance à poursuivre par l'ablation même les cancers de l'estomac qui ne s'accompagnent pas d'accidents de sténose. Je n'ai aucun enthousiasme à enlever sur une des faces de l'estomac, un noyau cancéreux accessible à la palpation, mais qui ne donne aucun accident fonctionnel ; c'est, en vérité, faire subir au malade une opération, grave quoi qu'on dise, sans aucune chance de cure radicale, l'opéré restant cancéreux, après comme avant l'opération. Aussi, mes tendances sont inverses, et, pour peu qu'il y ait des envahissements ganglionnaires locaux ou à distance, pour peu que les adhérences me paraissent devoir compliquer notablement l'ablation, c'est à la gastro-entérostomie que je donne la préférence.

2° Indications de la gastro-entérostomie. — Elle est indiquée toutes les fois qu'on ne peut pas, pour une des raisons citées plus haut, pratiquer la gastrectomie. Elle n'a absolument qu'une contre-indication, c'est l'impossibilité qu'il y a parfois à trouver sur les faces de l'estomac une région indemne.

Lorsque le cancer a envahi la totalité de l'organe, comme je l'ai observé deux fois, il n'y a absolument qu'à refermer l'abdomen. En dehors de ces cas exceptionnels, l'opération de Wolfler reste une

(1) KOCHER, *Deutsche med. Wochenschr.*, 1893.

opération palliative merveilleuse. Comme pour la gastrectomie, la mortalité de la gastro-entérostomie tend sans cesse à décroître, d'abord parce qu'on fait des opérations plus précoces et parce que la technique se perfectionne de jour en jour.

En 1887, Rockwitz trouvait une mortalité de 64 p. 100 qui, plus tard, tomba à la clinique de Lücke à 12 p. 100. Dreydorff, en 1894, trouve 43 p. 100 de mortalité sur 215 observations. Ces statistiques, prises en masse, ne signifient rien; je l'ai surabondamment démontré ailleurs (1). Avec l'habitude qu'on a maintenant des anastomoses viscérales, ces opérations qui, il y a quelques années encore, demandaient une heure et demie et même deux heures d'anesthésie, se font couramment en trente ou quarante minutes, même quand on y joint une duodéno-jéjunostomie complémentaire. Actuellement, la mortalité de la gastro-entérostomie ne dépasse pas 20 p. 100.

Quant à dire la durée de la survie, c'est vraiment impossible. On cite quelques opérés qui ont vécu des années; Billroth, Hahn en ont eu qui ont vécu cinq ans. Un malade de Lücke mourut au bout de trois ans de cachexie cancéreuse, mais on peut se demander, avec Hahn, si la tumeur de son opéré n'était pas un de ces ulcères avec hypertrophie des parois; d'autant plus qu'après avoir engraissé de 54 livres il mourut d'apoplexie et l'autopsie ne fut pas faite. En réalité, chez les cancéreux, le relevé de Dreydorff, qui porte sur 183 gastro-entérostomies, dont 113 guérisons, accuse une moyenne de sept mois de survie. Ce chiffre est peut-être un peu faible pour la pratique actuelle, car le calcul de Dreydorff est faussé par ce fait que, maintenant, il n'y aurait plus 70 morts, mais à peine 40 sur ces 183 opérés. D'ailleurs, la question est presque secondaire en l'espèce; ce qu'il faut savoir, c'est que le résultat palliatif est de premier ordre: les malades mangent, digèrent, engraissent et ne souffrent plus; le moral se relève; et quand la mort survient, elle n'est pas précédée des atroces douleurs de l'obstruction pylorique et des terribles angoisses de l'inanition. C'est assurément une intervention aussi légitime que l'anus iliaque dans le cancer du rectum ou la trachéotomie dans le cancer du larynx; les résultats palliatifs en sont supérieurs, en ce sens qu'ils sont complets et qu'il ne reste pas une infirmité apparente, rappelant sans cesse au malade qu'il n'est pas guéri, et frappant sans cesse son moral.

III. — AFFECTIONS NON CANCÉREUSES DE L'ESTOMAC ET DU DUODÉNUM.

La chirurgie tend à prendre une importance de plus en plus grande dans le traitement des maladies non cancéreuses de l'estomac. Jusqu'à

---

(1) A. GUINARD, Traitement chirurgical du cancer de l'estomac, p. 109.

nouvel ordre, elle ne s'adresse utilement qu'à trois symptômes, qui peuvent se rencontrer dans des maladies variées : ce sont : 1° les *vomissements incessants* ; 2° les *hémorragies répétées* ; 3° la *dilatation de l'estomac*.

1° Vomissements incessants. — Tout individu qui a des phénomènes de stase alimentaire dans l'estomac, avec des vomissements fréquents, se renouvelant sans cesse pendant des semaines ou des mois est justiciable de la laparotomie exploratrice.

Il est bien entendu que pour ces vomissements, comme pour les hématémèses et la dilatation de l'estomac, tous les traitements médicaux seront d'abord mis en œuvre ; avec les nouvelles données pathogéniques, la thérapeutique est devenue plus rationnelle et guérit souvent sans faire appel au bistouri ; mais, pour peu que les accidents se prolongent, pour peu que la cachexie par inanition progressive commence à apparaître, il n'y a pas à hésiter ; et si, par bonheur, ce n'est pas un cancer qui est en cause, la chirurgie donnera, à coup sûr, un merveilleux résultat.

Les vomissements prolongés et incoercibles constituent une indication formelle et impérieuse d'intervenir : ils sont dus, le plus souvent, en dehors du cancer, à un obstacle pylorique tenant, soit à un *rétrécissement cicatriciel*, soit à un *rétrécissement spasmodique*. Je ne parle pas des rétrécissements pyloriques de cause extrinsèque, dus à des compressions par des tumeurs du voisinage, comme un anévrisme, une tumeur ganglionnaire, ou par une bride fibreuse et des adhérences vicieuses ; ces phénomènes de compression peuvent s'exercer aussi bien sur le duodénum que sur le pylore et le résultat est le même, avec cette nuance que si la striction siège au-dessous de l'ampoule de Vater, la bile reflue dans l'estomac. Ces cas exceptionnels comportent d'ailleurs les mêmes indications opératoires que les *rétrécissements intrinsèques* du pylore. Ces derniers sont causés, le plus souvent, par l'ulcère rond de la région pylorique : cette affection agit de deux façons : soit directement par la gêne qu'elle apporte au fonctionnement du pylore, soit par la cicatrice qui suit sa guérison et, dans ce dernier cas, le malade est guéri de l'ulcération et ne souffre plus que du rétrécissement fibreux progressif qui lui succède.

En dehors de l'*ulcère rond*, des ulcérations de toute nature peuvent amener les mêmes résultats : telles les *ulcérations tuberculeuses* citées, *de visu*, par Mathieu (1), telles encore celles qui sont produites par l'*ingestion d'un liquide caustique*.

On pouvait autrefois se demander comment un caustique avalé peut ulcérer le pylore en laissant intacts les faces et le grand cul-de-sac de l'estomac ; mais, ne sait-ou pas que, normalement, les liquides arrivent directement du cardia au pylore en longeant la petite cour-

---

(1) Mathieu, *Traité de médecine* de Charcot et Bouchard, t. III, p. 325.

bure, qui est à peu près verticale. La grosse tubérosité reste bien à gauche et l'action caustique a surtout son effet nocif sur la petite courbure et sur la muqueuse pylorique et prépylorique.

Reste le *rétrécissement spasmodique* du pylore, sur lequel Doyen et Carle (1) ont tant insisté avec juste raison après Kussmaul. Le spasme du muscle pylorique est sous la dépendance d'un ulcère des faces de l'estomac, ou parfois d'une fissure, d'une érosion à peine perceptible de la muqueuse gastrique. C'est une contracture réflexe analogue à la sphinctéralgie de la fissure à l'anus et de tous points comparable à cette affection. La stase alimentaire et la gastrosuccorrhée succèdent à ce spasme, qui amène à la longue une dilatation parfois considérable du viscère.

Mais en dehors de ces hyperchlorhydries avec sucorrhée et dilatation gastrique, il est des estomacs dont la musculeuse ne se laisse pas forcer; chez une malade de Hartmann (2) il n'y avait ni dilatation, ni stase et c'était une anachlorhydrique ; mais le pylore ne fonctionnant pas, l'estomac se vidait par le vomissement. C'est encore là le vomissement seul, symptomatique d'une dyspepsie rebelle à la médecine, qui met le bistouri à la main.

Pour tous ces cas-là, pour tous ces rétrécissements fibreux, ulcéreux, cicatriciels, spasmodiques, réflexes ou dyspeptiques, lorsque le traitement médical approprié reste infructueux, c'est à la chirurgie d'intervenir. Et là, il n'y a pas de doute possible, c'est la gastro-entérostomie qui est l'opération de choix, opération héroïque et vraiment idéale. La pyloroplastie ou la dilatation digitale du pylore ont aussi donné de beaux résultats, mais ne sauraient être comparées à la gastro-entérostomie qui répond à tous les cas, quelle que soit la cause. Et la mortalité de cette opération appliquée aux affections non cancéreuses n'atteint certainement pas le chiffre de 20 p. 100.

2° HÉMATÉMÈSES RÉPÉTÉES. — L'intervention chirurgicale est ici toute d'actualité. Dieulafoy a posé nettement la question à l'Académie de médecine (3). En mettant à part le cancer, les hémorragies gastriques proviennent : 1° d'un *ulcère gastrique* ; 2° d'une *exulceratio simplex*, pour employer l'expression de Dieulafoy.

Fournier a insisté sur l'origine syphilitique de certaines de ces ulcérations. Cela pour bien marquer que le traitement médical ne doit pas être négligé. Et de fait, même en dehors de la syphilis, enrayée par le traitement spécifique, on a guéri souvent des malades atteints d'hématémèses répétées, par le repos, l'immobilité, la glace, la ligature à la racine des quatre membres, etc.

Marion (4) n'a pu réunir que 7 cas d'hématémèses, pour lesquels

(1) CARLE et FANTINO, *Sem. méd.* Paris, 1897, p. 269.
(2) HARTMANN, *Soc. de chir.*, 26 décembre 1897, p. 820.
(3) DIEULAFOY, *Acad. de méd.*, 25 janvier 1898.
(4) MARION, thèse de Paris, 1897.

on est intervenu directement sur l'ulcère, après avoir ouvert l'estomac. Dieulafoy (loc. cit.) a rapporté le beau succès de Cazin, un fait de Michaux (1), 2 cas de G. Luys et de Lépine et Bret. Ajoutons enfin une observation de Kürte (2), deux de Tuffier et une de Hartmann ; nous arrivons au total de 11 avec une mortalité de plus de 2 sur 3.

Malgré ce résultat, qui paraît peu encourageant, on ne saurait plus désormais laisser un malade mourir d'hémorragie gastrique sans faire une laparotomie. Mais il ne faut pas croire qu'il soit facile de trouver le point de départ de l'hémorragie, surtout quand elle est due à l'*exulceratio simplex* de Dieulafoy. Ce sont des érosions en coup d'ongle, à peine perceptibles. Michaux dut refermer l'estomac sans avoir rien trouvé et ce n'est qu'à l'autopsie, cinq jours après, qu'il découvrit « comme perdue dans les plis de la muqueuse, une petite érosion cupuliforme, traversée par une artériole béante, à demi-sectionnée ». Chez la malade de Hartmann les hémorragies tenaient « à une simple érosion en coup d'ongle qui fut assez difficile à trouver *sur la table d'autopsie* ».

Ce sont ces petites érosions qui donnent lieu aux hématémèses les plus graves, et cela sans que le malade ait le moindre passé gastrique : elles sont latentes jusqu'au jour où une artériole est sectionnée et saigne abondamment. L'intervention sera toujours d'une gravité extrême : elle est cependant rationnelle et voici comment Dieulafoy pose les indications : « En face d'un malade chez lequel on a toute raison pour supposer l'existence de l'*ulcus simplex* ou de l'*exulceratio simplex*, que la lésion soit avérée ou latente, du moment que ce malade est pris d'une de ces hématémèses qui lui a fait perdre d'un coup un demi-litre ou un litre de sang (sans compter le mélæna), et à plus forte raison, si cette grande hématémèse se répète une deuxième, une troisième fois à brève échéance, il n'y a pas un instant à perdre, il faut opérer. Dans les autres cas, l'opération n'est pas urgente. »

L'opération de choix est d'abord l'incision exploratrice de l'estomac (Voy. la technique, p. 461) avec le traitement de l'ulcère saignant si on le trouve : mais j'insiste sur ce fait qu'il faut *toujours* terminer par une gastro-entérostomie, qui aura pour effet de mettre l'estomac au repos complet et d'amener la cure de l'ulcère en arrêtant son évolution. Même, si, par l'exploration minutieuse et large de la surface interne de l'estomac, on n'a rien découvert, on pratiquera *dans tous les cas* une gastro-entérostomie, contre l'ulcère, *qui existe, bien qu'on ne l'ait pas vu.* Cette gastro-entérostomie aura en outre pour effet d'empêcher qu'un autre ulcère ne se développe ultérieurement, comme on l'a vu plusieurs fois après la guérison du premier.

(1) Michaux, Les pièces ont été présentées à la Soc. anat. en décembre 1897.
(2) Körte, Centralblatt für Chir., 1897, p. 77.

3° DILATATION DE L'ESTOMAC. — Il n'est pas question de la dilatation de cause mécanique par rétrécissement fibreux du pylore, qui s'accompagne de vomissements répétés et qui par conséquent rentre dans la catégorie des faits décrits plus haut. Je parle de la *dilatation protopathique*, suivant la conception de Bouchard et ses élèves : cette dilatation est produite par la stase alimentaire et les fermentations secondaires dues à l'hyper ou à l'hypochlorhydrie. Mais s'il n'y a pas à l'origine une lésion qui cause l'hypersécrétion de la muqueuse, il faut admettre avec Bouveret que ce sont des modifications fonctionnelles et secondairement structurales qui amènent la gastrosuccorrhée (1).

Ce qui a contribué à embrouiller la question, c'est qu'on a donné le nom de syndrome ou de maladie de Reichman à des maladies diverses, à des états variés qui se sont constitués par des processus de plusieurs sortes. On peut, à l'exemple de Linossier (2), classer en quatre groupes les divers types suivants qu'on étiquette indifféremment sous le nom du médecin de Varsovie :

a) Gastrosuccorrhée primitive sans sténose pylorique ; *b*) gastrosuccorrhée primitive avec sténose pylorique spasmodique consécutive ; *c*) gastrosuccorrhée primitive avec ulcère et sténose pylorique anatomique consécutive ; *d*) gastrosuccorrhée par rétention, consécutive à une sténose pylorique.

La gastro-entérostomie a été conseillée en pareil cas par Baudouin, Maurice Jeannel, etc. Au début c'était une opération encore trop grave et on s'explique que l'indication n'ait pas paru suffisante à nombre de bons esprits et que ce mode de traitement de la dilatation de l'estomac ait rencontré une véritable résistance. Actuellement, la gastro-entérostomie n'est plus une intervention dont la gravité puisse éloigner quand il s'agit de ces dilatés à peu près incurables et voués, suivant l'expression de Mathieu, à des manifestations de tout genre et à « une iliade de maux ».

Je ne cite que pour mention le *plissement de l'estomac* destiné à diminuer la capacité de l'organe. Le vrai moyen d'obtenir ce résultat c'est de supprimer l'obstacle pylorique de quelque nature qu'il soit, et la stase alimentaire avec ou sans gastrosuccorrhée ; la dilatation de l'estomac ne donne des accidents que par suite de la stase et des fermentations consécutives : faites un large abouchement gastrojéjunal et la stase disparaît ainsi que tous les accidents, bien que la dilatation persiste.

TECHNIQUE DE LA CHIRURGIE DE L'ESTOMAC.

Après avoir décrit plus haut les indications et les contre-indications des diverses opérations qui se pratiquent sur l'estomac, nous avons

(1) L. BOUVERET, Traité des maladies de l'estomac. Paris, 1893, p. 140.
(2) LINOSSIER, *Sem. méd.*, 16 février 1898, p. 67.

à préciser la technique de ces opérations en insistant sur les deux plus importantes : 1° la *gastro-entérostomie*; 2° la *gastrectomie*. Dans un troisième groupe nous parlerons des *opérations diverses* que, par nécessité ou de parti pris, on peut être appelé à pratiquer sur l'estomac : pyloroplastie, gastroplastie, etc.

I. Gastro-entérostomie. — Pour toutes les anastomoses viscérales, qu'il s'agisse de gastro-jéjunostomie, d'entéro-anastomose, d'anastomose entéro-colique, de cholécystentérostomie, on peut employer le procédé des sutures, ou le procédé du bouton. Le premier se subdivise en deux sous-procédés distincts; dans l'un on ouvre immédiatement les deux viscères à anastomoser et dans le second, on se borne à leur faire subir un traitement qui amènera la mortification ultérieure des segments entourés de sutures et l'élimination des escarres par les voies naturelles dans les jours qui suivent l'opération. Étudions : A) la *gastro-entérostomie par le procédé des sutures*; B) la *gastro-entérostomie avec bouton*; C) la *gastro-entérostomie sans ouverture immédiate des viscères*.

A. *Gastro-entérostomie par le procédé des sutures*. — La gastro-entérostomie a pour but de mettre en communication l'estomac avec l'intestin ; on l'a appelée gastro-duodénostomie ou gastro-jéjunostomie, suivant que la bouche anastomotique porte sur le duodénum ou sur le jéjunum. De plus, on peut, comme l'a fait, le premier, Wœlfler, appliquer l'intestin sur la face antérieure de l'estomac ou bien, suivant le procédé de von Hacker, ouvrir la face postérieure de l'estomac et l'aboucher à une anse jéjunale amenée à son contact, au travers d'une perforation du mésocôlon transverse. On décrit donc une gastro-entérostomie antérieure, ou opération de Wœlfler, et une gastro-entérostomie postérieure, ou opération de von Hacker.

On est actuellement d'accord pour rejeter la gastro-duodénostomie, dans laquelle l'anastomose porte sur une région peu mobile et trop rapprochée du pylore, où siège habituellement l'obstacle; d'ailleurs, si, pour une indication spéciale, on se décidait à cette opération, la technique que nous allons décrire serait tout à fait suffisante.

Il n'en est pas de même pour la gastro-entérostomie postérieure de von Hacker, qui a gardé quelques fidèles. Comme certains détails de technique sont spéciaux à cette opération, nous en dirons un mot après la description de la gastro-entérostomie antérieure.

1° Gastro-entérostomie antérieure (procédé des sutures).

a. *Soins préopératoires*. — Il y a quelques années on discutait encore sur les avantages et les inconvénients des lavages répétés de l'estomac dans les jours qui précèdent l'opération. Billroth, au début, faisait de grandes irrigations à l'eau tiède et, plus tard, Schwartz et Terrier, après Lücke et Lauenstein, déclaraient indispensables les lavages préopératoires de l'estomac. Aujourd'hui, on s'en passe presque toujours; il est clair que c'était un leurre de

vouloir obtenir l'asepsie de la cavité gastrique. D'ailleurs le lavage
ne peut évacuer que les liquides, et j'avais été frappé depuis longtemps de la quantité de matières solides qu'on trouvait à l'ouverture
de l'estomac, malgré des lavages préopératoires répétés. Aussi, dès
mes premières gastro-entérostomies chez l'homme, c'est-à-dire dès
1892, j'ai fait construire, chez Aubry, un clamp à branches parallèles qui m'a toujours rendu les plus grands services; c'est cet instrument qui est représenté p. 446, où il est figuré en place, isolant
le segment de l'estomac E sur lequel se fera l'anastomose.

On peut aussi isoler une portion de l'estomac en se servant de deux
pinces à mors courbes ; dans les deux cas, on n'a plus à se préoccuper du contenu de l'estomac, qui ne vient, à aucun moment de l'opération, souiller la plaie.

Il ne faut pas oublier que les lavages répétés de l'estomac ne sont
pas toujours sans danger chez des sujets porteurs d'ulcérations épithéliales ou autres de la muqueuse gastrique; ils peuvent provoquer
de graves hémorragies.

En somme, on s'abstiendra des grandes irrigations de l'estomac
avant l'opération.

Pour les mêmes raisons, on a longtemps tenu les malades à la
diète liquide pendant plusieurs jours avant l'opération, et cette
précaution, comme la précédente, est devenue absolument inutile par
l'emploi judicieux des clamps avant d'ouvrir l'estomac.

b. *Anesthésie.* — Le choix d'un anesthésique pouvait prêter à
discussion quand l'opération durait une heure et demie et plus sur
des malades arrivés au dernier degré de la cachexie par inanition ;
mais, maintenant qu'en vingt minutes ou une demi-heure au plus,
on fait couramment une gastro-entérostomie, il n'y a plus lieu de modifier la pratique habituelle. Le meilleur anesthésique est celui qu'on
a le plus l'habitude de donner ; cependant, j'emploie toujours l'éther,
qui a, sur le chloroforme, l'avantage de ne pas déprimer le pouls, de
relever le cœur qui, chez ces opérés, a de la tendance à faiblir. Je
donne aussi la préférence à l'éther parce qu'il provoque moins souvent
que le chloroforme des vomissements ; les efforts de vomissements,
pendant l'opération, obligent le chirurgien à perdre du temps et
peuvent, s'ils surviennent plus tard, compromettre l'intégrité des sutures.

Quant à l'anesthésie locale par les injections de cocaïne préconisées par Reclus (1), on ne saurait en faire usage que dans des
cas exceptionnels où pour une raison quelconque, on redouterait
l'anesthésie générale. Il est certain que l'incision de la paroi abdominale est seule douloureuse ; mais, parfois, la recherche de la première anse du jéjunum est laborieuse ainsi que l'exploration de

(1) RECLUS, *Sem. méd.*, 25 janvier 1893.

l'estomac. Ces manœuvres ne laissent pas d'être douloureuses et, qui pis est, la contraction des muscles de la paroi abdominale les rendent plus difficiles et plus longues.

c. *Incision de la paroi abdominale.* — On a préconisé des tracés variés. Wœlfler, au début, incisait parallèlement au rebord costal. Actuellement, la laparotomie médiane est à peu près seule usitée. Ce qu'il faut avant tout, c'est se donner du jour pour explorer l'estomac, pour trouver facilement l'anse jéjunale et pour opérer à découvert, en dehors de la cavité abdominale. On se rappellera que dans la plupart des cas justiciables de la gastro-entérostomie, l'estomac est très dilaté ; il est donc inutile de commencer l'incision de la paroi à l'appendice xiphoïde ; c'est là une petite faute que commettent souvent les débutants ; on ne peut ainsi qu'être gêné par le lobe gauche du foie, qui obstrue le haut de la plaie ; c'est plutôt au-dessous de l'ombilic qu'on sera obligé d'agrandir l'incision. En général, 12 à 15 centimètres de longueur suffisent, mais il ne faut pas hésiter à prolonger l'incision dans un sens ou dans l'autre et même à pratiquer une incision libératrice perpendiculaire à la première, si quelque indication particulière le commande.

d. *Recherche de l'anse jéjunale.* — Il est de première nécessité de choisir une anse située très près de la terminaison du duodénum. Bien que la statistique de Lücke, citée par Rockwitz, ait été, en 1887, une des premières vraiment satisfaisantes, elle portait sur des malades chez lesquels on avait anastomosé une anse prise au hasard ; il serait imprudent d'imiter cet exemple ; il faut donc trouver le plus tôt possible la première anse du jéjunum. De nombreuses erreurs ont été commises, en particulier par Angerer et Obalinski (1). Ce dernier sutura le cæcum à l'estomac !

Dans certains cas, cette recherche est plus malaisée qu'on ne saurait le croire ; j'ai fait treize gastro-entérostomies sans éprouver la plus petite difficulté à trouver l'origine du jéjunum et, pour la quatorzième, cette recherche, que j'annonçais facile aux assistants, fut des plus laborieuses.

Nothnagel (2) conseille de prendre une anse au hasard et de la toucher avec un grain de sel ; l'excitation locale provoque des mouvements antipéristaltiques qui indiquent le sens dans lequel il faut dévider l'intestin pour arriver au duodénum. Ce procédé n'est pas seulement enfantin, il est infidèle, si l'on en croit les observations de Lücke, Lauenstein, etc.

Le plus simple et le plus expéditif est de se placer à la droite de l'opéré (position de choix) et d'introduire la main droite dans le ventre, après avoir soulevé l'épiploon, le côlon transverse et l'estomac

---

(1) Obalinski, *Centralblatt für Chir.*, 1891, p. 426.
(2) Nothnagel, Cité dans un très important mémoire de Rockwitz à la clinique de Strasbourg, 1887.

dilaté ; à gauche du mésentère on reconnaît le rein gauche et, sur la colonne vertébrale, la main saisit à ce niveau l'anse *qui lui semble adhérente* ; cette manœuvre s'exécute en quelques secondes, sauf difficultés exceptionnelles, et l'on est sûr qu'on tient bien la première anse jéjunale lorsqu'en exerçant des tractions de bas en haut, on sent qu'elle est fixée solidement au rachis. Je me borne à citer cette manière d'agir qui m'a toujours réussi, sauf une fois ; mais chaque chirurgien a un tour de main qui lui est propre et le meilleur est assurément celui dont on a l'habitude de se servir.

Wilhelm (1) et Adam, (de Nancy) Czerny et Rindfleisch, etc., décrivent des procédés qui diffèrent peu de celui que je viens de préconiser.

e. *Abouchement des deux viscères.* — On place sur l'anse choisie deux pinces ayant beaucoup de bande, avec les mors garnis de caoutchouc ; elles sont situées à quinze centimètres environ l'une de l'autre

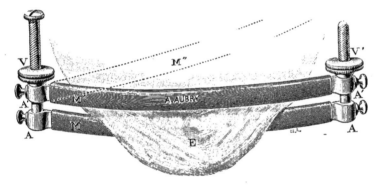

Fig. 27. — Clamp à branches parallèles (Guinard).

et isolent le segment sur lequel on va opérer ; on peut de même avec deux pinces courbes, isoler un cul-de-sac de l'estomac, mais je recommande d'user à cet effet du clamp figuré plus haut (fig. 27) qui m'a été construit par Aubry.

Les mors, garnis de caoutchouc, en sont parallèles, et la pression s'exerce uniformément sur toute leur étendue. Avec les pinces on a toujours une striction trop forte d'un côté alors que les mors dérapent par leur extrémité libre. Rien de pareil avec mon clamp, qui maintient parfaitement isolée, pendant la durée de l'opération, la portion de l'estomac (E) sur laquelle portera l'incision et cela sans pression exagérée en aucun point. Pour l'enlever, il suffit de dévisser les rondelles V, V' et de dégager le pivot ; la branche M' n'étant plus solidaire de la branche M, on retire très facilement l'instrument ; on a fait l'inverse pour le mettre en place comme dans la figure 27.

(1) WILHELM, De la gastro-entérostomie, thèse de Nancy, 1893.

La bouche stomacale doit siéger à une bonne distance du néoplasme s'il s'agit d'un cancer. L'idéal est, dans tous les cas, de la faire le plus près possible de la grande courbure. On commence par fixer l'intestin non ouvert à un demi-centimètre environ de la grande courbure ; les fils séro-séreux sont passés sur l'intestin tout près de son attache mésentérique.

Ici commencent les discussions pour savoir à quel point donner la préférence ; point séparé à la Lembert, surjet continu, surjet avec point d'arrêt, etc. Le fait a son importance car, ainsi que j'ai coutume de le dire familièrement, la vie de l'opéré tient à un fil. Faisons donc les sutures auxquelles nous sommes le plus habitués. Les points de Lembert demandent plus de temps et un aide plus expérimenté. Le surjet continu avec arrêts, au bout de quatre coups d'aiguille, est de beaucoup le plus expéditif; c'est à ce mode de suture que j'ai presque toujours recours. Il faut seulement avoir soin, en serrant le surjet, de ne pas « tendre de loin », pour éviter de déchirer la séreuse.

Pour ces sutures, c'est toujours de la soie fine qu'il faut employer.

Ce premier surjet accole le bord mésentérique de l'intestin à la face antérieure de la grande courbure, le plus près possible du bord de l'estomac.

Un deuxième surjet séro-séreux placé à un demi-centimètre au devant du premier et parallèlement, accole les deux viscères suivant une surface et non suivant une ligne.

On procède alors à l'ouverture des viscères. L'incision porte sur la séreuse à un demi-centimètre environ au devant du second surjet.

Faut-il user du bistouri, du thermocautère, ou inciser en deux temps comme faisaient Michaux, Doyen, etc., qui ne sectionnaient que la muqueuse au thermocautère !

Toutes ces discussions sont maintenant oiseuses, ainsi que celles qui portent sur le point de savoir s'il faut ouvrir l'estomac avant l'intestin ou inversement.

Ce que je peux affirmer c'est que l'incision avec le thermocautère est parfaite : la section est nette comme au bistouri et ne s'accompagne d'aucune trace d'hémorragie.

On commence indifféremment par l'estomac ou par l'intestin en prenant garde que l'orifice ait bien sur les deux viscères la même longueur, environ 6 centimètres. On ne craindra pas de le faire grand, en observant que les surjets séro-séreux, préalablement faits, doivent dépasser d'un demi-centimètre environ chaque extrémité de l'incision.

Après avoir avec de petits tampons asséché la cavité du segment intestinal et du segment stomacal isolés entre les pinces à mors caoutchoutés, on réunit rapidement par un surjet à la soie la muqueuse de l'estomac à la muqueuse correspondante de l'intestin, et on continue hardiment cette suture sur tout le pourtour de la nouvelle bouche, après avoir commencé à une des extrémités de l'ouverture. Un surjet séro-séreux à la soie fixe ensuite la demi-circonférence antérieure de l'orifice intestinal à la demi-circonférence antérieure de l'orifice stomacal au devant du surjet muco-muqueux.

Cela fait, il reste à compléter l'adossement des séreuses par un surjet nouveau placé à un demi-centimètre au devant du premier. Quelques points séparés, placés à distance de la nouvelle bouche, sont utiles pour soutenir l'anse jéjunale de chaque côté de l'ana-stomose et l'empêcher de tomber perpendiculairement à la courbure de l'estomac. On arrive ainsi à donner à l'anse anastomosée une courbure à large rayon très favorable au bon fonctionnement du nouvel orifice.

Un des gros écueils de la gastro-entérostomie est, précisément, d'assurer le passage facile des aliments de l'estomac dans le bout iléo-cæcal du jéjunum.

Presque tous les opérés qui ont succombé dans les jours qui suivent l'intervention, sont morts parce que le contenu de l'estomac passait dans le bout duodénal de l'anse anastomosée pour revenir, par le duodénum, dans l'estomac.

Les matières et la bile tournaient toujours dans le même cercle vicieux et, à l'autopsie, on trouvait le duodénum et le jéjunum, jusqu'à la nouvelle bouche stomacale, extrêmement distendus, alors que tout le reste de l'intestin grêle était vide et rétracté. L'opéré mourait avec des vomissements incoercibles, comme dans un véritable étranglement intestinal.

Pour éviter cet accident si grave, Wœlfler avait déjà conseillé, ainsi que Lücke et d'autres, de diriger de gauche à droite, c'est-à-dire dans le même sens que le pylore et la première portion du duodénum, la branche descendante du jéjunum. Depuis mes premières opéra-tions, je n'ai cessé d'insister sur l'importance qu'il y a à faire ce qu'on a appelé « le retournement de l'anse », « l'entre-croisement des jambes de l'anse ». Voici comment, en 1893, je m'exprimais dans un Mémoire lu à la Société de chirurgie (1) :

L'anse jéjunale ne doit pas être amenée directement sur la face antérieure de l'estomac, il faut la retourner de façon à ce que son extrémité iléo-cæcale soit fixée à l'angle pylorique de l'incision-stomacale; on comprendra l'utilité de cette manœuvre, si l'on veut se rappeler le sens dans lequel vont les mouvements péristaltiques des tuniques musculaires de l'estomac et de l'intestin. Ces mouve-ments se font du cardia au pylore et du duodénum au jéjunum et à l'iléon.

Pour se rapprocher le plus possible de la physiologie normale de la

_____

(1) A. GUINARD, *Bull. gén. de thérap.*, 13 juin 1894 p. 500.

circulation gastro-intestinale, il faut arriver à ce que les mouvements péristaltiques se continuent dans le même sens en passant par le pylore artificiel. Si l'on se borne à appliquer une anse intestinale directement au devant de l'estomac (fig. 28, A), les mouvements péristaltiques se font de droite à gauche, tandis que ceux de l'estomac ont lieu de gauche à droite, c'est-à-dire en sens inverse.

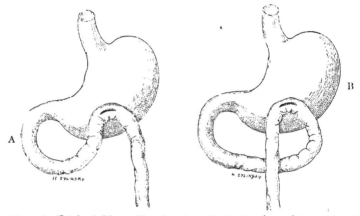

Fig. 28. — A, (Schéma). L'anse jéjunale est appliquée directement (ce qu'il ne faut jamais faire) ; — B, (Schéma). L'anse est retournée (ce qu'il faut toujours faire).

Si, au contraire, on a soin de tordre l'anse sur elle-même, de lui faire subir un mouvement tel que son bout périphérique ou iléo-cæcal se porte à droite, c'est-à-dire du côté du pylore, on obtient un canal gastro-jéjunal, dans lequel les mouvements péristaltiques se font uniformément de gauche à droite, ou mieux de haut en bas, aussi bien dans l'estomac que dans le jéjunum (fig. 28, B). Dans la gastro-entérostomie pratiquée sans cette technique, les aliments, venant du cardia, ont à franchir, pour pénétrer dans le bout inférieur de l'intestin, un véritable éperon formé par le bord gauche de la suture gastro-jéjunale. En admettant même que cette conception soit un peu théorique (puisqu'on a obtenu des guérisons parfaites sans avoir retourné l'anse), on doit absolument avoir recours à cette manœuvre, qui ne complique en rien l'opération; c'est d'ailleurs la pratique constante de Terrier, de Peyrot, Championnière, et on peut presque dire de tous ceux qui, comme moi, sont fidèles à la gastro-entérostomie antérieure.

Il reste ensuite à réduire les viscères et à suturer, comme à l'ordinaire, la paroi abdominale.

f. *Soins postopératoires.* — Je conseille de laisser pendant vingt-quatre heures le malade à une diète absolue aussi bien pour les liquides que pour les solides, je rejette surtout l'emploi du Champagne qui, en France surtout, sert indistinctement pour tous les opérés. Après les interventions sur l'estomac, ce vin, comme toutes les boissons gazeuses, est absolument contre-indiqué.

De grands lavements d'eau calmeront la soif ; des injections sous-cutanées de sérum relèveront les forces si c'est nécessaire, et, dès le second jour, on pourra commencer l'alimentation sans oublier, si les vomissements surviennent, qu'il suffit quelquefois, pour les faire cesser, de faire asseoir l'opéré, de changer sa position.

2° Gastro-entérostomie postérieure (procédé des sutures). — Si la gastro-entérostomie antérieure mérite le nom d'opération de Wœlfler, la postérieure mérite celui d'opération de von Hacker. Ce sont donc deux assistants de Billroth qui ont créé ces deux procédés : mais la meilleure part reste à Wœlfler qui a imaginé la méthode générale. Il s'agit ici d'aboucher une anse élevée du jéjunum à la face postérieure de l'estomac à travers une boutonnière pratiquée dans le mésocôlon transverse.

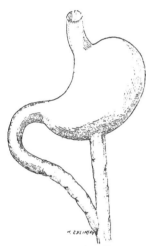

Fig. 29. — Procédé de Roux en Y ou transmésocôlique (schéma.)

La technique a été donnée par von Hacker en 1885 (1). Elle diffère notablement des opérations de Courvoisier (2), imitées au début par Terrier, Tuffier, Doyen, dans lesquelles on effondre le grand épiploon pour déchirer le mésocôlon transverse de haut en bas et attirer par cette brèche l'anse jéjunale.

Poucel (de Marseille) amène l'intestin à la paroi postérieure de l'estomac en réséquant l'épiploon au ras de ses insertions gastriques et côliques et en passant au devant du côlon (3).

Roux (4) (de Lausanne) sectionne le jéjunum et implante le bout inférieur sur la paroi postérieure de l'estomac à travers une brèche du mésocôlon, puis il fixe le bout duodénal par implantation latérale sur le jéjunum : c'est la gastro-entérostomie postérieure transmésocôlique en Y (fig. 29), que je considère actuellement comme le procédé de choix qui met le plus sûrement à l'abri des accidents de rétention et d'obstruction.

Je renvoie aux articles spéciaux pour les détails.

Tous ces procédés ne sont pas définitifs ; les chirurgiens évoluent sans cesse. Kocher, dans son livre récent, a changé sa technique. Disons que le point de départ de tous ces sous-procédés est l'opé-

(1) Von Hacker, Xᵉ Congrès allemand de chirurgie. Berlin, 1885.
(2) Courvoisier, Centralblatt für Chir., 1883, n° 40, p. 794.
(3) Poucel, Gaz. des hôp., 1896, n° 89, p. 891.
(4) Roux (de Lausanne), Revue de gynéc. et de chir. abdom., 1897, n° 1, p. 90.

ration de von Hacker; c'est d'ailleurs à celle-ci que les partisans de la voie postérieure ont surtout recours.

Rien de changé dans la technique pour ce qui concerne : *a*) les soins préopératoires ; *b*) l'anesthésie ; c) l'incision de la paroi ; *d*) la recherche de l'anse jéjunale; *f*) les soins postopératoires. Seul le mode d'*abouchement des deux viscères e*) doit nous arrêter.

Aussitôt l'anse jéjunale reconnue et repérée, on exerce une légère traction en avant sur le côlon transverse ; on voit alors le méso-côlon se tendre, et avec un instrument mousse on perfore cet écran séreux en évitant autant que possible les arcades vasculaires visibles. Le doigt agrandit la brèche séreuse et attire au travers la paroi postérieure de l'estomac et la grande courbure. On peut, sauf exception, amener ainsi l'estomac hors du ventre et glisser en arrière une compresse aseptique qui l'isole de la cavité abdominale.

L'anastomose se fait alors exactement comme dans la gastro-entérostomie antérieure, avec les mêmes précautions pour le retournement de l'anse, etc. La seule différence est que, avant de terminer, on fixera par une suture les bords de la brèche du mésocôlon à la paroi postérieure de l'estomac, tout autour de la bouche anastomotique. Il serait en effet dangereux de laisser là un orifice où pourrait s'engager et s'étrangler l'intestin.

B. *Gastro-entérostomie avec bouton.* — On peut employer diverses sortes de boutons pour faciliter les gastroanastomoses et en rendre l'exécution très rapide.

L'idée des anastomoses viscérales sans sutures appartient à Denans (1) (de Marseille). Collin a, dans sa collection d'instruments, le modèle du bouton qui a été construit en 1826, sur les indications de ce chirurgien. Depuis cette époque, nombre de tentatives ont été faites pour supprimer les sutures ou, tout au moins, en diminuer autant que possible le nombre. Senn, en 1887, employa des plaques d'os décalcifié absorbables (2); Dawbarn, en Amérique, se servit de plaques taillées dans une pomme de terre ; von Baracz, en Allemagne, prit des tranches de navet; Robinson des lames de caoutchouc ; Abbe des anneaux de catgut ; mais, c'est en 1892 que Murphy (de Chicago) décrivit le bouton qui a joui pendant quelques années d'une vogue extraordinaire. Ce bouton de Murphy a été introduit en Europe par Terrier, en 1894 (3).

Son succès fut si considérable que, en 1895, Duvivier put déjà réunir dans sa thèse 42 observations de gastro-entérostomies avec le bouton de Murphy. Très rapidement l'enthousiasme du début se

(1) DENANS, *Bull. de la Soc. de méd. de Marseille*, 1826, n° 1.

(2) Voir sur ce sujet la thèse de Magill, 1894, n° 211.

(3) Voir à ce sujet la thèse de TARDIF. Anastomoses viscérales sans sutures. Paris, 1894, n° 228 et la thèse de DUVIVIER, Gastro-entérostomie avec le bouton de Murphy. Paris, 1895.

refroidit et, au Congrès de chirurgie de Paris en 1896, une vive discussion s'engagea entre ce qu'on a appelé plaisamment « les boutonnistes et les suturistes ». Je crois bien que si un vote avait clos la discussion, la grande majorité des chirurgiens se serait déclarée en faveur des sutures.

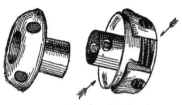

Fig. 30. — Bouton de Murphy.

Quoi qu'il en soit, voici comment il faut procéder pour l'application du bouton de Murphy. Pour la clarté de la description, supposons qu'il s'agit d'anastomoser deux anses intestinales ; la technique ne diffère en rien quand on veut faire communiquer l'estomac ou la vésicule biliaire avec l'intestin grêle.

Comme le montre la figure 30, l'instrument est constitué par deux pièces séparées, l'une mâle, l'autre femelle (fig. 30). La partie renflée de chaque pièce doit être fixée dans l'intérieur des deux viscères et l'anastomose se fait par l'engainement des deux cylindres qui sont maintenus en contact à l'aide de deux crochets montés sur ressort.

Une suture en bourse court circulairement autour de l'orifice viscéral, à un demi-centimètre environ de ses bords. On introduit la tête d'un des demi-boutons dans l'orifice et on serre solidement la suture qui fronce les lèvres de la boutonnière dans la rainure de l'appareil ; puis lorsqu'on en a fait autant pour l'autre demi-bouton, on articule les deux cylindres, en serrant jusqu'à ce qu'on sente nettement que les ressorts des crochets ont joué. Les deux figures 31 et 32 montrent bien les deux temps de l'opération. On termine généralement en faisant quelques points de sûreté séro-séreux autour de la bouche anastomotique.

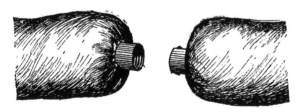

Fig. 31. — Emploi du bouton de Murphy.

L'opération ainsi conduite est extrêmement rapide. Czerny, qui l'a souvent pratiquée, lui donne à peine un quart d'heure de durée : Murphy parle de neuf minutes.

J'insiste sur un détail opératoire important quand on fait une entéroanastomose latérale ou une gastro-entérostomie ; il faut se rappeler que l'ouverture pratiquée aux deux viscères doit être très minime; il faut qu'elle paraisse trop petite pour qu'elle soit bonne; on est étonné que le volumineux chapeau du bouton puisse passer par un orifice aussi étroit.

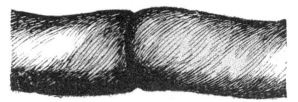

Fig. 32. — Opération de Murphy terminée.

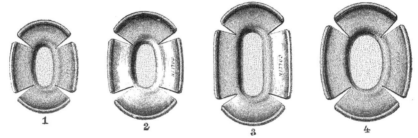

Fig. 33. — Bouton anastomotique de 1 à 4. — Les nos 1 à 3 sont destinés à la suture circulaire de l'intestin grêle ; le n° 4 à la suture circulaire du gros intestin.

On s'est ingénié à modifier le bouton de Murphy et, parmi tous les appareils proposés, je ne donnerai ici que la description de celui de Chaput (1). Ce chirurgien a fait construire cinq grandeurs d'anneaux (fig. 33, 34), qui ne présentent ni ressort ni crochet. Pour la gastro-entérostomie c'est le numéro 5 qu'il emploie. Vus de profil les bords de l'anneau ont la forme d'une gouttière circulaire, comme celle d'une poulie ; les bords de la gouttière sont renflés et mousses, et présentent quatre ou six incisures séparant des lames minces et flexibles.

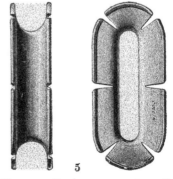

Fig. 34. — Bouton n° 5 vu de profil et de face.

Les figures 35, 36, 37, 38, dues à Chaput, s'appliquent à l'entéroanastomose, mais conviennent aussi bien à la gastro-entérostomie.

(1) Chaput, Thérapeutique chirurgicale: intestins, rectum, péritoine, 1896.

On commence, une fois les deux viscères ouverts, par surjeter les lèvres postérieures des deux incisions (fig. 35). On place ensuite la gorge du bouton à cheval sur ce surjet et l'on rabat le chef supérieur du fil dans la gorge antérieure, de façon à le nouer avec le chef inférieur tout au bas de la gouttière (chèfs A et B de la figure 35

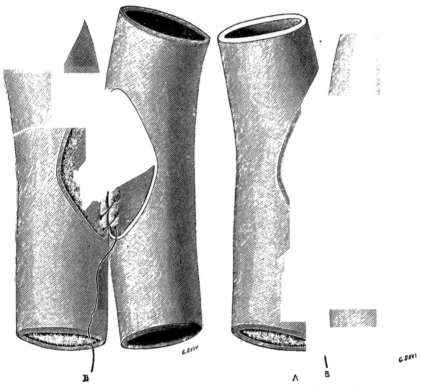

Fig. 35. — Exécution du surjet sur les lèvres postérieures de l'anastomose avec le fil AB (Chaput).

Fig. 36. — Le fil AB a été noué au fond de la gouttière. On a passé le fil CD dans la gorge postérieure de la gouttière.

et de la figure 36). Un second fil (C D de la figure 36) embrasse par son milieu la gorge postérieure du bouton et, avec son chef supérieur, C, on fait un surjet qui accole les lèvres antérieures des orifices des viscères au fond de la gorge antérieure du bouton. Quand ce surjet est terminé, on noue le chef C avec le chef D comme cela est représenté dans les figures 37 et 38.

Il suffit alors de serrer avec les doigts les lames flexibles des bords de la gouttière pour enfouir le surjet circulaire sous une bande séro-séreuse continue. La figure 39 montre sur une coupe l'aspect de l'anastomose terminée.

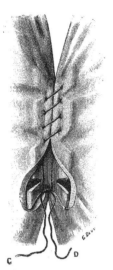

Fig. 37. — Le fil AB de la figure précédente a été omis intentionnellement; avec le chef C du fil CD on exécute un surjet sur les lèvres antérieures de l'anastomose.

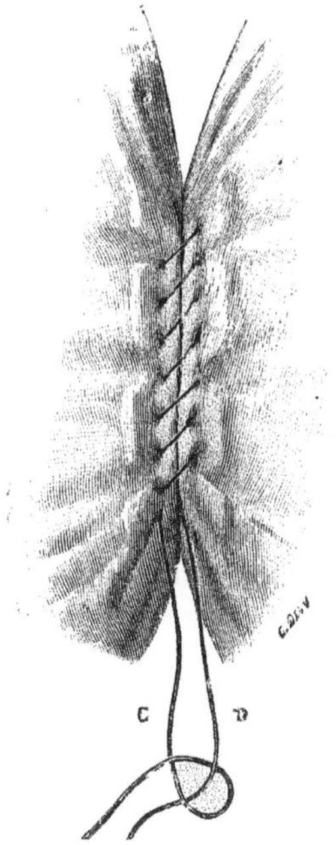

c. Gastro-entérostomie sans ouverture immédiate 'des viscères. —

Fig. 38. — Le surjet des lèvres antérieures exécuté avec le chef C du fil CD est terminé, on noue ensemble les chefs C et D.

C'est à Souligoux que revient tout le mérite de cette idée ; on a cherché à trouver à l'étranger les germes de cette conception originale ; mais je ne veux même pas citer de nom, tant la cause me paraît jugée. C'est bien un procédé propre à Souligoux.

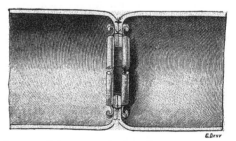

Fig.39.— Suture circulaire exécutée avec le bouton. Sur cette figure, la gouttière a été serrée.

Le but de ce procédé est d'aboucher estomac à intestin, intestin à intestin sans ouverture préalable de leurs cavités.

Pour arriver à ce résultat on détermine sur chacun des organes à anastomoser une plaque des phacèle. Les deux plaques sont adossées face à face par un surjet. Des adhérences péritonéales s'établissent : au bout de quarante-huit heures, les zones sphacélées tombent, la communication est établie.

L'instrumentation comprend les objets suivants :

1° Une pince très puissante, fabriquée par Collin sur les indications
de Souligoux ;

2° Une fine aiguille de Reverdin ;

3° Des fils de soie ;

4° De la potasse caustique solide.

La paroi abdominale ouverte, l'anse jéjunale trouvée, l'aide
aplatit cette anse et en présente le bord libre qui est introduit entre
les mors de la pince. L'opérateur serre celle-ci. Il peut employer à
cela toutes ses forces sans couper l'intestin. On sent et on entend les
tissus s'écraser ; les deux parois intestinales ainsi accolées deviennent tellement minces qu'elles sont transparentes ; l'intestin crie mais
ne se rompt pas. La pince enlevée, l'intestin, sous l'influence de ses
fibres musculaires et peut-être de son contenu, s'étale de lui-même
au niveau de la portion serrée.

Les mêmes manœuvres sont répétées sur l'estomac. Ici il est important que l'aide étale bien le pli formé sur l'estomac et qu'il évite,
au moment où s'exerce la pression, de laisser glisser la muqueuse.

On a ainsi déterminé sur les deux organes deux zones mortifiées où
les tissus écrasés ne tardent pas à prendre une coloration noirâtre.
Seul le péritoine a résisté et n'a pas été broyé.

Un surjet est commencé à 2 millimètres environ des surfaces
mortifiées et réunit leurs deux bords internes dans toute leur
étendue.

A ce moment, avec une pastille de potasse caustique solide on cau-
térise les surfaces broyées dans toute leur étendue. Elles prennent
une coloration noirâtre. Au fur et à mesure l'aide éponge la potasse
en excès qui, grâce à cette précaution, ne diffuse jamais. Il faut user
une pastille de potasse environ.

La cautérisation finie, le surjet est repris, réunissant les deux bords
externes, et, revenu à son point de départ, se termine par un nœud
fait avec les deux extrémités du fil. L'on vérifie la ligne de suture. Si
quelque point noir, coloré par la potasse, apparaît, il est enterré sous
un ou deux points de suture séparés. L'opération est terminée ; elle n'a
pas demandé plus de vingt minutes. Il ne reste qu'à fermer le ventre
par la suture de la paroi.

II. Gastrectomie. — Si on donne le nom de Wœlfler et de von
Hacker à la gastro-entérostomie antérieure et postérieure, c'est du
nom de Péan qu'on devrait désigner la gastrectomie.

C'est en effet Péan qui, le premier, en 1879, a pratiqué sur l'homme
la résection d'un pylore cancéreux. Et veut-on savoir l'état d'esprit
des chirurgiens à cette époque : Léon Le Fort s'exprimait ainsi
en 1877 (1).

« Lorsqu'on voulait, il y a une vingtaine d'années, se jouer de la

(1) Léon LE FORT, Man. de méd. opér. de Malgaigne, t. II, p. 420.

crédulité et de la naïveté d'un jeune camarade d'études, on lui racontait que tel chirurgien, connu pour ses excentricités opératoires, avait extirpé un pylore cancéreux.

« Dans un recueil des plus sérieux, les *Archiv von Langenbeck*, un chirurgien allemand, Gussenhauer, étudie sérieusement les procédés applicables à la résection partielle de l'estomac cancéreux. Jusqu'à présent, il n'a pratiqué la résection que sur des chiens. Mais la marche que suit depuis quelque temps la chirurgie d'outre-Rhin autorise à prévoir que l'expérience ne tardera pas à être faite sur des Allemands. »

On voit qu'à cette époque encore si près de nous, on était loin de se douter de l'avenir réservé à la chirurgie de l'estomac. C'était là l'expression des idées généralement admises, et on peut considérer cette page de Le Fort comme le reflet de l'opinion à peu près unanime de ce temps. Aussi, tandis que Péan trouvait à l'étranger de nombreux imitateurs, tandis que Billroth et ses assistants, tandis que Rydygier, Kocher, Czerny, Bardenheuer publiaient des observations de pylorectomie, les chirurgiens français s'abstenaient, et quand, en 1892, au retour d'un voyage en Autriche, je publiai mon livre sur ce sujet (1), je pus réunir 147 pylorectomies étrangères et seulement 6 pratiquées en France en comptant l'observation princeps de Péan. Neuf ans s'étaient écoulés entre les deux premières gastrectomies de Péan, sans que personne en France ait eu l'idée de suivre son exemple.

Mais tous ces faits n'ont plus qu'un intérêt historique.

Au point de vue de la technique, il faut distinguer les cas où on se borne à enlever une plaque, un noyau, une zone indurée située sur une des faces de l'estomac, et les cas où on excise en totalité un segment de l'estomac en laissant deux orifices béants — l'un du côté du pylore, l'autre du côté du cardia.

J'appelle cette dernière opération la *gastrectomie annulaire ou circonférentielle*, et la première *gastrectomie en plaque*.

A. *Gastrectomie en plaques.* — Tout ce qui concerne la préparation du malade, l'anesthésie, l'incision de la paroi sur la ligne blanche, ne diffère en rien de ce que j'ai dit pour la gastro-entérostomie.

Le point capital est de limiter le segment à exciser et de l'isoler avec des pinces caoutchoutées, pour éviter l'effusion des liquides stomacaux dans l'abdomen. Cela fait on se servira de préférence du thermocautère pour enlever largement toute la zone suspecte.

L'hémostase sera soignée et on terminera l'opération par un double surjet à la soie qui invagine les lèvres de l'ouverture dans l'intérieur de l'estomac. Le second surjet est, bien entendu, uniquement séro-séreux. Nombre de chirurgiens font cette excision avec le bistouri ou les ciseaux.

---

(1) Aimé GUINARD, Traitement chirurgical du cancer de l'estomac. Paris, 1892.

B. *Gastrectomie annulaire*. — La pylorectomie est une gastrectomie annulaire ou circonférentielle aussi bien que les opérations
dans lesquelles on enlève un segment annulaire de l'estomac au
niveau de la grosse tubérosité.

Toute la difficulté est de suturer, après la résection de l'anneau
dégénéré, l'extrémité duodénale à la surface de section supérieure de
l'estomac. Ces deux orifices sont de diamètre très différent. Il faut
rétrécir le plus grand pour le ramener aux dimensions de l'autre.

Pour cela, Rydygier réséquait sur la grande courbure un coin dont
la base regardait à droite, et en suturant les deux bords de ce
triangle l'un à l'autre, il rétrécissait à volonté l'ouverture stomacale.

Billroth, au contraire, suturait l'orifice de l'estomac en commençant
au niveau de la petite courbure ; il s'arrêtait quand il restait près de
la grande courbure une bouche proportionnée au diamètre de l'orifice duodénal. Il restait ainsi une raquette dont le surjet figurait le
manche.

La technique de la suture est toute simple : on peut aussi utiliser
les boutons.

Mais le plus souvent il est beaucoup plus pratique de fermer complètement le duodénum et l'estomac séparément au niveau des lignes
de section et de faire une anastomose gastro-jéjunale par un des
procédés indiqués plus haut.

C'est Billroth qui a le premier employé cette méthode avec succès.
C'est l'*opération de Billroth*, c'est-à-dire une gastro-entérostomie
suivie d'une pylorectomie ou inversement. Eiselsberg m'a montré à
Vienne dans le musée de Billroth une pièce enlevée par ce chirurgien
et constituée par la plus grande partie de l'estomac dégénéré. Quand
les lésions sont de telle étendue qu'on ne peut sans danger songer à
mettre les viscères bout à bout, force est bien d'en venir à l'opération
de Billroth.

On peut aller dans cette voie plus loin qu'on ne saurait le croire.
Une observation récente de Schlatter nous le montre.

Le 6 septembre 1897, en présence d'un cancer diffus qui avait
épaissi la totalité des parois de l'organe et s'étendait du cardia au
pylore, Schlatter sectionna le grand et le petit épiploon au ras des
courbures et réséqua la totalité de l'estomac, du cardia au pylore. Il
ferma totalement le duodénum en invaginant les lèvres de la section
et en les unissant par une double suture : puis, ramenant, par devant
le côlon transverse, une longue anse jéjunale (la première du jéjunum),
il put la fixer *à l'extrémité inférieure de l'œsophage* après l'avoir
incisée dans sa longueur sur une étendue de 1 cent. 1/2 (1). Quatre
mois après cette opération, la malade est en parfait état et se nourrit
surtout de lait.

(1) SCHLATTER, *Beiträge zur klin. Chir.*, Bd. XIX, p. 3 (anal. in *Sem. méd.*,
janv. 1898, p. 27).

Enfin, dans un troisième mode d'opérer, on peut fermer complètement l'estomac et aboucher l'orifice duodénal à la face postérieure de l'estomac : c'est l'*opération de Kocher*, vantée surtout chez nous par Hartmann.

On peut, en résumé, employer trois procédés pour rétablir le cours des matières après la pylorectomie :

1° *Suturer l'orifice duodénal à l'orifice gastrique rétréci, soit par en haut (Billroth), soit par en bas (Rydygier);*

2° *Fermer complètement le duodénum et l'estomac et pratiquer une gastro-jéjunostomie (Billroth) par le procédé de Wœlfler, de von Hacker ou de Roux;*

3° *Fermer complètement l'estomac et aboucher l'orifice duodénal à la paroi postérieure de l'estomac (Kocher).*

III. Opérations diverses. — Je classe sous ce titre quelques opérations qu'on peut être appelé à pratiquer dans certains cas et qu'il est utile de connaître pour être prêt à toutes les éventualités.

A. *Pyloroplastie.* — C'est l'opération de Heinecke-Mickulicz : elle date de 1885 et 1886 et ne s'applique, bien entendu, qu'aux rétrécissements cicatriciels du pylore. La technique est des plus simples.

On incise la face antérieure du pylore suivant l'axe et la direction du tube digestif, après avoir fait la coprostase comme toujours, en amont et en aval, avec des pinces caoutchoutées. La plaie résultant de cette incision longitudinale prend d'elle-même la figure d'un losange. Il suffit de suturer l'un à l'autre les côtés de ce losange, et la ligne de suture devient perpendiculaire à l'incision première : il en résulte que le calibre du pylore est récupéré. Une incision et deux surjets constituent toute l'opération.

Je ne sais pourquoi ce procédé si simple ne s'est pas acclimaté en France.

On a pourtant montré à Berlin un opéré de Bardeleben (1) qui, mort de tuberculose quatre mois après une pyloroplastie, avait un pylore de perméabilité parfaite sans trace apparence de cicatrice.

Kœhler a en 1890 célébré les bienfaits de cette opération et publié une statistique de 16 opérations avec 12 succès.

Rien n'y a fait. L'opération de Heinecke reste une opération d'exception.

B. *Gastroplastie.* — Doyen en 1895 (2) a publié la première opération de gastroplastie. Il avait fait une laparotomie avec le diagnostic de sténose du pylore et il arriva sur un estomac en bissac, « en sablier », qu'il perfora au cours de son exploration au niveau d'un vaste ulcère rond. Il commença par invaginer la partie ulcérée dans l'intérieur de la cavité gastrique, en la cachant sous une ligne de sutures séro-séreuses. Puis, fendant l'estomac suivant son grand

(1) Kœhler, *Deutsche medic. Wochenschr.*, 1889, p. 259.
(2) Doyen, Trait. chir. des aff. de l'estomac et du duodénum. Paris, 1895, p. 305.

axe, perpendiculairement à la ligne de ses sutures, il rapprocha les extrémités de son incision avec des fils de soie et obtint par une suture perpendiculaire à cette incision la reconstitution du calibre normal de l'estomac à ce niveau. On le voit : c'est une véritable opération de Heinecke faite au niveau d'un rétrécissement de l'estomac et non du pylore.

C. *Divulsion du pylore.* — La dilatation du pylore rétréci peut se faire sans ouvrir l'estomac, comme l'a conseillé Hahn, ou après une gastrotomie comme l'a pratiquée Loreta (de Bologne).

a. *Opération de Hahn* (1). — Le doigt coiffé de la paroi antérieure de l'estomac, on pénètre dans la cavité gastrique et on entre de force dans le pylore rétréci, de façon à le dilater.

C'est une opération palliative qui n'a jamais donné que les résultats les plus précaires. On doit pourtant y avoir recours, lorsqu'après une exploration attentive, on se décide à refermer l'abdomen sans pouvoir faire ni gastrectomie, ni anastomose.

b. *Opération de Loreta.* — On ouvre l'estomac près du pylore, et avec les deux index introduits lentement dans l'orifice rétréci, on pratique la divulsion, absolument comme pour une dilatation du sphincter de l'anus. On ne cesse son effort qu'après avoir senti l'anneau fibreux céder. On suture ensuite l'incision de l'estomac.

Les statistiques de Winslow, de Kinnicutt et Bull, de Barton, etc., sont assez encourageantes et pourtant personne, on peut le dire, ne se sert de ce procédé de Loreta.

Daniel Mollière (2) (de Lyon) l'a employé pour un rétrécissement cancéreux. Inutile de dire le résultat obtenu !

D. *Énucléation de certaines tumeurs.* — C'est Czerny au Congrès de 1890, à Berlin, qui a appelé l'attention sur ce fait qu'on peut rencontrer dans les parois de l'estomac des tumeurs énucléables. Dans les deux cas qu'il a observés, il s'agissait d'un sarcome sous-muqueux qu'il put enlever sans ouvrir l'estomac. La tumeur est dans ces cas-là « nettement limitée, sans la moindre trace d'induration périphérique, d'une mobilité parfaite dans tous les sens ».

C'est un fait à retenir : mais combien on le rencontrera rarement !

E. *Curettage de l'estomac* (Bernays). — Augustin Bernays (3) (de Saint-Louis, Missouri) a eu le premier l'audace d'attaquer les cancers de l'estomac avec la curette de Volkmann et de les gratter après avoir fait une ouverture à l'estomac. On devait se demander si l'on pourrait tarir l'hémorragie, si on ne perforerait pas la paroi, comment le néoplasme se comporterait à la suite de cette intervention. Dans cet esprit, Kœnig s'est élevé avec vigueur contre ce mode de traitement, mais *a priori*, et sans l'avoir jamais mis en pratique.

---

(1) Hahn, *Berliner klin. Wochenschr.*, 14 décembre 1885.
(2) D. Mollière, *Lyon médical*, 16 mai 1886.
(3) Bernays, *Annals of Surgery*, décembre 1887, p. 489.

Il faut pourtant en croire Bernays (1), qui affirme avoir eu « dans plusieurs cas très graves des améliorations considérables ». L'hémorragie est, paraît-il, insignifiante et s'arrête par l'application d'un peu de glace.

Il est intéressant de savoir à l'occasion que ces manœuvres sont « possibles ».

F. *Emploi des sondes.* — James Russell (2) a conservé un malade pendant cinq ans avec le tube-siphon. Dans une observation, Hahn (3), ne pouvant détacher un cancer du pylore de ses adhérences, se décida à établir une large fistule gastrique et à faire passer une sonde œsophagienne à travers le pylore rétréci. La malade, alimentée au moyen d'injections duodénales, put vivre plusieurs semaines.

C'est un expédient à connaître.

G. *Gastrotomie exploratrice.* — Delagénière (du Mans) s'est servi avec fruit de ce procédé d'exploration qui consiste à ouvrir largement l'estomac pour examiner *de visu* la surface de la muqueuse, du cardia au pylore (4). Les récentes communications de Dieulafoy, Duplay et Cazin sur les exulcérations hémorragiques de l'estomac, donnent de l'importance à la technique de ce mode d'exploration. Longue incision médiane allant de l'appendice xiphoïde à l'ombilic et même un peu au-dessous. On attire alors l'estomac au dehors et on l'isole soigneusement de la cavité péritonéale en insinuant derrière lui un lit de compresses aseptiques. Un aide saisit alors des deux mains la face antérieure de l'estomac et fait un pli suivant le grand axe du viscère : il pince solidement les parois au-dessous de ce pli pour éviter l'effusion brusque des liquides. Le chirurgien incise l'estomac tout le long de ce pli et introduit un gros trocart à ovariotomie dans l'estomac en recommandant à l'aide de serrer vigoureusement les parois tout autour. On peut ainsi aspirer la presque totalité du liquide, et lorsqu'on retire le trocart, on agrandit l'ouverture avec des ciseaux, de façon à pouvoir faire pénétrer la main tout entière. Avant l'exploration, on assèche la cavité avec des tampons, et lorsque tous les vaisseaux qui saignent sont pincés, on place des valves et on peut, avec la plus grande minutie, étudier l'état de la muqueuse gastrique, du cardia au pylore, aussi bien à la vue qu'au toucher.

Rien de plus facile que de réparer ensuite cette vaste brèche par deux plans de suture, ou de se servir, suivant le cas, d'une partie de l'incision exploratrice pour faire une gastro-entérostomie par exemple.

Choix d'un procédé. — Après la lecture de la technique de

(1) Bernays, *Congrès de Berlin*, 1890.
(2) James Russell, *Brit. med. Journ.*, février 1884, p. 375.
(3) Hahn, *Berliner klin. Wochenschr.*, 14 décembre 1885.
(4) Delagénière, De l'exploration intrastomacale (*Soc. de chir.*, 10 mars 1897, p. 200).

tous ces procédés, il faut se décider à faire un choix pour la pratique.

Rien à dire des « opérations diverses » qui ne sont le plus souvent que des pis-aller, lorsqu'une contre-indication observée après la laparotomie empêche de faire autre chose.

Pour la *gastrectomie*, tous les procédés sont bons; j'avoue que celui de Kocher est tentant. Mais il ne faut pas pour cela négliger celui de Billroth qui, tout récemment encore, a donné de très beaux succès à Ricard (1). On se rappellera seulement qu'il y a un point

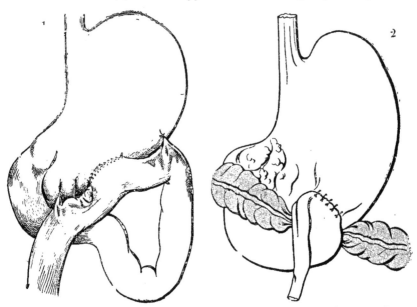

Fig. 40. — Opérations de gastro-entérostomie antérieure : 1, opération correcte ; 2, opération vicieuse. (Thèse de Desfosses.)

faible dans la suture en raquette et, à ce niveau, on soignera particulièrement l'adossement des séreuses. Pour ma part, je ne le condamne pas absolument mais pour peu qu'il y ait « à tirailler » pour amener le duodénum au contact de l'estomac, comme dans le Kocher ou le Billroth, je ferme les deux orifices et je fais une gastro-entérostomie.

Quant à la *gastro-entérostomie*, rien n'est encore définitif : j'ai dit que Kocher modifiait son procédé premier, et voici Doyen qui, après avoir, en 1895, décrit son opération de choix avec une côlopexie destinée à fixer le côlon transverse à la grande courbure de l'estomac, avec un enfouissement du grand épiploon dans l'arrière-cavité par un orifice pratiqué dans l'épiploon gastro-côlique, enfin avec une anas-

(1) RICARD, *Soc. de chir.*, février 1898.

tomose gastro-jéjunale à la Wœlfler, voilà Doyen (1), dis-je, qui maintenant n'emploie plus que le procédé de Roux (de Lausanne) !

Tous les procédés sont bons, pourvu que la bouche fonctionne et qu'il ne s'établisse pas ce fameux « cercle vicieux » qui ramène constamment la bile dans l'estomac. Il est clair qu'une opération de Wœlfler, mal faite, comme dans la figure 40, 1, ne peut être comparée à une opération pratiquée correctement, comme dans la figure 40, 2, par le même procédé ; il n'y a qu'à apprendre à bien faire en opérant sur les animaux ou à l'amphithéâtre ; en réalité, le « circulus viciosus » est toujours dû à une faute opératoire et je suis convaincu qu'il n'est pas plus à redouter avec la gastro-entérostomie antérieure ou précôlique, qu'avec la postérieure ou transmésocôlique.

Chaput (2) insiste, avec raison, sur ce fait que, parfois, le mésentère est très court et comme rétracté, ce qui amène un tiraillement et la formation d'un éperon, véritable valvule s'opposant à la circulation des matières du côté du bout inférieur ; aussi conseille-t-il de faire suivre toute gastro-entérostomie d'une duodéno-jéjunostomie, comme Jaboulay l'avait déjà recommandé. Récemment, Chaput, voyant un de ses opérés pris de vomissements incoercibles après une gastro-entérostomie, rouvrit le ventre et obtint un succès parfait, en faisant une duodéno-jéjunostomie secondaire. J'avoue qu'il me paraît beaucoup plus rationnel et plus rapide d'user de la méthode de Roux en faisant d'emblée la gastro-entérostomie en Y, quitte à ne pas se servir de l'énorme pince écrasante que préconise Doyen (3) pour éviter l'effusion des matières au dehors. Ne disait-il pas lui-même, en propres termes, au Congrès de chirurgie de 1896, que, pour un chirurgien habitué à la chirurgie abdominale, « il est puéril, pour faire une anastomose gastro-intestinale, de redouter l'ouverture des cavités de l'estomac et de l'intestin » ?

Quant aux anastomoses avec les boutons, je suis absolument de l'avis de Roux, quand il dit « qu'*elles valent mieux qu'une suture mal faite, mais beaucoup moins qu'une suture bien faite* (4), c'est dire que je rejette absolument leur emploi ; à la rigueur, on peut s'en servir pour une anastomose intestinale quand on veut aller « très vite », mais pour l'estomac, la différence d'épaisseur et de cousistance des parois des deux organes à anastomoser rend la coaptation difficile et imparfaite.

Chaput, avec son bouton, a de beaux succès à son actif.

Je ne conseille pas davantage d'user de l'expédient proposé par Hagopoff pour extraire ultérieurement le bouton par l'œsophage et la bouche.

(1) Doyen, *Acad. de méd.*, février 1898.
(2) Chaput, *Soc. de chir.*, janvier 1898.
(3) Doyen, *Loco citato*.
(4) *Congrès de chir.*, 21 octobre 1896, p. 431.

Reste le procédé de Souligoux sans ouverture immédiate des viscères. On ne peut évidemment en user que lorsqu'il n'y a pas
urgence absolue, puisque la communication ne s'établit qu'à la
chute des escarres, c'est-à-dire environ quarante-huit heures après
l'opération.

En dehors de ces cas, la rapidité de son exécution est séduisante
et Bouilly, Picqué, Nélaton, etc., s'en sont faits les défenseurs.
Faut-il redire que, pour moi, rien ne vaut une bonne suture sans
plaque, ni bouton d'aucune sorte, ce qui permet d'établir une communication immédiate et correcte.

III

MALADIES DE L'INTESTIN

Les hernies forment un article spécial qui a plus loin tout le
développement nécessaire. Deux affections importantes dominent
toute l'histoire des maladies de l'intestin au point de vue chirurgical.

1° L'appendicite,

2° L'occlusion intestinale.

I. — APPENDICITE.

C'est un fait absolument démontré, à l'heure actuelle, que l'appendice cæcal est l'origine de toutes les inflammations, ou, tout au
moins, de la très grande majorité des infections péri-cæcales.

Cette notion, tout à fait récente, nous vient d'Amérique et d'Angleterre et tend de plus en plus, à faire disparaître du cadre nosologique la pérityphlite et l'abcès de la fosse iliaque, tels qu'ils avaient
été cliniquement décrits par l'école française, Grisolle en tête.

Je me demande comment des lésions aussi remarquables et aussi
fréquentes que celles qu'on rencontre dans l'appendice ont pu
échapper si longtemps à l'attention des observateurs ?

Il est probable qu'on se bornait à constater le fait, sans lui attribuer
la valeur primordiale qu'il mérite. Je n'en donnerai, comme preuve,
que la relation de la maladie historique de Gambetta ; le procès-
verbal officiel de l'autopsie est signé par des chirurgiens tels que
Verneuil, Lannelongue, etc., et par des médecins comme Siredey,
Cornil, etc.

L'appendice est conservé et on peut encore voir très nettement
qu'il est ulcéré et perforé. Le procès-verbal de l'autopsie mentionne
expressément qu'on a trouvé « une large et profonde infiltration
purulente en arrière du côlon et dans la paroi abdominale, ainsi

qu'un léger degré de péritonite généralisée qui s'est produite dans les derniers moments de la vie ».

En présence de ces constatations, tous ces maîtres n'hésitent pas à conclure, et ici je cite encore textuellement, « que toute intervention chirurgicale eût été illégitime et dangereuse ; elle n'eût eu d'autre résultat que d'abréger la vie ».

Aujourd'hui, il n'est pas un de nos externes qui, en présence de ces lésions de l'appendice, de cette suppuration rétro-cæcale et de cette infection péritonéale récemment généralisée, ne conclurait au diagnostic d'appendicite perforante suivie d'infection, d'abord localisée, puis étendue à tout le péritoine.

Cette autopsie date de quinze ans (1er janvier 1883). Dès que l'attention a été attirée sur ce point, les travaux se sont multipliés avec une rapidité extraordinaire et, depuis quelques mois, on peut dire que le monde médical s'est presque exclusivement occupé de cette question. Pendant tout l'hiver 1896-1897, l'Académie de médecine, la Société de chirurgie, la Société médicale des hôpitaux, la Société de biologie et beaucoup d'autres compagnies, de moindre importance, ont eu l'appendicite à leur ordre du jour. La clinique, la bactériologie, le microscope, l'expérimentation ont été mis à contribution et, maintenant que le calme a succédé aux discussions les plus vives, le moment semble venu de mettre au point cette question passionnante.

1° **Étiologie.** — L'appendicite est produite par un très grand nombre de causes variées. Les accidents occasionnés par ces diverses causes se présentent suivant des types à peu près uniformes et il faut bien se garder de conclure de la régularité des formes cliniques à l'unicité de la cause. Avant d'énumérer les nombreux processus qui conduisent aux types cliniques de l'appendicite jetons un coup d'œil sur les statistiques relatives aux influences prédisposantes; nous étudierons ensuite les causes déterminantes.

A. **Causes prédisposantes.** — 1° *Sexe*. — Il est incontestable que le *sexe* a une influence marquée qui a été déjà signalée dans les premiers travaux sur l'appendicite. Déjà. Émile Maurin, dans sa thèse de 1890, cite 78 hommes pour 16 femmes sur 94 cas d'appendicite ; tous les chirurgiens par leur pratique personnelle ont pu faire des remarques analogues. Talamon trouve 80 hommes et 20 femmes sur 100.

Monod (1), dans sa statistique, trouve une proportion un peu plus faible, 63 p. 100 pour les hommes, et 37 p. 100 pour les femmes; mais la réalité est plus près des chiffres de Talamon, car la statistique de Monod est faussée par ce fait qu'une partie de ses observations vient d'une maison où l'on n'admet que des femmes.

_____

(1) Monod, *Soc. de chir.*, juillet 1895, p. 498.

Cette disproportion à ce point de vue entre l'homme et la femme m'a frappé dès le début et j'ai réuni, pour les comparer les uns aux autres, 50 appendices pris sur des sujets des deux sexes. Je dois dire que je n'ai pu constater aucun caractère anatomique différentiel qui permît de comprendre la raison de cette prédominance des accidents d'origine appendiculaire dans le sexe masculin.

Ma pratique personnelle est bien remarquable à cet égard. Depuis que je connais l'appendicite, j'ai été appelé 19 fois d'urgence dans les divers hôpitaux de Paris et, sur ces 19 cas, il n'y a pas une seule femme. En joignant mes observations à celles de Peyrot, recueillies à l'hôpital Lariboisière, j'arrive au chiffre de 63, sur lesquelles je trouve 19 femmes opérées à la salle Élisa-Roy : cela nous donne une proportion de 30 p. 100 pour les femmes, chiffre plus élevé que celui de Talamon, mais moins que celui de Monod (1).

Il faut remarquer aussi que chez la femme les erreurs de diagnostic sont plus communes, et bien des suppurations pelviennes auxquelles on a attribué une cause salpingo-ovarienne prenaient leur origine dans une affection de l'appendice.

On arrive pourtant à des chiffres analogues en additionnant plusieurs statistiques séparées.

Pravaz, en collationnant 392 observations, n'a compté que 97 femmes, soit 25 p. 100. Le fait n'est donc pas douteux et, cependant, un certain nombre de causes, qu'on signale partout comme prédisposant à l'appendicite, se rencontrent plus fréquemment chez la femme que chez l'homme, telles : la constipation, la côlite muco-membraneuse.

Il est vraisemblable que si l'homme est plus souvent atteint, il doit ce fâcheux privilège à son genre de vie qui le fait se livrer plus communément à des écarts de régime, à des excès alimentaires et à des travaux ou à des exercices plus violents.

Sans aller jusqu'à dire, avec Robinson (2), que le muscle psoas, par des contractions répétées, peut agir directement sur l'appendice et l'enflammer, il est possible de trouver dans les sports violents, y compris l'abus de la bicyclette, l'explication de la prédominance de ces accidents chez l'homme.

2° *Age.* — De même que pour le sexe, les statistiques sont nombreuses. Sur les 38 malades de Monod, 8 avaient moins de quinze ans et le plus jeune avait quatre ans et demi ; 20 de ces opérés avaient de quinze à trente ans; le plus âgé avait cinquante-cinq ans.

Fitz a étudié, à ce point de vue, 228 cas et a trouvé la fréquence maxima de dix à vingt ans ; tandis qu'il en trouve 38 p. 100 à cette période de la vie, la proportion n'est plus que de 15 p. 100 de trente à quarante ans, et de 28 p. 100 de vingt à trente. Au-dessous de

---

(1) Depuis la rédaction de cet article j'ai observé une véritable série d'appendicites dans le sexe féminin.

(2) Robinson, *Medical Record*, novembre 1895, p. 756.

cinq ans, l'appendicite devient une rareté ; on cite observation de Betz, rapportée par Balzer (1), qui concerne une perforation de l'appendice chez un enfant de sept mois, et celle de Tordeus (de Bruxelles) (2), qui a trait à un enfant de six mois. J'ai, pour ma part, opéré et guéri par résection d'un appendice perforé, un vieillard de soixante-dix-huit ans et récemment j'ai perdu une petite opérée de deux ans ; je pense que ce sont là deux extrêmes qui sont rarement atteints.

3° *Hérédité.* — L'hérédité joue un rôle manifeste dans la production de certaines appendicites ; on trouve déjà, dans un des mémoires de Roux, de Lausanne, cette notion que « l'appendicite est fréquemment héréditaire ».

La question a été tranchée dans le même sens à la Société de chirurgie où Brun, Berger, Jalaguier, Quénu, etc., ont cité des observations probantes, et à la Société médicale des hôpitaux où Faisans, Talamon, Rendu, etc., ont rapporté de nombreux faits, tirés de leur pratique ; enfin, Dieulafoy, dans son cours de la Faculté (novembre 1895), et dans son mémoire de l'Académie de médecine (mars 1896) accumule des observations qui montrent, dans la même famille, des ascendants, des collatéraux, des enfants, frères, sœurs, cousins, liés par une même diathèse se manifestant chez l'un par la goutte, chez l'autre, par la gravelle biliaire et urinaire, chez celui-ci par le diabète, chez celui-là par l'obésité, chez d'autres, enfin, par l'appendicite. Nous verrons plus loin l'importance de ces faits pour expliquer la pathogénie de l'affection dans un certain nombre de cas ; bornons-nous, pour le moment, à enregistrer cette notion, que dans 40 p. 100 des appendicites, étudiées par Roux (de Lausanne), au Congrès de chirurgie de 1895, dans une série de plus de 300 observations, l'hérédité était manifeste.

L'appendicite héréditaire, et par conséquent l'appendicite familiale existe donc à n'en pas douter.

Deux théories peuvent donner la raison de ces séries d'appendicites dans une même famille. Talamon, pense que l'on doit incriminer une malformation, « un vice de développement de l'appendice » qui, transmis par hérédité, favorise la production de phénomènes pathologiques dans cet organe. Il est bien possible, en effet, que certains appendices d'une longueur anormale, démesurée, ou courts mais volumineux, avec un orifice cæcal trop large, soient plus exposés à toutes les causes d'infection venant du cæcum, c'est l'opinion de Tuffier (3) ; mais ce n'est là qu'une supposition qui n'a jamais été et ne pourra jamais être vérifiée.

L'hypothèse de Dieulafoy, plus satisfaisante, est basée sur l'obser-

(1) BALZER, *Gaz. méd. de Paris*, 1879, p. 193.
(2) TORDEUS, *Gazette hebdom.*, 1885, p. 772.
(3) TUFFIER, *Soc. de chir.*, 22 janvier 1896, p. 67.

vation clinique ; comme nous le verrons, les calculs appendiculaires
sont une des causes communes de l'appendicite ; de là, à rendre
l'arthritisme responsable de l'appendicite calculeuse, il n'y avait
qu'un pas.

Dieulafoy, après des enquêtes multipliées, a montré que la lithiase
appendiculaire est une maladie familiale et héréditaire, tout comme
les lithiases biliaires et urinaires. L'appendicite calculeuse est donc
d'origine arthritique, ce qui ne veut pas dire que toutes les appendicites sont héréditaires.

Hayem et Le Gendre pensent que la fréquence de cette affection
n'est pas en proportion avec le nombre, si considérable, des familles
arthritiques ; mais cela n'infirme en rien les résultats positifs des
enquêtes de Faisans et de Dieulafoy. J'ajouterai qu'une autre diathèse, la diathèse tuberculeuse, peut, dans quelques cas, prédispo-
ser, par hérédité, à l'appendicite tuberculeuse, dont l'existence est
bien connue maintenant.

4° *Troubles intestinaux.* — Talamon a, dès le début, insisté sur l'influence fréquente de la constipation habituelle ; cette notion est
devenue si usuelle que le principal traitement préventif est basé sur
l'évacuation régulière du tube digestif ; on en peut dire autant de la
qualité et de la quantité des aliments ingérés ; en un mot, tout ce
qui peut conduire à cette stase gastrique, sur laquelle Bouchard a
tant insisté, prédispose à l'appendicite, comme l'a dit Le Gendre. Il
faut comprendre de même l'influence indéniable de l'entéro-côlite,
en général, même lorsqu'elle est due à une inflammation, par l'ingestion de substances irritantes.

Enfin, toutes les infections générales à manifestations intestinales, comme la fièvre typhoïde et la tuberculose peuvent agir dans
le même sens. On explique ainsi ces épidémies d'appendicites citées
par Roux et Goluboff, qui, au début, paraissaient si mystérieuses.

5° *La race.* — On dit partout que certaines races, en particulier
la race anglo-saxonne, sont plus prédisposées que d'autres à l'appendicite ; il est certain que c'est d'Amérique et d'Angleterre que
nous viennent les statistiques les plus étendues ; cependant, celles
de Roux, en Suisse, sont considérables, et je pense qu'en France,
même, si on publie moins, les observations se multiplient cependant
de plus en plus.

B. **Causes déterminantes**. — 1° *Traumatisme.* — On peut ranger dans cette catégorie tous les exercices violents qui, en dehors
du surmenage, agissent directement sur l'appendice ; c'est peut-
être ce mode de traumatisme qui est la cause de la fréquence relative de l'appendicite en Angleterre et en Amérique, où tous les sports
sont en si grand honneur.

Il n'est pas rare de trouver comme cause occasionnelle, un traumatisme direct.

Legueu (1) a trouvé l'appendice perforé chez un enfant qui, cinq jours avant, avait reçu un coup de pied dans le ventre. J'ai moi-même récemment enlevé à froid l'appendice d'un garçon de dix-huit ans qui avait reçu, deux ans auparavant, un coup de pied de poulain dans la fosse iliaque droite ; il avait eu, depuis cette époque, trois crises d'appendicite et l'organe enlevé était rigide, turgescent, dur comme un crayon ; la muqueuse était boursouflée et piquetée de petites ecchymoses.

2° *Maladies générales.* — C'est Jalaguier qui a surtout insisté sur ces appendicites survenant à la suite d'une affection générale, sans manifestations ulcéreuses du côté de l'intestin. Je citerai la rougeole, les oreillons, la varicelle, la grippe, etc.

Mais j'appelle surtout l'attention sur la fièvre typhoïde. Depuis que j'ai cette conception dans l'esprit j'ai pu m'assurer plusieurs fois par le séro-diagnostic que la cause de la crise appendiculaire était due à un typhus levissimus, méconnu jusque-là.

3° *Causes banales.* — Parmi ces causes, qu'on trouve dans toutes les étiologies, nous noterons le froid, qui d'après Reclus, paraît jouer un rôle important dans cette question, et le surmenage, qui peut, il est vrai, déprimer l'organisme, mais qui n'a pas d'action bien spéciale sur cette affection.

Voyons maintenant par quel processus toutes ces causes peuvent aboutir à la symptomatologie de l'appendicite, et quelles sont les lésions observées dans l'affection qui nous occupe.

2° **Anatomie pathologique.** — On peut tout d'abord, au point de vue anatomique, établir une grande division permettant d'étudier séparément : 1° le *contenu de l'appendice* ; 2° les *parois de l'appendice* ; 3° les *lésions extraappendiculaires.*

Pour la clarté de la description étudions séparément ces trois divisions :

1° *Contenu de l'appendice.* — A l'état normal, l'appendice est en communication avec le cul-de-sac cæcal. Le cæcum constitue au-dessous de l'abouchement de l'iléon une poche qui n'a de la tendance à se débarrasser de son contenu que sous l'influence des contractions musculaires de ses parois. Cette poche est plus ou moins dilatée suivant les sujets et, dans la plupart des appendicites, elle présente une capacité anormalement développée qu'on apprécie presque toujours au cours des opérations sur l'appendice et que cliniquement on peut reconnaître par le clapotement et le gargouillement.

Cette dilatation du cæcum existe chez les constipés en général et s'accompagne d'une atonie plus ou moins marquée des parois. Ce vaste cul-de-sac cæcal s'ouvre largement et à plein canal par en haut du côté du côlon ascendant. A son extrémité inférieure, il s'ouvre

---

(1) Legueu, Paris, mai 1897.

dans la cavité appendiculaire, de laquelle il n'est séparé que par un repli muqueux, inconstant et par celà même de peu d'importance, la *valvule de Gerlach*.

On conçoit donc qu'au moment où les parois du cæcum se contractent pour expulser leur contenu, il y a du côté de l'appendice une poussée qui peut avoir pour effet de faire pénétrer une partie de ce contenu dans la cavité appendiculaire.

Au point de vue microbiologique il est bien clair qu'il y a identité absolue entre le contenu de l'appendice et celui du cæcum. De même, tous les résidus, tous les corps étrangers, tous les calculs contenus dans le cæcum pourront se rencontrer dans la cavité de l'appendice pourvu que leur volume leur permette l'accès de cet organe. Faire l'énumération des microorganismes rencontrés dans le vermium, c'est étudier toute la flore bactérienne de l'intestin.

En dehors de cette *migration cæcale* on peut observer des concrétions autochtones, développées dans la cavité même de l'appendice. Nous avons donc dans l'étude du contenu de l'appendice enflammé à considérer :

A, l'*examen microbien*; B, les *corps étrangers*.

Étudions séparément ces deux paragraphes distincts.

A. Microbiologie de l'appendicite. — Normalement, nous l'avons dit, le contenu de l'appendice vermiforme comprend toute la flore microbienne de l'intestin ; il n'est donc pas étonnant qu'en cas d'appendicite on ait signalé des microorganismes les plus variés, le staphylocoque, le streptocoque, le pneumocoque, le bacille de Koch, etc.

Mais c'est, bien entendu, le bacille du côlon qu'il faut mettre en tête de la liste.

Je renvoie à ce que j'ai dit plus haut à propos des infections péritonéales (1), de l'influence prépondérante du colibacille. Dans beaucoup d'appendicites on l'a trouvé seul, et, toutes les fois qu'on a rencontré d'autres microorganismes, tels que le streptocoque, le staphylocoque ou le bacille de Koch, ils étaient toujours associés au bacille du côlon. On peut en somme dire, au point de vue microbiologique, que l'infection appendiculaire est souvent polymicrobienne, mais que le colibacille joue toujours un rôle, primordial ou accessoire suivant les cas. Encore est-il que par les cultures il est impossible de déterminer exactement quel est celui des microbes reconnus qui a joué le principal rôle dans la pathogénie des accidents.

On sait en effet que le plus souvent dans les cultures c'est le colibacille qui, proliférant, copieusement étouffe et masque les pullulations du streptocoque; et cela ne veut pourtant pas dire que dans l'appendice le streptocoque a été plus innocent que le bacille du côlon.

_____

(1) GUINARD, *Traité de chir. clin. et opér.*, t. VII, p. 246.

Il faut signaler ici l'actinomycose, qui a été citée comme une cause possible d'appendicite.

Ransom et Gangolphe, l'un en 1891 (1), l'autre en 1896 (2), ont écrit sur les actinomyces de l'appendice.

Grill, en 1895, a publié en Allemagne sur les formes abdominales de l'actinomycose un mémoire qui ne compte pas moins de 111 observations.

A part celles de Ponfick, de Soltmann, Rotter, Illich, Wassilieff, qui concernent l'œsophage, l'intestin grêle, le côlon et le rectum ; à part aussi l'une des quatre observations personnelles de Grill, qui a rapport à l'estomac, c'est toujours dans le cæcum et l'appendice que se localise l'actinomycose.

Nous allons revenir sur ce point, en parlant des corps étrangers et en étudiant la migration des microorganismes à travers les parois de l'appendice.

L'école de Lyon, et surtout Poncet, méritent, en France, une place à part dans l'étude de l'actinomycose. Je renvoie, pour tous les détails relatifs aux localisations abdominales de l'actinomycose, aux travaux, publiés par Poncet et Bérard, de Lyon (3).

B. Corps étrangers. — Depuis longtemps, on a été frappé de la présence, relativement fréquente, des corps étrangers dans la cavité de l'appendice ; mais les notions exactes sur la nature et l'origine de ces corps étrangers ne sont précisées que depuis peu.

Au début, on prenait, pour des noyaux de fruits, la plupart des calculs de l'appendice et, de fait, certains calculs, comme ceux que nous allons décrire, en parlant de la lithiase appendiculaire, ont, à s'y méprendre, la forme et l'aspect de noyaux.

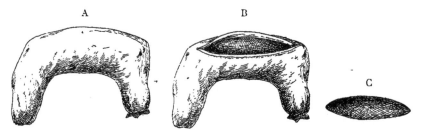

Fig. 41. — A, Appendice intact après l'ablation ; B, Le calcul C apparaît en place après l'incision ; C, Le calcul C avait donné la forme en U à l'appendice.

Je représente ici un corps étranger que j'ai rencontré chez un malade du service de **Peyrot**, fig. 41. Son aspect était si trom-

(1) Ransom, *Roy. med. and surg. Soc.*, novembre 1891.
(2) Gangolphe, *Soc. des sc. méd. de Lyon*, novembre 1896.
(3) Bérard, Revue très complète (*Gaz. des hôp.*, mars 1896, p. 290). — Poncet et Bérard, Traité de l'actinomycose humaine, Paris, 1898.

peur que tous les assistants ont poussé simultanément la même
exclamation : « Tiens, un noyau de datte ! » Il a fallu un examen
attentif pour montrer qu'il s'agissait d'un calcul véritable.

Mais voici qui est plus extraordinaire et plus instructif : le 29 août
1897, en opérant à Vaucresson une petite malade soignée par Landrieux et Gilles (de Garches), j'émettais l'opinion qu'on ne trouvait
jamais de noyaux de fruits dans l'appendice. Landrieux nous disait,
contrairement à cette assertion, qu'il y avait autrefois trouvé de véritables noyaux dans des autopsies. Quel ne fut pas mon étonnement
lorsque, au cours même de cette discussion, je fis sortir par mon incision un corps étranger qui avait si bien l'aspect d'un noyau de
cerise que j'en restai bouche close. Une fois la petite opérée replacée
dans son lit et réveillée, je pris le prétendu noyau de cerise pour
l'examiner attentivement au grand jour. Tous les assistants, comme
moi d'ailleurs, continuèrent à croire qu'il s'agissait bien d'un noyau.
Par bonheur, je m'entêtai à vouloir le diviser en deux moitiés, et
nous vîmes alors très clairement que la masse était pleine et constituée par des sels formant des couches concentriques. Je crois
pouvoir affirmer que la plupart des corps étrangers de l'appendice
qui ont été décrits jusqu'ici comme des noyaux de fruits, n'en
avaient que la forme. On voit que malgré l'idée très préconçue que
j'avais et mon opinion ferme sur ce point, j'ai failli y être trompé
avec Landrieux, Gilles et les parents de l'enfant.

Je crois que, en réalité, il est absolument exceptionnel de trouver,
dans l'appendice, des noyaux des fruits ; on cite pourtant des pépins :
des noyaux de cerises, des graines de courges, des noyaux d'oli-
ves, etc., mais il est à remarquer que toutes ces observations sont
anciennes et manquent de précision.

Pencock a vu un prêtre qui, « à la suite de symptômes simulant
une hernie, avait eu un abcès à la région iliaque droite, par lequel
sortit un noyau de cerises », et Henry Morris (d'Édimbourg), ajoute :
« Il y a quelques années, j'ai vu une jeune dame de dix-huit ans
mourir d'une péritonite très aiguë avec des symptômes d'obstruction
intestinale ; à l'autopsie, on trouva un noyau de prune dans l'appendice cæcal, dont l'extrémité avait été détruite (1). »

Selon moi, on peut n'attacher aucune créance à ces faits, déjà
anciens, malgré la bonne foi, hors de cause, des observateurs.

L'histoire des malades dont j'ai parlé plus haut me fortifie dans
cette conviction ; il y a quinze ans, je le répète, ces calculs, trouvés
à l'autopsie d'un appendice, auraient été certainement étiquetés ·
noyau de datte et noyau de cerise.

Il est impossible d'admettre qu'un noyau de quelque volume
puisse pénétrer dans l'appendice, et c'est en vain que, sur le cada-

(1) Pencock, in Henry Morris, *Encycl. intern. de chir.*, Paris, 1886, t. VI, p. 311.

vre, j'ai essayé de faire franchir l'orifice cæcal à des noyaux quelconques; c'est tout juste si un grain de blé, un petit plomb de chasseur, un pépin de raisin, pénétrera à frottement. Dans une observation de Poland, une jeune fille de douze ans, morte « d'une péritonite suppurée, très étendue », avec ulcération de l'appendice vermiforme avait, dans l'appendice, « un petit corps en plomb qui était en train de se frayer un passage à travers lui ».

Il est à remarquer que, depuis quelques années, malgré les interventions si nombreuses, on n'entend plus parler des gros noyaux de fruits. On cite des débris d'aliments, tels qu'un morceau de truffe, ou un ongle de patte de mauviette ou encore un crin de brosse à dents. On verra plus loin que j'ai trouvé deux soies de couenne de lard.

Sur nos soixante-trois premières laparotomies pour appendicites, nous n'avons trouvé, Peyrot et moi, aucun corps étranger de ce genre. Reclus disait, en avril 1897, que sur plus de cinquante appendices qu'il a enlevées « il ne lui est jamais arrivé d'y trouver un noyau de fruit ».

Quels sont donc ces corps appendiculaires, qui simulent ainsi des noyaux de fruits? Ce sont : 1° des *boulettes de matières fécales plus ou moins durcies*, des *concrétions fécales*; 2° de *véritables calculs*.

1° *Concrétions fécales*. — Au cours des autopsies, il est très commun de rencontrer dans un appendice, absolument normal, de petites boulettes fécales qu'on fait sortir, à volonté par la pression, de l'appendice vers le cæcum; il faut donc admettre que la présence de ces petites scybales ne provoque pas forcément les accidents de l'appendicite. J'en ai trouvé, pour ma part, 15 fois sur 100 appendices sains, pris au hasard; on ne sera donc pas surpris d'en rencontrer dans des appendices malades, sans qu'il y ait, pour cela, à établir une relation de cause à effet, entre la concrétion fécale et l'appendicite.

Sur les 72 observations de Matterstock, il y avait 63 « pierres fécales » et 9 corps étrangers, proprement dits, et, en additionnant cette statistique avec celles de Krafft, de Fitz, de Fenwick et de Le Guern (1), on arrive à un total de 500 observations sur lesquelles 237 fois le corps étranger était constitué par des matières stercorales concrétées, ce qui fait, au pourcentage, 47 fois des concrétions fécales pour 100 corps étrangers. Je crois même que cette proportion est trop élevée et que, dans bon nombre de cas, on a pris pour des scybales de véritables calculs.

Ces scybales se présentent sous des formes diverses ; parfois jaunâtres et molles, elles se laissent écraser très facilement et il n'y a aucun doute possible sur leur nature; mais souvent, elles sont dures et grenues à la coupe, au point qu'il est impossible de les distinguer

(1) Le Guern, thèse de Paris, 1893.

des calculs, sans en faire l'analyse chimique. Il m'est arrivé plusieurs fois d'avoir conclu par l'examen macroscopique à la nature fécale d'un corps étranger, alors que l'analyse, confiée à Patein, le très distingué pharmacien en chef de Lariboisière démontrait qu'il s'agissait de sels minéraux.

2° *Calculs.* — Ces calculs peuvent provenir de trois sources distinctes :

1° Des voies biliaires ; 2° de l'intestin ; 3° de l'appendice lui-même.

En d'autres termes, les uns ne sont que des calculs biliaires de petit volume qui, après avoir parcouru les voies digestives jusqu'au cæcum, ont pénétré, lors des contractions de cet organe, dans la cavité de l'appendice ; ils peuvent servir alors de noyaux autour desquels se déposent des couches de plus en plus nombreuses de sels divers.

Les autres sont liés à la lithiase intestinale, dont la lithiase appendiculaire n'est qu'une localisation ; c'est dire que parmi ces derniers il y en a d'autochtones, développés sur place dans le canal appendiculaire, et d'autres qui, nés dans l'intestin, pénètrent secondairement dans l'appendice. Un de ces calculs autochtones peut sortir librement dans le cæcum, tant que son volume n'est pas trop considérable. Il en est de même de ceux venus du cæcum qui peuvent assurément franchir de bas en haut un orifice qu'ils viennent de traverser en sens inverse. Mais, pour peu que le séjour de la concrétion se prolonge dans le diverticule, il s'ajoute des couches successives, qui augmentent bientôt le volume du corps étranger et s'opposent à sa migration cæcale.

Maurin, dans sa thèse, avait déjà noté cet accroissement des calculs par étapes successives, et on trouve dans la thèse de Rochaz, inspirée par Roux (de Lausanne) en 1895, la reproduction de 65 calculs où toutes les particularités qu'on peut rencontrer sont figurées.

Les calculs de l'appendice sont en général allongés, cylindriques et terminés en cône à leurs extrémités, on les trouve rarement arrondis. Les formes le plus habituellement notées sont celles d'un noyau de datte, d'un noyau de prune, lorsqu'il n'y a qu'un calcul : mais on peut en trouver trois et quatre qui présentent alors des facettes comme certains calculs de la vésicule biliaire.

Leur coloration est en général brune et on peut les écraser le plus souvent sans peine, ce qui a pu faire croire à leur nature stercorale ; ils sont grenus sous le doigt, comme pierreux : mais on peut rencontrer de nombreuses variétés sous le rapport de la consistance, qui peut être molle et onctueuse.

. Quoi qu'il en soit, les analyses de tous les chimistes concordent avec les résultats cités dans la thèse de Rochaz. Berlioz a analysé nombre de calculs de Dieulafoy ; Patein a bien des fois étudié les corps étrangers que je lui ai remis; tous s'accordent à reconnaître qu'il s'agit de calculs dont la composition est identique à celle des calculs intestinaux, bien connue depuis les recherches déjà anciennes de Fourcroy et Vauquelin.

C'est toujours un mélange de sels calcaires, de phosphate et de carbonate de chaux avec des sels de magnésie, quelques chlorures, des sulfates et parfois même un peu de cholestérine. On peut se demander dans les cas où on a signalé la cholestérine s'il ne s'agissait pas d'un calcul biliaire comme celui que Marchand a présenté à la Société de chirurgie (1).

Ce qui domine, en somme, ce sont les sels de chaux associés aux phosphates ammoniaco-magnésiens. Aberle indique 60,5 p. 100 de phosphate de chaux et 4,3 p. 100 de phosphate ammoniaco-magnésien.

Une matière organique stercorale, brunâtre et soluble en partie dans l'éther cimente avec du mucus les diverses couches stratifiées de ces calculs; et c'est l'abondance plus ou moins grande de ce ciment mou et onctueux qui rend compte de la différence de consistance de ces calculs tantôt friables et tantôt durs et grenus.

Sur les coupes représentées dans la thèse de Rochaz on voit s'étager, autour d'un ou plusieurs noyaux, « des couches excentriques plus ou moins irrégulières dont la stratification prouve jusqu'à l'évidence que les calculs appendiculaires se développent et s'accroissent lentement et progressivement dans le canal appendiculaire par l'adjonction de couches organiques et minérales » (Dieulafoy).

Ces noyaux centraux peuvent être, comme nous l'avons vu, des corps étrangers proprement dits, un fragment d'os d'oiseau ou une arête de poisson.

Au cours d'une de mes dernières laparotomies faite d'urgence à Lariboisière dans le service de Peyrot, j'ai trouvé, dans l'appendice que j'avais réséqué, deux calculs arrondis du volume d'un petit pois. Au centre de chacun de ces calculs, nous avons découvert un corps étranger que nous avons pris d'abord pour un crin de brosse à dents. Mais à son réveil, l'opéré nous ayant dit qu'il ne s'était jamais brossé les dents, nous avons examiné attentivement au grand jour ces deux filaments, et notre interne, Page, en voyant qu'une de leurs extrémités était roussie et comme brûlée a pensé qu'il s'agissait de ces racines de soies de porc qui restent implantées dans la couenne du lard. Le malade, interrogé dans ce sens, nous a dit qu'il déjeunait souvent d'un peu de pain et de couenne de lard.

On peut aussi trouver comme noyau central un de ces petits graviers décrits dans une observation de sable intestinal apportée à l'Académie de médecine, en 1873, par Laboulbène et dans une autre

_____

(1) MARCHAND, *Soc. de chir.*, juillet 1895, p. 497.

semblable lue en 1896 à la Société de biologie, par Mongour (de Bordeaux).

Sable intestinal, lithiase intestinale, lithiase appendiculaire, c'est tout un, au point de vue qui nous occupe.

On a signalé enfin dans le contenu de l'appendice, des parasites intestinaux, mais il est très exceptionnel d'observer une appendicite vermineuse. On en trouve un seul cas dans les *Bulletins de la Société de chirurgie*; un appendice enlevé par Routier contenait des matières fécales et des oxyures vermiculaires.

Dans plusieurs autopsies rappelées par Laboulbène (1) on a découvert des oxyures ou des ascarides dans l'appendice, alors que les sujets n'avaient présenté aucun accident de ce côté. Raphaël Blanchard a étudié les larves d'insectes qui peuvent séjourner dans l'intestin, et, sur un grand nombre d'observations, il n'a pas vu l'appendicite signalée. Dans un seul cas, auquel fait allusion Laboulbène, un appendice perforé contenait un ascaride; mais il y avait, en outre, des ulcérations tuberculeuses.

2° *Parois de l'appendice.* — Au point de vue anatomique, les lésions de l'appendice sont très variées. Sonnenburg les divise en appendicites simples, perforantes, suppuratives et gangreneuses; mais, comme le fait remarquer Leguen (2), ce ne sont pas là des types anatomiques très tranchés; « ce ne sont pas des lésions différentes, ce sont des degrés, des stades successifs d'une évolution qui commence à l'appendicite catarrhale et aboutit à l'appendicite perforante ou gangreneuse. L'appendicite catarrhale en est le degré le plus atténué, l'appendicite perforante ou gangreneuse en constitue le stade le plus avancé ».

Partant de là, Leguen décrit les lésions anatomiques produites :

1° *Par les infections non spécifiques*; 2° *par une infection spécifique : la tuberculose.*

Pour suivre le plan que je me suis tracé, je n'adopterai aucune de ces divisions et j'étudierai les lésions de l'appendice, sans préjuger des causes qui ont pu leur donner naissance.

Nous avons ainsi à décrire quatre sortes de lésions :

1° Les *appendices sans ulcération*; 2° les *appendices ulcérés sans perforation*; 3° les *appendices ulcérés avec perforation ou gangrène*; 4° les *appendices examinés à froid (en dehors des crises)*.

Je rappelle, en deux mots, que l'appendice vermiforme, normal, présente des variations nombreuses, suivant les individus; il a une longueur moyenne de 5 à 8 centimètres, mais il n'est pas rare de lui trouver 10 à 12 centimètres. Reclus en a enlevé un de 17 centimètres. Deux fois, j'en ai mesuré qui avaient 15 centimètres.

Celui de mon observation citée plus loin, d'appendice étranglé

(1) Laboulbène, *Acad. de méd.*, 6 avril 1897.
(2) Legueu, *loc. cit.*, p. 17.

sur une partie de son étendue, avait 16 centimètres. On en a vu de 23 centimètres. Sa longueur va en diminuant avec l'âge. Quant au diamètre il varie de 3 à 7 millimètres.

Il est inséré en bas, à gauche, et un peu en arrière du cæcum.

Flexueux ou plus ou moins rectiligne, il n'a pas, par son extrémité arrondie et mousse, de situation fixe dans l'abdomen ; il est le plus souvent enroulé en spirale autour de la terminaison de l'iléon, ou accolé à la face postérieure du cæcum sur lequel il remonte parfois très haut. Sappey l'a vu « entrer en contact, par son extrémité, avec la vésicule biliaire ». Son point d'insertion au cæcum est relativement fixe. En plantant un poinçon au milieu d'une ligne tendue de l'ombilic à l'épine iliaque antérieure et supérieure, on arrive sur cette insertion ; c'est là le point qui a été si nettement précisé par Mac Burney. Inutile de dire que ces rapports changent lorsque le cæcum est congénitalement déplacé.

Il affecte alors les rapports nouveaux du cæcum. C'est ainsi qu'on lui décrit une situation lombaire, une situation prérénale ou sous-hépatique : ou bien il plonge dans le petit bassin, et, dans cette situation pelvienne, se met en rapport avec le rectum, la vessie et les organes génitaux internes.

Un petit repli séreux, le méso-appendice, l'unit au cæcum ; il est entouré de toutes parts par le péritoine, ainsi d'ailleurs que le cæcum, comme on le sait depuis les recherches de Trèves, reprises, en France, par Tuffier. Quant à sa structure, c'est celle des parois du gros intestin ; les bandelettes longitudinales du muscle cæcal convergent à l'insertion de l'appendice et lui forment une épaisse couche musculaire.

La muqueuse est surtout remarquable par la quantité de glandes et de follicules clos qu'elle contient, au point qu'on l'a comparée à une plaque de Peyer.

La tunique celluleuse est interrompue à la base de ces follicules clos par des vacuoles lymphatiques de forme allongée. Chez les sujets jeunes, ces follicules sont plus volumineux et font saillie dans la lumière de l'appendice où ils sont entourés d'un bourrelet muqueux « disposé comme le prépuce à l'égard du gland'». Jusqu'à l'âge de vingt ou trente ans, cette plaque de follicules saillants persiste : mais plus tard les follicules deviennent plus petits, sont moins serrés, s'aplatissent, en sorte qu'ils proéminent peu dans la cavité appendiculaire.

Certains auteurs, avec Wœlfler, nient même l'existence de la muqueuse chez les sujets âgés. C'est dire que la valvule incomplète de Gerlach, ainsi que le repli de G. Nanninga qui siège parfois au-dessous de cette valvule, ne sont plus visibles au-dessus de trente ans.

Il faut bien connaître l'irrigation de l'organe. Dans l'épaisseur du méso-appendice chemine l'artère appendiculaire venant de l'artère iléo-côlique, branche de la mésentérique inférieure; cette artère croise la face postérieure de l'iléon plus ou moins loin de son abouchement au gros intestin, se dirige en bas à peu près parallèlement au bord mésentérique de l'appendice, envoie à celui-ci un certain nombre d'artères qui la bordent en affectant une disposition scalariforme et enfin se termine au niveau de l'extrémité de l'appendice. Les veines ainsi que les lymphatiques cheminent le long des artères, mais, ce qui est capital, c'est de savoir que les lymphatiques aboutissent à des ganglions au nombre de 3 ou 4 situés dans l'épaisseur du méso-appendice; de plus, Clado a indiqué qu'une communication constante unit ce système lymphatique à celui de l'ovaire et de la trompe chez la femme. Je n'ai pourtant jamais rencontré le ligament décrit par Clado entre l'ovaire et l'appendice.

Voyons maintenant les modifications qu'on rencontre dans cet organe dans les quatre éventualités que nous venons d'énumérer.

1° APPENDICE SANS ULCÉRATION. — Ce qui frappe tout d'abord, dans les cas où l'appendice malade n'est ni ulcéré, ni perforé, ni gangrené, c'est un état de turgescence spécial de l'organe, qui apparaît rigide avec un réseau vasculaire injecté; l'organe, ainsi *en érection*, affecte une direction variable; au toucher on a la sensation d'une tige ferme et parfois bosselée en chapelet. On sent s'il contient ou non des corps étrangers, calculs ou coprolithes, qu'on fait évoluer dans la cavité. A la coupe, on voit que le canal appendiculaire est libre d'un bout à l'autre et qu'il renferme, sinon des corps étrangers, au moins un mucus louche et même purulent. La muqueuse est épaissie sur toute son étendue et présente une sorte d'œdème, avec un piqueté hémorragique; et même dans ces cas-là, alors que le canal n'est oblitéré nulle part, et que la muqueuse n'est pas ulcérée, on a trouvé les parois infiltrées de cellules embryonnaires et de bactéries pathogènes, en voie de migration du côté de la cavité péritonéale. C'est le cas de citer cette observation, rapportée par Cart (1), où l'on trouva, à l'incision de l'appendice, un grain de blé actinomycosique, enchâssé dans la muqueuse et garni de filaments du parasite.

Dans un second ordre de faits, sur lesquels Dieulafoy a surtout appelé l'attention, le canal appendiculaire est rétréci, et même obstrué en un point, par l'épaississement ou par le froncement de la muqueuse œdématiée. Chez un malade, observé par Dieulafoy (2), ce rétrécissement siégeait au tiers inférieur de l'appendice et toute la partie sous-jacente « était transformée en cavité close irrégulière, et était remplie d'un magma purulent contenant deux petits calculs ». Au-dessus du rétrécissement, les parois étaient normales, comme structure et comme épaisseur, mais, au-dessous un tissu inflamma-

(1) CART, *Arch. gén. de méd.*, 1894.
(2) DIEULAFOY, *Presse méd.*, 11 novembre 1896, p. 601.

toire séparait les culs-de-sac déformés des glandes de Lieberkühn. La couche sous-muqueuse était très épaissie, ainsi que la couche musculaire dont les faisceaux lisses étaient dissociés par l'interposition du tissu inflammatoire. Plus bas la cavité close se dilatait en ampoule et, là, la partie superficielle de la muqueuse paraissait détruite, « la couche sous-jacente était très épaissie et formait à elle seule les deux tiers de l'épaisseur de la paroi; elle avait la structure lymphoïde et était parcourue par des veinules gorgées de sang et quelques artérioles à parois épaissies ». Le péritoine était comme fibreux à ce niveau. L'examen bactériologique montra des colonies de colibacilles dans toute l'épaisseur des parois de la cavité close, sous-jacente à l'oblitération, jusque dans la couche sous-péritonéale, tandis qu'au-dessus de la coarctation « on ne voyait plus sur les coupes, aucune colonie microbienne ». Cette description peut servir de type pour montrer les lésions histologiques de l'appendice, en cas d'oblitération du canal, et la migration des colonies microbiennes à travers des parois non perforées et à peine exulcérées.

2° Appendices ulcérés, sans perforation. — Les lésions que nous venons de décrire peuvent s'accompagner d'ulcérations de la muqueuse; mais on peut dire, dès maintenant, que ces ulcérations qu'on rencontre lors des rétrécissements et des oblitérations, telles que les a décrites Dieulafoy, s'observent tout aussi souvent sans qu'il y ait la moindre coarctation. Il suffit d'ailleurs d'étudier la genèse de ces ulcérations pour se convaincre qu'elles n'ont, pour apparaître, nul besoin d'être séparées du cæcum par un détroit infranchissable. Dès 1892, Quénu (1) a bien montré le rôle capital des altérations infectieuses des follicules clos, dans la pathogénie des ulcérations appendiculaires. On peut voir aussi, à ce sujet, les notes de Pilliet et Costé à la Société anatomique en 1895, de Siredey et Le Roy (2).

Qu'une infection surgisse dans l'appendice, à la surface de la muqueuse, les follicules clos sont les premiers impressionnés par la résorption lymphatique ; une diapédèse intense accumule en masse les phagocytes au niveau des anses vasculaires, qui ne tardent pas à se thromboser. Il résulte de cette oblitération vasculaire, une désintégration moléculaire, une mortification folliculaire centrale et, par suite, un petit abcès sous-muqueux qui ne tarde pas à s'ouvrir dans le canal appendiculaire. Par ce processus, apparaît une ulcération qui peut être plus ou moins étendue en surface, suivant le nombre des follicules clos infectés, plus ou moins étendue en profondeur, suivant l'intensité de l'infection.

Je répète qu'anatomiquement la présence de cette ulcération n'est nullement liée à l'existence d'une cavité close, comme les observations de Brun en font foi, sans parler même des ulcérations d'origine

(1) Quénu, *Soc. de chir.*, 1892.
(2) Siredey et Le Roy, *Presse méd.*, janvier 1897.

tuberculeuse qui existent dans l'appendice comme sur le cæcum ou l'intestin grêle. On trouve sur la muqueuse des ulcérations absolument semblables à celles de la tuberculose intestinale, avec l'infiltration sous-muqueuse et la caséification gagnant progressivement les parois musculaires et séreuses, après s'être fait jour du côté de la muqueuse.

3° APPENDICES ULCÉRÉS AVEC PERFORATION OU GANGRÈNE. — Les détails dans lesquels je viens d'entrer me dispensent de longs développements sur ce point. La perforation se produit par le même mécanisme que l'ulcération ; la séreuse infectée au niveau d'une ulcération prend des adhérences avec un viscère voisin ou avec la paroi abdominale, et si le processus n'est pas très aigu, il se forme autour de la région en voie de perforation une barrière d'adhérences qui limite les effets de l'évacuation appendiculaire. Si, au contraire, la marche de l'infection a été suraiguë, l'appendice est à peine déformé, et la perforation s'est faite sans altérer autrement le reste des parois au niveau d'une ulcération souvent peu étendue. Dans ce cas-là, les liquides septiques de l'appendice infectent rapidement la grande séreuse abdominale.

Le siège de ces perforations varie beaucoup, comme celui des ulcérations: on les rencontre d'ordinaire au niveau de la pointe de l'appendice ; cependant, il n'est pas rare d'en trouver tout près de l'insertion cæcale comme dans la pièce représentée fig. 42, que j'ai fait dessiner sur nature ; et, lorsque l'ulcération porte sur tout le pourtour du canal, plus ou moins près du cæcum, il en résulte, pour peu que l'infection soit violente, un anneau véritable de sphacèle ; ce n'est plus alors une simple perforation, c'est une sorte d'amputation spontanée de l'appendice qui se produit ; on trouve alors l'organe complètement détaché, baignant dans un liquide infect. Chez un malade de Roux, le segment, isolé du cæcum, avait pris adhérence avec les parties voisines, et s'était, pour ainsi dire, greffé. En dehors de ce fait exceptionnel, l'appendice s'élimine avec le pus dans lequel il flotte ; il peut même passer inaperçu avec les produits de la suppuration. Dans un cas présenté à la Société de chirurgie par Delorme (1), l'examen d'une « fausse membrane » éliminée avec le pus d'un foyer péri-cæcal, a montré à Toupet « qu'il s'agissait d'une paroi complètement tubulée par endroits, et formée à la périphérie d'une fausse membrane très mince, reposant sur une tunique conjonctive dense ; celle-ci semblait n'être autre chose que la séreuse. Au-dessus de cette séreuse, on trouvait quelques fibres musculaires lisses ; enfin, au-dessous, une membrane celluleuse lâche. Le tissu ambiant était désagrégé. La succession des couches, leur disposition, permettaient d'affirmer qu'il s'agissait d'une paroi intestinale macérée et digérée ».

Dans une de mes opérations, le sphacèle occupait tout le pourtour

(1) DELORME, Soc. de chir., décembre 1894, p. 834.

de l'insertion de l'appendice sur le cæcum, de telle sorte que le cæcum présentait, à ce niveau, un orifice de la dimension d'une pièce de 1 franc, que je dus oblitérer par un double plan de sutures.

On conçoit que la forme de ces perforations varie à l'infini et échappe à toute description, depuis l'orifice punctiforme, par où pointe une muqueuse éversée, jusqu'à la plaque de sphacèle qui laisse une perforation à bords déchiquetés et irréguliers.

Dans quelques cas, lorsqu'on intervient après plusieurs poussées, datant de loin, on tombe sur un appendice si volumineux, si déformé, qu'on hésite à le reconnaître, et qu'on le prend même, au début de l'opération, pour l'intestin grêle malade. Communément, il a le

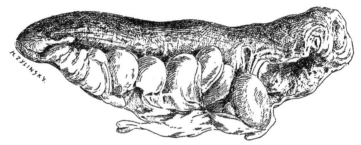

Fig. 42. — L'ulcération et la perforation siègent près de l'insertion de l'appendice ou cæcum.

volume du pouce et on trouve, en l'incisant, que la lumière du canal est très rétrécie par places; il en résulte une série de deux ou trois dilatations remplies de liquide purulent et contenant des corps étrangers.

4° LES APPENDICES EXAMINÉS A FROID (EN DEHORS DES CRISES). — Un premier fait à noter, c'est que souvent, quand on opère à froid, c'est-à-dire en choisissant son heure, en l'absence de tout accident immédiat, on ne trouve que des lésions qui paraissent insignifiantes et incapables de causer de graves accidents. L'appendice se présente alors avec sa forme et ses dimensions normales. Il est seulement adhérent quelque part, dans une situation fixe, et c'est là le seul vestige des crises auxquelles il a donné lieu.

Chez un jeune médecin, opéré par Peyrot, nous avons réséqué un appendice qui paraissait tout à fait sain, mais dont l'extrémité était cependant très adhérente au niveau du cæcum; le canal appendiculaire était perméable d'un bout à l'autre et ne contenait ni pus, ni corps étrangers, ni ulcération.

Nous nous demandions, après l'opération, si ces adhérences suffisaient à expliquer les crises fréquentes qui, depuis des années, obligeaient le malade à interrompre ses occupations plusieurs fois par an? Or, l'intervention date maintenant de quatre ans, et aucune crise ne s'est produite depuis.

Dans d'autres circonstances, l'organe offre des lésions très appréciables. Gérard Marchant (1), chez une jeune fille de dix-sept ans
qui avait eu trois atteintes, enleva, à froid, un appendice « rempli
de pépins de raisins, appendice non encore altéré dans toute sa
longueur, mais turgide, hypérémié dans les trois quarts de sa longueur ». L'examen histologique, au laboratoire de Brault, montra
une prédominance de lésions au niveau des follicules clos, dont
quelques-uns sont ulcérés, hypertrophiés, hémorragiques. D'autres
fois, l'appendice est rempli de matières fécales, nageant dans un
liquide fétide ; ou bien il a contracté, avec le cæcum le plus souvent,
des adhérences extrêmement intimes ; bien des opérateurs ont ouvert
le cæcum en cherchant à dégager l'appendice.

Dans une intervention à froid, Gérard Marchant (2), chez une
femme de cinquante et un ans, a dû faire une suture de 3 centimètres
pour réparer une brèche ouverte sur le cæcum, en cherchant à en
détacher un appendice court, gros, bosselé, moniliforme et dur.
L'opérée, qui souffrait de crises incessantes depuis six mois, guérit
complètement. Ce qui complique souvent les opérations à froid, c'est
précisément cet état anatomique de l'appendice qui, outre les adhérences avec l'intestin dont je viens de citer des exemples, présente
des connexions intimes avec l'épiploon ou des franges graisseuses
du cæcum ; c'est au point qu'on peut avoir les plus grandes difficultés à le reconnaître, au milieu d'une masse graisseuse intimement
accolée à l'intestin.

Lorsque les poussées d'appendicite ont été nombreuses ou suivies
d'abcès ouverts à l'extérieur, l'appendice est parfois oblitéré sur la
plus grande partie de son étendue, comme dans un cas opéré à froid
par Brun, chez un garçon de vingt ans qui avait eu six poussées
d'appendicite dont quatre avec abcès. « L'appendice était complètement oblitéré depuis son attache au cæcum jusqu'à 1 centimètre
environ de son extrémité qui était soudée à la paroi abdominale, au
niveau des anciens foyers de péritonite.

Enfin, d'après un processus dont nous avons déjà parlé, l'appendice peut se détruire et disparaître spontanément à la suite de poussées
successives. Dans un cas, cité par Quénu (3), un petit abcès gros
comme une aveline, « résultait de la fonte gangreneuse des trois
quarts terminaux de l'appendice » ; ce foyer communiquait avec un
tronçon d'appendice long de 1 centimètre, perméable et sans rétrécissement (puisque Quénu a pu y faire pénétrer un stylet). L'abcès
pouvait donc se vider par ce canal dans le cæcum. Ainsi les lésions
les plus diverses peuvent se rencontrer en dehors des crises aiguës,
depuis de simples adhérences, sans lésions profondes des parois de

(1) Gérard Marchant, Soc. de chir., septembre 1895, p. 573.
(2) Gérard Marchant, Soc. de chir., 8 décembre 1894.
(3) Quénu, Soc. de chir., décembre 1896, p. 785.

l'appendice, jusqu'aux oblitérations complètes du canal, avec épaississement notable des tuniques, jusqu'à la fusion complète de l'organe, dans un magma de graisse épiploïque et de fausses membranes, jusqu'à l'abcès avec sphacèle enfin, dans lequel l'appendice est en voie de désintégration moléculaire gangreneuse.

Il est capital de bien connaître ces masses, qui atteignent parfois le volume du poing à la suite de poussées successives d'appendicite. Au début de l'opération on tâtonne souvent assez longtemps avant de s'y retrouver, les franges graisseuses du cæcum, larges et adhérentes aux parties voisines, recouvrent l'appendice plus ou moins recourbé en arrière et englobé dans des épaississements du péritoine. Le cæcum, la fin de l'iléon, l'appendice et son méso unis à l'épiploon enflammé chroniquement forment un magma informe, une véritable tumeur qui peut même être mobile ou tout au moins mobilisable. Ces détails anatomiques sont très importants à connaître au point de vue opératoire. Ajoutons que, dans les appendicites d'origine tuberculeuse, il se joint à ces lésions anatomiques les fongosités spécifiques qui infiltrent la masse et lui donnent une consistance mollasse toute spéciale.

3º *Lésions extraappendiculaires.* — Partie de l'appendice, l'infection peut se localiser autour de l'organe, ou envahir la séreuse péritonéale dans toute son étendue, ou bien encore donner naissance à des lésions à distance et sans rapport de continuité avec le cæcum; de là, trois divisions naturelles dans ce paragraphe :

A. *Infections périappendiculaires.*

B. *Infections péritonéales généralisées.*

C. *Infections à distance.*

A. INFECTIONS PÉRIAPPENDICULAIRES. — Suivant l'intensité de l'infection, les lésions diffèrent autour de l'appendice; la tendance aux adhérences péritonéales est la caractéristique des infections atténuées; c'est aussi l'origine de la localisation des abcès autour du cæcum et de l'appendice.

Lorsque l'infection n'aboutit pas à la suppuration extraappendiculaire, le processus adhésif conduit à ces lésions décrites dans les appendicites opérées à froid, sur lesquelles je ne reviens pas; mais, pour la majorité des cas, la suppuration s'enkyste au milieu des fausses membranes qui la séparent de la grande cavité péritonéale; c'est ainsi que se constituent les abcès péricæcaux, qu'il serait plus logique d'appeler *abcès périappendiculaires*, étant donnée leur origine la plus habituelle. Comme on peut le prévoir, ces abcès ne sont pas fatalement liés à la perforation de l'appendice, puisque l'infection peut se faire au travers des parois non ulcérées; cependant, le plus souvent, c'est la perforation qui est l'origine de l'infection. Aussi, n'est-il pas rare de rencontrer, dans le liquide de ces abcès, des coprolithes, des concrétions fécales plus ou moins

ramollies, des corps étrangers; Gerster (1) a même signalé des gaz,
mais c'est moins commun. Cependant, il faut croire que le contenu
de l'appendice n'est pas toujours très virulent, car des faits incontestables montrent que la formation d'un abcès n'est pas, fatalement,
la conséquence de la perforation.

Sur 94 cas d'appendicites perforantes cités par Maurin, il y a eu
94 abcès; sur 257 autopsies d'appendices perforés, Fitz a toujours
trouvé de la suppuration péritonéale, mais, ce qui n'est pas contestable, c'est que l'exsudat peut se résorber et disparaître spontanément.
Reclus a insisté sur ce point, qui est mis hors de doute par les observations de Guttmann, de Leyden, de Frænkel, etc.

Sans méconnaître l'importance de ces résorptions, il faut bien
savoir que la suppuration est la règle, lorsque l'appendice est perforé; mais cette suppuration n'est pas toujours franche; et, comme
l'a bien vu Guttmann, « il y a une foule d'intermédiaires entre les
exsudats séreux, séro-purulents et purulents ».

On a cherché, dès le début, à faire une classification des abcès
appendiculaires, suivant leur siège. Talamon les classait en quatre
groupes, et la division de Gerster, en cinq types, est classique.

Ces divisions sont absolument factices. Prenons ces cinq types
de Gerster.

A. *Le type ilio-inguinal;*

B. *Le type antérieur ;*

C. *Le type postérieur;*

D. *Le type pelvien ;*

E. *Le type interne.*

Répondent-ils à la totalité des faits? évidemment non. C'est du
pur schéma et, ce qu'il faut retenir, c'est que l'abcès peut siéger tout
autour du cæcum et se prolonger, par continuité, jusque dans les
régions les plus éloignées du point de départ; aussi, si l'on tenait
absolument à classifier, le plus simple serait de dire naïvement, avec
Laffargue : il y a un type ascendant, un type descendant, un type
interne et un type externe : cela comprend toute la cavité abdominale. Ces abcès peuvent, je le repète, mener partout et, ce qui
complique la question, c'est que le cæcum et, par conséquent,
l'appendice, n'a pas toujours sa situation normale dans la fosse
iliaque droite.

Ouvrant un abcès de la fosse iliaque gauche, en 1895, à Lariboisière, je disais aux élèves : « Si ces lésions siégeaient à droite, je
diagnostiquerais une appendicite. » L'opération fit voir que le cæcum
et l'appendice étaient en ectopie iliaque gauche.

Legueu (2) a montré que, chez l'enfant surtout, le cæcum a une
situation très variable : tantôt il siège haut, à la partie postérieure

(1) GERSTER, *New York med. Journ.*, juillet 1890.
(2) LEGUEU, *Soc. anat.*, 5 février 1892.

de la fosse iliaque droite, fixé sous le rein, près de la crête iliaque, bien loin de la paroi abdominale antérieure, et six fois sur cent sujets, il était franchement collé au devant du rein, sans avoir aucun rapport avec la fosse iliaque ; tantôt il est enveloppé complètement dans le mésentère et, partageant la mobilité de cet organe, il va se loger au fond de la cavité pelvienne, entre la vessie et le rectum, ou au-dessus du ligament large et du fond de l'utérus chez les petites filles.

Que deviennent dans ces cas-là les classifications des sièges des abcès? Il faut au moins, à l'exemple de Legueu, distinguer les cas où le cæcum est en situation normale et ceux où il est ectopié ; d'autant mieux que l'ectopie peut favoriser dans une certaine mesure l'éclosion de l'appendicite.

En lisant les observations, on trouve des abcès un peu partout. Jalaguier a eu raison de signaler ces fusées qui remontent le long du côlon jusqu'au foie. Le 10 janvier 1898 j'ai trouvé chez un malade âgé de seize ans un appendice perforé rempli de calculs et collé sur le bord inférieur du foie.

J'ai observé à l'hôpital Beaujou un malade chez qui, après avoir ouvert un abcès au niveau de l'anneau inguinal droit, abcès que je croyais en relation avec une déférentite blennorragique, j'ai trouvé, en prolongeant mon incision, un appendice perforé dans la cavité de l'abcès.

Chez un enfant opéré par Jalaguier, la perforation appendiculaire « avait donné lieu à un énorme abcès qui remontait derrière le côlon ascendant jusqu'au rein, qui remplissait la fosse iliaque et arrivait jusqu'au fond des bourses ».

Je citerai encore les abcès « en fer à cheval », qui, partis de l'appendice, suivent de droite à gauche le pourtour du détroit supérieur jusqu'à l'S iliaque, et fusent ensuite le long du rectum dans le petit bassin.

Un type fréquemment observé est l'abcès qui se porte du côté de l'ombilic.

Enfin, par exception, si l'appendicite survient quand le cæcum est dans une hernie, on peut avoir une suppuration du sac et un phlegmon herniaire comme Charnois (1), Gangolphe (2), Sauvage (3), Oller (4) et Bariéty (5) en ont cité des exemples. Ce qu'il ne faut pas omettre de dire, c'est que parfois l'abcès est d'un tout petit volume et reste cantonné au niveau du méso-appendice, comme dans un ganglion suppuré.

(1) Charnois, thèse de Lyon, 1894.
(2) Gangolphe, Lyon médical, 1892.
(3) Sauvage, thèse de Paris, 1894.
(4) Oller, thèse de Paris, 1894.
(5) Bariéty, thèse de Paris, 1895, n° 276.

Souvent même les abcès volumineux résultent de la fusion de plusieurs petits abcès périappendiculaires qui, primitivement, ne communiquaient pas entre eux.

Ce que nous avons dit des infections localisées du péritoine dans la première partie de ce travail nous dispense d'entrer dans de longs développements sur la marche de ces abcès. Ils peuvent s'ouvrir spontanément dans un viscère creux, comme l'intestin, la vessie, l'utérus, ou se faire jour à l'extérieur par un cul-de-sac du vagin ou par la peau. Le diaphragme a pu se perforer comme dans une observation de Monod et dans un fait de Salzwedel (1) où l'abcès sous-diaphragmatique s'ouvrit dans le poumon.

On donne comme curiosité pathologique deux cas d'ouverture de l'abcès dans l'artère iliaque.

Que deviennent ces foyers ainsi ouverts à l'extérieur ?

Le trajet fistuleux, plus ou moins long et sinueux, entre la poche péritonéale et la peau, s'insinue sous les plans musculaires de la paroi, où il forme des diverticules et des clapiers. La poche péritonéale est tapissée de fausses membranes épaisses, indurées, rigides, qui ont peu de tendance à se rapprocher, d'autant plus qu'à l'infection, venue de l'orifice cutané par le trajet fistuleux, s'ajoute, le plus souvent, la virulence des produits appendiculaires incessamment versés par la perforation persistante.

Dans ces conditions, la fistule peut exister pendant des années, et, comme l'orifice cutané siège dans des régions souvent éloignées du cæcum, leur origine appendiculaire ne laisse pas d'être difficile à reconnaître. Trois fois, avec Peyrot, nous avons pu dépister cette origine et guérir, en quelques semaines, des malades, dont l'un souffrait depuis douze ans.

Une de ces fistules siégeait, chez une jeune fille, à la face antéro-externe de la cuisse, à deux travers de doigt au-dessous de l'arcade de Fallope.

Chez une autre femme, l'ouverture d'un abcès gazeux de la fosse iliaque *externe* droite, occupant cette région jusqu'au grand trochanter, nous mena, par un goulot, traversant la paroi musculaire au-dessus de la crête iliaque, dans une poche péricæcale où l'appendice était perforé (2).

Enfin, tout récemment, chez un homme de la salle Nélaton à Lariboisière, actuellement guéri, comme les deux malades précédentes, nous avons pu, par un orifice siégeant à la région lombaire droite qui avait depuis douze ans provoqué les diagnostics variés de tuberculose vertébrale, de tuberculose iliaque, d'abcès périnéphrétique, nous avons pu, dis-je, arriver sur un appendice perforé à son extrémité dans une poche occupant la région cæcale. Cette

(1) Salzwedel, *Soc. méd. int. de Berlin*, janvier 1891.
(2) Hôpital Lariboisière, 16 octobre 1896.

poche était limitée en avant par le rein, la masse intestinale, et le péritoine très épaissi, et en arrière par le carré des lombes et la fosse iliaque. En explorant sa paroi antérieure on découvre un pertuis arrondi, fongueux et blanchâtre, dans lequel on ne peut introduire un stylet. Dans l'idée que c'est l'orifice d'un trajet conduisant à une cavité située plus profondément, on débride au-dessus et au-dessous et on peut saisir et attirer un cordon blanc, du calibre d'une plume de corbeau, ressemblant à une veine. Ce cordon induré se continue avec l'appendice, qui est recouvert d'un feuillet péritonéal qui l'engaine et sous lequel il glisse. En incisant cette gaine séreuse circulairement, on entre dans la cavité péritonéale et on voit l'appendice inséré au cæcum. Après la section de cet appendice sous une soie, on le trouva épais et blanchâtre avec une longueur de 8 centimètres : toutes les tuniques étaient augmentées de volume: mais la muqueuse était pâle et il n'y avait pas trace d'oblitération et même de rétrécissement du conduit. — Il est probable que l'appendice fixé à la paroi postéro-latérale de l'abdomen a donné au début, il y a douze ans, naissance à un abcès qui s'est ouvert dans le tissu cellulaire rétro-péritonéal. Celui-ci s'étant ouvert à l'extérieur, la guérison s'est faite du côté du ventre où a seulement persisté l'abouchement de l'extrémité de l'appendice dans l'abcès lombaire, ce qui maintenait la fistule ouverte.

B. INFECTIONS PÉRITONÉALES GÉNÉRALISÉES. — Comme l'infection localisée, étudiée dans le paragraphe précédent, elle peut résulter de la perforation de l'appendice ou d'une propagation de l'infection appendiculaire, sans solution de continuité des parois de l'organe. Je ne m'arrêterai pas à décrire de nouveau les lésions de l'infection suraiguë du péritoine, intoxication péritonéale de Jalaguier.

L'étude anatomique ne diffère pas plus que l'étude bactériologique, et nous avons suffisamment décrit plus haut (1) les formes anatomiques, qui varient suivant la qualité des microbes pathogènes, suivant leur virulence, suivant enfin le mode de réaction de la séreuse péritonéale.

C. INFECTIONS A DISTANCE. — Des suppurations éloignées, sans continuité avec la région appendiculaire, ne sont pas une des particularités les moins intéressantes à signaler.

Elles peuvent siéger :

a. *En dehors du péritoine*; b. *Dans la cavité péritonéale.*

a. Pour les premières, on les rencontre dans le tissu cellulaire sous-péritonéal qui avoisine la région cæcale; ce sont les paratyphlites de Schuchardt. Je crois bien que la continuité a existé, dans ces cas-là, au début, et que l'appendice se trouve tardivement inclus dans des épaississements péritonéaux qui l'isolent de l'abcès.

(1) A. GUINARD, *Traité de chir. clin. et opér.*, vol. VII, p. 261.

Piard, dans un long mémoire sur les suppurations à distance dans l'appendicite (1), admet plutôt que ces abcès résultent du transport par la voie veineuse ou lymphatique des microorganismes pathogènes. Ce serait, d'après lui, des abcès lymphangitiques sous-séreux. Dans la gaine des muscles droits, au-dessus de l'ombilic, dans la loge de Retzius, on a trouvé des abcès séparés du péritoine par un tissu œdémateux, épais.

On pouvait prévoir, étant données les relations bien connues entre la plèvre et le péritoine diaphragmatique, que les abcès pleuraux devaient se rencontrer au cours de l'appendicite, sans parler, bien entendu, des cas, déjà cités, où le diaphragme est perforé. D'après Wolbrecht, la plèvre suppure 38 fois sur 100 appendicites et Kœrte l'a constaté 4 fois sur 24. Cela me paraît absolument exagéré. Je ne l'ai pour ma part jamais observé.

Tous les organes peuvent être atteints et je renvoie au mémoire de Piard pour les détails : on y verra les abcès de la rate d'Oppenheimer, les abcès du foie décrits par Achard (2) et Berthelin (3), abcès alvéolaires, dus à l'infection de la veine porte et à la thrombose de ses petites branches ; les abcès du rein de Wallès ; les lésions cardiaques de Schwartz et d'Achard ; les abcès du poumon de Legg, du cerveau de Mac Clellan et de Roux, de la parotide de Vaussy, Roux, etc.

b. Pour les abcès péritonéaux, on les trouve dans tous les points de la cavité abdominale sans qu'il y ait la moindre communication ou même la moindre contiguïté entre eux ; ils sont souvent multiples et méritent le nom d'infections enkystées, à foyers multiples, que leur a donné Nélaton. Il n'est pas rare que l'aspect du contenu de ces poches péritonéales varie sur le même sujet. J'ai opéré, à Lariboisière, un jeune homme que j'ai guéri par trois incisions portant sur des foyers distincts : la première me permit d'enlever un appendice au milieu d'une suppuration épaisse et fétide, collectée au devant du cæcum, près de la crête iliaque ; la seconde, pratiquée sur le bord externe du muscle droit du côté droit, donna issue à un grand verre de sérosité transparente ; une troisième incision ouvrit dans la fosse iliaque gauche une collection de liquide louche, contenant quelques grumeaux et ne ressemblant en rien au pus de la loge péri-appendiculaire. Toutes ces loges sont limitées par des anses intestinales agglutinées et par l'épiploon épaissi, induré et adhérent.

Les abcès sous-diaphragmatiques, qu'on observe surtout au niveau de la convexité du foie, sont actuellement très étudiés, surtout en Amérique ; leur origine appendiculaire est peut-être plus fréquente qu'on ne croit (Beck).

(1) PIARD, thèse de Paris, 1896.
(2) ACHARD, Soc. méd. des hôp., novembre 1894.
(3) BERTHELIN, thèse de Paris, 1895.

Aprés avoir décrit passivement, pour ainsi dire. toutes les lésions qu'on rencontre dans l'appendicite, nous avons à nous demander quelle est la pathogénie de ces lésions.

Pathogénie. — Infection des parois de l'appendice et folliculite, ulcération infectieuse et gangrène avec perforation de ces parois : telles sont les lésions dont il faut expliquer la genèse.

Il me semble qu'on a compliqué la question comme à plaisir. Je ne vois vraiment pas qu'il y ait à s'étonner outre mesure de la fréquence de ces accidents en ce segment spécial du tube digestif. Depuis longtemps je le répète au lit du malade ; la muqueuse intestinale est un tégument interne analogue à la peau. Si l'épiderme est exposé aux traumatismes et aux infections extérieures, l'épithélium intestinal est soumis aux injures des substances ingérées. Les aliments peuvent contenir des corps étrangers avec des angles ou des arêtes piquantes, et l'épithélium peut subir des traumatismes véritables ouvrant la porte à toutes les infections. De plus, certaines maladies générales peuvent amener des ulcérations de la muqueuse gastro-intestinale, tout comme les infections scarlatineuse, rubéolique, etc., peuvent donner des desquamations de l'épiderme.

On n'est pas surpris de voir une lymphangite et une adénopathie, un phlegmon et un abcès, succéder à une lésion superficielle de la peau des doigts ou des organes génitaux, par exemple, et on semble étonné de rencontrer des suppurations autour du cæcum et de son appendice. Comment pareils accidents ne s'observent-ils pas plus souvent, voilà ce qu'on devrait se demander : et cela tient probablement à une fonction physiologique de protection très active dévolue à l'épithélium de la muqueuse digestive ou à la richesse phagocytaire de la région, ou encore à ces deux éléments réunis ; mais que cette *fonction de protection* vienne à être entravée pour une raison quelconque à préciser, la barrière épithéliale sera franchie et le processus infectieux attaquera l'épaisseur des parois à découvert.

Étudier la pathogénie de l'appendicite, c'est donc rechercher quelles conditions peuvent favoriser l'infection de la muqueuse en paralysant pour ainsi dire la fonction physiologique qui protège, à l'état normal, les parois du tube digestif contre l'envahissement microbien. La question ainsi posée s'éclaire : elle prend un caractère de généralité qu s'applique à toute la longueur de la portion sous-diaphragmatique du tube digestif. L'appendice n'apparaît plus comme un organe mystérieux au niveau duquel la pathologie prend des allures spéciales.

En somme, d'après la conception que je me fais de la pathogénie des accidents ulcéreux des parois intestinales, il faut considérer la région appendiculaire comme une des plus exposées à l'infection, en raison de sa disposition anatomique ; mais cette région n'échappe en rien à la loi commune qui régit la pathologie générale des voies digestives.

Quatre régions du segment sous-diaphragmatique du tube digestif sont des sièges d'élection de l'infection : l'estomac, le duodénum, le cæcum et son appendice, l'ampoule rectale. Encore est-il qu'en dehors de ces quatre sièges d'élection, il faut citer aussi les angles que fait le côlon transverse en se continuant avec le côlon ascendant et le côlon descendant, et enfin l'anse oméga. Toutes ces régions ont des traits communs au point de vue anatomo-physiologique. Ce sont des points d'arrêt pour les aliments ou les matières : l'estomac, le cæcum, l'ampoule rectale sont des organes où *séjourne* le magma digestif ; les angles du côlon, l'S iliaque, le duodénum sont des défilés coudés ou sinueux où la circulation des matières est relativement gênée. Aussi c'est presque exclusivement à ces divers segments que se localisent les infections des parois digestives.

L'estomac et le duodénum ont leurs ulcères ronds, la côlite des angles du côlon et de l'S iliaque est bien connue, les abcès de la région ano-rectale sont extrêmement fréquents. Pourquoi le cæcum et l'appendice échapperaient-ils à cette loi, commune à tous les segments où les matières sont destinées à séjourner ou sont gênées dans leur circulation ? — Et quoi de surprenant à ce que l'appendice soit le plus souvent atteint puisque son anatomie en fait un diverticule fermé, une *fistule borgne interne*, un *cæcum du cæcum*, suivant l'expression pittoresque de Reclus, puisque sa structure en fait un organe particulièrement riche en follicules clos au point qu'on a pu la comparer à celle d'un ganglion lymphatique.

Il ne faut pas croire d'ailleurs que le jéjunum et l'iléon soient absolument à l'abri des infections qui atteignent si souvent les parois de l'appendice. Sans parler des ulcérations spécifiques de la tuberculose ou de la fièvre typhoïde, par exemple, qui peuvent infecter le péritoine, même sans le perforer, on rencontre (exceptionnellement il est vrai), des ulcérations dues à une infection pour ainsi dire banale, et ces ulcérations peuvent donner naissance au syndrome clinique de l'appendicite. J'ai laparotomisé un jeune malade qui avait tous les symptômes d'une appendicite avec suppuration en dedans du cæcum ; l'évacuation et le drainage de la collection purulente n'empêchèrent pas le malade de succomber et, à l'autopsie, nous trouvâmes, Peyrot et moi, le cæcum et l'appendice absolument normaux ; une perforation de la dimension d'une pièce de cinquante centimes siégeait à 30 centimètres environ au-dessus de la valvule iléo-cæcale, sur le bord libre de l'iléon. Il n'y avait pas trace de lésions de la muqueuse du tube digestif. C'était comme un véritable ulcère rond perforé, en dehors de la fièvre typhoïde et de la tuberculose. C'est l'ulcère de l'estomac ou du duodénum — siégeant par exception sur l'iléon.

En réalité, sur toute l'étendue des parois digestives on peut avoir des lésions infectieuses locales ; mais ces lésions s'observent surtout dans des lieux d'élection que l'anatomie et la physiologie désignent tout naturellement; ces sièges d'élection sont les organes où les matières alimentaires séjournent plus ou moins et sont gênées dans leur circulation; c'est la *région ano-rectale*, c'est l'*estomac* et le *duodénum*, c'est enfin, et surtout, le *cæcum et son appendice*.

Toutes ces considérations sont capitales si l'on veut discuter avec fruit toutes les théories qui ont été émises sur la pathogénie de l'appendicite; elles montrent d'abord que les causes sont multiples, qu'il n'y a pas *une* appendicite, mais *des* appendicites, et qu'il faut s'attacher à établir des divisions bien tranchées plutôt qu'à rechercher une explication applicable à tous les cas indistinctement.

Il ne faut donc pas, à l'exemple de Reclus (1), suivi par Legueu, étudier trois classes d'appendicites : 1° les appendicites de cause locale; 2° les appendicites par propagation ; 3° les appendicites de cause générale. On doit diviser, au point de vue pathogénique, les causes de l'appendicite en 1° *causes prédisposantes* et 2° *causes déterminantes*, ces dernières ne donnant naissance aux accidents infectieux qui caractérisent la maladie, que sur des sujets *prédisposés*. Il y a loin de cette conception à l'idée qu'une simple cause mécanique locale peut provoquer l'éclosion du mal.

Jusqu'aux grandes discussions de la Société de chirurgie et de l'Académie de médecine (1896 et 1897), la théorie mécanique, invoquée par Dieulafoy pour les expliquer, semblait régner en maîtresse. Cette théorie séduisante, dite *théorie du vase clos*, soutenue avec une ardeur et un talent incomparables par Dieulafoy, remplaçait la théorie de Talamon, première en date, et qui n'a de commun avec elle que son inexactitude. En deux mots, rappelons les grandes lignes de ces deux théories, qui ont eu le sort étrange de rallier d'abord tous les suffrages, pour n'être plus admises ensuite que par leurs auteurs.

A. Théorie de Talamon. — Comme celle de Dieulafoy, cette théorie est toute mécanique. Talamon, frappé de la présence des calculs dans l'appendice malade, en fait la cause univoque des accidents. D'après lui, des matières fécales durcies seraient « roulées et brassées » dans le cæcum, où elles s'arrondissent comme des boulettes sous le doigt (2); et ce sont ces sortes de pilules qui pénètrent mécaniquement dans l'appendice et s'enclavent à la partie supérieure de l'étroit canal. La conséquence la plus grave de cette pénétration intempestive et de cet enclavement, est « la compression des parois de l'appendice et la gêne de la circulation des vaisseaux contenus dans ces parois »; car alors la vitalité de la muqueuse sous-jacente est compromise et les microorganismes, qui étaient inoffensifs dans l'appendice sain, deviennent pathogènes et infectent les parois

(1) Reclus, *Sem. méd.*, 23 juin 1897, p. 237.
(2) Talamon, Appendicite et pérityphlite. Coll. Charcot-Debove, p. 45.

affaiblies de l'organe. « Les microbes, inoffensifs et impuissants contre des éléments sains, triomphent sans peine de ces éléments, privés du liquide sanguin nourricier. » Voilà qui est bien clair.

Pour qu'il y ait appendicite, il faut qu'une boulette fécale pénètre dans l'appendice et comprime les vaisseaux qui vont en irriguer les parois; de ce fait, le vermium est transformé en *un vase clos* : le mot est de Talamon et non de Dieulafoy. Ce que nous avons dit plus haut des corps étrangers de l'appendice montre bien que c'est le plus souvent d'un véritable calcul, et même d'un calcul autochtone de l'appendice qu'il s'agit; de plus, souvent aussi, tous les accidents se déroulent sans qu'il y ait trace de corps étrangers, de calculs ou de scybales dans la cavité appendiculaire.

Les expériences de Roger et Josué (1) ont montré qu'en liant l'appendice à sa base, en ayant soin de respecter les vaisseaux, on voit se produire l'infection des parois de l'appendice ; enfin, en clinique, les appendicites « à canal ouvert », c'est-à-dire sans corps étrangers, calculeux ou autres, et, par conséquent, sans vase clos, sont communes.

Voici donc une théorie qui, pour être exacte, exige: 1° la présence constante d'un corps étranger dans l'appendice ; 2° la pénétration de ce corps étranger du cæcum dans le canal; 3° l'arrêt de la cirenlation sanguine dans les parois, par compression mécanique.

Nous venons de voir que la clinique et l'expérimentation démontrent que ces trois conditions ne sont presque jamais remplies puisque : 1° la présence du calcul fait souvent défaut; 2° le corps étranger se développe souvent sur place par stratifications successives; 3° la persistance de la circulation sanguine dans les parois n'empêche pas l'éclosion de l'appendicite. Autant dire qu'il ne reste rien de cette théorie pathogénique.

B. Théorie de Dieulafoy. — C'est la théorie de la *cavité close* (mot de Talamon), qui diffère de la précédente par plusieurs points, bien qu'elle lui ait emprunté son nom.

Toute appendicite est produite par l'oblitération du canal. appendiculaire en un point, et la transformation de l'extrémité aveugle en cavité close. Je cite textuellement Dieulafoy (2): « Le canal appendiculaire peut être oblitéré, soit à son orifice cæcal, soit sur une partie de son trajet, par des processus différents. Cette oblitération peut tenir à un calcul progressivement envahissant, elle peut tenir à une tuméfaction des parois résultant d'une infection locale, elle peut tenir à un processus fibroïde. Souvent même, ainsi que je l'ai constaté, plusieurs de ces causes se trouvent réunies ; le calcul appendiculaire et la tuméfaction infectieuse des parois apportent

---

(1) Roger et Josué, Appendicite expérimentale (*Bull. et mém. de la Soc. méd. des hôp.*, 1896, n° 4, p. 79.
(2) Dieulafoy, *Acad. de méd.*, 10 mars 1896.

l'un et l'autre leur contingent à l'obstruction partielle du canal appendiculaire. Cette obstruction est momentanée ou persistante suivant la nature du processus oblitérant.

« Mais, quelle que soit la cause de l'obstruction, que cette obstruction soit due à un calcul, à une tuméfaction infectieuse des parois, à un rétrécissement fibroïde ou à plusieurs de ces causes réunies, le fait essentiel, le fait qui domine toute l'histoire de l'appendicite, c'est que *la partie du canal appendiculaire sous-jacente à l'oblitération est transformée en une cavité close.*

« Dès lors, les microbes de l'appendice, qui, à l'état normal, étaient inoffensifs pour le sujet, comme tous les microbes de l'intestin à l'état libre, ces microbes, emprisonnés, vont exalter leur virulence. »

Ainsi, à l'origine de toute appendicite, il y a, d'après Dieulafoy, oblitération du canal appendiculaire, et là, non plus seulement, comme dans la théorie de Talamon, par un corps étranger, mais aussi bien par un rétrécissement progressif du canal, par une coudure, par une torsion, etc.

Ce qui a fait la fortune extraordinaire de cette théorie du vase clos, c'est qu'elle semblait étayée sur l'expérimentation. Dieulafoy se basait surtout sur une célèbre expérience de de Klecki (1). Cet auteur réalise sur des chiens l'occlusion d'une anse intestinale au moyen d'anneaux en caoutchouc; après vingt-quatre ou quarante-huit heures, il constate que l'anse étranglée n'est pas perforée et que cependant il y a déjà de l'infection péritonéale polymicrobienne. Dans cette anse, expérimentalement transformée en cavité close, les microbes intestinaux ont pullulé, et il s'est produit « une forte exaltation de leur virulence ». Mais, peut-on étendre ces résultats intéressants de l'intestin à l'appendice ? Dieulafoy invoque alors les expériences de Roger et Josué qui ont vu la virulence des microbes d'un appendice, lié aseptiquement à sa base, augmenter et donner naissance à une infection de l'appendice.

Gervais de Rouville (2) a aussi montré expérimentalement que l'oblitération incomplète de l'appendice ne provoque aucune réaction pathologique tandis que son occlusion parfaite exaltait la virulence du contenu du vase clos. J'insiste sur ces faits en raison de l'autorité de Dieulafoy qui les a soutenus avec son talent habituel, mais on peut dire qu'actuellement, ils n'ont plus qu'un intérêt historique.

J'ai lu à la Société de chirurgie (3) une importante observation qui suffit à démontrer que la transformation de l'appendice en cavité close n'amène pas fatalement les accidents cliniques de l'appendicite. Une femme de quarante-cinq ans portait depuis six jours une hernie

---

(1) DE KLECKI, Recherches sur la pathogénie de la péritonite d'origine intestinale (*Annales de l'Institut Pasteur*, t. IX, p. 710).

(2) GERVAIS DE ROUVILLE, *Soc. de biol.*, 7 nov. 1896.

(3) A. GUINARD, *Bull. de la Soc. de chir.*, 25 novembre 1896, p. 744.

crurale droite qui, habituellement réductible, résistait à toutes les
manœuvres de taxis qu'elle avait pu faire ; je l'opérai à Lariboisière,
non pas d'urgence, car elle n'avait aucun signe d'étranglement et
aucun symptôme de réaction péritonéale, mais le lendemain de son
entrée à l'hôpital, tout à loisir, comme s'il s'agissait de la cure radicale d'une hernie irréductible. Aussitôt après avoir ouvert le sac,
j'arrivai sur une anse étranglée que je pris tout d'abord pour l'intes-

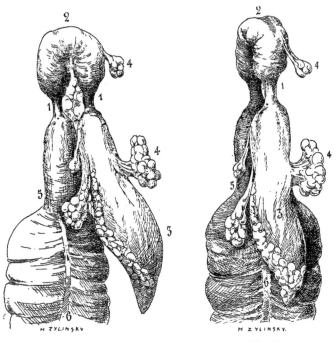

Fig. 43.   Fig. 44.

Fig. 43 et 44. — Hernie étranglée de l'appendice. — 1, double oblitération de
l'appendice au niveau de l'anneau herniaire ; 2, segment hernié de l'appendice ;
3, extrémité close libre dans la cavité abdominale ; 4, franges graisseuses ;
5, extrémité cæcale de l'appendice ; 6, cæcum.

tin grêle, mais, dès que l'anneau fut débridé, au moment où j'attirai
l'anse herniée au dehors pour vérifier l'état des parois au-dessus de
l'anneau herniaire, je vis sortir de la cavité abdominale l'extrémité
libre de l'appendice et, en opérant une légère traction, j'amenai au
dehors la partie inférieure du cæcum ; je réséquai alors l'appendice
au-dessous d'une ligature à la soie, placée à son insertion cæcale.
Il n'y avait pas trace de liquide dans le péritoine, et la malade guérit
sans avoir présenté aucune réaction générale pendant les jours qui
ont suivi l'opération. La pièce enlevée a été présentée à la Société

anatomique (1). L'appendice avait une longueur exagérée de 16 centimètres; l'étranglement portait sur l'appendice seul, c'est-à-dire
qu'on pouvait voir, attenant à l'organe, un méso graisseux qui allait
du cæcum à l'extrémité libre de l'appendice sans être enserré par
l'anneau herniaire. Cela explique comment, *les vaisseaux étant res-
pectés*, il ne s'est pas produit de sphacèle du bout périphérique. Les
figures 43 et 44 montrent sur l'appendice deux anneaux qui marquent la
place où le canal était oblitéré. Au delà du point étranglé, l'appendice
est dilaté et présente le volume d'une amande. Nulle part on ne voit
de perforation ni même de menace de sphacèle; les parois de cette
extrémité renflée et dilatée sont violacées et très congestionnées,
mais le péritoine qui la revêt est lisse et dépourvu de toute espèce
de fausses membranes.

Comme on le voit, il y avait en réalité deux cavités closes dans cet
appendice, l'une dans le sac herniaire (n° 2, fig. 43) et l'autre dans la

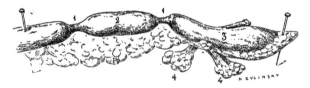

Fig. 45. — Appendice enlevé et étalé avec les deux étranglements (1,1) et les deux
cavités closes (2 et 3).

cavité abdominale (n° 3, fig. 43). Toutes deux contenaient un liquide
couleur chocolat, mais on ne découvrait sur la muqueuse aucune
ulcération superficielle ou profonde.

Leguen (2) rapproche de ce fait une observation de Romme (3), où
un appendice hernié et étranglé depuis quatre jours était gangrené
et perforé. Mais il n'y a aucune analogie à établir. Le sphacèle est
inévitable quand l'appendice est hernié *en totalité* : c'est une question
de circulation sanguine, et le vase clos est secondaire dans l'espèce :
c'est de la gangrène par oblitération des vaisseaux nourriciers.

On ne saurait, pour la même raison, rapprocher le cas de hernie de
l'appendice publié par E. Tailhefer (4) (de Toulouse) : l'appendice
était *tout entier* contenu dans le sac herniaire, et, par conséquent, se
trouvait séparé de la grande cavité péritonéale, qu'il ne pouvait pas
infecter. Chez ma malade, au contraire (Voy. les figures 43, 44, 45), toute
l'extrémité libre et close de l'appendice était flottante dans le ventre,
et la hernie ne contenait qu'un petit segment de l'organe tout près

(1) *Soc. anat.*, 19 juin 1896.
(2) Legueu, *loc. cit.*, p. 10.
(3) Romme, *Zeit. für Chir.*, Bd. XLI, p. 1-3.
(4) Tailhefer, Appendicite herniaire (*Indépend. médicale*, 17 novembre 1897,
p. 361).

du cæcum. C'était ce que Peyrot (1) appelle une *hernie récurrente* : ce n'était pas une hernie étranglée de l'appendice, c'était une hernie du segment de l'appendice attenant au cæcum.

Ce qui fait de mon observation une véritable expérience de laboratoire, c'est que la circulation dans le bout périphérique de l'appendice était conservée puisque le *mésoappendice n'était pas compris dans l'étranglement.* C'est absolument la ligature aseptique que Roger et Josué ont faite sur les chiens en ayant soin de ménager les vaisseaux, et tout s'est passé, chez ma malade, comme chez les chiens en expérience. En se reportant au travail de Roger et Josué, on peut s'assurer que les microbes inoffensifs de l'appendice sont transformés en *agents pathogènes* par le fait de leur emprisonnement; mais ces auteurs n'ont jamais dit « que la virulence des microbes était exaltée dans la cavité close ». Bien au contraire, la virulence des microbes de l'appendice clos *va en diminuant de jour en jour* après la ligature aseptique de cet organe à sa base. Un de leurs chiens, ainsi traité et cité dans leur mémoire, est resté vivant pendant trois mois, après lesquels la cavité close contenait, comme chez ma malade, un liquide louche, de virulence très atténuée.

Il faut donc conclure des expériences de Roger et Josué, qu'après la ligature de l'appendice, les microbes emprisonnés deviennent pathogènes, en ce sens qu'il se forme du pus dans la cavité close; mais ces microbes, loin d'avoir une virulence de jour en jour plus vive, comme cela a lieu dans l'intestin étranglé examiné par de Klecki, arrivent, au bout de sept à huit jours (Roger et Josué), à perdre toute virulence, et n'ont aucune tendance à traverser les parois de l'appendice pour aller infecter le péritoine. Le contraire serait d'ailleurs en opposition avec toutes les données de la pathologie générale; ne sait-on pas, en effet, que le pus le plus virulent arrive à devenir complètement aseptique quand il est enfermé dans un espace hermétiquement clos? C'est un fait d'observation banale dans les vieilles salpingites de la femme. Pourquoi l'appendice échapperait-il à cette loi commune.

Concluons donc que l'expérimentation et les données de la pathologie générale s'acordent à démontrer que la théorie du vase clos ne saurait s'appliquer à la pathogénie des accidents péritonéaux de tous les cas d'appendicite.

La clinique vient aussi plaider dans le même sens, et Brun (2) a montré plusieurs appendices oblitérés, transformés en cavité close et provenant de malades qui ne présentaient aucun symptôme d'intoxication. Inversement, tous les chirurgiens ont vu et enlevé des appendices en pleine crise de suppuration péritonéale, alors que le canal vermiculaire était absolument perméable sur tout son trajet.

(1) PEYROT, *Bull. de l'Acad. de méd.*, septembre 1896.
(2) BRUN, *Presse méd.*, 6 août 1896.

Brun, Walther, Jalaguier, Reclus, Championnière, etc., ont cité des faits de ce genre qui sont d'observation courante ; en sorte que Broca (1) a pu dire que sur 79 opérations d'appendicites, trois fois seulement il a trouvé une cavité close et dans ces 3 cas, il s'agissait d'appendicites à rechute *sans abcès*; et, par un revirement bizarre, la conclusion qui paraît avoir rallié tous les suffrages après la grande discussion de la Société de chirurgie, c'est que, suivant les paroles de Brun (2) « l'oblitération de l'appendice n'étant pas fatalement accompagnée des phénomènes infectieux qui caractérisent l'appendicite et, d'autre part, l'appendicite infectieuse pouvant évoluer en dehors de toute oblitération appendiculaire », on peut affirmer, avec Jalaguier (3), que « l'oblitération du canal appendiculaire est le *résultat* et non la *cause* de l'appendicite ».

Routier seul a élevé la voix pour défendre la théorie de la cavité close chère à son maître Dieulafoy. Il fallait pour cela expliquer : 1° les *appendicites sans cavité close*; 2° les *cavités closes sans infection péritonéale*.

Pour les faits si nombreux d'appendices perméables dans l'appendicite, Routier répond que la muqueuse, en se gonflant, en se congestionnant (pourquoi?), transformait sur le vivant l'appendice en cavité close; puis, après l'opération, « sous l'influence de la décongestion produite par l'acte opératoire lui-même, la tuméfaction disparaît », et l'oblitération n'existe plus (*sic*).

S'étonnera-t-on que cette explication n'ait convaincu personne?

Quant aux cavités closes qui n'ont donné naissance à aucune infection péritonéale, comme cela s'est rencontré dans mon observation citée plus haut, Routier, ne sachant comment concilier la théorie de son maître Dieulafoy avec ce fait précis, a simplement et purement nié que l'appendice en question ait été jamais étranglé. Je le renvoie à la séance de la Société anatomique où l'appendice a été présenté ainsi qu'à l'examen des figures 43, 44 et 45.

Concluons donc avec tous les chirurgiens que l'oblitération du canal vermiculaire est le *résultat* et non la *cause* de l'appendicite.

Mais cette occlusion partielle ou totale de l'appendice est-elle indifférente? Assurément non : seulement elle n'agit dans l'espèce que comme une cause prédisposante de premier ordre, surtout quand elle n'est que partielle.

CAUSES PRÉDISPOSANTES DE L'APPENDICITE

Ce sont toutes les causes qui, localement, peuvent entraver la libre circulation des liquides appendiculaires. Elles sont locales ou générales.

(1) Broca, *Bull. de la Soc. de chir.*, 9 décembre 1896, p. 775.
(2) Brun, *Bull. de la Soc. de chir.*, 2 décembre 1896, p. 749.
(3) Jalaguier, *Bull. de la Soc. de chir.*, 2 décembre 1896, p. 757.

1° **Causes prédisposantes locales.** — Elles se divisent en deux groupes comprenant : *A. Les corps étrangers ; B. Les difformités congénitales ou acquises.*

A. Corps étrangers. — Nous les avons déjà classés en trois groupes ; ce sont d'abord des *corps piquants*, comme des aiguilles, des fragments de petits os, etc. ; ils produisent, en pénétrant dans l'appendice, une véritable perforation traumatique ; ces faits sont très rares mais leur existence n'est pas douteuse, comme en témoigne le cas de Poland (1) où, à l'autopsie d'une fillette de douze ans, on trouva un petit corps en plomb qui avait perforé l'appendice.

Dans un second groupe, se placent les *concrétions fécales*, les scybales venues du cæcum et plus ou moins durcies ; mais, dans aucun cas, ces boulettes ou plutôt ces petits cylindres fécaux ne peuvent, à eux seuls, produire une appendicite ; la preuve c'est que, dans bon nombre d'autopsies de sujets n'ayant jamais présenté pendant leur vie de symptômes péritonéaux, on trouve le vermium gorgé de matières fécales ; il faut cependant reconnaître que ces scybales sont une gène à la libre circulation des liquides de l'appendice, cirenlation déjà normalement difficile de par l'anatomie. Il suffira dans ces conditions d'une cause occasionnelle banale, telle qu'un traumatisme, un excès alimentaire, une indigestion, un coup de froid, etc., pour amener l'éclosion brusque des accidents.

Enfin, dans le troisième groupe, se trouvent les *calculs* de la lithiase appendiculaire ; ceux-ci diffèrent beaucoup des scybales en ce qu'ils augmentent progressivement de volume sur place par l'apport successif de nouvelles stratifications ; ils arrivent alors à acquérir le volume d'un noyau de cerise, de datte, d'olive ou de prune. Leurs dimensions sont telles qu'ils dilatent l'appendice, irritent mécaniquement la muqueuse et suppriment plus ou moins complètement la communication avec le cæcum. C'est là, mais là seulement, qu'on pourrait parler de vase clos et de pyogenèse consécutive. Le plus souvent, c'est encore une cause déterminante qui donne le signal des accidents, mais la présence du calcul et l'oblitération intermittente et presque complète de l'orifice cæcal, causée par son volume, jouent cependant un rôle considérable.

B. Difformités congénitales ou acquises. — J'ai parlé plus haut des appendicites familiales et je me suis demandé avec Talamon si quelque disposition anatomique congénitale ne donnait pas la clef de ces sortes d'épidémies familiales très réelles ; mais il n'en est rien ; elles sont dues à une alimentation défectueuse, à un encombrement intestinal, ou, comme l'a bien montré Dieulafoy, à la diathèse arthritique qui favorise la lithiase appendiculaire chez les membres d'une même famille.

---

(1) POLAND, *Encycl. int. de chir.*, t. VI, p. 341.

Aussi L. Championnière (1) a-t-il pu dire avec raison : « Je suis convaincu que la théorie du vase clos ne supporte pas l'examen. Si elle était vraie et si la disposition vicieuse des appendices familiaux était exacte, il n'y aurait d'autre parti à prendre que de réséquer l'appendice aux gens, comme on leur résèque le prépuce, et cette opération serait même mieux motivée que la circoncision. »

Je n'en dirai pas autant des difformités acquises qui peuvent avoir une véritable influence pathogène. Ainsi les adhérences peuvent retenir le vermium dans une position vicieuse, le couder presque à angle droit ou le fixer loin du cæcum, en un mot, le mettre dans une situation telle que la vidange normale de la cavité vermiculaire est plus ou moins entravée.

Broca (2) a publié un cas de torsion brusque et aiguë de l'appendice et, dans un autre ordre d'idées, on conçoit qu'une ulcération typhique ou tuberculeuse peut, en se cicatrisant, rétrécir l'orifice d'abouchement de l'appendice; mais toutes ces causes locales n'agissent qu'en exagérant les conditions défavorables qui font de l'appendice normal un siège d'élection pour les infections d'origine alimentaire. Comme Reclus l'a si bien dit, en exposant sa *théorie de la stagnation*, les germes pathogènes « trouvent dans le liquide appendiculaire stagnant un excellent bouillon de culture », inoffensif, à la condition qu'une des causes locales énumérées plus haut ne vienne pas entraver sa libre évacuation dans le cæcum.

2° **Causes prédisposantes générales**. — Il faut noter ici toutes les affections capables de modifier, par les lésions qu'elles produisent, l'anatomie ou la physiologie de l'appendice. Elles peuvent se diviser en trois classes : 1° les maladies diathésiques; 2° les maladies infectieuses; 3° les maladies propagées des organes voisins.

1° LES MALADIES DIATHÉSIQUES. — Au premier rang, on doit placer l'*arthritisme*, que Dieulafoy a surtout mis en relief dans cette question; cette diathèse agit d'une manière détournée en donnant naissance à la lithiase appendiculaire; c'est en étudiant de près les appendicites familiales, que Dieulafoy a vu qu'on les observe surtout « dans les familles où règnent la goutte, l'arthritisme, la gravelle urinaire ou biliaire ».

Les calculs intestinaux, comme ceux de l'appendice, naissent sous la même influence générale que les calculs biliaires ou urinaires, ils sont dus à des vices de nutrition, du genre de ceux étudiés par Bouchard (3), et on peut dire, avec Dieulafoy (4) : « L'arthritisme, l'obésité, la lithiase biliaire, la goutte, le diabète, les lithiases rénales et

---

(1) LUCAS CHAMPIONNIÈRE, *Bull. de la Soc. de chir.*, 24 décembre 1896, p. 822.
(2) BROCA, *Gaz. hebdom.*, octobre 1896.
(3) BOUCHARD, Maladies par ralentissement de la nutrition.
(4) DIEULAFOY, Étude sur l'appendicite. Paris, 1896. p. 13.

appendiculaires sont autant de manifestations possibles, héréditaires ou acquises, de la même diathèse. »

C'est uniquement en favorisant la lithiase de l'appendice que l'arthritisme peut jouer un rôle prédisposant, le calcul amenant une stagnation anormale des liquides dans le vermium.

2° MALADIES INFECTIEUSES.— Les unes agissent par des manifestations locales qui mettent l'appendice dans un état de moindre résistance et s'opposent à sa libre évacuation ; les autres portent leur action nocive sur les amas de tissus lymphoïdes de la muqueuse appendiculaire absolument comme sur les follicules clos d'autres organes, les amygdales par exemple.

Pour les premières, qui agissent indirectement, je citerai la fièvre typhoïde, la tuberculose et toutes les ulcérations infectieuses banales. Nous avons vu, dans les causes prédisposantes locales, que des brides cicatricielles pouvaient résulter de la guérison d'ulcérations de ce genre, mais, en dehors de ces faits mécaniques, il faut tenir compte des ulcérations en elles-mêmes qui peuvent permettre l'infection du péritoine, même en dehors d'une perforation complète.

Pour les secondes, l'action est absolument directe; depuis que Jalaguier a attiré l'attention sur ces appendicites survenant au cours des maladies infectieuses, tous les chirurgiens ont pu en observer et, de fait, Mlle Gordon (1), dans sa thèse, cite 8 appendicites succédant à la rougeole, 2 à la coqueluche, 2 à la scarlatine, 2 à la rougeole et au rhumatisme articulaire aigu, 1 à la diphtérie, à la grippe, à la fièvre typhoïde; Jalaguier a noté en outre la varicelle et les oreillons. Pour ma part, j'ai vu des accidents appendiculaires durer trois semaines, après avoir débuté à la fin d'une varicelle, chez une fillette de dix ans.

« Plus j'étudie l'appendicite, dit Jalaguier, et plus j'ai tendance à la considérer, dans certains cas, tout au moins, comme une manifestation locale d'une infection générale; ceux qui ont comparé l'appendicite à l'amygdalite, ne sont pas éloignés de la vérité (2). »

Comment agissent ces maladies infectieuses générales? Y a-t-il une infection de l'appendice spéciale pour chacune d'elles? ou bien l'infection spécifique, ourlienne, scarlatineuse, grippale, éberthienne, etc., se borne-t-elle à exagérer, à exalter la virulence des liquides appendiculaires? Il est bien vraisemblable que toutes ces maladies infectieuses ne s'accompagnent des accidents péritonéaux de l'appendicite que si le sujet est prédisposé par une des causes mécaniques étudiées plus haut; cela explique comment tant de rougeoles, tant de varicelles, tant d'oreillons, tant de maladies infectieuses en un mot, guérissent sans ces localisations cæcales, dues, en

(1) Mlle GORDON, thèse de Paris, 1897.
(2) JALAGUIER, *Bull. de la Soc. de chir.*, 2 décembre 1896, p. 757.

pareil cas, à une prédisposition telle que la présence d'un calcul ou d'une boulette fécale, par exemple.

Les expériences de Beaussenat montrent que la folliculite infectieuse, qui est le début de toutes les appendicites peut être produite par la voie sanguine à la condition expresse que les parois de cet organe soient en état de moindre résistance. Dans les trois expériences où Beaussenat a déterminé une simple infection sanguine, sans traumatiser l'appendice, les lapins n'ont présenté aucune lésion appendiculaire.

Chez les sujets prédisposés on peut voir survenir des crises appendiculaires sous l'influence de causes très diverses, l'une apparaissant pendant une grossesse, une autre pendant une maladie infectieuse, etc.

Si on veut s'astreindre à user du séro-diagnostic dans tous les cas d'appendicite, on s'apercevra plus souvent qu'on ne le pense, que les accidents sont survenus au cours d'un typhus levissimus méconnu. J'ai dans ma pratique un cas de ce genre absolument positif. Je considère ce fait comme ayant une importante capitale.

3° MALADIES PROPAGÉES D'UN ORGANE VOISIN. — Au premier rang de ces organes, il faut placer l'*intestin*.

L'entérite, la typhlite, la colite, de quelque nature qu'elle soit, mais surtout la variété muco-membraneuse, sont les maladies de l'intestin qu'on doit surtout incriminer.

Nombre de médecins avec Dieulafoy, Potain, Hutinel, etc., nient toute relation entre la colite muco-membrane et l'appendicite ; mais Talamon et Brun ont bien vu que souvent en clinique, l'entérocolite persiste après la guérison d'une appendicite et nécessite, comme Broca l'a dit, un régime alimentaire spécial. Jalaguier, Walther, Reclus, joignant leurs observations à celles de Jules Simon, de Marfan, de Siredey, de Mathieu, etc., ont démontré les relations étroites qui unissent les deux affections. Les thèses de Mlle Gordon et d'Anghel ne laissent aucun doute à cet égard et les expériences de Beaussenat (1) achèvent de préciser les faits.

« Le mode d'infection le plus habituel est l'infection descendante, d'origine intestinale », dit Beaussenat. Cette conclusion est légitime puisqu'il a pu, chez six lapins, provoquer les lésions de l'entéro-colite en gavant ces animaux de viande hachée en pleine putréfaction et, les six fois, les ulcérations s'étendaient à la muqueuse de l'appendice. Dans l'observation de Reclus (2) c'est une véritable expérience de laboratoire, étudiée en clinique.

« Une jeune femme, pour se débarrasser d'oxyures vermiculaires, eut l'idée de s'administrer elle-même un lavement contenant, pour 200 grammes d'eau, 50 centigrammes de sublimé corrosif. Effrayée de son acte, elle prend, aussitôt après, un grand lavement d'eau tiède

(1) BEAUSSENAT, thèse de Paris, 1897.
(2) RECLUS, Pathogénie de l'appendicite (*Sem. méd.*, 23 juin 1897, p. 237).

qu'elle rend avec le précédent. Elle n'en fut pas moins atteinte
d'entéro-colite presque immédiate, avec ténesme, selles sanglantes,
glaireuses pleines de débris épithéliaux, ces accidents durèrent huit à
dix jours ; ils avaient cessé depuis deux ou trois jours lorsque, tout à
coup, survinrent une douleur vive dans la fosse iliaque droite, des
nausées, des vomissements, du tympanisme, de la défense des muscles droits et un empâtement de la région, en un mot tous les signes
d'une appendicite. »

Il est clair que, dans ce fait, les lésions de colite avaient disparu,
avaient guéri, alors que la muqueuse appendiculaire dans des conditions défavorables de réparation, s'était laissé envahir par les
microorganismes, par les germes infectieux qui pullulent dans le
canal du vermium.

Après l'intestin, il faut mentionner les *organes génitaux de la
femme.*

Les observations abondent dans lesquelles une infection salpingienne s'est compliquée d'une appendicite aiguë. Dans ces cas-là, la
propagation de l'infection a été souvent expliquée par les connexions
lymphatiques qui rendent l'ovaire et l'appendice solidaires dans une
certaine mesure. Une véritable lymphangite, en suivant le ligament
appendiculo-ovarien, décrit par Clado, pouvait gagner la couche
lymphoïde de l'appendice et déterminer une appendicite phlegmoneuse. Cette explication n'est pas absolument sûre. Barnsby, dans des
recherches récentes qui font le sujet de sa thèse, n'a jamais rencontré
ce ligament de Clado.

L'infection se fait plutôt *par contiguïté.*

On l'a vue aussi aller de l'utérus vers l'appendice après un curettage (1), mais ici encore les idées pathogéniques que je soutiens
trouvent dans la clinique une éclatante confirmation. N'est-il pas
fréquent, en effet, de rencontrer l'appendice cæcal englobé dans des
adhérences péri-annexielles et d'être obligé de le sectionner au cours
d'une ablation d'annexes droites suppurées et cependant, chez ces
malades-là, qui ont bien de l'appendicite, au *sens anatomo-pathologique* du mot, il n'y a pas trace d'appendicite au *sens clinique* de
ce mot.

Pourquoi cela ? parce que cette infection propagée n'est pas, plus
que les causes énumérées plus haut, suffisante à elle seule pour
donner naissance aux symptômes de l'appendicite, et ces symptômes
ne se produisent que s'il existe une prédisposition locale (calculs,
scybales, torsions, coudures, etc.).

*En somme, toute appendicite débute par une folliculite infectieuse
et la pathogénie de cette infection est complexe ; elle est due à la localisation sur l'appendice d'une maladie générale ; cette localisation*

(1) Monod, *Gaz. hebdom. et Soc. méd. de Bordeaux*, mars 1895.

tient à une prédisposition, variable dans sa nature, mais qui a dans tous les cas pour effet de troubler le fonctionnement physiologique de l'appendice.

Le tableau suivant résume les principales causes dont l'action combinée mène aux symptômes de l'appendicite :

Pathogénie des appendicites.

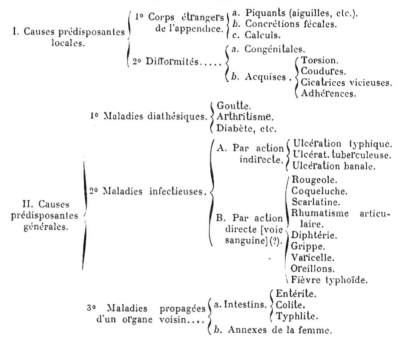

I. Causes prédisposantes locales.
- 1° Corps étrangers de l'appendice.
  - a. Piquants (aiguilles, etc.).
  - b. Concrétions fécales.
  - c. Calculs.
- 2° Difformités.....
  - a. Congénitales.
  - b. Acquises.
    - Torsion.
    - Coudures.
    - Cicatrices vicieuses.
    - Adhérences.

II. Causes prédisposantes générales.
- 1° Maladies diathésiques.
  - Goutte.
  - Arthritisme.
  - Diabète, etc.
- 2° Maladies infectieuses.
  - A. Par action indirecte.
    - Ulcération typhique.
    - Ulcérat. tuberculeuse.
    - Ulcération banale.
  - B. Par action directe [voie sanguine] (?).
    - Rougeole.
    - Coqueluche.
    - Scarlatine.
    - Rhumatisme articulaire.
    - Diphtérie.
    - Grippe.
    - Varicelle.
    - Oreillons.
    - Fièvre typhoïde.
- 3° Maladies propagées d'un organe voisin....
  - a. Intestins.
    - Entérite.
    - Colite.
    - Typhlite.
  - b. Annexes de la femme.

Symptômes. — Aux formes anatomiques, décrites plus haut, correspondent divers types cliniques qu'on peut grouper comme il suit :

1° *Les appendicites suraiguës par perforation d'emblée;* 2° *les appendicites subaiguës avec ou sans perforation consécutive;* 3° *les appendicites chroniques ou à rechutes.*

1° *Les appendicites suraiguës par perforation d'emblée.*

Dans cette forme, il s'agit d'une perforation de l'appendice survenant inopinément, alors que le péritoine voisin n'est nullement altéré; c'est l'analogue de la perforation de l'estomac ou du duodénum au niveau d'un ulcère rond. Ce qui la distingue, c'est que les accidents débutent brusquement avec une intensité extrême, alors que le malade semblait dans un parfait état de santé. En dehors des cas où la perforation est produite par un corps étranger piquant, comme une aiguille, une arête, etc., il pouvait y avoir un ulcère

latent de l'appendice qui n'a donné lieu, jusqu'à ce que la perforation se soit produite, à aucun symptôme subjectif : c'est absolument ce qu'on observe parfois sur l'estomac ou le duodénum.

On voit soudainement apparaître tous les signes de l'infection
péritonéale, suraiguë, tels qu'ils ont été décrits page 253. On peut
dire que la caractéristique de cette forme suraiguë c'est que rien
n'attire l'attention du côté de la région de l'appendice ; la douleur
survient brusquement, et se généralise aussitôt à tout le ventre. J'ai
eu cependant deux fois l'attention attirée par la sensation de *coup
de poignard* dans la fosse iliaque droite, accusée par le malade ;
en général, la douleur est diffuse et s'accompagne d'une tendance à
la syncope avec refroidissement des extrémités ; le ventre est à
peine ballonné ; il n'y a ni selles, ni émission de gaz par l'anus ; les
vomissements, précédés d'éructations, ne tardent pas à se montrer,
verdâtres et muqueux, puis bientôt avec la teinte brune et l'odeur
infecte des liquides fécaloïdes.

La *température* ne donne ici que des renseignements trompeurs ;
elle est plus souvent au-dessous de la normale qu'au-dessus et c'est
un fait à souligner avec soin ; quant au *pouls*, c'est le pouls petit,
fuyant, rapide des infections péritonéales suraiguës.

Je citerai, comme type de cette forme clinique, l'histoire saisissante
de ce jeune fonctionnaire de l'Assistance publique qui, parti à midi
de Berck, en parfaite santé, avec un convoi de convalescents, fut
pris dans le train, à Amiens, de violentes coliques ; à son arrivée à
Paris on le conduit à l'hôpital Lariboisière où, croyant à une colique
néphrétique, il se fait pratiquer deux injections de morphine. Le lendemain matin, avant midi, il était mort, moins de vingt-quatre heures
après que la perforation se fut produite, avant même que nous ayons
pu penser à intervenir, tant la gravité de l'état général laissait peu
de prise au bistouri.

2° *Les appendicites subaiguës avec ou sans perforation consécutive.*

De même que pour la forme suraiguë j'ai renvoyé à l'étude des symptômes de l'infection péritonéale généralisée, je dois renvoyer ici à la
symptomatologie des infections localisées du péritoine. Ce qui donne
à cette forme son allure clinique spéciale, c'est que l'infection se
circonscrit dans la région la plus proche ; en sorte que si la perforation arrive à se produire, les liquides intestinaux trouvent une
loge préformée et n'infectent pas le péritoine dans sa totalité. J'ajoute
que souvent la perforation n'existe pas et, dans tous les cas, elle
ne survient que tardivement ; aussi n'est-elle, dans cette forme, qu'un
phénomène secondaire.

Le début varie suivant les sujets ; il peut être brusque et presque
aussi violent que dans la forme suraiguë ; mais au bout de quelques
heures un calme relatif semble renaître et le malade ne se plaint

plus que d'une douleur dans la fosse iliaque droite. Le siège de cette douleur doit être précisé ; il est localisé à ce point de Mac Burney situé au milieu de la ligne qui unit l'ombilic à l'épine iliaque antéro-supérieure ; mais j'insiste sur ce fait que ce point de Mac Burney est objectif, e'cst-à-dire qu'il faut que le chirurgien le cherche pour le déceler ; ce n'est pas le malade qui attirera l'attention de ce côté. Il souffre presque toujours, non pas dans la fosse iliaque, mais *autour de l'ombilic*. L'interrogatoire du patient signale donc le milieu du ventre comme siège des coliques, mais la palpation, au point de Mac Burney, montre que là est le maximum de douleur.

Dieulafoy a indiqué avec raison l'hyperesthésie de la peau au même niveau ; il suffit de la frôler avec le doigt pour donner la sensation de fer rouge ; enfin, la douleur peut irradier du côté des lombes, vers la racine de la cuisse droite, qui est souvent immobilisée à cause des relations de voisinage du psoas iliaque avec la région infectée ; elle irradie aussi, dans quelques cas, du côté du testicule droit qui est rétracté comme pendant la colique néphrétique.

A ce symptôme local, constant et d'appréciation facile, s'en joint un autre des plus importants, c'est la *contracture des muscles* de la paroi abdominale au devant du cæcum. Il y a là une telle défense de ces muscles qu'il est absolument impossible de percevoir autre chose qu'un plan dur et résistant. Ce qu'on a décrit comme un *boudin cæcal*, comme un *amas stercoral du cæcum* n'était, neuf fois sur dix, qu'une illusion due à cette contracture musculaire instinctive et invincible ; aussi ne faut-il même pas songer à tirer quelque renseignement de la percussion ou de la palpation profonde.

C'est à peine si, au bout de trois ou quatre jours, on pourra sentir un gâteau doubler la paroi soulevée par une tuméfaction profonde, et il ne faut pas s'attendre à trouver de la matité à ce niveau ; *la région semble toujours sonore* même quand il y a un verre de pus ou même davantage, à moins qu'on ne percute aussi doucement qu'il est possible.

C'est en somme un abcès péri-appendiculaire qui se forme, aecom-pagné des signes locaux en question et de symptômes généraux plus ou moins marqués.

Les vomissements sont peu répétés et la constipation est opiniâtre, sans être complète. Contrairement à ce qui se passe dans la forme suraiguë où il y a souvent de l'hypothermie, on trouve ici le thermo-mètre oscillant entre 38 et 39° ; le pouls est rapide, fébrile et le facies n'a pas l'aspect péritonéal grave des infections suraiguës ; les yeux sont cernés, excavés, les conjonctives sont souvent jaunes. C'est, comme on le voit, la description de l'abcès de la fosse iliaque, tel que le comprenait Grisolle.

Je renvoie à l'anatomie pathologique pour l'étude de la marche et du siège de ces abcès.

Il est commun, lorsque le chirurgien incise la paroi sur cette collection, de trouver l'appendice perforé ou, tout au moins, de voir sortir, avec le pus, un calcul appendiculaire, ce qui démontre bien que la perforation existe ; mais cette perforation s'est produite tardivement par suite de l'extension progressive du processus infectieux initial. Les premiers symptômes observés répondaient à la folliculite infectieuse et aux phénomènes de réaction péritonéale péri-appendiculaire et la perforation ne s'est produite que plus tard : elle n'a donc pas ici une importance primordiale. Cela explique pourquoi je n'ai pas suivi l'exemple de Jalaguier, de Legueu, et d'autres, qui font une quatrième classe à part des *appendicites simples sans perforation.* Selon moi, la caractéristique est, ici, la folliculite primitive constante avec infection secondaire du péritoine : que la perforation se fasse ou non, cela ne change rien, ou à peu près rien, au tableau clinique que je viens de tracer.

3° *Les appendicites chroniques ou à rechutes.*

On les appelle aussi appendicites à répétition. C'est dans cette catégorie qu'il faudrait ranger les crises de coliques appendiculaires que Talamon attribuait aux contractions des parois de l'appendice destinées à chasser un corps étranger venu du cæcum. Mais seule la conception pathogénique que j'ai adoptée me paraît pouvoir répondre à tous les cas de ce genre : c'est là d'ailleurs que la « théorie du vase clos » s'effondre. Comment expliquer que le vase clos puisse donner lieu à des accidents intermittents; passe encore pour les occlusions temporaires par un calcul ou un corps étranger ; mais que dire lorsque le conduit est oblitéré de longue date chez un malade qui a des poussées appendiculaires à répétition ? N'est-il pas vraiment satisfaisant de penser qu'en pareil cas, l'appendice est prédisposé par une lésion congénitale ou acquise, anatomique ou pathologique, peu importe ?

Et alors les causes les plus diverses seront l'occasion d'une crise d'appendicite. Je peux citer un malade qui, en deux ans, a eu trois crises d'appendicite ; la première au cours d'une grippe ; la seconde à la suite d'un surmenage de bicyclette ; la troisième enfin, pendant un long voyage en chemin de fer. Il a succombé à cette dernière poussée et j'ai trouvé deux calculs dans l'appendice ulcéré. On pourrait sans doute multiplier les exemples de ce genre.

Ce qu'il faut surtout mettre en lumière, dans cette forme chronique, c'est que l'appendicite, au sens anatomique du mot, existe à l'état latent, même dans l'intervalle des crises et qu'elle ne se révèle, par des symptômes de réaction péritonéale, que sous l'influence des causes variées signalées plus haut. Il n'y a pas à revenir sur les symptômes de la crise aiguë, qui sont exactement les mêmes que dans les deux formes précédentes. Suivant l'intensité de l'infection, suivant l'état de réceptivité actuel du malade la crise pourra répondre à la forme

suraiguë ou évoluer à la manière du type subaigu ; mais, ce qu'il y a
de décevant en clinique, c'est que la bénignité d'une première crise
ne saurait fournir une indication pronostique certaine pour les suivantes.

En général, les crises répétées ont donné naissance à des adhé-
renees péritonéales salutaires ; elles ont, pour ainsi dire, *blindé le
péritoine* et entouré la zone dangereuse d'une barrière protectrice,
en sorte que l'infection a plus de chances de rester limitée quand il y
a eu plusieurs crises antérieures ; mais on ne saurait trop répéter,
avec Dieulafoy, qu'il est impossible, au début d'une crise, de prévoir
quelles surprises sont réservées.

Dans l'intervalle des rechutes, l'examen local donne des renseignements précieux ; on perçoit, dans la région du cæcum, une
tumeur plus ou moins volumineuse qui peut acquérir le volume du
poing. Longtemps, je m'étais laissé suggestionner par Routier et
j'enseignais, comme lui, que l'appendice malade ne se sent pas
à la palpation. Peyrot, sur un malade de son service, me montra
combien cette notion est inexacte. Le boudin allongé, du volume
du pouce, qu'il me fit sentir, avant et après l'anesthésie, était bien
l'appendice, ainsi que le démontra la laparotomie.

La tumeur, dans l'intervalle des crises, constituée par l'appendice
et le cæcum entourés d'un magma graisseux et de néomembranes,
est souvent mobile dans la fosse iliaque et à peine douloureuse à la
pression ; aussi la défense musculaire de la paroi est-elle presque
nulle, ce qui facilite singulièrement l'examen.

Quant aux symptômes généraux, ils sont à peu près absents quand
on examine le malade *à froid*. Il n'est pourtant pas rare d'observer les signes de la dilatation du cæcum, le clapotement, le gargouillement de la fosse iliaque droite, la constipation opiniâtre et constante,
enfin les symptômes d'une colite muco-membraneuse plus ou moins
prononcée avec ou sans lithiase intestinale. Tout cela n'empêche pas
le malade de mener sa vie habituelle ; mais, on peut en être certain,
tant que l'appendice n'a pas été détruit par la suppuration ou enlevé
au bistouri, tout sujet qui a eu une première crise doit craindre une
poussée nouvelle et, suivant la plaisante expression de Roux (de Lausanne), « ne doit dormir tranquille que s'il a son appendice dans sa
poche ».

Diagnostic. — Quelles sont les maladies qu'on peut confondre avec
l'appendicite ? En second lieu, quelle est la forme de l'appendicite
qu'on diagnostique ? Enfin quelle est sa nature ? telles sont les trois
questions à examiner.

1° DIAGNOSTIC DIFFÉRENTIEL. — D'une manière générale, il faut
citer :

A. *Toutes les affections qui s'accompagnent de douleurs abdominales
en forme de coliques.*

B. *Toutes les maladies se manifestant par une tuméfaction de la fosse iliaque droite.*

A. *Maladies accompagnées de coliques et de vomissements.* — Au premier rang, plaçons la *colique néphrétique*, en raison de son début brusque et des violentes douleurs irradiées qu'elle provoque ; puis, la *colique hépatique*, qui donne des sensations douloureuses dans une région un peu différente, avec des irradiations dans le dos et dans l'épaule droite ; enfin la *colique de plomb*.

Ces coliques sont facilement éliminées si la température est élevée ; mais n'avons-nous pas vu que certaines appendicites suraiguës évoluent sans fièvre et peuvent même s'accompagner d'hypothermie ; il est vrai qu'alors le facies plombé des grosses infections attire l'attention.

Les *maladies des annexes* de la femme sont fréquemment une source d'erreur : il n'est pas de service de chirurgie où l'on ne voie des accidents appendiculaires pris pour de la salpingite et réciproquement. Le 22 septembre 1897, j'ai enlevé l'appendice d'une malade entrée dans le service de Pozzi, avec le diagnostic de salpingite ; une énorme collection purulente remplissait le petit bassin ; les annexes étaient saines et l'appendice, qui contenait une boulette de matière fécale, n'était ni ulcéré, ni perforé.

Dans le même ordre d'idées nous avons, Peyrot et moi, fait une erreur bien instructive. Une jeune femme de vingt ans, qui déclarait être enceinte de trois mois, présentait une tumeur fluctuante, remontant à deux travers de doigts au-dessous de l'ombilic ; elle souffrait depuis cinq jours d'accidents péritonéaux que nous étions disposés à attribuer soit à un kyste ovarique à pédicule tordu, soit à une grossesse extra-utérine rompue. La laparotomie médiane montra que la tumeur fluctuante était constituée par l'utérus gravide et ce n'est qu'en agrandissant l'incision, qu'on put voir sourdre, sur le côté droit de l'utérus, une collection purulente fétide, au centre de laquelle se trouvait l'appendice perforé à un centimètre de son extrémité terminale, laquelle était arrondie en forme de massue. Un corps étranger, de la forme d'un noyau de datte, nageait librement dans le pus.

Après avoir réséqué l'appendice, Peyrot fit une contre-ouverture dans la fosse iliaque droite, pour assurer le drainage en bonne place et ferma complètement l'incision médiane par deux plans de sutures. Bien qu'une partie du liquide ait pu se répandre dans tout l'abdomen, car l'opérée était dans la position inclinée de Trendelenburg, dont on n'aurait pas usé bien entendu si le diagnostic avait été fait, elle guérit sans complication et mena sa grossesse à huit mois ; l'enfant est actuellement bien vivant.

Ce fait montre bien qu'on peut être aux prises avec les plus grandes difficultés de diagnostic entre l'appendicite et les affections aiguës des annexes de la femme. « Je crois. dit Budin (1), que le plus souvent le diagnostic est possible; l'appendicite siège toujours plus haut et a grande tendance à rester abdominale. La douleur provoquée par la pression, se trouve sur la ligne ilio-pectinée, tandis que dans les cas de salpingite c'est surtout par le palper bi-manuel qu'on provoque la douleur. » Cette assertion ne répond nullement à la clinique, et la variété pelvienne des abcès appendiculaires est très fréquente; de plus, comme il n'est pas rare d'observer une variété abdominale de suppurations péri-annexielles haut situées, on comprend que l'erreur soit souvent commise. C'est dire qu'il ne faut jamais négliger de pratiquer le toucher vaginal et même le toucher rectal, qui donnent des renseignements souvent très précieux. Et si les culs-de-sac sont durs et douloureux sous le doigt, on portera son interrogatoire du côté du passé génital de la femme. Il est bien exceptionnel, sinon impossible, qu'une grosse collection suppurée du Douglas avec fièvre et douleur, prenne naissance sans que la patiente ait présenté, à un moment donné, quelque symptôme attirant l'attention du côté des organes génitaux. Ce qui rend la question délicate, c'est que les crises d'appendicites peuvent être liées à la grossesse, comme dans l'observation précédente et comme chez la malade dont parlait Legendre (2) à la Société des hôpitaux. J'ai opéré une malade qui avait des poussées d'appendicite au moment de chaque période menstruelle. L'appendice. enlevé à froid, était gros et raccourci, comme rentré en lui-même. Les annexes, examinées au cours de l'intervention, étaient tout à fait normales.

Parmi les maladies des annexes. il faut citer les infections suraiguës du péritoine par rupture d'une poche salpingienne et, ici encore, c'est l'étude avisée du passé génital qui pourra lever les doutes ; j'en dirai autant de l'hématocèle et de la rupture d'une grossesse extra-utérine.

J'arrive maintenant à ce que Talamon a décrit depuis longtemps sous le nom de *pseudo-appendicite-hystérique*. Il distingue deux catégories de faits : 1º les cas où l'hystérie est seule en cause sans lésions de l'appendicite, c'est la pseudo-appendicite hystérique; 2º les cas où l'hystérie exaspère et exagère les symptômes d'une appendicite légère, comme elle le fait d'ailleurs pour la plupart des maladies aiguës, jusqu'à donner à croire à une appendicite perforante et à une péritonite diffuse : c'est l'appendicite avec péritonisme hystérique (3).

Je crois qu'il ne faut parler de l'hystérie. dans cette question, qu'avec la plus grande circonspection. Je ne nie pas, bien entendu, l'existence de l'*appendicite-fantôme* de Brissaud. qui, avec Rendu, a vu l'hystérie simuler tous les symptômes de l'appen-

(1) Budin, *Soc. d'obst. et de gynécol.*, 11 mars 1897.
(2) Legendre, *Soc. méd. des hóp.*. 19 mars 1897.
(3) Talamon, *Soc. méd. des hóp.*, 19 mars 1897.

dicite, y compris même la tuméfaction à droite par contraction
réflexe des muscles de la paroi abdominale; mais j'avoue que, jusqu'ici, je n'ai rien observé de semblable. Notons cependant que dans
un fait, cité par Talamon, l'erreur franche a été commise jusqu'à
provoquer une intervention opératoire. Soyons donc avertis, et ne
manquons pas de rechercher à l'occasion les stigmates hystériques
sans oublier que cette pseudo-tumeur hystérique disparaît toujours
pendant l'anesthésie. Dans tous les cas, pour peu qu'il y ait de l'élévation de la température, il ne saurait plus y avoir aucun doute.   .

Un des diagnostics les plus difficiles est celui de l'*étranglement
intestinal*, non pas, bien entendu, de l'étranglement d'une hernie
qu'il faudra toujours rechercher au niveau des anneaux de l'abdomen;
mais de l'occlusion intestinale de cause interne. Depuis que l'appendicite est bien connue, depuis surtout qu'on a la laparotomie facile,
on ne rencontre plus que très rarement ces torsions de l'intestin, ces
volvulus qu'on a si souvent invoqués jadis pour expliquer la mort
rapide après des vomissements fécaloïdes et une constipation absolue.
Le signe capital, qu'on donnait comme pathognomonique de l'occlusion, était l'hypothermie; mais j'ai répété à satiété que, dans l'appendicite suraiguë, on n'observe pas, le plus souvent, d'élévation de
température. Quelle que soit la cause de l'occlusion intestinale,
bride, coudure, torsion, invagination, le signe qui me paraît le
meilleur est l'absence *totale* d'évacuation gazeuse ou fécale par
l'anus ; on peut, dans l'appendicite, avoir de l'hypothermie, des
vomissements fécaloïdes, même précoces, du ballonnement, en un
mot tous les signes de l'étranglement interne, mais il est bien rare
que l'occlusion soit *absolue* et l'émission de quelques gaz ou, à plus
forte raison, de quelques matières, suffit pour dépister l'appendicite.

Il est plus difficile encore, il est souvent même impossible de déterminer l'origine appendiculaire d'une infection péritonéale plus ou
moins généralisée, à gonocoques, à pneumocoques, etc.

Comment, aussi, caractériser les infections par perforation de
l'estomac, du duodénum ou de tout autre segment du tube digestif?
Ce qui domine tout, en pareil cas, ainsi d'ailleurs que dans la forme
aiguë de l'appendicite perforante, c'est l'infection du péritoine. A
peine aura-t-on, parfois, l'attention attirée du côté du cæcum par le
siège initial de la douleur, par l'existence du point de Mac Burney,
pa une légère voussure iliaque droite ; le plus souvent, c'est la laparotomie seule qui éclairera.

Parmi les affections s'accompagnant de douleurs abdominales et
de vomissements, il faut encore citer l'*indigestion simple*, l'*embarras
gastrique* et même la *fièvre typhoïde* pour la forme subaiguë de
l'appendicite ; il suffit de signaler ces faits; mais j'appelle l'attention
sur un diagnostic qui, au premier abord, paraît d'une facilité cufan-

tinc et qui, cependant, m'a deux fois induit en erreur; c'est celui de la *hernie simple*.

Il semble bien qu'il n'y ait pas de méprise possible entre une hernie sans étranglement et une appendicite; mais je m'explique :

Le 1er mars 1897, une femme de vingt-trois ans, entre dans le service de Peyrot, se plaignant de souffrir depuis « quelques jours » d'une hernie inguinale droite qui présente le volume d'un petit œuf. Cette hernie, habituellement contenue par un bandage, n'avait jamais causé de douleurs.

En pratiquant la cure radicale de cette hernie, je trouve l'épiploon adhérent au fond du sac ; j'attire au dehors un paquet épiploïque du volume du poing et je le résèque sous une double soie ; au moment où je réduis le moignon, je m'aperçois qu'il s'écoule de l'abdomen une quantité considérable de liquide rouge que je prends pour du sang ; pensant qu'il s'agit d'une hémorragie due à ce que ma ligature épi-ploïque n'est pas assez serrée, j'agrandis aussitôt l'incision pour aller à la recherche du pédicule épiploïque ; j'arrive ainsi sur l'appendice, qui est turgescent, rigide et contient deux calculs allongés ; le méso-appendice est épaissi, rouge, infiltré et rétracté. Je fais la résection de cet appendice calculeux et la malade guérit sans aucune compli-cation. Ce que j'avais pris pour une hémorragie du pédicule n'était que de la sérosité péritonéale teintée de sang.

Un mois après, pareille aventure m'arrivait à la salle des hommes, mais, cette fois, j'étais en éveil et dès que je vis s'écouler de la sérosité par l'orifice abdominal du sac, je songeai à l'appendicite. Comme la première fois, je réséquai un appendice turgide, couvert d'arborisations vasculaires et contenant un liquide puriforme.

Je n'ai vu des faits de ce genre signalés nulle part ; il est pourtant bon d'être prévenu ; voici en somme comment les choses se passent. Un malade a, depuis un certain temps, une hernie droite qui ne l'incommode nullement ; il est pris d'accidents douloureux du côté de la fosse iliaque droite et, les attribuant à sa hernie, il vient demander la cure radicale. Il est bien entendu qu'il n'est question que de poussées légères d'appendicite subaiguë, ou d'appendicite chronique.

J'ajoute que les crises intestinales préataxiques ont pu faire croire à des poussées d'appendicite. Il est bon de songer au *tabes* quand on a affaire à des adultes se plaignant de crises douloureuses revenant souvent sans jamais s'accompagner d'hyperthermie, de vomissements, etc.

B. **Maladies accompagnées de tumeur dans la fosse iliaque droite.** — Au premier rang se placent les abcès de la fosse iliaque droite, qui peuvent être à marche aiguë ou à marche lente. Parmi les abcès aigus nous trouvons les *abcès périnéphrétiques* et les abcès de la *psoïtis* qui sont des causes fréquentes d'erreur.

Pour les premiers, les antécédents rénaux seront recherchés avec soin ; mais pour la psoïtis, la confusion est d'autant plus aisée que parfois dans l'appendicite avec suppuration péritonéale localisée, on observe une flexion invincible de la cuisse sur le bassin avec rotation du membre en dehors. Chez la petite malade de Landrieux dont j'ai parlé plus haut, on ne pouvait toucher au membre inférieur droit sans provoquer les plus exquises douleurs. Un de mes opérés d'Asnières avait avant mon incision une telle immobilisation de la hanche, qu'on avait pensé d'abord à une *coxalgie*. L'hyperflexion de la cuisse rendait très malaisée la palpation de la fosse iliaque interne, et ce n'est que pendant l'anesthésie que j'ai pu, en redressant le membre, trouver le gâteau iliaque. L'opération me mena sur une appendicite tuberculeuse ; et ce qui en pareil cas rend l'erreur plus facile, c'est qu'il s'agit de tuberculeux qui peuvent avoir des anté- cédents personnels et héréditaires et même des lésions pulmonaires actuelles.

Pour les abcès à marche chronique, il faut penser à toutes les tuberculoses de la région. D'abord les *adénopathies bacillaires* de la fosse iliaque ; puis les collections tuberculeuses plus ou moins ramollies dont l'origine remonte à une lésion osseuse de la crête iliaque, de l'articulation sacro-iliaque, ou des corps vertébraux. Mais toutes ces affections se distinguent de l'appendicite, surtout par leur marche et leur évolution : elles ne procèdent pas par poussées suc- cessives comme l'appendicite à rechutes ; elles ne donnent ni fièvre, ni phénomènes de réaction péritonéale.

Viennent ensuite les *tumeurs iliaques* dues à une augmentation de volume du cæcum. On pensera toujours à l'encombrement fécal du cæcum, à l'accumulation de scybales durcies dans cet organe. Je garde le souvenir instructif d'une petite malade du service de Peyrot pour laquelle je me disposais à intervenir au bistouri, lorsque l'anes- thésie me permit de sentir que la tumeur iliaque était marronnée et mobile. Je réveillai la malade, et quelques purgatifs énergiques firent disparaître en peu de temps toute trace d'empâtement. Peyrot, dans des circonstances analogues, a observé une dame qui guérit sans opération, après avoir évacué, au milieu de matières fécales durcies, un noyau facilement reconnaissable de nèfle du Japon et deux noyaux de cerise. Elle avait intentionnellement avalé ces noyaux en mangeant des bonbons pendant une soirée à l'Opéra, plutôt que de maculer ses gants ; elle put ainsi préciser la date de l'incident, qui remontait à trois mois, car elle était bien sûre de n'avoir pas mangé de nèfle du Japon depuis cette époque.

La mobilité de la tumeur est un signe important pour ce diagnos- tic parfois délicat.

Le *cancer du cæcum* ou de la fin de l'iléon peut aussi en impo- ser : mais là encore la marche de l'affection est différente. S'il y a eu des poussées, des crises, c'étaient des périodes de constipation plus ou moins prolongées, des occlusions incomplètes, sans fièvre, avec des selles glaireuses, sanguinolentes, etc., à moins cependant qu'il ne s'agisse d'ulcération profonde de la paroi intestinale au niveau ou en amont du néoplasme et d'infection consécutive du péritoine.

Citons encore le *rein droit déplacé*, les *kystes de l'ovaire à pédicule tordu*, et enfin les *affections de la vésicule biliaire*.

Les grosses vésicules, avec péricystite ou non, peuvent conduire à une erreur de diagnostic. Une de mes malades souffrait de temps en temps de violentes douleurs dans le flanc droit. Elle portait sur la peau de la région iliaque de ce côté une cicatrice due à l'ouverture d'un abcès profond « traité il y a trente ans par Michon avec la pâte de Vienne ». Je pensai à des crises d'appendicite à rechutes survenant chez une femme soignée autrefois par les caustiques et qui gardait son appendice malade englobé dans des adhérences anciennes. Rendu vit la malade, fit le même diagnostic et conseilla comme moi une intervention à froid, dans l'intervalle de deux crises. La laparotomie me mena sur un appendice absolument sain, et en agrandissant mon incision par en haut, je tombai sur une vésicule biliaire énorme contenant un liquide muqueux louche et deux énormes calculs. Je fis une cholécystostomie et la malade guérit sans accident. Ici, il n'y avait jamais eu d'ictère, car les douleurs des crises étaient dues aux contractions du canal cystique et non du cholédoque, qui était absolument libre. La coexistence de l'ancien abcès de la fosse iliaque avec les crises cystiques douloureuses était bien faite pour tromper. Bien entendu, si les crises douloureuses s'accompagnent d'ictère, ce qui est plus ordinaire, l'erreur sera plus facilement évitée.

2° Diagnostic de la forme. — Il serait précieux pour les indications opératoires, de pouvoir différencier la forme de la crise d'appendicite. Est-ce une appendicite suraiguë ? Est-ce une forme mixte qui, après un début bruyant et dramatique, va s'atténuer et se localiser dans la région iliaque en donnant naissance à un abcès enkysté autour de l'appendice ?

Il n'y a vraiment aucun signe certain qui permette de se prononcer hardiment. Jalaguier (1) a voulu esquisser le tableau clinique différent selon lui dans la « péritonite septique diffuse et dans la péritonite purulente ». Dans la première, il est bien vrai que les signes péritonéaux sont moins bruyants : on croirait à une intoxication générale, comme la grippe ou la fièvre typhoïde. L'autre est plus franchement une localisation péritonéale avec de la fièvre, de la douleur, etc. Mais que de formes intermédiaires dans lesquelles toute distinction est un leurre. Ce sont des diagnostics plus faciles

---

(1) Jalaguier, *Mercredi méd.*, 1895, p. 374.

TRAITÉ DE CHIRURGIE. VII. — 33

à noter d'un trait de plume qu'à faire au lit du malade. C'est là que
le sens clinique du chirurgien joue un rôle capital, et encore le
plus avisé est-il souvent en défaut. Telle crise qui, par son allure,
semble devoir se terminer favorablement devient tout à coup suraiguë et emporte le malade en quelques heures. Inversement on peut
voir les crises les plus bruyantes et les plus dramatiques tourner court
et se résoudre en une localisation franche ou même à moins de frais.

3° DIAGNOSTIC DE LA NATURE DE L'APPENDICITE. — Quelques indices
peuvent éclairer pour savoir si l'appendicite est due à la présence d'un calcul ou à une perforation, ou à de la tuberculose appendiculaire, ou bien enfin à une maladie générale.

L'examen des fonctions digestives doit être fait attentivement,
surtout au point de vue de l'existence d'une colite muco-membraneuse avec des crises d'entéralgie. Nous avons vu les rapports qui
peuvent exister entre cette affection et l'appendicite. On pensera
donc aux *cordes coliques*, aux *dilatations cæcales*, à l'examen des
selles qui contiennent des lanières grisâtres, que des malades inexpé-
rimentés ont pris parfois pour du tænia.

L'*appendicite calculeuse* n'a pas de caractère particulier, sinon
qu'elle survient chez les arthritiques atteints de lithiase intestinale.
Le plus souvent cette lithiase colique ne s'accompagne d'aucun
signe appréciable, à moins qu'elle n'ait causé de la colite muco-
membraneuse. Elle s'observe surtout chez les sujets habituellement
constipés qui ont de la dilatation du cæcum.

Pour l'appendicite perforante, on peut presque à coup sûr la
diagnostiquer quand on est en présence d'une infection suraiguë du
péritoine survenant en pleine santé. C'est un ulcère banal, un véritable ulcère rond comme celui du duodénum ou de l'estomac qui
a perforé la paroi du vermium sans s'être manifesté jusque-là par
aucun signe.

C'est une ulcération tuberculeuse, latente jusqu'à l'instant où la
perforation s'établit. C'est enfin une ulcération typhique. Je suis
convaincu que si on usait systématiquement du séro-diagnostic dans
ces appendicites perforantes suraiguës, on trouverait plus souvent
qu'on ne croit qu'il s'agissait d'une de ces formes frustes de fièvre
typhoïde ambulatoire. Je viens d'observer un fait positif de ce genre
qui me fortifie dans cette manière de voir.

La nature tuberculeuse de l'affection peut être dépistée souvent
quand on a affaire à des sujets notoirement tuberculeux par ailleurs.
Je ne parle pas des masses tuberculeuses qui peuvent atteindre le
volume du poing. Ce sont là de grosses lésions qui donnent naissance
à des poussées successives dans l'intervalle desquelles l'examen
local permet de faire le diagnostic. Mais on songera à l'entérite
tuberculeuse et on interrogera attentivement le passé colique du
malade.

Restent enfin les maladies infectieuses générales qui sont d'ordi-naire le signal de l'éclosion des accidents, la grippe, les fièvres éruptives, etc. Chacune de ces maladies sera recherchée dans les symptômes qui lui sont propres.

Le tableau suivant donne une idée des affections variées avec les-quelles on peut confondre l'appendicite.

Diagnostic de l'appendicite.

- 1. **Diagnostic différentiel.**
  - A. Maladies avec douleurs abdo-minales et vo-missements...
    - 1° Coliques.....
      - Néphrétiques.
      - Hépatiques.
      - De plomb.
    - 2° Annexes ....
      - Grossesse.
      - Rupture d'un pyosalpinx ou d'une hématocèle.
      - Grossesse extra-utérine.
    - 3° Hystérie.
    - 4° Occlusion intestinale.
    - 5° Infections pé-ritonéales ....
      - Gonocoques.
      - Pneumocoques.
      - Perforation. { Estomac. Duodénum.
    - 6° Tabes.
    - 7° Hernie.......
      - étranglée.
      - non étranglée.
    - 8° Indigestion.
    - 9° Embarras gastrique.
    - 10° Fièvre typhoïde.
  - B. Maladies avec tumeur........
    - 1° Abcès de la fosse iliaque..
      - périnéphrétiques.
      - psoïtis.
      - adénopathies.
      - abcès froid.
    - 2° Tumeur de l'intestin.
    - 3° Rein flottant.
    - 4° Kyste de l'o-vaire.........
      - tordu.
      - rompu.
    - 5° Foie et vésicule biliaire.
- II. **Diagnostic de la forme.**
  - A. Suraiguë.
  - B. Subaiguë.
  - C. Chronique ou à froid.
- III. **Diagnostic de la nature.**
  - A. Colite muco-membraneuse.
  - B. Calculeuse.
  - C. Par perforation ....
    - ulcération tuberculeuse.
    - ulcération typhique.
    - ulcère rond de l'appendice.
  - D. Tuberculeuse.
  - E. Maladie générale...
    - Grippe.
    - Varicelle.
    - Scarlatine.
    - Etc..., etc...

Traitement. — Médecins et chirurgiens sont encore loin d'être d'accord entre eux sur ce sujet, et même parmi les chirurgiens la division existe. Mettons à part l'appendicite à rechute, l'appendicite

chronique à répétition, dont je parlerai en terminant. Il reste à étudier
les cas où le chirurgien est consulté pour une attaque franche. On
peut simplifier beaucoup la question en se plaçant au point de vue
pratique. On est appelé, en effet, auprès d'un malade en pleine crise
appendiculaire, et deux cas se présentent le plus souvent :

1° *Le malade a les signes manifestes d'une infection péritonéale
suraiguë ;*

2° *Le malade a des signes nets d'infection localisée du péritoine.*

Je mets à part ces deux éventualités, qui sont, il faut bien le dire,
les plus habituellement observées. Eh bien ! pour ces deux circonstances qui constituent la majorité des faits où l'on est appelé à se
prononcer, il n'y a pas à tergiverser. *Dans les deux cas, c'est la laparotomie immédiate qui est indiquée sans hésitation possible.* Seulement, la technique opératoire diffère, et c'est ce qui me reste à
préciser.

En dehors de ces deux formes pour lesquelles l'indication de la
laparotomie est impérieuse et ne souffre pas de discussion, se place
le cas où on est appelé au début d'une crise dont il est impossible
de prévoir la gravité et l'intensité. Là seulement on pourra hésiter, et
nous allons tâcher de donner quelques préceptes à cet égard. Nous
avons donc à étudier le traitement :

1° De *l'infection péritonéale généralisée d'origine appendiculaire ;*

2° De *l'abcès enkysté du péritoine*   —   —

3° De la *crise appendiculaire à son début ;*

4° De *l'appendicite chronique, en dehors des crises.*

1° **Infection péritonéale généralisée d'origine appendiculaire.** — L'indication est formelle; il faut laparotomiser immédiatement en se rappelant que le temps presse. Quel que soit l'état
général du malade, même si les extrémités sont refroidies, si le pouls
est misérable, etc., le bistouri seul peut sauver le malade. Il faut
seulement savoir que le pronostic est des plus noirs, et bien avertir
l'entourage que l'opération n'a pas de gravité par elle-même, mais
que l'opéré a quatre-vingt-dix-neuf chances sur cent de succomber,
malgré l'opération, à l'évolution de son mal. Le raisonnement est
bien simple : abandonnée à elle-même, l'affection est sûrement
mortelle à bref délai : traitée chirurgicalement, elle a *quelques
chances* de guérison.

Je renvoie, pour la technique opératoire, à mon article sur les infections du péritoine (même volume, p. 261), en rappelant qu'il est bon
de multiplier les incisions pour assurer un drainage soigné. L'incision
de Roux, de 12 à 15 centimètres, située à un travers de pouce
au-dessus de l'épine iliaque antérieure et supérieure droite, moitié en
dehors et moitié en dedans de cette épine, mène tout d'abord sur
l'appendice, qu'on résèque à sa base, sous un fil de soie passé en double.
Inutile de perdre son temps à faire un surjet séro-séreux pour inverser

les lèvres béantes du canal appendiculaire ; il suffit de toucher la muqueuse avec le thermocautère ou même plus simplement de l'exciser avec les ciseaux.

Je propose d'appeler *prosphysectomie* la résection de l'appendice (du grec προσφυσις), et non pas appendicectomie.

Une incision, symétriquement placée de l'autre côté, se fait très rapidement, si on a soin d'introduire la main gauche dans l'abdomen par la première incision, et de faire saillir de dedans en dehors, loin des anses intestinales, la paroi abdominale : on peut aller hardiment en usant de ce petit tour de main et multiplier les incisions sans prolonger outre mesure la durée de l'opération. Dans un cas désespéré du service de Peyrot, j'ai pu obtenir une guérison en faisant ainsi cinq incisions, dont l'une sur la ligne médiane, deux autres comme pour la ligature des artères iliaques externes, et les deux dernières symétriquement conduites le long du bord des fausses côtes, à droite et à gauche. La main gauche est, dans ce cas-là, un excellent guide pour le bistouri et les ciseaux.

Une autre précaution, sur laquelle insiste beaucoup Peyrot, et que je crois excellente, est de ne pas fermer ces incisions par des sutures, de laisser tous ces orifices béants, en ayant soin seulement de les bourrer de gaze stérilisée entre les drains placés deux à deux dans chaque ouverture. Il est bien entendu que les injections sous-cutanées de sérum trouvent là leur emploi. Il faut laisser en permanence l'instrumentation si simplifiée que j'ai décrite plus haut (p. 275).

Si on s'en rapportait aux statistiques brutes, on serait vraiment découragé et peu porté à intervenir. La guérison est la grande exception. Reynier va même jusqu'à affirmer qu'elle est impossible. Si votre opéré guérit, dit-il, c'est que l'infection n'était pas généralisée. Routier, Sonnenburg et d'autres ont eu des séries d'insuccès qui sont bien faites pour désarmer : mais cependant, il n'est pas de chirurgien qui n'ait vu des infections bien notoirement généralisées guérir. Jalaguier, Quénu, Ed. Schwartz, Leguen, etc., en ont cité des exemples probants. J'en ai observé avec Peyrot, et je les ai déjà cités au cours de cet article.

Faut-il, dans ces cas-là, toujours faire suivre la laparotomie de ce que j'appelle la prosphysectomie : en d'autres termes, faut-il toujours enlever l'appendice ? Assurément. D'autant plus qu'il est le plus souvent perforé et facile à trouver dans la cavité abdominale largement ouverte.

Bref, l'issue funeste est la règle en pareil cas : mais de temps en temps, on a la joie d'observer une de ces résurrections qui vous donne le courage de tenter la même opération toutes les fois que l'occasion se présente.

2° **Abcès enkysté du péritoine d'origine appendiculaire.** — Ici encore, comme pour le cas précédent, tout le monde est d'accord.

On n'est appelé à voir le malade qu'au bout de cinq ou six jours
ou plus. L'état général n'est pas mauvais; le pus est enkysté : c'est
en somme un abcès qu'on a à soigner.

Je renvoie encore au traitement des infections du péritoine (p. 296 de
ce volume) : mais je dois insister sur deux points spéciaux.

1° L'indication d'inciser est impérieuse, mais il n'y a plus à se
préoccuper, comme plus haut, d'un tracé fixe comme celui de Roux.
Sous le chloroforme, le palper permet de localiser le gâteau, et parfois même de trouver la fluctuation. C'est sur ce gâteau qu'on incisera. Il faut marcher au pus, comme on marche au feu, comme un
général marche au canon. Si le pus est collecté le long du côlon
ascendant, ou sous le foie, ou en arrière du cæcum, etc., c'est là que
doit porter le bistouri : en un mot, on se gardera d'ouvrir d'a-
bord la grande cavité péritonéale pour aborder ensuite la collection. Ce serait courir inutilement le risque grave d'inoculer la
séreuse que les défenses naturelles de l'organisme avaient protégée.
On incisera *au centre même* du gâteau ou de la collection, ce qui
est tout un.

2° Faut-il, après avoir ouvert et évacué l'abcès, s'acharner à la
recherche de l'appendice malade, source de l'infection, pour le
réséquer ? Faut-il faire toujours ce que j'appelle la *prosphysectomie*
(de προσφυσις, appendice). Il est hors de doute, que dans nombre
de cas, l'incision simple suffit pour amener une guérison rapide.
La majorité des chirurgiens se bornent à ouvrir l'abcès, à le laver,
à le drainer, et n'extirpent alors l'appendice que lorsqu'il est facile
« à cueillir » dans le fond de la poche, sans que sa recherche nécessite des explorations prolongées. Ce qu'il faut absolument éviter,
c'est l'ouverture et l'inoculation de la grande cavité péritonéale.
Ne craint-on pas, en cherchant à isoler le cæcum et l'appendice,
de rompre les adhérences salutaires? Il semble depuis quelque
temps que les chirurgiens ont une tendance à aller à la recherche
de l'organe malade, pour ne pas laisser dans la plaie cette source
d'infection qui expose le malade à des récidives. Brun soutient
cette pratique avec énergie et ne craint pas de fouiller, pour
découvrir l'appendice et l'enlever, les épaisses fausses membranes
qui l'entourent. Je crois qu'il ne faut pas pousser les choses à l'excès.
Quand l'abcès est ouvert, l'appendice reste englobé dans la paroi de
la collection, et, s'il est sphacélé, il s'élimine spontanément les jours
suivants, par l'orifice. Gilles (de Garches) a vu deux fois sortir, pendant cinq ou six jours, des matières fécales, molles, vermiculées,
qui avaient, assurément, passé par la filière du canal appendiculaire
perforé. Et cependant, la guérison spontanée se fit très rapidement.
Chez une de mes opérées, je pus mettre l'index dans le cæcum par
l'orifice résultant de la désinsertion spontanée par sphacèle de
l'appendice sur le cæcum. Dix jours après, tout était fermé. Il est

pourtant certain que les choses ne vont pas toujours ainsi. J'ai vu
récemment une fillette de dix ans que Peyrot a opérée une première
fois, sans chercher à enlever l'appendice : huit jours après, il a dû
intervenir de nouveau devant une réapparition d'accidents menaçants
succédant à une guérison apparente. Il a eu les plus grandes difficultés
à trouver l'organe perdu dans un magma informe, mais l'enfant
a radicalement guéri après la prosphysectomie.

En somme, si on laisse l'appendice en place, et si on se borne à
ouvrir l'abcès, on fait une opération d'une innocuité absolue, mais
on s'expose à une récidive. Je crois qu'il est plus sage de s'en tenir
à cette pratique, quitte à reprendre le bistouri si les accidents continuent ou réapparaissent après avoir rétrocédé pendant quelque
temps. La pratique de Brun est assurément plus satisfaisante pour
l'esprit : je crains qu'elle ne le soit moins pour la statistique des
succès opératoires.

Je dis donc : allons au plus pressé, qui est, dans l'espèce, d'ouvrir
l'abcès périappendiculaire. Si l'appendice se voit ou se sent, enle-
vons-le : mais s'il est nécessaire pour l'avoir, de fouiller, de dilacérer,
d'arracher, etc., je crois qu'il est imprudent de s'engager dans ces
recherches. Ma formule est celle-ci : il vaut mieux faire *toujours*
une opération bénigne, quitte à observer de temps en temps une
récidive, que de faire *toujours* une opération grave pour éviter une
récidive qui ne se produit pas le plus souvent.

Tout ce qui précède s'applique aux suppurations accessibles
d'emblée. Parfois on traverse d'abord un tissu cellulaire propéritonéal œdémateux ; puis la cavité péritonéale apparaît avec les
anses intestinales libres, recouvrant un abcès profond. C'est pour
ces cas-là que Quénu (1) a proposé de se borner à mettre une mèche
de gaze dans le ventre et d'attendre que le pus se fasse jour spontanément par cette sorte de cheminée d'appel. Il a obtenu ainsi de
beaux succès. Je ne crois pas qu'il ait été beaucoup suivi dans cette
pratique.

Il faut trouver le pus : c'est la raison d'être de l'intervention.
L'important, lorsqu'on a dû ouvrir la cavité péritonéale, pour pénétrer
jusqu'à la poche, c'est de bourrer énergiquement le trajet avec de
la gaze, de façon à distendre ses parois et à les appliquer contre les
parois voisines, ce qui interrompt toute communication avec la
grande cavité et facilite les adhérences ultérieures. On laisse ce
tamponnement trois ou quatre jours, à moins que le pansement
ne soit trop souillé dès le début : dans ce dernier cas on peut, au
bout de quarante-huit heures changer les pièces superficielles,
ouate et gaze, sans toucher au tamponnement et au drainage.

Quand on a laissé l'appendice en place, on observe parfois une

(1) QUÉNU, *Soc. de chir.*, 1895.

fistule qui persiste longtemps. J'ai cité un malade qui en avait une
depuis onze ans. Ces fistules guérissent d'ordinaire spontanément
au bout d'un temps variable. Mais quand elles nécessitent une opération ultérieure, ce n'est plus un danger véritable pour le malade qui
est revenu à un état de santé parfait et qui est à même de supporter
une intervention aseptique.

En résumé, quand on sent un gâteau, si les accidents durent
depuis plus de quatre jours, on peut être assuré qu'il y a du pus, et
l'on incisera au centre même de la tuméfaction. Si l'appendice est
facilement accessible, on l'enlève : s'il est perdu dans la paroi de
l'abcès et malaisé à découvrir, on le laisse, quitte à faire la prosphysectomie ultérieurement s'il donne lieu à des accidents. Enfin, si
pour arriver à l'abcès on a dû traverser la grande cavité péritonéale
en dehors des adhérences protectrices, tous les efforts tendront à
protéger cette cavité contre la contamination par le pus.

3° *Crise appendiculaire à son début.* — C'est là qu'il faut faire
appel à toute la sagacité du clinicien. Si dans les deux éventualités
précédentes il n'y a pas d'hésitation possible, il n'en est pas de même
lorsqu'on voit le malade au début d'une crise qui n'a pas la marche
suraiguë caractéristique.

« Il n'y a pas de traitement médical de l'appendicite », dit Dieulafoy.
Rien n'est moins exact. Cette formule, faut-il le dire encore, ne
s'applique qu'aux infections suraiguës généralisées du péritoine et
aux abcès collectés d'origine appendiculaire. Mais pour le début d'une
crise subaiguë, soulignons-le bien, *il y a un traitement médical important* à mettre en œuvre : il y a surtout à bien connaître ce qu'il est
dangereux de prescrire.

Pour le détail, il est de toute nécessité de se reporter à la page 266
de ce volume où j'ai insisté sur les méfaits des purgatifs et des
vomitifs en pareil cas. On ne saurait trop faire pénétrer ces notions
dans la pratique. Nous voyons encore journellement des malades
nous arriver après avoir été purgés violemment plusieurs fois de
suite et même après avoir pris un vomitif. C'est la médication la
plus détestable : il est vrai que c'est souvent le malade ou son entourage qui est coupable. Ces contractions répétées et violentes de l'intestin ne peuvent que faciliter une perforation intestinale imminente
ou empêcher la formation des adhérences et la limitation de l'infection.

Je rappelle donc que la seule médication à recommander est celle
qui immobilisera le plus rapidement et le plus complètement les anses
intestinales. L'opium (et de préférence les injections sous-cutanées
de morphine) et la glace en permanence sur l'abdomen sont les
meilleurs moyens d'arriver à ce résultat. — Pas de purgatifs — pas
de vésicatoires — pas de sangsues (1).

_____

(1) Il est de toute nécessité de se reporter à la page 296 où je traite des moyens

Cela dit sur le traitement médical au début de l'attaque, y a-t-il un symptôme qui permette de se prononcer sur l'heure et le moment où il faut prendre le bistouri. Théoriquement cela est difficile, sinon impossible à énoncer. Cependant, dans la pratique, on doit pouvoir, pour chaque cas particulier, arriver à un jugement salutaire si on ne perd pas de vue les principes qui suivent.

D'abord, toute crise d'appendicite, même de l'apparence la plus innocente, peut exiger une intervention immédiate, sur l'heure, et sans remise. On se tiendra prêt à une opération toutes les fois qu'on donnera des soins à un malade dans ces conditions. Deux aides doivent être prévenus et se tenir à la discrétion du chirurgien, à son premier appel. J'en dirai autant de la préparation du local et des instruments. Que de fois, n'ai-je pas vu des malades qui semblaient *pouvoir attendre* être pris brusquement d'accidents graves à marche suraiguë; le chirurgien, surpris, n'a plus alors le temps d'agir au moment voulu, et le résultat de l'intervention est désastreux, alors que quelques heures plus tôt il eût été favorable. Ne suffit-il pas en effet que l'abcès se fasse spontanément jour dans la grande cavité péritonéale pour que les symptômes de l'infection suraiguë apparaissent. Il est vrai que, dans d'autres circonstances, la collection s'ouvre dans le cæcum et le malade évacue par l'anus une quantité plus ou moins considérable de pus. Cette dernière terminaison est relativement favorable : c'est un mode de guérison spontanée bien connu des abcès de la fosse iliaque; mais nous rentrons alors dans les faits de la seconde catégorie.

Souvent, au lieu d'évoluer vers la suppuration, l'infection reste atténuée et limitée autour de l'appendice et on voit en quelques jours les accidents s'amender : la douleur disparaît peu à peu, les selles peuvent alors être facilitées par les grands lavements d'eau boriquée chaude répétés une fois par vingt-quatre heures et destinés à évacuer le contenu du côlon sans provoquer les contractions intestinales.

En résumé, quand on assiste au début d'une crise appendiculaire il faut tout faire pour éviter une opération *immédiate*. Pour cela on a la glace intus et extra et les injections de morphine. Au premier signe d'infection généralisée ou de collection péritonéale on prendra le bistouri. Et si, par bonheur, tout rentre dans l'ordre, il reste à recommander au malade de se faire *opérer à froid*.

4° *Appendicite en dehors des crises.* — Un malade a guéri sans opération d'une première crise d'appendicite : faut-il l'opérer dès que les accidents aigus ont cessé? Les Américains n'hésitent pas et conseillent formellement l'intervention à froid dès qu'il y a eu notoirement une première crise d'appendicite. Le fait est que tout individu qui a été atteint une fois vit sous la menace d'une crise nouvelle

qu'on a pour favoriser la limitation des infections péritonéales et la formation des adhérences.

dont le pronostic n'est pas du tout lié à celui de la première attaque. En pratique. c'est à peine si la question se pose. On n'arrive pas à persuader à un malade qui vient de guérir sans opération qu'il faut lui ouvrir le ventre pour éviter une récidive toujours problématique. Si pourtant on a une autorité suffisante, il n'y a vraiment que des avantages à agir ainsi. Je veux bien dire, avec Trèves, que, lorsque les crises sont fréquentes et augmentent d'intensité en laissant après elles un état dolent de la fosse iliaque. il faut absolument intervenir dans une période de calme. Mais c'est alors vraiment trop facile. et l'indication est des plus nettes. Ce qui est délicat, c'est de se prononcer avant que les attaques se soient ainsi multipliées, alors qu'il ne reste dans l'intervalle, aucun symptôme du côté du ventre. alors que le malade semble absolument revenu à son état normal.

Pour avoir tous les éléments du problème. il faut savoir quelle est la gravité de ces résections de l'appendice à froid. Dans la statistique récente de Legueu, on voit que William Bull n'a rassemblé que 8 cas de mort. Kümmel n'a eu qu'un décès sur 51 cas; Trèves 1 décès sur 18 cas et Damage. dans une étude portant sur 181 cas, ne note qu'un décès.

Comme on le voit. la bénignité n'est pas aussi absolue que le disent Kummel. Senn. Challiol (1.. etc., mais Berger, Quénu, Reclus, etc., me semblent en avoir beaucoup exagéré la gravité. Je n'ai jamais vu le moindre insuccès dans nos opérations avec Peyrot. Que ce ne soit pas une intervention simple et facile, j'appuie à cet égard tout ce que nous ont dit Berger, Ed. Schwartz, Quénu, Gérard Marchant. Mais si l'opération est souvent malaisée il n'est pas moins vrai qu'elle est — sauf rares exceptions — d'une innocuité parfaite.

D'ailleurs, l'accord n'est pas loin de se faire sur ce point. L'opération à froid est bénigne et très efficace, mais elle est souvent malaisée. On a. au début de l'intervention, de la peine à se reconnaître, à s'orienter autour du cæcum. et la recherche de l'appendice est des plus laborieuses quand l'organe est perdu dans une gangue épaisse d'adhérences. dans un magma fibro-graisseux informe. On est exposé, dans ces manœuvres, à déchirer le cæcum ou l'iléon, ou à mettre à jour un petit abcès péri-appendiculaire. Si des incidents de ce genre paraissaient imminents, il serait sage, à l'exemple de Quénu et de Poncet (thèse de Challiol) de laisser l'appendice en place et de refermer le ventre. En somme ce sera l'exception, et comme l'opération a pour but, uniquement. la résection de l'appendice, on ne s'arrêtera que devant des obstacles par trop dangereux.

Souvent les choses vont sans encombre et l'on est tenté de

(1) CHALLIOL, thèse de Lyon, 1894.

croire à une erreur de diagnostic, tant l'appendice paraît peu malade : il est seulement un peu plus rigide que normalement, avec quelques arborisations vasculaires et une adhérence légère de son sommet à un organe voisin. On l'enlèvera néanmoins et on aura la surprise de voir les accidents à répétition ne pas se reproduire.

Il n'y a aucun doute possible : il faut faire l'opération, la prosphysectomie, quand le malade a eu plusieurs crises plus ou moins violentes. Mais après une première crise légère on peut encore s'abstenir. Je ne conseille résolument la prosphysectomie à froid qu'après la seconde crise.

Je sais bien que c'est un peu arbitraire, mais c'est pourtant la conduite qui me paraît la plus raisonnable. Après une première poussée, les malades guéris répugnent à une intervention ; après une seconde crise, vous pouvez imposer votre autorité, d'autant plus qu'à la fin de la première atteinte, vous aurez eu le soin de dire que si l'attaque se renouvelait, l'opération serait indispensable.

J'ai dit que la prosphysectomie, en dehors des crises, était d'une innocuité absolue. On lui a reproché d'exposer à l'éventration. Il est certain que c'est là un accident très fâcheux qu'on observe assez fréquemment à la suite des laparotomies pour appendicite. Ces éventrations se montrent surtout lorsqu'on a été obligé de drainer largement et de laisser la ou les plaies béantes. On peut d'ailleurs parer à cet inconvénient, bien minime en comparaison des dangers courus d'abord par le malade, en faisant porter une ceinture à pelote ; on peut aussi ultérieurement faire une suture soignée en affrontant minutieusement les plans similaires. Quand on a opéré à froid, on ne draine pas, et on peut dès l'abord soigner sa suture, rapprocher les muscles, unir les aponévroses, ou même user du procédé conseillé par Jalaguier : dans ces conditions-là, l'éventration consécutive devient une exception telle qu'on peut n'en pas tenir plus de compte que lorsqu'il s'agit de faire une hystérectomie abdominale, une ablation d'annexes, etc.

II. — OCCLUSION INTESTINALE.

« L'occlusion intestinale est caractérisée par l'ensemble des symptômes qui succèdent à un arrêt du cours des matières intestinales (1). » Cette définition classique ne répond pas à la clinique, puisque nous venons de voir, à propos de l'appendicite et de toutes les infections péritonéales graves, que ces affections s'accompagnent souvent des signes de l'occlusion de l'intestin. — Partant de ce principe, on se décidera résolument à supprimer ici ce qu'on décrit sous le nom de *pseudo-étranglement*.

(1) Jalaguier, *Traité de chirurgie* de Duplay et Reclus, t. VI, p. 436.

· Ces *pseudo-étranglements*, signalés par Duchaussoy en 1860 et
étudiés surtout par Henrot (de Reims), en 1865, par Denucé et par
Thibierge (1) sont dus à la paralysie des tuniques musculaires de
l'intestin. La paralysie est, suivant la loi de Stokes, la conséquence
de l'infection du péritoine. Cela explique comment on la rencontre,
après les *grandes opérations abdominales*, quand le péritoine a été
inoculé, après la *réduction d'une hernie étranglée*, quand a refoulé
dans l'abdomen, en même temps que l'anse herniée, le liquide ultraseptique du sac herniaire qui va ensemencer la grande séreuse, après
une *poussée appendiculaire*, etc.

C'est dans cette classe qu'il faut ranger l'ileus paralytique des
vieillards, une véritable inertie intestinale qui s'oppose à l'évacuation
des résidus stercoraux.

On a parlé aussi d'un pseudo-étranglement qui serait dû à une *contracture spasmodique* des tuniques musculaires de l'intestin ; Budge
et Valentin ont produit du spasme intestinal en excitant les tubercules quadrijumeaux, les corps striés, les couches optiques ; Schiff
en irritant divers points du bulbe. — C'est de la physiologie, ce n'est
pas de la clinique.

On a dit aussi que la suppression de l'afflux sanguin et le retour
de cet afflux momentanément arrêté par l'exposition des anses intestinales à l'air, produisaient le même effet, pour expliquer les rétentions
stercorales après certaines laparotomies. Là, ce n'est pas de la clinique, ce n'est même pas de la physiologie, c'est du pur roman qui
cherche en vain à masquer une infection opératoire.

Cette question ne saurait plus trouver place qu'à propos du diagnostic.

L'occlusion intestinale, en réalité résulte, d'une disposition maté-
rielle, d'un obstacle mécanique s'opposant au libre cours de la circulation des matières intestinales. On a cherché à grouper les causes
en classes distinctes. La division de Maisonneuve en : 1° occlusions
par compressions ou par causes extrinsèques ; 2° occlusions par ohtu-
ration, ou par causes cavitaires ; 3° occlusions par rétrécissement, ou
causes pariétales, a été remplacée par celle de Peyrot (2), qui distingue les occlusions : A, par *vices de position* ; B, par *compression* ;
C, par *obstruction* ; D, par *rétrécissement cancéreux ou non*.

On arrive ainsi à classer les invaginations, les torsions, les volvulus,
qui n'avaient pas de place naturelle dans le cadre proposé par Maisonneuve. C'est la division de Peyrot que nous adoptons.

A. **Vices de position** (*Invaginations, volvulus et torsions, coudures*).

1° *Invagination*. — C'est la cause la plus commune d'occlusion
(37 p. 100 d'après Philipps).

(1) Georges Thibierge, Étude de l'occlusion intestinale sans obstacle mécanique,
thèse de Paris, 1884, n° 231.
(2) Peyrot, De l'intervention chirurgicale dans les obstructions de l'intestin,
thèse d'agrégation, Paris, 1880.

Cruveilhier en a donné une excellente définition : « Le mot *invagination* désigne un mode de déplacement du canal intestinal qui consiste dans l'introduction ou l'intussusception d'une portion d'intestin dans la portion qui lui fait suite, de telle sorte que la première portion est engainée dans la deuxième à la manière d'un doigt de gant (1). » Une autre comparaison du même auteur fait aussi bien comprendre la disposition qu'affecte une portion d'intestin invaginée : Par l'une de ses extrémités une ficelle est attachée à la valvule iléo-cæcale ; l'autre bout sort par l'anus. Si l'on exerce une traction continue sur cette extrémité libre, on entraîne, on invagine l'iléon dans le cæcum, puis successivement dans le côlon, dans le rectum jusqu'à l'anus.

Galliard fait remarquer que la ficelle est le plus souvent remplacée par les corps étrangers, es matières fécales durcies, les polypes, etc.

Suivant le siège qu'elle occupe, on reconnaît une invagination duodénale, duodéno-jéjunale, jéjuno-iliaque, iléo-cæcale, iléo-colique, colique, coli-rectale et rectale (Eichhorst). Tantôt donc l'intestin grêle seul est invaginé, tantôt seul le gros intestin.

Dans la majorité des cas, l'invagination se produit dans la région iléo-cæcale. Sur 100 invaginations, Leichtenstern (2) a trouvé : 44 invaginations iléo-cæcales, 18 invaginations coliques, 8 iléo-coliques, et 30 de l'iléon seul. Il est donc incontestable que la valvule de Bauhin joue un rôle actif. La cavité spacieuse du cæcum, souvent anormalement dilatée, le relâchement de ses parois, empêchent cet organe de lutter efficacement contre la poussée d'une portion d'intestin moins large et contractée. La valvule cède, et livre passage à l'iléon. Il y a là quelque chose qui ressemble aux prolapsus du rectum, l'anus étant représenté par l'orifice iléo-cæcal (Leichtenstern).

D'autres statistiques établissent de la même façon la fréquence des invaginations dans les portions de l'intestin qui avoisinent le cæcum.

Brinton donne les chiffres suivants :

Invaginations de l'intestin grêle...................... 32 p. 100
   —   du gros intestin......................... 12   —
   —   iléo-cæcales et iléo-coliques........... . 56   —

La statistique de Rafinesque (3), portant sur 55 cas chroniques, n'est pas moins démonstrative : 15 fois sur 100 il s'agit d'invaginations de l'intestin grêle, 15 fois sur 100 d'invaginations coliques et rectales. Les invaginations iléo-cæcales sont au contraire beaucoup plus fréquentes (60 p. 100).

Ce mode d'occlusion s'observe très fréquemment chez les enfants à cause de la mobilité plus grande des anses intestinales, de leur

(1) Cruveilhier, Traité d'Anat. pathol., 1849, t. I, p. 513.
(2) Leichtenstern, *Ziemssen's Handbuch*, Bd VII.
(3) F. G. Rafinesque, Étude sur les invaginations intestinales chroniques, thèse de Paris, 1878.

relâchement et de leur cavité plus considérables à cet âge. Quelques invaginations, donnant lieu à ces accidents aussitôt après la naissance, paraissent remonter à la vie fœtale (Pique-Maskarick-Chiari). Sur 249 cas mortels, Leichtenstern en compte 100 dans les deux premières années de la vie. Très fréquente entre quatre et six mois, l'invagination devient de plus en plus rare depuis la cinquième année (Leichtenstern). Elle ne s'observe plus qu'exceptionnellement après quarante ans.

Sur 1829 cas observés chez des sujets de tout âge on a trouvé 678 hommes et 611 femmes (John Gay). « Chez les enfants la proportion en faveur du sexe masculin est bien plus accentuée : Billiet, sur 25 enfants, trouve 22 garçons et 3 filles et Smith sur 47 cas d'invagination en attribue 30 aux garçons et 15 aux filles. »

Survenant sans causes, spontanément, ou plus souvent provoquée par la présence d'un corps étranger, d'un polype (1 p. 20 d'après Leichtenstern), par une constipation habituelle accompagnée d'entérocolite chronique, ce qui s'observe très fréquemment chez les enfants, l'invagination peut encore se produire sous l'influence d'un traumatisme : on a même aussi mis en cause le froid humide !

Les contractions des couches musculaires de l'intestin rendent compte de la formation d'un grand nombre d'invaginations. La portion d'intestin contractée se rétrécit et pénètre, poussée par ses muscles, dans l'intestin situé au-dessous.

« L'invagination est, en effet, presque toujours descendante, c'est-à-dire que l'intestin s'engage dans l'anse située au-dessous d'elle : c'est l'*invagination progressive de Hunter*.

« La tumeur ainsi produite se compose de trois cylindres : les deux cylindres intérieurs constituent le boudin d'invagination ; celui-ci forme à sa partie supérieure, au point où il se continue avec le fourreau interne, le collier ; de chaque côté du canal central on trouve donc cinq surfaces disposées de la façon suivante en procédant de dedans en dehors : une muqueuse, deux séreuses accolées, deux muqueuses accolées, une séreuse. Quand la portion d'intestin invaginée pénètre dans la portion d'intestin située au-dessous d'elle, il se produit une invagination double composée de cinq cylindres. Plus rares encore sont les cas où l'invagination double s'engageant dans une autre portion d'intestin, deux nouveaux cylindres viennent se surajouter : c'est l'invagination triple à sept cylindres.

« Au bout de quelques heures, dans l'invagination aiguë, des adhérences s'établissent entre les deux surfaces séreuses. Le boudin invaginé, étranglé par le collier dont le rôle est absolument comparable à celui du collet herniaire, se tuméfie, se boursoufle ; en même temps, le mésentère compris entre les deux séreuses accolées exerce sur le cylindre interne une traction qui contribue encore à diminuer la lumière de l'intestin. La tunique muqueuse du cylindre interne ainsi comprimée s'ulcère, et alors se produisent des perforations, qui sont une des complications les plus fréquentes et les plus graves de l'invagination aiguë.

« Quand elles siègent, mais le cas est exceptionnel, au-dessus du collier, il se produit presque toujours un épanchement des matières stercorales dans la cavité péritonéale.

« Quelquefois, la constriction exercée par le collier est telle que la circulation se trouve supprimée dans le boudin invaginé. Il peut se gangrener et être éliminé par l'anus. Cette terminaison est relativement favorable, à condition que des adhérences aient eu le temps de se former entre le collier et la tunique séreuse du cylindre interne : ainsi peut être rétablie la continuité du tube intestinal. Mais la cicatrisation ainsi produite se rompt parfois ou donne lieu à un rétrécissement fibreux de l'intestin. » (Boulloche.) (1)

Les perforations sont moins fréquentes chez les enfants que chez les adultes. C'est surtout à la période terminale de l'occlusion chronique, quand les accidents d'obstruction se sont manifestés, qu'on les voit survenir.

Comme le fait remarquer Jalaguier, elles s'observent plus rarement quand l'affection évolue rapidement.

2° *Volvulus.* — Le volvulus, ou étranglement rotatoire de Rokitansky, est la torsion des anses intestinales autour d'un axe fixe formé par le mésentère ou le mésocôlon.

L'intestin peut faire un ou plusieurs tours de spire autour de son axe : le volvulus est alors simple, double ou triple.

Plus l'attache mésentérique est longue, et plus la torsion se produit facilement.

L'S iliaque, qui est intéressée dans les deux tiers des cas, peut être rattachée par un pédicule mésentérique à la fois très allongé et très étroit, de telle sorte que ses extrémités arrivent à se toucher. On comprend toute l'importance de cette disposition, qui peut être le fait d'une élongation du mésentère d'origine congénitale, ou se développer sous l'influence d'un corps étranger, d'une constipation habituelle, d'un régime exclusivement végétal, comme chez les paysans russes observés par Linden.

Les causes sont très nombreuses : on a encore incriminé la présence d'une hernie, d'un diverticule de l'intestin, d'un rétrécissement, d'une tumeur; cette élongation de l'attache mésentérique de l'S iliaque peut être enfin le résultat d'une malformation, d'un défaut d'insertion postérieure du mésocôlon descendant, comme dans un cas rapporté par Angelesco.

Tant que l'intestin peut se dérouler au passage des matières intestinales, il est susceptible de se vider et l'occlusion à proprement parler n'est pas encore constituée. Mais le poids des matières, le

---

(1) BOULLOCHE, *Manuel de médecine* publié sous la direction de DEBOVE et ACHARD, Paris, t. V, p. 543.

volume des gaz accumulés dans l'anse tordue distendent la portion
d'intestin qui précède l'obstacle et finissent par immobiliser l'intestin en position vicieuse.

C'est en somme une affection rare. Le volvulus de l'S iliaque, qui
est la forme la plus fréquente, représente, d'après Trèves, la 40e partie
de tous les cas d'occlusion intestinale.

C'est presque exclusivement chez les enfants qu'on rencontre la
torsion d'une anse d'intestin grêle : celle de l'S iliaque est le fait de
l'âge adulte et surtout de la vieillesse. Sur 20 cas, Trèves trouve
16 hommes et 4 femmes.

Toutes ces statistiques devraient être reprises ; il est probable que
bien des faits étiquetés *volvulus* seraient actuellement inter-
prétés d'autre manière.

Mentionnons encore le rôle joué par certains traumatismes abdominaux. Un malade de Russel présenta, quelques heures après une
forte contusion, des accidents attribuables à un volvulus incomplet de
l'S iliaque et du côlon ascendant. On fit la laparotomie. Le malade
guérit. Enfin Shively a signalé le volvulus à la suite d'opérations
abdominales, attribuables souvent à des adhérences entre l'intestin,
le mésentère et la paroi (Shively-Obalinski).

A côté du volvulus proprement dit, trouvent naturellement place
« l'enroulement en forme de nœud, l'entrelacement de deux portions
distinctes de l'intestin, l'enroulement d'une anse d'intestin autour
d'une autre anse ou d'un groupe d'anses, enfin la torsion même d'une
anse autour de son axe, ce qui nécessite l'allongement ou la déchirure des mésentères » (Jalaguier).

Il est impossible de donner une description exacte de ces lésions ;
l'entrelacement, l'enroulement donnent lieu aux combinaisons les
plus variées : en même temps qu'il y a torsion, il peut y avoir déplacement des anses intestinales. On trouve à gauche tout l'intestin
grêle et à droite l'S iliaque très distendue, adhérente au foie (Gomot).
L'S iliaque peut occuper la fosse iliaque droite (Frænkel). L'iléon
étranglé par un volvulus peut descendre dans un sac herniaire
(Linqui).

Adhérences fixant l'intestin, infections du péritoine, ulcérations,
perforations, gangrène, telle est l'évolution anatomique des lésions.

En somme, il est la plupart du temps impossible d'expliquer par
quel mécanisme cette position vicieuse est survenue — et même, les
pièces en mains, — on en est souvent réduit à des hypothèses plus ou
moins ingénieuses.

3° *Coudures.* — Le type de ces coudures est la flexion permanente
de l'intestin. Elle peut être due à une rétraction du mésentère
(mésentérite ulcéreuse de Rose). — L'intestin forme alors un angle
plus ou moins aigu du sommet duquel se détache un éperon saillant
dans sa cavité.

Bien plus fréquemment, il faut chercher la cause de ces coudures dans la fixation pathologique de l'intestin, fixation de deux anses voisines, adhérences à la paroi, à une plaie chirurgicale, à une tumeur, aux organes génitaux, à la vessie (Hallé), aux organes voisins. Dans la cholélithiase, par exemple, dans le cancer de la vésicule (Pic), on a signalé les adhérences du côlon, du duodénum à cet organe.

Ces adhérences s'organisent souvent au milieu de poussées inflammatoires. C'est ainsi que l'intestin grêle peut être fixé dans le petit bassin rempli de pus (Rydygier), mais dans ces cas-là la paralysie intestinale a probablement le principal rôle pour amener la coprostase.

B. Compression. — L'occlusion par compression peut se faire de deux façons. L'intestin peut être étranglé par un anneau, par une corde sur une surface étroite. — Il peut être comprimé sur une surface plus large par une tumeur voisine : d'où : 1° les *étranglements internes* et 2° les occlusions par *compression large*.

1° *Étranglement interne.* — Cet étranglement, tout à fait comparable à l'étranglement herniaire, peut être dû à la striction de l'intestin par une bride ou un diverticule, ou à sa pénétration par un de ces orifices intra-abdominaux naturels ou accidentels qui conduisent dans une sorte de loge disposée pour le recevoir. Dans ce dernier cas on a affaire à de véritables hernies étranglées dans des sacs cachés : c'est ce qu'on appelle « les hernies internes ».

A. Hernies internes. — Seul leur siège intra-abdominal les distingue des hernies extérieures. Elles comprennent de nombreuses variétés :

a) La *hernie mésocolique* (de Cooper et de Peacock) se forme dans un des petits orifices qui existent presque constamment le long des côlons ascendant et descendant, s'ouvrant dans de petits prolongements péritonéaux situés entre l'intestin et la paroi abdominale postérieure (recessus para-colicus de Toldt).

b) La *hernie de Rieux* se forme en arrière et au-dessous du cæcum autour de cette portion du gros intestin, Jonnesco décrit plusieurs fossettes péritonéales, dont deux sont constantes : la fossette iléo-cæcale antérieure ou pré-iléale, et la fossette iléo-appendiculaire ; et une plus rare, la fossette rétro-cæcale.

c) Dans la *hernie rétro-péritonéale de Treitz*, l'intestin pénètre par l'hiatus de Winslow : parfois tout l'intestin grêle passe ainsi dans l'arrière-cavité des épiploons et s'étrangle dans l'hiatus.

d) En 1889 et 1890, Jonnesco décrivit autour de la portion ascendante du duodénum et de l'angle duodéno-jéjunal trois fossettes péritonéales (les fossettes duodénales supérieure et inférieure et la fossette duodéno-jéjunale), auxquelles il ajouta plus tard la rétro et la para-duodénale. Toutes peuvent être le siège de hernies internes :

elles sont, d'après Jonnesco, le siège habituel des hernies rétro-périto-
néales.

e) Il faut encore noter la hernie *intersigmoïde*, la *hernie vaginale*
interne, la *hernie du diaphragme*, etc. Celle-ci peut se produire à
travers l'un des orifices normaux du muscle, dans l'orifice œsophagien,
ou en arrière du sternum, ou bien l'intestin s'insinue dans une invagination préexistante du diaphragme, la refoule, « s'en coiffe comme
d'un sac ».

A côté de ces hernies qui trouvent un diverticule péritonéal, un
orifice tout préparé où l'intestin pénètre et est étranglé, il nous reste
enfin à signaler toutes celles qui peuvent être dues à une déchirure
accidentelle du mésentère, des mésocôlons, du diaphragme (Om-
bredame), de l'épiploon (Couder). — Appelé d'urgence auprès d'un
malade de Dreyfus-Brissac qui présentait des phénomènes d'occlusion intestinale, je fis la laparotomie, et je trouvai une anse énorme
d'intestin grêle étranglé dans la cavité pleurale au travers d'une perforation du diaphragme. Ce malade avait reçu sept ans auparavant
un coup de couteau dans le dos. Il avait bien guéri, mais la plaie
diaphragmatique avait persisté. Mon opéré succomba à la septicémie,
car en débridant le diaphragme, un flot de liquide infect s'écoula
dans le ventre : la cavité pleurale était remplie de ce liquide comme
un véritable sac herniaire de hernie étranglée.

B. Brides. — Il est bien difficile de donner une description de tous
les cas d'étranglement intestinal par brides. Leur forme, leur longueur, leur siège, leur volume, tout varie ; les arcades, les ponts, les
nœuds qu'elles forment changent d'un cas à l'autre ; elles diffèrent
encore par leur origine, leur nature, etc.

Elles peuvent n'être que les vestiges des vaisseaux omphalo-mésen-
tériques et représentent une disposition congénitale (Fitz-Hœdens),
— Ou bien, cordons celluleux plus ou moins allongés, elles succèdent
à une infection péritonéale, à une pelvi-péritonite, à une appendicite. La meilleure preuve, dans certains cas, de leur origine inflammatoire c'est l'existence à côté d'elles d'autres groupes d'adhérences
(Knaggs), qui se sont formées en même temps, sous l'influence du
même processus.

Ces brides adhèrent par leurs deux extrémités à la paroi abdominale, ou bien à l'intestin et à la paroi (Williamson), à l'utérus
(Bœckel), au foie, etc.

Les étranglements par franges épiploïques sont une variété
d'étranglement par brides. Ces franges s'enroulent sur elles-mêmes,
organisent par leur extrémité libre des adhérences qui les fixent au
mésentère (Berger-Bœckel), à la paroi (Halstead), à la rate (Bam-
brigge), à l'ovaire (Obalinski), à un orifice herniaire. Galliard cite
encore comme agissant à la façon de véritables brides, le pédicule
des kystes ovariques, celui des rates flottantes (Billroth et Lucke-

Ledderhose, Koïde); la trompe, l'ovaire, le ligament rond, la queue du pancréas adhèrent à une rate déplacée (Alonio), enfin l'étranglement post-opératoire attribuable à des brides fibreuses (Legueu), à des brides cicatricielles (Muller), à des brides épiploïques (Giresse).

J'ai récemment observé deux cas d'occlusion par bride. Landrieux m'appela à Montreuil auprès d'une de ses malades qui avait des accidents graves d'occlusion : une laparotomie médiane me mena sur la trompe droite, qui adhérait intimement au promontoire : une anse énorme de l'iléon s'était étranglée sur cette bride. Un coup de ciseau suffit pour amener une guérison parfaite. — J'ai présenté, le 23 février 1898, à la Société de chirurgie, un diverticule de Meckel long de 23 centimètres qui avait étranglé deux anses intestinales chez un jeune homme du service de Marie à Bicêtre. La laparotomie me montra très nettement la disposition de cet organe, inséré au bord convexe d'une anse terminale de l'iléon et fixé par son autre extrémité au mésorectum au niveau duquel je dus le lier pour l'enlever. Ce fait est une exception. Dans la thèse d'Augier (1) on ne trouve pas mention de diverticule de Meckel qui ait plus de 16 centimètres. C'est un reste du canal vitellin qui est le plus souvent flottant dans le ventre : alors il peut former de véritables nœuds autour d'une anse intestinale. Parise (de Lille) décrit le *nœud à anse simple* et le *nœud à anse double*. Michel Lévy, Gillette en ont cité des exemples.

Un appendice cæcal de longueur anormale peut produire des accidents de même ordre.

2° *Compressions larges.* — Une tumeur abdominale quelconque, un organe simplement augmenté de volume, ou encore déplacé, peuvent exercer sur un segment de l'intestin une compression suffisante pour amener son obstruction. C'est la variété des obstructions par compression large qu'on oppose aux rétrécissements par brides, par diverticules qui enserrent une partie plus étroite du tube intestinal.

Les principales causes de ces compressions sont : tumeurs de l'utérus, de l'ovaire, grossesse extra-utérine, rétroflexion, rétroversion de l'utérus, abcès et tumeurs dépendant de la paroi abdominale, compression par pessaire, tumeurs de la prostate, calcul considérable de la vessie, salpingite, abcès sous-péritonéaux, abcès par congestion, abcès du psoas, typhlite, pérityphlite, tumeurs du mésentère et de l'épiploon, kystes du mésentère, de la fosse iliaque, kystes hydatiques, rein mobile, tumeurs du foie, de la rate, du rein, hydronéphrose, hypertrophie des ganglions du hile du foie, abcès et tumeur du pancréas, anévrysme de l'aorte abdominale, tuberculose des ganglions mésentériques (2).

Des matières fécales accumulées dans une anse intestinale peu-

---

(1) Augier, thèse de Paris, 1888.
(2) Voy. *Traité de médecine et de thérapeutique* publié sous la direction de Brouardel et Gilbert. Paris. 1897, t. IV, art. Maladies de l'intestin par Galliard.

vent la distendre assez pour qu'elle comprime une anse voisine; le
mésentère surchargé de graisse peut agir par le même mécanisme.

Eichhorst (1) rapporte l'observation d'un homme de trente-cinq
ans, qui fut atteint brusquement de douleur dans la région ombilicale; la constipation était opiniâtre. Il n'y avait pas d'évacuations de
gaz et des vomissements bilieux se répétaient fréquemment.

La mort survint au commencement de la deuxième semaine de la
maladie.

A l'autopsie on reconnut que le pancréas était le siège d'infarctus
hémorragiques dans toute son étendue. Il était de la grosseur d'un
bras d'homme et enclavé pour ainsi dire entre la rate et la portion
descendante du duodénum. Ce dernier était comprimé et obstrué et
sa partie horizontale supérieure dilatée en forme d'ampoule.

En général, et l'étiologie le fait bien comprendre, les obstructions
qui relèvent de ces compressions ont le plus ordinairement une marche
lente et progressive en rapport avec le développement de la tumeur.

Quand les accidents affectent dès le début une marche rapide, il
faut penser au brusque déplacement d'un organe mobile.

C. Obstructions. — Tout ce qui se trouve dans l'intestin peut
arriver à obstruer le canal.

1° *Obstruction par les matières fécales.* — D'après Thibierge,
l'obstruction stercorale est celle qui résulte de la transformation du
contenu normal de l'intestin en des sortes de boulettes dures, concrétées, qui remplissent exactement le calibre de l'intestin. Cette
définition élimine ainsi, en les assimilant aux corps étrangers venus
de l'extérieur, les résidus d'une digestion incomplète dont les propriétés physiques favorisent l'agglomération jusqu'à constituer un
bouchon de plus en plus gros.

Les malades de cette catégorie sont habituellement des constipés :
ils présentent de temps en temps des phénomènes d'obstruction
partielle qui, sous une influence quelconque, peut devenir complète
et durable.

Au début donc, accumulation de matières, constipation de cause
mécanique, ou sous la dépendance d'affections du système nerveux
central, avec paresse, paralysie de l'intestin; durcissement des
matières dû à l'absorption intestinale, que ne contrebalancent pas ses
sécrétions; résistance même des matières accumulées aux mouvements péristaltiques des portions de l'intestin situées au-dessus
d'elles; rétraction par non-fonctionnement de l'intestin au-dessous
de l'obstacle (Courtois-Suffit) ; enfin spasme (2), qui accentue et
complète parfois l'obstruction; telles sont les principales circonstances dans lesquelles les matières fécales amènent des accidents
d'occlusion.

(1) Eichhorst, Mal. de l'intestin, p. 262.
(2) Masson, 1857. — Barié, *Gaz. hebd.*, 1877.

C'est dans l'ampoule rectale, où normalement séjournent les matières, que siège ordinairement la masse stercorale : cependant elle se rencontre quelquefois en d'autres points de l'intestin, au niveau du cæcum ou de l'S iliaque, par exemple.

« Les changements de direction de l'intestin favorisent l'arrêt des matières en ces portions : au niveau du cæcum, elles sont obligées de lutter contre l'action de la pesanteur; au niveau de l'S iliaque elles doivent traverser un conduit quelque peu sinueux. » (Thibierge.)

La rétention des matières, limitée d'abord à l'ampoule rectale, peut envahir l'S iliaque et même le côlon descendant, qu'on a vu acquérir dans un cas, chez une vieille femme, le volume d'un gros intestin de cheval.

L'S iliaque peut prendre un développement tel qu'elle recouvre la totalité de l'intestin grêle et atteint la région épigastrique d'une part, et d'autre part la fosse iliaque et la région lombaire droite. Cruveilhier cite un fait dans lequel l'S iliaque avait perdu sa disposition sinueuse : ses courbures étaient effacées; elle se prolongeait en haut jusqu'au diaphragme, sans qu'il fût possible d'établir une démarcation entre le rectum, l'S iliaque et le côlon ascendant.

La perforation de l'intestin est rare. « Elle peut résulter chez le nouveau-né de la stase du méconium; comme chez l'adulte c'est l'S iliaque qui subit la gangrène. Cette gangrène existe au moment de la naissance, mais la rupture ne s'effectue que quelques jours après. Paltauf a démontré, d'après cinq autopsies, que la tunique musculeuse cédait en premier lieu, que la muqueuse résistait plus longtemps et faisait hernie à travers la fente musculaire avant de permettre l'irruption des matières dans le péritoine (Galliard). ».

2° *Obstruction par les calculs biliaires.* — Cette variété d'occlusion est beaucoup plus fréquente chez la femme; elle s'observe parfois comme premier phénomène d'une lithiase biliaire jusque-là méconnue.

L'âge a une certaine importance : les cas les plus fréquents sont notés entre cinquante et soixante ans (Naunyn).

Galliard rapporte quelques chiffres qui donnent bien idée du volume que quelques-uns de ces calculs peuvent atteindre : « Le plus volumineux est celui de Gros et de Bourdon, dont la longueur était de 7 cent. 5 et qui pesait 62 grammes. De telles dimensions sont exceptionnelles.

« Dès qu'ils mesurent 3 centimètres de largeur ils ont de grandes chances, d'après Naunyn, de provoquer l'occlusion intestinale. »

Pourtant, par l'anus peuvent être rejetés des calculs beaucoup plus volumineux (4 centimètres de large sur 10 de long, Blackburne-Ord). Dès qu'ils dépassent le volume d'une grosse noisette ils ne peuvent plus traverser les canaux biliaires : il leur faut se créer une autre voie; la formation de fistules est indispensable.

Les fistules cholécysto-duodénales sont les plus fréquentes. Le calcul pénètre alors dans l'intestin grêle, et s'achemine vers la valvule de Bauhin avant laquelle il peut déjà être arrêté. Quand il l'atteint, par un contact prolongé il peut amener son sphacèle, forçant ainsi l'obstacle (Galliard). Les fistules cholécysto-coliques sont plus rares: elles ouvrent d'emblée aux cholélithes la cavité du gros intestin.

Dans tous les cas, qu'ils soient arrêtés dans le rectum, dans l'S iliaque ou dans l'intestin grêle, on ne saurait toujours incriminer leur volume seul, leur accumulation ou leur accroissement dans l'intestin ; souvent une autre cause favorise leur arrêt agissant mécaniquement à la façon de la valvule iléo-cæcale. C'est une bride, un rétrécissement, une coudure, une torsion, ou un spasme réflexe de l'intestin, etc.

3° *Obstruction par les corps étrangers.* — Il est rare que l'occlusion soit due à des corps introduits par l'anus.

Le plus souvent les accidents sont dus aux tumeurs stercorales ou aux entérolithes formés autour de corps étrangers qui ont suivi les voies naturelles et je renvoie à la page 357 de ce volume, où je traite de ces corps étrangers des voies digestives.

D. **Rétrécissement.** — Le calibre de l'intestin peut être rétréci 1° par un *rétrécissement cicatriciel*; 2° par un *néoplasme*.

1° *Rétrécissements cicatriciels.* — Les rétrécissements cicatriciels succèdent toujours à une ulcération de l'intestin. Les cicatrices fibreuses sténosantes reconnaissent un grand nombre de facteurs : d'après leur siège on peut parfois soupçonner leur nature. Dans le gros intestin, ordinairement, il s'agit d'ulcérations dysentériques ; parfois, dans le rectum, une plaie produite par un corps étranger peut, en se cicatrisant, rétrécir le calibre du canal, amener son oblitération. L. Galliard rapporte un grand nombre de causes d'ulcérations rectales ayant déterminé l'occlusion : plaie par corps étrangers, par excision d'hémorroïdes internes, chancre simple ou phagédénique (Després), chancre syphilitique (Gosselin), rectite blennorragique (Hahn-Körte, L. Jullien), syphilides tertiaires ulcéreuses (Duplan). Mais je n'ai pas à parler ici des rétrécissements du rectum.

Dans l'intestin grêle, vers la terminaison de l'iléon, au voisinage du cæcum, ce qu'on observe le plus souvent ce sont les ulcérations tuberculeuses et typhiques.

Plus haut, dans le duodénum, la cicatrisation d'un ulcère simple de cet organe peut être en cause.

Il faudrait énumérer, pour être complet, toutes les causes d'ulcérations intestinales. Signalons encore la cicatrisation des fistules cholécysto-duodénales, ou coliques, etc., les sténoses consécutives aux opérations sur l'intestin, aux sutures, aux résections, aux entéro-anastomoses, etc.

Une autre classe de retrécissements ne relève pas du même mécanisme: il n'est plus ici question de la réparation cicatricielle d'une ulcération de la muqueuse.

C'est ainsi que la tuberculose peut évoluer sans lésion de la muqueuse. Cette sclérose sous-muqueuse forme des brides fibreuses dans lesquelles on a pu constater l'existence de follicules tuberculeux : Darier (1) a montré l'analogie d'évolution entre cette forme et le lupus de la face, la tuberculose fibreuse des poumons : Sachs l'appelle « le lupus de l'intestin ».

Même sclérose sous-muqueuse s'observe peut-être dans la syphilis.

Gérard Marchant a montré une belle aquarelle représentant un rétrécissement syphilitique du côlon descendant et de l'S iliaque sur 12 centimètres d'étendue (2).

2° *Rétrécissements néoplasiques.* — C'est un polype, par exception. C'est en général un cancer qui est en cause. Le néoplasme a des sièges d'élection qui sont, par ordre de fréquence, le rectum et l'S iliaque, l'angle gauche du côlon et l'angle droit, puis le cæcum. 96 fois sur 100 le cancer siège sur le gros intestin et 80 fois sur 100 c'est le rectum qui est atteint, d'après Leichtenstern. Le néoplasme progressant graduellement, c'est à des occlusions à marche lente qu'il donne lieu le plus habituellement.

Il resterait à parler des *rétrécissements congénitaux*, qui sont très rares et forment une classe à part. Ils sont le résultat d'un défaut de développement, d'un arrêt dans l'évolution de l'intestin inférieur quand ils siègent dans le rectum. Si au contraire c'est l'intestin grêle qui en est atteint, c'est par suite d'une atrophie siégeant au point d'insertion de l'abouchement du conduit de la vésicule ombilicale. Castex a étudié les brides rectales, les diaphragmes congénitaux qu'on observe parfois dans le gros intestin.

Symptômes. — Il existe deux types cliniques d'occlusion intestinale, l'*occlusion aiguë*, qui survient sans prodromes, éclate brusquement, évolue vite, et nécessite une intervention rapide, et l'*occlusion chronique*, qui s'installe lentement, progressivement, après une période plus ou moins longue de troubles digestifs insignifiants : diarrhée, constipation, coliques, etc.

1° **Occlusion aiguë.** — Quelques troubles digestifs peuvent précéder l'apparition des accidents : mais le début est souvent brusque : une douleur extrêmement vive, d'abord localisée en un point de l'abdomen, peut être le premier phénomène et survenir chez un individu en pleine santé.

La douleur, une constipation opiniâtre, des nausées, des vomissements d'abord alimentaires et bilieux, bientôt fécaloïdes, un hoquet souvent persistant, des coliques sourdes ou vives sont les principaux signes fonctionnels.

(1) DARIER, *Soc. anat.*, 1890.
(2) GÉRARD MARCHANT, *Soc. de chir.*, 16 fév. 1898.

Le ventre, qui, au début, peut être rétracté, se ballonne, se météorise ; la langue se charge ; le visage s'altère, prend une teinte terreuse, livide, un type abdominal très net, les traits sont tirés ; les yeux s'excavent, s'entourent d'un cercle noir, le nez s'effile, la voix est basse, presque complètement éteinte, la respiration rapide, le pouls petit, fréquent, très faible ; la température tombe au-dessous de la normale ; les urines sont rares ou font défaut ; les extrémités se refroidissent : le corps se couvre de sueurs froides et visqueuses ; le malade enfin agité, très angoissé, ou dans un état de prostration extrême, meurt dans le collapsus, ou par syncope, ou par asphyxie, quand le météorisme abdominal s'exagère assez pour gêner le fonctionnement du diaphragme ou quand l'infection d'origine péritonéale se généralise. L'intelligence reste intacte jusqu'au bout.

Un mot sur chacun des principaux symptômes.

1º *Douleur*. — La douleur est un signe constant : elle existe dès le début : on l'a comparée à une brûlure, à un pincement, à un déchirement (L. Galliard)(1). Son intensité est parfois telle que le poids des couvertures, une exploration pratiquée avec la plus grande douceur, le moindre frôlement, deviennent insupportables. Tout l'exaspère. Ce sont les coliques de miserere.

Au début elle peut être localisée en un point précis de l'abdomen, ce qui peut être de la plus grande importance dans la recherche du siège des lésions. C'est à ce niveau qu'elle conserve habituellement son maximum d'acuité. Ses localisations les plus fréquentes sont la région de l'ombilic, l'épigastre, l'hypogastre, les fosses iliaques.

Elle se généralise rapidement, irradie dans tous les sens.

On tiendra compte, comme toujours en pareille matière, du degré d'excitabilité du malade, des variations individuelles.

Elle est due au pincement de l'intestin (incarcération), à la distension de la paroi intestinale, et elle se présente par crises, avec des exacerbations périodiques qui résultent des mouvements péristaltiques de l'intestin luttant contre l'obstacle. On voit à chaque crise les anses se dessiner sous la paroi abdominale distendue en même temps qu'on perçoit un bruit de glou-glou ou de gargouillement.

Quand elle diminue ou disparaît complètement, en même temps que persistent tous les autres symptômes, il faut craindre la gangrène et la perforation : c'est un calme trompeur. L'organisme affaibli ne fait plus les frais de la réaction : le collapsus est proche, la persistance du hoquet et de l'algidité, même en l'absence des vomissements, suffit pour conserver au pronostic une signification fâcheuse.

2º *Constipation*. — La constipation est souvent le premier symptôme de l'occlusion intestinale. C'est un signe de grande valeur.

(1) *Traité de médecine et de thérapeutique* publié sous la direction de Brouardel et Gilbert, t. IV, p. 660.

La suppression des matières et des gaz rendus par l'anus est complète et dure autant que l'occlusion. Malgré toute la netteté avec laquelle ce symptôme semble devoir se révéler, il faut quelquefois, pour le mettre en évidence, une recherche attentive : on doit se mettre en garde contre une cause d'erreur assez fréquente, l'évacuation dans les premières heures qui suivent l'occlusion des matières contenues dans le bout inférieur de l'intestin.

On se rappellera enfin qu'il existe des cas d'obstruction où l'on observe de la diarrhée soit qu'on ait affaire à un pincement latéral de l'intestin comme le fait a été souvent constaté et bien décrit dans les hernies étranglées (Defaut, Loviot, Beaumais, Berger), soit qu'il s'agisse de ces transsudations séro-muqueuses dont l'irritation du segment inférieur de l'intestin peut être la cause (Leichstenstern, Le Dentu).

C'est néanmoins un signe capital qui, à lui seul, suffit parfois pour entraîner le diagnostic, qui penchait pour une appendicite, par exemple.

3° *Vomissements.* — Les nausées et les vomissements sont précoces.

Les matières vomies sont d'abord alimentaires, puis muqueuses, puis bilieuses, et enfin fécaloïdes. Les vomissements fécaloïdes n'ont pas une valeur diagnostique aussi grande que la suppression complète des garde-robes. Ils sont faciles à reconnaître à leur couleur jaune brunâtre, à leur odeur infecte, stercorale, mais il s'en faut qu'ils soient l'apanage exclusif de l'occlusion. On les rencontre couramment dans les infections péritonéales ; et d'ailleurs, quoi d'étonnant à cela, puisque l'occlusion paralytique est un des signes de l'infection péritonéale. Il n'y a rien de régulier dans la façon dont les vomissements se produisent : il faut tenir compte d'un grand nombre de facteurs, du siège de l'obstacle, les vomissements étant d'autant plus fréquents et plus précoces que l'étranglement siège plus près du duodénum ; de l'état du péritoine, leur caractère porracé indiquant bien la participation de la séreuse au processus inflammatoire, enfin des prédispositions individuelles — des malades vomissent peu, d'autres, au contraire, vomissent d'une façon continuelle, presque automatiquement, par régurgitations. Les femmes auraient de ces vomissements incoercibles plus souvent que les hommes, d'après L. Galliard (?).

Ce que nous avons dit de la suppression de la douleur aux dernières périodes de la vie, quand l'organisme épuisé a cessé de réagir, s'applique également aux vomissements.

4° *Météorisme.* — Au début, le ventre peut être rétracté ; plus tard il se ballonne, et peut atteindre même un tel développement qu'il refoule le diaphragme, provoque la dyspnée et entraîne parfois la mort par asphyxie.

Le météorisme est dû moins à l'arrêt des gaz intestinaux qu'à l'atonie des parois qu'épuisent des contractions incessantes (Hallo-peau). Quand les anses intestinales sont très distendues, on peut les voir se dessiner sous la paroi. Partout le ventre tendu, ballonné d'une façon uniforme donne une même sensation d'empâtement élastique. La palpation est partout douloureuse. La percussion donne un son tympanique ou hydro-aérique.

Nous verrons cependant que dans certaines conditions le météo-risme, quand il est limité à certaines régions, au moins au début des accidents, peut renseigner très utilement sur le siège des lésions. Il se produit en effet en amont de l'obstacle intestinal, et, quand cet obstacle siège près du duodénum, tout l'intestin grêle et tout le gros intestin se rétractent et il en résulte un affaissement complet du ventre.

SYMPTÔMES GÉNÉRAUX. — Nous n'ajouterons à ce qui a déjà été dit que quelques détails complémentaires.

La température tombe souvent au-dessous de la normale, s'abaisse jusqu'à 36°,5, 35°,5, même au-dessous.

L'hypothermie est un signe de premier ordre, mais nous savons qu'on l'observe aussi dans beaucoup d'infections colibacillaires du péritoine.

Les urines sont souvent diminuées. Quand l'obstacle siège auprès du pylore ce phénomène est surtout accentué.

Cette anurie a reçu plusieurs explications. Pour Barlow elle est due simplement à la diminution de la surface d'absorption de l'in-testin. La véritable cause serait pour Habersohn le rejet des liquides par les vomissements, tandis que, pour Duchaussoy, c'est à la com-pression ou à l'inflammation des reins et de la vessie qu'il faut l'attribuer.

Leichtenstern, Gay et Trèves pensent enfin que l'anurie serait due à un désordre réflexe témoignant simplement de la dépression nerveuse.

La quantité des urines peut au contraire être normale, même augmentée ; elles peuvent contenir de l'albumine, du sucre (Vincent), de l'indican (Jaffé). L'anurie est quelquefois totale.

Enfin on a signalé (Lépine, Molliere) des érythèmes qui sont dus à la résorption des produits toxiques d'origine stercorale (Bouchard).

ÉVOLUTION. — La cause de l'étranglement, de l'obstruction est susceptible de disparaître spontanément, quand il s'agit de corps étrangers, de calculs, de matières fécales durcies, de cylindres inva-ginés qui s'éliminent par sphacèle, etc.

Ces cas, très rares, ne sont pas annoncés par l'accalmie soudaine, la cessation des douleurs, des vomissements, le calme apparent qui précède la période agonique. L'évacuation par l'anus des matières et des gaz, malgré la persistance des vomissements (qui peuvent encore se produire pendant quelque temps), indique que l'obstruction est levée.

Presque toujours la marche est rapide et la durée moyenne de l'affection ne dépasse guère six à huit jours. Les cas suraigus où la mort survient en vingt-quatre heures (Grisolle) et ceux qui se prolongent plusieurs semaines (Williamson) sont des exceptions.

Sans parler des récidives qui se produisent parfois, il faut se rappeler que, même après que l'obstacle a été levé, on peut voir persister tous les accidents.

C'est qu'alors l'organisme est imprégné des toxines microbiennes, et saturé des poisons stercoraux.

Le péritoine s'infecte absolument comme le sac d'une hernie étranglée : et l'infection se fait au travers des parois des anses intestinales en amont de l'obstacle.

D'autres complications sont à craindre : les congestions pulmonaires, les pneumonies, les broncho-pneumonies, dues à l'infection colibacillaire, l'introduction dans les bronches des liquides des vomissements, l'inflammation putride du tissu rétro-péritonéal, la septicémie, la phlébite avec embolie pulmonaire, les abcès emboliques du foie, l'ictère par compression du foie ou des voies biliaires : tels sont les principaux accidents observés.

2° **Occlusion chronique.** — Ce qui caractérise la forme ebronique de l'occlusion intestinale, c'est son début généralement insidieux, sa lenteur d'évolution, l'absence ou le peu d'intensité des phénomènes généraux. Toute la symptomatologie témoigne pendant longtemps d'une obstruction incomplète qui quelquefois cède au traitement — au moins pour quelque temps, — mais qui progressivement ou tout d'un coup peut aboutir à l'occlusion définitive.

Tous les types cliniques intermédiaires à ces deux formes, si différentes d'allures, l'occlusion aiguë et l'obstruction lente, chronique, peuvent d'ailleurs se rencontrer. C'est un fait qu'il était facile de prévoir si l'on tient compte de l'extrême variété du mécanisme des lésions et de leurs causes si nombreuses.

Le mode de début est un peu différent suivant les cas. Chronique d'emblée et se complétant d'une manière progressive, l'obstruction peut au contraire s'annoncer par des accidents d'une extrême gravité qui ont tout l'air de devoir appartenir à la forme aiguë. Plus tard ils perdent de leur intensité et on assiste à l'évolution lente de l'obstruction chronique.

Pendant une assez longue période, qui peut durer plusieurs mois, ce qui domine c'est la symptomatologie d'un obstacle intestinal d'abord incomplet, prenant progressivement une plus grande importance.

Constipation opiniâtre durant six jours, huit jours, quelquefois davantage, suivies de débâcles, de diarrhées abondantes, troubles digestifs de toutes sortes : inappétence, lenteur des digestions, nausées, vomissements, coliques, etc., parfois malaise général, céphalée, vertiges, insomnie, phénomènes généraux sous la dépendance de la constipation, de la résorption partielle des matières fécales, mais qui n'atteignent jamais ni l'importance, ni l'acuité de ceux qu'on observe dans l'occlusion aiguë, tels sont les principaux symptômes de l'occlusion chronique.

Il s'agit ici presque toujours d'une obstruction par matières fécales, ou par corps étrangers, calculs biliaires, entérolithes, vers intestinaux, ou d'invagination chronique, de larges compressions par organes abdominaux déplacés ou hypertrophiés, par tumeurs, ou de flexions, d'adhérences, de brides consécutives à une inflammation péritonéale ancienne, ou de rétrécissements cancéreux ou simplement inflammatoires.

Cette notion étiologique suffit à rendre compte de la marche variable d'un instant à l'autre des accidents. Il est facile de comprendre comment l'accumulation, l'entassement progressif des matières fécales, des calculs biliaires, l'accroissement d'une tumeur, l'établissement de nouvelles adhérences, accentuant de plus en plus une flexion angulaire de l'intestin, etc., peuvent donner lieu à une obstruction de plus en plus complète et définitive.

On comprend également comment, « sous l'influence d'un spasme, de l'arrivée d'un corps étranger venant compléter mécaniquement un rétrécissement cancéreux », l'arrêt brusque des matières et des gaz peut survenir dans n'importe quel segment intestinal déjà en partie sténosé.

C'est vers l'arrêt complet des matières qu'évolue donc l'obstruction : elle réalise alors anatomiquement toutes les conditions de l'occlusion aiguë avec laquelle elle se confond.

Les principaux signes de l'occlusion aiguë se retrouvent d'ailleurs ici, seulement plus atténués ; on retrouve la douleur, moins vive, le ballonnement du ventre, le météorisme : tous ces signes cèdent à la suite des débâcles : leur étude minutieuse peut donner, comme précédemment des signes de présomption sur le siège des lésions.

La durée de l'affection est sous la dépendance de trop nombreux facteurs pour qu'on puisse la déterminer. Quand la cause disparaît, la guérison, même définitive, peut s'observer (élimination d'un corps étranger, d'un calcul, etc.). La mort relève des mêmes causes que dans l'occlusion aiguë.

Diagnostic. — Devant un malade qui présente l'ensemble fonctionnel de l'occlusion intestinale l'idée d'un étranglement herniaire est la première qui doive se présenter à l'esprit. L'existence d'une hernie est ordinairement facile à constater au niveau des canaux inguinaux et cruraux, de l'ombilic et de la ligne blanche ; bien plus délicate est sa recherche dans certaines régions, diaphragme, lombes, région obturatrice, périnée, etc., où elle se produit d'ailleurs plus rarement.

Quand le diagnostic de hernie est positif, il faut encore éviter deux erreurs que signale Gosselin : « croire à un étranglement qui n'existe pas ou méconnaître un étranglement qui existe ».

La hernie peut être petite : elle peut être masquée par une autre tumeur, elle peut être indolore, sauf cependant au niveau de son pédicule, elle peut être réductible, ou paraître réductible, l'orifice herniaire peut être large, voilà en somme ce qui peut faire méconnaître un étranglement réel et faire chercher ailleurs dans l'abdomen la cause des accidents.

Cette cause d'erreur est la plus facile à éviter.

Bien plus difficile est de ne pas conclure à l'étranglement d'une hernie tendue, douloureuse, irréductible, quand, à ces phénomènes locaux, s'ajoutent tous les autres symptômes de l'obstruction intestinale : vomissements fécaloïdes, arrêt des matières et des gaz, ballonnement du ventre, etc.

L'étranglement interne et les accidents qui l'accompagnent peuvent être d'ailleurs la cause des modifications constatées au niveau de la hernie.

Berger en a rapporté de nombreux exemples.

« L'arrêt d'un peloton de vers intestinaux vers la valvule iléo-cæcale occasionne l'irréductibilité d'une hernie avec tous les phénomènes de l'étranglement. » (Streubell.)

« Chez une femme atteinte de hernie inguinale présentant tous les caractères de l'étranglement, Allingham constate que la torsion de l'épiploon adhérent au sac herniaire s'est communiquée au côlon transverse, qui se trouve ainsi atteint de volvulus dans l'abdomen. »

Dans tous ces cas c'est l'intervention chirurgicale qui lèvera les doutes : on ne peut attendre de la clinique que des renseignements peu précis, des signes de présomption : il peut se faire, en effet, que les accidents aient débuté par l'abdomen, qu'ils y soient très intenses, que les phénomènes herniaires passent au second plan, ou qu'ils se soient manifestés secondairement.

Il est bien entendu que si les phénomènes d'occlusion ont succédé à la réduction forcée d'une hernie étranglée, on songera à une réduction en masse du sac. J'ai récemment, à Villiers-le-Bel, opéré un vieillard de quatre-vingts ans dans ces conditions-là. Le malade avait fait de violents efforts pour réduire une vieille hernie inguinale gauche « engouée ». Les phénomènes d'occlusion avaient persisté après la réduction. Je pus, avec le Dr Branthomme faire une laparotomie sans anesthésie (le malade était mourant) et je trouvai le sac contenant une anse étranglée. La guérison se fit sans encombre, malgré l'âge et l'état précaire du malade.

La brusquerie du début, l'hypothermie, le collapsus, les vomissements peuvent faire penser au choléra, surtout pendant une épidémie, à un empoisonnement (tartre stibié, arsenic). — Les coliques hépa-

tiques, néphrétiques peuvent aussi, par leur brusquerie, l'intensité
des douleurs, prêter à la confusion. Mais dans tous ces états, la constipation n'est jamais aussi absolue que dans l'étranglement interne,
l'émission des gaz est possible, les vomissements ne sont pas aussi
rapidement fécaloïdes dans tous ces cas-là ; enfin, à chacune de ces
affections appartiennent des signes spéciaux (siège précis des douleurs, irradiations, etc.), qui sont caractéristiques.

Mais la vraie difficulté, en somme, c'est de distinguer les infections
péritonéales par perforation du tube digestif (ou sans perforation), de
l'occlusion intestinale.

En réalité, dans l'infection péritonéale, il y a de l'occlusion
intestinale : il faut chercher les nuances qui séparent cette occlusion
paralytique de l'occlusion mécanique. La constipation est moins
absolue, les vomissements moins souvent fécaloïdes, dit Duplay ; la
douleur est plus généralisée, plus superficielle, le météorisme est
plus accentué dit Jalaguier.

« Dans la région des flancs, autour de l'ombilic, dans l'hypogastre,
on peut trouver un certain degré de matité, indice d'un épanchement
péritonéal ; on trouve aussi quelquefois le bruit hydro-aérique », dit
encore Duplay.

Enfin l'œdème de la paroi est en faveur de l'infection du péritoine.

Le frisson du début, d'après Henrot, et la fièvre appartiennent également plutôt aux infections du péritoine. Mais tout cela n'est pas
absolu, et dans le cas cité plus haut où j'ai enlevé un long appendice
de Meckel qui avait étranglé deux anses intestinales, j'avais précisément fait le diagnostic d'appendicite en me basant uniquement sur
la température, qui atteignait 39°,2. Ce diagnostic me fit faire l'incision
de Roux, qui fort heureusement se trouva être l'incision de choix,
puisque le diverticule de Meckel siège toujours près du cæcum.
Mais comment ne pas se tromper s'il y a des occlusions intestinales
avec 39° de température et des infections péritonéales avec de l'hypothermie ?

On ne doit rien négliger pour s'éclairer : l'étude du passé intestinal, du passé gastrique, du passé génital doit être complète, et on
se rappellera que le toucher vaginal et rectal ne doit jamais être
omis.

Diagnostic du siège. — Il est très souvent impossible de fixer
d'une façon précise le siège d'une occlusion intestinale. L'analyse
minutieuse des symptômes donne seulement des signes de présomption. Ce diagnostic est basé sur des vues théoriques que l'observation contredit à chaque instant, comme l'a si bien dit Duplay.

La marche de l'affection nous donne déjà un premier indice : les
lésions de l'intestin grêle affectant ordinairement une marche aiguë,
l'obstruction du gros intestin évoluant, au contraire, d'une façon
lente et chronique.

Besnier attribue beaucoup d'importance à la localisation de la douleur du début. Cependant, malgré toute la valeur de ce signe, on sait qu'une douleur fixe, précise, nettement localisée peut très bien ne correspondre en rien au siège des lésions, que bientôt elle s'étend à tout l'abdomen et que sa constatation en un point limité n'est pas toujours possible.

Si, en même temps qu'une douleur fixe, on observe une tuméfaction siégeant au même niveau, la localisation des lésions s'impose. Mais c'est un cas idéal, qui se réalise rarement. Dans la grande majorité des cas tout le ventre est ballonné, et, sous cette tuméfaction généralisée, il est bien difficile de percevoir un point où elle s'accuse plus nettement.

La forme du ventre donnerait, d'après Laugier, des renseignements utiles. « L'abdomen serait proéminant en avant dans les cas d'obstruction de l'intestin grêle, aplati et encadré par le gros intestin quand l'obstacle siège sur l'S iliaque ou au commencement du rectum. — Malheureusement le météorisme est tellement considérable que dans toutes les variétés d'occlusion il donne la même forme au ventre. » Je crois que cette opinion de Duplay ne répond pas à tous les cas. Quand on assiste au début du mal, on peut être frappé de cette forme globuleuse du ventre qu'on observe lorsque l'obstacle siège sur l'intestin grêle. Les flancs sont alors déprimés, mais bientôt la distension des anses grêles atteint des proportions énormes et ce signe n'a plus sa valeur.

La date d'apparition des vomissements et leur nature peuvent avoir une certaine valeur diagnostique.

Ils sont bien plus rapidement fécaloïdes, quand l'obstacle siège sur l'intestin grêle.

Quand ils contiennent de l'urobiline (vomissements roses) l'obstruction porterait sur l'iléon ou le jéjunum, d'après Meyer. — L'urohiline ne serait produite, en effet, qu'à partir du tiers moyen de l'intestin.

Diagnostic de la cause. — Une hernie intra-abdominale, un volvulus, une coudure, un étranglement par brides, ou par diverticules, une invagination aiguë, telles sont les causes habituelles de l'occlusion aiguë.

Est-il possible de les différencier cliniquement?

Duplay fait remarquer que le diagnostic de l'invagination peut seul se faire d'une façon certaine. Il est basé sur l'occlusion généralement incomplète, le ballonnement du ventre, qui n'est jamais très considérable, les selles dysentériques, sanglantes et glaireuses (Cruveilhier), contenant des débris d'intestin sphacélé, le ténesme qui les accompagne, enfin la constatation d'une tumeur molle, douloureuse à la pression, de forme cylindrique, mobile, soulevant parfois la paroi abdominale, plus appréciable dans l'invagination iléo-cæcale que

dans les autres variétés. Cette tumeur se déplace suivant le cours
des matières intestinales, de droite à gauche, du cæcum vers l'S
iliaque (Durante-Bourdon), de l'hypocondre droit à l'ombilic (Lavisé).

Quand on constate une dépression dans la fosse iliaque droite, en
même temps qu'une saillie du côté gauche, il faut penser que la région
cæcale est déshabitée, qu'il s'est produit une invagination iléo-
colique ou iléo-cæcale.

On peut quelquefois atteindre par le toucher rectal l'extrémité du
boudin invaginé. L'âge du malade a aussi une grande importance
diagnostique.

En somme, les erreurs sont fréquentes, et il n'est pas de question
chirurgicale où la clinique soit plus fréquemment en défaut et cause
plus de surprises.

Ce qu'il faut souligner, c'est que l'occlusion intestinale est un
symptôme qu'on rencontre aussi bien dans les infections péritonéales
de toutes natures que dans les oblitérations par un obstacle matériel.
S'il s'agit d'un vieillard et d'une obstruction chronique, on pensera
plutôt aux cancers. Si le sujet est jeune avec des accidents aigus,
c'est à l'infection du péritoine qu'on songe plutôt. Deux signes sont
importants pour ce diagnostic : 1° l'absence totale de selles et d'émission de gaz par l'anus; 2° l'hypothermie. — Mais, on ne saurait trop
le répéter, ces signes d'occlusion vraie ne sont pas absolus. J'ai
diagnostiqué une appendicite chez le malade dont je parle plus haut
parce qu'il avait 39°,2 de température, et j'ai pourtant trouvé une
occlusion vraie par un diverticule de Meckel.

Traitement. — Je cite d'abord tous les moyens qu'on a proposés
pour exciter les contractions de l'intestin : les lavements d'eau très
chaude (à 42°,5 d'après Bokaï), l'acide carbonique (lavements d'eau
de Seltz), l'électrisation, la strychnine, l'ergot de seigle, l'hyosciamine,
tous les purgatifs drastiques, etc.

De tous ces traitements médicaux, le lavement électrique est celui
qu'on emploie le plus souvent. Dans la clientèle de la ville surtout,
il est habituel qu'on n'appelle le chirurgien que lorsque l'électricité
a échoué, ce qui est d'ailleurs fréquent. Il ne faut user de ce moyen
qu'au début alors qu'on ne risque pas, en provoquant des contractions
forcées, d'amener une déchirure, une rupture intestinale.

Je rappelle que l'opium, ou mieux les injections sous-cutanées de
morphine peuvent rendre les plus grands services en faisant cesser
les spasmes.

Citons encore les lavages de l'estomac recommandés par Sena-
tor, par Chantemesse et d'autres, et qui ont donné quelques
résultats.

Pour résumer ce qui a trait au *traitement médical*, disons d'abord
qu'on *aura soin de ne jamais donner de purgatif*. Les lavements élec-
triques après l'opium seront essayés. Je renvoie pour la technique

aux travaux de Boudet de Paris (1); il a précisé les conditions de l'intervention qui permettent d'user des courants continus, en évitant toute action chimique locale sur la muqueuse du rectum. Une grosse sonde rectale en gomme est armée d'un mandrin métallique tubulaire dont l'extrémité n'arrive pas jusqu'à l'œil. « Le mandrin est rattaché par un fil conducteur à l'un des fils de la batterie, et, au moyen d'un tube de caoutchouc, on le raccorde avec la canule d'un irrigateur ordinaire plein d'eau salée; cette eau traverse le mandrin, s'y électrise et remplit l'intestin, en portant l'électricité sur tous les points où elle entre en contact avec la muqueuse : elle joue, par le fait, le rôle d'un excitateur liquide très étendu. » (Boudet, de Paris.) (1)

Pour le second excitateur, on l'applique soit à la région dorsale (électrisation recto-spinale), soit à la région abdominale (électrisation recto-abdominale). Quant à l'intensité du courant, elle varie de 10 à 50 milliampères, et chaque séance doit durer de cinq à vingt minutes.

Quand on lit les Mémoires sur ce sujet, publiés par les électriciens, on est frappé des résultats merveilleux qu'ils signalent. Dans ma pratique personnelle, soit en ville, soit à l'hôpital, je n'ai jamais vu un succès dû au lavement électrique. Il est vrai que, la plupart du temps, on n'appelle pas le chirurgien quand l'électricité a amené la guérison.

Dans tous les cas, je conseille formellement de ne pas s'attarder à tous ces moyens incertains si les accidents sont suraigus. L'opium même fait alors perdre un temps précieux et masque, par un calme trompeur, la gravité de l'étranglement. On ne saurait trop répéter que la mort, dans l'occlusion intestinale, est le plus souvent due à ce qu'on a trop prolongé le traitement médical et à ce que les médecins ne nous appellent qu'auprès de moribonds.

Traitement chirurgical. — Ici se place une éternelle discussion entre deux interventions distinctes : tout récemment encore (2) cette question était agitée à la Société de Chirurgie, devant laquelle elle revient périodiquement. La première est la *laparotomie*, destinée à lever l'obstacle, la seconde est l'*entérotomie*.

Il est clair que ces deux opérations ne sauraient être mises en parallèle; dans l'une, quand le ventre est ouvert, on explore la cavité abdominale, on recherche la cause de l'occlusion et on y remédie; en un mot, on fait une opération radicalement curative; dans l'autre, qui est l'opération de Nélaton, on va au plus pressé; on empêche le malade de succomber à la rétention stercorale en créant une voie de dérivation en amont de l'obstacle, quel qu'il soit : c'est une opération palliative, et il faut intervenir de nouveau ultérieurement pour

(1) Boudet (de Paris) *Commun. au Congrès intern. des sc. méd. de Copenhague*, 14 août 1884.
(2) Voir les *Bull. de la Soc. de chir.*, novembre et décembre 1897.

lever l'obstacle auquel on n'avait pas touché et pour oblitérer l'anus artificiel qu'on avait pratiqué.

L'une est l'opération idéale, l'autre est un pis aller.

1° LAPAROTOMIE. — Elle se fait lorsque le diagnostic est incertain (c'est-à-dire presque toujours), sur la ligne blanche, de l'ombilic au pubis. Le péritoine ouvert, il faut explorer méthodiquement l'intestin. Suivant l'excellent conseil de Trèves, *on doit aller droit au cæcum* ; si le cæcum est vide et rétracté, c'est que l'obstacle est sur l'intestin grêle ; s'il est distendu, les recherches n'ont plus à porter que sur le côlon, l'S iliaque et le rectum ; c'est donc un repère capital pour limiter les recherches au minimun.

Dans les deux cas, on arrive sûrement au point précis où siège l'obstacle en se guidant *sur l'état de vacuité* et de rétraction du segment intestinal sons-jacent. Si l'obstruction siège près du duodénum, toute la masse intestinale est vide et rétractée ; l'opération devient relativement facile ; mais qu'elle intéresse l'S iliaque ou le rectum, tout l'intestin est dans un état de distension qui atteint quelquefois des proportions formidables ; c'est alors que les anses intestinales font irruption au dehors et qu'il est souvent très difficile de les réintégrer dans la cavité abdominale, même en employant le procédé classique de Kümmell, qui enveloppe la masse dans une serviette aseptique dont les bords sont engagés de chaque côté dans l'abdomen, et réduit l'intestin, en pressant sur cette sorte de sac herniaire.

Il n'est pas de chirurgien qui ne se soit trouvé aux prises avec de semblables difficultés. Dans une opération que je faisais à Saint-Antoine avec Monod, le cæcum et le côlon ascendant étaient tellement distendus par les gaz qu'il se fit, au cours des manœuvres de réduction, de larges déchirures du revêtement péritonéal de ces viscères par une sorte d'éclatement. Il fallut placer plusieurs séries de sutures de Lembert pour fermer ces déchirures superficielles. Disons en passant que c'est ainsi qu'il faut agir lorsque pareil incident se produit. On ne doit jamais abandonner dans l'abdomen une anse intestinale sur laquelle la séreuse est éraillée, éclatée, discontinue.

On a beaucoup vanté les ponctions capillaires pour remédier au volume de l'intestin gonflé de gaz. Verneuil s'est depuis longtemps élevé contre cette pratique. J'ai déjà mis en garde contre ces ponctions. Le Dentu conseillait de faire un point de suture quand le trocart est enlevé, et il usait d'un gros trocart qui, mieux que la ponction capillaire, peut évacuer le contenu intestinal. S'il faut en arriver à cette extrémité, mieux vaut user de la méthode de Madelung, employée par Terrier, Jules Bœckel, etc., qui consiste à inciser franchement l'intestin hors du ventre, à le vider et à faire ensuite une suture soignée.

Est-il vrai que les grandes incisions allant de l'appendice au pubis, tout en permettant une exploration plus complète, plus rapide et plus facile, n'ont pas les mêmes inconvénients au point de vue de la réduction des anses météorisées que les incisions sous-ombilicales ? Kümmell l'a soutenu : c'est possible pour certains cas particuliers. Mais quant à conseiller de faire d'emblée cette vaste incision dans tous les cas d'occlusion, c'est un véritable abus. Commençons toujours par l'incision sous-ombilicale, avec cette réserve que nous n'hésiterons pas à l'agrandir largement, pour peu qu'il y ait nécessité.

L'obstacle est reconnu : la conduite varie évidemment suivant sa nature. Est-ce une bride ? on la sectionne entre deux pinces ; est-ce un volvulus ? on tâche de remettre l'intestin en bonne position ; est-ce un étranglement dans une fossette péritonéale, une hernie de Rieux, une hernie étranglée réduite en masse ? on opère la réduction comme pour une hernie étranglée banale.

Pour ces dispositions péritonéales qui prêtent à la hernie, il est bon, afin d'éviter la récidive, de ne pas refermer le ventre une fois l'étranglement levé, sans avoir oblitéré la cavité préformée. J'ai, dans un cas récent, placé une ligature en bourse sur l'orifice du sac herniaire qui avait été réduit en masse et dans lequel, après mon opération, un nouvel étranglement aurait pu se produire si je l'avais laissé béant dans la cavité abdominale.

Quand c'est non plus un vice de position, mais une obstruction par un corps étranger, des scybales, etc., siégeant dans l'iléon, on tente de désobstruer l'intestin, en faisant par la pression cheminer « l'obstacle » jusqu'au cæcum, où il pourra se mouvoir librement. Inutile de dire que parfois l'incision de l'intestin sera nécessaire pour extraire un corps étranger, un entérolithe, un gros calcul biliaire. Une entérorrhaphie soignée achèvera l'opération.

Enfin j'arrive aux cas si fréquents où c'est un cancer qui oblitère la lumière de l'intestin. Faut-il faire une résection suivie d'une suture intestinale ? Je répondrai plus loin à cette question. Disons ici seulement qu'on a le choix entre l'entérectomie suivie d'entérorrhaphie circulaire ou bien l'anastomose de deux anses prises au-dessus et au-dessous de l'obstacle, ou enfin l'anus artificiel.

2° ENTÉROTOMIE. — On cite toujours Maunoury (de Chartres) en 1818 et Gustave Monod en 1838, comme les promoteurs de cette conception opératoire qui a sauvé la vie à tant de malades. C'est en réalité l'*opération de Nélaton*, car c'est ce chirurgien qui en a précisé la technique et qui l'a vraiment installée dans la pratique courante.

On ouvre le ventre soit à droite, soit à gauche, par une incision semblable à celle de Roux pour l'appendicite. On fixe à la paroi, par une couronne de sutures, la première anse distendue qui se présente et on incise l'intestin. Cette ouverture intestinale peut être petite : il suffit que les gaz s'échappent pour que les accidents cessent. Quant au siège de l'incision, je suis toujours l'exemple de

Nélaton qui. sauf diagnostic ferme de cancer du rectum ou de la fin
de l'S iliaque. opérait toujours dans la fosse iliaque droite. Rappelons-nous que c'est vers le cæcum que 9 fois sur 10 siège l'obstacle.
Si le cæcum est vide, on fait l'entérotomie sur une anse grêle dilatée :
s'il est distendu. on pratique une cæcotomie, un.anus cæcal. Il est
certain que l'anus iliaque à gauche est préférable à l'anus cæcal.
qui donne incessamment des matières liquides, puisque le résidu de
la digestion ne prend la consistance solide que dans le gros intestin.
Mais l'anus iliaque gauche n'est possible que pour les obstructions
rectales ; et c'est souvent aux angles du côlon que siège le cancer :
l'anus cæcal remédie aux rétrécissements de tout le gros intestin.

INDICATIONS DE LA LAPAROTOMIE ET DE L'ENTÉROTOMIE. — Distinguons
l'occlusion aiguë et l'occlusion chronique.

1° *Occlusion aiguë.* — Nos livres sont encombrés de statistiques
destinées à montrer les résultats comparés de ces deux opérations.
De parti pris je renonce à ce procédé de discussion. En 1897, à la
suite d'un rapport de Broca sur deux observations de Leguen. on put
voir que. malgré les plaidoyers chaleureux de Berger, de Peyrot, de
Michaux. de Broca. etc., en faveur de la laparotomie, nombre de chirurgiens, avec Segond. Nélaton. Chaput, défendaient vigoureusement
l'anus artificiel. On ne peut s'empêcher de dire qu'il n'y a là que des
divergences oratoires. En pratique on est bien près de s'entendre. En
présence de tel cas donné tous les orateurs auraient agi de même.
Voici cette malade de Segond (1) : il est 10 heures du soir : Segond
est appelé dans un hôtel et trouve une femme mourante avec de l'hypothermie, « un météorisme énorme», des vomissements ». « Tout diagnostic, dit-il, était impossible, et j'affirme que la laparotomie faite en
pareille condition aurait tué la malade. Je fis l'anus contre nature...
elle guérit... et trois semaines après, le ventre étant flasque, je pus
lever l'obstacle, constitué par une bride réunissant l'appendice aux
annexes enflammées. » Eh bien. je le demande : quel est le chirurgien qui n'aurait pas agi dans ce cas particulier comme l'a fait
Segond? Il s'agissait d'abord que la malade ne succombe pas, et l'anus
iliaque est bien évidemment la seule opération admissible quand on
est appelé à une période ultime, quand on se trouve à court de temps,
d'aides et de matériel. L'entérotomie ne tue pas. et si le malade succombe. c'est malgré elle, et non par elle. Mais l'entérotomie est donc
plus grave? Assurément. si elle s'adresse aux malades qui ne sont
justiciables que de l'anus artificiel.

Pour moi. toute la question est de savoir : 1° si on peut faire le
diagnostic de la cause; 2° si le malade n'est pas à une période où
seule une intervention minima est possible.

Kirmisson a sans doute exagéré quand il a dit que « le diagnostic

---

(1) P. SEGOND, *Bull. de la Soc. de chir.*, 1837, p. 606.

de la variété et du siège de l'occlusion est *ordinairement possible* » (1),
et je me range à l'avis de Berger, Nélaton, etc., qui ont bien marqué
que le plus souvent le diagnostic causal est très difficile, sinon
impossible. Et même, comme l'a fait remarquer Berger, la laparotomie ne permet pas toujours de trouver l'obstacle. Sans parler
des cas d'iléus paralytiques des vieillards, il arrive que l'entérotomie
guérit définitivement l'obstruction : les jours suivants, le cours des
matières se rétablit spontanément par les voies naturelles, et on n'a
plus qu'à fermer l'anus artificiel. Cela dit, la conclusion s'impose :
trois cas, en pratique, se présentent :

1° *Le diagnostic est ferme*; 2° *on n'a pas de diagnostic causal* ; 3° *le
malade est à la période ultime.*

1° Le diagnostic est ferme. — L'indication opératoire varie suivant
le cas, mais pour peu que le malade soit en état de supporter une
opération, et cette appréciation est laissée au sens clinique du chirurgien, c'est évidemment la laparotomie qui est l'opération idéale
pour toutes les occlusions aiguës, par brides, volvulus, coudures,
torsions, invaginations, hernies internes, etc.

Et il ne faut pas croire qu'un grand attirail soit nécessaire pour
cette intervention. Dans une petite chambre de Villiers-le-Bel, avec
le Dr Branthomme, j'ai fait sans anesthésie une laparotomie sur un
vieillard de quatre-vingts ans qui avait des vomissements fécaloïdes,
le pouls irrégulier et défaillant. J'ai dégagé l'anse étranglée dans un
sac réduit en masse et le malade a parfaitement guéri. Mais j'avais
mon diagnostic ferme quand j'ai pris le bistouri.

2° On n'a pas de diagnostic causal. — C'est encore la laparotomie
qui est l'opération de choix, à moins, bien entendu, que le malade
ne soit mourant. Cette intervention permet de faire le diagnostic en
général. Si par exception on ne trouve pas de cause appréciable, on
la termine rapidement en fixant une anse dilatée à la paroi, quitte à
faire ultérieurement une nouvelle laparotomie si la perméabilité
intestinale ne reparaît pas spontanément

3° Le malade est a la période ultime. — Il n'y a pas à hésiter : il
faut faire un anus artificiel, et tout le bien que j'ai dit de la laparotomie n'empêche pas de rendre justice à cette merveilleuse opération
qui sauve tous les jours tant de malades. Segond et son élève Giresse
(*loc. cit.*) insistent sur les bienfaits de l'anus artificiel dans les occlusions post-opératoires, surtout après l'hystérectomie vaginale. Je
crois que ces « engouements intestinaux » sont surtout dus à une
paralysie par infection locale du péritoine et que l'anus artificiel
donne ici les mêmes résultats excellents que dans l'iléus paralytique
des vieillards.

2° *Occlusion chronique.* — Tout ce qui précède s'applique aux

(1) Kirmisson, *Soc. de chir.*, 6 octobre 1897, p. 578.

occlusions aiguës. Pour les formes chroniques, c'est bien différent. En général le diagnostic est plus aisé à cause des manifestations anciennes de la gêne de la circulation fécale, à cause des signes physiques que la palpation décèle dans le ventre en cas de tumeur comprimant l'intestin ou de cancer de cet organe.

Alors, c'est l'anus artificiel qui est de mise d'après la majorité des chirurgiens. Ce n'est que lorsque le malade est en dehors d'une crise d'obstruction intestinale qu'on peut discuter l'opportunité d'une résection intestinale suivie d'entérorrhaphie. Pour ma part, dans ces cas-là, je préfère l'anastomose intestinale simple à la résection. Absolument comme pour le cancer de l'estomac, je pense que les conditions qui se prêtent à une résection utile d'un cancer de l'intestin se rencontrent rarement, et si on laisse des ganglions dégénérés, etc , l'opération n'a plus rien de radical que le nom. C'est un trompe-l'œil ; le cancer est enlevé, mais le cancéreux demeure cancéreux. Aussi, pour la majorité des faits, c'est à l'anastomose simple d'une anse prise en amont du cancer avec une anse située en aval, que je donne la préférence. De même, pourvu que le néoplasme siège au-dessus de l'S iliaque, ce n'est pas à l'anus iliaque que je me rends, c'est à l'anastomose d'une anse grêle à l'S iliaque. Cette anastomose rétablit le cours des matières sans laisser au patient cette infirmité grave et lamentable de l'anus iliaque.

« Mais à côté des cas d'occlusion chronique à marche chronique, subissant accidentellement une poussée aiguë à la suite de phéno-mènes qui ne laissent aucun doute sur la chronicité de l'affection causale, il est des cas d'occlusion due à des tumeurs, à des rétrécis-sements néoplasiques qui restent latents jusqu'au jour où ils se révèlent par des accidents aigus. » (Peyrot)

Eh bien, dans cette éventualité, c'est-à-dire si la cause chronique est restée absolument latente, la prescription de la laparotomie est si formelle pour les occlusions aiguës que c'est à cette exploration qu'on devra donner la préférence.

HERNIES [1]

PAR

M. JABOULAY

Professeur agrégé à la Faculté de médecine de Lyon,
Chirurgien de l'Hôtel-Dieu.

Les hernies sont des tumeurs que forment les viscères contenus dans l'abdomen et le bassin, en s'échappant à travers les parois abdominales et pelviennes.

Il en est de communes : ce sont celles qui se font au niveau de l'abdomen ; il en est de rares, qui ont principalement pour siège le bassin, mais qui cependant existent dans quelques points de l'abdomen.

Parmi elles, plusieurs profitent d'une disposition anatomique existant au moment de la naissance, et se prolongeant ultérieurement, pour se produire ; on les appelle *congénitales* ; d'autres créent elles-mêmes un chemin dans des conduits plus spécialement affaiblis : ce sont les hernies *acquises*. Parfois un traumatisme, une plaie est venue faire une ouverture pour des hernies, qui s'appellent alors des *éventrations* ou des hernies *traumatiques*.

Nous étudierons d'abord les phénomènes généraux propres à

(1) Le Dentu, *Dict. de méd. et de chir. prat.*, publié sous la direct. de Jaccoud. Paris, 1873, t. XVII, art. Hernies. Indications bibliographiques. — Schmidt (Benno), Die Unterleibsbrüche (*Handbuch der allg. und spec. Chir.* von Pitha und Billroth Erlangen, 1878, Bd III, 2ᵗᵒ Abtheil. Heft 3, p. 1 à 336). — Heckel, Compendium der Unterleibshernien Stuttgart, 1880. — Linhart (W.), Vorlesungen über Unterleibshernien. Würzburg, 1882. — *Encycl. intern. de chir.*, publié sous la direction de Ashhurst. Paris, 1886, t. VI, art. Hernies, par L. Picqué. — Wood (John), Lectures on Hernia and its radical cure. London, 1886, — Boursier, *Dict. encycl. des sc. méd.*, 1888, 4ᵉ série, t. XIII. — Lockwood (C.-B.), The morbid Anatomy, Pathology and Treatment of Hernia (*British med. Journ.* London, 1889, vol. I, p. 1336, 1398, 1459). — Graser (E.), Unterleibsbrüche. Wiesbaden, 1891. — Marcy (H.-O.), The Anatomy and surgical Treatment of Hernia. New York, 1892. — Bennett (W. H.), Clinical Lectures on abdominal Hernia. London, 1893. — Berger (Paul), *Traité de chirurgie*, publié sous la direction de Duplay et Reclus. Paris, 1892, t. VI, art. Hernies ; 2ᵉ édit., 1898, t. VI. — Résultats de l'examen de dix mille hernies. Paris, 1896. — Macready (J.-F. C.-H.), A Treatise on Ruptures. London, 1893. — Schmidt (G.-B.), Die Unterleibsbrüche (*Deutsche Chirurgie.* Stuttgart. Lief. XLVII, 1896). — Maydl, Die Lehre von den Unterleibsbrücken. Wien, 1898

toutes les hernies, leur constitution, leurs symptômes, la façon de les traiter, et les accidents variés, quelques-uns redoutables, qu'elles peuvent provoquer : ce sera l'objet de la première partie.

Dans la deuxième partie, nous décrirons les hernies *communes*, ce sont celles qui siègent à la *région inguinale*, à la *région crurale*, à la *région ombilicale*.

La troisième partie sera consacrée aux hernies *rares*, qui comprennent celles qui se font à travers le *diaphragme*, les *lombes*, la *ligne blanche* et son voisinage, la région *obturatrice*, le *périnée*, la *région ischiatique*, ou qui comprennent des viscères qu'il n'est pas habituel de trouver dans leurs enveloppes, comme les *organes génitaux internes de la femme*, et la *vessie*.

I

HERNIES EN GÉNÉRAL

I. — LA HERNIE.

Pour bien connaître une hernie, il faut en faire la dissection.

Anatomie pathologique. — Nous avons donc à étudier le trajet que la hernie se creuse à travers l'abdomen pour s'échapper au dehors, et la façon dont elle est constituée.

a. Trajet. — Celui-ci est tantôt un orifice, un anneau, tantôt un véritable canal : ainsi la hernie peut se faire à travers un des trous de la ligne blanche, ou bien au contraire au niveau d'un espace virtuel, comme le canal inguinal, le canal crural, et comprendre un véritable trajet avec deux orifices placés l'un profondément du côté du péritoine, l'autre à la surface, sous la peau. Relativement à la façon dont elle traverse la paroi du ventre, la hernie est oblique ou bien perpendiculaire à elle ; dans ce dernier cas, elle est dite directe. Le pédicule de la hernie est le point rétréci par lequel elle franchit l'abdomen. Mais une hernie n'a pas toujours parcouru toutes les étapes de son développement : elle commence par refouler et déprimer la paroi, c'est la pointe de hernie ; elle occupe son épaisseur, c'est la hernie interstitielle ; arrive-t-elle à l'extérieur, c'est la hernie complète.

Avec le temps, les parois du trajet et ses deux orifices arrivent à subir certaines transformations ; les parois s'atrophient, les orifices s'élargissent, si bien que l'anneau superficiel et l'anneau profond arrivent peu à peu à se superposer, à se rapprocher, et finalement à se confondre. C'est ce que l'on voit, par exemple, pour la hernie crurale complète, et pour la hernie inguinale.

b. CONSTITUTION DE LA HERNIE. — Une hernie ordinaire est formée par une membrane enveloppante qui contient dans sa cavité des viscères. En dehors de son enveloppe propre, se trouvent des plans anatomiques et la peau. Les couches celluleuses et aponévrotiques ont perdu leurs caractères normaux, et sont tassées et refoulées. Quelquefois elles adhèrent à l'enveloppe de la hernie, au sac, comme on l'appelle; elles peuvent d'ailleurs manquer et avoir disparu : il faut se rappeler cette évolution lorsqu'on opère soit pour une cure radicale, soit pour un accident venant de la hernie. La graisse ambiante est quelquefois rassemblée en pelotons, et forme ainsi de véritables lipomes. On a attribué à ceux-ci un rôle d'attraction du côté du sac qu'ils feraient passer à l'extérieur à leur suite. On trouve aussi, dans les enveloppes extérieures de la hernie, des bourses séreuses, des hygromas résultant du frottement, des kystes formés tout autour, souvent par cloisonnement de l'enveloppe propre, sans compter encore des kystes du cordon dans la hernie inguinale. Nous ne parlerons pas des différentes maladies qui peuvent atteindre la peau prise entre la pression par le bandage et celle de la hernie, et qui s'épaissit, s'irrite, noircit, sécrète et s'ulcère parfois. Nous avons hâte d'arriver à la description de la véritable enveloppe herniaire, de ce que nous avons déjà appelé le sac.

Le *sac*, ou enveloppe propre de la hernie, est constitué par la portion du péritoine voisine du trajet de la hernie qui a glissé au dehors : c'est par la locomotion du péritoine qu'il s'est constitué, du moins dans les hernies acquises, car dans les hernies congénitales ce péritoine avait déjà glissé au dehors au moment de la naissance; il était né pour ainsi dire à l'extérieur et formait une poche annexée, suspendue et continue à la grande poche péritonéale. C'est qu'en effet, ce sac, qu'il soit congénital ou acquis, a pour caractère de se continuer toujours avec le vrai péritoine, dont il n'est qu'une partie : cela est si vrai qu'en tirant sur ce sac et en le décollant, on tiraille en même temps le péritoine.

Ce sac peut avoir une forme *ronde, cylindrique, conique, pyriforme*, etc. (fig. 46 à 49). On lui distingue un corps, un fond, qui est la partie terminale renflée, un collet qui est la partie rétrécie et profonde par laquelle il se continue avec le péritoine. Dans les hernies anciennes, il en est bien ainsi, et l'on a beau séparer le péritoine des parois, cette première portion du sac herniaire reste parfaitement et définitivement rétrécie. Sur les hernies récentes, au contraire, on voit le collet disparaître après l'incision des parois, et les plis qui se formaient à son niveau s'étaler et élargir ainsi cette portion temporairement rétrécie.

Le sac est entouré d'une enveloppe celluleuse, plus ou moins épaisse et vasculaire, que l'on appelle la couche externe ou fibreuse du sac. Le véritable sac, qui est en dedans, n'est composé que d'une couche séreuse. Parfois d'ailleurs ces deux couches se confondent et se soudent. La surface interne du sac séreux est, dans les hernies récentes, de la couleur du péritoine, c'est-à-dire blanc rosé ; elle est lisse et régulière ; mais, sous l'influence d'un long contact avec l'intestin ou les autres organes de l'abdomen qu'il peut contenir, ce sac

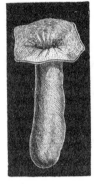
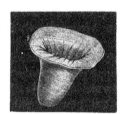
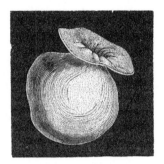

Fig. 46. — Sac herniaire cylindrique.
Fig. 47. — Sac herniaire conique.
Fig. 48. — Sac herniaire rond ou sphéroïdal.

peut devenir irrégulier, épais, et produire de l'inflammation progressive qui aboutit à des adhérences du contenant et du contenu, celui-ci étant le plus souvent dans ce cas de l'épiploon; en même temps, sa

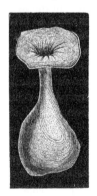

Fig. 49. — Sac herniaire conoïde renversé ou pyriforme.

couleur a changé, il est devenu gris, ou noir, et infiltré de sang. Cette cause inflammatoire peut enfin aboutir à l'organisation de véritables plaques fibro-calcaires, qui, sur le sac, étalé ressemblent à des feuilles de nénuphars sur un étang. En même temps, des modifications analogues s'opèrent au niveau du collet qui, d'extensible, souple, déplissable, comme il l'était au début, devient rigide, fibreux, inextensible, adhérent ; cette péritonite véritable a effacé les plis qu'il présentait, les a soudés et réunis et a même transmis, autour de lui, une phlogose qui a induré aussi l'anneau, ou plutôt le tissu cellulaire entre lui et le collet.

VARIÉTÉS ANATOMIQUES DU SAC. — 1° Le sac peut manquer : c'est ce que l'on voit par exemple dans les hernies traumatiques, les éventrations où le contenu abdominal est alors l'intestin, une fois la cicatrisation faite, immédiatement sous la peau, à laquelle il peut adhérer; cette disposition exige une technique opératoire spéciale; il en est de même pour certaines hernies ombilicales congénitales, qui existent précisément quand le péritoine et la paroi abdominale ne se sont pas fermés à leur niveau et sont restés en retard dans leur évolution.

On peut encore voir, dans d'autres circonstances, le sac faire défaut. C'est, par exemple, dans certaines hernies de la vessie. Cet organe, on le sait, n'a qu'une portion de sa surface qui est recouverte par le péritoine et séreuse. Or la portion non séreuse peut glisser parfois à travers le canal inguinal ou même le canal crural; elle donne alors lieu à une variété de hernies vésicales que nous avons appelée, dans le dernier chapitre de cet article, *extrapéritonéale*; mais le plus souvent, la vessie se hernie en entraînant à côté d'elle et en dehors, sur sa face externe, le péritoine qui forme, par rapport à elle, un sac latéral pouvant contenir les éléments d'une hernie ordinaire; la cystocèle (c'est-à-dire la hernie de la vessie) ainsi accompagnée peut s'appeler *parapéritonéale*; mais il ne faut pas croire que la cystocèle ne puisse offrir un sac, car une coiffe péritonéale véritable peut entourer la totalité de cet organe dans certaines de ces issues à l'extérieur : c'est lorsque la vessie bascule avant de verser dans l'intérieur de la grande séreuse et s'en recouvre complètement, donnant ainsi la cystocèle intra-péritonéale.

2° Ce sac peut être très petit, étroit et ne rien contenir. Cela se voit surtout à la région crurale ; d'habitude, ces sacs sont entourés d'une forte couche de graisse, qui forme à elle seule les trois quarts de la masse herniaire. Ce sont des hernies graisseuses ou de véritables lipomes herniaires, que l'on enlève comme une tumeur, d'un bloc, sans se préoccuper de ce qui peut rester à l'intérieur.

On ne sait pas encore le mécanisme exact de ces diverticules péritonéaux lipomateux. Sont-ils dus à une péritonite intra-utérine qui a laissé une partie du péritoine cloisonnée ou resserrée (Englisch)? Sont-ce des diverticules congénitaux, des malformations péritonéales comme il en existe si souvent autour de la région de l'aine (Rokitansky)? Sont-ce tout simplement des amas graisseux sous-péritonéaux qui, en passant au dehors du ventre, entraîneraient avec eux la portion voisine et adhérente de la grande séreuse (Velpeau, Terrier)? Faut-il voir simplement une ancienne hernie qui s'est guérie par la transformation adipeuse de ses parois (A. Paré)? C'est la troisième hypothèse à laquelle nous nous rallierons, parce qu'il est d'observation que ces hernies apparaissent brusquement, à la suite d'un effort, et que, opérées immédiatement, je veux dire quelques jours après leur apparition, elles sont déjà constituées suivant leur description classique, c'est-à-dire d'un petit sac déshabité et resserré, entouré d'une forte couche de graisse.

3° Le sac peut s'oblitérer à son collet. Nous avons déjà décrit les transformations que le péritoine subit à ce niveau et qui aboutissent à la disparition et à la soudure des plis qu'il a formés en s'engageant au dehors, à la rétraction définitive de cet orifice. Si les phénomènes de resserrement continuent, la péritonite adhésive arrive à le fermer complètement en y laissant des cicatrices inflammatoires, des *stigmates* ; et alors, deux ordres de phénomènes principaux se produisent à partir de ce point. Ou bien le travail cicatriciel s'étendra et descendra dans la profondeur du sac. Celui-ci alors disparaîtra, comme aura disparu son collet ; la hernie n'existera plus, elle aura guéri ; on aura assisté à sa disparition spontanée. Celle-ci n'est d'ailleurs pas rare ; beaucoup de hernies congénitales, inguinales ou ombilicales, disparaissent avec la croissance, aidées probablement par la pression du bandage. Et c'est un processus de guérison qu'il faut bien connaître, pour ne pas conseiller et pratiquer la cure radicale de la hernie congénitale, chaque fois qu'elle se rencontre. Ou bien l'oblitération restera confinée au collet ; alors le reste du sac sécrétera sa sérosité ordinaire, qui est analogue à la sérosité péritonéale, et ce liquide, s'accumulant dans une cavité close, formera un kyste, le kyste sacculaire. Cette accumulation de sérosité peut d'ailleurs exister même quand l'oblitération du collet n'est pas complète : il suffit que cet orifice soit très rétréci. La réductibilité peut alors être très lente et difficile ; cette variété s'appelle *pseudo-kyste sacculaire* : on la voit coexister souvent avec une hernie de l'épiploon qui a contracté des adhérences avec la plus grande partie du collet et du sac, et sur lequel se sont passés les mêmes phénomènes d'inflammation que nous avons décrits pour le seul prolongement péritonéal. Quelquefois enfin, un kyste sacculaire s'étant formé, la pression abdominale peut faire bernier une nouvelle portion du péritoine, voisine de l'ancien collet ; un nouveau sac se forme qui porte à son fond le kyste herniaire ancien (fig. 50). Celui-ci peut se renverser sous l'influence de la descente de la hernie qui abaisse son collet oblitéré et de la résistance des tissus, ambiants qui maintient son extrémité libre ; on assiste alors à une *hernie* ou à un *sac avec appendice renversé*, nom donné par J. Cloquet à cette dualité de hernies, l'une récente, l'autre ancienne et oblitérée.

Ces phénomènes d'oblitération du côté du collet peuvent faire comprendre que, s'ils sont incomplets, ils peuvent le diviser en deux parties étroites par où l'intestin peut s'engager et être serré, par exemple lorsque l'épiploon adhère à un point de l'orifice, par exemple encore lorsqu'un cordon fibreux résultant de l'inflammation réunit deux parties opposées.

4° Ce sac peut être bosselé et bilobé ; il suffit que des bosselures existent à sa surface, soit du fait de sa conformation, soit du fait de la résistance des tissus ambiants, pour que certains points se dilatent plus que d'autres et fassent des diverticules ; nous verrons beaucoup de subdivisions herniaires recevoir des noms spéciaux de ce seul fait à la région inguinale et à la région crurale.

5° On a vu aussi deux sacs véritables exister à côté l'un de l'autre ; tantôt ces sacs étaient d'origine congénitale et avaient même date d'apparition ; l'un d'eux existait sous le péritoine et les parois abdominales, l'autre était descendu et sorti à l'extérieur, mais tous deux communiquaient librement; on a alors affaire à la hernie propérito-néale, dont nous décrirons des exemples surtout à propos de la hernie inguinale.

D'autres fois, les deux sacs sont accolés dans une même hernie, inguinale par exemple, et nous avons rencontré un exemple de cette variété, toujours congénitale, où l'un des sacs était fermé et trans-formé en kyste sacculaire et où l'autre contenait l'intestin ; il sera décrit à propos de la hernie inguinale.

Enfin on a vu (Bourguet, Berger) un sac congénital coexister avec un sac de hernie ac-quise, l'un étant indé-pendant de l'autre au point de vue de l'époque de la formation.

6° Souvent, principa-lement dans la hernie inguinale d'origine con-génitale, on observe, au lieu d'un seul collet, plusieurs points rétré-cis sur le même sac. Deux collets sont habi-tuels en pareil cas, l'un en face de l'orifice externe du canal ingui-nal, un autre en face de l'orifice profond ; mais quelquefois d'au-tres rétrécissements se font encore comme s'il y avait des phénomènes

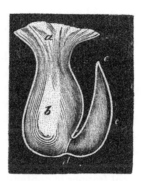

Fig. 50. — Sac sur une paroi latérale d'un autre sac. Le premier ou le grand sac *abd* communique avec le petit *dc* par sa paroi interne où l'on voit un petit stylet *d'*, qui va de l'un à l'autre. Les deux sacs renferment de l'épi-ploon; au-dessous du petit est le testicule, mis à nu en ouvrant la tunique vaginale.

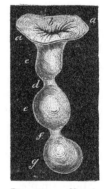

Fig. 51. — Hernie en chapelet, c'est-à-dire pourvue de collets multiples superposés. — *aa*, le péritoine, for-mant en *b* ses plis bien distincts: *fdceg*, parties in-termédiaires aux collets.

de péritonite localisée en certains points ou plutôt comme si de nouvelles poussées abdominales faisaient descendre de nouvelles portions de péritoine qui se resserreraient vers l'orifice profond. On a alors un sac avec collets multiples, ou la *hernie en chapelet* (fig. 51). D'ailleurs, on peut voir un ou deux de ces collets s'oblitérer ou au moins se rétrécir encore par le mécanisme indiqué plus haut.

Si l'on suppose l'invagination d'une portion de ce sac, de la portion la plus rapprochée du ventre, comprise entre deux collets, dans la portion inférieure ou éloignée, on aura une hernie *à double sac*, dont la hernie enkystée de la tunique vaginale est un bel exemple, ainsi que nous le démontrerons plus tard.

CoNTeNu DE LA HERNiE. — Le contenu habituel d'une hernie est l'intestin grêle ou l'épiploon, ou bien les deux à la fois. D'une façon

rare, le gros intestin, les organes génitaux internes de la femme, la
vessie, la prostate (nous l'avons rencontrée une fois) peuvent y descendre ; enfin, à titre exceptionnel, on peut y trouver le rein, la vésicule biliaire, l'estomac ; le pancréas paraît être le seul organe abdominal qui n'ait pas été vu dans une hernie.

La situation anormale des viscères dans un sac herniaire finit par
amener, à la longue, certaines modifications dans leur texture. L'intestin grêle devient, comme la vessie, blanchâtre, à moins qu'il ne soit
facilement réductible et que ce ne soit pas la même anse qui fasse
constamment partie de la tumeur ; bien entendu, s'il ne s'engage que
par une paroi d'une de ses anses, formant ainsi ce que l'on appelle le
pincement latéral, au lieu d'engager une anse entière, aucune modification sérieuse ne se produit, sauf le cas d'étranglement. Il n'en est pas
de même pour l'épiploon, qui devient fibreux, rigide, perdant son tissu
graisseux et contractant des adhérences avec le voisinage, sac surtout,
et quelquefois anse d'intestin. Ces adhérences forment un véritable
obstacle, soit au port du bandage qui est rendu douloureux, soit à la
cure radicale qui est rendue plus difficile, puisqu'elle exige la résection de l'épiploon engagé, ou au moins sa libération et l'hémostase
des pointes détachées qui sont vasculaires et saignent avant sa réintégration dans le ventre.

De plus, plusieurs maladies, le cancer, la tuberculose, des inflammations simples, peuvent frapper le contenu de la hernie, ainsi d'ailleurs que son contenant ; nous en dirons quelques mots plus tard.

Enfin, on a pu voir des tumeurs, principalement des lipomes, des
végétations polypeuses, de véritables corps étrangers dans l'intérieur
du sac. Les corps étrangers sont quelquefois libres et dérivent des
productions fibro ou ostéo-calcaires que nous avons vues naître quelquefois sur la face interne du sac, sous l'influence d'une péritonite
adhésive. Ces plaques s'étirent et se pédiculisent peu à peu du côté
de la cavité du sac, où elles finissent par tomber.

Étiologie. — Mécanisme. — La fréquence des hernies a été de tout
temps constatée. Ce sont les médecins et chirurgiens d'asiles qui se
sont livrés à la fastidieuse besogne qui consistait à examiner, à ce point
de vue, tous les malades qui leur étaient confiés, et à noter le pourcentage. Malgaigne et Berger, en France, se sont distingués dans ce
genre de statistique. En prenant la moyenne des chiffres publiés, on
arrive à peu près à la proportion de 2,5 p. 100 d'individus présentant
une hernie ou plusieurs hernies. On a voulu à tort faire entrer en
ligne de compte des considérations de race, de climat, d'altitude.

L'homme est plus souvent atteint que la femme, et cela indique
l'importance d'un facteur que nous retrouverons tout à l'heure,
l'effort. Il en est même qui sont plus fréquentes que les autres ; ce sont,
par ordre descendant, les hernies inguinales, crurales, ombilicales,
qui peuvent d'ailleurs se montrer chacune à tous les âges de la vie.

Comme facteur étiologique, il faut noter l'*hérédité*, paraît-il, d'après certains auteurs; nous n'avons rien observé de net à ce point de vue.

En revanche, l'*influence professionnelle* est indéniable; ce sont les ouvriers et tous ceux qui portent de lourds fardeaux qui fournissent le plus fort contingent de hernieux. C'est d'ailleurs ainsi que s'explique la différence de nombre de hernieux, suivant leurs conditions sociales, les pauvres étant les plus éprouvés par ce seul fait qu'ils sont obligés, pour vivre, de se livrer de bonne heure à des travaux pénibles.

On a voulu dire que la haute taille prédisposait aux hernies; il n'en est rien, pas plus, d'ailleurs, que les formes du ventre en tablier, en besace, ou à triple saillie, qui ne sont que des coïncidences, et qui indiquent simplement que les parois abdominales sont peu résistantes.

Il n'est pas rare d'observer sur le même individu plusieurs hernies, par exemple à l'aine et à l'ombilic, à la région crurale et à la région ombilicale. Le côté droit est plus souvent atteint que le côté gauche.

Les grossesses répétées arrivent à affaiblir les parois abdominales, à élargir les espaces intermusculaires et interaponévrotiques, et favorisent ainsi la formation des hernies; mais les grossesses et les hernies peuvent coexister en bon accord. On a vu parfois des hernies survenir après un amaigrissement rapide, comme si les orifices normaux qui sont dans les points faibles des enveloppes abdominales avaient été oblitérés par la graisse et que, celle-ci une fois résorbée, le chemin était désormais libre. On a vu des hernies coïncider avec le phimosis, et certains auteurs rattachent les premières à ce vice de conformation par les efforts qu'il déterminerait dans la miction; il en est de même pour les vomissements, la toux dans les maladies aiguës de l'arbre respiratoire, dans la coqueluche chez l'enfant.

Quant à l'influence des maladies du ventre, à proprement parler, sur l'apparition des hernies, elle est loin d'avoir été démontrée.

La *cause déterminante* paraît être, dans tous les cas où la hernie n'est pas apparue au moment de la naissance, *un effort*, qu'il ait été réalisé par l'action de porter un fardeau, de se retenir dans une chute, de faire certains exercices de sport, par une contraction violente des muscles de l'abdomen, ou par un traumatisme. Il est bien rare qu'une hernie soit née spontanément et à l'insu du patient.

Mais les parois abdominales réagissent de façons différentes; il en est de flasques, de tombantes, de dilatées, chez qui les orifices herniaires sont tout prêts à laisser passer la hernie; celle-ci s'opère sans qu'il y ait besoin d'un effort, par le seul fait de la déchéance locale et souvent générale aussi de l'individu, c'est la *hernie de faiblesse*, qui est une maladie et non point un accident (Kingdon).

D'autres fois, au contraire, la paroi est solide et résistante, et il faut bien que la presse abdominale soit devenue considérable pour pouvoir en triompher et faire sortir par un point un viscère si bien protégé; alors la hernie est dite *de force*.

Comment l'expliquer? Deux théories sont en présence, dont l'une admet que le *mésentère s'est élongé* et a permis à l'intestin de venir buter, comme un bélier, contre le ventre, qu'il finirait par franchir au niveau de ses points faibles. Chez tous les individus, le mésentère a une longueur suffisante pour que l'intestin puisse s'insinuer dans une ouverture de la partie inférieure de la paroi du ventre. Lockwood (1) a démontré que, chez les hernieux, ce serait une descente en masse du mésentère, inséré plus bas que d'habitude sur la colonne vertébrale, qui permettrait cette descente indéniable de l'intestin, cette entéroptose, comme on dit. L'entéroptose explique bien mieux la formation des hernies de faiblesse que les hernies de force.

Il faut admettre, pour beaucoup de ces dernières, la préformation du sac, ou tout au moins une amorce de ce sac, qui s'achève ou se laisse distendre par le brusque accroissement de la pression abdominale qui y chasse l'intestin.

Les sacs préformés sont très fréquents à la région inguinale, et beaucoup de hernies de cette région sont dites congénitales parce qu'elles se sont opérées, même tardivement après la naissance, à la faveur d'une disposition anatomique persistante, et qui n'aurait dû être que temporaire, le canal vagino-péritonéal. Que celui-ci persiste en totalité ou seulement en partie, peu importe; le mécanisme est toujours le même : l'intestin a glissé sous l'influence d'un effort dans une poche séreuse préformée.

Dans d'autres régions herniaires, ce phénomène est beaucoup plus rare, et ce n'est guère qu'à la région crurale et à la région ombilicale, qu'on puisse le rencontrer, à titre d'ailleurs exceptionnel.

En tout cas, partout et même à la région inguinale, lorsque le canal vagino-péritonéal a été oblitéré, il existe des points déprimés ou dépressibles du péritoine, de véritables amorces aux hernies, qui sont en face des orifices et des trajets suivis par les vaisseaux et les nerfs qui se portent de l'intérieur à l'extérieur en perforant la paroi. L'une de ces amorces est bien représentée par le vestige du canal vagino-péritonéal complètement oblitéré; ce vestige, que nous appellerons plus tard l'infundibulum, représente le point d'union de la grande séreuse péritonéale et de la séreuse évaginée qui était le canal vagino-péritonéal.

La force qui augmente la presse abdominale et fait sortir l'intestin devra, pour être efficace dans le cas de simple amorce ou de léger diverticule, être plus grande que lorsqu'il s'agit d'un sac tout préparé et ne demandant qu'à être distendu, parce qu'elle devra, dans le premier cas, repousser en masse tout le péritoine voisin de l'amorce et de l'*infundibulum* et le transformer en le faisant glisser en un véritable sac.

(1) Lockwood, *Brit. med. Journ.*, 1889, vol. I.

Symptômes des hernies. — Comme toutes les maladies, elles ont pour caractères certains phénomènes physiques, et entraînent divers troubles fonctionnels.

A. Signes physiques. — La tumeur herniaire forme naturellement une saillie, du moins dans les régions superficiellement placées ; on en chercherait vainement une dans la hernie obturatrice, où elle se cache dans des couches musculaires profondes. Cette saillie, quand elle existe, est sessile et arrondie ; mais cependant elle peut s'allonger indéfiniment et former, comme dans de grosses et anciennes hernies crurales, des sortes de grosses poires appendues sur la face antérieure de la cuisse. Elle peut enfin être régulière ou bosselée.

En l'examinant bien, en parcourant avec soin son contour, on arrive à sentir qu'elle est reliée aux plans profonds de l'abdomen par un pédicule.

Sa consistance est variable : elle peut être tendue et augmenter de volume par les efforts, la toux, l'action de se moucher ; elle donne à la main qui l'explore la sensation de choc, et en même temps, comme elle gonfle, la sensation d'expansion : cette hernie qui présente de l'impulsion est habituellement rénitente et élastique. Mais inversement, si on appuie sur elle, elle se laisse déprimer et *se réduit*, et arrive presque à disparaître ; si elle contient de l'intestin, cette réduction s'accompagne habituellement du phénomène du gargouillement. Lorsque la hernie est réduite en totalité, le doigt peut, en suivant le pédicule, s'engager dans un véritable orifice qui représente le trajet tracé par la hernie dans la paroi abdominale, et si le malade tousse ou fait un effort, ce doigt ainsi placé sent le phénomène de l'impulsion qui vient de la hernie.

Une hernie qui gargouille en se réduisant est sonore à la percussion parce qu'elle contient des gaz. Une hernie peut donner au toucher d'autres sensations. Quelquefois le doigt qui appuie sur une hernie, crurale par exemple, comme cela nous est arrivé, laisse son empreinte sur elle, comme sur une matière molle et pâteuse : il s'agit alors d'une hernie qui contient des matières fécales ; ou bien l'on a une sensation d'un corps mou et irrégulier, qui se froisse sous le doigt et qui subit les mouvements de propulsion par l'effort ; c'est ordinairement l'épiploon. Enfin la tumeur herniaire est opaque et non pas translucide, comme l'hydrocèle, avec laquelle d'ailleurs elle peut coexister.

Au point de vue de la facilité de contention de la hernie et de sa réductibilité dans le ventre, on peut distinguer deux grands groupes : des hernies qui ne rentrent jamais, qui ont véritablement perdu droit de cité dans le ventre ; ce sont les hernies incoercibles qui sortent dès qu'on les a fait rentrer, ou qui ne peuvent être réduites dans leur totalité. Quant aux hernies réductibles, les unes sortent dès que le malade fait le moindre effort, fût-il dans la position hori-

zontale; d'autres exigent que le malade se lève et fasse un effort,
avant de ressortir; un autre groupe, enfin, comprend des hernies qui,
une fois réduites, ne sortent plus que très difficilement ou à l'occasion
d'un long effort.

B. Signes fonctionnels. — Quand on interroge un hernieux
ancien sur les phénomènes qu'il éprouve, il se plaint d'une sensation
de gonflement, de pesanteur, de tiraillement localisés au niveau de
la tumeur, ou irradiés, de perte des forces, en faisant remarquer
que ces malaises sont bien plus accusés par les temps humides que
par les temps secs. Sans vouloir expliquer ce dernier point, je tiens
à dire que j'ai remarqué depuis longtemps, et conformément à cette
opinion des hernieux, que les accidents des hernies, l'étranglement
en particulier, sont bien plus fréquents à certains moments, et qu'ils
arrivent par série. C'est ainsi que pendant une semaine on peut avoir
à opérer presque tous les jours et deux ou trois fois par jour des
hernies étranglées et que l'on restera ensuite un temps plus ou moins
long sans en observer. Ce phénomène de la série des étranglements
se fait en certains moments de pluie ou de baisse barométrique et
concorde avec l'histoire rapportée par les malades. Il est des hernies
qui s'accompagnent de troubles pour uriner : ce sont les hernies
inguinales volumineuses qui contiennent alors vraisemblablement
une portion de la vessie; d'autres pour aller à la selle; quelques-unes
occasionnent des douleurs gastralgiques, des crampes à l'estomac; ce
sont les petites hernies de la ligne blanche; mais il est aussi des hernies qui passent complètement inaperçues et n'occasionnent aucun
malaise : telles par exemple certaines hernies crurales chez la
femme, qui ne sont découvertes que par hasard. Il faut d'ailleurs
tenir compte, dans la réaction subjective occasionnée par cette
infirmité, de la susceptibilité des malades : il en est qui supportent
sans se plaindre, sans y prêter attention, d'énormes éventrations,
et d'autres qui deviennent hypocondriaques avec une simple pointe
de hernie.

Chez les hernieux, la moindre maladie surajoutée du ventre ou de
l'appareil pulmonaire devient une complication : la toux fait constamment sortir et grossir la hernie; l'hypertrophie de la prostate, par
les efforts qu'elle occasionne et la distension vésicale qu'elle provoque,
augmente souvent une hernie inguinale simple d'une cystocèle; il
n'est pas jusqu'à la grossesse, en distendant l'abdomen, et
l'accouchement qui ne deviennent une cause d'aggravation de cette
infirmité.

Évolution. — Il y a des hernies qui guérissent et disparaissent; il
en est qui persistent et augmentent de volume; on ne peut nier
la guérison spontanée de beaucoup de hernies : de ce nombre sont
beaucoup de hernies ombilicales des nouveau-nés qui ne demandent
qu'à être maintenues, et aussi des hernies inguinales congénitales

traitées par le port du bandage. Nous avons dit quelle modification anatomique s'opérait dans l'intérieur de leurs sacs en pareil cas. Mais la proportion exacte des hernies qui disparaissent n'est pas fixée.

Les hernies mal contenues s'agrandissent constamment ; elles deviennent le siège de complications, de modifications inflammatoires qui aboutissent à l'incoercibilité, et mettent les individus qui en sont porteurs en dehors des conditions sociales ordinaires.

Traitement. — De tout temps, il a été d'usage de maintenir la contention des hernies avec les bandages (1).

Et ceux-ci ont été en constante rivalité avec l'opération sanglante ; il faut bien avouer que, jusqu'à ces dernières années, la supériorité des premiers était indiscutable, car au moins ils n'étaient pas dangereux. Aujourd'hui, ils perdent du terrain, et toute hernie qui n'a pas disparu spontanément

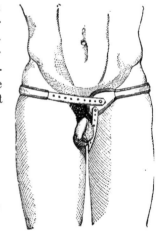

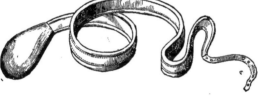

Fig. 52. — Bandage français.

Fig.53. — Bandage français appliqué.

dans l'enfance et l'adolescence devient justiciable de la cure radicale.

1º Bandages. — Ce sont des appareils qui ont pour but d'empêcher les hernies de sortir. De tout temps on s'est servi de pelotes qu'on maintenait avec une ceinture molle. Le fer fit son apparition pour cet usage en 1306 avec Gordno, qui conseilla cette ceinture rigide : mais le bandage en fer moulé sur le bassin et les lombes fut surtout perfectionné par Fabrice de Hilden.

Au fer, Nicolas Lequin substitua l'acier, plus doux et élastique. Telle est encore la constitution du *bandage français*, qui porte une pelote fixée sur ce ressort en acier, lequel prend son point d'appui sur la demi-circonférence du corps du côté de la pelote et par conséquent de la hernie (fig. 52 et 53).

Le *bandage anglais*, avec Salmon, a essayé de détrôner le bandage français ; son ressort embrasse la demi-circonférence du corps opposée à la hernie, et n'appuie que par ses deux extrémités sans se mouler

(1) Voy. GAUYOT et SPILLMANN, Arsenal de la chirurgie contemporaine, Paris, 1872, t. II. — Léon et Jules RAINAL, Le bandage herniaire, 1899.

exactement dans l'intervalle des points d'appui, et sa pelote est mobile et articulée sur le ressort.

Beaucoup de *bandages mixtes* participent des qualités de l'un et de l'autre de ces deux principaux types de bandages.

a. Bandage français. — Il est formé, comme nous l'avons dit, d'un ressort en acier embrassant la moitié de la circonférence du corps correspondant à la hernie, moulé exactement sur elle, et portant une pelote fixe et immobile (fig. 53). De sa partie postérieure part une courroie qui revient par l'autre moitié du corps se fixer sur la pelote. Celle-ci est formée d'une portion métallique, l'écusson, qui se continue avec le ressort, et d'une portion *molle*, en rondelles de molleton et couches de laine cardée, alternativement superposées, tassées et piquées avec une enveloppe de toile et de peau chamoisée. Il y a aussi des pelotes *dures* en caoutchouc durci, en aluminium, en vulcanite, en bois, en ivoire ; elles ont l'avantage de durer plus long-temps et de ne pas subir l'action de la sueur comme les pelotes molles, mais, en revanche, elles sont très pénibles. Il y a enfin les pelotes *élastiques*, qui sont des poches de caoutchouc que l'on peut

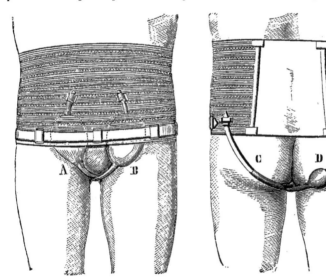

Fig. 54. — Bandage herniaire à ceinture   Fig. 55. — Bandage herniaire à ceinture
        élastique (face antérieure).   élastique (face postérieure).

A la partie inférieure de la ceinture, au niveau de la hernie, sont fixées deux petites pelotes creuses A et B en caoutchouc revêtues de peau de chamois. Ces pelotes, remplies d'air, communiquent par un tube élastique C avec un réservoir d'air. Lorsque le malade s'assied, il comprime le réservoir D et par conséquent augmente le volume des pelotes herniaires.

insuffler d'air, mais qui ont l'inconvénient de ne résister que trop insuffisamment. L'appareil de Bourjeaurd (fig. 54 et 55) se compose d'une ceinture élastique faite avec des bandes de caoutchouc cousues ensemble; cette ceinture embrasse tout l'abdomen depuis le pubis jusqu'à la pointe du sternum.

A côté des pelotes élastiques, se rangent les *pelotes à soufflets*, qui se distendent par des ressorts interposés avec deux plaques de la pelote, ou par un seul ressort en spirale; la pelote à lames élastiques convexes, etc. Quant à sa forme, elle peut être triangulaire, circulaire, ovalaire; quelques-unes peuvent se couder en bas. La pelote prend d'ailleurs la configuration même de la hernie ou plutôt de son trajet; car elle doit le recouvrir en totalité, y compris l'orifice de sortie. C'est pour cela, et afin d'éviter les organes qui passent par le trou anormal, en même temps que la hernie, que l'on creuse parfois la pelote à son extrémité libre; elle prend alors la forme d'un fer à cheval; c'est ce qui arrive par exemple pour la hernie inguinale avec ectopie du testicule. D'autres fois, la pelote porte en son centre un prolongement qui s'insinue dans l'éventration, tel par exemple le bélier pour les hernies ombilicales des enfants.

Il serait à désirer que la contention par la pelote fût aussi parfaite que possible, qu'elle fût unie par son écusson au ressort, en face du centre de résistance (Malgaigne), c'est-à-dire en face du conduit où il suffit d'exercer une pression avec un doigt pour empêcher la hernie de sortir.

Quant au ressort, nous ne saurions mieux comparer sa forme générale qu'à celle d'une côte, car il est comme elle courbé suivant les faces et suivant les bords, et tordu comme si les deux mains l'avaient saisi à chacune de ses extrémités en lui imprimant un mouvement inverse de rotation. Toutes ces courbures différentes doivent être moulées sur le sujet lui-même; la courbure de torsion résulte de ce fait que l'extrémité postérieure du ressort est placée plus haut sur le malade que son extrémité antérieure qui est fixée à la pelote. Cette extrémité antérieure s'appelle le *collet*: c'est le point qui s'unit à l'écusson.

Quant au degré de trempe qu'il faut donner au ressort pour le rendre ni trop mou, ni trop cassant, et à la force de pression qu'il doit déployer, ce sont des côtés techniques de la construction des bandages en dehors de notre sujet et qui n'intéressent que les fabricants.

Pour empêcher le bandage de remonter ou de descendre, une fois qu'il est appliqué, on peut lui annexer des *sous-cuisses*, ou des bretelles. Le sous-cuisse part de la pointe de la pelote, croise obliquement la ligne médiane au périnée pour gagner le bandage de l'autre côté et y être fixé.

Il est bon en outre de prendre certaines précautions pour empêcher le bandage d'être altéré par les sécrétions de la peau, ou par l'urine et les matières fécales chez les enfants: en un mot, on devra le garnir de toile, ou d'une enveloppe imperméable.

Le bandage *français* peut être double, c'est-à-dire qu'il peut être construit pour une hernie droite et une hernie gauche existant simultanément. Le principe est toujours le même. Chaque moitié est faite pour une hernie seule, celle qui correspond à la demi-circonférence du bandage simple ; chaque moitié est indépendante de l'autre à laquelle elle n'est unie que par une courroie ; elle supporte une pelote qui est adaptée dans sa forme à la forme de la hernie qu'elle doit maintenir.

b. Bandage anglais. — Le bandage anglais est formé d'un ressort et de deux pelotes qui s'appuient l'une sur la hernie, l'autre sur la région vertébrale, et sur lesquelles il est mobile et articulé (fig. 56). Ce ressort fait le tour de la moitié du tronc qui est du côté *opposé* à la hernie (fig. 57 et 58) ; il traverse donc la ligne médiane pour soutenir la pelote inguinale. C'est une sorte d'arc métallique qui n'est courbé que suivant ses faces. De plus, il n'est pas modelé sur la forme du tronc ; bien au contraire, il en est, par principe,

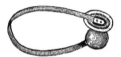

Fig 56. — Bandage anglais.

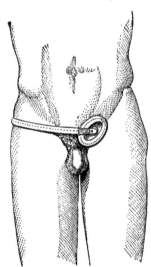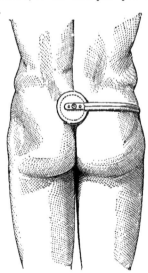

Fig. 57. — Bandage anglais appliqué (face antérieure).   Fig. 58. — Bandage anglais appliqué (face postérieure).

indépendant, et peut et doit se mouvoir sur lui. Il se déplace pendant les mouvements et ne touche qu'à peine les téguments, mais son déplacement n'exclut pas la solidité et la fixité des pelotes que sa courbure maintient et applique en bonne place.

Ce bandage a les avantages que nous venons de dire ; il ne contusionne pas la peau, et ne fait pas souffrir ; mais en revanche, il peut, peut-être à cause de sa mobilité même, voir ses pelotes subir des mouvements de translation, plus faciles que dans le bandage français. Celui-ci est pour tous supérieur, lorsqu'il s'agit d'une hernie double.

c. BANDAGES MIXTES. — On a cherché à emprunter au système des bandages français ce qu'il avait de bien pour l'associer à ce que le bandage anglais offrait d'avantageux. De la sorte, on est arrivé à faire au bandage français diverses articulations à glissières, crémaillères, dans la pelote herniaire, à donner à celle-ci une certaine mobilité pour diminuer les frottements, à lui annexer une pelote dorsale ; on a coudé, d'autre part, le ressort du bandage anglais pour que son extrémité antérieure puisse s'abaisser vers la cuisse et l'aine : c'est le bandage à ressort brisé de Burat.

On a fait encore des bandages à *pression rigide* pour les hernies qui forcent tous les obstacles apportés par les bandages ordinaires. Ainsi

Fig. 59. — Tige rigide du bandage de Dupré.

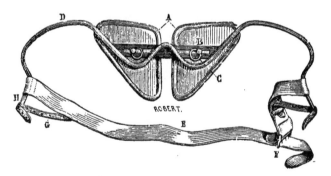

Fig. 60. — Bandage à tige rigide de Dupré pour hernie inguinale double.

le bandage de Dupré (fig. 59 et 60) (1), qui est une armature métallique pour la moitié antérieure du ventre avec appui sur les hanches et deux pelotes rigides fixées par des vis à la tige de fer, en face des hernies ; une sangle maintient cet appareil en arrière, mais il y a beaucoup de hernies qui sont maintenues par des pelotes de caoutchouc ou mieux de coton ; chez les enfants, chez des femmes ayant le ventre adipeux et proéminent, ce système. de contention est avantageusement

(1) Dans le cas de hernie inguinale double, ce bandage présente trois arcades, l'une médiane à concavité inférieure et les deux autres latérales à concavité supérieure.

employé : il n'est pas jusqu'au simple caleçon qui ne puisse rendre des services.

D'ailleurs, il est beaucoup de hernies qui ne rentrent pas en totalité et qui ne peuvent être que maintenues et soutenues. Telles sont les grosses hernies inguinales, auxquelles il faut un suspensoir lacé pour être resserré au fur et à mesure de la rentrée de la hernie ; certaines épiplocèles adhérentes avec hernie de l'intestin, qui sont justiciables du bandage à pelote concave pour retenir l'entérocèle, sans appuyer sur l'épiploon.

Application du bandage. — Un bandage doit être toujours fait sur mesure, et doit être soumis à l'épreuve. Il est appliqué, le malade étant couché,- la hernie ayant été complètement réduite. Une fois bien adapté et mis en place, on fait tousser, marcher le patient, on le fait ramasser à terre et porter. Si le bandage ne s'est pas déplacé, et qu'on ne sente autour de la pelote aucune trace de la hernie, c'est qu'il est bien fait; sinon, il doit être mis de côté et remplacé. Mais en tout cas, un bandage bien fait ne dure pas longtemps ; il doit être surveillé, et dès qu'il devient insuffisant, abandonné pour un autre.

C'est à la condition de porter toujours un bandage qui maintienne la parfaite réduction de la hernie que l'on a pu voir des guérisons spontanées se produire ; nous avons déjà dit que cette disposition était réelle. Pour l'obtenir, on fera bien de faire porter le bandage nuit et jour, en profitant de quelques instants pendant lesquels on sera étendu horizontalement pour soigner et panser les téguments qui s'irritent à ce contact incessant d'un corps étranger. Si la hernie est acquise, et qu'elle se soit montrée à l'âge adulte, qu'il y ait, en un mot, peu de chances de la voir totalement disparaître, on pourra ne faire porter ce bandage que le jour et le faire quitter la nuit; mais le premier soin avant de quitter le lit doit être de mettre le bandage.

Cet appareil entraîne d'indéniables inconvénients ; il est pénible, douloureux, gênant, du moins au début et pendant les premiers temps où il est porté ; il peut encore excorier la peau, provoquer des éruptions, un véritable eczéma, des ulcérations, et par elles des adénites et diverses inflammations ganglionnaires. C'est pour cela que les soins de propreté, soit du côté des téguments, soit du côté du bandage, doivent être pris quotidiennement.

On a vu aussi des accidents plus graves produits par le bandage, mais à l'occasion d'une violente pression qu'il ne faisait que transmettre, par exemple pendant une chute ; on a vu des hydrocèles et des hématocèles du sac, de l'inflammation de l'épiploon, du testicule et du cordon. Ce sont des accidents qui ne sauraient contre-indiquer l'usage de cet appareil contentif qui, malgré quelques inconvénients et quelques défauts, rend tous les jours de grands services. Il est indéniable, en effet, que le port régulier des bandages amène la guérison radicale des hernies chez l'enfant, et qu'elle l'amène assez souvent encore chez l'adolescent, rarement chez l'adulte et exceptionnellement à un âge plus avancé. Mais les hernies qui guérissent sont celles qui, une fois réduites, ont constamment, jour et nuit, été maintenues, sans que jamais le bandage ait quitté la région du trajet herniaire. Malgaigne dit que les succès peuvent se voir jusqu'à trente-cinq ans. J'en ai vu un chez un hernieux de trente-neuf ans. Fabrice de Hilden raconte l'histoire d'un homme de quatre-vingt-dix ans qui, après six semaines de maladie au lit, était guéri de sa hernie. Ce sont les hernies congénitales simples des enfants et des nouveau-nés et les hernies de force récentes des adolescents et des adultes qui peuvent ainsi guérir.

Mais les hernies grosses des sujets âgés, qui ne les maintiennent qu'incomplètement, ne guériront pas par le port du bandage.

Cure radicale opératoire. — On appelle ainsi l'intervention sanglante qui a pour but de supprimer la hernie d'une façon définitive.

Celse pratiquait autrefois l'extirpation du sac ; on y adjoignit la torsion du pédicule. Pour supprimer les inconvénients qui résultaient de la séparation du sac d'avec les éléments du cordon, et de sa dissection, les opérateurs qui suivirent firent, chez l'homme, purement et simplement la castration. Aussi, l'intervention sanglante ne fut-elle plus tolérée. Les Arabes y revinrent avec la mutilation génitale. Cette opération était pratiquée par les inciseurs ambulants. Mais d'autres chirurgiens avaient abandonné ces procédés trop primitifs et avaient essayé, par des sutures, par des cautérisations, de fermer le trajet herniaire. C'est sur ces entrefaites que le bandage en acier fit son apparition et vint pour longtemps prendre le pas sur la cure radicale. Cependant, vers la première moitié de ce siècle, quelques tentatives opératoires furent faites. Gerdy invaginait le scrotum à la place du canal inguinal, et ses contemporains et ses successeurs cherchaient le moyen le plus efficace pour le maintien de cette invagination dans des porte-caustiques ou des sutures. Il faut arriver jusqu'en 1863 pour voir l'ancienne suture revenir en honneur et être désormais constamment appliquée de préférence à tous les autres moyens. C'est John Wood qui insista de la façon la plus efficace pour elle : c'est elle qui fut étudiée sous toutes ses faces avec l'avènement de la méthode antiseptique. La thèse d'agrégation de Paul Segond (Paris, 1883) marque toutes les étapes et établit un trait d'union entre les anciennes et les nouvelles pratiques. Ces dernières sont innombrables. Il est peu de chirurgiens modernes dont le nom soit sorti de l'ombre qui n'ait essayé et imaginé un procédé de suture et de cure radicale, ou du moins une modification opératoire. C'est à leur étude d'ailleurs que seront consacrées, en très grande partie, les considérations opératoires contenues dans cet article, qui en est, pour ainsi dire, la raison d'être.

Nous avons dit que le premier procédé de suture qui ait été réellement efficace, encore qu'il ait été aveugle, est celui de J. Wood. Un mot sur lui. Il n'était appliqué d'ailleurs qu'aux hernies réductibles et exigeait tout d'abord que la hernie inguinale, crurale ou ombilicale, car c'est d'elles seules qu'il s'agissait, ait été refoulée dans le ventre. Wood, par une petite incision, guide sur le doigt, dans le canal inguinal, une aiguille qui traverse le bord supérieur et le bord inférieur de l'anneau inguinal profond, avec une anse de fil qui perfore aussi le sac invaginé, au-devant du cordon spermatique ; le trajet à parcourir est moins compliqué pour les hernies crurale et ombilicale. C'est en croisant les deux anses du fil que s'obtient la constriction et la fermeture de l'orifice herniaire. Wood n'accuse pas de mortalité par ce procédé, bien qu'il ait agi avant la méthode antiseptique. Inutile d'ajouter qu'il est simplement curieux et que, par cela seul qu'il agit dans la profondeur, au jugé, et loin du plein jour, il est à rejeter et n'a qu'un souvenir historique.

Dans le même genre, nous remarquerons les méthodes qui cherchent la cure radicale par les injections irritantes. On en a fait dans le sac : c'était courir au-devant de la péritonite ; on en a fait autour du sac, pour chercher à provoquer la rétraction des tissus. Luton injectait l'eau salée, un autre de l'alcool à 20 p. 100, d'autres une décoction fraîche d'écorce de chêne ; l'inflammation et la suppuration ont été trop souvent le résultat de ces pratiques. C'est tout au plus si, chez les enfants, on pourrait, avec Lannelongue, Nimier et Coudray (1), faire quelques injections de chlorure de zinc.

La vraie cure radicale de la hernie exige le traitement spécial du sac mis à découvert et du trajet herniaire par la suture.

Les enveloppes extérieures sont incisées jusqu'au sac. Celui-ci est habituellement ouvert, disséqué et attiré jusqu'au delà de son collet, puis extirpé après sa ligature ; quelquefois cependant on le conserve et on l'utilise comme bouchon obturateur.

Puis la paroi abdominale est reconstituée par une suture transitoire ou permanente, faite avec ou sans fils, de façon à supprimer le trajet herniaire.

Bien entendu, avant de se livrer à l'acte opératoire, il faut avoir préparé la région, procédé à l'antisepsie ou à l'asepsie nécessaires, et fait vider la vessie s'il s'agit d'une hernie inguinale ou même crurale.

Quand le sac est ouvert, il est possible que l'on rencontre l'épiploon. Comment faut-il le traiter ? on peut soit le refouler, soit l'exciser ; on l'excisera s'il est adhérent et que la rupture de ces adhérences pro-

_____

(1) Nimier et Coudray, *Congrès de chir.*, 1897.

voque un suintement sanguin. Mais on le refoulera simplement s'il est libre et peut facilement repasser le chemin de la hernie ; c'est que l'excision de l'épiploon peut exposer à quelque accident venant des fils employés : ceux-ci donnent quelquefois de l'infection et une réaction péritonéale enkystée ; elle aboutit à des abcès qu'il faut ouvrir et où l'on trouve les fils infectés.

Lorsqu'on dissèque le sac, il faut se préoccuper des organes du voisinage pour les respecter, comme les différents éléments du cordon ; les instruments nous paraissent mériter d'être rejetés pour cette besogne, et pour la plupart des hernies nous nous servons de nos doigts seuls. Quelques hernies inguinales congénitales exigent cependant l'emploi des ciseaux. Ce sac, enfin, doit être extirpé aussi haut que possible, même en empiétant sur le péritoine. Une bonne ligature est habituellement employée pour son occlusion, que quelques chirurgiens réalisent cependant en le nouant lui-même. Si on le résèque, il faut, avec Lucas-Championnière, remonter jusqu'au-dessus de l'infundibulum péritonéal, afin d'éviter les récidives. Nous verrons, en étudiant les procédés de cure radicale de la hernie inguinale, comment des chirurgiens bouchent ce sac en le capitonnant, en le tordant, ou en le pelotonnant. Enfin, tout cela étant fait, il reste à reconstituer la paroi abdominale. C'est la suture qui fait tous les frais de ce temps aussi important que le bon traitement du sac et de son contenu : le but est de restaurer les plans musculo-aponévrotiques de la région herniaire sur le type normal antérieur, mais les moyens sont bien différents ; on n'a qu'à jeter les yeux sur le traitement des hernies inguinale, crurale et ombilicale pour s'en convaincre.

Puis on fait des sutures superficielles et le pansement, qui est enlevé vers le huitième ou le dixième jour.

Quelques chirurgiens préfèrent que la plaie granule et se réunisse par seconde intention, estimant que les cicatrices ainsi produites sont plus résistantes ; cela est vrai quelquefois.

Le malade ne doit pas se lever avant une quinzaine de jours ; et après, s'il est jeune, si la hernie était petite, si les tissus étaient résistants et faciles à reconstituer, il peut ne pas porter de bandages. Dans le cas contraire, il doit en porter.

Nous ne parlerons que pour mémoire du procédé qui consiste, quand on veut être logique avec une théorie, à raccourcir le mésentère et à le fixer à une côte pour que l'intestin ne puisse plus descendre.

Mais nous signalerons la nécessité où l'on est d'emprunter quelquefois des greffes solides hétéroplastiques, ou de faire de l'autoplastie avec de l'os, du tissu musculaire ou fibreux.

Ainsi pratiquée, la cure radicale des hernies est une opération simple et sans gravité. Ce n'est pas que quelques cas de mort n'aient été enregistrés ; on a vu quelques rares péritonites septiques

qui ne doivent pas exister et sont la faute des chirurgiens, des blessures des organes voisins : cordon spermatique, vaisseaux épigastriques, vaisseaux fémoraux, intestin. Il n'est qu'une complication
qui paraisse avoir une relation directe avec l'opération de la hernie.
C'est la congestion pulmonaire, ou la broncho-pneumonie, et encore
faut-il pour cela avoir opéré des individus trop âgés, ou alcooliques, ou
qui ont été victimes d'un accident d'anesthésie comme le reflux du
contenu stomacal dans les voies respiratoires. Si l'on n'opère pas des
individus trop vieux, n'ayant pas dépassé cinquante ou soixante ans, et
des hernies qui ne soient pas trop grosses et irréductibles, il est tout
à fait exceptionnel qu'on ait à enregistrer un déboire. Ce sont des
succès que réservent à peu près constamment de semblables entre-
prises.

Pour l'efficacité définitive, il est bien difficile de l'établir avec des
statistiques qui ne concernent ni les mêmes hernies, ni des individus
semblables par leur âge, le volume et la nature de leur tumeur, ni
des opérations faites suivant les mêmes principes. Il y a des récidives dans tous les procédés ; c'est habituellement la faute, sauf le
cas d'infection de la plaie, à la hernie qui est trop volumineuse, dont
le sac n'a pu être convenablement extirpé, ou du hernieux qui a des
parois peu résistantes.

Nous ne saurions donner ici le pourcentage de succès et de récidives ; on les trouvera à propos de chaque hernie en particulier.

La cure radicale bénéficie des cas où la guérison par le bandage ne
saurait être obtenue ; il y a quelques années, on disait qu'elle ne devait
pas être employée d'*emblée* chez les enfants et les adolescents, et les
jeunes adultes qui ont des hernies de force. On la réservait aux hernies qui s'accroissaient malgré le bandage, à celles qui s'échappaient
sous sa pelote, à celles qui s'accompagnaient d'accidents d'inflammation ou d'étranglement, à celles en un mot qui, suivant l'expression de Trélat, n'étaient pas complètement, constamment et facilement contenues par le bandage. Aujourd'hui, on ose davantage.
Cependant, les hernies de faiblesse, et les hernies multiples, qui indiquent un manque de résistance générale de la paroi abdominale, ne
sauraient être traitées par l'opération sanglante. De même, celle-ci
ne sera pas faite chez les cardiaques, les individus atteints de maladies de l'arbre respiratoire, ou les cachectiques. On n'opère pas, sauf
le cas d'étranglement, après cinquante-cinq et soixante ans. A. Poncet (1) place la limite à cinquante ans. Mais les enfants peuvent
être opérés, sinon dès leurs premiers jours, du moins dès leurs
premiers mois.

(1) A. Poncet, *Lyon médical*, 1893.

II

ACCIDENTS DES HERNIES

I. — ÉTRANGLEMENT HERNIAIRE.

L'étranglement herniaire est un des accidents fréquents et des plus redoutables de l'évolution des hernies, il est caractérisé par la constriction serrée de l'intestin et de l'épiploon, s'il s'agit d'une épiplocèle, dans l'intérieur du trajet herniaire, constriction permanente, gênant la circulation sanguine, arrêtant le cours des matières et ne tardant pas à déterminer, si la réduction n'est pas pratiquée, des accidents de perforation et de gangrène des tuniques intestinales ou de nécrose épiploïque.

Historique. — Il est curieux de constater que la définition si simple que nous venons de donner de l'étranglement herniaire, et qui est calquée sur celle formulée par Gosselin en 1844 dans sa thèse d'agrégation, ait mis si longtemps avant d'être précisée.

On est étonné en effet, lorsqu'on examine au cours d'une kélotomie les caractères anatomiques si nets de l'étranglement de l'intestin, que les anciens auteurs aient pu si longtemps errer et chercher dans la distension des anses, dans l'engouement, dans des accidents inflammatoires, l'explication des phénomènes mécaniques qui résultent de la stricture du tube digestif hernié.

Hippocrate, Celse, Praxagoras, Paul d'Égine, avaient bien reconnu les caractères cliniques de l'étranglement herniaire; mais ils étaient frappés surtout de la distension de l'intestin, de la pression des matières accumulées à son intérieur, et ils créèrent la théorie de l'engouement, qui fut seule en faveur pendant de longs siècles. Sous des formes diverses, cette théorie persista dans toute son intégrité jusque vers le milieu du xvie siècle. C'est ainsi que Franco faisait jouer un rôle important, non plus aux matières stercorales seules, mais encore à « certaines flatuosités et autres choses venteuses » qui provoquaient l'irréductibilité. Au xviie siècle, avec Rousset, Pigray, on admet encore le rôle de la distension de l'anse herniée par les gaz, mais déjà la notion de l'*étranglement* commence à se faire jour et dès lors elle va prendre le pas sur l'engouement.

Riolan avait découvert les anneaux herniaires, il avait compris le rôle que ceux-ci pouvaient jouer dans l'irréductibilité des hernies. — Maupas, en 1551, plus tard A. Paré avaient, par section de ces anneaux fibreux, opéré et guéri des hernies étranglées; dès lors, le rôle de l'étranglement était manifeste, et Nicolas Lequin, en 1665,

adopta cette dénomination. — Mais les idées anciennes sur l'engouement ne pouvaient disparaître si rapidement. Goursaud, en 1768,
admet deux variétés d'étranglements, les étranglements par *engouement* et les étranglements *par inflammation*, ces derniers, étant les
étranglements aigus vrais, aboutissant rapidement à la gangrène.
Cette notion de l'inflammation herniaire, Malgaigne, en 1840, la
développait complètement dans un Mémoire à l'Académie de médecine ; il entraînait à sa suite nombre de chirurgiens, dont P. Broca,
et ses conclusions étaient redoutables au point de vue des conséquences thérapeutiques qui en découlaient, l'intervention sanglante
n'étant plus qu'une opération d'exception.

Heureusement que Scarpa, Cooper, Dupuytren revenaient à
l'étude des anneaux fibreux par où s'engagent les hernies, qu'ils
découvraient aussi les anneaux accidentels qui pouvaient se former
au niveau du collet du sac ; leurs résultats étaient confirmés par
les travaux de Cruveilhier, de Jobert, et, grâce à ces auteurs, la
théorie de l'étranglement reprenait définitivement la place qu'elle
devait occuper.

Gosselin mettait du reste les choses au point en 1844. Il montrait
que lorsqu'une hernie devenait irréductible, et qu'en même temps
l'arrêt des matières et des gaz était complet, on n'était pas en présence d'accidents simplement inflammatoires, mais bien d'un étranglement vrai justiciable d'une réduction devant être pratiquée dans
le plus bref délai possible. A côté de ces étranglements vrais, il reconnaissait l'engouement ou plutôt l'obstruction incomplète produite
par l'accumulation des matières stercorales, plus particulièrement
dans les grosses hernies, et enfin les accidents inflammatoires de
péritonite herniaire.

Ces considérations éclaircissaient singulièrement la pathogénie
et la thérapeutique de l'étranglement, herniaire ; mais si tout le
monde était d'accord pour reconnaître aux anneaux leur rôle de
constriction dans l'étranglement, une grave discussion s'élevait pour
savoir s'il fallait imputer celle-ci aux orifices naturels (Saviard,
Littre, Méry) ou au collet du sac (Dupuytren, Malgaigne, Richet,
Gosselin). Cette discussion, qui peut nous paraître puérile aujour-
d'hui, était pourtant grosse de conséquences pratiques, à une époque
où toute ouverture, même petite, de la séreuse péritonéale était un
grave danger. Les uns, tels que J.-L. Petit, Garengeot, A. Cooper,
Bonnet (de Lyon), considérant les anneaux naturels comme la cause
ordinaire de l'étranglement, se contentaient de débrider et de réduire
l'intestin sans ouvrir le sac herniaire. Les autres, au contraire, tels
que Saviard, Arnaud et surtout Le Dran, s'appuyant sur des observations de réduction en masse, malgré le débridement des anneaux
fibreux naturels, mettaient en lumière le collet du sac comme agent
d'étranglement.

A l'heure actuelle, ces considérations ont perdu de leur intérêt : on a reconnu la vérité des deux opinions, et dans tous les cas l'antisepsie a permis l'ouverture innocente du sac herniaire et le débridement à ciel ouvert. Cette intervention, la kélotomie, qui nous semble si simple aujourd'hui, n'était au milieu du siècle pratiquée qu'exceptionnellement. Le taxis, la réduction manuelle de la hernie étranglée, avait été poussé jusqu'à ses dernières limites par Amussat et Lisfranc ; ce sont les recherches contemporaines, les heureux résultats dus au défaut d'infection des plaies, qui ont fait abandonner les déplorables effets du taxis ; cette question une fois jugée, l'attention des chirurgiens s'est reportée alors sur la conduite à tenir vis-à-vis des lésions de l'anse intestinale herniée, sur la pathogénie et le mécanisme de ces lésions ; mais ce sont là des recherches tout à fait contemporaines qui sortent du domaine de l'histoire de l'étranglement et sur lesquelles nous reviendrons en bonne place.

Anatomie pathologique. — Aussitôt que l'étranglement herniaire est réalisé, les différentes parties constituantes de la hernie subissent d'importantes modifications, modifications portant sur le contenu du sac herniaire, intestin, épiploon, mais aussi sur le sac lui-même et sur les tissus périphériques. Des altérations se produisent aussi à distance, sur l'intestin par exemple, loin de la partie herniée, au niveau du bout supérieur ou du bout inférieur, sur le péritoine, caractérisées par une réaction plus ou moins vive, et une exsudation séreuse plus ou moins abondante.

Pour être classique, nous allons donc étudier successivement les lésions du sac herniaire et des organes qui y sont contenus, mais auparavant il est rationnel de voir aux dépens de quels tissus est constitué l'*agent de l'étranglement.*

1° Agent de l'étranglement. — Nous avons vu, dans le résumé historique qui précède, combien avait été discuté le rôle que pouvait jouer, dans la constitution de la hernie, le collet du sac et les anneaux fibreux naturels ; les uns, les plus anciens, voulaient voir dans la découverte de Riolan, qui avait mis en lumière les anneaux fibreux, la cause unique de l'étranglement : c'étaient Littre, Saviard, Méry ; les autres, avec Scarpa, Le Dran, Dupuytren, s'appuyant non plus sur des recherches anatomiques, mais sur des faits cliniques, tels que la persistance des accidents d'étranglement après section des anneaux fibreux, faisaient jouer le rôle prépondérant au collet du sac. Ces deux opinions étaient soutenables : chacune présente une part• de vérité, comme nous allons le voir.

Lorsque, après l'ouverture d'un sac d'une hernie étranglée, on introduit le doigt en le dirigeant vers le pédicule, on sent là une résistance souvent très considérable, un anneau circulaire, de consistance fibreuse, étranglant l'intestin, s'opposant à sa réduction, et que la pression du doigt ne peut franchir. Cet anneau constricteur demande en effet, pour donner naissance aux accidents d'étranglement, certaines conditions d'inextensibilité et de solidité qui empêchent à la pression intestinale de la distendre, s'opposant ainsi à la réintégration du viscère hernié. En clinique, les conditions anatomo-pathologiques qui peuvent donner naissance à de tels anneaux sont multiples ; c'est ainsi que, dans un certain nombre de circonstances, le *collet du sac péritonéal* sera la cause unique de l'étranglement ; d'autres fois, ce seront les *anneaux fibreux naturels* qu'il faudra incriminer, et souvent aussi collet et anneau fibreux, rendus solidaires l'un de l'autre, agiront ensemble pour étrangler l'intestin.

Enfin, il est toute une autre catégorie d'étranglements dans lesquels celui-ci se produira *par coudure sur le bord tranchant d'un ligament*, tels les étranglements par *vive arête de Chassaignac*, ou encore par l'intermédiaire d'une bride, d'une adhérence pathologique, comme on le voit souvent, par exemple, dans de volumineuses hernies ombilicales.

Chacune de ces variétés pathologiques ne se produira pas pourtant au hasard ; telle variété de hernie donnera naissance à telle variété pathogénique d'étranglement, de telle sorte qu'assez souvent on pourra soupçonner d'avance, au cours d'une kélotomie, la nature de l'obstacle que l'on devra lever.

ÉTRANGLEMENT PAR LE COLLET DU SAC. — Ces cas relèvent presque tous, disons-le tout de suite, des hernies congénitales, et par conséquent inguinales, et la raison en est facile à comprendre. Normalement, la séreuse péritonéale qui constitue le sac herniaire est souple, extensible, et peu disposée à créer un anneau d'étranglement ; dans ce processus ordinaire de formation d'une hernie acquise, l'accroissement de cette hernie se fait lentement, par un travail de glissement et de distension du cul-de-sac péritonéal ; la forme générale du sac herniaire serait infundibuliforme, si les anneaux fibreux naturels ne rétrécissaient en certains points le sac, qui se moule sur eux ; on comprendrait mal que dans de telles conditions le collet du sac vienne serrer l'intestin.

Dans la hernie inguinale congénitale, au contraire, il s'agit d'un sac préformé, avec des étranglements typiques, avec des diaphragmes, dont Ramonède a donné une si bonne description. Ce sac herniaire, avec ses points rétrécis, étant constitué d'emblée, et non plus par une distension progressive et lente, est inextensible ou faiblement dilatable ; qu'à un moment donné, brusquement l'intestin pénètre sous pression dans ce sac herniaire, et on assistera à la fois à l'apparition d'une hernie et à son étranglement. D'autres fois, la hernie congénitale existera déjà depuis quelque temps, mais, sous l'influence d'un effort, une plus grande quantité d'intestin ou d'épiploon pénétrant en son intérieur, l'irréductibilité se produira encore.

Donc *l'étranglement par le collet du sac a pour type la hernie congénitale inguinale.* Au point de vue anatomo-pathologique, cet étranglement présentera des particularités intéressantes ; il sera très serré, très difficile à dilater; sa stricture sera très localisée et compromettra vite la vitalité de l'intestin; d'autre part, il faut se méfier des étranglements multiples, étant donnée la multiplicité des rétrécissements du canal vagino-péritonéal.

Le collet du sac pourra encore être mis en cause dans d'autres circonstances que la congénitalité. Quelquefois, dans des hernies anciennes acquises, des phénomènes d'irritation, d'inflammation chronique, tels que ceux produits par exemple par le port d'un bandage alors que la hernie est habituellement réduite, pourrait aboutir à la formation d'un rétrécissement fibreux d'ordre inflammatoire du collet du sac qui deviendra ainsi la cause de l'étranglement. Cette pathogénie se rencontrera encore plus particulièrement dans les hernies inguinales, parce que la pression du bandage s'exercera mieux sur le pédicule de la hernie en la comprimant sur le plan osseux sous-jacent.

En résumé, l'étranglement par le collet du sac existe; il se rencontrera de préférence dans les hernies inguinales congénitales, mais il peut se trouver aussi dans les hernies acquises par suite de la création de rétrécissements inflammatoires chroniques du collet du sac. Ces considérations nous font prévoir d'ores et déjà qu'au cours des kélotomies, notamment pour hernies inguinales congénitales, il faudra se méfier des fausses réductions et faire porter le débridement sur le sac lui-même et souvent après avoir disséqué celui-ci loin dans son trajet abdominal.

ÉTRANGLEMENT PAR LES ANNEAUX FIBREUX. — Le rôle des anneaux fibreux naturels est connu depuis longtemps et c'est sur lui que J.-L. Petit, A. Cooper, Garengeot, Bonnet (de Lyon) s'étaient appuyés pour adopter le débridement en dehors du sac, évitant ainsi les dangers d'infection péritonéale. Les succès obtenus de la sorte avaient démontré le bien fondé de cette manière de faire; mais des insuccès se produisirent, des réductions en masse eurent lieu, càr tous les étranglements herniaires, comme nous l'avons déjà vu, ne sont pas justiciables de cette pathogénie.

Le rôle des anneaux fibreux est manifeste dans les hernies acquises ; nous avons montré en effet qu'alors le sac péritonéal était habituellement trop souple pour créer un étranglement; c'est l'anneau fibreux qui est en jeu, et, pour qu'il puisse donner le degré de constriction nécessaire, il faut qu'il s'agisse de hernies de petit volume, n'ayant point par leur développement distendu à l'excès l'anneau fibreux. Le type de ces étranglements par l'anneau est réalisé dans la hernie crurale marronnée. Ici, anneau fibreux très rigide, difficilement extensible. Petite hernie; les conditions d'étranglement sont parfaites. Ajoutons encore que, du côté interne, le bord tranchant du ligament de Gimbernat vient en quelque sorte couper l'intestin par son arête, créant ainsi au maximum les conditions décrites par Chassaignac sous le nom d'*étranglement par vive arête*. Nicaise, en 1889, dans la *Revue de chirurgie*, a montré toute la réalité de cette pathogénie, que Cloquet, Gosselin avaient, eux aussi, vigoureusement soutenue. Le rôle de l'anneau fibreux est ici des plus manifestes, et nous y croyons fermement. Cela est si vrai qu'au cours de la kélotomie pour hernie crurale, il suffit de défoncer avec le doigt la partie interne de l'anneau crural, au niveau du ligament de Gimbernat, pour voir aussitôt la libération de l'intestin se produire, sans qu'il soit nécessaire de débrider le collet du sac.

L'étranglement par l'anneau inguinal se réalise aussi, mais alors presque toujours chez des sujets chez lesquels la paroi abdominale est ferme et résistante, alors que l'anneau inguinal externe, qui est seul en cause, n'a pas été distendu par une hernie volumineuse qui aurait détruit la partie supérieure de l'anneau au niveau des fibres arciformes.

En résumé, les anneaux fibreux naturels peuvent être la cause unique de l'étranglement herniaire; le type de cette pathogénie est réalisé par la petite hernie crurale marronnée, où se trouve en outre la forme d'étranglement par vive arête de Chassaignac.

ÉTRANGLEMENT PAR LE COLLET DU SAC ET PAR LES ANNEAUX FIBREUX SOLIDAIRES. — C'est là une pathogénie fréquente dans les hernies acquises un peu anciennes. A la suite d'irritations diverses produites au niveau de la hernie par la marche, par des pressions, par des bandages, une inflammation lente, chronique, se produit vers la région du pédicule; un processus de sclérose s'établit, qui atteint à la fois et le collet du sac et l'anneau fibreux. Un travail d'adhérence ne tarde pas à rendre solidaires l'un et l'autre, et à un moment donné il devient impossible de dire quelle part revient dans un étranglement au collet ou à l'anneau. Ce processus est fréquent, et souvent une dissection minutieuse du pédicule d'une hernie montrera la soudure intensive de l'un et de l'autre; c'est là ce que l'on rencontre habituellement en clinique, et ces considérations anatomo-pathologiques justifient pleinement cette conduite de thérapeutique chirurgicale que nous formulerons plus loin, à savoir qu'il faut toujours, au cours d'une kélotomie, débrider l'anneau et le sac, pour être sûr de libérer définitivement l'intestin.

AUTRES AGENTS D'ÉTRANGLEMENT. — Le collet du sac et les anneaux fibreux sont dans l'immense majorité des cas la cause de l'étranglement, mais il est toute une série de causes exceptionnelles qui peuvent produire cet accident.

Dans un certain nombre de circonstances, on a rapporté des faits de torsion intestinale ou mésentérique ayant déterminé l'obstruction intestinale, mais le plus souvent il s'agit d'étranglements vrais créés dans l'intérieur d'une hernie. C'est ainsi que l'étranglement par brides est assez souvent noté dans les hernies volumineuses. Les hernies ombilicales de l'adulte ont ce triste privilège. Il existe là, en effet, des adhérences épiploïques ou autres qui créent de véritables brides transversales sur lesquelles l'intestin vient se couder et s'étrangler. D'autres fois, ce sont des diverticules du sac herniaire qui sont en cause; c'est encore dans les hernies ombilicales qui dissèquent en quelque sorte la paroi abdominale qu'on les rencontre de préférence; mais on peut observer des faits semblables au niveau des hernies crurales; celles-ci envoient souvent des prolongements au travers des éraillures du facia cribriformis, et les anneaux fibreux accidentels de cette aponévrose peuvent jouer le rôle de lien constricteur et étrangler l'intestin.

Enfin l'étranglement peut ne pas siéger dans la hernie extérieurement apparente, mais bien dans l'intérieur de la cavité abdominale; c'est ce qu'on observe dans les cas de hernie propéritonéale, hernie à prolongement interne, dont l'existence est exceptionnelle, mais peut se rencontrer en clinique. Toutes ces considérations anatomiques nous montrent la multiplicité des causes qui peuvent produire l'étranglement herniaire; elles nous font voir que certaines hernies apparemment réductibles seront quand même des hernies plus ou moins partiellement étranglées, et elles nous font déjà pressentir cette conduite thérapeutique qu'il faut, dans tous les cas, ouvrir largement le sac, bien voir, se rendre exactement compte du siège et de la nature de l'obstacle pour être certain d'assurer la libération de l'intestin.

2° **Lésions du sac herniaire et de son contenu.** — Le *sac herniaire* se présente habituellement sous forme d'une masse globuleuse, tendue, fluctuante; ordinairement la séreuse péritonéale, revêtue des différents plans cellulaires qui se sont tassés à sa surface, offre une coloration qui diffère de la coloration blanc rosé normale. Le plus souvent, elle se montre vascularisée par des vaisseaux congestionnés, noirâtres, qui sillonnent sa surface; les tissus ont pris une teinte brun foncé, ardoisée, qui, dans les petites hernies crurales notamment peut en imposer pour la coloration de l'intestin. Dans quelques cas, lorsqu'il s'agit de hernies étranglées depuis un certain temps, des adhérences inflammatoires soudent le sac aux tissus périphériques et peuvent en gêner la dissection; dans certaines hernies gangrenées même, le sphacèle peut aussi porter sur le sac et il devient difficile de

le reconnaître au milieu de l'infiltration des tissus. Enfin, nous devons
signaler une disposition que nous avons rencontrée plusieurs fois au
cours de kélotomie pour hernies crurales : c'est la présence de
véritables bourses séreuses étalées au-devant du sac herniaire et dont
le liquide paraissait avoir été considérablement accru par les phénomènes inflammatoires de l'étranglement. Cette disposition est intéressante à connaître, car on peut croire alors se trouver à l'intérieur
du sac et celui-ci, grâce à cette coloration ardoisée que nous avons
signalée, en imposer pour l'intestin véritable. Il faudra se rappeler que
dans toutes ces observations le liquide de la bourse séreuse était
clair, limpide, et ne présentait pas la coloration roussâtre, sanguine,
de celui renfermé à l'intérieur du sac herniaire.

Si la hernie prend en effet, sous l'influence de l'étranglement, une
apparence globuleuse, c'est en grande partie à l'*accumulation de
liquide* dans l'intérieur du sac que ce phénomène est dû. La présence
de ce liquide n'est pas absolument constante, et l'on trouve quelquefois des hernies dans lesquelles l'intestin, turgescent, gonflé, est directement au contact de la paroi du sac. C'est là une disposition qu'il
faut bien connaître, car elle expose à blesser l'intestin lorsqu'on ouvre
la séreuse péritonéale ; on peut même croire alors, en voyant s'écouler
un liquide sale, roussâtre, par la plaie intestinale, qu'il s'agit de liquide
normal du sac, alors qu'on est en train de faire une grave faute opératoire. Cette variété de hernie est désignée sous le nom de *hernie
sèche.*

Mais le plus habituellement *du liquide* est interposé entre les parois
du sac et l'intestin ; ce liquide est au début limpide, citrin, mais il
ne tarde pas à changer de caractère : il devient brun, roussâtre et
peut contenir même une certaine quantité de sang dans son intérieur.
Le plus souvent, les manœuvres de taxis influent d'une façon manifeste sur sa coloration ; lorsque des manœuvres ont été faites d'une
façon énergique et surtout qu'elles ont été prolongées quelque temps,
très rapidement le liquide prend une coloration sanguine, due à des
extravasats sanguins développés sous l'influence des pressions
manuelles.

Enfin le liquide du sac devient plus tard sale, sanieux ; des flocons
fibrineux apparaissent à son intérieur, il subit une transformation
puriforme, d'apparence fécaloïde, et des gaz se forment. En même
temps que ces phénomènes, le liquide, primitivement inodore, ne tarde
pas à répandre une odeur infecte rappelant celle des matières fécales, et
d'une manière générale celle de toutes les collections inflammatoires
développées au voisinage de l'intestin. Si très souvent ces altérations
sont en rapport avec des lésions de gangrène des tuniques intestinales, elles n'en sont pas pourtant un signe pathognomonique. Des
lésions septiques infectieuses peuvent se développer dans l'intérieur
du sac herniaire sans que pour cela la vitalité de l'intestin soit défi-

nitivement compromise. La microbiologie va nous donner l'explication de ce phénomène.

Le liquide contenu dans le sac herniaire est un liquide septique; il contient toute une flore bactérienne dont l'origine est vraisemblablement la cavité intestinale. C'est là une notion ancienne. Déjà en 1867 Nepveu avait constaté la présence de germes dans la sérosité du sac herniaire, constatation qu'il put vérifier de nouveau à l'aide de méthodes beaucoup plus précises en 1878 et en 1883 : ce sont ces recherches que Clado est venu confirmer d'une manière éclatante en 1889 en tirant des conclusions importantes au point de vue de l'interprétation des accidents observés à distance dans l'étranglement herniaire et dont la pneumonie infectieuse est le type.

Les bactéries trouvées par Clado dans la sérosité du sac herniaire, il les retrouvait dans la sérosité péritonéale, dans la rate, dans les poumons. Depuis cette époque, on a cherché à isoler les espèces microbiennes, et Bonnecken a pu ainsi isoler le *Bacterium coli commune*, le *Bacterium lactis aerogenes*, le *Micrococcus aerogenes*, de Miller, des variétés de streptocoques et d'autres espèces microbiennes encore mal définies. Il restait à déterminer quelle voie était suivie par les germes pour pénétrer dans la sérosité du sac. Déjà Garre, en 1886, avait nié la possibilité du passage des microbes au travers des parois intestinales saines; plus récemment, Ritter, en 1890, Rovsing, en 1892, déclaraient n'avoir jamais rencontré de bactéries dans le liquide du sac d'une hernie étranglée; pourtant les faits positifs des expérimentateurs et des cliniciens que nous venons de citer étaient là, et actuellement la question est définitivement jugée en faveur de ces derniers, d'après les expériences récentes de Tavel et Lanz, de Schloffer et de Brentano. Enfin les anatomo-pathologistes ont pu saisir sur le fait le passage des microbes au travers des tuniques intestinales. Les recherches récentes de MM. Bosc et Blanc sont tout à fait démonstratives à cet endroit. — Ils ont pu voir des bactéries dans la muqueuse, dans la sous-muqueuse, et surtout le long des voies lymphatiques, et ils ont pu les suivre jusque sous le revêtement péritonéal où elles étaient le plus souvent libres, quelquefois englobées dans des globules blancs. Ces auteurs ont insisté sur la nécessité de l'altération préalable de la muqueuse intestinale; il semble que cette porte d'entrée soit nécessaire pour que la pénétration microbienne puisse se produire.

En résumé, l'interprétation de tous ces phénomènes est facile à comprendre. Sous l'influence de l'étranglement, la virulence et la prolifération des microbes de l'intestin est considérablement exaltée, comme l'ont démontré les expériences de Klecki et tout récemment les recherches de Mignet et d'Hartman. Dès que les altérations de la muqueuse sont suffisantes, les microbes pénètrent dans l'épaisseur des tuniques intestinales, et franchissent, emportés par les leucocytes,

la séreuse péritonéale, alors que les lésions de l'intestin sont bien loin
encore de la gangrène. Ce passage des germes est saisi sur le fait
dans les coupes de MM. Bosc et Blanc, et depuis longtemps la clinique
en avait démontré la réalité, non seulement pour l'étranglement
herniaire, mais pour d'autres affections du tube digestif; nous n'en
voulons prendre pour exemple que ces cas de péritonites généralisées
d'origine appendiculaire, sans lésions de perforation de l'appendice
iléocæcal, dont M. A. Poncet, dans la thèse de son élève Margery, rapporte plusieurs observations.

Lésions de l'intestin. — Les lésions de l'intestin sont de beaucoup
le point le plus intéressant de l'anatomie pathologique de l'étranglement herniaire; c'est autour d'elles que gravitent le pronostic et la thérapeutique. La quantité d'intestin est variable, mais le plus habituellement elle n'est pas très considérable, et il est un fait clinique
intéressant à connaître, à savoir que ce sont les hernies de petit
volume qui sont les plus sujettes à s'étrangler, fait facile à prévoir,
car ce seront celles qui n'auront pas distendu l'anneau ou le collet
du sac, et qui seront par conséquent le plus exposées à une stricture de
leur part. Aussi voyons-nous dans ces hernies crurales la largeur de
la partie intestinale étranglée ne pas dépasser habituellement plus de
15 à 30 centimètres, et dans les hernies inguinales, en général plus
volumineuses, atteindre de 30 à 60 centimètres. Ce sont là évidemment
des chiffres moyens : on a observé souvent de volumineuses hernies
étranglées, et récemment, à l'Hôtel-Dieu de Lyon, on opérait une
hernie étranglée contenant 1ᵐ,50 d'intestin grêle. Par contre, si,
dans l'immense majorité des cas, le sac herniaire contient une anse
intestinale complète plus ou moins longue, il se peut que l'étranglement porte seulement sur une portion de la circonférence intestinale
sans que celle-ci soit comprise dans sa totalité ; c'est ce que l'on
désigne sous le nom de pincement latéral, dont nous devons dire
quelques mots.

Le *pincement latéral*, observé par Fabrice de Hilden en 1598, nettement décrit par Lavater en 1672, avait été observé plusieurs fois
dans la suite par Morgagni, Littre, Garengeot, et surtout Richter ; il
a fait de nos jours l'objet de nombreux travaux et nous ne pouvons
passer sous silence la thèse de Loviot en 1879, de Beaumais en 1889
et le récent travail d'Adam en 1895.

La pathogénie de cet accident assez difficile à comprendre, car il
n'entre point de mésentère dans l'intérieur du sac herniaire, et
nous verrons plus tard le rôle important que joue cet organe dans
l'étranglement ordinaire, cette pathogénie difficile à interpréter,
disons-nous, explique que certains auteurs, dont Roser en 1886, ont
nié la réalité du pincement latéral. Celui-ci existe indubitablement
cependant et, au cours de kélotomie pour ce genre d'accident, on

s'aperçoit, après libération de l'anse, que l'intestin est très notablement déformé : il existe comme une sorte de boursouflure latérale, de diverticule qui a pu faire penser qu'il s'agissait là d'une malformation intestinale préalable et qui avait été la cause du pincement latéral. C'est ainsi que Macready croyait qu'il s'agissait de diverticules congénitaux, que Kœnig y voyait une distension acquise partielle de l'intestin, engagé secondairement dans le sac herniaire. — C'est tout autrement qu'il faut comprendre les choses : l'intestin est réellement pincé latéralement, et sous l'influence de l'œdème de ses parois, de la distension par les liquides et les gaz emprisonnés dans la portion herniée, celle-ci se boursoufle et cette saillie persiste lorsqu'on libère l'agent de l'étranglement; c'est là une dilatation latérale secondaire et non primitive. Cette notion est si exacte qu'on a pu expérimentalement la réaliser, et que, d'autre part, spontanément ce diverticule accidentel disparaît après la levée de l'étranglement

La partie herniée est dans tous ces cas la convexité de l'anse, dans la partie opposée au bord mésentérique; souvent, ce sont des adhérences pathologiques qui ont fixé au préalable une anse intestinale au voisinage du sac herniaire, et qui l'ont en quelque sorte attirée à son extérieur, à l'occasion d'un effort ou d'une pression abdominale quelconque.

Une fois engagée dans l'anneau d'étranglement, cette portion intestinale va subir des altérations; elle pourra se gangrener, donner naissance à une péritonite, ou à un phlegmon stercoral, et à l'apparition d'une fistule; il semble même que ces accidents de gangrène soient plus rapides dans le cas de pincement latéral; cette gravité est très probablement, selon nous, sous la dépendance de l'absence du mésentère dans l'intérieur du sac, le tissu graisseux de cette membrane pouvant jouer presque dans une certaine mesure le rôle de coussinet élastique dépressible, au même titre que l'épiploon dont nous verrons le rôle protecteur contre la gangrène herniaire.

Quoi qu'il en soit, les lésions que l'on observe au niveau des tuniques intestinales, dans un pincement latéral, ne diffèrent pas de celles qu'on voit évoluer sur une anse complète; aussi avons-nous hâte, après cette digression sur cette variété d'étranglement, de revenir à l'étude macroscopique d'abord, et histologique ensuite, des phénomènes anatomo-pathologiques qui se passent au niveau d'une anse serrée par le collet de la hernie.

Phénomènes macroscopiques. — Aussitôt que l'étranglement est constitué, on voit se produire une congestion de l'anse intestinale serrée, se caractérisant par une vascularisation intense. Sa coloration rosée habituelle fait place à une teinte rouge vineuse et les réseaux veineux turgescents se dessinent nettement au-dessous de la séreuse péritonéale; il en est de même des vaisseaux mésentériques, dont les veines se font remarquer par leur dilatation. Cette stas veineuse due à l'écrasement des vaisseaux au niveau de l'étranglement ne tarde pas à produire le résultat habituel de la gêne de la circulation en retour, c'est-à-dire l'œdème; celui-ci se manifeste par un épaississement des tuniques intestinales que l'on constate facilement en les saisissant entre les doigts; les parois de l'intestin ont perdu leur souplesse normale.

En même temps qu'il oblitère les vaisseaux, l'agent de l'étranglement a obstrué aussi la lumière de l'intestin; des gaz, et surtout des liquides abondamment sécrétés par l'hypervascularisation de la muqueuse, s'accumulent sous pression dans son intérieur; l'anse se distend, elle se gonfle, ses contours prennent une forme arrondie et globuleuse, manifeste surtout dans les petites hernies crurales. Sur sa surface, des dépôts fibrineux se déposent, tranchant par leur aspect grisâtre, blanc sale, sur la coloration rouge vineuse de l'anse. Ces dépôts fibrineux sont sous la dépendance des phénomènes inflammatoires qui commencent à se produire. Ces phénomènes inflammatoires, l'œdème des parois intestinales, aboutissent à une légère transsudation liquide dans l'intérieur du sac, liquide citrin, transparent dans cette première période, et dont nous avons étudié plus haut les caractères.

Enfin des phénomènes particuliers se passent au niveau de l'étranglement; en ce point, l'état des tuniques diffère nettement de l'apparence œdémateuse de la portion contenue dans l'intérieur de la hernie. Ici, les tuniques, au contraire, sont affaissées, comprimées, présentant assez rapidement des taches ecchymotiques, et cette région de transition entre l'intestin sain contenu dans l'abdomen et l'intestin œdémateux et congestionné contenu dans le sac, se caractérisant par une dépression circulaire, en forme de sillon, a reçu pour cette raison le nom de sillon de l'étranglement. A ce moment, la première période de l'étranglement est constituée.

Dans une deuxième période, les lésions vont progresser et des altérations déjà profondes vont atteindre l'anse herniée; la coloration générale de celle-ci cesse d'être simplement congestive et vineuse, des taches ecchymotiques apparaissent en certains points : elles s'étendent progressivement, s'unissent les unes avec les autres et bientôt envahissent tout l'intestin hernié. Le revêtement péritonéal a perdu son poli habituel, il ne donne plus au doigt la sensation lisse et glissante qui lui est spéciale, il est poisseux, adhérent au doigt, et c'est alors qu'apparaissent surtout manifestement ces exsudats fibrineux qui sont collés à sa surface et que nous avons déjà notés dans la première période. Ces exsudats, indices de la réaction inflammatoire du péritoine intestinal, sont des ébauches d'adhérences avec les parois du sac, adhérences qui, dans la plupart des cas, n'arrivent pas à se constituer. Cette réaction inflammatoire et surtout cet état ecchymotique de l'intestin sont très rapidement produits et considérablement hâtés dans leur apparition par les manœuvres de taxis, et c'est ainsi que si, au cours d'une kélotomie pratiquée de bonne heure, on trouve des lésions de cette nature, on peut à peu près sûrement affirmer que la hernie a été assez fortement taxiée.

L'accumulation des gaz et surtout des liquides dans l'intérieur de l'anse s'est encore accrue; l'aspect tendu, globuleux, a encore augmenté. L'anse donne au doigt la sensation d'un corps dur, rénitent. L'aspect en est alors tout à fait caractéristique, et la comparaison classique avec un boudin est absolument exacte.

L'intestin tendu, noirâtre, donne à l'œil une sensation si particulière qu'une fois qu'elle a été perçue on la retrouve toujours, et que si l'on n'est pas bien sûr, au cours d'une kélotomie, de se trouver en présence de l'intestin, ce n'est sûrement pas lui dont il s'agit, car l'aspect est si caractéristique qu'il ne peut y avoir de doute.

En même temps que ces phénomènes se passent du côté de la convexité de l'anse, d'autres plus accentués évoluent au niveau du sillon; en effet, les lésions en ce point, sur lequel s'exercent au maximum les effets de l'étranglement, sont toujours en avance sur les autres. Déjà, à la première période, nous avions noté l'apparition des taches ecchymotiques alors qu'il n'en existait point ailleurs; dans cette seconde période, nous voyons déjà apparaître les indices d'altérations profondes. La coloration ecchymotique a fait place à une teinte grisâtre de mauvais aspect; si on lève l'étranglement et qu'on examine ces points, on ne voit point la vascularisation s'y reproduire, ou ne se faire que d'une façon très lente; les tuniques intestinales saisies entre les doigts montrent un amincissement très marqué; on a dans certains cas la sensation que la paroi intestinale à ce niveau n'est plus constituée que par la séreuse péritonéale et une mince couche de musculeuse : elle a encore perdu sa tonicité, elle a de la tendance à s'affaisser; l'anse intestinale abandonnée à elle-même se plie, se *casse* en cet endroit.

Nous sommes à la limite de la vitalité intestinale. La gangrène est imminente : un pas de plus et des points de sphacèle vont se produire; nous entrons dans la *troisième période*.

Les lésions de gangrène, les premières en date, apparaissent le plus souvent, comme nous venons de le dire, au niveau du sillon d'étranglement. Ce sphacèle se montre sous forme d'une raie blanche ou jaune au niveau de laquelle l'intestin est considérablement aminci : il peut se produire là de petites pertes de substance laissant échapper le contenu intestinal. Dans certains cas, toute l'anse herniée paraît saine, et pourtant des lésions de gangrène très profondes existent au niveau du sillon, à tel point qu'au moment où on libère l'intestin, celui-ci peut se rompre en ce point en laissant couler un flot de matières stercorales. Ces gangrènes partielles du sillon se produisent surtout dans les hernies très serrées et plus particulièrement dans celle où une vive arête, comme le ligament de Gimbernat dans la hernie crurale, vient en quelque sorte couper l'intestin sur son bord.

C'est au niveau de l'anse que les lésions de gangrène présentent leurs caractères typiques. Des plaques de coloration crayée apparaissent. Velpeau employait le terme de coloration feuille-morte qui a été à juste raison conservé. D'autres fois la teinte sera verte, irisée, et là encore il existera de la gangrène. La vascularisation est détruite dans tout le territoire gangrené, et, quelques manœuvres qu'on emploie sur un tel intestin, on ne voit plus les vaisseaux pénétrer dans la plaque frappée de sphacèle, la tonicité de l'intestin est perdue, celui-ci est flasque, il s'affaisse sur lui-même, il se plisse, il a l'apparence d'un linge mouillé, enfin il paraît le plus souvent considérablement aminci. C'est en effet par les parties profondes, par la muqueuse que débutent les lésions de gangrène. La muqueuse est la première à se détruire, puis les fibres musculaires sont envahies à leur tour, et la tunique séreuse résiste en dernier lieu.

Lorsque la perforation s'est produite, l'anse s'affaisse, les matières et les gaz font issue dans le sac herniaire, dont le contour prend une odeur infecte et nauséeuse ; si la mort n'est pas survenue encore, des accidents infectieux éclatent. un phlegmon stercoral peut se développer, en créant une tumeur secondaire, un anus contre nature spontané; ou, au contraire, les liquides septiques, faisant irruption dans la grande cavité péritonéale, déterminent une péritonite très rapidement mortelle.

Le *contenu de l'anse intestinale*, avant que sa rupture par suite de la gangrène de ses parois se produise, subit lui aussi des modifications. Au début, des gaz abondants provoquent la distension de l'anse, mais bientôt une grande quantité de liquide est sécrétée à son intérieur, probablement sous la dépendance des phénomènes congestifs et d'œdème qui se produisent au niveau de la muqueuse et de ses glandes. Ce liquide est tout d'abord très fluide, presque incolore, grisâtre avec peu ou pas de matières stercorales ; mais très rapidement un véritable suintement hémorragique a lieu, et on trouve dans l'intestin une sorte de purée épaisse, brunâtre, sanguinolente même. En même temps, sous l'influence de la rétention, les fermentations microbiennes s'exagèrent, le liquide devient en un moment septique et ne tarde pas à acquérir une odeur infecte, fécaloïde.

Phénomènes histologiques. — Les lésions histologiques de l'intestin au cours de l'étranglement herniaire ont été particulièrement bien étudiées dans ces dernières années, en 1889 par MM. Cornil et Tschistowitch, et, plus récemment, en 1896, par MM. Bosc et Blanc; nous ferons à ces deux travaux les plus larges emprunts (1).

L'épithélium superficiel de la muqueuse n'est nulle part conservé avec sa disposition régulière, en certains points il est desquamé par

_____

(1) Cornil et Tschistowitch, *Arch. de méd. expér.* Paris, 1889, t. I, p. 353. — Bosc (F. J.) *Ibid.*, 1896, t. VIII, p. 723.

plaques, mais dans les endroits où il persiste les cellules qui le constituent sont en parties détachées ou déformées. Elles sont troubles, finement granuleuses; leurs limites sont moins nettes. Le tissu conjonctif des villosités est rempli de cellules migratrices et celui qui sépare les glandes en tubes est épaissi, d'abord par une énorme dilatation vasculaire et par une accumulation considérable de leucocytes.

Dans les parties peu atteintes, les glandes de Lieberkühn sont souvent presque vides, quelques rares cellules persistent seulement au niveau de leur paroi; elles aussi sont profondément altérées, elles sont troubles, granuleuses, et leurs noyaux ont perdu la faculté de se colorer.

Dans les parties les plus atteintes, l'épithélium est complètement détruit; le tissu des villosités est totalement nécrosé dans sa partie superficielle et très gravement atteint dans la profondeur. Cette nécrose peut même dissocier complètement toute la villosité, dont il ne reste que la partie centrale et les gros vaisseaux dilatés. La couche intraglandulaire est le siège d'une diapédèse intense, les tubes glandulaires sont fragmentés; par endroits, la glande est complètement nécrosée et transformée en une masse granuleuse sans structure appréciable. Les vaisseaux sont triplés de volume, gorgés de sang, entourés d'une zone de globules rouges et blancs; beaucoup sont rompus et, tout le long de la base des villosités, le tissu est infiltré de petits foyers hémorragiques.

En certains points, les lésions ont atteint le maximum, la muqueuse et sa muscularis mucosæ sont détruites et il existe à ce niveau des plaques saillantes et non point une dépression en godet, plaque saillante formée par la sous-muqueuse considérablement tuméfiée et vascularisée.

La *sous-muqueuse* présente elle aussi, en effet, une infiltration leucocytaire intense. On y remarque des lacunes volumineuses formées par des dilatations vasculaires sanguines ou lymphatiques. Les vaisseaux sanguins sont dilatés à l'excès, des ruptures fréquentes ont lieu dans les lacunes conjonctives, et on se trouve en présence d'une infiltration hémorragique très marquée.

On retrouve cette infiltration hémorragique dans la *musculaire*; la dilatation des vaisseaux donne là encore un aspect lacunaire, et la diapédèse est intense au point de former des traînées épaisses et de volumineux amas. C'est au niveau des plexus de Auerbach entre les deux couches musculaires que la dilatation vasculaire et la diapédèse prennent leur plus grande intensité. Les fibres musculaires transversales, au début simplement infiltrées de globules blancs et comprimées par les vaisseaux, apparaissent plus tard comme gonflées, plus réfringentes et ne tardent pas à présenter des signes de dégénérescence hyaline. Ce processus de dégénérescence est encore plus accentué dans les fibres longitudinales et dans la sous-séreuse; il se forme des foyers de nécrose avec hémorragie, qui se rejoignent en vastes placards, au centre desquels les fibres museulaires ont complètement disparu; à la périphérie on en retrouve, mais aux stades divers de la dégénérescence hyaline.

Le *péritoine* est le dernier atteint. Dans les cas où la lésion est peu intense; la séreuse est normale, mais lorsque les hémorragies apparaissent dans la musculaire longitudinale, elles envoient des traînées qui infiltrent la sous-séreuse et qui peuvent même arriver enfin à la rupture du péritoine. Celui-ci est infiltré de leucocytes dans son épaisseur.

En résumé, dans tout ce processus on voit que l'histologie confirme ce que l'anatomie pathologique macroscopique avait fait prévoir; à savoir : que les lésions débutent toujours par la muqueuse et surtout dans des couches superficielles; ceci tenant vraisemblablement à ce que la distension vasculaire et l'infiltration ecchymotique sont plus faciles à produire dans le tissu lâche de la muqueuse et de la sous-muqueuse que dans les couches fibro-musculaires, plus résistantes, plus contractiles et plus élastiques. Mais il faut faire aussi certainement jouer un rôle important aux agents pathogènes, aux microbes qui pénétrant, dans les tuniques intestinales à la faveur des érosions de la muqueuse, en hâtent certainement la nécrose.

La situation des *microbes* dans l'épaisseur de la paroi intestinale a été particulièrement bien étudiée par MM. Bosc et Blanc. Dans les points où l'épithélium est conservé, on trouve les bactéries en grand nombre à la surface des cellules épithéliales, principalement au sommet des villosités, mais on n'en peut déceler dans la sous-muqueuse sous-jacente. Aussitôt que l'épithélium est atteint dans sa vitalité et commence à desquamer, on trouve des microorganismes entre les cellules désagrégées et au-dessous d'elles. Lorsque l'épithélium est complètement détruit et que la nécrose a déjà dissocié une partie des villosités ou des glandes, on voit les bactéries en petits groupes compacts dans le tissu superficiel, en traînées, autour des vaisseaux, et surtout le long du chylifère central. Dans la sous-muqueuse, ils sont aussi en amas ou en traînées mais plus particulièrement le long des parois vasculaires disséquées et des trabécules du tissu conjonctif disloqué et dissocié.

Dans la couche musculaire, la présence des microbes est plus difficile à constater; pourtant, lorsque la nécrose de la muqueuse est bien marquée, il existe de nombreux microorganismes qui suivent les fibres musculaires disjointes, et on en retrouve isolés dans les foyers hémorragiques partiels et dans les alvéoles conjonctifs résultant de la fonte hyaline des fibres musculaires. Ils arrivent plus ou moins près du péritoine, suivant l'intensité du processus. Ce n'est que dans les cas très avancés que l'on retrouve des microbes au niveau de la séreuse, on les rencontre alors, soit dans le tissu subséreux, qui est épaissi, soit à la surface du péritoine.

Il résulte de ces recherches que l'épithélium intestinal intact oppose une barrière infranchissable pour les microorganismes; mais aussitôt que la nécrose épithéliale a commencé, l'infiltration septique se fait le long des vaisseaux et est considérablement favorisée, dans sa progression au travers de la couche musculaire vers le péritoine, par les hémorragies en nappe qui se sont produites, ont dissocié les tissus et créé un véritable bouillon de culture jusqu'à la séreuse.

Lésions de l'épiploon. — L'épiploon peut être seul contenu dans le sac herniaire étranglé; le plus souvent il accompagne l'intestin; dans l'un et l'autre cas, les lésions qu'on observe sont identiques. Lorsqu'une entérocèle contient en même temps de l'épiploon, celui-ci joue vis-à-vis de l'intestin un rôle protecteur très manifeste. Le tissu adipeux qui constitue cette membrane se laisse en effet facilement comprimer, tasser en quelque sorte, et cela laisse autant de chance de plus de vitalité à l'intestin. Il est du reste évident en clinique que les entérocèles qui contiennent en même temps de l'épiploon sont beaucoup moins exposées aux accidents de sphacèle, et en outre ceux-ci, lorsqu'ils apparaissent, sont considérablement retardés dans leur apparition.

Ces considérations nous font comprendre pourquoi dans les épiplocèles on n'observe que très exceptionnellement la gangrène de l'épiploon. Ces vaisseaux, entourés par leur manchon graisseux, ne sont que très incomplètement comprimés, et ils continuent à assurer, au moins partiellement, la vitalité de l'organe. Ce que l'on observe, c'est de l'œdème, c'est de la congestion, ce sont des réactions inflammatoires. Au début, les veines, dont les parois s'affaissent plus que les tuniques artérielles écrasées au niveau de l'étranglement, se dilatent en arrière de lui et se montrent turgides, gonflées de sang noirâtre. La masse épiploïque devient épaisse, pâteuse; la graisse perd ses caractères de coloration jaune franc, elle prend une teinte blafarde, opaque; des exsudats fibrineux de coloration blanchâtre se déposent à sa surface. L'œdème qui se développe dans la masse épiploïque boursoufle les pelotons adipeux qui la constituent et, au lieu d'avoir des îlots graisseux, ces franges débridées que l'on observe dans l'épiploon normal, on se trouve en présence de gros paquets agglutinés les uns avec les autres. En effet, des réactions inflammatoires sont survenues, les exsudats se sont transformés en adhérences qui unissent les différents replis épiploïques les uns aux autres, qui relient la masse totale aux parois du sac, et soudent enfin plus ou moins complètement le pédicule au voisinage du collet.

Si les accidents d'étranglement continuent, ce sont plutôt des lésions inflammatoires qui vont se développer que de véritables phénomènes de gangrène. Des exsudats puriformes viennent tapisser la masse épiploïque et s'infiltrer dans son épaisseur; celle-ci prend une teinte gris sale, des hémorragies interstitielles se produisent, du pus vrai peut se former, et l'on assiste à ces épiplocèles suppurées dont nous décrirons plus loin les caractères cliniques.

Enfin le sphacèle, la gangrène, peuvent frapper l'épiploon, mais le plus souvent celle-ci est alliée aux phénomènes inflammatoires; l'épiploon se présente alors sous forme d'une masse pâteuse, de coloration brunâtre, de consistance friable et d'une odeur infecte.

Ce sont des lésions analogues qui atteignent le *mésentère*, et ceci est facile à comprendre étant donné l'analogie de structure de ces deux formations. Lésions de congestion, lésions d'œdème et d'inflammation plus ou moins atténuée, la friabilité du mésentère se retrouve là comme nous venons de la signaler au niveau de l'épiploon, et ce détail anatomo-pathologique a bien son importance en clinique car, dans certaines hernies, lors des tractions exercées sur l'intestin pour l'attirer au dehors, on peut déchirer le mésentère et être exposé, si on n'y prend point garde, à créer des points de dénutrition de l'intestin et surtout à des hémorragies internes.

A la surface du mésentère des exsudats se déposent, des adhérences se constituent qui en soudent les différents plis, et ces adhérences peuvent accoler les deux bouts intestinaux en *canons de fusil*, créer la formation d'un véritable éperon, et devenir une cause d'obstruction intestinale secondaire après la réduction de la hernie.

Telles sont les différentes lésions que l'on voit évoluer sur les organes compris dans une hernie étranglée. Il nous faudrait, pour être complet, signaler encore les altérations que l'on peut observer sur certains organes spéciaux exceptionnellement herniés, tels que l'ovaire, la trompe, l'appendice iléo-cæcal (1). Mais ce sont là des raretés sur les détails anatomo-pathologiques desquelles nous ne pouvons nous étendre.

3° **Lésions à distance**. — En dehors des altérations du sac herniaire et de son contenu, l'étranglement retentit sur les organes voisins, mais surtout sur la cavité péritonéale et les viscères qui y sont contenus.

L'*intestin* dans son bout supérieur est plus ou moins altéré; il est congestionné, de coloration rouge-vineuse et considérablement distendu par l'accumulation des matières. Les parois sont épaissies, œdémateuses jusqu'à une certaine distance du point de l'étranglement. Le contenu de l'intestin est constitué par des matières demi-liquides, car une sécrétion abondante s'est faite à son intérieur; là aussi on remarque une augmentation de la virulence et de la proli-

(1) M. POLLOSSON, *Lyon méd.*, 1893.

fération des espèces microbiennes qui habitent normalement le tube digestif.

Ces caractères du bout supérieur tranchent nettement avec ceux que l'on note sur le bout inférieur. Celui-ci est de coloration normale; il est affaissé, vide, revenu sur lui-même. Les parois paraissent amincies si on les compare aux tuniques congestionnées, hypervascularisées du bout supérieur.

Lorsque l'anse herniée a été réduite dans l'abdomen, elle peut encore présenter des altérations qui persistent et qui sont intéressantes à connaître. C'est d'abord la persistance du sillon d'étranglement; cette persistance est très rare: le plus habituellement, l'aspect normal des tuniques reparaît progressivement, lorsqu'elle existe, le rétrécissement du calibre peut être tel qu'il continue à causer avec persistance des accidents d'étranglement.

Une autre lésion est l'accolement en canons de fusil des deux bouts de l'anse herniée et l'inflammation de cette coudure avec éperon, que nous avons signalée un peu plus haut, qui devient encore une cause d'obstruction intestinale.

Ces lésions intestinales retentissent sur le péritoine de la cavité abdominale, des liquides transsudent au niveau de l'intestin, des microbes passent au travers de ses parois, une réaction péritonéale se produit, le tout se caractérisant par un épanchement plus ou moins grand de sérosité.

Cet épanchement est séreux, clair, citrin, ou plus souvent légèrement teinté en rose; il contient dans son intérieur de très nombreuses espèces microbiennes analogues à celles que nous avons rencontrées dans le sac herniaire.

Cette inflammation péritonéale peut aller jusqu'à la péritonite suppurée, sans qu'il y ait encore de perforation intestinale; c'est encore là une complication très grave de l'étranglement herniaire. Enfin on peut assister à la péritonite par perforation, par envahissement de la grande séreuse, par gangrène de l'intestin, rupture du sac et irruption des matières septiques dans l'abdomen.

L'étranglement herniaire peut retentir encore plus loin: il peut se faire une véritable infection générale de l'organisme. Verneuil et ses élèves ont signalé depuis longtemps les inflammations pulmonaires que l'on voit compliquer la hernie étranglée. Clado en a donné en 1889 l'explication en montrant l'infection générale de l'organisme, de la rate, du foie, par des bactéries septiques analogues à celles que l'on rencontre dans la sérosité péritonéale et celle du sac herniaire (1). Ces bactéries ont été retrouvées à la coupe des poumons, et ces recherches démontrent bien qu'il s'agit là de pneumonie

1) CLADO, *Congrès français de chirurgie*, 1889.

infectieuse, d'autant plus redoutable qu'elle relève d'une infection
générale de l'organisme.

Mécanisme et pathogénie. — Le mécanisme de l'étranglement
herniaire est resté très longtemps obscur.

Aussi les théories qui ont tenté d'expliquer l'irréductibilité ont été
multiples. La plus ancienne est la théorie de l'engouement due à
Goursaud. Cet auteur entendait par ce mot l'irruption brusque et
l'accumulation des matières solides dans une anse herniée, phénomène qui avait pour résultat de distendre considérablement la
hernie, de la rendre irréductible, en outre d'obstruer la lumière de
l'intestin et par suite d'arrêter les fonctions de cet organe. Cette
théorie est, à l'heure actuelle, complètement abandonnée ; on peut
observer l'engouement dans les grosses hernies, mais il s'agit plutôt
dans ces cas d'obstruction intestinale que d'un étranglement vrai.

Malgaigne, puis Broca, réagissant contre les idées de Goursaud,
avaient créé la théorie de l'*inflammation*, ne voulant voir dans la
plupart des accidents d'étranglement, sauf pour des cas exceptionnels, que l'inflammation en masse des viscères contenus dans la
hernie. Certainement la péritonite herniaire existe : on l'observe de
préférence dans les hernies volumineuses ; mais, dans l'immense
majorité des cas, le rôle de l'étranglement est trop manifeste pour
qu'on puisse le nier, et les idées de Malgaigne étaient singulièrement
dangereuses par leurs conséquences thérapeutiques qui conduisaient
aux antiphlogistiques et à l'abstention.

Les théories mécaniques ne devaient pas tarder à faire leur apparition, et Ritcher inaugura sa théorie de l'étranglement élastique par
le rôle actif de l'anneau, il faisait jouer le plus grand rôle à l'élasticité
de celui-ci qui, revenant sur lui-même, étranglait l'intestin qui avait
forcé son passage en le dilatant. Ritcher alla même plus loin : il
admit une contraction, un resserrement spasmodique. Ces idées ont
fait faire un grand pas dans la connaissance du mécanisme de
l'étranglement, en montrant le rôle joué par les anneaux et en
remettant en place la valeur de la striction au niveau du pédicule de
la hernie ; mais il était allé trop loin en ne voulant faire jouer un rôle
qu'à l'anneau seul et en admettant une contractilité propre de celui-
ci. Depuis on a démontré le rôle du collet du sac, et nous ne reviendrons pas sur les discussions que nous avons citées plus haut ; qu'il
s'agisse du collet ou de l'anneau, peu nous importe : il s'agit d'expliquer comment celui-ci ou celui-là peuvent produire l'étranglement.
Poser cette question, c'est rappeler toutes les hypothèses récentes qui
ont cherché à interpréter ces phénomènes.

Presque toutes ces théories ont pour base une expérience célèbre
due à O'Beirn et dont on retrouve l'exposé dans tous les traités classiques. O'Beirn, ayant percé dans une plaque de carton un orifice

d'environ 1 centimètre de diamètre et ayant fait passer au travers une anse intestinale, insufflait cette anse soit lentement, soit très vite sans pression; dans le premier cas, la circulation se faisait librement au travers du tube intestinal; lorsque, au contraire, on activait brusquement la vitesse du courant gazeux par une violente et brusque insufflation, l'anse se distendait, rien ne passait plus dans le bout inférieur et même l'oblitération du bout supérieur se produisait à son tour, et on se trouvait en présence d'un véritable étranglement. Cette expérience réussissait aussi lorsque, au lieu de gaz, on utilisait des liquides.

Elle semblait donc bien schématiser le mécanisme de l'étranglement herniaire, l'orifice percé dans le carton pouvant être assimilé à l'orifice herniaire, et la brusque pression gazeuse développée dans l'anse herniée, pouvant être réalisée en clinique à l'occasion d'un effort quelconque, faisant circuler rapidement les liquides intestinaux.

Mais l'expérience de O'Beirn était un fait, il fallait encore expliquer pourquoi l'oblitération se faisait et par quel mécanisme. C'est alors que sont nées les théories classiques.

W. Busch a développé la *théorie de l'occlusion par coudure brusque de l'intestin*, dont l'idée première revient à Scarpa d'abord et à Chassaignac qui avait créé l'étranglement par vive arête. Dans cette théorie, sous l'influence de la pression gazeuse ou liquide, l'anse herniée se gonfle, s'arrondit, formant, grâce à l'anneau, un cercle presque complet; dans ce mouvement, l'intestin se coude brusquement au niveau de l'orifice, il se casse pour ainsi dire, et l'obstruction intestinale est constituée. Cet étranglement par coudure se produirait surtout au niveau du bord inférieur.

Roser a vu dans les valvules conniventes la cause de l'obstruction. Ces replis, sous l'influence du courant liquide, se redresseraient en formant une véritable membrane obturatrice. Kocher a soutenu une opinion analogue en admettant un véritable décollement, ou plutôt glissement, de la muqueuse, qui viendrait former ainsi une sorte d'invagination interne obturatrice. Le plus grand défaut de cette interprétation c'est de ne pouvoir s'appliquer au cas où l'étranglement se réalise même sur un intestin dépourvu de valvules conniventes et même de muqueuse; et puis, vraiment, quand on opère un étranglement herniaire, on a la sensation bien nette que ce ne sont pas les valvules conniventes qui sont en cause.

Les deux théories précédentes ont le grand défaut de ne pas expliquer l'oblitération du bout supérieur; aussi a-t-on cherché autre chose : Deroubaix, reprenant d'anciennes idées déjà émises par Pigray, a voulu voir dans la torsion de l'anse la pathogénie des accidents; Frœlich a invoqué l'existence de saillies héliçoïdales dans le trajet herniaire; ces mécanismes visent évidemment des faits exceptionnels et ne peuvent expliquer l'immense majorité des cas.

Lossen a exposé une théorie très séduisante que Berger, en la modi-

fiant, a puissamment contribué à rendre classique. Pour Lossen, le
premier phénomène est la distension du bout supérieur qui ne tarde
pas à comprimer le bout inférieur et à en diminuer le calibre. Plus
l'obstruction du bout inférieur devient complète, plus le bout supérieur se dilate et augmente la compression qu'il exerce sur le bout
inférieur, si bien qu'au bout de quelques instants l'obstruction est
complète dans celui-ci. Comment va alors pouvoir se réaliser l'obstruction du bout supérieur? C'est ici que le mésentère entre en jeu.
Attiré par la distension de l'anse herniée, il pénètre de plus en plus
avant dans ce sac herniaire, il forme un véritable coin qui écrase les deux
bouts intestinaux et réalise enfin l'étranglement complet et définitif.

Pour Berger, il faut voir là un mécanisme un peu différent. Pour lui,
la partie du repli mésentérique qui s'insère au bord concave d'une
anse intestinale représente un éventail déployé ; pour entrer dans
la hernie, il s'est déroulé à la suite de l'intestin, ce qui lui a permis de
pénétrer dans le sac graduellement et sans fermer le passage ; mais
dès que l'effort qui a fait sortir la hernie a cessé, la tension du mésentère l'attire vers ses insertions vertébrales et tend à lui faire repasser
en masse l'orifice herniaire. L'éventail mésentérique se plisse alors et
se rassemble en un coin dont la base répond à l'anse étranglée et dont
le sommet s'engage dans l'anneau entre les deux bouts de l'intestin,
qu'il comprime d'autant plus énergiquement que la force qui l'attire
dans le ventre est plus considérable.

Telles sont les théories qui sont le plus en faveur jusqu'à ce jour ;
nous avons tenu à les exposer, car elles sont absolument classiques ;
et pourtant nous ne croyons point qu'il soit nécessaire, pour interpréter
le phénomène de l'étranglement, d'aller chercher des actions mécaniques compliquées.

Certes, elles ont toutes une part de vérité ; l'action du mésentère,
notamment, est incontestable, mais elle n'est pas la seule en cause.
Ces explications nous paraissent trop théoriques, trop mécaniques,
et ne tiennent pas assez compte des phénomènes vitaux. Comment
expliquer l'étranglement épiploïque, alors que le sac est dépourvu
d'intestin et que le rôle si important du bout supérieur et du bout
inférieur est supprimé? comment expliquer ce pincement latéral,
dans lequel il n'y a pas de mésentère qui joue le rôle de coin? Autant
de points obscurs, qui, croyons-nous, doivent être facilement inter-
prêtés d'après la pathogénie que nous allons indiquer.

Le mécanisme de l'étranglement herniaire, si diversement compris,
si incomplet pour l'explication des différentes variétés de hernies,
malgré l'expérience de O'Beirn, devient encore bien plus obscur
quand on reprend cette expérience et que l'on constate, comme nous
l'avons fait, qu'elle est en grande partie inexacte. En effet, lorsqu'on
fait passer un liquide sous pression dans l'anse intestinale, l'oblitération du bout inférieur peut bien être réalisée, du mésentère en plus

ou moins grande quantité est bien attiré au travers de l'orifice herniaire, mais on n'arrive pas quand même à réaliser l'obstruction définitive du bout supérieur. Il faut donc, pour toutes ces raisons, chercher une autre interprétation pathogénique.

Nous croyons qu'on doit faire jouer le plus grand rôle au *gonflement
du contenu* causé par des *phénomènes vasculaires* et leurs conséquences immédiates. Voici comment nous comprenons la série des
phénomènes qui aboutissent à l'étranglement herniaire définitif. Dans
l'immense majorité des cas, c'est à la suite d'un effort quelconque,
d'une pression abdominale en rapport avec telle ou telle cause, que
l'intestin est projeté dans l'intérieur du sac herniaire. Ordinairement,
c'est une anse plus volumineuse que d'habitude qui pénètre au travers
de l'orifice, et pour qu'elle ait pu franchir l'anneau ou le collet, il a
fallu une force difficile à mesurer qui a pour effet de vaincre la résistance de la traction mésentérique et de mettre en jeu l'élasticité de
l'anneau d'étranglement. Aussitôt l'effort terminé, aucune force de
dehors en dedans ne tend à ramener l'intestin dans l'abdomen en dehors
de l'action exercée par le mésentère, car cette force est bien inférieure
à celle qui a projeté au dehors la masse intestinale, qui l'a fait passer
sous pression au travers du pédicule herniaire, et alors l'intestin reste
momentanément dans le sac ; nous sommes persuadé que si *immédiatement* un taxis bien fait était pratiqué, la réduction s'opérerait
dans l'immense majorité des cas. Mais on aura recours de suite à
cette manœuvre, car presque aussitôt les phénomènes vasculaires
vont entrer en jeu et rendre l'étranglement définitif.

Ces phénomènes sont caractérisés par : 1° l'aplatissement des
veines, dont les parois facilement dépressibles subissent très énergiquement la pression exercée sur elles par l'agent de l'étranglement ;
2° la persistance de la circulation artérielle, quoique diminuée. On
conçoit qu'immédiatement ces troubles vasculaires vont aboutir à la
turgescence, j'allais dire à l'érection, de toutes les tuniques intestinales. Cette turgescence s'accompagne très vite d'un certain-degré
d'œdème, d'épaississement des parois de l'intestin, et un bourrelet se
crée en dehors de l'agent de l'étranglement au niveau de la portion
serrée ; dès lors la hernie devient irréductible : il s'est passé là ce que
l'on observe au niveau du doigt qui pénètre sans difficulté au travers
d'une bague un peu serrée et qui, très rapidement, ne peut plus en
sortir à cause du gonflement des vaisseaux. La réalité de ce mécanisme
nous est démontrée par les caractères anatomo-pathologiques macroscopiques et les phénomènes histologiques. L'aspect macroscopique
de l'anse herniée nous montre une anse intestinale rouge, violacée,
noirâtre même, rapidement, très violemment congestionnée ; l'exsudation des liquides dans la lumière intestinale, l'apparition d'un épanchement séreux ou séro-sanguin même dans l'intérieur du sac,
témoignent de la gêne de la circulation veineuse.

L'examen microscopique nous montre l'énorme dilatation des veines, la création d'un véritable tissu caverneux par juxtaposition des vaisseaux considérablement distendus ; puis ce sont des ruptures vasculaires, des îlots hémorragiques aboutissant bientôt à des plaques hémorragiques, des nappes sanguines s'étalant dans la sous-muqueuse, dissociant la musculaire et se diffusant sous la séreuse, hématomes diffus des tuniques intestinales qui sont devenus d'excellents bouillons de culture pour les germes pathogènes qui, partis de l'intestin, vont produire la gangrène.

Cette interprétation du mécanisme de l'étranglement herniaire présente le grand avantage de s'appliquer à tous les faits. Elle nous permet de comprendre la pathogénie du pincement latéral, dans lequel on ne peut invoquer le rôle du mésentère, et l'étranglement dans ces épiplocèles où, l'intestin n'existant pas, la distension et l'écrasement successif des bouts intestinaux ne peuvent être mis en avant. Est-ce à dire que nous devons rejeter tous les autres mécanismes invoqués par les auteurs ? nous ne le croyons point. Chacun a sa part de vérité : la distension de l'intestin favorise l'étranglement par un anneau un peu large. Le rôle du mésentère tel que l'a compris Berger est certain, mais il nous paraît surtout favoriser la compression vasculaire en comblant les vides laissés entre les deux bouts de l'anse au milieu desquels il s'enfonce comme un coin. Mais il nous semble qu'on a trop laissé dans l'ombre jusqu'à présent le rôle des vaisseaux, qu'on ne doit pas le considérer comme un phénomène consécutif à un étranglement constitué, mais comme un agent actif de la production même de cet étranglement.

En effet, aussitôt que l'étranglement est définitivement constitué, un certain nombre de *conditions adjuvantes* viennent encore se surajouter pour rendre l'irréductibilité plus grande. La première de ces conditions adjuvantes est la *douleur* ressentie par le malade. Cette douleur provoque une contraction instinctive de la paroi de l'abdomen, une sorte d'attitude de défense qui augmente d'autant la pression abdominale et tend par ce fait à s'opposer à la rentrée de l'intestin ou de l'épiploon. Le rôle de cette douleur est manifeste surtout chez les enfants, chez lesquels on connaît la rareté de l'étranglement vrai. La douleur produite par la hernie provoque chez eux des cris, et, par l'intermédiaire de ceux-ci, l'intestin est vigoureusement refoulé dans le sac ; il suffit souvent, chez ces jeunes sujets, de pratiquer l'anesthésie pour voir, avec le calme de l'état général, la réduction redevenir possible alors que, quelques instants auparavant, la tension de la hernie pouvait faire songer à un étranglement serré. Des phénomènes identiques s'observent chez l'adulte et il n'est pas rare de voir réussir sans anesthésie un taxis modéré jusque-là sans résultat.

Les phénomènes réflexes péritonéaux, tels que les nausées et les vomissements, en rapport avec le pincement de l'intestin, aboutissent au même résultat que les augmentations temporaires de la pression abdominale qu'ils provoquent.

Mais en même temps des modifications importantes se passent du côté des tuniques. La congestion des parois n'a fait que croître, l'œdème a augmenté, les tissus ont perdu leur souplesse, le bourrelet œdémateux que nous signalions au niveau du collet s'est transformé en sillon d'étranglement et la minceur des parois intestinales à ce niveau contraste avec l'œdème des parties sous-jacentes ; il s'est formé là une *encoche d'arrêt*, un cran qui fixe l'intestin. L'accumulation des liquides, les fermentations gazeuses qui se produisent dans l'intérieur de l'anse augmentent encore, d'autre part, son volume, et il existe alors un contraste manifeste entre l'anse actuelle, distendue, volumineuse, congestionnée, et ce qu'elle était lors de sa pénétration dans le sac, où il s'agissait d'un intestin souple à parois minces, presque vide, à surface extérieure lisse, parfaitement disposé pour des glissements doux.

C'est qu'en effet la séreuse elle-même s'est altérée ; elle a perdu son poli normal, elle est presque rugueuse : des exsudats se sont formés à sa surface, et bientôt ce sont des adhérences pathologiques qui fixent l'intestin aux parois du sac, notamment au niveau du pédicule de la hernie.

Comme on le voit, il semble que les conditions d'irréductibilité soient multipliées à l'excès et que tout concoure, une fois que les premiers phénomènes mécaniques et vasculaires ont étranglé l'intestin, à rendre l'étranglement plus définitif ; que, contrairement aux lois de physiologie pathologique normale, rien ne vient tendre à opérer la réduction spontanée du viscère et que, tout au contraire, plus on s'éloigne du moment où l'étranglement s'est produit, plus celui-ci devient irréductible, plus les conditions qui s'opposent à sa rentrée dans l'abdomen se sont surajoutées les unes aux autres.

Il nous reste encore à dire un mot de l'étranglement dans les grosses hernies, celles où le collet du sac est largement ouvert. Il semble *à priori* que les conditions mécaniques que nous avons invoquées ne soient plus de mise ici et qu'il faille chercher autre chose. Aussi est-ce pour cette variété de hernie que l'on a invoqué le rôle de l'inflammation. Malgaigne et Broca avaient créé le mot d'*étranglements inflammatoires*. Si l'on analyse de près les phénomènes pathologiques, on voit qu'il s'agit toujours là d'un mécanisme analogue à celui que nous avons précédemment décrit; seulement celui-ci se produit par journées, souvent d'une manière chronique subaiguë qui a pu faire penser à des atteintes successives de péritonite herniaire. Sous une influence quelconque, probablement la pénétration d'un plus grand nombre d'anses dans le sac herniaire ou l'accumulation de matières dans l'intestin, une légère striction se produit au niveau du collet. Les phénomènes vasculaires que nous avons signalés montrent que

la turgescence des anses intestinales est réalisée, et des accidents
d'étranglements atténués se manifestent ; le plus souvent sous l'influence d'une débâcle partielle, de l'issue de quelques gaz, du déplacement de certaines anses, la constriction s'atténue et le cours des
matières se rétablit, mais les phénomènes transitoires qui ont évolué
laissent ordinairement un peu d'œdème chronique des tuniques
intestinales et surtout du mésentère et de l'épiploon, des adhérences
avec les parties voisines se sont formées, et ces épaississements et ces
adhérences rendront plus facile une nouvelle crise d'étranglement,
jusqu'au jour où un étranglement définitif sera véritablement
constitué.

En résumé, nous le voyons, les causes de l'étranglement sont multiples ; mais il faut rejeter les vieilles théories de l'engouement et de
l'étranglement par inflammation, qui ne sont que des conditions
adjuvantes secondaires, les causes véritablement efficientes cousis-
tant dans le gonflement du contenu par les phénomènes vasculaires
de stase veineuse et d'œdème consécutifs, et la distension de l'anse
intestinale serrée.

La disproportion entre le contenant et le contenu qui aboutit à
l'étranglement doit être encore souvent augmentée par l'*invagination*

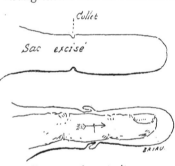

Fig. 61. — Invagination.

et le *rétrécissement du collet*. Voici
comment nous avons vu une fois
ce phénomène inconnu se produire. Ayant introduit notre index
gauche dans un sac de hernie crurale que nous venions d'extirper
pour des signes d'étranglement
(fig. 61), il nous fut fort difficile de
le retirer ; le doigt, serré par le
diaphragme, s'anémiait, pâlissait ;
cependant il avait pénétré avec
facilité de haut en bas dans le sac
qui semblait fait à sa mesure. En examinant de près ce collet qui
traçait son sillon circulaire, je vis qu'il s'était invaginé suivant le
sens de la pénétration digitale et, par suite, rétréci. Il était, en effet,
composé à ce moment de trois feuillets *superposés*, au lieu d'un ou de
deux simplement *adossés*. L'invagination avait donc rétréci ce point
déjà étroit et créé une valvule circulaire dirigée de haut en bas,
qui résistait aux tractions ou pressions s'exerçant en sens contraire,
c'est-à-dire de bas en haut, comme celles qu'aurait dû subir l'intestin
hernié pour être réintégré dans l'abdomen.

Étiologie. — L'étranglement herniaire est l'accident le plus fréquent de l'évolution des hernies ; il est difficile de préciser dans quelles
proportions exactes on le rencontre ; pourtant M. Berger l'aurait vu
dans 2,25 p. 100 des cas de hernie ordinaire. Ce pourcentage est

basé sur l'observation de 10 000 hernieux, observés par le professeur
de Paris au Bureau central. Les statistiques de M. Berger montrent
aussi combien l'étranglement vrai est plus fréquent que les autres
accidents : c'est ainsi qu'il a observé, sur le chiffre que nous venons
de rapporter, 43 cas d'irréductibilité passagère, 58 péritonites herniaires et 250 étranglements vrais.

Tous les individus porteurs de hernies et toutes les hernies ne sont
pas également prédisposés à l'étranglement ; certaines conditions étiologiques relèvent en effet du sujet ; d'autres, au contraire, sont sous
la dépendance de la variété et des caractères anatomiques de la hernie.
Nous allons étudier successivement ces causes prédisposantes.

A. Causes prédisposantes tenant à l'individu. — C'est tout
d'abord le *sexe*. L'étranglement herniaire est considérablement plus
fréquent chez la femme que chez l'homme et, étant donné que les
hernies sont plus rares dans le sexe féminin, on conçoit qu'il s'agisse
là d'un accident non seulement redoutable par lui-même, mais aussi
par sa fréquence. Si l'on prend, en effet, en bloc les accidents présentés par les hernies, on voit que 3,61 p. 100 des hommes sont
atteints, alors qu'au contraire 14,06 des femmes présentent ces mêmes
accidents ; nous verrons tout à l'heure que cette fréquence tient en
grande partie aux variétés de hernies dont les femmes sont atteintes,
hernies crurales et ombilicales.

Le rôle de la *grossesse* a été diversement interprété ; en effet, celle-ci
favorise la prédisposition aux hernies après l'accouchement ; mais
pendant toute la durée de la gestation, l'étranglement est exceptionnel, il semble qu'il y ait une sorte d'incompatibilité avec les accidents
herniaires. Des observations en ont pourtant été rapportées par Gau-
din, par Roberts (de Philadelphie), mais ce sont des faits d'une excessive rareté. Nous croyons qu'il faut mettre cette immunité de la
femme enceinte sur le compte de raisons anatomiques : l'utérus, en se
développant, soulève en effet la masse intestinale, la refoule dans les
flancs et au-devant de la colonne vertébrale, lui faisant perdre ainsi
ses connexions avec les orifices herniaires, d'où la rareté des accidents.

L'*âge* a une influence manifeste. L'étranglement appartient à la
période moyenne et à la dernière moitié de la vie. Frickhöffer assigne
le maximum de fréquence à la période qui s'étend de cinquante à
soixante ans. Berger a noté dans ses statistiques que les accidents des
hernies se développent bien plus tard chez la femme que chez l'homme.
Rares avant la vingtième année, ceux-ci se montrent avec leur maximum de fréquence de quarante à cinquante ans dans le sexe masculin,
tandis que dans le sexe féminin, où ils n'apparaissent guère avant
la quarantième année, leur maximum de fréquence est de soixante à
soixante-dix ans. L'âge moyen du maximum est ainsi de quarante-
quatre ans chez l'homme et de cinquante-quatre ans chez la femme.

La première enfance est à peu près indemne des accidents d'étran-

glement. Gosselin n'en a jamais rencontré d'exemple. Holmes, à
l'hôpital des Enfants-Malades à Londres, n'a jamais pratiqué de kélotomie dans ces conditions ; de Saint-Gervais s'est trouvé dans le même
cas. On observe pourtant, chez les enfants du premier âge, de faux
étranglements : la hernie sort, est douloureuse, provoque les cris
ininterrompus du petit malade, des efforts de pression abdominale,
et la hernie paraît irréductible de ce fait. Il suffit de quelques gouttes
de chloroforme pour voir tout rentrer dans l'ordre ; nous avons été
témoin de deux faits de ce genre, où tout était prêt pour une intervention qui paraissait inévitable, et que l'emploi d'anesthésique a
permis d'éviter.

Pourtant, si l'étranglement vrai est très rare chez l'enfant, on peut
le rencontrer ; des observations en ont été rapportées par d'assez
nombreux auteurs. Heyfelder, Dieffenbach, Fergusson, Dupuytren,
ont opéré de petits malades âgés de moins de vingt jours. Marsh, en
1874, recueillait à Londres 47 cas d'étranglement chez l'enfant ; Féré,
en 1881, publiait, dans la *Revue de chirurgie*, 56 observations de cette
nature. Citons encore la thèse de Tariel (1), et surtout l'important
mémoire de Stern, en 1894, qui démontre que la proportion des étranglements de l'enfant à ceux de l'adulte est environ de 1 à 108.

B. **Causes prédisposantes tenant à la hernie.** — Différentes
conditions anatomiques, de siège, de nature, de volume, d'ancienneté de la hernie, influent d'une façon manifeste sur la fréquence de
son étranglement.

Nous devons citer en premier lieu le *siège*, c'est-à- dire l'orifice
par lequel la hernie s'est produite. Les hernies crurales se font
remarquer par la fréquence de l'étranglement, qui atteint 6,45 p. 100.
Chez la femme, cette fréquence est même considérablement augmentée, puisqu'elle atteint 9,05 p. 100. Il faut chercher l'explication
de ce fait dans des raisons anatomiques ; elles nous font voir qu'il s'agit
ordinairement, dans les hernies crurales, de hernies peu volumineuses
(nous verrons plus loin que c'est là une condition prédisposant à
l'étranglement) et présentant un anneau fibreux excessivement serré,
avec une vive arête constituée par le ligament de Gimbernat sur
lequel l'intestin vient se couper et s'étrangler.

Après les hernies crurales viennent, comme plus dangereuses, les
hernies ombilicales, et enfin les hernies inguinales.

Le tableau suivant, que nous empruntons à Berger, est particulièrement instructif à cet égard :

	Hommes.	Femmes.	Ensemble.
Hernies inguinales en p. 100	1.34	2,16	1,43
Hernies crurales en p. 100	2,03	9,02	6,45
Hernies ombilicales en p. 100	0,24	2,88	1,95

(1) Tariel, De la hernie inguinale étranglée chez l'enfant. Paris, 1894.

La *congénitalité* joue un grand rôle dans l'étranglement des hernies inguinales. Les hernies acquises sont peu sujettes à cet accident que l'on observe surtout à l'âge adulte. Les raisons en sont faciles à comprendre. En effet, dans les hernies acquises, la hernie se produit par suite de l'affaiblissement de la paroi abdominale, et souvent on trouve le canal inguinal à peu près détruit, et avec des orifices considérables admettant plusieurs doigts : donc, là, pas de cause d'étranglement ; de même, du côté du collet du sac, l'évagination péritonéale s'est faite lentement par distension et par glissement ; l'orifice d'entrée du sac est infundibuliforme, souvent extensible, mal constitué en somme pour servir d'agent d'étranglement.

Toutes autres sont les conditions anatomiques dans les sacs congénitaux. Ici le canal vagino-péritonéal est étroit, inextensible, ou faiblement semé de rétrécissements, quelquefois de diaphragmes ; la paroi abdominale est ferme ; les sujets, en raison de leur âge, présentent une sangle musculaire et des anneaux fibreux résistants : autant de conditions prédisposantes défavorables. Enfin, dans les hernies congénitales, l'intestin est habituellement maintenu par un bandage et ceux-ci ont une influence mauvaise sur la production des étranglements.

Les hernies habituellement contenues par un *bandage* sont, en effet, plus sujettes à l'étranglement que les autres ; la pression de la pelote crée à la longue un état inflammatoire chronique des parois du sac aboutissant ainsi à la création d'une sorte d'anneau cicatriciel qui pourra devenir un agent de constriction ; d'autre part, l'intestin ne descendant que rarement dans l'intérieur du sac, le rôle mécanique de distension progressive du collet est pour ainsi dire nul, et nous avons vu le rôle dangereux d'un collet inextensible et étroit. C'est dans ce sens qu'il faut comprendre l'influence du *volume* de la hernie. C'est parce que le sac herniaire est petit, étroit, ramassé sur lui-même, que l'étranglement frappe surtout les hernies de petit volume. Les petites hernies crurales dites marronnées sont le type des hernies qui s'étranglent. Il est rare, au contraire, de voir cet accident survenir dans les volumineuses entérocèles inguinales ou crurales. Le fait existe pourtant, et, au niveau de l'orifice ombilical, il n'est pas rare de voir ces énormes entéro-épiplocèles qu'on rencontre chez les femmes obèses présenter des accidents d'étranglement. Il s'agit là d'un mécanisme un peu spécial. Le plus ordinairement ce n'est pas l'anneau fibreux ou le collet du sac qui sont en jeu ; il s'agit d'un étranglement dans une hernie alors qu'une bonne partie de cette hernie n'est pas étranglée et reste réductible. C'est sur une bride épiploïque, sur une adhérence pathologique que l'intestin est venu se couder ou s'emprisonner.

Malgré ces cas d'étranglement dans les hernies volumineuses, il faut retenir la fréquence de cet accident dans les entérocèles de petit

volume, d'autant mieux que plus la hernie sera petite, plus l'intestin
sera exposé au sphacèle et à la gangrène rapide.

Enfin l'*âge de la hernie*, c'est-à-dire la date de son apparition, a une
certaine importance. M. Berger, sur 239 cas d'étranglement, a pu constater :

1° Que dans 48 cas les accidents s'étaient déclarés le jour même où
la hernie avait fait son apparition, ou tout au moins que les accidents
avaient pour la première fois révélé l'existence d'une hernie ;

2° Que dans 89 cas les accidents s'étaient développés moins de
dix ans après l'apparition de la hernie ;

3° Que dans 102 cas un intervalle de plus de dix ans s'était écoulé
entre l'apparition de la hernie et celle des accidents.

Nous devons être frappés, d'après cette statistique, de la fréquence
relative des *étranglements d'emblée*, c'est-à-dire des cas où la hernie
s'étrangle au moment même où elle se produit. Ces faits s'observent
surtout dans les hernies à sacs préformés dont le type est la hernie
inguinale congénitale. D'autres fois, leur mécanisme est réalisé dans
les hernies dites de force, où, sous une pression abdominale violente, le
sac herniaire se constitue immédiatement. Enfin, nombre de ces étranglements d'emblée visent des faits de petites hernies méconnues,
comme on en observe assez souvent chez des femmes affectées de
hernies crurales, qui, en raison de leur petit volume et de l'absence
de phénomènes douloureux, passent inaperçues jusqu'au jour où elles
s'étranglent.

Nous avons énuméré jusqu'à présent les conditions prédisposantes
de l'étranglement herniaire ; il nous reste à voir quelles en sont les
causes déterminantes. Ces causes sont l'effort sous toutes ses formes.
C'est, dans l'âge adulte, l'effort considérable fait pour soulever
ou porter un fardeau ; c'est à l'occasion d'une chute, d'un mouvement violent pour se retenir que l'intestin, violemment chassé par la
sangle abdominale, viendra s'étrangler dans le trajet herniaire. C'est
un malade qui se lève avant d'avoir mis son bandage et qui, dans ce
mouvement, voit sa hernie sortir et devenir irréductible.

Dans la vieillesse ou l'âge avancé de la vie, les lésions de l'appareil
pulmonaire entrent en scène. Les bronchites, les accès de toux
exposent à l'étranglement ; aussi nombre de malades, prévenus de la
possibilité de cet accident, ou d'une manière inconsciente, compri-
ment-ils avec la main leur trajet herniaire au moment des efforts de
toux.

Quelle que soit la cause de l'étranglement, aussitôt que celui-ci
est constitué, un ensemble clinique de symptômes éclate, et c'est dans
l'étude de ceux-ci que nous allons entrer maintenant.

Symptômes. — L'étranglement herniaire peut se présenter sous des
aspects cliniques bien différents, tantôt se manifestant par des phénomènes très intenses, tantôt au contraire avec un ensemble sympto-

matique trés atténué, de telle sorte qu'il peut être méconnu. De là un certain nombre de variétés qu'il est utile de connaître et que nous étudierons plus loin; mais nous devons auparavant exposer la symptomatologie de l'étranglement ordinaire tel qu'il se présente dans la grande majorité des cas.

a. Péinomè de début. — Le début est le plus habituellement brusque. Il s'agit d'un malade porteur le plus souvent d'une hernie qu'il contenait aussi bien qu'il le pouvait avec un bandage; à l'occasion d'un effort, d'un accès de toux, la pelote du bandage s'est déplacée, ou bien l'intestin, violemment poussé au dehors, en a vaincu la pression et a envahi le sac herniaire. Le hernieux sent aussitôt qu'il s'est passé quelque chose d'anormal, que sa hernie s'est gonflée avec plus d'énergie que d'habitude, et surtout il a ressenti une douleur plus ou moins vive. Souvent il perçoit un malaise général, une sensation nauséeuse particulière, et quelquefois un vomissement réflexe a lieu. Il cherche alors à faire rentrer sa hernie : il la trouve plus tendue qu'à l'ordinaire, il n'a pas sous les doigts cette sensation de gargouillement, de mollesse habituelle qu'il percevait d'habitude , bref la réduction est impossible, malgré tous ses efforts; la sensation de malaise général persiste, l'état nauséeux s'accentue, de faux besoins de défécation se manifestent, quelquefois une ou deux légères évacuations gazeuses ont lieu par l'anse; la situation s'aggrave, le malade s'inquiète et, lorsque le chirurgien arrive, l'étranglement est définitivement constitué.

b. Étranglement constitué. — L'étranglement se manifeste alors par des symptômes locaux du côté de la hernie, des symptômes abdominaux et digestifs, et enfin des troubles de l'état général.

Localement la tumeur constituée par la hernie se présente sous forme d'une saillie arrondie, globuleuse ou allongée, soulevant la peau, qui n'offre aucune altération.

La *palpation* permet de reconnaître une série de signes de la plus naute valeur; la tumeur est *dure, tendue* et *rénitente*, elle donne au doigt la sensation d'une masse résistante de consistance élastique, tout à fait comparable à celle d'une tumeur solide ou plutôt d'un kyste. Cette sensation est caractéristique, car elle diffère totalement de celle donnée par une hernie non étranglée. Dans l'immense majorité des cas, elle suffit au clinicien pour affirmer la réalité de l'étranglement.

La hernie est en outre *irréductible* ; toutes les tentatives faites dans ce but, et elles doivent être faibles et de courte durée, n'aboutissent à aucun résultat. Il n'est pas nécessaire de prolonger ces manœuvres : quand on a palpé quelques hernies étranglées, on sent tout de suite que l'irréductibilité est définitive.

La palpation est en outre *douloureuse* et les pressions que l'on exerce sur la hernie provoquent le plus souvent quelques défenses du malade.

Enfin, la palpation permet d'apprécier la forme de la tumeur et de
sentir le pédicule de la hernie, sous forme d'un cordon induré plongeant sous l'arcade de Fallope dans les cas de hernie crurale, ou filant
dans l'épaisseur de la paroi abdominale s'il s'agit d'une variété inguinale. On peut même percevoir, dans certaines circonstances, se continuant avec le pédicule de la hernie, une bride résistante se perdant dans
l'abdomen, constituée par l'épiploon tendu comme une corde entre ses
attaches supérieures et sa portion herniée et étranglée. C'est ce que
Velpeau avait dénommé la *corde épiploïque.*

Si l'on fait tousser le malade en laissant la main appliquée au-
devant de la tumeur, *on ne perçoit plus d'impulsion* ; on ressent bien,
il est vrai, notamment pour les hernies inguinales ou ombilicales, un
choc léger, mais ce n'est plus l'impulsion vraie des hernies ordinaires.
Il s'agit d'un choc en masse par projection de la paroi abdominale,
mais il n'y a pas d'expansion du sac herniaire, qui ne se gonfle pas à
ce moment.

La *percussion de la tumeur* en montre la *matité*; ce signe a une
importance relative, car on peut le rencontrer dans des épiplocèles,
sans que celles-ci soient étranglées, et, par contre, on peut percevoir
de la sonorité dans des étranglements très serrés et même anciens,
soit qu'il s'agisse de la sonorité de masses intestinales sous-jacentes
de la hernie (hernies ombilicales, certaines formes de hernies inguinales), soit qu'au contraire la gangrène intestinale se soit produite et
qu'il y ait des gaz dans l'intérieur du sac ; enfin, comme nous le verrons, dans les hernies volumineuses où l'étranglement ne porte que
sur une partie limitée de l'intestin contenu dans la hernie, la sonorité
peut encore se rencontrer.

Les symptômes digestifs et abdominaux ont la plus haute importance. C'est tout d'abord l'arrêt des matières et des gaz. Ce phénomène a une grande valeur diagnostique, mais il est nécessaire, dans
sa constatation, d'éviter certaines causes d'erreur. Les malades peuvent en effet, dans les heures qui suivent l'étranglement, évacuer les
matières et les gaz contenus dans le bout inférieur de l'intestin, et
ces évacuations pourraient en imposer à un esprit non prévenu pour
une persistance des fonctions du tube digestif. Mais il faut savoir
qu'elles ne se produisent que très près du début de l'étranglement ;
elles sont peu abondantes et cessent au bout de quelques heures. En
général, au bout de vingt-quatre heures, la suppression des garde-
robes et des gaz est définitive.

Dans un certain nombre de faits paradoxaux et exceptionnels, non
seulement on n'observe pas d'arrêt des matières, mais il existe au
contraire de la diarrhée. Ces faits ont été diversement expliqués
depuis l'époque où Louis et Arnaud les avaient pour la première fois
observés. La plupart, adoptant l'opinion de ces deux auteurs, avaient,
comme Desprès, Verneuil, Duplay, interprété ces phénomènes comme

des cas de pincements latéraux; c'est là l'opinion généralement admise malgré la théorie soutenue par M. Le Dentu, qui veut voir dans ces cas une exagération réflexe de la sécrétion intestinale du bout inférieur. Pour nous, il nous semble que l'opinion de ce dernier auteur doit être conservée, car elle s'appuie sur des faits cliniquement constatés, et, d'autre part, elle explique ces cas de diarrhée abondante constituées par des matières vraies et aussi par un flux exagéré de la sécrétion intestinale.

En même temps sont survenus des *vomissements*; nous avons vu qu'ils peuvent se montrer d'une manière réflexe dès les premiers moments. Ils continuent dans la suite, tantôt avec des intervalles de répit, tantôt avec régularité. Ils surviennent, soit lorsque le malade essaye de prendre quelque chose, soit, et c'est là le cas habituel, spontanément, parfois même avec une grande violence. Au début alimentaires ou muqueux, ils ne tardent pas à prendre une teinte verdâtre due à la présence de la bile; ce sont les vomissements porracés; enfin, l'antipéristaltisme intestinal augmentant, ceux-ci prennent une coloration jaunâtre, une teinte sale analogue à celles des matières fécales liquides, et une odeur fétide s'en exhale; les vomissements sont devenus fécaloïdes; ce sont, en effet, les matières intestinales de l'intestin grêle qui refluent dans l'estomac et, finalement, sont rejetées au dehors par la bouche.

Enfin, si l'étranglement est abandonné à lui-même, les vomissement peuvent continuer jusqu'à la fin; des secousses de hoquet surviennent et sont d'un pronostic particulièrement mauvais. Dans d'autres circonstances, les vomissements perdent leur violence, ils sont abondants et sans efforts, les matières coulent par la bouche, sans secousses énergiques, comme se viderait un trop-plein; ce sont là des accidents qui précèdent la terminaison fatale.

Du côté de la *cavité abdominale*, on peut constater que la paroi est soulevée, distendue par les anses intestinales sous-jacentes; et cela d'autant mieux que l'étranglement siège plus bas sur l'intestin.

Le malade ressent des coliques; il perçoit des contractions douloureuses de l'intestin qui se manifestent quelquefois même à la vue au travers de la paroi antérieure de l'abdomen d'un sujet amaigri. La palpation abdominale est elle-même douloureuse et exagère l'état nauséeux du malade.

Enfin, l'état général est très rapidement atteint; il se conserve intact pendant les premières heures et même la première journée qui suit le début de l'étranglement; aussitôt que les vomissements deviennent fréquents, on voit survenir des symptômes généraux... Ceux-ci sont caractérisés par une sensation de malaise, d'anxiété, d'angoisse, avec dépression des forces. Le pouls devient petit, fréquent, misérable; il se laisse facilement déprimer; des irrégularités peuvent même se montrer. La respiration est anxieuse, et, si l'étran-

glement n'est pas rapidement levé, des signes d'intoxication ne
tardent pas à se manifester : les inspirations sont devenues courtes et
fréquentes. le malade se plaint d'oppression et son visage prend une
teinte légèrement asphyxique qui ne trompe pas un œil exercé, frappé
qu'il est par la coloration terreuse des téguments.

Le pouls devient très faible et incomptable, la température
s'abaisse au-dessous de la normale, les extrémités se refroidissent,
les yeux sont profondément excavés et anxieux, des plaques
asphyxiques apparaissent sur les membres et sur la face, les urines
deviennent rares et albumineuses, et, au milieu de tous ces symptômes, de cette intoxication si profonde de l'organisme entier, seule
l'intelligence reste intacte et restera telle jusqu'à la terminaison
fatale.

Formes cliniques de l'étranglement herniaire. — **Forme suraiguë.** — Dans cette forme, les phénomènes réflexes et généraux
atteignent très rapidement une très haute intensité. Les vomissements
sont d'emblée très violents, les douleurs abdominales sont très vives,
les malades ont des coliques qui les font particulièrement souffrir,
le faciès est grippé, les yeux excavés, la respiration fréquente, le
pouls petit et rapide.

Dans certains cas, qui ont été décrits sous le nom de choléra herniaire, dès le début de l'étranglement le pouls devient petit et
misérable, la température générale s'abaisse au-dessous de la normale. la face est cyanosée, la voix est éteinte, les urines deviennent
rares, et très rapidement le malade succombe, non sans avoir présenté du dessèchement de la peau et des crampes douloureuses dans
les mollets rappelant celles observées dans le vrai choléra. Cette
forme a été particulièrement étudiée par Briquet et Boinet, et par
Malgaigne en 1854.

L'étranglement suraigu est non seulement caractérisé par l'intensité des phénomènes généraux, mais aussi par la rapidité des
accidents de gangrène directe de l'intestin hernié. Le sphacèle des
tuniques intestinales peut être très rapide; on a rapporté d'assez
nombreux exemples de gangrènes survenues au bout de trente-six à
quarante heures; dans certaines circonstances, cette gangrène peut
être beaucoup plus rapide; nous en avons observé deux cas où, au
bout de vingt-quatre et trente heures, l'intestin était à peu près
complètement sectionné au niveau du collet.

Cette variété clinique existe surtout dans les petites hernies crurales; aussi faut-il, dans ces formes anatomiques, se hâter d'intervenir aussitôt le diagnostic posé.

Forme latente. — C'est le type clinique absolument opposé à
la forme que nous venons de décrire. Ici, presque pas ou peu
de symptômes subjectifs ; l'étranglement herniaire est bien constitué anatomiquement, et pourtant on ne voit apparaître aucun des

phénomènes qui attirent l'attention. Les malades ne souffrent pas,
la hernie est indolore, et aucun symptôme abdominal n'est constaté.
Pas de vomissements, souvent quelques nausées seulement. L'état
général est conservé intact et les malades continuent à vaquer à leurs
occupations sans s'inquiéter de leur hernie. Cette forme est particulièrement insidieuse et utile à connaître, car on peut ne pas diagnostiquer un étranglement. Nous avons observé, il y a quelques années,
un homme qui se présentait à la consultation de l'Hôtel-Dieu de
Lyon pour des phénomènes gastriques, qu'il mettait sur le compte
d'une gastralgie. Il avait un état légèrement nauséeux et avait présenté un ou deux vomissements alimentaires. Il était venu à pied à
l'hôpital et ne paraissait présenter aucun phénomène alarmant. Ce
fut seulement par un examen minutieux que nous découvrîmes chez
cet homme l'étranglement d'une petite hernie crurale, et la kélotomie
immédiatement pratiquée nous révélait un intestin profondément
altéré qui faillit nécessiter la résection.

Ces étranglements latents sont d'autant plus dangereux qu'ils
n'attirent pas l'attention des malades, et que, de l'absence de phénomènes graves, il ne faut nullement conclure à l'intégrité de l'intestin
serré.

Étranglements partiels dans les grosses hernies. — Le
type de ces étranglements est réalisé par les grosses hernies ombilicales ou inguinales. La caractéristique de cette forme est l'absence
de très nombreux symptômes que nous avons décrits dans la forme
ordinaire de l'étranglement. Les malades présentent des vomissements, l'état nauséeux classique, de l'arrêt des matières et des gaz,
un état général souvent mauvais et persistant. Si l'on examine la
hernie, on trouve que celle-ci a peu ou pas changé de caractères.
Elle est bien légèrement douloureuse, mais elle est souple, il n'y a
pas de distension, la percussion révèle de la sonorité, et enfin les
tentatives de réduction démontrent la possibilité de réintégrer
l'intestin avec le gargouillement caractéristique. Cette réduction, il
faut le dire, est incomplète; une certaine portion de l'intestin reste
hernié. L'anatomie pathologique, comme nous l'avons vu, nous
donne l'explication de ces phénomènes en montrant qu'il s'agit là
d'étranglements partiels, dans des diverticules, sur des brides ou des
adhérences pathologiques, nécessitant une intervention chirurgicale
libératrice.

C'est surtout cette variété d'étranglement qui avait été observée
par Malgaigne et qui lui avait servi à édifier sa théorie de l'inflammation. Nous savons ce qu'il faut penser aujourd'hui de cette conception.

Épiplocèle étranglée. — Là encore, un certain nombre de
signes cliniques font défaut. Tout se passe, au début, comme dans un
étranglement ordinaire. Le malade fait un effort, la hernie se pro-

duit ; elle est douloureuse et irréductible ; un ou deux vomissements se produisent, mais le malade continue à avoir des selles et des émissions gazeuses par l'anus. Lorsqu'on examine la hernie, on la trouve tendue, donnant plutôt une sensation d'empâtement que de fluctuation ; elle est irréductible, et les tentatives de taxis s'accompagnent de douleurs. La percussion montre la matité ; bref, tous les signes locaux de l'étranglement herniaire sont réalisés ; et pourtant l'état général est bon, les vomissements cessent, les fonctions digestives sont conservées, les malades peuvent manger, et il n'y a aucun signe d'obstruction intestinale, en dehors d'un peu de ballonnement du ventre et de quelques nausées. La situation peut se prolonger ainsi plusieurs jours, et il n'est pas rare de voir des individus porteurs d'une épiplocèle étranglée ne se présenter au chirurgien que huit ou dix jours après le début des accidents, alors que des phénomènes inflammatoires se sont développés et nécessitent une prompte intervention.

Autres variétés. — On a décrit encore un certain nombre de variétés cliniques, mais qui sont loin d'avoir l'importance de celles que nous venons d'exposer. Berger a insisté, en 1876, à la Société de chirurgie, sur les *formes nerveuses* se caractérisant par des crampes dans les masses musculaires des membres, des contractures tétaniformes des extrémités, parfois du délire, des accès convulsifs, de véritables accès d'éclampsie qui peuvent se terminer par la mort ; c'est là une forme rare, mais une des plus graves des étranglements aigus. Richter avait décrit sous le nom d'*étranglements spasmodiques* des cas où les crises douloureuses, pendant lesquelles les symptômes de l'étranglement se montrent avec toute leur intensité, sont séparées par des rémissions de plus ou moins longue durée. Il expliquait ces alternances par une contraction spasmodique des muscles de la paroi abdominale et des anneaux ; nous savons ce qu'il faut penser de cette interprétation ; pourtant le fait clinique existe, et il faut le mettre sur le compte d'un antipéristaltisme exagéré des tuniques intestinales.

Nous venons d'exposer les aspects multiples sous lesquels l'étranglement herniaire peut se manifester en clinique ; nous allons étudier maintenant comment il se termine s'il est abandonné à lui-même.

Terminaison. — La terminaison normale de l'étranglement abandonné à lui-même, c'est la mort. Pourtant, dans un certain nombre de cas, excessivement rares, la guérison spontanée peut se produire. Elle peut se produire suivant deux mécanismes : d'abord par réduction spontanée de la hernie, et d'autre part par création d'un anus contre nature.

La *réduction spontanée* de l'intestin étranglé ne devrait pas être signalée ; c'est un fait qui n'existe pas en clinique, et les observations où on a pu croire à sa réalité prouvent seulement qu'il ne s'agissait pas d'étranglement vrai. M. Berger rapporte que, sur 300 individus porteurs de hernies et examinés au Bureau central, une soixantaine, qui avaient présenté des accidents d'étranglements antérieurs, avaient vu la hernie se réduire spontanément ou tout au moins sans assistance chirurgicale, au bout d'un temps ayant varié de quelques heures à quelques jours. Il est certain que, dans la plupart des cas, il s'agissait d'engouement, d'inflammation passagère de la hernie, de menaces d'étranglements. Mais, quand une hernie est véritablement étranglée, on ne la voit pas se réduire spontanément, et cette notion est utile à connaître, car, guidé par les faits précédents, un esprit timoré pourrait être conduit à une temporisation extrêmement dangereuse.

Le seul processus réel de guérison spontané de l'étranglement herniaire est la création d'un anus contre nature par gangrène de l'intestin et *phlegmon stercoral*. Nous avons vu, en effet, que lorsque le sphacèle a détruit les parois intestinales, les matières font irruption dans le sac, les fermentations microbiennes exagérées aboutissent très rapidement à la transformation putride ou puriforme des liquides et à l'inflammation aiguë des enveloppes des sacs et des tissus environnants. La peau qui recouvre la hernie devient œdémateuse, rougit, donnant l'apparence d'un phlegmon ; la tumeur est sonore, atteint même le timbre tympanique, des gaz et des liquides fluctuent sous la pression, et, malgré l'intensité de ces processus locaux, on peut voir l'état général ne pas subir d'aggravation parallèle. A ce moment le phlegmon stercoral est constitué, il va s'ouvrir à l'extérieur, laissant s'échapper des matières et des gaz exhalant une odeur infecte, et un anus contre nature va être créé, qui permettra l'élimination des fèces et sauvera momentanément le malade ; nous disons momentanément, car bien souvent, après une rémission de quelques jours, on voit de nouveau l'état général s'aggraver, les patients se cachectiser et succomber dans le marasme, à moins qu'une intervention chirurgicale ne vienne oblitérer l'anus contre nature et rétablir la continuité de l'intestin dérivé.

Ce processus de guérison est rarement observé en clinique ; il demande, en effet, pour être réalisé, une série de circonstances heureuses, la limitation de l'inflammation phlegmoneuse au sac et à ses enveloppes, l'absence de péritonite septique généralisée, enfin et surtout une résistance suffisante de l'organisme pour lutter contre l'intoxication générale.

La *mort* survient par divers mécanismes et tout d'abord par *péritonite*. Celle-ci reconnaît pour cause l'épanchement des liquides septiques contenus dans le sac et dans l'intestin gangrené à l'intérieur de la grande cavité abdominale. Lorsque la gangrène de l'intestin est faite, on voit souvent celui-ci se sectionner au niveau du sillon d'étranglement, et le bout intestinal, attiré par son mésentère dans

l'intérieur du ventre, déverse, lui aussi à son tour, des matières éminemment septiques. Lorsque des adhérences suffisamment solides
ont fixé l'intestin au pourtour de l'orifice herniaire, cette péritonite
par épanchement peut être évitée : c'est ce qui se passe lors de la formation de l'anus contre nature spontané ; mais, malgré ces adhé-
renees, la péritonite peut encore éclater. Elle se produit alors par
extension à la cavité abdominale des altérations inflammatoires et
septiques, dont les lésions de l'intestin sont le point de départ et le
sac herniaire le siège. Les ulcérations peuvent se produire dans le
bout supérieur au-dessus du point étranglé; mais elles ne sont point
nécessaires ; nous avons vu le passage des bactéries au travers des
parois intestinales, nous avons constaté leur présence dans la cavité
abdominale ; cette transsudation microbienne suffit pour expliquer
le développement d'une péritonite septique.

Il ne faudrait pas croire, d'après cet exposé, que la péritonite soit
aussi fréquente qu'on pourrait le supposer au cours de l'étranglement herniaire ; nombre de malades succombent avant qu'elle ait pu
se réaliser, ou que des phénomènes phlegmoneux aient éclaté du
côté du sac. C'est la mort par intoxication générale par *infection
herniaire*.

En clinique, cette infection se traduit quelquefois de très bonne
heure, surtout dans les étranglements aigus. Le malade est anxieux,
il a de l'agitation, des mouvements incessants ; il cherche constamment des positions nouvelles, et n'en trouve aucune qui lui plaise, la
respiration est courte et précipitée, le malade réclame de l'air; cette
accélération du rythme respiratoire a la plus grande importance au
point de vue du diagnostic ; simultanément le pouls s'est accéléré ;
il est devenu petit, filant sous le doigt, quelquefois incomptable à cause
de sa rapidité, d'autres fois très irrégulier. Les urines sont rares,
albumineuses, et enfin un œil exercé est frappé par le facies général
du malade. Le teint a pris une coloration bronzée caractéristique, les
lèvres sont légèrement bleuâtres, le regard est indifférent, comme
lassé ; sur les joues une teinte cyanique peu marquée se développe,
plus accentuée sur le nez, les oreilles ; enfin cette asphyxie locale se
manifeste aussi sur les mains, dans les régions sous-unguéales, et
au niveau des membres inférieurs. Lorsque l'on constate ces signes,
l'intoxication de l'individu est profonde, trop profonde même pour
que l'on puisse faire quelque chose ; l'intervention, que l'on devra
pratiquer quand même, aussi hâtivement et aussi rapidement que
possible, ne donnera presque que des échecs. Le cours des matières
se rétablira, une débâcle intestinale pourra avoir lieu, l'obstacle sera
levé, et pourtant les malades n'en retireront aucun bénéfice, aucune
amélioration, et on les verra succomber le plus souvent dans les
trente-six heures suivantes. C'est que l'empoisonnement de l'individu
est général ; tous les organes, nous l'avons vu à l'anatomie patholo-

gique, sont imprégnés des germes infectieux sortis de l'intestin; mais deux plus particulièrement sont frappés : le rein et le poumon.

Il se développe *au niveau du rein* une véritable *néphrite aiguë* caractérisée par la diminution de la quantité des urines, qui sont fortement colorées, et contenant des proportions variables d'albumine. English, en 1884, puis Franck, en 1887, et enfin Klopstock, en 1889, ont étudié particulièrement ces lésions rénales au point de vue pronostic et diagnostic. La fréquence de l'albuminurie croît avec le degré d'étranglement et l'ancienneté de la constriction. Si les malades guérissent, on peut voir persister pendant un temps variable l'élimination albumineuse; s'ils succombent on peut observer chez eux les phénomènes respiratoires de Cheyne-Stokes.

Les *lésions de l'appareil pulmonaire* sont connues déjà depuis longtemps; en 1869, Verneuil a attiré l'attention sur elles, et depuis elles ont fait l'objet de nombreux travaux de Ledoux, de Mullois, de Roux et de Berger.

Ces localisations pulmonaires sont caractérisées surtout par des noyaux de broncho-pneumonies infectieuses. Il est rare de rencontrer des pneumonies massives du poumon. Ce que l'on observe, ce sont des poumons très généralement congestionnés, mais dans lesquels les lésions de l'infection sont surtout marquées à la base; le tissu pulmonaire est œdémateux et laisse échapper à la coupe une abondante quantité de liquide spumeux, mais surtout peu aéré. En certains points on trouve des noyaux de pneumonie, de splénisation ou d'hépatisation, mais ceux-ci sont irrégulièrement disséminés dans le parenchyme pulmonaire, ils affectent de préférence les régions de la base. L'examen histologique donne les lésions ordinaires de la pneumonie; mais il révèle aussi, fait important mis en lumière surtout par Clado, la présence dans les alvéoles pulmonaires d'une grande quantité de bactéries dont la plupart, comme l'ont montré les examens de Fischer et de Lévy, ne sont autres que le *Bacterium coli commune* d'Escherich. Mais on peut rencontrer aussi, comme l'a démontré Barbacci, associé au précédent, le diplocoque de la pneumonie de Fränkel-Weichselbaum.

Les complications pulmonaires atteignent surtout les gens âgés, chez lesquels elles prennent une fréquence redoutable; elles se caractérisent en clinique par une très faible réaction générale; pas de point de côté, aucun frisson initial, pas de toux, simplement un peu d'accélération du rythme respiratoire, une légère teinte cyanique des téguments, une langue rôtie, et, à l'auscultation, des râles fins, de la bronchite disséminée, de la matité à la percussion ; toute cette marche de la pneumonie d'origine herniaire est remarquablement insidieuse, elle échappe souvent à des investigations minutieuses, et on la diagnostique mieux, d'après l'état général du malade, la sécheresse de la langue, que par l'examen des signes locaux ou subjectifs.

La pathogénie de ces infections pulmonaires a été diversement interprétée. G. Roux a voulu voir là une congestion pulmonaire réflexe par irritation mécanique des plexus nerveux intestinaux, s'appuyant sur ce fait que la section du sympathique mettait les animaux à l'abri de complications pulmonaires au cours d'étranglements expérimentaux.

Gussenbauer et Pietrzskowski s'approchaient davantage de la vérité en mettant ces accidents pulmonaires sur le compte d'embolies parties des vaisseaux intestinaux. Lesshaft pensait qu'il s'agissait plutôt de pneumonies traumatiques et infectieuses, dues à l'introduction des matières réunies dans les voies aériennes.

A l'heure actuelle, la présence de microbes pathogènes dans les foyers de pneumonie nous permet d'en bien comprendre la pathogénie ; il s'agit de pneumonies infectieuses métastatiques. Le passage des bactéries se fait en quantité considérable au travers des parois intestinales, dans l'intérieur même de la cavité abdominale, et leur virulence est elle-même augmentée par le fait de la stase. Ces germes infectieux, repris par les lymphatiques, emportés par le courant sanguin, se disséminent dans tout l'organisme, et plus particulièrement au niveau de l'appareil pulmonaire. Les recherches expérimentales et bactériologiques de Wagner, de Grawitz, de Laruelle, de Clado, de Bonnecker, de Fischer et Levy, ont démontré surabondamment ce fait, dont l'idée première avait déjà été entrevue par Humbert, en 1874, dans sa thèse (1).

La réalité de ce mécanisme est encore prouvée par l'envahissement général de l'organisme par les germes infectieux ; la rate, le foie en montrent de grandes quantités incorporées dans leurs tissus, et c'est ainsi que l'on doit comprendre aujourd'hui la septicémie péritonéo-intestinale, d'origine herniaire, due à des microbes multiples, dont les principaux sont le *Bacterium coli commune,* les *Staphylococcus aureus* et *albus,* et des streptocoques.

Diagnostic. — Dans la grande majorité des cas, l'ensemble symptomatique si caractéristique de la hernie étranglée en rendra le diagnostic aisé, et l'hésitation ne sera pas de longue durée. Pourtant l'étranglement herniaire pourra être simulé, soit par des affections tout à fait indépendantes de toute formation herniaire, soit par des accidents d'un autre ordre survenant dans une hernie préexistante.

Certaines affections locales peuvent en imposer pour un étranglement herniaire, et nous devons citer, comme type d'erreur possible, l'*adénite crurale*. La confusion peut exister avec une petite hernie crurale, et surtout une épiplocèle étranglée ; en effet, dans ce cas, pas de phénomènes d'obstruction intestinale, on ne note que des phénomènes locaux, et, dans le triangle de Scarpa, rien ne ressemble à un

(1) G. Humbert, Étude sur la septicémie intestinale. Accidents consécutifs à l'absorption des matières septiques, 1874.

ganglion comme une épiplocèle étranglée et enflammée ; et pourtant le diagnostic doit être posé, car un peu d'intestin peut se trouver pincé latéralement et être la cause d'accidents redoutables : on appuiera le diagnostic sur la présence de causes étiologiques ayant pu amener l'inflammation ganglionnaire, sur la non existence d'une hernie antérieure, sur le début progressif de la tuméfaction, sur la présence de ganglions de voisinage, et enfin et surtout sur les caractères de la palpation, qui démontreront l'indépendance du ganglion avec les plus profonds, et dans la hernie crurale le pédicule de celle-ci, filant profondément dans l'arcade de Fallope.

Au niveau de l'anneau inguinal, il est classique de citer le diagnostic différentiel de l'*orchite d'un testicule en ectopie* avec l'étranglement d'une hernie congénitale. L'inflammation testiculaire donnant naissance à des phénomènes locaux analogues à ceux de la hernie étranglée et à des phénomènes généraux réflexes, tels que nausées et vomissements, rappelant l'obstruction intestinale, un examen minutieux lèvera tous les doutes.

L'*étranglement interne* et la *péritonite généralisée*, survenant chez un hernieux, pourrait faire croire à des accidents en rapport avec la hernie dont il est porteur, et cela d'autant mieux que celle-ci, en raison des phénomènes abdominaux, aura pu prendre un certain degré de tension. L'examen de la hernie fournira de précieux enseignements, en montrant sa réductibilité, sa sonorité et l'absence de phénomènes douloureux à son niveau.

Lorsque le sujet ne présentera pas de hernie apparente, il sera néanmoins nécessaire d'examiner les orifices anormaux ; les régions lombaires, ischiatiques, la face antérieure de l'abdomen seront palpées et scrutées avec soin ; on pourra découvrir dans les régions inguinales ou crurales une petite tumeur dure, douloureuse à la pression, que le malade n'aura pas remarquée et que l'on sera tenté de prendre pour une hernie étranglée. Il ne faudra pas se hâter de conclure, car il n'est pas rare de rencontrer là d'anciens sacs déshabités, des hernies épiploïques accidentelles. Les hernies graisseuses de la ligne blanche existent assez fréquemment et ne donnent naissance à aucun trouble.

Dans la péritonite, les phénomènes inflammatoires sont plus francs, les vomissements moins abondants et moins franchement fécaloïdes. La constipation est quelquefois remplacée par de la diarrhée; en tout cas elle peut être levée par les purgatifs. La réaction fébrile est du plus grand secours pour préciser le diagnostic.

Dans d'autres circonstances, c'est bien une hernie qui est en cause, mais l'étranglement peut être simulé par des accidents d'un autre ordre moins graves, nous voulons parler de ce que l'on a décrit sous le nom d'engouement (p. 640) et de péritonite herniaire (p. 645); nous renvoyons aux chapitres qui traitent de ces accidents.

C'est surtout dans le cas de hernie volumineuse, lorsqu'il s'agira de ces étranglements partiels que nous avons signalés, que le diagnostic sera particulièrement délicat. C'est dans cette variété que l'on verra survenir des obstructions intestinales de cause interne par circulation vicieuse et gênée des matières stercorales ; que l'on observera les phénomènes d'inflammation décrits sous le nom de péritonite herniaire. En règle générale, il ne faudra pas le plus souvent chercher à trop serrer de près le diagnostic, on s'exposerait, en voulant trop bien faire à des accidents redoutables ; on risquerait de ne pas voir un étranglement partiel, mais pourtant serré ; et, d'autre part, la grande majorité des cas d'engouement et de péritonite herniaire ne sont-ils pas, eux aussi, des accidents d'étranglement incomplets, peu serrés, susceptibles de devenir à un moment donné dangereux par le fait même de l'inflammation et de la distension des anses intestinales voisines.

En tout cas, dans des faits de ce genre, il vaut mieux, comme nous le verrons à propos du traitement, diagnostiquer un étranglement qui n'existe pas ou incomplètement, que de s'exposer à méconnaître un étranglement vrai.

Pronostic. — Le pronostic de l'étranglement herniaire est redoutable, si celui-ci est abandonné à lui-même. On peut dire que la mort est à peu près la règle dans la hernie étranglée ; et les cas où un anus contre nature providentiel s'est créé sont malheureusement de très rares exceptions.

Le pronostic est grave pour deux raisons ; la première est la rapidité de l'apparition de lésions gangreneuses, survenant au niveau de l'anse intestinale et aboutissant à la perforation de celle-ci, et la seconde a rapport avec l'intoxication générale de l'individu, se terminant par des manifestations pulmonaires, rénales, asphyxiques, que l'on observe fréquemment.

Ces deux facteurs, lésions de l'intestin, et intoxication générale, sont sous la dépendance du temps qui s'écoule depuis le moment où l'étranglement est constitué ; aussi sont-ils profondément modifiés par une intervention rapide qui libère l'intestin. Le pronostic d'une hernie étranglée opérée à temps est relativement bénin.

Mais le laps de temps écoulé depuis le moment où l'étranglement herniaire s'est produit et le moment de l'intervention n'est pas le seul facteur à considérer du point de vue du pronostic ; celui-ci dépend encore de la variété de hernie en présence de laquelle on se trouve. Les petites hernies, les hernies congénitales inguinales étranglées d'emblée sont d'un pronostic plus redoutable que les autres, car elles exposent davantage au sphacèle rapide, et à l'intoxication générale de l'individu. De même les entéro-épiplocèles sont d'un pronostic plus bénin que les entérocèles, en raison du rôle protecteur du coussinet adipeux épiploïque, dont nous avons déjà parlé plus haut.

Malgré tout, la notion de temps est la plus importante dans l'appréciation du pronostic d'un étranglement herniaire, aussi cette considération doit-elle hâter l'intervention puisque une heure ou une demi-heure peuvent éviter à un malade une résection intestinale, ou une péritonite, ou encore prévenir une intoxication menaçante.

Traitement. — Aussitôt qu'un étranglement herniaire est constaté, il faut à tout prix réintégrer dans la cavité abdominale les viscères herniés, et le faire le plus rapidement possible, afin d'éviter que leur vitalité soit compromise. Pour atteindre ce résultat, deux méthodes sont en présence : l'une, le *taxis*, s'efforce d'atteindre ce but sans intervention sanglante ; c'est par des pressions manuelles exercées sur la hernie que l'on cherche à atteindre ce résultat ; l'autre, plus rationnelle, moins aveugle, sûre d'aboutir, est la *kélotomie*, c'est-à-dire l'ouverture au bistouri du sac, la libération de l'intestin et de l'épiploon par section de l'étranglement et la réintégration de ceux-ci dans l'abdomen. De ces deux méthodes, une seule est pour ainsi dire appliquée, c'est l'intervention sanglante. Si l'on compare les traités classiques anciens et modernes, on est frappé du développement qu'a pris l'exposé de la kélotomie et de son manuel opératoire ; autrefois considérée comme opération d'exception elle est devenue la seule intervention rationnelle, et le taxis si en honneur, ancienne méthode de choix, a complètement perdu son prestige ; si on le trouve encore largement exposé, c'est parce qu'on en détaille les dangers.

La kélotomie est pourtant de date ancienne ; c'est Franco qui l'imagina et A. Paré qui en décrivit minutieusement le manuel opératoire ; mais l'antisepsie était alors complètement inconnue, l'opération n'était pratiquée que très tardivement, alors qu'on avait épuisé la série des agents médicamenteux bizarres, tels que la pommade à l'once d'or de ducats d'Afrique, dissoute dans l'eau régale, la pommade de Mlle Guiton, recommandée par Arnaud, les feuilles de bardane et de morelle ; et les résultats étaient, on le comprend, désastreux ; aussi l'intervention était-elle sérieusement condamnée, et Arnaud pouvait écrire, au commencement du siècle qu' « il y a souvent moins de dangers à retarder l'opération de la hernie étranglée qu'à se hâter de la faire ». Combien nous sommes loin aujourd'hui de pareilles conclusions.

Pourtant toute intervention chirurgicale n'était pas abandonnée ; de temps en temps on voyait des tentatives nouvelles surgir ! Littre, en 1700, formulait l'indication d'établir un anus contre nature. Ramdohr pratiquait la première résection intestinale, et Morand rappelle le fait en 1730. Malheureusement c'étaient là des faits isolés, le taxis était l'opération de choix, et malgré Malgaigne, qui était effrayé des accidents qu'il voyait survenir à la suite de ces manœuvres, Gosselin le mettait en première place ; il en réglait le manuel opératoire, montrait les avantages que l'on peut retirer de l'anesthésie chloroformique comme adjuvant, mais pourtant il reconnaissait que lorsque le taxis avait échoué c'était à l'intervention sanglante qu'il fallait recourir sans délai. Aujourd'hui le taxis est rejeté bien loin, l'antisepsie a permis d'être plus hardi, de nombreux chirurgiens, parmi lesquels il ne faut pas oublier Daniel Mollière (de Lyon), se sont efforcés de montrer les accidents redoutables auxquels exposent les manœuvres de réductions manuelles; la question est désormais jugée, la kélotomie est l'opération de choix, et s'il existe encore des discussions au sujet du traitement de l'étranglement herniaire, c'est à propos du traitement de la gangrène de l'intestin qu'on les voit s'élever; nous reviendrons plus loin sur les points particuliers.

Manuel opératoire du taxis. — Cette méthode a été presque uniquement employée pendant de longues années, et a donné, malgré ses dangers considérables, d'indubitables succès.

Le taxis ne présente des chances sérieuses de réussite qu'autant qu'il est pratiqué de bonne heure, peu de temps après la production de l'étranglement, avant que la congestion ait considérablement distendu l'intestin hernié et que des phénomènes inflammatoires aient fait leur apparition. Gosselin a insisté sur les avantages que l'on peut retirer de l'anesthésie; c'est là en effet un utile adjuvant, car il fait cesser la contraction réflexe de la paroi abdominale, il évite l'état de défense pris instinctivement et involontairement par le malade lorsqu'on appuie sur sa hernie et qu'on y réveille des phénomènes douloureux souvent très vifs. Dans quelques hernies de date récente, peu tendues, nous avons, après quelques manœuvres très courtes et très légères de taxis, obtenu la réduction de l'intestin, et toujours ce fut sans anesthésie, car dans le cas d'échec la kélotomie était décidée immédiate.   .

Donc, c'est sans anesthésie qu'il faut pratiquer les tentatives de réduction. Le malade sera placé dans le décubitus dorsal, le thorax et les cuisses soulevées par des coussins afin de relâcher autant que possible les orifices herniaires; le chirurgien se place à la droite du malade et avec la main gauche il embrasse le collet de la hernie. Avec la main droite il exerce alors des pressions méthodiques sur les parties de l'intestin voisines du pédicule, cherchant à les chasser dans l'abdomen. Ces pressions, d'abord modérées, sont pratiquées d'une façon rythmique, et de plus en plus énergiques, avec des intervalles de repos et de reprises. Le rôle des doigts de la main gauche est double; il a pour but d'effiler en quelque sorte l'anneau herniaire, d'y guider comme dans un entonnoir les masses intestinales et épiploïques poussées par la main droite, et aussi de les maintenir réduites lorsqu'elles ont franchi l'agent de l'étranglement.

Les pressions doivent être exercées avec la pulpe des doigts et non avec la pointe; il ne faut pas agir avec la pression de l'avant-bras ou du bras.

La réduction de la hernie est quelquefois obtenue tout d'un coup, l'intestin rentrant en masse ; le plus souvent on note tout d'abord une diminution de la tension dans le sac, puis on perçoit sous les doigts une sensation de gargouillement et de fuite de l'intestin dans l'abdomen.

Aussitôt que la réduction est obtenue, la tumeur s'affaisse, la tension disparaît, il existe une dépression au niveau du point où était la hernie, et le doigt, en se chargeant de la peau invaginée, peut pénétrer dans l'orifice herniaire.

Dans certains cas, le gargouillement caractéristique a bien été perçu, la sensation d'échappement de l'intestin a bien été nette, et pourtant, malgré la disparition de la tension du sac, il reste une tumeur encore appréciable ; il s'agit de masses épiploïques adhérentes qu'il faut le plus souvent laisser en place.

Les manœuvres de taxis doivent être de courte durée, et ne doivent pas exiger de pressions trop énergiques : elles exposeraient alors à des accidents redoutables dont nous parlerons dans un instant.

Tel n'était point le manuel opératoire adopté par les anciens auteurs, et il est intéressant de connaître avec quelle véritable brutalité les chirurgiens d'autrefois pratiquaient le taxis, tellement ils redoutaient l'intervention chirurgicale.

Ils avaient tout d'abord multiplié les moyens adjuvants qui devaient faciliter la réintégration de l'intestin. Les préparations de morphine, la belladone et l'atropine à l'intérieur ; les pulvérisations d'éther, les applications froides à l'extérieur ; et même le refroidissement des mains qui devaient pratiquer le taxis (Bennett).

L'intensité des manœuvres de réduction atteignit entre les mains d'Amussat, de Lisfranc, de Vignolo et de Nivet, le maximum d'énergie. Ces auteurs, sous les noms de taxis forcé, de taxis prolongé, préconisaient des pressions violentes faites par le chirurgien et ses aides, avec quatre mains, avec six mains. Et ces pressions étaient longtemps continuées, pendant une heure ou deux heures. -

Jusque dans ces dernières années, entre les mains de Sonrier, de Streubel, de Max Schede, ce taxis forcé a rencontré des défenseurs ; pourtant maintenant il semble que le silence soit définitivement fait, et que de pareilles manœuvres soient absolument condamnées.

D'autres auteurs avaient eu recours à des méthodes déterminées. Maisonneuve exerçait sur la hernie une pression élastique avec une bande de caoutchouc, Lannelongue utilisait la pression d'un sac de plomb. Plus hardis et plus dangereux encore, certains chirurgiens, tels que Levrat, Nélaton, Gosselin, Deroubaix, n'hésitaient pas à ponctionner l'anse intestinale pour en diminuer la tension, opération inutile et particulièrement redoutable dans ses conséquences. De telles manœuvres n'allaient pas sans exposer à de terribles accidents, ce sont

eux que nous allons maintenant exposer, car ils jugeront définitivement de la valeur de ce moyen thérapeutique.

Accidents du taxis. — Les accidents imputables au taxis sont
d'ordres très divers; nous pouvons les grouper sous trois chefs principaux. Cette méthode expose : 1° à perdre un temps précieux par
erreur de diagnostic ; 2° à de fausses réductions; 3° à la réduction
d'un intestin altéré.

a) ERREURS DE DIAGNOSTIC. — C'est là le moins grave des reproches
que l'on puisse faire au taxis, car la faute est aussi imputable au
chirurgien qu'à la méthode. Ces erreurs de diagnostic sont d'ordre
divers; le plus souvent il existe une petite hernie ancienne, c'est une
épiplocèle adhérente, c'est un kyste sacculaire, et le malade qui en
est porteur voit survenir des accidents d'étranglement intestinal.
Ces phénomènes d'occlusion intestinale peuvent être dus, soit à une
hernie à siège anormal, obturatrice, ischiatique, etc., et les manœuvres du taxis s'efforcent de réduire la hernie apparente et
dépourvue d'étranglement. D'autres fois, c'est un étranglement interne
qui est méconnu ; la distension des anses intestinales augmente la
tension d'un sac herniaire préexistant, et l'effet est pris pour la
cause. D'autres fois encore, c'est une hernie volumineuse, légèrement
enflammée et douloureuse, qui attire l'attention du chirurgien et
provoque ses tentatives de taxis, alors que c'est ailleurs qu'il faut
aller chercher l'obstacle véritable.

Dans tous ces faits, qui démontrent l'insuffisance de diagnostic,
mais qui sont facilement excusables, si le chirurgien pratique à tort
la kélotomie, celle-ci aura au moins l'avantage de rectifier son diagnostic et de faire porter ailleurs ses investigations.

Bien plus redoutables sont les deux autres catégories d'accidents
imputables au taxis.

b) FAUSSES RÉDUCTIONS. — Les efforts du chirurgien ont enfin été
couronnés de succès ; brusquement ou lentement, la tumeur herniaire
a cédé sous la pression et s'est réduite, et pourtant les accidents
d'étranglement continuent ; aucune amélioration, même passagère, n'a
lieu dans l'état général du malade ; une fausse réduction a été opérée,
et elle a pu se produire par des mécanismes très divers.

1° *Réduction en masse.* — C'est là le type de la fausse réduction,
observée pour la première fois par Saviard, par Le Dran, par Lafaye;
elle a été très remarquablement décrite par Richter.

Ce qui caractérise la réduction en masse, c'est que, sous l'influence
des pressions énergiques exercées sur le sac, celui-ci dilate l'anneau
fibreux, rompt ses connexions avec le tissu cellulaire qui l'entoure,
et, ainsi libéré, passe au travers de la paroi abdominale et vient se
loger dans le tissu cellulaire sous-péritonéal. Lorsqu'on examine une
pareille réduction, on trouve l'anneau fibreux considérablement

élargi et distendu, et en arrière de lui le péritoine soulevé par une masse arrondie qui n'est autre que le sac intact contenant l'intestin étranglé et le liquide exsudé, sans qu'en aucune façon l'agent de l'étranglement ait cessé son action. Cette variété nécessite, pour être réalisée, que le collet du sac soit l'agent de l'étranglement, et que l'anneau fibreux soit suffisamment faible pour se laisser distendre. C'est pourquoi cette variété de réduction en masse ne s'observe guère que pour les hernies inguinales, et nous avons eu l'occasion d'en observer un cas typique chez un malade où un taxis énergique avait refoulé au travers de la paroi abdominale sac et contenu, dans l'intérieur du ventre: Les hernies crurales sont bien moins disposées à ce genre d'accident, car, nous l'avons vu, c'est l'anneau qui est habituellement là l'agent de structure et, d'autre part, l'orifice fibreux est constitué par des tissus si résistants qu'il se laisserait difficilement distendre.

En clinique, c'est à la suite de tentatives énergiques de réduction manuelle que cet accident se produit ; la réduction s'est faite difficilement, péniblement, sans aucun gargouillement ; les malades, loin d'être soulagés, éprouvent au contraire de vives douleurs ; les vomissements augmentent ainsi que le ballonnement du ventre ; bref, tous les signes de l'étranglement persistent.

La palpation de la région montre un orifice herniaire très élargi ; si l'on introduit le doigt à son intérieur et que l'on fasse exécuter des efforts de toux au malade, on peut percevoir, comme dans notre observation, une masse globuleuse, arrondie, résistante, qui vient buter et cherche à se luxer au dehors. La palpation bimanuelle peut, dans certains cas, permettre d'apprécier le volume et la forme de cette tumeur.

Le diagnostic d'après ces symptômes est facile, et il faut se hâter d'intervenir aussitôt qu'il est posé, car la mort est la règle. Les faits de Bourguet, Dupuytren, Mayo-Robson, où l'intestin s'est libéré spontanément, et ceux où une fistule stercorale s'est constituée sont tellement exceptionnels qu'il ne faut les considérer que comme des curiosités pathologiques.

L'intervention dans ces réductions en masse, c'est la mise à jour de l'orifice herniaire, son débridement, la traction au dehors du sac et, cette sorte de réduction en sens inverse étant terminée, la pratique de la kélotomie suivant ses règles ordinaires.

2° *Réductions partielles.* — Les réductions peuvent être de deux sortes. La première variété vise les cas où le sac herniaire présente, comme dans certaines hernies inguinales congénitales, une série d'étranglements successifs. Le taxis peut alors réussir à faire franchir à l'intestin ce premier agent d'étranglement : le rétrécissement, qui siège, par exemple, au niveau de l'orifice inguinal externe, alors que l'étranglement vrai existait au niveau de l'orifice interne ;

l'intestin, ainsi incomplètement réduit, se place en s'étalant dans
l'épaisseur de la paroi abdominale ; des faits de ce genre ont été
observés par Streubel. Pour des hernies crurales, des faits analogues
ont été rapportés par Callisen, Cloquet, Richet et Legendre (1) sous
le nom de *hernies pectinéales*.

La seconde variété de réduction partielle a trait à des cas où l'on
n'a réduit qu'une portion de l'intestin contenu dans le sac, et qu'on a
laissé dans le trajet herniaire une ou plusieurs anses qui subissent
encore la constriction de l'agent de l'étranglement. Ces faits, observés
par Streubel, Chelius, Maurice Perrin, surviennent le plus ordinairement dans des hernies volumineuses chez lesquelles la réduction est
difficile, longue, et où l'on a négligé de s'assurer, par le doigt introduit dans l'anneau, de la complète perméabilité de celui-ci.

3° *Réduction propéritonéale.* — D'autres fois, l'intestin a bien été
réduit, le sac est resté en place, mais la réduction s'est faite dans un
diverticule intra-abdominal du sac herniaire. Ces fausses réductions
propéritonéales ont été bien mises en lumière par Kronlein, qui a
étudié ces diverticules péritonéaux, déjà entrevus par Cruveilhier,
Parise, Streubel. Ces diverticules propéritonéaux se rencontrent
surtout au niveau des hernies inguinales et, comme Ramonède l'a
montré, leur formation est en rapport avec le développement du canal
vagino-péritonéal. Le plus souvent, la disposition est la suivante :
au niveau de l'orifice interne du canal inguinal, le sac envoie un
prolongement en cul-de-sac, accolé à la face profonde de la paroi
abdominale, mais situé en avant du collet du sac ; de telle sorte que,
si un étranglement se produit, les manœuvres de taxis peuvent
refouler l'intestin dans ce diverticule sans que la constriction qui
siège au niveau du collet soit en quelque chose modifiée.

Ces formations propéritonéales ne sont pas exclusivement observées au niveau de l'orifice inguinal. On en a observé vers l'anneau
crural et même au travers de la paroi abdominale. Villard (de Lyon)
a rapporté une observation de cette variété d'étranglement (2).

4° *Réduction sous-péritonéale.* — Ici les manœuvres de taxis ont
été si énergiques que le sac s'est rompu au voisinage du collet qui
étreint toujours l'intestin ; la déchirure a laissé passer le contenu du
sac, qui a été refoulé dans le tissu cellulaire ambiant, et plus particulièrement dans le tissu cellulaire sous-péritonéal. Birkett a rapporté
3 cas de cette variété.

5° *Réduction avec l'agent de l'étranglement.* — C'est un degré de
plus des lésions que nous venons de décrire ; la déchirure du collet a
été si étendue qu'elle est devenue circulaire ; le collet s'est détaché du
sac, qui est resté en place ; l'intestin ainsi libéré a été réduit, mais il
a emporté avec lui l'anneau d'étranglement placé comme une bague

(1) E. Q. Legendre, Mémoire sur quelques variétés rares de la hernie crurale, 1859.
(2) Villard (de Lyon), *Arch. prov. de chir.*, 1892.

à la base de l'ancienne portion herniée. Ce sont là des faits rares, mais dont on ne peut contester la réalité. Laugier et Richet en ont publié des cas devenus classiques et Hochenegg opéra, en 1889, un étranglement analogue, qui guérit à la suite de la section de la bride.

c) RÉDUCTION D'UN INTESTIN ALTÉRÉ. — Un des plus grands reproches qu'on puisse adresser au taxis, c'est d'être une méthode aveugle, dans laquelle on ne sait au juste ce que l'on fait, et qui expose, par ce fait, à réduire dans l'abdomen un intestin douteux, peut-être déjà frappé de gangrène, et allant par conséquent entraîner la mort du malade par perforation intestinale. Mais, en dehors de ces dangers, sur lesquels nous allons revenir, le taxis exerce la plus fâcheuse influence sur la vitalité des tuniques intestinales. Les pressions souvent énergiques qui sont déployées meurtrissent les tuniques, les écrasent et surtout déterminent des ruptures vasculaires particulièrement nocives. Comme nous l'avons vu, le premier effet de l'étranglement est d'amener une stase veineuse considérable, telle même que les vaisseaux peuvent se rompre spontanément. Lorsque le taxis est employé, ces ruptures sont considérablement hâtées dans leur apparition et plus étendues ; la séreuse péritonéale peut être rompue, le mésentère déchiré et en tout cas tuméfié par de larges ecchymoses. Le liquide du sac devient très rapidement hématique, et lorsque, dans une hernie récente, on trouve du sang dans le sac, on peut affirmer que le taxis a été tenté. Toutes ces conditions compromettent la vitalité de l'intestin et, à ce point de vue déjà, les tentatives de réduction manuelles doivent être proscrites. Mais en réalité, ce sont là encore des lésions peu graves qui peuvent n'avoir aucune importance si une kélotomie immédiatement pratiquée permet la réduction des viscères. Bien autrement redoutables sont les accidents suivants :

1° *Réduction d'un intestin gangrené.* — Nous avons vu combien rapide paraît être l'apparition du sphacèle sur un intestin étranglé ; quelques heures suffisent, et il est impossible de déduire de l'âge d'un étranglement l'état des viscères. D'autre part, les signes cliniques sont absolument insuffisants pour permettre de diagnostiquer la gangrène intestinale, et cela est si vrai que même souvent au cours d'une kélotomie, ayant l'intestin dans les doigts, il est difficile d'être fixé d'une façon absolue sur sa vitalité. Que penser alors de la valeur d'une réduction manuelle ? Aussi les accidents sont-ils fréquents et redoutables ; ils aboutissent à la mort par péritonite.

Celle-ci peut survenir de deux façons : dans certains cas, la gangrène a déjà fait son œuvre, et une perforation a déversé dans l'intérieur du sac les matières intestinales. Pourtant l'infection du péritoine abdominal ne s'est pas produite ; des adhérences protectrices fixent les bouts de l'intestin au pourtour du collet. Que des

manœuvres de taxis soient pratiquées à ce moment, et tous ces produits éminemment septiques accumulés dans le sac feront évoluer en
quelques heures une péritonite suraiguë. Dans d'autres circonstances, la réduction de l'intestin est obtenue sans rupture de celui-ci,
mais ses tuniques sont déjà frappées de gangrène; si une kélotomie
avait été pratiquée, le chirurgien aurait pu reconnaître les signes de
la perforation imminente; les manœuvres aveugles du taxis ont
refoulé dans l'abdomen cet intestin frappé de mort, et vingt-quatre
ou quarante-huit heures après une péritonite par perforation éclate,
emportant rapidement le malade.

2° *Persistance des accidents d'étranglement par position vicieuse
des anses intestinales.* — Les accidents dus à des altérations de
l'intestin peuvent être de tout autre nature. Les tuniques intestinales ont bien conservé leur vitalité, la réduction s'est effectuée complète, et pourtant les accidents d'étranglement persistent. Ils sont
dus à ce que l'intestin, dans l'intérieur du sac herniaire, a pu contracter des altérations de position telles que la circulation des matières
ne puisse se rétablir.

Dans cet ordre d'idées, nous devons signaler tout d'abord les
coudures à angles aigus, avec formation d'un véritable éperon
comme dans les vieux anus contre nature. Cette disposition, primitivement transitoire, devient définitive par suite des phénomènes
inflammatoires qui se développent dans la hernie ; des adhérences
unissent les anses intestinales ainsi accolées en canon de fusil, et,
lorsque la réduction est opérée, cette position vicieuse est cause de
la persistance des accidents d'obstruction.

Dans d'autres circonstances, les *adhérences pathologiques* forment
une sorte de collier au niveau du sillon d'étranglement, empêchent
à l'intestin de reprendre son calibre normal, et s'opposent ainsi au
passage des matières et des liquides intestinaux. D'autres fois, enfin,
l'anse présentait une *torsion* complète dans l'intérieur du sac ; cette
torsion devient, elle aussi, sous l'influence des phénomènes inflammatoires, définitive, et lorsque le taxis aura réussi, la torsion
persistera avec ses redoutables conséquences.

3° *Persistance des accidents par paralysie intestinale.* — Ce sont là
des accidents de même ordre que les précédents, mais ici il n'y a
pas d'altérations mécaniques s'opposant au rétablissement des fonctions de l'intestin. Il s'agit d'un état paralytique de l'anse herniée,
en rapport probablement avec des causes multiples, troubles circulatoires, œdème, compression des plexus nerveux, infection, etc.,
et aboutissant à une destruction véritable. Nous nous sommes
trouvé plusieurs fois en présence de cet accident à la suite de réduction sanglante ; à plus forte raison l'observe-t-on dans ces cas de
réduction manuelle qui n'a pas permis d'y parer préventivement.
Quoi qu'il en soit, on trouve alors l'intestin comme fixé dans sa forme,

et tel qu'il était dans le sac lors de l'étranglement. Les sillons d'é-
tranglement sont très profondément marqués et obstruent la lumière
du conduit digestif ; pourtant aucune bride, aucune adhérence n'est
en cause. Les tuniques de l'anse étranglée sont œdémateuses et dépourvues de contraction ; bref, si la vitalité est conservée, la motilité,
l'élasticité sont complètement abolies.

Au cours d'une kélotomie, des malaxations, des lavages de l'intestin avec des liquides chauds préviennent généralement cette parésie intestinale, fréquemment observée à la suite du taxis. Et du
reste tous les accidents que nous venons d'énumérer, tous ceux de la
seconde catégorie, imputables aux altérations de l'anse herniée et
réduite, sont dus uniquement à ce que les manœuvres du taxis sont
aveugles.

En résumé, maintenant que nous avons passé en revue les dangers
de la réduction manuelle, nous pouvons voir combien sont multiples
et redoutables les accidents dus à cette méthode, d'autant plus multiples et redoutables que les manœuvres de taxis sont plus prolongées
et plus forcées. Que reste-t-il donc au point de vue des indications de
ce procédé, de l'opinion des anciens chirurgiens ? Faut-il conclure
que le taxis est définitivement et totalement condamné ? C'est bien là
presque la conclusion à laquelle nous arrivons aujourd'hui. *Nous
croyons que le taxis ne doit être employé que comme un moyen de
préciser le diagnostic d'étranglement vrai, définitif.*

Il devra être pratiqué sans anesthésie alors que tout sera préparé
pour une intervention sanglante, car nous savons l'influence fâcheuse
des pressions digitales sur les tuniques intestinales. Il devra n'être
fait qu'avec des pressions modérées, douces et graduelles ; on n'em-
ploiera jamais de manœuvres brusques ou violentes. La séance de
taxis doit être unique. Enfin il ne faut pas prolonger les manœuvres
plus de quelques minutes. Cette exploration sera, en effet, suffisante
pour permettre au doigt de percevoir cette sensation spéciale de
résistance, d'irréductibilité, qui veut dire qu'il s'agit d'un étranglement vrai ; et alors, ce n'est plus à des manœuvres brutales qu'il
faut avoir recours, c'est à une intervention sanglante, permettant de
voir au grand jour ce que l'on fait : à la kélotomie.

Kélotomie. — Lorsque la kélotomie est décidée, les précautions
antiseptiques et aseptiques doivent être prises avec minutie ; la région sera rasée si elle est couverte de poils, comme c'est la règle
dans les hernies crurales et inguinales, et tout de suite une première
question se pose, celle de l'opportunité de l'anesthésie générale.
Certains chirurgiens ont accusé l'anesthésie d'exposer les malades
au collapsus, à des vomissements pouvant se compliquer d'accidents respiratoires, et enfin à des broncho-pneumonies secondaires,
et ont conseillé d'avoir recours à l'anesthésie locale au moyen de la

cocaïne. Ce procédé peut être utile certainement dans des cas exceptionnels que nous préciserons, mais nous pensons qu'on ne doit pas
y avoir recours d'une manière générale, car il donne une anesthésie
très incomplète, et surtout ne présente pas les avantages de la narcose au chloroforme ou plutôt à l'éther comme nous la pratiquons
dans la région lyonnaise. L'anesthésie, en général, permet d'opérer
sans se presser, sans être exposé à des mouvements de défense du
patient, et surtout, par la résolution complète dans laquelle sont plongés les malades, favorise la rentrée des viscères dans la cavité abdominale. Grâce à l'anesthésie, on peut tenter avant l'intervention
quelques légères manœuvres de taxis, qui quelquefois seront couron-
nées de succès.

Mais, à côté de ces avantages, l'anesthésie présente, il faut le reconnaître, certains inconvénients et même certains dangers. Elle favorise certainement la tendance au collapsus ; on sait, en effet, que
l'anesthésie abaisse environ d'un degré la température de l'individu,
et c'est là évidemment une mauvaise condition chez des sujets où
l'étranglement intestinal affaiblit la résistance générale. Aussi
voyons-nous naître tout de suite une première contre-indication à
l'emploi de l'éther et du chloroforme : celle tirée de l'état général du
malade. Chez certains sujets avec affaiblissement du pouls, léger
refroidissement des extrémités, état général mauvais, il ne faudra
avoir recours à aucune anesthésie, et les opérer non endormis. Du
reste, chez de tels malades, la sensibilité est émoussée, et l'on sera
étonné de voir avec quelle facilité, aussitôt la peau incisée, on peut
ouvrir le sac herniaire, débrider l'anneau, malaxer l'intestin et
même le réséquer sans déterminer de trop vives douleurs.

Un accident plus grave consiste dans les phénomènes asphyxiques
que l'on peut voir survenir au moment des secousses de vomissements, et alors que ceux-ci peuvent refluer partiellement dans la
trachée et l'obstruer. Cet accident, fréquent dans l'étranglement herniaire, s'observe aussi dans les étranglements internes et dans certaines péritonites. Il a fait l'objet de discussions à la Société des
sciences médicales de Lyon et à la Société de chirurgie de Paris,
en 1894. Plus récemment, MM. Rochier dans sa thèse (1) et Tixier
(de Lyon) (2) sont revenus sur la pathogénie de cet accident.

C'est là un danger redoutable contre lequel on a préconisé l'usage
préventif des lavages de l'estomac (Rehn, Kummel) et que la trachéotomie hâtivement pratiquée peut seule conjurer lorsque l'asphyxie s'est manifestée. La possibilité d'une pareille éventualité ne

(1) ROCHIER, Des dangers et des contre-indications de l'anesthésie générale chez
les sujets atteints de hernies étranglées et d'occlusion intestinale, thèse de Lyon,
1896.
(2) TIXIER, Pratique de l'éviscération en chirurgie abdominale, thèse de Lyon,
1897.

doit pas faire rejeter l'emploi des anesthésiques ; il faudra seulement redoubler de précautions. Quant au reproche que l'on a adressé à la narcose de favoriser le développement de broncho-pneumonies, nous savons la valeur qu'il faut y attacher, étant donnée l'origine infectieuse de cette complication.

Nous croyons donc, d'après les considérations précédentes, qu'en dehors des cas où l'état général du malade est trop mauvais, il faut avoir recours à l'anesthésie générale, qui permettra d'opérer sans trop se presser, qui favorisera la réduction des anses intestinales, et évitera par résolution musculaire les efforts qui tendent à projeter au dehors le contenu de l'abdomen.

Quant au choix de l'agent anesthésique, nous croyons qu'on doit préférer l'éther, qui expose moins que le chloroforme aux syncopes cardiaques, d'autant plus redoutables que l'on opère sur un viscère tel que l'intestin, point de départ de réflexes généraux, si intenses.

Opération proprement dite. — On peut diviser l'opération de la kélotomie en cinq temps : 1° Incision des parties molles ; 2° libération et ouverture du sac ; 3° débridement ; 4° réduction des viscères ; 5° oblitération du sac et sutures.

1° INCISION DES PARTIES MOLLES. — L'incision de la peau varie évidemment avec les régions où siège l'étranglement ; pourtant il est certaines règles générales que l'on doit suivre. L'incision doit être longue, il faut qu'elle dépasse les limites de la tumeur herniaire, afin que dans les manœuvres ultérieures on ait du jour ; il est extraordinaire de voir combien une incision largement faite, facilite les différents temps de l'opération, et cela peut-être plus particulièrement encore pour les hernies crurales, où il faut aller souvent profondément sous l'arcade de Fallope (1). L'incision doit être faite suivant le grand axe de la hernie, et dépasser largement en haut le point où siège l'étranglement. C'est ainsi que le bistouri devra suivre un tracé vertical pour les hernies crurales et ombilicales, et oblique suivant l'axe du canal inguinal pour les hernies sorties par cet orifice. On recommandait autrefois de faire cette incision par transfixion d'un pli cutané, soulevé au devant de la hernie : ce sont là des tours de main d'une médecine opératoire d'un autre âge ; il faut inciser purement et simplement sur la tumeur, et, aussitôt la peau divisée, sectionner, à coups de bistouri plus prudents, les couches graisseuses sous-cutanées jusqu'à ce que l'on arrive au voisinage du sac.

2° LIBÉRATION ET OUVERTURE DU SAC. — Aussitôt que l'exploration au doigt fait reconnaître que le sac est proche, il faut fixer le bistouri et, avec l'aide de ciseaux courbes et tenus fermés, de préférence à la sonde cannelée, dissocier, dilacérer les couches graisseuses qui séparent encore des enveloppes de la hernie et mettre celles-ci à nu.

Il est le plus souvent facile de reconnaître que l'on est arrivé sur le sac, qui se distingue par son indépendance relative des plans qui l'environnent, à la tension et à la fluctuation qu'on y peut percevoir. Le sac se présente alors sous forme d'une tumeur rénitente, globuleuse ou bosselée, arrondie ou ovoïde, de coloration grisâtre, à la surface de laquelle se trouvent des brides blanchâtres. Cet aspect brunâtre, cette forme arrondie, peuvent en imposer à des débutants pour l'intestin, mais il faut se rappeler que l'on n'a ouvert aucune collection liquide, et aussi cette remarque de Duplay, à savoir que lorsque l'on hésite on n'est pas encore sur l'intestin. Il faut détacher alors avec le doigt, par décollement, le sac de ses connexions avec les tissus périphériques, le circonscrire de toute part, comme si on voulait énucléer la tumeur herniaire, en la laissant seulement retenue par le pédicule. Cette manière de faire a l'avantage de bien laisser voir ce que l'on fait et de ne pas exposer à méconnaître un prolongement, un diverticule de la hernie.

Le moment est venu d'ouvrir le sac. Avec une pince à griffe on soulève l'enveloppe séreuse en un point, et, très doucement, avec la pointe d'un bistouri, ou mieux d'une paire de ciseaux, on déchire la membrane. Aussitôt un petit jet de liquide séro-sanguin jaillit, et rapidement avec les doigts on agrandit l'ouverture; on est dans le sac. Ici deux points sont à signaler. Le premier c'est que, malgré la succession des différents phénomènes que nous venons de signaler, on peut ne pas se trouver réellement dans l'intérieur de la hernie, la petite collection liquide qui a été ouverte n'étant autre qu'une bourse séreuse préherniaire. Ce cas est assez fréquent pour les hernies crurales, et nous l'avons plusieurs fois rencontré. Un fait, qui nous paraît important au point de vue de ce diagnostic, c'est que le liquide de ces bourses séreuses accidentelles est toujours citrin, contrairement au liquide ordinaire du sac, qui est séro-sanguin brunâtre.

Le second point à signaler, ce sont les précautions extrêmes qu'il faut prendre dans l'ouverture du sac pour ne pas blesser l'intestin qui y est contenu. Celui-ci peut être, en effet, directement accolé à l'enveloppe séreuse, et si l'on a recours au bistouri, on n'évitera pas sa blessure. Ce contact de l'intestin avec la paroi du sac est dû à deux causes : la première c'est l'absence de sérosité; nous avons signalé ce fait à l'étude de l'anatomie pathologique; on se trouve alors en présence de ce que l'on a décrit sous le nom de hernie sèche ; la deuxième est plus grave encore, car la blessure de l'intestin est plus difficile à éviter : il s'agit des hernies avec sac séreux incomplet, ou sans sac séreux, dont des exemples sont rapportés dans le chapitre des hernies adhérentes. Le type le plus dangereux de ces hernies est représenté par certaines hernies du cæcum dans lequel l'intestin est directement en rapport avec le tissu cellulaire périherniaire, et par conséquent exposé à l'action vulnérante du bistouri. Cet accident ne peut être évité que par l'examen attentif de la hernie et la reconnaissance de cette variété heureusement rare.

Aussitôt que le sac est largement incisé, on aperçoit l'intestin et souvent de l'épiploon plus ou moins modifiés. L'épiploon, lorsqu'il existe, est vascularisé, tuméfié, œdémateux; il a pris une teinte grise, un aspect terne, les pelotons graisseux qui le composent ont perdu leur coloration jaune franc pour prendre une teinte opaque; des adhérences unissent enfin entre elles les différentes franges de cette membrane. L'intestin apparaît, replié sur lui-même, fortement congestionné, souvent noirâtre, *boudiné*. Cette dernière comparaison est parfaitement exacte à tous les points de vue; d'autres fois il existe des exsudats blanchâtres, des adhérences de dates récentes, enfin on peut rencontrer des lésions de gangrène; nous reviendrons tout à l'heure sur leur diagnostic et la conduite thérapeutique spéciale qu'elles imposent. Pour bien connaître l'état de l'intestin, il faut voir les altérations des tuniques au niveau du collet; aussi, après avoir évacué le sac herniaire des liquides septiques qu'il contenait, l'avoir lavé et bien asséché, faut-il procéder au débridement de l'étranglement.

3° DÉBRIDEMENT. — C'est là un temps de l'intervention qui a beaucoup préoccupé les anciens chirurgiens, qui redoutaient deux dangers: la blessure de l'intestin d'une part, celle des vaisseaux artériels voisins de l'anneau fibreux, d'autre part.

La première de ces craintes, celle de la blessure de l'intestin, avait fait inventer une série d'instruments plus ou moins bizarres destinés à protéger ce viscère. Méry avait inventé sa sonde ailée, Vidal une spatule cannelée, Huguier une sonde en bateau, et enfin Cooper son bistouri herniaire, modification de celui de J.-P. Petit, qui figure encore dans tous les arsenaux de chirurgie. Ce bistouri se termine par une tige mousse à laquelle fait suite la partie tranchante qui n'a guère plus de un centimètre de longueur. Il suffirait de glisser l'extrémité mousse de l'instrument entre l'intestin et le collet du sac et de tourner vers ce dernier le tranchant de la lame, pour déterminer la section de ce contenu fibreux par un léger mouvement de bascule.

Nous allons voir qu'une instrumentation aussi compliquée n'est point nécessaire; elle est même dangereuse, car c'est à l'aveugle qu'on sectionne la bride d'étranglement, et une partie d'intestin sera quelquefois saisie et incisée en même temps que le collet du sac.

Le second danger, la terreur de l'hémorragie, avait inspiré la divulsion de l'anneau, les débridements petits et multiples. A l'heure actuelle, le manuel opératoire est plus simple, et les dangers que nous venons de signaler n'existent plus guère. Voici le manuel opératoire qu'il faut suivre:

La longue incision cutanée qui a été pratiquée permet de bien voir ce que l'on fait; il faut débrider l'anneau fibreux et le collet du sac à vue, en ayant l'agent de l'étranglement sous les yeux; alors, avec la lame d'une paire de ciseaux, on libère l'étranglement en se rappelant que, pour éviter les gros vaisseaux, il faut débrider en dedans et en bas sur le ligament de Gimbernat pour les hernies crurales, en haut et en dehors pour les hernies inguinales, pour ne pas blesser l'artère épigastrique : enfin, pour les hernies ombilicales, plusieurs incisions rayonnantes permettent d'agrandir l'orifice herniaire. Avec un tel manuel opératoire, on évitera sûrement la blessure de l'intestin, et si par hasard une anomalie artérielle existe, comme cela arrive pour l'obturatrice, une simple pince hémostatique assurera l'hémostase du vaisseau que l'on verra saigner à ciel ouvert.

Tout cela est très simple. Nous devons signaler pourtant deux particularités opératoires pour le débridement des hernies crurales et des hernies inguinales. Dans les hernies crurales, nous l'avons vu, l'agent de l'étranglement est presque toujours le ligament de Gimbernat, et, dans nombre de cas, il suffira, avec l'extrémité de l'index placé en dehors du sac, d'effondrer en dedans ce ligament pour libérer l'intestin sans qu'il soit nécessaire de toucher au collet. Pour les hernies inguinales, il faudra poursuivre loin la dissection du pédicule de la hernie, et surtout, lorsqu'il s'agira d'une variété congénitale, savoir que l'on peut se trouver en présence de collets multiples; il faudra donc débrider jusqu'à ce que l'on soit sûr que le canal vagino péritonéal est libre dans toute son étendue et que le doigt pénètre librement dans la cavité abdominale.

4° RÉDUCTION. — Aussitôt que l'agent de l'étranglement est sectionné, il devient facile, par des tractions douces exercées sur l'intestin, d'attirer celui-ci au dehors; on le fera toujours et on ne craindra pas d'en attirer une assez grande longueur; on est sûr ainsi qu'il n'y aura plus d'obstacle à la réduction et l'on peut s'assurer de l'état de vitalité des tuniques intestinales. On verra surtout dans quel état se trouve le sillon de l'étranglement, on examinera s'il n'existe pas en ce point des menaces de perforations, et pour cela on constatera que la paroi intestinale a conservé son épaisseur, qu'elle n'est pas amincie, que les tuniques ne s'affaissent pas comme du papier mouillé; du côté de la convexité de l'anse, on s'assurera que là aussi l'intestin n'est pas aminci, qu'il n'existe pas de plaques jaune feuille morte, indices de la gangrène; qu'en aucun point ne siègent des perforations; bref, que le sphacèle n'existe pas ou ne menace pas de se produire. Nous reviendrons tout à l'heure en détail sur les signes cliniques qui permettent de reconnaître cette complication.

La réduction de l'intestin doit alors être pratiquée après lavage de l'anse à l'eau tiède bouillie, pour la débarrasser des produits septiques qui se sont déposés à sa surface et favoriser la circulation sanguine.

Mais avant de réduire l'intestin, on s'assurera encore qu'il n'existe pas de brides d'adhérences pouvant faire continuer les accidents d'obstruction ; il sera bon de malaxer la région du sillon pour lui rendre sa souplesse, pour éviter cet état paralytique que nous avons signalé, et alors toutes ces précautions étant prises, par des pressions douces et méthodiques, réduire dans la cavité abdominale l'anse intestinale ; brusquement on sent que celle-ci file dans le ventre, la réduction est obtenue. Vérifier alors que la réintégration est bien parfaite en introduisant l'index dans le collet du sac, et en percevant que l'extrémité du doigt est libre dans l'abdomen.

Lorsque la hernie contenait en même temps de l'épiploon, la conduite à tenir est quelquefois un peu plus complexe. Si l'épiploon est senti non adhérent, opérer sa réduction purement et simplement. Si au contraire il est tuméfié, œdémateux, que son volume et son gonflement sont un obstacle à sa rentrée dans l'abdomen, il vaut mieux placer une ligature à la base de la portion herniée et réséquer celle-ci. Il en sera de même si l'épiploon a contracté de larges adhérences avec les parois du sac : si on libère celles-ci par décollement, les points ainsi détachés exposent à des suintements sanguins, à des hémorragies qui peuvent devenir inquiétantes ; mieux vaut dans ce cas, selon nous, réséquer encore cette masse épiploïque. Dans toutes ces résections de l'épiploon, il faut faire des ligatures solides, et des ligatures en chaîne si la base du pédicule est un peu large, car les ligatures ont dans ces circonstances des tendances à glisser, et les hémorragies qui seraient la conséquence de la chute du fil sont particulièrement redoutables.

5° OBLITÉRATION DU SAC ET SUTURES. — Aussitôt la réduction obtenue, placer une ligature au niveau du pédicule de la hernie, et réséquer le sac comme dans une cure radicale. Du reste, dans un très grand nombre de cas, c'est par cette opération qu'il faut compléter la kélotomie, de façon à mettre du même coup le malade à l'abri de la récidive. Pourtant, lorsque le hernieux sera dans un état général mauvais, il ne faudra pas, par une opération de perfectionnement, prolonger ce shock opératoire, et il vaudra mieux alors s'abstenir de toutes tentatives de restauration. Lorsque l'intervention aura été un peu longue, que le liquide du sac aura paru infectieux, il sera préférable de ne pas faire une réunion complète et d'assurer, par un petit drainage dans l'angle inférieur de la plaie, l'écoulement des liquides.

Et l'intervention est terminée ; point n'a été besoin d'instrumentation compliquée : un bistouri, quelques pinces hémostatiques, une pince à griffe, et des ciseaux courbes ont suffi et ont avantageusement remplacé les instruments compliqués de l'ancienne chirurgie qui redoutait les grandes incisions et les manœuvres rationnelles à ciel ouvert.

Les soins consécutifs à la kélotomie sont simples : c'est le repos, une diète de vingt-quatre à quarante-huit heures suivant l'état dans lequel on a trouvé l'intestin, un lavement purgatif léger, pour lutter contre la paresse intestinale, si l'évacuation des matières n'a pas lieu spontanément ; et c'est tout.

Malheureusement, les choses ne sont pas toujours aussi simples ; nous avons supposé qu'au cours de la kélotomie nous avions trouvé l'intestin non encore compromis dans sa vitalité. Si, au contraire, la gangrène existe déjà, la conduite thérapeutique est profondément modifiée, comme nous allons le voir.

Traitement de la gangrène herniaire. — Si la gangrène de l'intestin est facile à reconnaître lorsque la perforation s'est produite et que les liquides intestinaux et des gaz ont fait irruption dans le sac, il n'en est pas de même lorsque l'anse, quoique frappée de mort, n'est pas encore perforée et a conservé un aspect extérieur à peu près normal. Si quelquefois avant la kélotomie certains signes cliniques, tels que l'œdème de la peau, la crépitation du tissu cellulaire, la sonorité diffuse de la région, ont pu faire soupçonner la gangrène intestinale, c'est lorsque le sac est ouvert, que l'intestin est largement attiré au dehors, qu'il importe au plus haut point de reconnaître le degré de vitalité des tuniques de l'organe. L'intestin qui est sous nos yeux vit-il encore, ou doit-il se sphacéler une fois réduit ? telles sont les questions qu'il faut trancher. D. Mollière, dans ses *Cliniques*, a donné une bonne étude de ce diagnostic souvent délicat. Il faut, pour conclure, examiner :

1° *L'odeur.* — L'intestin sphacélé a une odeur spéciale que l'on reconnaît quand on l'a déjà perçue, odeur persistante, dit D. Mollière, qui persiste malgré les lavages antiseptiques réitérés.

2° *La coloration.* — Celle-ci est variable ; il ne faut pas s'effrayer de la coloration brun sombre, noirâtre, que peut présenter l'intestin ; il suffit souvent de laver l'anse avec une solution tiède pour voir celui-ci reprendre sa coloration normale, ou tout au moins se vasculariser. Si, au contraire, l'intestin présente une teinte verte et irisée, il est mort.

Sa coloration bronzée est aussi un signe de sphacèle.

D'autres fois, on voit à la surface de l'anse des taches connues en clinique sous le nom de taches feuille morte, qu'il faut considérer comme un signe à peu près certain de gangrène ; pourtant, quelquefois on peut voir après lavages la plaque se vasculariser, et reprendre ainsi sous les yeux du chirurgien sa vitalité.

3° Enfin, la *consistance* a la plus grande importance au point de vue du diagnostic ; si l'intestin s'affaisse, si ses tuniques sont flasques, la gangrène est certaine ; on voit la consistance ordinaire, souple et élastique de la paroi de l'intestin, faire place à une membrane qui se laisse déprimer et plisser, comme un morceau de linge mouillé ; cet aspect est caractéristique.

Enfin l'anse saisie entre les doigts présente une extrême minceur ; dans certains cas, la tunique séreuse seule a l'air de persister.

Ces différents caractères d'odeur, de coloration, de consistance permettent d'affirmer le diagnostic de gangrène dans la plupart des cas ; il est pourtant des circonstances dans lesquelles les chirurgiens même les plus expérimentés sont hésitants. D'autres fois, le sphacèle est limité à une portion du sillon ; on a une plaque isolée, ou enfin toute l'anse est gangrenée : toutes ces variétés cliniques sont justiciables de conduites thérapeutiques différentes et d'indications particulières, indications que nous allons étudier successivement suivant que : 1° la vitalité de l'intestin est douteuse ; 2° il existe de la gangrène, mais celle-ci est limitée ; 3° le sphacèle est étendu à la totalité ou à la plus grande partie de l'anse herniée ; 4° il existe un phlegmon herniaire avec état général très mauvais.

a. LA VITALITÉ DE L'INTESTIN EST DOUTEUSE. — Réduire l'intestin dans ces conditions, c'est s'exposer à une péritonite par perforation ; d'autre part, réséquer cette anse intestinale, c'est peut-être pratiquer chez le malade une intervention inutile et certainement grave. Aussi les chirurgiens ont-ils tenté de tourner la difficulté. Plusieurs manières de faire sont en présence. La première consiste à libérer l'intestin, à attirer largement l'anse herniée au dehors, à la protéger par des compresses de gaze aseptique et à laisser les choses en place ; de cette façon on peut surveiller l'anse intestinale qu'on a en quelque sorte sous les yeux, et voir ce qu'elle va devenir. Si au bout de quelques jours sa vitalité est définitivement prouvée, on pratique une réduction secondaire ; si au contraire elle se mortifie, on assiste à l'établissement d'un anus contre nature sans dangers d'infection de la cavité péritonéale. Cette pratique a été particulièrement recommandée par Reichel.

Ce procédé, en somme très prudent, expose pourtant les malades aux ennuis d'un anus contre nature, et aux dangers d'une deuxième intervention définitivement curatrice.

Aussi Helferich (de Greifswald), tout en adoptant le manuel opératoire précédent, s'est efforcé de traiter préventivement cet anus contre nature possible en établissant entre les deux bouts de l'aine ainsi laissée à l'extérieur une anastomose, afin que si la perforation se produit il ne se forme en réalité qu'une fistule stercorale qui guérira rapidement puisque le cours des matières sera rétabli par l'anastomose créée. Ce procédé, qui a donné entre les mains de son auteur et celles de Kredel et de Salzwedel d'heureux résultats, est malheureusement une opération compliquée, et comme la précédente elle expose aux ennuis d'une réduction secondaire ; aussi beaucoup de chirurgiens adoptent-ils une conduite plus simple qui consiste bien à réduire de suite l'intestin douteux, mais à le fixer à la paroi abdo-

minale au niveau de l'orifice herniaire, de façon que, si une perforation se produit, elle aboutisse à une fistule stercorale qui sera
d'autant plus curable qu'elle sera plus petite, et que l'intestin ainsi
suturé ne présentera pas d'éperon, fonction si préjudiciable comme
on le sait à la cure des fistules ou des anus contre nature. Cette
dernière manière de faire nous paraît la plus rationnelle dans les cas
douteux, à moins que l'on n'ait une quasi-certitude de sphacèle.

   b. IL EXISTE DE LA GANGRÈNE, MAIS ELLE EST LIMITÉE. — Cette gangrène se présente soit sous forme d'une plaque limitée de sphacèle
siégeant sur la convexité de l'anse, soit plus souvent encore d'un
point menaçant de perforation au niveau du sillon d'étranglement ; le
reste de l'anse est sain. On ne peut, pour des altérations aussi localisées, faire l'entérectomie ou créer un anus contre nature ; la conduite
de choix, c'est alors la suture de la perforation *avec enfouissement*
de toute la zone gangreneuse. Huguier, le premier, avait préconisé la
suture latérale de l'intestin dans ces circonstances ; d'autres recom-
mandèrent la ligature pratiquée par Cloquet, Sangiert, etc. Ces faits
sont rapportés dans la thèse de Barette. Martinet (de Sainte-Foy-la-
Grande) s'est fait le défenseur de ce procédé, et Aimé Guinard, dans
une communication au 9e Congrès des chirurgiens français, a préconisé
cette méthode non seulement pour les gangrènes limitées, mais aussi
pour les gangrènes étendues.

   Le manuel opératoire de cet enfouissement est simple : une série
de points à la Lembert invaginent en quelque sorte la perforation ou
la plaque de sphacèle, l'enfouissent dans une plicàture de l'anse
intestinale, de telle sorte que lorsque la gangrène se produira, une
barrière résistante d'adhérences sera constituée. Ce procédé est excellent, nous y avons eu plusieurs fois recours avec quelques variantes (1), mais il présente comme inconvénient de créer une valvule proéminente dans la lumière de l'anse, et de faire une coudure de celle-ci
pouvant obstruer jusqu'à un certain point le cours des matières.
Pour ces raisons, nous croyons qu'il faut limiter ce procédé aux indications suivantes : 1° les perforations imminentes ; 2° les perforations
punctiformes ; 3° les petites plaques de sphacèle ne dépassant pas
1 ou 2 centimètres.

   c. LE SPHACÈLE EST ÉTENDU A LA TOTALITÉ OU A LA PLUS GRANDE
PARTIE DE L'ANSE HERNIÉE. — C'est à ces gangrènes étendues que
Martinet et surtout A. Guinard ont voulu étendre les indications de
l'enfouissement ou plutôt de l'invagination ; certes, ces auteurs ont eu
des succès par cette méthode ; mais nous la croyons difficile à appli-

<hr>

(1) JABOULAY, Comment on peut traiter les perforations et les gangrènes herniaires (Pro*vince méd.*, 1895). — MAIRE, Le traitement des lésions de l'anse intestinale étranglée, thèse de Lyon, 1895. — Nous incisons l'anse sphacélée sur son bord
convexe, parallèlement à son grand axe, et nous suturons les bords de cette incision par des fils perpendiculaires à sa direction, comme dans la pyloroplastie. De
la sorte est évité le rétrécissement du calibre intestinal soit immédiat, soit tardif.

quer dans nombre de cas, dépendant, comme A. Guinard l'a mis en lumière, de l'œdème, de l'épaississement, de la rigidité des parois intestinales, ou de la longueur de l'anse. D'autre part, ce procédé nous paraît présenter un grave inconvénient : il oblitère, au moins momentanément, la lumière du tube digestif, par le tassement des tuniques intestinales refoulées, il prolonge par conséquent la stase des matières, et l'obstruction, et aussi la pression considérable des liquides dans le bout supérieur, autant de conditions qui tendront à forcer sur les sutures et à les faire lâcher.

En résumé, pour les sphacèles étendus, c'est un procédé d'exception. Deux méthodes sont réellement en présence, la dérivation momentanée des matières par création d'un *anus contre nature temporaire*, et la restitution immédiate ou *ad integrum* de la continuité de l'intestin par l'*entérectomie*.

L'anus contre nature et l'entérectomie sont deux méthodes rivales qui, depuis bien longtemps, ont soulevé les discussions des chirurgiens, et c'est seulement depuis quelques années que l'accord commence à se faire. En effet, lorsque Littre, en 1700, formulait nettement l'indication de l'anus contre nature comme traitement de la gangrène herniaire, Ramhdohr pratiquait à peu près à la même époque la première entérectomie avec entérorrhaphie immédiate, et depuis les deux procédés ont suivi un développement parallèle. Pourtant l'énorme mortalité de l'entérectomie avec suture, mortalité en rapport avec l'absence d'antisepsie et une mauvaise technique des sutures intestinales, avait fait considérer par la plupart des chirurgiens, cette méthode comme une hardiesse chirurgicale condamnable. L'avènement de l'antisepsie a tout remis en balance. Kocher publia deux observations de résection et de suture de l'intestin suivies de brillants succès. Pourtant le VIIIe Congrès des chirurgiens allemands était peu favorable à cette manière de faire; alors que Madelung, Rydygier, Julliard, maintenaient la supériorité de l'entérectomie, Schede, Küster, Billroth, préféraient la création temporaire d'un anus contre nature, quitte à traiter celui-ci secondairement. Mais l'élan était donné, journellement les partisans de l'entérectomie sont devenus plus nombreux, et Czerny a puissamment contribué à l'étranger à ce mouvement. Neuber, Carson, Casini, Sachs, Hofmokl, à l'étranger, Bouilly, Follet, Chaput, et nous-même en France, nous sommes faits les défenseurs de l'entérectomie (1), et pourtant nombre de chirurgiens résistent encore et restent partisans de l'anus contre nature; citons Reichel, Resgnau, Körte, Bardeleben, Hahn, Hœnel, etc.

Entre ces deux opinions extrêmes, une méthode mixte devait se placer, c'est celle qui a été préconisée par Bouilly et Assaky, et

(1) JABOULAY, Résections intestinales (*Lyon médical*, 1891).

ensuite par Barette. Dans ce procédé, les auteurs, reconnaissant la
supériorité de l'entérectomie mais aussi ses dangers, proposaient de
pratiquer après la résection de l'anse gangrenée, une réunion presque
complète des deux bouts, ménageant toutefois une petite ouverture
destinée à servir de soupape de sûreté, ouverture que l'on fixerait par
ses bords aux parois du sac herniaire de manière à produire une
fistule stercorale temporaire, destinée à être ultérieurement traitée
par une nouvelle entérorrhaphie. Tels sont les différents procédés de
traitement de l'intestin largement gangrené, tâchons d'apprécier la
valeur de chacun d'eux.

L'anus contre nature présente de grands avantages, dont le plus
important est la rapidité. Il suffit de très peu de temps, de quelques
minutes, pour l'établir ; quelques pinces hémostatiques, quelques
points de suture, et l'intervention est terminée. Cette rapidité de l'acte
opératoire a une grosse valeur lorsqu'on opère sur des malades
souvent affaiblis présentant de la tendance au collapsus et un état
général mauvais. Il ne faut pas chez eux d'intervention de longue
durée augmentant le shock opératoire. Le second avantage de l'anus
contre nature, c'est sa simplicité et son innocuité ; il s'agit d'une intervention ne nécessitant ni une instrumentation ni une habileté spéciales ;
n'importe qui peut l'utiliser, et, d'autre part, pas de risque d'infection
péritonéale d'aucune sorte : l'indication vitale immédiate est remplie.

Moins séduisante est la situation de ces malades lorsqu'on les revoit
quelque temps après, ils sont porteurs d'une infirmité dégoûtante,
et souvent l'état général s'est altéré ; ils ont été sauvés momentanément, mais de nouveau ils s'affaiblissent.

L'anus contre nature a pu être pratiqué haut sur l'intestin grêle,
et la nutrition s'en ressentir. Mais, disent les partisans de cette
méthode, ce ne sont là que des inconvénients temporaires. Évidemment, à la condition de faire une seconde intervention qui, elle, présentera des dangers analogues à ceux de l'entérectomie primitive,
quoique moins grands puisque les malades ne sont plus sous
l'influence de leur étranglement, nous le reconnaissons.

Pour ces raisons la création d'un anus contre nature n'est pas
l'opération idéale. Celle-ci est réalisée théoriquement par l'entérectomie avec entérorrhagie immédiate. Ici l'intestin est largement réséqué,
en dehors des limites de la gangrène, ses deux bouts sont suturés
suivant un manuel opératoire que nous ne devons point décrire ici,
puis l'anse réséquée est rentrée dans l'abdomen, et, si l'intervention
réussit, tout se passe ou à peu près comme si l'on s'était trouvé en
présence d'un étranglement ordinaire. Malheureusement l'intervention ne réussit pas toujours, et la mortalité de l'entérectomie avec
suture reste élevée, puisque dans les statistiques récentes nous
voyons : Czerny, Hahn, accuser une mortalité de 47 p. 100, Mikulicz
de 33 p. 100, Borchard de 36 p. 100.

Cette mortalité encore considérable est due aux deux inconvénients types de l'entérectomie avec suture : la longueur de l'intervention et les accidents de péritonite par infection au niveau de la ligne des sutures. Une entérectomie avec suture, même faite par un chirurgien habile, demande en moyenne de trente à quarante minutes, condition défavorable chez des malades disposés au collapsus ; d'autre part la ligne d'entérorrhaphie aussitôt effectuée est soumise à une forte pression des liquides et des gaz intestinaux qui passent en débâcle du bout supérieur dans le bout inférieur, mettant sa solidité à l'épreuve. Si une imperfection existe, si un fil lâche, l'infection péritonéale se produit avec ses conséquences redoutables. C'est la complication que visaient Bouilly et Assaky en établissant, sur un intestin suturé, une fistule stercorale de sûreté ; malheureusement ce procédé réunit les inconvénients de l'anus contre nature et de l'entérectomie sans présenter les avantages de l'un et de l'autre. C'est un procédé long à mettre à exécution, nécessitant souvent une intervention itérative pour oblitérer la fistule, et créant au moins temporairement les ennuis d'un écoulement stercoral. Nous ne croyons donc point que ce soit là la méthode de choix.

De cette discussion nous croyons qu'il faut tirer les conclusions suivantes: 1º Dans les gangrènes étendues de l'intestin, si l'état général est très grave, recourir immédiatement à la création d'un anus contre nature qui réalise l'indication vitale immédiate, et pratiquer secondairement la cure de cet anus contre nature lorsque les forces du malades seront relevées.

2º Si l'état général du malade le permet, préférer l'entérectomie avec entérorrhaphie immédiate. Nous nous déclarons partisan de l'entérectomie, parce que les perfectionnements de technique ont considérablement amélioré les statistiques et diminué la mortalité, de cette intervention, parce que, au point de vue de la mortalité, comme le prouvent les statistiques groupées par Berger, celle-ci est moindre avec l'entérectomie qu'avec l'anus contre nature. Enfin c'est l'opération idéale, et, plus on la pratiquera, plus on verra les succès se multiplier.

Nous avons jusqu'ici eu en vue uniquement l'entérectomie avec suture, mais, dans ces dernières années, une nouvelle méthode d'entérectomie a été préconisée: nous voulons parler de l'emploi des boutons anastomotiques, dont l'idée première revient à Denans, chirurgien marseillais du commencement du siècle, mais dont la mise en pratique est due à Murphy (de Chicago). Cet auteur a publié de très nombreux succès dus à l'emploi de son bouton anastomotique dans le traitement de la gangrène herniaire. Jacob Johns, Busch ont rapporté des faits semblables, Wiener (de Chicago), aurait eu dix succès sur dix interventions. En France, Villard (de Lyon) s'est fait le défenseur de cette méthode, qu'il a appliquée le premier en 1895 ; au Congrès de chirurgie de la même année il rapportait quatre opérations suivies de quatre guérisons ; depuis (communication orale) sa statistique s'élève à onze interventions avec un seul cas de mort indépendant du bouton anastomotique, bouton anastomotique, soit dit en passant, construit sur un type un peu spécial, d'après les indications de cet auteur. L'entérectomie avec bouton anastomotique a été pratiquée plusieurs fois en France depuis, notamment par Chaput, Nové, Josserand (de Lyon), et nous-même, elle a fait l'objet des thèses de Pla (Lyon, 1895) et Gorde (Montpellier, 1896). Villard insiste particulièrement sur les avantages présentés par cette méthode, qui a la rapidité de la création d'un anus contre nature et les résultats d'une entérectomie. Pour lui les accidents de shock inhérents à cette dernière méthode sont annulés, puisque quatorze à quinze minutes suffisent pour mener à bien toute l'opération ; d'autre part elle évite les accidents de péritonite dus à la filtration des liquides septiques au niveau du point réséqué, car, lorsque le bouton vient d'être placé, l'anastomose est très solide, et la constriction exercée par les deux moitiés de l'appareil s'oppose au passage des liquides, et cela à un moment dangereux, c'est-à-dire celui où, la continuité du tube digestif étant rétablie, les liquides et les matières intestinales se précipitent du bout supérieur dans l'inférieur.

A l'heure actuelle, cette question de la valeur des boutons anastomotiques dans le traitement de la gangrène herniaire n'est pas encore définitivement fixée, mais les résultats encourageants que nous venons de mentionner doivent la faire prendre en sérieuse considération.

d) Il existe un phlegmon stercoral avec état général très mauvais. — Ici la conduite à tenir est toute tracée ; l'intestin, le sac et ses enveloppes ne forment plus qu'un véritable phlegmon, le malade est hors d'état de supporter une intervention de quelque durée. Il faut pratiquer l'anus contre nature ; le plus souvent, alors, le mieux sera d'inciser purement et simplement la tumeur, d'un coup de bistouri, laissant s'échapper ainsi au dehors les gaz et les matières. Abandonner le tout en place et laisser la nature continuer l'œuvre de création d'un anus spontané, qu'elle avait déjà presque achevée.

Résultats de la kélotomie. — Nous pouvons maintenant envisager d'un coup d'œil d'ensemble les résultats de l'intervention chirurgicale dans le traitement de l'étranglement herniaire, en un mot de la kélotomie. Nous avons laissé en effet dans l'ombre certaines méthodes opératoires, telles par exemple que celle pratiquée par Neuber, qui aborde l'étranglement par l'abdomen après avoir fait une laparotomie préalable. Ce sont là des méthodes exceptionnelles nécessitées par des conditions particulières, et qui ne peuvent trouver place ici.

Nous voyons, d'après les statistiques, que la mortalité de l'opération de la hernie étranglée, si considérable autrefois, tend à devenir
de plus en plus faible. M. Berger, qui a groupé ces statistiques
anciennes et modernes, nous fait voir que la statistique de Husson,
qui porte sur 227 opérations pratiquées dans les hôpitaux de Paris
de 1861 à 1864, donne une mortalité de 75 p. 100; celle de Gosselin,
qui opérait sans faire de taxis prolongé, donnait seulement 46,9 p. 100
de décès.

Plus récemment Benno Schmidt, sur 308 herniotomies pratiquées
dans les universités allemandes, constate, en 1883, une mortalité de
36,6 p. 100. Tscherning, sur 524 cas, n'a plus que 29 p. 100 de décès ;
pourtant, entre les mains de Southam, de Bowlby, de Macready, la
mortalité oscille autour de 40 à 43 p. 100, et, si on additionne toutes
ces statistiques partielles, on voit la mortalité être environ de 36 p. 100.
Entre les mains de certains opérateurs, nous voyons le chiffre des
décès s'abaisser à 17 p. 100 (Borchard), et même 14 p. 100 (Dayot)
(de Rennes).

Cette amélioration dans les résultats est due à plusieurs facteurs.
Le premier est l'introduction de l'antisepsie en chirurgie, c'est ainsi
que Tscherning a montré que la mortalité consécutive à la kélotomie
était tombée, dans les hôpitaux de Copenhague, de 50 à 60 p. 100
qu'elle était, à environ 20 p. 100 seulement depuis 1876.

Le second facteur important est la précocité dans l'intervention et
l'abstention à peu près générale des manœuvres de taxis. Ces deux
points permettent d'éviter, de prévenir la gangrène de l'intestin et, de
ce fait, immédiatement le chiffre de la mortalité est considérablement
diminué. Ici encore les statistiques sont éloquentes. Celles de Borchard donnent 7 p. 100 de mortalité pour les hernies non compliquées
de gangrène et 55 p. 100 lorsque l'intestin est sphacélé. De même
Krönlein, dont les statistiques sont particulièrement mauvaises, voit
la mortalité générale s'élever de 23 p. 100 à 77 p. 100 dans les cas
compliqués de gangrène.

La date de l'intervention, par rapport à l'apparition de l'étranglement, joue, pour la même raison, un rôle important dans les résultats
définitifs. Frickhöffer trouve, de 1822 à 1858, une mortalité de
19,4 p. 100 pour les opérations pratiquées dans le cours du premier
jour, de 45 p. 100 dans celles du deuxième et du troisième jour, de
50 p. 100 pour celles du quatrième et du cinquième. Plus récemment,
Luke voit la mortalité s'élever de 17,6 p. 100 à 40 p. 100 pour les
premières quarante-huit heures.

Nous pourrions multiplier ces chiffres, mais ce serait inutilement ;
ils suffisent amplement à prouver les heureux résultats de la kélotomie, à condition que cette opération soit pratiquée dans de bonnes
conditions. Ces conditions favorables sont : l'absence de taxis prolongé
ou violemment pratiqué, et la précocité dans l'intervention. Ces

conclusions justifient cette considération que nous exprimions au
début de ce chapitre thérapeutique, à savoir que, aussitôt qu'un
étranglement herniaire est constaté, il faut se hâter de rentrer à tout
prix dans la cavité abdominale les viscères herniés.

II. — AUTRES ACCIDENTS.

I. — ENGOUEMENT ET INFLAMMATION DES HERNIES.

On désigne sous le nom d'*engouement* l'accumulation des matières
et des gaz dans l'intestin hernié, lorsqu'elle devient suffisante pour
gêner ou interrompre la libre circulation des matières et déterminer
ainsi une sorte d'obstruction intestinale.

L'inflammation des hernies n'a pas besoin d'être définie : elle siège
principalement dans le sac et, pour cette raison, on lui donne souvent
aussi le nom de *péritonite herniaire.*

Ces deux complications des hernies ont une existence propre ; nous
aurons à le montrer par la suite. Mais elles sont considérées aujour-
d'hui comme infiniment rares ; au contraire, à diverses reprises on a
tenté de leur faire jouer un rôle dans la pathogénie de certains accidents, que l'on attribue maintenant à des variétés particulières d'étranglement. Bien que ce débat semble être définitivement fermé, les discussions qui ont été soulevées sur ce sujet sont encore trop près de
nous, et la place qu'elles ont occupée dans l'histoire des accidents des
hernies est trop grande pour qu'il ne soit pas inutile de les rappeler
ici. Nous le ferons en un court paragraphe avant d'étudier en eux-
mêmes l'engouement et l'inflammation des hernies.

A. Rapports de l'engouement et de l'inflammation avec l'étranglement des hernies.

Les accidents des hernies ne se présentent pas toujours sous l'aspect
de l'étranglement bien caractérisé ; ils revêtent parfois des formes
moins dramatiques et d'une interprétation plus difficile. Voici, par
exemple, le fait d'une hernie qui, ordinairement facile à réduire, devient
un jour douloureuse, augmente un peu de volume et oppose quelque
résistance à la réduction : cependant, après quelques efforts, le malade parvient à la faire rentrer, les douleurs cessent, et tout rentre
dans l'ordre. Il n'est presque pas de hernie un peu grosse et ancienne
qui ne présente dans son histoire quelque accident de ce genre. Parfois l'alerte est plus sérieuse ; l'irréductibilité est devenue complète
et ne cède pas même à un taxis méthodique. Cependant, si l'on
patiente deux ou trois jours, on peut voir la tension et la douleur
diminuer, et la hernie recouvrer spontanément le degré de réductibilité qu'elle avait avant cet accident. Mais la terminaison n'est pas

toujours aussi heureuse ; dans d'autres cas, impossibles à prévoir, on voit. au lieu de cette amélioration, apparaître les vomissements, l'arrêt complet des matières et des gaz, bref, tous les signes d'un étranglement confirmé, et l'opération, faite alors, est parfois déjà bien tardive.

L'observation clinique de ces accidents, dont quelques-uns sont très légers, mais qui se relient par une progression insensible à l'étranglement herniaire le plus grave, a été le point de départ de discussions très vives.

Confondus autrefois avec l'étranglement, ils en furent distingués pour la première fois par Goursaud (1768), qui leur attribua pour cause l'engouement. Mais ce fut surtout Malgaigne, qui, en deux mémoires (1840 et 1841), se fit le défenseur de la dualité de ces complications des hernies. Opposant à l'étranglement aigu, franc, ces accidents à marche lente, il les décrivit sous le nom de pseudo-étranglements, dépendant d'une cause bien définie : l'inflammation ou péritonite herniaire. Il y avait, dans ces observations, une grande part de vérité : mais le tort de Malgaigne fut d'étendre trop loin sa théorie, et surtout d'en tirer des déductions pratiques fort dangereuses. Il s'efforça, en effet, de distinguer en clinique les pseudo-étranglements des vrais, et chercha à faire admettre une thérapeutique différente dans les deux cas : tandis que l'étranglement réclamait une intervention rapide et énergique, l'inflammation commandait, au contraire, l'abstention.

Les faits eurent bientôt jugé la théorie, et ce fut le mérite de Gosselin d'établir, sur ce point délicat, les notions qui nous guident aujourd'hui.

Tout en admettant que l'inflammation peut jouer un certain rôle dans la pathogénie de ces accidents, Gosselin établit qu'ils relèvent le plus souvent d'étranglements peu serrés, susceptibles, tantôt de disparaître, tantôt de s'aggraver. Mais il montra surtout d'une façon fort sage qu'en clinique il est impossible d'établir entre ces faits des distinctions suffisamment nettes pour justifier une thérapeutique différente, d'où le précepte de considérer comme étranglée toute hernie qui détermine des accidents d'allure menaçante et de la traiter comme telle, sans se laisser arrêter par des conceptions pathogéniques.

Cette manière de voir a définitivement prévalu, et on peut même dire qu'elle s'impose d'une façon plus formelle encore qu'au temps de Gosselin, de nos jours où l'intervention devenue inoffensive est complétée par la cure radicale.

Le fait que l'on a vu parfois les symptômes alarmants disparaître d'eux-mêmes pourrait tout au plus faire naître quelques hésitations lorsqu'il s'agit de malades âgés, porteurs de hernies anciennes et très grosses, parce que, dans ces conditions, l'intervention est toujours assez laborieuse et présente une certaine gravité. Mais ces hésitations ne sauraient aller plus loin que de permettre une expectation de courte durée, et il faut poser en principe que le moindre doute est une indication formelle d'intervenir.

Ces règles pratiques étant posées, il faut bien convenir que, en théorie, la pathogénie de ces accidents est assez obscure ; Gosselin, lui-même, disait que l'hypothèse d'un étranglement peu serré ne rend pas compte de tout. En réalité, l'inflammation y joue aussi son rôle; son existence est démontrée par les exsudats et les adhérences que l'on rencontre presque toujours dans les grosses hernies qui ont présenté des accidents, mais il faut préciser dans quelle mesure elle intervient.

Elle n'est la cause première des accidents que dans quelques cas rares et bien définis que nous allons étudier sous le nom de péritonite herniaire ; dans tous les autres cas, elle ne se développe qu'à la faveur des troubles circulatoires créés par l'étranglement:on peut la supposer capable d'aggraver ou de compléter un étranglement primitivement peu serré, ou incomplet; mais elle reste au second plan, et la notion de l'étranglement domine toujours l'histoire de ces accidents.

B. Engouement herniaire.

Après avoir été considéré pendant très longtemps comme la cause unique des accidents des hernies, l'engouement perdit toute son importance le jour où Riolan et Franco découvrirent l'étranglement. Le travail de Goursaud, dont nous avons parlé au chapitre précédent, lui rendit quelque intérêt ; mais cette vogue fut passagère, car Malgaigne, puis Gosselin, montrèrent qu'on ne pouvait pas constater anatomiquement son existence dans les accidents qui lui étaient attribués.

On connaît aujourd'hui quelques faits bien observés qui démontrent l'existence de l'engouement, mais il est considéré comme très rare. On l'a rencontré presque exclusivement dans les hernies du gros intestin, cæcum ou S iliaque (Berger). Dans ces cas, l'accumulation dans l'intestin hernié de matières stercorales en abondance, de corps étrangers ou même de lombrics, ont pu déterminer une irréductibilité passagère, cédant à l'action d'un purgatif. Mais les accidents de ce genre sont tellement exceptionnels qu'il est impossible de fonder sur eux ni une description clinique, ni des indications thérapeutiques. Tout au plus la notion de leur existence permet-elle de dire que, lorsqu'on les soupçonne d'être la cause et qu'il n'existe aucun symptôme permettant de penser si peu que ce soit à l'étranglement, on sera autorisé à donner un léger purgatif pour tenter de désobstruer l'intestin, dans les cas où, pour une raison quelconque, la cure radicale ne paraîtrait pas indiquée.

C. — Inflammation des hernies.

L'inflammation des hernies, quoique rare, a une existence beaucoup mieux définie que l'engouement. Elle se développe avec une certaine prédilection dans les épiplocèles et y revêt une physionomie assez particulière pour qu'il soit nécessaire de l'envisager séparément dans les hernies épiploïques et dans celles qui contiennent de l'intestin.

1° **Épiplocèles enflammées.** — Leur variété la plus commune est cette inflammation à signes très peu accentués et à évolution très lente qui s'établit dans les épiplocèles anciennes et à laquelle Velpeau avait donné le nom d'*épiploïte larvée*. Peu à peu elle transforme l'épiploon en une masse solide, gâteau irrégulier qui se modèle sur la forme de la hernie et contracte des adhérences plus ou moins intimes et nombreuses avec le sac. A la coupe, on trouve un tissu mou, quoique plus compact que l'épiploon normal, parsemé de noyaux durs, scléreux, de volume et de forme très variables.

Ce travail se poursuit sourdement sans attirer en rien l'attention du malade : il ne se révèle que par l'irréductibilité de plus en plus grande de la hernie, et par la sensation que donne au palper sa masse molle parsemée de noyaux durs. Mais le plus souvent cette évolution tranquille est entrecoupée par des accidents subaigus auxquels on a donné le nom de poussées. Il y a alors un peu de douleur : la hernie grossit un peu, rentre plus mal que d'habitude; mais bientôt tout s'apaise et il ne persiste qu'une augmentation légère de volume et une irréductibilité plus grande.

Mais les accidents peuvent prendre parfois une véritable acuité. Alors se constitue le tableau de l'épiploïte aiguë, bien dépeinte par Gosselin : « La tumeur devient tout à coup plus volumineuse; si elle était réductible, elle ne se réduit plus, elle devient chaude, douloureuse à la pression et pendant les mouvements. En même temps, apparaissent quelques coliques, parfois, mais pas toujours, des nausées avec quelques vomissements, dans un certain nombre de cas la constipation. »

La résolution est la terminaison habituelle de cette inflammation aiguë. Elle peut être assez complète pour que la réduction redevienne possible; mais souvent la hernie reste irréductible par suite des adhérences, de l'augmentation de volume de l'épiploon, qui a perdu sa souplesse et sa malléabilité normales, ou bien, si elle l'était déjà, elle le devient davantage et l'inflammation lente vient se substituer aux accidents aigus et compléter leur œuvre.

Cependant on voit quelquefois les choses prendre une autre tournure. L'inflammation gagne le sac, ses enveloppes, la peau elle-même,

et il se fait ainsi un véritable phlegmon circonscrit qui envahit la
paroi abdominale sur une étendue variable, se ramollit et finit par
s'ouvrir. On trouve alors au centre de l'abcès une masse d'épiploon
rouge, parfois noir et d'aspect sphacélique, infiltré de pus, ou bien
présentant dans son épaisseur des abcès parfois assez volumineux.
Malgré ces apparences et l'odeur souvent infecte du pus, il faut
admettre que la gangrène véritable de l'épiploon est un fait tout à fait
exceptionnel (Berger), ce qui montre bien que dans ces accidents
l'inflammation est seule en cause et que la constriction au niveau du
pédicule n'est à peu près jamais suffisante pour produire un étranglement.

La communication du sac enflammé avec la grande cavité péritonéale est même assez facile pour que parfois la propagation de l'infection se fasse de ce côté. Benno Schmidt, Klemm ont rapporté des
faits de péritonite généralisée ou de collections suppurées intrapéritonéales en rapport avec l'épiploïte herniaire.

Les causes de ces épiploïtes herniaires aiguës ou chroniques sont
des plus obscures. L'infection se fait évidemment par la voie sanguine,
mais on ne connaît pas avec précision les causes qui retiennent les
agents infectieux dans l'épiploon hernié. — Les heurts, les frottements
que subit fatalement une hernie un peu grosse et difficile à maintenir
peuvent y contribuer, mais ce n'est pas une explication suffisante, car
on a vu des hernies petites et peu exposées aux traumatismes s'enflammer également. Peut-être faut-il faire intervenir cette notion bien
vague sur laquelle nous aurons à revenir plus loin, que les organes
herniés sont en état de moindre résistance et deviennent un milieu de culture favorable pour les microbes qui leur sont apportés par la circn-
lation.

Dans la majorité des cas, le diagnostic de l'épiploïte herniaire
aiguë peut être fait avec une certitude suffisante. Les symptômes
sont en effet surtout des symptômes locaux, et le retentissement sur
l'état général et sur le reste du tube digestif est nul ou peu marqué.
Les phénomènes généraux, l'anxiété, la dépression, compagnons ordinaires de l'étranglement, font défaut; les vomissements sont rares et
n'existent qu'au début; s'il y a de la constipation, elle ne va jamais
jusqu'à la suppression complète des matières et des gaz. L'examen
local montre le plus souvent que la hernie, restée molle ou devenue
fluctuante par le fait d'un épanchement dans le sac, ne présente ni
la tension, ni la douleur localisée au niveau du pédicule que l'on
trouve dans l'étranglement.

Cependant ces symptômes locaux sont loin d'avoir une valeur
absolue : il faut toujours penser que dans les hernies un peu grosses
une anse d'intestin peut fort bien se trouver cachée derrière une
masse d'épiploon, et, d'autre part, il peut être difficile parfois d'apprécier bien exactement la valeur des signes généraux; aussi faut-il

admettre que dans quelques cas le diagnostic pourra rester douteux et devra être fait le plus tôt possible par le bistouri.

Le traitement des épiplocèles enflammées est bien simplifié aujourd'hui où l'on admet que, à moins de contre-indication tenant à l'âge, l'état général, etc., toute hernie qui présente des accidents doit être soumise à la cure radicale. Une seule chose pourrait être discutée, c'est le moment le plus favorable pour la faire. Nous dirons avec M. Berger que, à moins de raisons spéciales, comme par exemple le cas de diagnostic douteux, il vaut mieux attendre la disparition de l'état aigu pour opérer à froid : on a aussi l'avantage d'intervenir sur des tissus moins friables, et dans les meilleures conditions d'asepsie.

Le manuel opératoire ne présente pas d'autre particularité que le traitement de l'épiploon enflammé. Celui-ci doit être libéré de ses adhérences, attiré au dehors jusqu'à la région où il paraît sain et réséqué après avoir fait sur le pédicule une ligature en chaîne. Le seul point délicat est de veiller à ne pas s'approcher trop du côlon transverse qui, masqué par la graisse épiploïque, pourrait se trouver pris dans une ligature, ou dénudé d'une façon dangereuse.

Dans les cas où l'intervention paraît contre-indiquée, il n'est pas impossible d'obtenir une résolution assez complète pour permettre la réduction et le port d'un bandage. Gosselin, Trélat, ont rapporté des résultats remarquables obtenus par le repos prolongé au lit avec une alimentation légère et des purgations répétées, en exerçant de plus sur la hernie une compression un peu énergique, comme celle que donne une bande de caoutchouc appliquée par-dessus une épaisse couche de ouate.

2° **Inflammation des hernies intestinales.**— C'est un chapitre beaucoup plus complexe et plus disparate que le précédent, en raison de la multiplicité des causes qui peuvent enflammer l'intestin et de la diversité des formes cliniques qui en résultent.

Au point de vue étiologique, il faut distinguer deux groupes de faits :

Les uns ont une étiologie obscure et banale. On invoque les traumatismes violents, comme un coup (J.-L. Petit), la contusion produite par une balle morte (Velpeau), mais surtout les traumatismes petits et répétés, comme les frottements, les froissements auxquels sont sujettes les hernies anciennes, grosses et mal contenues. Enfin, souvent on ne trouve aucune cause. Pott, Doyen, Laborde, Tédenat, Ostermayer, en ont cité des exemples. Il faut alors faire intervenir cette sorte de diminution de la résistance à l'infection dont nous avons déjà parlé à propos des épiplocèles et qui semble être l'apanage des viscères herniés.

Le second groupe comprend les faits plus nombreux dans lesquels on trouve à la péritonite herniaire une cause bien nette. C'est le plus souvent l'intestin qui en est le point de départ.

Quelquefois ce sont des *corps étrangers* qui s'accumulent dans l'anse herniée, l'enflamment et finissent par la perforer. On en connaît des exemples qui sont restés classiques : tels sont les cas de J.-L. Petit, qui retira un pied d'alouette de l'intestin d'un rôtisseur, et de Stocker, qui trouva à l'intérieur d'une hernie un amas considérable de métarcapiens de grenouilles. Toutes sortes de corps étrangers occupant les voies digestives, et même des masses considérables de lombrics, peuvent déterminer aussi la péritonite herniaire.

A côté de ces faits se place l'*appendicite herniaire*, bien étudiée dans ces dernières années. Morgagni, Amyaud, puis Malgaigne, avaient déjà signalé les hernies appendiculaires : les travaux plus récents de Tuffier (1887), Merigot de Treigny, Brieger (1893) la thèse de (Segelman, Paris, 1897), ont montré leur fréquence relative et ont bien exposé leurs variétés anatomiques et leur mode de production. Ce n'est pas ici le lieu de les étudier complètement ; deux faits seulement sont à retenir : c'est d'abord que l'appendice ne se rencontre pas exclusivement dans les hernies inguinales et crurales droites, mais qu'on l'a trouvé aussi dans des hernies ombilicales, et même dans des hernies inguinales ou crurales gauches (Nové-Josserand). C'est ensuite que tantôt l'appendice est isolé, constituant à lui seul toute la hernie, tantôt au contraire il est accompagné par un autre organe, l'épiploon, ou bien par une partie de l'intestin grêle ou du cæcum.

Il semble que les accidents qui peuvent atteindre l'appendice hernié soient de deux sortes : quelques faits montrent que cet organe peut être l'objet d'un véritable étranglement : ils sont à la vérité fort rares, si bien que Michaux a pu en mettre en doute l'existence (1).

Cependant Pollosson (2) en a rapporté un cas qui semble fort démonstratif, puisqu'il a trouvé sur l'appendice la marque d'un étranglement très serré, et qu'il a dû débrider le collet pour attirer au dehors l'organe hernié.

Au contraire, l'appendicite herniaire a une existence indiscutable. Au début de ce siècle, Amyaud avait déjà signalé la perforation par une aiguille de l'appendice contenu dans une hernie; on cite encore des observations de Beaumetz (1859), Pick (1880); mais comme les autres formes d'appendicite, celle-ci a été surtout étudiée dans ces dernières années, comme en font foi les thèses de Rivet (1894), Sauvage (1894), Asti (1895) et celle toute récente de Briançon (1897).

Sa pathogénie n'offre à peu près rien de spécial. On a trouvé fréquemment des corps étrangers, tels que aiguilles (Amyaud),

(1) Michaux, *Soc. de chir.*, 1896.
(2) Pollosson, *Lyon médical*, 1893.

épingles (Schmidt), noyaux de cerises, os, arêtes de poissons, etc., mais il n'est pas rare non plus de ne rien trouver d'anormal. D'après M. Tailhefer (1), l'irréductibilité de la hernie serait une cause prédisposante à la production de l'appendicite, en favorisant la stagnation des matières et en réalisant peut-être, dans une certaine mesure, les conditions du vase clos dont le rôle a été si discuté il y a quelques mois. C'est là une hypothèse assurément défendable, mais qui aurait besoin d'être appuyée sur un nombre suffisant de faits.

D'autres organes contenus dans le sac herniaire peuvent aussi s'enflammer et devenir le point de départ de la péritonite herniaire ; telle est par exemple la trompe.

Enfin, cette péritonite peut encore survenir par propagation de voisinage, soit d'une infection des parois de la hernie à l'occasion d'une plaie ou d'une érosion superficielle quelconque, soit de dedans en dehors, par extension au sac d'une péritonite généralisée puerpérale ou autre.

L'anatomie pathologique de la péritonite herniaire ne demande pas une description particulière. Le péritoine pariétal et viscéral présente les mêmes lésions, rougeur et dépoli des surfaces, exsudat, production d'adhérences, etc., que dans une péritonite quelconque dont on peut retrouver ici toutes les formes, adhésive, exsudative ou suppurée, sans autre particularité que la limitation des accidents au sac et à son contenu. Cette limitation n'est d'ailleurs pas toujours suffisante, et on peut voir le grand péritoine se prendre à son tour par voisinage. L'épiploon présente les lésions que nous avons décrites dans le chapitre précédent; sur l'intestin, on trouve souvent les lésions causales de la péritonite, et, lorsque l'appendice est en cause, sa perforation ou sa gangrène comme dans l'appendicite vulgaire.

Étude clinique. — Nous ne parlerons pas ici de ces accidents des grosses hernies auxquels Malgaigne avait donné le nom de *péritonite herniaire*, et que l'on s'accorde aujourd'hui à rapporter à un étranglement peu serré. Nous n'admettons dans ce chapitre que les cas rares où l'inflammation herniaire existe indubitablement seule, et sans que l'étranglement puisse être mis en cause en aucune manière.

On observe alors surtout des symptômes locaux ayant des caractères inflammatoires assez marqués. La hernie devient douloureuse, augmente un peu de volume, et donne à la palpation une sensation d'empâtement, mais sans avoir ni la tension, ni l'irréductibilité complète qui existent dans l'étranglement. Plus tard, l'inflammation gagne les couches avoisinant le sac: il se fait de l'œdème, la peau rougit, devient chaude, adhérente, et on a un véritable phlegmon qui peut aboutir lui-même à la suppuration.

Cependant l'état général reste bon : on peut avoir un mouvement

(1) TAILHEFER, *Indépendance médicale*, 1897.

fébrile en rapport avec le début de l'infection et, plus tard, avec la suppuration. Il existe souvent aussi, au début et même plus tard, un certain degré de réaction péritonéale qui se traduit par de la constipatiou, des vomissements; mais on a observé aussi de la diarrhée, et en tout cas, l'intestin reste perméable aux gaz.

L'*appendicite herniaire* mérite une mention à part, comme étant une des formes les mieux étudiées de la péritonite herniaire. Avec M. Berger, nous en distinguerons deux formes :

Dans la première, l'appendice est seul contenu dans la hernie : les symptômes sont réduits à ceux d'un simple abcès qui évolue sans aucun retentissement sur le grand péritoine et détermine seulement du côté de l'état général une légère réaction fébrile. Parfois les accidents ont été même si peu marqués que l'origine appendiculaire de la suppuration eût pu passer inaperçue si l'odeur intestinale du pus, l'issue de matières stercorales, l'examen histologique de la poche ou même seulement la persistance d'une fistule stercorale, n'avaient attiré l'attention de ce côté.

Dans la seconde forme, l'appendice est dans la hernie en compagnie d'autres organes. Alors on a tout le syndrome de la péritonite herniaire telle que nous l'avons décrite. La hernie devient rouge, tendue, douloureuse, il y a des vomissements, le ventre se ballonne. Cependant on a toujours noté que le cours des matières et des gaz n'est pas complètement arrêté. — L'évolution vers la suppuration est la règle, et un phlegmon se constitue, d'aspect variable suivant le siège inguinal, crural ou ombilical de la hernie. — Puis, l'abcès ouvert, il reste des fistules stercorales qui peuvent bien se tarir seules, mais peuvent aussi nécessiter des interventions ultérieures. — Il n'est pas absolument rare de voir l'inflammation se transmettre au grand péritoine et déterminer une péritonite généralisée mortelle. Rivet, en 1894, a trouvé cette complication 6 fois sur 24 observations.

Les lignes qui précèdent laissent bien peu de choses à dire du diagnostic de la péritonite herniaire. Lorsqu'elle s'accuse par des caractères locaux bien nets, en laissant persister le cours des matières et des gaz, il n'est pas difficile de la distinguer de l'étranglement herniaire; si, au contraire, les signes ne sont pas suffisamment caractérisés pour enlever tous les doutes, c'est le bistouri à la main qu'il faut trancher le diagnostic. — Ce dernier, par contre, peut être très difficile entre certaines épiplocèles enflammées et la péritonite d'une entéro-épiplocèle, ou bien une appendicite herniaire : mais, comme le traitement est le même dans les deux cas, il n'y a pas lieu de chercher des signes différentiels d'ailleurs bien incertains.

La conduite à tenir en présence d'une péritonite herniaire confirmée ne présente pas de difficultés spéciales. Au début, si les accidents sont légers, comme l'intestin reste libre, rien ne presse, et on peut être autorisé à attendre, en mettant le malade au repos et à la diète, avec application de compresses chaudes ou d'une vessie de glace sur la hernie. Mais il n'y a aucun avantage à prolonger cette expectation, et la conduite rationnelle est évidemment l'ouverture précoce de la hernie, suivie du traitement de son contenu d'après les règles qui ont été formulées à propos de l'étranglement herniaire et sur lesquelles il nous semble inutile de revenir ici.

II. — TUBERCULOSE HERNIAIRE.

Signalée par Cruveilhier, la tuberculose herniaire est fort rare, puisque, en 1896, Roth (1) n'en trouvait que 22 observations : ce nombre serait accru aujourd'hui de quelques faits récents.

Néanmoins la tuberculose herniaire a une histoire. Lejars(2), puis Jonnesco (3), en ont fait une étude séparée qui a été reprise récemment dans la thèse de M. Nurdin (Paris, 1898).

Elle peut se rencontrer chez des tuberculeux avérés, présentant des lésions évidentes du poumon ou du péritoine; mais on l'observe souvent sur des sujets qui paraissent indemnes de tuberculose. Aussi deux opinions différentes se sont-elles fait jour au sujet de sa pathogénie. Lejars et Jonnesco en font une tuberculose localisée : ils admettent que la hernie présente des conditions très favorables à la localisation du virus tuberculeux, en raison des troubles circulatoires qui résultent de la déclivité des organes herniés, des compressions et des torsions que peuvent subir les vaisseaux qui s'y rendent, et en raison aussi des traumatismes qui, grands ou petits, atteignent fréquemment les hernies.

Au contraire, Bruns, Hägler, Roth, pensent que la tuberculose herniaire est toujours due à l'extension de lésions tuberculeuses du grand péritoine : seulement, disent-ils, la péritonite tuberculeuse primitive reste latente ou bien n'évolne pas, tandis que la tuberculose herniaire se développe facilement grâce aux traumatismes et aux troubles circulatoires dont nous avons parlé.

Le sac herniaire est le siège de prédilection des lésions, qui peuvent revêtir plusieurs formes.

La plus rare est le tubercule massif, isolé en un point de la périphérie du sac, tandis que tout le reste est sain et qu'on trouve seulement dans sa cavité un liquide clair.

La péritonite herniaire tuberculeuse est plus fréquente. — Elle consiste quelquefois dans une éruption de granulations miliaires qui occupent le collet ou bien se répandent dans toute l'étendue du sac; d'autres fois, on a la forme cloisonnée décrite par Reverdin(4), Hayem,

---

(1) Roth, *Beiträge zur klin. Chir.*, 1896.
(2) Lejars, *Gaz. des hôp.*, 1889.
(3) Jonnesco, *Revue de chir.*, 1891.
(4) Reverdin, *Soc. anat.*, 1870.

et qui consiste en de très nombreuses adhérences, fixant l'intestin à la paroi et délimitant des loges irrégulières communiquant entre elles et remplies d'un liquide séreux.

Les organes contenus dans la hernie, épiploon, intestin, mésentère, peuvent présenter aussi des lésions tuberculeuses, sur la description desquelles il n'y a pas lieu d'insister. Ces lésions coexistent ordinairement avec celles du sac ; elles peuvent cependant se trouver isolées (Berger).

Les *symptômes* de la tuberculose herniaire sont obscurs dans les cas où le sujet ne présente pas des lésions nettes de tuberculose pulmonaire ou péritonéale. Ils se présentent quelquefois sous une forme aiguë ou subaiguë ressemblant beaucoup à la péritonite herniaire non tuberculeuse : la hernie grossit, devient douloureuse, irréductible ; ses parois sont épaisses et l'on reconnaît dans le sac un épanchement liquide. Cependant les vomissements et la constipation sont rares, peu marqués, et du côté de l'état général on trouve seulement un peu de fièvre avec l'amaigrissement et la perte des forces des tuberculoses en évolution.

La forme chronique est plus difficile à reconnaître encore : la hernie augmente de volume, lentement, par étapes ; elle devient douloureuse et progressivement irréductible. Il n'y a rien là de bien caractéristique, sauf peut-être l'intensité anormale des douleurs, et c'est surtout sur l'état général, la coïncidence d'autres tuberculoses qu'on pourra étayer un diagnostic d'ailleurs bien problématique.

Quant au traitement, ce sera encore la cure radicale, avec ablation soigneuse du sac et de l'épiploon s'il est malade. Quelques faits montrent qu'on peut obtenir ainsi des résultats durables.

III. — HERNIES IRRÉDUCTIBLES.

Dans les accidents que nous venons d'étudier, l'irréductibilité se rencontre d'une façon presque constante et constitue un symptôme de grande valeur ; mais elle est en général passagère. On donne plus particulièrement le nom de hernies irréductibles ou incoercibles à celles qui, sans causer d'accidents sérieux, sont cependant rebelles aux tentatives de réduction, et cela d'une manière permanente et définitive.

Trois causes principales sont susceptibles de provoquer cet état : ce sont le volume extrême de la hernie, l'existence d'adhérences limitant les mouvements de son contenu et l'empêchant de rentrer, ou enfin le développement d'une tumeur dans le sac herniaire. — Nous allons les étudier successivement.

1° Hernies irréductibles par perte de droit de domicile.

J.-L. Petit a donné ce nom à des hernies assez volumineuses pour contenir une grande quantité d'intestin, de sorte que la cavité péritonéale, presque complètement vidée de son contenu, se rétrécit et devient incapable de le recevoir de nouveau.

Dans ces cas, l'intestin, mobile et non adhérent, se laisse facilement réduire, mais il ressort aussitôt à travers l'anneau très large, ou bien, à mesure qu'une certaine étendue d'intestin rentre, une partie correspondante ressort, et la manœuvre la mieux faite ne donne aucun résultat effectif.

Il peut arriver aussi que la réduction, tout en étant anatomiquement possible, provoque des accidents tels qu'elle ne peut être maintenue. Le malade se sent gêné, souffre, ressent des coliques, présente des troubles digestifs tels que le maintien de la hernie au dehors est la condition indispensable d'une situation tolérable.

En pareil cas, la thérapeutique est impuissante : soutenir la hernie, exercer sur elle une compression élastique permettant d'enrayer ses progrès dans la mesure du possible, telle est la seule ressource, et elle ne suffit pas à protéger ces malades contre les accidents graves dont ils sont menacés.

2° Hernies adhérentes.

Il est conforme à la tradition de décrire dans un même chapitre tous les cas où l'irréductibilité est due à une adhérence anormale des viscères herniés entre eux ou avec le sac. Cependant nous savons depuis Scarpa que ces adhérences ne sont pas toutes de même espèce, et qu'il en existe deux variétés bien différentes : les unes, dites *inflammatoires*, sont une complication qui peut survenir dans toutes les hernies, sans distinction de siège ou de contenu ; les autres, au contraire, appelées *adhérences charnues naturelles*, *adhérences par glissement*, sont particulières aux hernies du gros intestin et résultent du mode de production même de ces hernies. Différentes de nature et d'origine, ces deux sortes d'adhérences diffèrent aussi par les symptômes qu'elles causent, par le traitement qui leur convient ; aussi les étudierons-nous dans deux paragraphes distincts.

A. **Adhérences inflammatoires**. — Elles sont connues et étudiées depuis fort longtemps, et déjà au siècle dernier J.-L. Petit, Arnaud, Richter en ont donné des descriptions auxquelles il reste bien peu de choses à ajouter. Elles sont d'ailleurs plus rares de nos jours, depuis que les perfectionnements apportés à la confection des bandages a rendu le maintien des hernies plus facile et plus efficace.

Ces adhérences se rencontrent en effet presque toujours dans les vieilles hernies volumineuses, rebelles aux bandages ou négligées depuis longtemps.

Quelquefois elles se relient d'une façon bien nette à une péritonite herniaire authentique, quelle que soit d'ailleurs l'origine de cette dernière. Mais cela est rare et, dans la majorité des cas, l'étiologie des adhérences inflammatoires demeure assez obscure. On trouve fréquemment dans les antécédents de la hernie un ou plusieurs de ces accès d'irréductibilité passagère que nous avons attribués précédemment à des étranglements peu serrés. Il faut admettre alors que ces accidents s'accompagnent d'un certain degré d'irritation péritonéale suffisant pour déterminer la formation d'adhérences. Enfin, dans quelques cas, on ne trouve aucune trace d'un accident aigu ou subaigu quelconque : on ne peut incriminer que les petits traumatismes, les frottements, les froissements auxquels sont constamment soumises les grosses hernies mal ou non réduites, mais ces causes suffisent-elles à expliquer les adhérences nombreuses et étendues que l'on trouve dans certaines hernies?

La tuberculose, les néoplasmes déterminent parfois dans les hernies des adhérences d'espèce particulière, mais qui peuvent se traduire en clinique par des accidents analogues à ceux déterminés par les adhérences simples. Il suffit de les mentionner ici et de renvoyer aux chapitres dans lesquels ces affections sont étudiées à part.

Le mode de production des adhérences inflammatoires dans le sac herniaire est le même que dans toutes les autres séreuses. Il se produit d'abord un exsudat fibrineux qui s'étale à la surface du revêtement séreux et colle l'une à l'autre les surfaces en présence. Puis, suivant un processus histologique aujourd'hui bien connu, ces lames de fibrine sont envahies par des cellules conjonctives et par des vaisseaux jeunes, issus par prolifération des éléments de revêtement et des vaisseaux de la membrane séreuse sous-jacente. Peu à peu, la fibrine disparaît, et il reste à sa place un tissu conjonctif d'abord peu résistant, plus tard dense et solide, ayant tous les caractères du tissu fibreux.

A ces différentes étapes correspondent des formes anatomiques différentes que les anciens avaient déjà bien distinguées.

Sans reproduire les classifications quelque peu complexes qui en ont été faites, nous dirons simplement qu'il suffit d'en retenir deux sortes : les *adhérences fibrineuses*, qui se présentent tantôt sous la forme de lames pseudo-membraneuses, blanchâtres, étalées à la surface de l'intestin, tantôt sous l'apparence d'un revêtement de colle, de gélatine ou de glu appliquée à la surface des viscères. En raison de leur nature fibrineuse, elles sont passagères, pouvant se résorber sans laisser de traces, ou bien se transformer en la variété suivante.

Les *adhérences vraies, ou conjonctives*, sont formées au contraire de tissu conjonctif lâche ou modelé, et par conséquent indéfiniment persistantes. Elles seules sont importantes et méritent une description un peu détaillée. Nous les envisagerons successivement en elles-mêmes et dans leurs rapports avec les parties constituantes de la hernie.

Elles sont parfois très courtes, presque virtuelles, consistant simplement dans la fusion intime et complète de deux surfaces accolées. Ordinairement leur longueur est assez grande pour qu'elles aient une existence réelle ; elles ont alors la forme, tantôt de brides ou de cloisons incomplètes, tantôt, lorsqu'elles s'allongent davantage, de rubans plus ou moins larges, ou bien de cordages plus ou moins volumineux. Leur résistance n'est pas moins variable que leur forme et leur longueur : quelquefois assez faibles pour se laisser déchirer facilement avec les doigts, elles sont souvent plus résistantes et ne cèdent qu'au bistouri. Dans les cas anciens, elles peuvent acquérir une épaisseur et une dureté assez grande pour mériter le nom d'adhérences calleuses que leur donnaient les anciens.

Leur disposition dans le sac herniaire n'est réglée par aucune loi, aussi est-il impossible d'en donner une description complète ; nous signalerons seulement les particularités les plus intéressantes.

Larges et étendues entre deux points opposés du sac, elles peuvent arriver à former des sortes de cloisons ; parfois le sac est aussi divisé en loges plus ou moins indépendantes dont les orifices de communication peuvent être pour l'intestin un agent de coudure ou d'étranglement.

Quelquefois les adhérences ne se limitent pas au sac et au collet ; elles s'étendent alors dans la cavité abdominale, à une distance ordinairement assez faible de l'orifice herniaire, et leur présence à ce niveau peut être une cause de difficultés au cours de l'opération, et même d'accidents.

L'épiploon, souvent atteint d'inflammation chronique, est aussi très souvent adhérent ; mais ces adhérences, qui le fixent au pourtour du collet ou à un point quelconque du sac, sont ordinairement assez faibles pour ne pas constituer une complication opératoire véritable. Elles peuvent cependant prendre une grande extension, unir intimement l'épiploon au sac sur presque toute sa surface et l'amener ainsi à former une sorte de second sac dans lequel se trouve renfermé l'intestin (Prescott Hewett).

Les *adhérences intestinales*, plus rares, sont beaucoup plus importantes. Parfois ce sont des brides en général assez étroites qui l'unissent soit au sac, directement ou par l'intermédiaire de l'épiploon, soit à une anse intestinale voisine. Elles peuvent alors devenir la cause de coudures brusques et engendrer des accidents très graves. Plus rarement on trouve une partie assez étendue de l'intestin adhérente au sac d'une façon si intime que la dissection la plus minutieuse ne peut les séparer et que l'entérectomie devient nécessaire.

Enfin. dans quelques cas rares, le contenu de la hernie tout entier est fusionné en une masse unique dans laquelle l'intestin a perdu son individualité et n'est plus représenté que par un système de canaux communicants sans parois distinctes. C'est là ce que J.-L. Petit avait appelé les hernies marronnées : elles étaient considérées autrefois comme une forme très grave à cause de l'altération des parois de l'intestin et de l'impossibilité de les libérer.

Les modifications de la structure des tuniques intestinales atteignent rarement un degré aussi avancé; mais à un degré moindre elles sont fréquentes, et nous devons en parler ici, bien qu'il soit difficile d'établir si leur cause prochaine se trouve dans les adhérences elles-mêmes ou dans les causes qui ont engendré ces dernières.

La paroi intestinale est tantôt épaissie, dense, infiltrée par un exsudat interstitiel, tantôt au contraire amincie, friable, réduite presque à rien, et il semble que cette atrophie porte surtout sur la tunique musculeuse. Quelquefois même on note des modifications de calibre : enserré dans un anneau fibreux au niveau du collet, par exemple, l'intestin devient le siège d'un véritable rétrécissement capable de provoquer à lui seul des accidents.

Des altérations du même ordre, mais limitées à un côté de l'intestin, peuvent se développer au niveau d'une coudure brusque, d'une plicature de l'intestin, et rendre la déformation permanente même après la section des brides qui en avaient été la cause première.

Symptômes et accidents. — En raison de leur développement lent, insidieux, sans phénomènes aigus d'aucune sorte, les adhérences des hernies restent souvent très longtemps méconnues des malades, et il est presque toujours impossible de savoir avec précision depuis combien de temps une hernie qu'on examine est adhérente.

L'irréductibilité permanente est leur symptôme le plus saillant; encore ne leur appartient-elle pas en propre, puisqu'il existe d'autres causes d'irréductibilité et que toutes les hernies adhérentes ne sont pas forcément irréductibles. Il se peut, en effet, que des adhérences, surtout lorsqu'elles atteignent l'intestin grêle, soient assez longues pour permettre la rentrée complète de l'intestin, quitte à l'attirer ensuite de nouveau au dehors; mais plus souvent la réduction que l'on peut obtenir avec quelques efforts est anormale en ce sens que l'intestin emmène le sac avec lui. On a alors sous le doigt une sensation de vacuité de la région herniaire, assez particulière pour permettre la reconnaissance facile de cette réduction anormale.

L'irréductibilité est cependant la règle : elle est rarement complète; en général, des manœuvres bien méthodiques arrivent à faire diminuer la hernie de volume : on sent l'intestin rentrer en produisant un gargouillement caractéristique, mais pas absolument constant, et il reste dans le sac une masse pâteuse, lobulée, parsemée de noyaux durs, dans laquelle il est facile de reconnaître le gâteau épiploïque qui est le siège si fréquent des adhérences.

A part cette irréductibilité, la hernie ne présente rien de bien spécial : elle est peu tendue, molle, n'a rien de la tension des hernies enflammées, indolore à la pression. Lorsqu'on l'explore, on trouve un anneau large, et, à la palpation, des caractères variables suivant la proportion d'intestin et d'épiploon qu'elle renferme.

Les signes fonctionnels sont très souvent légers, ou même nuls. On peut observer cependant une certaine gêne mal définie, sensation de pesanteur et de tiraillement dans le ventre ou dans les reins. Parfois ce sont les troubles digestifs qui dominent : les malades se plaignent de coliques, mais la constipation, les vomissements sont tout à fait rares, et, dans la majorité des cas, les porteurs de hernies adhérentes sont plutôt des infirmes incapables de travailler que de véritables malades.

Mais il peut survenir des accidents qui modifient ce caractère de bénignité relative.

L'étranglement, soit dans sa forme aiguë, soit plutôt dans sa forme lente, l'engouement, la péritonite herniaire peuvent survenir dans les hernies adhérentes au même titre que dans toutes les autres ; elles sont même le siège de prédilection de ces accidents subaigus et chroniques que nous avons décrits comme étant la propriété des hernies volumineuses et anciennes et dont nous avons rapporté la cause à des étranglements peu serrés. Souvent ils ont précédé de longtemps l'apparition des adhérences, et ne sont pas restés étrangers à la cause qui les a produites ; si, après chaque crise d'irréductibilité passagère, la hernie demeure plus grosse et moins facile à réduire, c'est en grande partie le résultat de la formation de nouvelles adhérences. Mais celles-ci interviennent à leur tour pour rendre ces accidents plus fréquents et plus graves.

Les adhérences herniaires peuvent en outre provoquer des troubles d'une espèce particulière : ce sont des phénomènes d'étranglement qui se font non plus au niveau du pédicule, mais à l'intérieur même du sac, par un mécanisme tout à fait semblable à celui de l'occlusion intestinale ordinaire provoquée dans la grande cavité péritonéale par des brides ou des adhérences anormales de l'intestin.

Les variétés de ces étranglements intrasacculaires sont nombreuses : le mode le plus simple est la coudure brusque de l'intestin retenu fixé par une bride étroite en un point quelconque du sac : Hartmann (1), Lingen (2), en ont rapporté des exemples ; nous-même l'avons rencontrée une fois dans une grosse hernie ombilicale.

L'intestin peut encore se couder et s'étrangler en passant sur une

(1) Hartmann, Soc. anat., 1883.
(2) Lingen, Saint-Petersburg. med. Wochenschr., 1883.

bride étroite, constituée soit par une adhérence simple, comme l'ont vu Luther Holden (1), Berger (2), soit par l'épiploon tendu et fixé par des adhérences (Arnaud, Renoult, Vidal, etc.). Quelquefois le phénomène est plus complexe; l'intestin, rencontrant une bride, s'enroule autour d'elle et finit par faire un véritable volvulus; ou bien il se tord sur lui-même sans cause connue, mais il reste fixé dans cette position anormale par des adhérences, et alors se développent des accidents qui peuvent aller jusqu'à l'oblitération des vaisseaux mésentériques suivie de gangrène (Laugier, Benno Schmidt, Maunoury.

Enfin on peut voir l'étranglement interne résulter de la pénétration de l'intestin à travers un trou percé anormalement dans l'épiploon, ou bien dans un orifice formé par le cloisonnement incomplet du sac. Les sacs épiploïques décrits par Prescott Hewett peuvent aussi étrangler l'intestin qu'ils contiennent : dans les cas de Gillette et de Bryant, l'intestin ne fut pas reconnu et la réduction en masse fut suivie de mort.

Les symptômes de l'étranglement intrasacculaire ne diffèrent en rien de ceux de l'étranglement vulgaire, du moins en ce qui concerne l'état général et les troubles gastro-intestinaux. Les vomissements, l'arrêt complet des matières et des gaz, les coliques, le ballonnement du ventre, l'altération rapide de l'état général, tout cela se trouve ordinairement réuni. Les accidents peuvent avoir une marche aiguë, franche : ils sont parfois insidieux, s'établissant peu à peu sans fracas, les uns après les autres, et revêtent alors l'aspect des étranglements peu serrés à évolution lente, avec lesquels il est presque impossible de ne pas les confondre, à cause de la ressemblance très grande des symptômes locaux.

On trouve en effet, en examinant la hernie, qu'elle présente une tension modérée, parfois presque nulle, et qu'elle est peu douloureuse, la douleur étant uniformément répartie et non localisée au niveau du pédicule.

L'anneau est large, admet facilement le doigt, et les pressions méthodiques permettent souvent une réduction partielle qui peut s'accompagner d'un gargouillement manifeste. Mais cette réduction ne peut être maintenue et ne détermine aucun soulagement.

Ce sont ces particularités, révélées par l'examen local, qui permettent quelquefois de poser le diagnostic, mais on doit toujours le faire avec de grandes réserves, et puis il n'est en aucune manière nécessaire au traitement, puisque tout accident ressemblant à l'étranglement doit être considéré comme tel, quelle que soit sa cause; l'intervention seule lèvera tous les doutes.

Les indications à remplir dans le traitement des hernies adhérentes

(1) Luther Holden, Arch. gén. de méd., 1847.
(2) Berger, Traité de Chirurgie publié sous la direction de Duplay et Reclus, 2e édit., t. VI, p. 105.

doivent être discutées principalement dans deux circonstances, suivant qu'il s'agit d'une irréductibilité simple ou qu'elle est compliquée d'accidents.

Pour le premier cas, on peut dire d'une façon générale que la cure radicale est le traitement de choix des hernies adhérentes, et qu'on doit la proposer toutes les fois que l'opération n'est pas contre-indiquée par l'âge ou l'état général. Cette conclusion est suffisamment justifiée par la difficulté qu'on éprouve à maintenir ces hernies, et par les accidents dont elles peuvent devenir le siège. Il faut cependant faire une part assez large aux contre-indications, en raison des difficultés que présente l'opération dans les cas de hernies volumineuses et anciennes, et qui sont susceptibles de lui donner une certaine gravité.

Lorsqu'on s'est décidé pour l'abstention, on peut, si les lésions ne sont pas trop invétérées, essayer d'obtenir une diminution de la hernie par le repos combiné avec la compression élastique et l'usage répété des purgatifs. Les anciens chirurgiens, et, assez près de nous, Trélat, recommandaient cette méthode, susceptible de donner parfois, à la longue, de bons résultats.

Dans tous les cas, il faut maintenir la hernie aussi exactement que possible, soit avec un bandage à pelote concave, si elle est de petit volume, soit en l'enfermant, si elle est très grosse, dans un suspensoir ou dans une sorte de sac en tissu élastique.

L'existence d'accidents légers est une considération de plus en faveur de l'intervention ; sans doute on peut compter sur leur disparition spontanée, et l'embarras du chirurgien est parfois bien grand de prendre une décision si le danger ne semble pas bien proche et que l'âge, l'état général ne sont pas des plus favorables ; il faut songer dans ces cas que la crise, une fois passée, ne tardera pas à se reproduire plus grave, que très vraisemblablement l'intervention que l'on voudrait éviter ne tardera pas à s'imposer et qu'elle se fera alors dans des conditions encore moins favorables.

Quant aux accidents graves, est-il nécessaire de répéter encore qu'ils sont une indication formelle d'intervenir, quelle que soit d'ailleurs l'idée qu'on se fait de leur cause.

Au cours de l'opération, l'existence des adhérences peut créer des difficultés particulières et nécessiter un traitement spécial.

Lorsque l'épiploon est sain, ce qui est assez rare, ses adhérences peuvent, si elles sont minces et faibles, être simplement détachées avec les doigts ; mais il est toujours plus prudent de les sectionner entre deux ligatures, à cause des vaisseaux qu'elles peuvent renfermer ; la réduction est alors rendue possible. Très souvent, l'épiploon adhérent présente en outre des altérations d'épiploïte plus ou moins accentuée qui nécessitent sa résection. Le traitement des adhérences passe alors au second plan, car on a soin de placer les ligatures en chaîne assez haut pour que le moignon soit complètement libre.

Les adhérences intestinales, heureusement beaucoup moins fréquentes, méritent une très grande attention. Lorsqu'elles sont récentes, fibrineuses ou celluleuses lâches, on peut encore les décoller avec le bout du doigt ou un instrument mousse.

Les brides, larges ou étroites, sont sectionnées par l'instrument tranchant, et leur traitement est encore relativement simple.

Mais les difficultés se montrent lorsque l'intestin a fusionné sa paroi sur une étendue assez grande soit avec le sac, soit avec une anse voisine. Il existe alors des altérations des parois intestinales, qui sont friables au point que les essais de dissection régulière aboutissent presque fatalement à la perforation. On peut quelquefois libérer l'intestin en détachant la portion du sac à laquelle il adhère, lorsqu'elle n'est pas trop étendue; mais si les adhérences existent sur une large surface, unissant ensemble l'intestin, l'épiploon et le sac comme dans les hernies marronnées de J.-L. Petit, il ne faut pas s'attarder à ces petits moyens. Négligeant toute la partie non réductible de la hernie, on débride largement le collet et on fait, sur l'intestin sain pris à ce niveau, une entérectomie suivie d'entérorraphie circulaire, et on termine en enlevant le sac avec tout son contenu.

Cette conduite hardie paraît justifiée aujourd'hui grâce aux améliorations de notre technique.

Cependant il ne faut pas méconnaître que ce sont là des interventions sérieuses par leur longueur et par l'importance du traumatisme que l'on fait ; c'est pourquoi, en présence d'une hernie volumineuse, faisant pressentir des difficultés de cet ordre, le plus sage sera souvent de s'abstenir, à moins que des accidents graves ne viennent forcer la main du chirurgien.

B. **Adhérences par glissement**. — Scarpa les a fort bien définies en disant : « Cette espèce d'adhérence est formée des mêmes liens qui fixaient naturellement l'intestin dans la cavité abdominale, et qui ont été entraînés avec lui dans le scrotum. »

Seules peuvent donc en être le siège les *hernies* qui contiennent une partie de l'intestin normalement adhérente aux parois abdominales, c'est-à-dire le *cæcum* et le *côlon ascendant* d'une part, l'*S iliaque* et le *côlon descendant* de l'autre. Ce n'est pas ici le lieu de faire l'histoire complète de ces hernies du gros intestin. Cependant, nous sommes obligé d'entrer dans quelques détails nécessaires pour bien montrer quelle est dans ·ces cas la nature de l'obstacle à la réduction et comment il est possible de le vaincre.

Les travaux de Tuffier, Hartmann, Mérigot de Treigny, de nous-même et Bérard, les thèses récentes de Delhaye, Truitié de Vaucresson, de Mayo, ont apporté sur ce sujet d'utiles renseignements.

Bien qu'il y ait de très grandes analogies entre les hernies du cæcum et celles du côlon sigmoïde, nous les étudierons séparément pour plus de clarté.

a. *Hernies du cæcum et du côlon ascendant.* — Depuis les recherches de Trèves et Tuffier, on admit que la disposition du péritoine au niveau de la région cæcale est la suivante. Il entoure complètement l'extrémité du fond du cæcum, qui est libre dans la cavité péritonéale comme le cœur dans le péricarde, puis, en passant sur le côlon, il entoure d'abord celui-ci sur presque toute sa circonférence antérieure, mais forme en arrière un méso qui, de plus en plus court, finit par disparaître dans les trois quarts des cas, de sorte que le côlon n'est alors plus revêtu de péritoine qu'en avant, sa face postérieure reposant sur le tissu sous-péritonéal.

Telle est la disposition habituelle : exceptionnellement, dans un dixième des cas (Testut), le méso-côlon descend plus bas et se prolonge sur le cæcum lui-même qui est alors adhérent à la paroi (Broca, Leguen, Perignon).

Ceci étant posé, les hernies du cæcum peuvent se faire suivant deux mécanismes différents qui ont pour résultat des dispositions différentes aussi.

Le premier et le plus simple est celui du glissement : le cæcum, entouré de son péritoine glisse, dans la hernie : il engage dans le collet d'abord son fond, tout entier recouvert de péritoine, et, tant qu'il en reste là, il ne diffère en rien d'une hernie vulgaire et demeure parfaitement réductible ; c'est le premier degré de Scarpa.

Mais si le cæcum continue à descendre, on voit s'engager avec lui le côlon ascendant avec le péritoine qui le recouvre et lui forme en arrière un méso. Ce méso s'insère dès lors en un point quelconque du collet, il s'oppose aux tentatives de réduction et constitue l'adhérence charnue naturelle. Tel est le second degré de Scarpa.

Enfin le troisième degré comprend les faits plus complexes où la hernie volumineuse contient, avec le cæcum, de l'intestin grêle et une partie plus ou moins étendue du côlon ascendant. Le méso, l'adhérence par glissement, descend alors plus bas ; au lieu d'occuper le collet, on le trouve plus ou moins bas dans le sac lui-même.

Telle est la hernie du cæcum par glissement : elle se caractérise par ce que l'intestin est contenu tout entier, sauf au niveau du méso, dans un sac péritonéal semblable à celui des autres hernies. On l'appelle volontiers, pour cette raison, hernie à sac complet.

Les choses sont bien différentes dans le second type de hernie du cæcum, dont la pathogénie a été bien expliquée par Tuffier.

Ici le premier organe qui se déplace est le côlon ascendant. Dépourvu de péritoine sur sa face postéro-externe, il s'échappe de ce côté, glisse sous le péritoine de la fosse iliaque, et vient ainsi constituer une hernie, non recouverte de péritoine, et par conséquent sans sac.

Pendant ce mouvement de descente, il cherche à entraîner avec lui le cæcum : celui-ci, alors, au lieu de glisser simplement du haut en bas, comme dans la forme précédente, bascule comme un vase que l'on renverse, et pénètre dans la hernie, la tête la première, tandis que le fond reste en place avec l'appendice, et ne prend place à son tour dans la hernie que plus tard, si la progression des viscères continue.

Que devient le péritoine pendant ce mouvement? Le côlon s'en est libéré dès le début; le cæcum suit son exemple, mais en partie seulement : les recherches de Tuffier ont montré en effet que le péritoine, facile à mobiliser sur le côlon ascendant et la partie supérieure du cæcum, devient de plus en plus adhérent à mesure qu'on descend davantage sur celui-ci. Le cæcum, attiré à la suite du côlon, pourra donc se décortiquer de son revêtement péritonéal dans sa partie supérieure qui sera, elle aussi, sans sac; mais le péritoine, très adhérent au fond du cæcum l'accompagne, descend avec lui dans la hernie, qui se trouve alors constituée en grande partie par l'intestin dépourvu de séreuse, mais possède cependant un petit sac qui revêt une portion limitée du cæcum. Ce sac est situé à la partie supérieure de la hernie, directement en avant suivant les uns (Delhaye), à la partie antéro-interne suivant les autres (de Mayo).

Telle est la hernie secondaire du cæcum, avec sac incomplet. Si on l'envisage au point de vue des causes de l'irréductibilité, on voit qu'elle est bien différente de la hernie par glissement à sac complet ; au lieu d'une simple adhérence, nous avons une disposition complexe : l'obstacle ne se trouve pas dans le sac, il résulte des adhérences que l'intestin dépourvu de séreuse a pu contracter avec le tissu conjonctif dans lequel il baigne; mais il est dû surtout au mouvement de renversement exécuté par le cæcum. Nous verrons en effet qu'on peut obtenir la réduction si l'on a soin de redresser le cæcum et de lui faire suivre en somme un trajet analogue à celui qu'il a fait pour sortir, mais en sens inverse.

Il ne faudrait pas croire cependant que la descente primitive du côlon, et par conséquent sa présence dans la hernie, soit la condition absolument nécessaire de cette variété de hernie du cæcum et à sac incomplet. Quelques faits dus à Sernin, Guillet, Le Dentu, à nous-même, montrent que le cæcum peut quelquefois sortir le premier, en se renversant, et constituer aussi une hernie cæcale primitive à sac incomplet. Il faut pour cela que le cæcum soit anormalement pourvu d'un méso-cæcum: alors, cet organe, lorsqu'il est distendu par les matières, peut, si son ligament inférieur ne le maintient pas suffisamment en place, s'énucléer de sa coque séreuse et exécuter tout seul le mouvement de bascule qu'il effectue ordinairement à la suite du côlon ascendant.

b. **Hernies de l'S iliaque et du côlon descendant.** — Plus fréquentes que les hernies du cæcum et du côlon ascendant, elles ont avec ces dernières de telles analogies que nous pourrons bien souvent, dans ce qui suivra, renvoyer au chapitre précédent.

On sait que le côlon sigmoïde est complètement entouré par le péritoine, qui lui forme seulement en arrière un méso assez long pour lui laisser une grande mobilité. Ce méso devient de plus en plus court à mesure qu'on se rapproche du côlon descendant, sur lequel il disparaît ordinairement. Celui-ci est donc, comme le côlon ascendant, le plus souvent sous-péritonéal ; cependant, dans 30 p. 100 des cas environ, le méso persiste et le côlon se trouve tout entier inclus dans le péritoine. Ajoutons enfin que dans quelques cas rares c'est la disposition inverse qui prévaut : non seulement le côlon, mais l'S iliaque lui-même est dépourvu de méso et se trouve sous-péritonéal (Anderson).

Comment sont disposées maintenant les hernies de l'S iliaque? Elles se font toujours par le mécanisme du glissement, et l'on peut diviser ce mouvement en trois étapes, assez comparables aux trois degrés de la hernie cæcale.

α. L'S iliaque fait seul partie de la hernie : grâce à la longueur de son méso, il est libre, comme l'intestin grêle, et facilement réductible.

β. Avec l'S iliaque est descendue l'extrémité inférieure du côlon : l'intestin est attaché à la partie externe du collet par les mêmes replis péritonéaux qui le fixent dans le flanc gauche ; il est alors irréductible.

γ. La descente étant achevée, ces mêmes replis péritonéaux font partie du sac, qui contient alors une partie plus ou moins grande du côlon descendant.

Comme le fait bien remarquer Delhaye, ce n'est donc pas l'S iliaque qui adhère, mais bien l'extrémité inférieure du côlon ascendant.

Quelle est maintenant la disposition du péritoine? Les hernies de l'S iliaque seul ont, en général, un sac complet ; cependant, comme ses rapports avec le péritoine sont sujets à quelques variations, rares il est vrai, on peut trouver exceptionnellement un sac incomplet, et même une absence complète de sac, correspondant aux cas où cette partie de l'intestin est tout à fait sous-péritonéale. Anderson en a rapporté trois observations probantes (1).

Lorsque derrière l'S iliaque a glissé une partie du côlon descendant, on a en général un sac incomplet qui occupe la partie antéro-interne de la hernie, tandis que la partie externe est remplie par le côlon dépourvu de péritoine. Mais, ici encore, il faut tenir compte des variations qui peuvent exister dans la disposition du péritoine ; en effet, dans les cas où le côlon descendant est intrapéritonéal et

(1) ANDERSON, Sem. méd., 1895.

pourvu d'un méso, on a un sac complet avec une simple adhérence par glissement plus ou moins étendue.

Au point de vue clinique, les hernies adhérentes par glissement s'observent le plus souvent à gauche et dans la région inguinale. Elles sont, en général, volumineuses, très sonores à la percussion, tandis qu'au palper elles donnent parfois une sensation de mollesse particulière qui peut les faire confondre avec l'épiploon. Les manœuvres de réduction ne parviennent pas à faire rentrer l'intestin en sa totalité; il est rare que l'irréductibilité soit complète; presque toujours elle est incomplète : on sent qu'il reste quelque chose dans le sac, ou bien l'intestin, une fois réduit, ressort aussitôt.

Tous ces signes se rencontrent aussi dans les hernies adhérentes par inflammation, et un diagnostic différentiel n'est guère possible entre ces deux variétés. On peut cependant soupçonner l'adhérence naturelle lorsque l'irréductibilité existe dès le début et que certains signes permettent de penser que le gros intestin, et en particulier l'S iliaque, se trouve dans le sac. Delhaye insiste à ce point de vue sur la valeur diagnostique de sensations particulières et de modifications de consistance et de forme se produisant dans la hernie au moment de la défécation, et sur le résultat des injections de liquides ou de gaz faites par l'anus. On pourrait, par ce moyen, provoquer parfois du gargouillement, déterminer un changement de volume et de consistance du gros intestin, et parvenir ainsi à reconnaître sa présence dans la hernie.

Du reste, ce diagnostic n'a pas un grand intérêt pratique, car les indications opératoires sont sensiblement les mêmes dans les deux cas. La difficulté de maintenir les hernies adhérentes par glissement, leur accroissement continu, sont des raisons suffisantes pour justifier la cure radicale, qui est aussi, dans ces cas, une intervention assez laborieuse pour n'être pas tentée sur des sujets trop âgés ou trop peu résistants.

La TECHNIQUE DE L'OPÉRATION présente les particularités suivantes : tout d'abord, en ouvrant la hernie, il faut prendre des précautions pour éviter de blesser l'intestin, dans les cas où il est partiellement dépourvu de sac. L'incision doit donc être faite à l'endroit où se trouve celui-ci, c'est-à-dire dans la partie supérieure de la hernie et au milieu, et la section des tissus pratiquée couche par couche.

Mais le point délicat se trouve dans la libération de l'intestin. Cette difficulté n'existe pas dans les cas où la hernie, à son premier degré, renferme une partie du gros intestin recouverte partout de péritoine; la réduction est alors aussi simple que dans une entérocèle vulgaire. Mais il en est autrement lorsque la descente a été plus complète. Il faut considérer, en effet, que l'adhérence charnue naturelle, contenant les vaisseaux et les nerfs d'une partie de l'intestin, ne peut être sectionnée sans exposer ce dernier au sphacèle; d'autre part, l'intestin exécute parfois des mouvements complexes qui obligent à tenir compte, dans une certaine mesure, de la pathogénie du déplacement.

Dans les hernies par glissement, le but à poursuivre est de réduire en même temps l'intestin avec le péritoine qui le recouvre et son méso. Il faut, pour cela, décoller avec précaution le péritoine des tissus sous-jacents en se servant uniquement des doigts, à l'exclusion de tout instrument, pour être bien sûr de respecter les vaisseaux. Cette mobilisation étant poursuivie très haut, jusque dans la fosse iliaque, il devient alors possible de réduire l'intestin avec son point d'insertion.

Mais les adhérences sont parfois assez fortes pour rendre la séparation du péritoine difficile; on peut alors essayer une libération partielle en circonscrivant largement la région du sac au niveau de laquelle existe l'adhérence, par une incision, et de séparer l'intestin en lui laissant adhérer toute la partie adjacente du sac et des tissus voisins. Cette manœuvre n'est pas sans danger, car on risque de blesser l'intestin lui-même ou ses vaisseaux; de plus, la réduction qu'elle permet d'effectuer est toujours assez incomplète pour que la récidive soit à craindre.

Il est certainement plus prudent de laisser en place l'intestin adhérent et de se borner à réduire tout ce qui est réductible, à traiter la portion isolable du sac comme dans une hernie ordinaire, puis, après l'avoir lié et réséqué, d'aller fixer très haut le pédicule à la paroi abdominale, d'après le procédé de Barker. Telle est la méthode conseillée par M. Hartmann (in thèse de de Mayo); elle a aussi ses inconvénients, puisque M. Berger rapporte un cas d'occlusion intestinale mortelle après une intervention de ce genre.

Aussi semble-t il préférable, dans ces cas graves, de supprimer l'intestin ainsi irréductible, en faisant l'entérectomie suivie d'entérorraphie circulaire, ainsi que Julliard en a rapporté deux cas au Congrès de chirurgie de 1895; il dut enlever une fois l'intestin sur une longueur de 47 centimètres, et son opéré, un homme âgé cependant, guérit.

Dans les hernies rares du cæcum, où celui-ci descend non plus par un simple glissement, mais en effectuant un mouvement de bascule ou de renversement, et se trouve alors dépourvu du sac dans sa plus grande partie, on peut arriver plus facilement à réduire si, au lieu de repousser directement l'intestin en haut, on cherche à lui faire exécuter un mouvement semblable à celui qui l'a fait descendre, mais en sens inverse. Il faut, pour cela, presser doucement sur la face actuellement postérieure du cæcum pour la refouler en haut et en avant, tandis que le fond situé en haut et en avant est refoulé en bas et en arrière. On s'efforce ensuite de faire remonter le cæcum après l'avoir ainsi redressé. Cette manœuvre, décrite par nous-même, nous a permis de réduire assez facilement une hernie du cæcum qui eût été irréductible à la simple pression.

IV. — TUMEURS HERNIAIRES.

Ce titre doit être compris avec une signification beaucoup plus clinique qu'anatomique ; en effet, plusieurs des lésions que nous aurons à décrire ne sont pas des néoplasmes au sens vrai du mot ; on a même fait jusqu'ici rentrer dans ce chapitre la tuberculose, à laquelle nous avons réservé une place à part.

Lejars (1), qui a fait une bonne étude d'ensemble de ces tumeurs, les a divisées en trois groupes, suivant qu'elles ont pour siège le *contenu du sac*, le *sac lui-même* ou les *tissus voisins*.

1° **Tumeurs intrasacculaires.** — *a.* INTESTIN. — Les tumeurs malignes peuvent sans doute se développer dans l'intestin hernié comme dans le reste du tube digestif. Cependant, on n'en connaît que des observations peu nombreuses, et l'on trouve cités partout les faits de Arnaud, Teissier, Chauffard. Le Fort a rapporté le cas d'un fibro-sarcome de l'intestin grêle, et Raoult celui d'une carcinose généralisée à l'intestin et à l'épiploon, étendue à l'intérieur d'une hernie.

On a trouvé aussi des tumeurs bénignes ; tel est le polype intestinal rapporté par Sonnenburg. Tels sont aussi les kystes développés aux dépens d'un diverticule intestinal (Wölfler), de l'appendice vermiforme (Bennett). Nové-Josserand rapporte un cas où l'appendice présentait une tumeur du volume d'une grosse noix, que l'examen histologique a montré constituée par un lipome sous-muqueux (2).

b. L'ÉPIPLOON est plus souvent que le tube digestif le siège des néoplasmes herniaires. Codet, Cannuet l'ont vu envahir secondairement par le cancer ; dans un cas de Le Dentu, la néoplasie était primitive.

On décrit, à côté de ces faits, l'hypertrophie lipomateuse diffuse de l'épiploon hernié, hypertrophie qui peut atteindre aussi les appendices graisseux du gros intestin et devenir une cause d'irréductibilité (3) ; mais il est difficile de considérer cette lésion comme rentrant dans le groupe des tumeurs. Cependant, on connaît quelques cas de lipome faisant une tumeur distincte ; tel est celui présenté par Delagenière (4).

Il en est de même des tumeurs liquides. En dehors de quelques exemples de kystes hydatiques (Elliot Smith, Kolowki), on a décrit comme kystes des lésions que l'on s'accorde à considérer comme

(1) LEJARS, Néoplasmes herniaires et périherniaires (*Gaz. des hôp.*, 1889).
(2) NOVÉ-JOSSERAND, *Lyon méd.*, 1891.
(3) HARTMANN, *France médicale*, 1888.
(4) DELAGENIÈRE, *Soc. anat.*, 1888.

étant le résultat de la péritonite herniaire qui a uni les replis de l'épiploon et formé aussi des cavités pleines de liquide (1).

c. Autres organes. — On a cité quelques cas de tumeurs du mésentère, adénopathie (Arnaud), kyste (Morton) (2).

Enfin, des organes accidentellement contenus dans le sac peuvent y devenir le siège de néoplasmes. On connaît la dégénérescence assez fréquente du testicule en ectopie ; l'ovaire a été trouvé quelquefois kystique (5 cas de Englisch); on a même rencontré dans des hernies l'utérus gravide ou cancéreux (Schmidt, 1884).

2° **Tumeurs sacculaires.** — On ne connaît qu'une observation de néoplasie maligne développée primitivement dans le sac : elle est due à Samuel Lewis. Par contre, les altérations secondaires du sac sont l'accompagnement habituel des tumeurs intrasacculaires.

Mentionnons aussi, à titre de curiosité, le développement possible d'une grossesse extra-utérine, dont un exemple a été rapporté par Léger de Gossey.

Enfin, on peut encore citer à cette place les kystes sacculaires, dont M. Duplay a bien étudié la constitution et le mode de production (3). Ils résultent de l'accumulation d'un liquide séreux dans un sac déshabité et n'ayant plus de communication avec la cavité péritonéale. Tantôt cette petite tumeur existe seule ; tantôt, une nouvelle hernie s'étant produite en arrière, le kyste sacculaire s'étale au-devant d'elle comme une bourse séreuse.

3° **Tumeurs extrasacculaires.** — Bien que ne faisant pas partie de la hernie à proprement parler, elles s'y rattachent cependant par leur origine et par les rapports qu'elles affectent avec le sac.

Ce sont d'abord des collections séreuses dont la plupart sont des kystes sacculaires, ou bien, à la région inguinale, des accumulations de liquide dans les restes du conduit péritonéo-vaginal, ou bien encore de simples hygromas dus à la pression du bandage. Leur paroi est plus ou moins infiltrée de graisse, leur contenu un liquide séreux, parfois accidentellement hématique ou purulent.

Ce sont ensuite les lipomes herniaires, constitués par une masse, ordinairement petite, de graisse, à l'intérieur de laquelle on trouve un rudiment de sac. Il semble prouvé que ces tumeurs peuvent bien, comme le pensaient A. Paré, résulter de la transformation en tissu adipeux de la paroi d'un sac déshabité, mais telle n'est pas leur cause la plus habituelle. Les constatations faites au cours des opérations de cure radicale, et en particulier les recherches de M. Terrier, ont montré que ces lipomes, loin de succéder aux hernies, se trouvent au contraire souvent à leur origine : c'est la graisse dont ils sont

(1) KIRMISSON, *Soc. anat.*, 1874.
(2) Ch. MORTON, *The Lancet*, 1896, vol. II.
(3) DUPLAY, thèse de Paris, 1865.

formés qui écarte les faisceaux fibreux, attire au dehors le péritoine, et constitue ainsi une des causes de la production de la hernie. Récemment M. Lucas Championnière a de nouveau insisté sur ce rôle pathogène de la graisse sous-péritonéale et du lipome herniaire.

Il est impossible de tracer un tableau clinique tant soit peu exact de tumeurs aussi disparates, dont la plupart sont des trouvailles intéressantes seulement par leur rareté. Nous dirons seulement que les tumeurs extrasacculaires se présentent sous la forme de tumeurs nettement délimitables, paraissant surajoutées à la hernie dont elles altèrent la forme, et demeurant au dehors après la réduction. La fluctuation, la transparence caractérisent les kystes, mais, d'une manière générale, le diagnostic est surtout intéressant à faire avec les autres [tumeurs qui peuvent siéger dans une région donnée : il ne saurait donc pas être abordé ici.

Les tumeurs intrasacculaires sont habituellement une cause d'irréductibilité partielle, soit par leur volume, soit par les adhérences dont elles s'entourent.

Elles sont parfois perceptibles à la palpation, mais il est facile de les confondre avec les noyaux durs et irréguliers de l'épiploon enflammé.

Parfois elles s'accompagnent de phénomènes douloureux, ou d'accidents d'étranglement interne : tel est surtout le cas du cancer, qui peut se présenter ainsi sous une forme ressemblant à la tuberculose herniaire. Mais il n'est guère possible d'esquisser un diagnostic différentiel entre ces deux affections, l'une et l'autre rares et encore incomplètement étudiées.

Aussi le diagnostic sera-t-il fait le plus souvent au cours d'une intervention rendue nécessaire par ces divers accidents. Les tumeurs bénignes seront enlevées et l'on fera après la cure radicale ; quant aux tumeurs malignes, on peut concevoir des cas où il serait possible de tenter une opération curative en réséquant l'intestin et le sac ; mais comme, le plus souvent, il y a des lésions de même genre dans la cavité abdominale, il faudra se résigner à l'impuissance et s'abstenir de toute intervention.

Hernies irréductibles. — Tuffier, *Bull. de la Soc. anat.*, 5 nov. 1886. — Boiffin, Hernies adhérentes au sac, thèse de Paris, 1887. — Gross, Röhmer et Vautrin, Nouv. élém. de pathol. et de clin. chir., t. II. Paris, 1893, p. 702. — H. Hartmann, Quelques causes rares d'irréductibilité des hernies (*France méd.*, mars 1897).

Tumeurs herniaires. — Bennett, *Dublin. med. Journ.*, oct. 1866. — Englisch, Ueber Ovarial hernien (*Stricker's med. Jahrbücher*, 1871, Bd III, p. 335). — Sonnenburg, *Arch. für klin. Chir.*, Bd XII, p. 309. — Wölfler, *Arch für klin. Chir.*, Bd XXI, 1877, p. 432. — Chauffard, *Bull. de la Soc. anat.*, 1882. — Raoult, *Bull. de la Soc. anat.*, 1892, p. 304.

III

HERNIES COMMUNES

HERNIE INGUINALE.

La hernie inguinale est celle qui est formée par l'issue des viscères abdominaux hors de leur cavité naturelle, à travers le canal inguinal(1).

Considérations anatomiques. — Le canal inguinal est creusé dans l'épaisseur des parois abdominales (fig. 62 et 63) un peu au-dessus de l'arcade crurale; c'est un interstice des plans de cette paroi qui livre passage aux éléments du cordon chez l'homme, au ligament rond chez la femme. Plus long chez celle-ci, plus large chez le premier, il a la même constitution chez l'un et l'autre sexe. Il préexiste à la descente de la glande génitale qui, d'abord située dans la cavité abdominale, vers la région lombaire, émigre et descend vers le sixième mois, pour sortir par le canal inguinal, normalement chez l'homme, anormalement chez la femme. Elle est précédée dans cette voie par un prolongement qui, dans le sexe masculin, porte le nom de *gubernaculum testis*. Oblique de haut en bas, d'arrière en avant, de dehors en dedans, ce canal a deux parois qu'écarte le passage du cordon. La paroi *antérieure* est constituée par les fibres tendineuses du grand oblique. En avant d'elle, dans l'épaisseur du *fascia superficialis* qui double la peau, circule une branche de l'artère sous-tégumenteuse abdominale, dont la direction est parallèle à peu près à

(1) LEROY DES BARRES, De la hernie inguinale vaginale, thèse de Paris, 1871. — DREYFUS (Gaston), De la hernie inguinale interstitielle dans ses rapports avec l'ectopie du testicule, thèse de Paris, 1877. — FÉRÉ (Ch.), Étude sur les orifices herniaires et sur les hernies abdominales des nouveau-nés et des enfants à la mamelle (*Revue de méd. et de chir.*, 1879, t. III, p. 479, 551 et 643). — RAMONÈDE, Le canal péritonéo-vaginal et la hernie péritonéo-vaginale étranglée chez l'adulte, thèse de Paris, 1883. — DURET (H.), Des variétés rares de la hernie inguinale, thèse d'agrégation. Paris, 1883; Des hernies inguinales congénitales (*Journ. des sc. méd.* Lille, juin 1889). — SACHS (Hugo), Untersuchungen über den Processus vaginalis peritonaei (*Arch. für klin. Chir.* Berlin, Bd XXXV, Heft 2, p. 321). — TUFFIER, Anomalies du canal inguinal et hernies para-inguinales (*Soc. anat.*, 1888, p. 415). — CHAUVEAU (R.-L.-E.), Des hernies inguinales congénitales, thèse de doctorat. Paris, 20 novembre 1888, n° 29. — BROCA (A.), Les variétés anatomiques et cliniques des hernies inguinales réductibles (*Gaz. hebd. de méd.*, 16 août 1887); *Dict. encycl. des sc. méd.*, art. INGUINAL. Paris, 1889, 4e série. t. XV, p. 784. — SCHWARTZ (Ed.), Cure radicale des hernies (*Revue gén. de clin. et de thérap.*, 1889, p. 784). — BRAMANN, Der Processus vaginalis und sein Verhalten bei störungen des Descensus testiculorum (*Arch. für klin. Chir.*, 1890, Bd XL, p. 137). Ind. bibliogr. — TRÉLAT, Clinique chirurgicale. Paris, 1891, t. II, p. 239 et 271. — FELIZET (G.), Les hernies inguinales de l'enfance. Paris, 1894. — BLAISE (Paul), Canal inguinal chez l'adulte, cure radicale de la hernie inguinale, thèse de doctorat. Paris, 1894.

celle de l'épigastrique profondément placée, et qui pour cela s'ap-

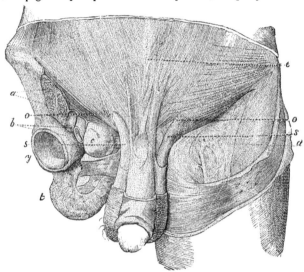

Fig. 62. — Canal inguinal. — *a*, muscle sous-iliaque; *b*, artère et veines fémorales;
c, hernie crurale à l'état de pointe ou de premier degré; *d*, fascia cribriformis;
e, ligne blanche : *o*, anneau inguinal externe; *s*, *s*, cordon des vaisseaux sperma-
tiques; *t*, tubérosité de l'ischion; *y*, cotyloïde.

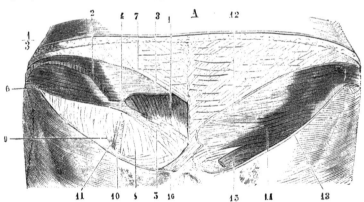

Fig. 63. — Parois du canal inguinal. — 1, muscle grand droit antérieur de l'abdomen; 2, muscle petit oblique échancré; 3, son aponévrose coupée pour montrer le muscle droit; 4, 5, aponévrose du transverse passant en avant du muscle
droit; 6, muscle transverse; 7, aponévrose du grand oblique coupée pour montrer les parties sous-jacentes; 8, fascia transversalis; 9, ses fibres arciformes
limitant l'anneau inguinal interne; 10, vaisseaux épigastriques vus par transparence à travers le fascia transversalis; 11, anneau inguinal interne; 12, aponévrose du grand oblique coupée; 13, arcade crurale; 14, petit muscle oblique;
15, cordon et crémaster; 16, ligament de Colles.

pelle l'artère épigastrique externe; dans la cure radicale de la hernie
inguinale, elle est habituellement intéressée.

D'épaisseur et de résistance variables, ce plan fibreux se creuse en bas d'un orifice qui est l'orifice inguinal superficiel. Deux groupes tendineux, appelés piliers, le limitent : l'un, interne et supérieur, s'insère sur le pubis et la symphyse et va entre-croiser ses fibres sur la ligne médiane avec celles du côté opposé ; l'autre, pilier externe ou inférieur, s'insère sur l'épine du pubis. L'orifice inguinal superficiel ainsi délimité a une forme triangulaire allongée, mais il devient ovalaire par le passage, à sa partie supérieure, des fibres arciformes qui le ferment en haut ; ainsi restreint, cet orifice mesure normalement chez l'adulte de 30 à 32 millimètres.

La paroi *postérieure* a été jusqu'ici considérée comme formée principalement par le *fascia transversalis*, qui va se joindre en bas à la

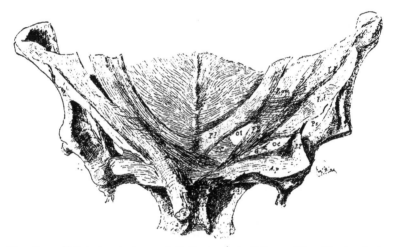

Fig. 64. — Hernie inguinale. — L.F, ligament de Fallope ; OI, orifice inguinal ; OG, anneau crural ; PS, gouttière du psoas iliaque ; IP, bandelette iléo-pectinée ; G, ligament de Gimbernat ; *F.il*, fascia iliaque ; *A.p*, ap. du pectiné ; *F. arc*, fibres arciformes ; PI, pilier int. ; PE, pilier ext. ; LC, lig. de Colles (pièce sèche préparée par M. Jaboulay).

lèvre interne de l'arcade crurale. Mais sa constitution est un peu compliquée par la présence du *tendon conjoint*, qui, autrefois signalé en Angleterre par Morton en 1841, en France par Roustan en 1843, vient de faire sa réapparition (1).

Grâce à ce tendon, la paroi postérieure du canal inguinal a une constitution différente suivant qu'on l'examine en dedans ou en dehors.

En dedans, en face de l'orifice inguinal superficiel, se trouve le ligament de Colles, c'est-à-dire le faisceau des fibres tendineuses du grand oblique opposé, qui, après leur entre-croisement sur la ligne médiane, vont s'insérer vers la crête pectinéale sur la face supérieure

(1) BLAISE, Canal inguinal chez l'adulte, thèse de Paris, 1894.

du ligament de Gimbernat et concourent à la formation du ligament de Cooper (fig. 64).

C'est seulement par sa partie externe que ce ligament de Colles appartient à la paroi postérieure du canal inguinal. Accolé à lui, lui faisant suite, vient le tendon conjoint. Le tendon conjoint est un plan fibreux continu dù à la fusion des fibres de terminaison inférieures du petit oblique et du transverse, qui ne vont pas s'entrecroiser sur la ligne médiane, mais deviennent obliques et verticales, et vont s'insérer au fond de la gouttière formée par la soudure de l'arcade crurale et de la bandelette ilio-pubienne. Les fibres les plus internes de ce tendon, dit Blaise, sont très obliques, glissent devant le muscle pyramidal, derrière le pilier de Colles, se joignent aux fibres du plan superficiel du petit oblique et s'insèrent avec elles sur le dessus de la symphyse pubienne et entre l'angle et l'épine. Les fibres moyennes descendent en dehors et un peu en arrière des précédentes; elles forment à leur origine, en passant de la direction oblique à la direction verticale, une courbure plus ou moins marquée en forme d'arcade; elles répondent au bord externe du grand droit dont elles s'éloignent peu à peu pour s'insérer, à la suite des précédentes, derrière l'épine pubienne, puis sur la crète pectinéale. Les fibres les plus externes sont les plus faibles et souvent réduites à quelques fibres isolées; elles s'inclinent comme les précédentes en bas et continuent en dehors le plan des fibres moyennes. Elles s'insèrent à la suite sur la crête pectinéale.

Plus en dehors on trouve le *fascia transversalis*, qui double en arrière le tendon conjoint jusqu'au niveau du bord externe du grand droit : il est mince; en bas sa consistance augmente parce qu'il est renforcé par les fibres horizontales de la bandelette ilio-pubienne. En se déprimant, il forme l'orifice inguinal profond. De la lèvre interne de cet orifice au bord du tendon conjoint, la paroi postérieure n'est formée que par le *fascia transversalis*; aussi est-ce son point faible : c'est ici que passent les vaisseaux épigastriques.

Les deux parois du canal inguinal ainsi constituées laissent sortir les éléments du cordon; elles se rejoignent au-dessus et au-dessous de lui pour former les bords du canal. Le bord supérieur diffère suivant les points examinés; vers son tiers externe, il résulte de la réunion de l'aponévrose d'enveloppe du transverse et des plans tendineux ou musculaires du petit oblique ou du transverse; dans son tiers moyen, il est formé par le bord inférieur de ces deux muscles, qui passent en avant du cordon, et dont l'un d'eux, le petit oblique, détache à ce niveau les fibres du crémaster; dans son tiers interne, enfin, il est formé par la rencontre du grand oblique et du tendon conjoint. Quant au bord inférieur, il est formé par l'union du *fascia transversalis* et de la lèvre interne de l'arcade crurale.

L'obliquité du canal inguinal qui résulte de cette constitution diminue et quelquefois disparaît sous l'influence des hernies qui distendent les deux orifices en sens inverses, l'orifice superficiel en haut et en dehors, l'orifice profond en bas et en dedans, de sorte que les deux orifices arrivent à s'opposer et à ne former qu'un seul orifice.

Le péritoine envoie un prolongement dans le canal inguinal : c'est le canal vagino-péritonéal, appelé chez la femme le canal de Nück : il déprime et refoule le *fascia transversalis*. Sa tendance naturelle est de s'oblitérer, mais il peut persister en totalité ou en partie ; les hernies qui se font à sa faveur s'appellent *hernies congénitales*. Celles-ci s'opèrent du côté de la cavité péritonéale par la fossette externe, constituée par l'infundibulum, qui est le vestige du canal péritonéo-vaginal ; cette fossette est en dehors de l'artère épigastrique ; en dedans de cette artère, en dehors de l'artère ombilicale, est la fossette moyenne qui correspond à un point faible de la paroi postérieure du canal inguinal, et par où s'insinuent souvent les viscères ; enfin une fossette interne se trouve entre l'ouraque et l'artère ombilicale.

Étude du contenu et du contenant. Division des hernies inguinales. — La hernie inguinale est donc constituée par le passage des viscères à travers le canal inguinal dans un sac séreux.

Contenu. — On trouve dans ces hernies de l'épiploon, de l'intestin ou même, quoique exceptionnellement, tout autre viscère abdominal, dont les plus fréquemment constatés ont été la vessie, ou l'ovaire et la trompe.

Contenant. — Celui-ci est représenté par le sac séreux, dépendance du péritoine. Quelles sont ses connexions avec le canal inguinal ? Deux cas peuvent se présenter : ou bien le sac se trouve compris dans la fibreuse commune du cordon, dépendance du *fascia transversalis*, et la hernie est dite *intrafuniculaire* ; ou bien il se trouve en dehors de cette fibreuse commune : la hernie est *extrafuniculaire*.

Hernies intrafuniculaires. — Les hernies *intrafuniculaires* sont les plus nombreuses : elles contiennent les hernies inguinales *congénitales* et aussi celles qui, n'apparaissant que tard et s'appelant pour cela hernies *acquises*, profitent cependant, pour se produire, d'une disposition congénitale, d'un reste du canal péritonéo-vaginal : la dépression infundibuliforme située au niveau de l'orifice inguinal profond.

Postempski (1) tire, des constatations qu'il a faites sur 170 cas de hernies traitées par la cure radicale, cette conclusion que, presque toujours, c'est un vice congénital qui est en cause.

Par définition, les hernies intrafuniculaires sont donc des hernies obliques externes ; il faut y distinguer : 1° des hernies congénitales proprement dites ; 2° des hernies congénitales acquises.

(1) Postempski, *Soc. de chir. ital.*, 1891.

Les *hernies congénitales proprement dites* comprennent celles où persiste plus ou moins complètement le canal vagino-péritonéal. La variété la plus complète est celle où l'intestin ou l'épiploon sont au contact du testicule. Chez l'enfant, cette hernie s'accompagne souvent d'hydrocèle. Dans une autre variété, le sac péritonéal descend jusqu'au milieu du cordon en adhérant à ses éléments constituants. Ceux-ci sont le plus souvent en dedans et en arrière ; quelquefois ils font saillie dans l'intérieur du sac, qui leur forme comme un méso. Mais, en tout cas, il n'y a pas, comme le veut Ramonède, adhérence

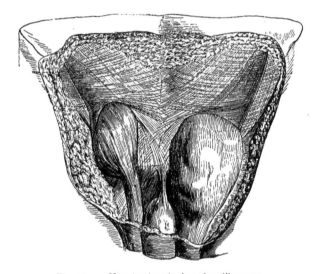

Fig. 65. — Hernies inguinales chez l'homme.

inextricable entre le sac et le cordon, au point que la dissection de ce sac soit impossible.

Les *hernies congénitales acquises* diffèrent des précédentes en ce que le sac, au lieu d'être préformé, se constitue aux dépens du péritoine pariétal qui avoisine l'orifice inguinal profond. C'est par l'infundibulum que commence la dépression et le refoulement de la séreuse. Le sac et son contenu s'insinuent, comme dans la variété précédente, sous la tunique fibreuse commune ; il est à l'intérieur du cordon, mais sa progression peut faire qu'il prenne une situation variable vis-à-vis de ses éléments, soit qu'il les dissocie ou les rejette à la périphérie. Ce sac, d'ailleurs, n'est pas plus adhérent aux éléments du cordon qu'il ne tient à la tunique fibreuse.

Hernies extrafuniculaires. — Ce sont les vraies hernies acquises ; elles se font à la faveur d'un point faible : aussi sont-elles le plus souvent des hernies directes, c'est-à-dire dont l'orifice est en dedans de l'artère épigastrique, et exceptionnellement des hernies obliques internes se faisant par la fossette interne, ou des hernies obliques externes, profitant de la fossette externe.

Quelquefois, une éraillure du *fascia transversalis* favorise leur apparition; habituellement, cependant, ce fascia est refoulé par elles.

Les considérations précédentes s'appliquent au sexe féminin, où le canal de Nück rebrésente le canal péritonéal vaginal et où les hernies congénitales l'emportent de beaucoup sur les hernies acquises.

Mécanisme de production. — La hernie résulte de la rupture de l'équilibre qui existe entre la pression abdominale et la résistance des parois. La nature semble avoir mis un obstacle, grâce à l'obliquité du canal inguinal, dont la disposition ressemble, comme l'a fait remarquer Marcy, à celle de l'entrée de l'uretère dans la vessie; de même que l'augmentation de la tension intravésicale rapproche les parois de l'uretère, de même la pression abdominale rapproche les parois opposées du canal inguinal. Aussi faut-il habituellement une anomalie, comme la dépression infundibuliforme, ou le canal péritonéo-vaginal, ou un point faible, pour que les viscères puissent forcer le passage et faire irruption au dehors de la paroi. Il peut bien y avoir encore d'autres conditions locales, telles que la longueur inusitée de l'épiploon, une malformation d'un pilier ou des deux piliers, une déformation et un élargissement considérable du canal inguinal, mais des causes plus sérieuses sont celles qui modifient la tension abdominale et agissent sur le contenu du ventre : les unes sont *passives*, les autres *actives*.

Causes passives. — Elles agissent dans les hernies qui sont lentes à venir et n'apparaissent pas avec fracas (Bishop).

Ainsi font: le poids de la masse intestinale, un défaut de proportion entre la capacité abdominale et la masse des viscères, l'élongation du mésentère ou son attache sur un point trop bas placé, qui fait que les viscères ne sont plus maintenus. Cependant, la longueur du mésentère ne saurait être la cause déterminante de la hernie chez l'homme, parce que chez le singe, où le mésentère est très long et où persiste très souvent le canal péritonéo-vaginal, la hernie est rare (Hutchinson, Sutton).

Causes actives. — Les principales agissent par le mécanisme de l'effort, qu'il tienne à des mouvements de la respiration ou à la contraction des muscles abdominaux : c'est le même mécanisme encore qu'empruntent la toux dans les bronchites, l'emphysème, etc., ou la miction et la défécation au cours desquelles on a pu voir se produire des hernies. L'hypertrophie de la prostate chez le vieillard, le phimosis dans le jeune âge, coïncident fréquemment avec la hernie inguinale, et Pye-Smith, Wright, insistent sur la nécessité d'opérer le phimosis pour prévenir la hernie.

Dans toute cure radicale de hernie inguinale, il s'agira de se préoccuper des causes que nous venons de passer en revue, afin de les supprimer et d'éviter une récidive.

Variétés. — Il est classique de diviser les hernies inguinales en *acquises* et *congénitales*, mais nous avons vu plus haut que beaucoup de hernies acquises avaient besoin, pour se produire, d'une disposition qui était le reste d'un état congénital. C'est pour cela que nous les avons appelées hernies *acquises congénitales*.

C'est ce groupe de hernies que l'on range dans le groupe des hernies acquises, dans tous les traités, sans rappeler le trait qui les unit au canal vagino-péritonéal, et ce sont les hernies que l'on appelle hernies *obliques externes*; nous allons les étudier avec les hernies acquises.

1° Hernies inguinales acquises.

Elles comprennent les hernies qui se font par les fossettes, que nous avons décrites, sur la face profonde de la paroi abdominale, l'une en dehors des vaisseaux épigastriques, l'autre en dedans, la troisième entre le cordon de l'artère ombilicale et l'ouraque.

A. **Hernies obliques externes**. — Ce sont celles qui se font par la fossette externe et qui s'échappent par l'orifice inguinal profond. Dans leurs degrés de développement, elles peuvent aller de la simple dépression, qui fait la *pointe de hernie*, jusqu'à la hernie *testiculaire* qui arrive au contact du testicule, en passant par les stades intermédiaires suivants. Reste-t-elle dans l'épaisseur de la paroi abdominale, dans le trajet inguinal : elle est *insterstitielle, ou intra-pariétale*; bombe-t-elle à l'orifice inguinal externe : c'est le *bubonocèle* ou hernie *inguino-pubienne*. Arrive-t-elle dans les bourses : elle est dite *scrotale ou funiculaire*.

Nous n'avons pas besoin de revenir sur les rapports de cette hernie avec les éléments du cordon, ni avec les organes qui lui forment en route comme un canal; nous y avons suffisamment insisté dans les généralités. Nous tenons simplement à rappeler encore que cette hernie profite de la dépression infundibuliforme du canal vagino-péritonéal pour se produire, et que sa situation sous le fascia qui prolonge le *fascia transversalis* est facile à comprendre d'après ce que nous avons dit du mécanisme de sa formation qui la range à côté de la hernie congénitale. Cette hernie est d'ailleurs la plus fréquente de toutes; c'est elle qu'on opère couramment par la cure radicale ; c'est elle qui augmente progressivement de volume, atrophiant les plans musculaires et fibreux qui l'entourent, supprimant l'obliquité du canal inguinal, superposant ses deux orifices, qui arrivent à n'en faire qu'un seul et à constituer une véritable éventration.

B. *Hernie inguinale directe*. — A côté de cette forme banale, se trouve parfois une autre forme de hernie inguinale. Cette dernière s'opère à travers la fossette moyenne, c'est-à-dire en dedans des vaisseaux épigastriques. Le cordon spermatique est donc en dehors d'elle ; elle n'est même pas sous l'enveloppe fibreuse du cordon ; aussi ne descend-elle pas dans les bourses. Le doigt insinué dans l'orifice inguinal externe ne la rencontre pas.

C. *Hernie oblique interne*. — Cette variété est encore dite *vésicopubienne* : elle s'échappe par la fossette qui est entre le vestige de l'artère ombilicale et l'ouraque, et reste éloignée encore plus que la variété précédente, du cordon inguinal. Elle a son siège au-dessus de l'anneau inguinal externe, près du bord externe du muscle droit. Verneuil, dans une de ses observations publiée par Lemaistre, dit que la tumeur est située entre la symphyse et l'orifice externe du canal inguinal et qu'elle envahit le mont de Vénus.

D. *Hernies par éraillure*. — Tout autour de la région du canal inguinal, on peut observer des hernies, par suite de la présence à ce niveau de diverticules congénitaux creusés dans l'épaisseur de la paroi et qui peuvent devenir le siège de hernies qui, parfois même, s'étranglent. Ce sont des diverticules analogues à ceux que l'on trouve sur la ligne blanche ou autour de la région ombilicale. Aussi est-ce à tort, suivant nous, que les auteurs donnent à ces hernies péri-inguinales une origine accidentelle et inattendue (A. Cooper, Scarpa, Velpeau, etc.).

E. *Hernies para-inguinales*. — Tuffier et Chipault ont décrit des trajets inguinaux accessoires, indépendants du canal inguinal principal, avec des formations herniaires dans leur épaisseur. Ce sont des anomalies qui reconnaissent, comme la variété précédente, une origine congénitale.

Ainsi l'on voit que, pour nous, seules les variétés de hernies directes et de hernies obliques internes ou vésico-pubiennes méritent réellement le nom de hernies acquises.

2° Hernies inguinales congénitales.

On appelle ainsi les hernies qui se font dans le canal vagino-péritonéal persistant en totalité ou en partie.

Ce canal est lié à la descente de la glande génitale, testicule ou ovaire, et offre par suite avec le gubernaculum de cette glande, une certaine connexion. Au troisième mois de la vie intra-utérine, la glande génitale, située, en face de la portion lombaire du futur rachis, est reliée en bas au ligament inguinal de Kölliker : celui-ci est le futur gubernaculum. Lui-même se perd inférieurement dans un amas de tissu cellulaire, que Souillé a appelé *processus vaginal* (1).

(1) SOULIÉ, thèse de Toulouse. et *Soc. de biol.*, 1893.

Du gubernaculum en haut, ce processus va en bas jusqu'au tissu muqueux des bourses en traversant tout le canal inguinal. Ce processus
va se creuser à ses deux extrémités, en haut, pour former une fossette, commencement du canal vagino-péritonéal, en bas, pour constituer la future cavité vaginale. Le gubernaculum est adhérent à la
fossette supérieure et descend avec elle, en attirant en même temps
son repli péritonéal, le mésorchiagogos ; le processus vaginal se
creuse toujours, sa cavité arrive jusqu'au tissu muqueux des bourses ou des grandes lèvres, les phénomènes de descente du gubernaculum et du péritoine continuent.

Ces phénomènes sont communs aux deux sexes.

Le canal vagino-péritonéal est donc préformé par rapport à la migration de la glande génitale. Aussi, peut-on comprendre que, chez
l'homme, il puisse exister des hernies quand le testicule est en ectopie abdominale. Ajoutons que l'orifice inguinal externe est, lui aussi,
préformé.

Mais, vers la fin de la vie intra-utérine, au commencement de la
naissance, le canal vagino-péritonéal s'oblitère. Le mécanisme de
cette oblitération n'est pas bien clair : il serait plus pratique de savoir
par où elle commence. Hunter le fait commencer en haut, Jarjavay,
au milieu, Feré, en bas. En tout cas, elle est loin d'être toujours
complète à la naissance. Camper a trouvé 45 p. 100 de persistance
double et 31,5 p. 100 de persistance simple, le côté droit l'emportant
sur le côté gauche. Feré, sur 72 enfants, ne trouve l'oblitération
que 34 fois. La perméabilité est plus fréquente dans le sexe masen-
lin que dans le sexe féminin. Mais, à mesure que l'on examine des
sujets plus âgés, le pourcentage de la perméabilité diminue
(Ramonède).

Supposons que le canal vagino-péritonéal persiste ; comment est-il
constitué ?

Examiné par la paroi abdominale, sur sa face profonde, il commence par un pli transversal du péritoine, au niveau de l'orifice
inguinal interne. Ce pli a la forme d'un croissant de 5 à 15 millimètres
de long, à concavité tournée en haut. Il transforme l'ouverture du
canal en une fente linéaire, dont les lèvres peuvent s'écarter. Pour
introduire par cet orifice un instrument dans le canal qui lui fait
suite, il faut lui imprimer une direction oblique en dehors et en haut,
puis on le redresse suivant le trajet du canal inguinal, en bas et en
dedans. Si l'on veut se rendre compte des inégalités de ce canal, il
faut faire des injections dans sa lumière, avec une matière solidi-
fiable, à la façon de Ramonède. On y observe alors des dilatations et
des rétrécissements. La première dilatation est située au-dessus du
repli falciforme, elle donne naissance aux hernies propéritonéales.
Une deuxième est dans le trajet du canal inguinal ; parallèle à
celui-ci, elle peut être ovoïde ou cylindrique. Une troisième, enfin, est

dans la traversée des bourses ; elle va rejoindre la vaginale. Deux rétrécissements sont interposés à ces dilatations; ils sont placés en face des orifices inguinaux externe et interne, mais ils n'ont aucun rapport de cause à effet avec eux. Ils ressemblent à des diaphragmes et semblent résulter de l'adossement de la séreuse à elle-même, et de la soudure des deux feuillets accolés. Ces resserrements peuvent prendre la forme de valvules, et celles-ci peuvent se montrer sur tous les points du canal.

Souvent le canal vagino-péritonéal ne persiste qu'en partie; voici, alors, les variétés de hernies que l'on peut constater.

Si la cavité vaginale seule est séparée du reste du canal, on a la variété *funiculaire*. Si l'oblitération est remontée jusque vers l'orifice inguinal externe, ne laissant persister que la portion intra-inguinale du canal, la hernie *interstitielle* pourra se produire. Enfin, s'il ne reste que la fossette qui surmonte le pli rétro-inguinal, une hernie *propéritonéale* pourra se produire à sa faveur.

Mais quand le canal vagino-péritonéal n'est oblitéré nulle part, et qu'il communique avec la tunique vaginale du testicule en bas des bourses, la hernie qui se produit dans sa lumière s'appelle la *hernie péritonéo-vaginale*.

Mais il faut savoir aussi que le canal vagino-péritonéal peut s'oblitérer en haut du côté de l'orifice inguinal interne ou externe, et persister plus bas, dans toute sa longueur, ou seulement dans sa portion funiculaire, ou bien encore dans sa traversée inguinale. Ces portions persistantes formeront des kystes par sécrétion de leur paroi, l'intestin viendra ou non à leur contact; ce sont autant de variétés de kystes congénitaux qui seront créées, et qui auront la même origine que les hernies inguinales congénitales avec lesquelles d'ailleurs ils peuvent coïncider.

Variétés. — A. *Hernie vagino-péritonéale complète.* — Elle est dite encore testiculaire, parce que le contenu de la hernie arrive jusque dans la vaginale au contact du testicule. Le sac de cette hernie n'est autre que le canal vagino-péritonéal lui-même, dont la forme et la surface interne nous sont connues avec les points rétrécis et dilatés. Habituellement le cordon est en arrière de lui, sauf en cas d'inversion testiculaire; il est rare que les éléments du cordon soient étalés autour de lui. Nous n'avons pas besoin d'ajouter que cette hernie est sous la tunique fibreuse qui descend du canal inguinal. Cette variété appartient enfin à la hernie oblique externe par sa direction.

B. *Hernie vagino-péritonéale funiculaire.* — C'est la variété précédente dans laquelle un cloisonnement s'est opéré qui limite la cavité vaginale et tient celle-ci séparée du sac herniaire, soit par un simple diaphragme, soit par un véritable intervalle dans lequel peut cheminer encore le vestige de l'ancien canal, sous forme de cordon oblitéré. Hernie oblique externe, à forme uni ou multilobée, quelquefois en sablier, placée en avant des éléments du cordon qui font une saillie dans sa lumière, mais toujours coiffés par un feuillet séreux dont il est difficile de les séparer : tels sont les caractères de cette hernie.

Mais, à côté de ces variétés communes, il en est d'autres plus rares qui s'accompagnent d'ectopie du testicule. L'ectopie abdominale produit la hernie à « canal ouvert » de Broca, dans laquelle l'intestin descend dans le canal vagino-péritonéal préformé, au fond des bourses ; l'épididyme se déroule souvent, dans ces ectopies testiculaires avec hernies, et les liens qui l'unissent au testicule ne sont assurés que par les vaisseaux, un intervalle variable séparant la glande mâle de son canal excréteur. Le testicule peut ainsi être placé vers le pli génito-crural, ou bien au-dessous du ligament de Poupart. D'autres fois, c'est vers le périnée qu'il se dirige, entraînant l'intestin, au point de faire croire à une hernie périnéale, comme dans une observation de Flamagan (1).

Les hernies les plus complexes coïncident avec les variétés d'ectopie inguinale. L'intestin arrive dans le canal, rencontre le testicule ectopié, il le contourne et passe par l'anneau inguinal externe, pour arriver dans les bourses. Un resserrement, au niveau de cet anneau, divise la hernie en deux portions, intra-inguinale voisine de la glande mâle, et intrascrotale. C'est une hernie en bissac ou en tablier, qui est relativement rare.

C. *Hernie inguino-interstitielle.* — Si le testicule ectopié est adhérent à l'anneau inguinal externe, la hernie se fait dans l'épaisseur de la paroi abdominale et donne une variété que Tillaux a appelée : hernie *inguino-interstitielle.*

D'après Goyrand, dans cette hernie « les viscères sortis de l'abdomen par l'orifice supérieur du canal inguinal, ou par une ouverture anormale du fascia superficialis, au lieu de traverser ce canal et de franchir son orifice externe, se logent dans la cavité qu'ils dilatent et dans l'interstice de la paroi du ventre ».

Dance l'appelle hernie *intrapariétale* ; Berger l'a rencontrée 6 fois.

Cette hernie, par définition, ne devient donc jamais scrotale, et le testicule est habituellement placé vers l'anneau externe rétréci ou fermé ; il peut se trouver aussi dans le canal ou dans l'épaisseur de la paroi abdominale, mais en tout cas son ectopie, qui est aussi un caractère de cette hernie, va avec l'étroitesse de l'anneau externe.

Par le canal péritonéo-vaginal persistant, l'intestin pénètre dans le canal inguinal. Arrivé à l'orifice externe, il est arrêté ; mais

---

(1) FLAMAGAN, *British med. Journ.*, janvier 1884.

l'effort et la presse abdominale font pénétrer de nouvelles anses :
le canal inguinal se dilate en amont de son point rétréci. En bas, en
avant et en arrière, les aponévroses de ce canal résistent; mais, en
haut, la résistance est insuffisante : et l'intestin va, de ce côté,
décoller dans la direction de l'ombilic. La hernie se constitue ainsi,
avec une tumeur inguinale, parallèle à l'arcade de l'allope, ovalaire et sonore, située en arrière de l'aponévrose du grand oblique, le
fond dirigé vers l'anneau externe. Les hernies de moyen volume ont,
d'après Duret, la forme d'un champignon dont la tête est en haut et
en avant, le pied vers l'orifice inguinal interne.

Ainsi nous venons de passer en revue cette théorie qui veut que
l'orifice inguinal externe se rétrécisse et s'oblitère. Mais, cependant,
celui-ci est préformé à la descente du testicule, comme l'est aussi le
canal vagino-péritonéal qui prend la place du processus vaginalis. Il
manque donc à cette théorie une explication qui permette de comprendre à la fois la suppression du canal vagino-péritonéal dans sa
partie inférieure et la fermeture simultanée de l'anneau inguinal
externe.

La première observation qui ait été relatée est celle de Tillaux (1).
c'était une hernie étranglée, qui s'est terminée par la mort malgré
l'opération ; l'orifice inguinal externe ne laissait passer qu'un filet
nerveux.

Brun (2) a publié un cas de hernie étranglée interstitielle derrière
le testicule arrêté à l'anneau, Berger a aussi opéré sans succès une
de ces hernies, et Paul a observé une hernie interstitielle étranglée, développée dans l'épaisseur de la paroi parce qu'une première
kélotomie avait fermé l'anneau inguinal externe, qui n'avait pu être
franchi.

D. *Hernie préinguinale. Hernie inguino-superficielle.* —
Le Fort a signalé, dans le *Bulletin général de thérapeutique*, 1889,
une variété de hernie que Küster (3) appelle inguino-superficielle

C'est une hernie qui, après être sortie par l'orifice externe du canal,
s'est recourbée en dehors et en haut et s'est placée dans le tissu
sous-cutané. Le Fort explique de la façon suivante son mécanisme :
le port d'un bandage a rempli la partie supérieure du scrotum d'un
tissu cellulaire condensé : quand l'intestin est sorti par l'anneau
dilaté, il a trouvé de ce côté une barrière infranchissable, et, comme
il ne pouvait se diriger du côté des bourses, il est remonté vers le
tissu cellulaire de l'aine, où le testicule l'avait peut-être déjà précédé.

Les caractères de cette hernie sont les suivants : présence à l'aine

(1) TILLAUX, *Bull. de thérap.*, 1871.
(2) BRUN, *Gazette des hôp*, 1877.
(3) KUSTER, *XVe Congrès des chirurg. allemands*, 1889.

d'une tumeur molle, fluctuante, sonore ; présence du testicule sous la peau. Après la réduction de la hernie, anneau normal et même dilaté. On le voit, on ne la confondra pas avec la hernie interstitielle, qui s'accompagne d'étroitesse de l'anneau, et offre au devant d'elle un plan fibreux qui modifie sa consistance.

E. *Hernie avec inversion testiculaire.* — Le testicule et le cordon, au lieu d'être placés en arrière de la hernie, le sont en avant.

F. *Hernie avec migration incomplète du testicule.* — Le testicule étant vers la racine des bourses, on voit souvent coïncider une hernie qui descend en avant et au-dessus de lui ; l'anneau externe est alors élargi, le testicule rentre et sort ; c'est la hernie des nouveau-nés et des enfants. C'est dans ces cas que l'on peut observer surtout les anomalies des liens qui réunissent le testicule et l'épididyme, et la séparation de ces deux organes.

G. *Hernie inguino-propéritonéale.* — Cette hernie est composée de deux sacs ; l'un, sac inguinal, fait saillie au dehors et peut pénétrer dans les bourses ; l'autre, sac propéritonéal, est en avant du péritoine, entre lui et le fascia transversalis.

Cette dénomination est due à Krönlein (1), qui l'a substituée à celle de hernie intra-iliaque proposée par Parise (Lille), et de hernie intra-pariétale due à Birkett.

Le sac inguinal peut simuler une hernie ordinaire, au point que, lorsque cette hernie s'étrangle, on ne pense pas du tout au sac profond. Une seule fois, en effet, sur vingt-trois rapportées par Krönlein, le diagnostic fut fait pendant la vie.

Le sac sous-péritonéal peut se diriger vers la vessie, le trou obturateur ou l'épine iliaque antéro-supérieure ; de là trois variétés : vésicale, pelvienne, iliaque de cette hernie. Habituellement les deux sacs font entre eux un certain angle ; le plus volumineux des deux est toujours le sac profond, qui peut acquérir le volume d'une tête ; c'est d'ailleurs dans celui-ci que se fait l'étranglement de la hernie, et c'est jusqu'à lui qu'il faut remonter dans la kélotomie.

Quinze fois sur vingt, la hernie a été manifestement congénitale et due à la persistance du canal vagino-péritonéal.

Le testicule est habituellement en ectopie dans le canal inguinal, mais de ce que le testicule est à sa bonne place, cela ne veut pas dire, comme le pense Krönlein, que l'on ne soit pas en présence d'une hernie congénitale.

Différentes théories ont été proposées pour expliquer cette hernie :

(1) *Krönlein Arch. für klin. Chir.*, 1880.

a. *Théorie du refoulement progressif et de la réduction partielle.*
— C'est la théorie de Streubel, adoptée par Krönlein. Le sac propéritonéal se développe après le sac inguinal ; celui-ci forme le premier
par la dilatation d'une des parois de son collet. Ce collet rentre dans
la cavité abdominale, puis, alors, une de ses parois se dilate. Ce sont
les efforts du taxis qui contribueraient le plus à refouler ce collet ; de
même agiraient le bandage et l'ectopie testiculaire elle-même. Cependant toutes ces causes se voient plutôt dans la production de la
hernie inguino-interstitielle. Et nous ne croyons pas à l'analogie de
cette hernie avec une réduction en masse.

b. *Théorie de la formation d'un sac secondaire.* — Tessier trouve
dans une autopsie de hernie une poche intra-abdominale habitée
par des anses intestinales ; ces anses descendaient aussi dans une
poche située dans le canal : il pense que la hernie avait été réduite en
masse par le taxis et que le sac s'était laissé distendre pour former
une nouvelle poche ; mais il ne s'agit ici que d'une constatation et
non d'une explication.

c. *Théorie de la traction intra-abdominale.* — Quelquefois, dans
une hernie, on trouve plusieurs collets superposés : le collet a dû
glisser par en bas. Supposons qu'il remonte et suive un trajet inverse
dans l'abdomen ; la hernie prend la forme d'un sablier. Cette traction
du sac et l'attraction de son collet en haut a été attribuée à des
adhérences épiploïques ou à la corde mésentérique, mais, d'habitude,
pour qu'il y ait hernie, il faut que le mésentère soit relâché et son
insertion abaissée.

d. *Théorie des diverticules.* — Des diverticules péritonéaux tapis-
sent la face profonde de la paroi abdominale, au voisinage des fossettes inguinales, et aussi près de la vessie. Rokitansky et Linhart les
ont rencontrés chez des gens âgés, vides et affaissés, du volume
d'un haricot ou d'une noix, ou bien de la grosseur d'une pomme et
alors habités par des anses intestinales. Quelquefois une boulette
graisseuse semble les attirer dans des points faibles de la paroi, ou
bien ils profitent du passage de vaisseaux et de nerfs. On comprend,
par leur présence, la formation de hernies profondes ou internes
qui restent ignorées. Linhart pense que ces poches sous-péritonéales
peuvent former un prolongement dans le canal inguinal, et cela peut
se produire si la poche interne est placée au voisinage du canal
inguinal. Souvent, en effet, en dilatant l'une des poches, on fait
diminuer l'autre et réciproquement.

e. *Théorie d'un vice de conformation congénitale du canal vagino-
péritonéal.* — Cependant la véritable théorie qui est le plus en faveur
est celle du vice de conformation du canal vagino-péritonéal, qu'il y
ait ou non une ectopie du testicule. D'après Ramonède, le renflement
intra-inguinal de la hernie est dû à la dilatation interstitielle du
canal, et le renflement propéritonéal au développement parfois con-

sidérable de l'infundibulum, qui va de la valvule initiale jusqu'à
l'orifice inguinal interne.

Symptômes. — Streubel espérait que, après l'étude consciencieuse
qu'il avait faite de la question, cette hernie serait mieux connue et
pourrait être diagnostiquée sur le vivant. Une seule fois Krönlein a
pu faire ce diagnostic. Toutes les autres fois, la hernie fut opérée
pour des accidents d'étranglement, et reconnue seulement à l'autopsie. Dans le cas de Krönlein, la tumeur propéritonéale était sensible
à travers la paroi et faisait une saillie, grosse comme le poing, limitée,
molle et élastique. Elle était réductible, et, en enfonçant le doigt au-
dessus de l'arcade de Fallope, on sentait l'orifice abdominal de la
hernie large comme une pièce de deux francs. Cette hernie contient,
outre l'épiploon et l'intestin, du liquide, surtout quand elle est étranglée. Quand on opère une de ces hernies, on réduit, et cela sans trop
de peine, l'anse intestinale dans le diverticule propéritonéal, grâce à
la largeur de l'orifice interne qui, en outre, peut être d'une mollesse
spéciale (1). Il faut traiter ces hernies, quand elles doivent être opérées, par la longue incision de la hernio-laparotomie, et ne pas s'exposer à rester au-dessous de la cause de l'étranglement et à refouler
simplement des anses dans la poche sous-péritonéale : celle-ci doit
être aussi ouverte largement. Neuber a rapporté un cas de ce genre
(traduit dans les *Archives générales de médecine*, avril 1881), et
Krönlein a eu lui aussi un succès (2).

Sous le nom de hernie *transpariéto-péritonéale*, Pollosson et Villard
ont décrit une hernie primitivement intra-abdominale, qui, chez
une femme, a donné naissance à un prolongement transpariétal, indépendant du prolongement et du canal inguinal. Il peut donc exister des hernies propéritonéales acquises et indépendantes du conduit vagino-péritonéal.

H. *Hernie enkystée de la vaginale.* — Astley Cooper appelle
ainsi une hernie qu'il croit coïncider avec une hydrocèle de la tunique vaginale. Bourguet d'Aix l'appelle hernie à double sac ; pour
lui, la paroi de la vaginale se confond avec le sac, et, pour arriver à
l'intestin il faut ouvrir la vaginale et le sac, composé lui-même du
diverticule péritonéal et de la paroi invaginée de la vaginale tous
deux unis.

C'est Méry et Petit qui, en 1701, ont examiné la première hernie à
double sac ; Hey, en 1803, vit chez un enfant une hernie dans la vaginale même.

Lecat, en 1766, observe chez un vieillard une hernie étranglée avec
une anse intestinale « insinuée dans le sac d'une hydrocèle, qui était
formée par la tunique vaginale du testicule ». Dupuytren parle de

(1) MARTEL, *Arch. gén. de chir.*, 1892.
(2) KRÖNLEIN, *Arch. gén. de méd.*, août 1881.

cette hernie : il l'a rencontrée deux fois, et il croit que l'hydrocèle est
en avant, et la hernie en arrière, Astley Cooper décrit avec détails et
cherche à expliquer ces hernies. Citons l'important mémoire de Bourguet d'Aix) paru en 1865. Monod et Terrillon, Berger, Montaz ont eu
à s'en occuper. Nous-même, qui l'avons rencontrée deux fois, avons
essayé d'en fournir l'explication.

Anatomie pathologique. — Beaucoup d'auteurs pensent que, pour
que cette hernie se produise, il faut qu'il existe une hydrocèle ; ce
liquide, clair et séreux, est quelquefois sanguinolent, quelquefois fétide; il semble qu'il soit indispensable. Or, nous ne saurions trop nous
élever contre cette opinion de la nécessité de l'hydrocèle ; d'ailleurs,
dans un cas de Forster, rapporté par Astley Cooper, il n'y avait pas
de liquide, et nous-même ne l'avons pas trouvé.

Voici comment se comporte le sac herniaire. Quand on a incisé
le premier sac, qui est la cavité vaginale dilatée, on trouve « une
tumeur qui, le plus souvent, est comme appenduc à l'anneau
inguinal et ressemble à un gros pis de vache » (Bourguet). Ce sac
est donc ainsi intravaginal ; il est quelquefois mince et transparent.
Mais, souvent, il est épais, lisse et parcouru par des vaisseaux.
L'intestin ou l'épiploon est fixé et adhérent en haut vers l'orifice
inguinal externe. Ce sac peut d'ailleurs être vide, ou ne contenir
que de la sérosité (1). On a pu voir l'intestin venir au contact du testicule, et l'orifice par où s'engageait cet intestin dans la tunique
vaginale a paru varier de siège et de forme, étant situé plus ou moins
en arrière (Dupuytren, Berger), étant plus ou moins irrégulier
d'aspect et comme déchiré.

Les principales observations ont été recueillies par A. Cooper (2),
Bourguet, Berger, Montaz.

Ces observations sont loin de se ressembler toutes, et d'être justiciables d'une description anatomique invariable. On peut les ranger
toutes sous deux chefs principaux, suivant qu'il existe une hydrocèle
en même temps qu'une hernie, ou qu'il n'y a pas d'hydrocèle. Nous
croyons d'ailleurs que ces deux groupes sont justiciables de la même
explication que nous avons proposée (3) et que nous développerons
après l'examen des théories classiques.

Théorie de l'invagination de la tunique vaginale. — Astley Cooper
en est l'auteur. Pour lui, le canal péritonéo-vaginal n'a pas subi de
régression ; il est perméable, sauf au point qui correspond à l'orifice
inguinal externe ; la portion supérieure libre reçoit l'intestin. Celui-ci
repousse la membrane qui ferme le canal et pénètre dans la vaginale

---

(1) FÉLIZET, Hernies aqueuses (*Soc. de chir.*, 1892). — PHOCAS, *Gazette des hôp.*,
1893).
(2) A. COOPER, OEuvres chirurgicales, traduction de Chassaignac et Richelot. —
BOURGUET, BERGER, in thèse de Duret. — MONTAZ, in thèse de Clarac, Lyon, 1895.
(3) JABOULAY, La hernie à double sac, *Lyon médical*, sept. 1896.

en s'en coiffant. C'est donc une hernie congénitale. Gosselin accepte
cette théorie. Elle peut servir à l'explication des observations de
Polaillon et de Phocas, qui ont vu des hernies enkystées sans pénétration dans la vaginale, mais pénétrant dans une hydrocèle du cordon.

Théorie de l'invagination d'un sac péritonéal. — C'est Bourguet
(d'Aix) qui l'a émise; Monod et Terrillon l'ont reprise. Un sac herniaire
est formé par la locomotion du péritoine; il s'avance dans le canal
inguinal, mais, devant lui, est le canal vagino-péritonéal oblitéré
seulement en haut; le sac le refoule et s'en coiffe comme d'un doigt
de gant. D'où un double sac séreux; le péritoine forme le plus
interne; la vaginale, qui va de l'orifice supérieur du canal au testicule,
et refoulée en bas par l'intestin, constitue l'autre. Cette théorie
n'exige plus la présence d'une hydrocèle au devant de la hernie. Monod
et Terrillon pensent que la hernie peut être une hernie acquise
au lieu d'être congénitale. Cette hernie refoule une hydrocèle, la
vaginale se rompt, puis le sac, et l'intestin, profitant de la déchirure,
passe dans la vaginale au contact du testicule. Il faut faire rompre
bien des choses qui ne se rompent pas souvent, pour amener l'intestin
à cette place anormale.

*Théorie de l'adossement d'un sac herniaire et d'une hydrocèle en-
kystée.* — Dupuytren, ayant constaté que des sacs herniaires étaient
adossés à une hydrocèle, explique ces cas de la façon suivante.
D'abord, une vaste hydrocèle congénitale occupe toute l'étendue du
canal vagino-péritonéal, oblitéré seulement en haut. Une hernie
commune se forme, et, pour s'engager dans le canal inguinal, passe
à la partie postérieure de l'hydrocèle congénitale : or « deux tumeurs
adossées offrent des puissances et des résistances fort inégales ; si
quelque cause, quelque effort obligent l'une ou l'autre à s'étendre,
elle peut pénétrer jusque dans la cavité de l'autre. Or, dans ces cas,
la plus grande force se trouve presque toujours du côté de la
hernie, qui se prolonge et s'enfonce en quelque sorte dans la cavité
de l'hydrocèle, où elle forme une tumeur plus ou moins considérable ».

Ces théories se ressemblent quant au fond ; elles ne diffèrent que
dans les questions de savoir si la hernie est congénitale ou acquise,
si l'hydrocèle concomitante est, elle aussi, congénitale ou acquise.
L'enchaînement de ces deux termes (hernie, hydrocèle) seul varie
dans chacune de ces deux séries.

Cette hernie enkystée s'est montrée à nous à deux reprises et sous
la même forme. Un premier sac contenant le testicule en bas et en
arrière, et un testicule atrophié, adhère à l'orifice externe du canal
inguinal. Là, il se continue avec le deuxième sac, qui rentre dans
lui en le remplissant en totalité. Dans la cavité du premier sac, il
n'y a, en effet, pas de liquide. Le deuxième sac est ouvert ; mais, pour
arriver dans sa cavité, il faut couper deux feuillets emboîtés et

séparés l'un de l'autre par du tissu cellulaire; après quoi du liquide s'écoule, analogue à celui de toutes les hernies, et, au sommet de ce deuxième sac, apparaît, fixée au collet, une épiplocèle déjà ancienne, qui s'est enflammée à différentes reprises et qui y adhère en effet. L'épiploon, une fois détaché, peut être refoulé dans la cavité péritonéale.

Nos deux malades avaient à peu près le même âge, une trentaine d'années ; leur hernie remontait à l'enfance et était conformée sur le même type : c'est-à-dire un premier sac vide, un deuxième, celui-là formé de deux lames adossées, contenant du liquide et une épiplocèle. Entre le premier sac et le second, pas de liquide, les parois se touchent, et ne sont séparées que par un espace virtuel.

Quelle est la théorie de la formation de cette hernie? Voici la solution qui nous semble être la bonne. La hernie inguinale à double sac, que nous avons rencontrée, n'est pas autre chose qu'une hernie vagino-péritonéale complète, dans laquelle: 1° la poche inguinale est descendue dans la poche scroto-funiculaire, et 2° une épiplocèle ou une entérocèle s'est faite dans la poche inguinale invaginée.

Soit un canal vagino-péritonéal complet (fig. 66 A) : il va du péritoine à la surface du testicule en traversant le canal inguinal ; il présente tout d'abord deux rétrécissements principaux, l'un à l'orifice intrapéritonéal, vers l'extrémité supérieure du canal inguinal, l'autre au niveau de la partie inférieure de ce canal. Si bien qu'il va offrir trois portions superposées et continues : une poche extérieure au ventre, ou funiculo-scrotale, une autre placée dans le canal inguinal, enfin une troisième qui rejoint le péritoine pariétal. C'est, si l'on veut, une lorgnette à trois tubes, les tubes étant tirés et unis bout à bout.

Mais faisons rentrer l'un dans l'autre les tubes de cette lorgnette, ou, ce qui est la même chose, les poches du canal vagino-péritonéal, et nous aurons la hernie à double sac (fig. 66 B) : la poche inguinale rentre dans la poche inguino-scrotale qu'elle remplit et avec laquelle elle se continue vers l'orifice externe du canal inguinal, et dans la poche inguinale, le péritoine pariétal est descendu de la même façon, et avec lui de l'intestin ou de l'épiploon. Si nous étirons le péritoine et la poche inguinale en haut au-dessus de la poche inguino-scrotale, nous referons le canal vagino-péritonéal complet.

Il y aurait cependant une différence, c'est que la poche inguinale serait fermée en haut du côté du péritoine pariétal qui la continue, au lieu d'être ouverte. Et, de fait, dans nos deux cas, le cloisonnement s'était opéré, le deuxième sac n'était pas percé.

Mais il existe des cas de hernie à double sac qui représentent la disposition initiale du canal vagino-péritonéal. Ce sont ceux dans lesquels le premier sac contient une anse intestinale qui a franchi le deuxième sac par un orifice que l'on croit être accidentel, ou bien encore du liquide que l'on prend pour une hydrocèle et qui n'est autre que du liquide herniaire (fig. 66 C).

Ainsi la hernie à double sac est, avant tout, une hernie à *triple sac*, le sac interne étant formé de deux feuillets adossés par leur face externe. Elle résulte de l'invagination l'un dans l'autre des trois

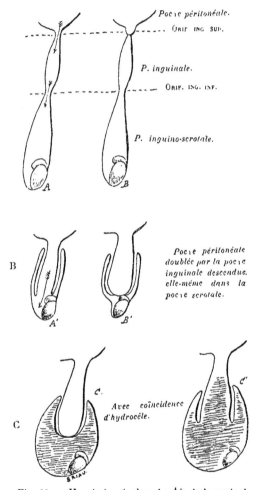

Poc\ e péritonéale.
ORIF ING SUP.
P. inguinale.
ORIF. ING. INF.
P. inguino-scrotale.

Poc\ e péritonéale doublée par la poc\ e inguinale descendue. elle-même dans la poc\ e scrotale.

Avec coïncidence d'hydrocèle.

Fig. 66. — Hernie inguinale enkystée de la vaginale.

segments du canal vagino-péritonéal primitif, comme les tubes d'une lorgnette ; le premier sac peut ne pas contenir de liquide, et ne contient pas d'intestin ni d'épiploon, si le segment inguinal du canal vagino-péritonéal s'est oblitéré en haut, tout en restant adhérent au péritoine pariétal ; ce premier sac est, au contraire, habité si cette oblitération ne s'est pas produite.

Les considérations précédentes s'appliquent aussi aux hernies enkystées de la grande lèvre chez la femme, qui existent et ont été rencontrées par Berger (1) et Reclus.

Variété nouvelle de hernie inguinale congénitale. — Sur un jeune homme de vingt-six ans, qui paraissait porteur d'une hernie inguinale avec ectopie testiculaire, du côté droit, nous avons trouvé, comme l'indique la figure 67 : 1° un canal vagino-péritonéal resserré et fermé vers l'anneau inguinal externe, formant une enveloppe commune au testicule et à la face antérieure du cordon ; 2° un sac herniaire, placé derrière le canal, au milieu des éléments du cordon, qu'il fallut dissocier pour arriver jusqu'à lui.

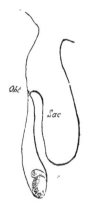

Fig. 67.

Ce sac fut excisé après ligature à son origine, et le canal vagino-péritonéal retourné pour empêcher l'hydrocèle.

Cette variété nous paraît être intermédiaire à la hernie propéritonéale et à la hernie enkystée de la vaginale. Elle diffère des hernies à double sac représentées plus haut, fig. 66.

D'autres variétés sont enfin fournies par certaines formes que le sac peut encore revêtir : souvent il est bilobé, biloculaire, c'est-à-dire qu'il constitue deux poches. Celle-ci sont tantôt *superposées*, comme le représentent les figures 68 et 72, tantôt *juxtaposées* : les figures 69, 70, 71 et 73 sont des exemples différents de cette dernière catégorie. Il est habituel, comme on peut le voir, que les deux loges communiquent entre elles.

Parties contenues dans la hernie inguinale (2). — C'est habituellement l'intestin grêle et l'épiploon qui se rencontrent dans les variétés nombreuses de la hernie inguinale que nous venons de passer en revue. Cependant d'autres organes y sont observés ; par exemple : le gros intestin ou plutôt une de ses parties ; la vessie, la prostate ; les organes génitaux internes. Quand le contenu est ainsi formé, exceptionnellement il est vrai, la hernie offre quelques caractères spéciaux qu'il importe de connaître. C'est pourquoi nous examinerons isolément chacune de ces variétés distinguées entre elles d'après la nature du contenu.

1° *Hernie du gros intestin ; cæcum et appendice.* — Les hernies du cæcum et de son appendice ont donné lieu à une foule de travaux. Autrefois le cæcum était considéré comme libre dans l'abdomen,

(1) BERGER, *Soc. de chir.*, octobre 1892.
(2) BARD, Variétés rares de la hernie inguinale et crurale, thèse de Lyon, 1896.

non entouré par le péritoine ; il pouvait glisser sur le tissu cellulaire de la fosse iliaque et venir former des hernies, la plupart du temps dépourvues de sac. Les noms de Praxagoras, Celse, Vésale, Bauhin, Fallope, Franco, Santorini, et enfin Malgaigne sont attachés à ces erreurs. Mais, à partir de 1849, époque des travaux de Bardeleben, l'anatomie du cæcum et le mécanisme de ses hernies s'éclairent. Luschka, Henle, Treves, Tuffier contribuent à fixer tous ces points.

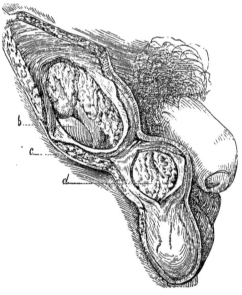

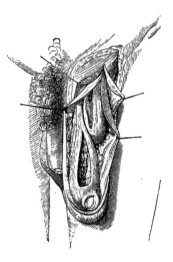

ig'. 68. — Hernie inguinale entéro-épiploïque à sac biloculaire (les deux loges sont ouvertes). — Le renflement *b* offre l'épiploon et une anse intestinale ; le renflement d, qui est l'inférieur, ne contient que de l'épiploon ; *c* indique le point de séparation des deux sacs superposés (d'après une pièce de Demeaux).

Fig. 69. — Hernie inguinale.

Le cæcum, dit Tuffier (1), est partout recouvert de péritoine, et la main peut en faire le tour comme elle fait le tour du cœur dans le sac péricardique. Le péritoine envoie en outre au cæcum des ligaments qui le maintiennent à sa place. Le *ligament supérieur*, inséré en haut sur la partie inférieure de la fosse lombaire, descend verticalement et entoure dans sa concavité la partie externe du cæcum ; c'est lui qui suspend le cæcum. Un autre ligament, dit *inférieur*, inséré à la partie inférieure du cæcum, à l'intestin grêle et au mésentère, rejoint la partie inférieure de la fosse iliaque ; grâce à lui, le cæcum ne peut basculer de bas en haut. Quant à l'appendice, le péritoine lui fournit aussi un méso triangulaire dont la base est en haut ; un repli allant

(1) TUFFIER, *Arch. gén. de méd.*, 1887.

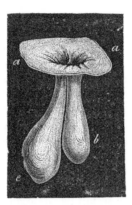

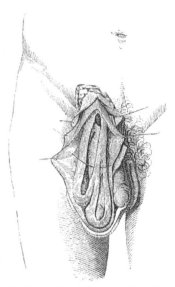

Fig. 70. — Deux sacs de hernies inguinales, du côté gauche, observés sur le cadavre d'un homme âgé d'environ cinquante ans. — *a*, portion du péritoine qui recouvrait la paroi antérieure de l'abdomen aux environs du canal inguinal, vue par la face antérieure ; *b*, sac externe ouvert dans la cavité du péritoine ; *c*, sac interne oblitéré à son col et changé en une cavité kystique (J. CLOQUET).

Fig. 71. — Hernie inguinale à double sac.

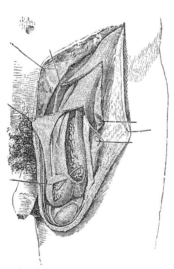

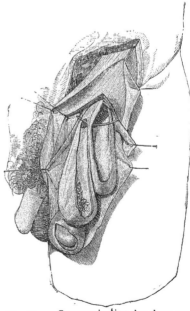

Fig. 72. — Hernie inguinale. Sac bilobé. La poche supérieure ne communique avec la poche inférieure, qui touche aux testicules, que par un mince pertuis.

Fig. 73. — Communication des deux sacs dans une hernie inguinale.

du cæcum au niveau de la base de l'appendice, jusqu'à l'extrémité
de celui-ci, dit iléo-appendiculaire, relie entre eux ces deux organes.

Autrefois, on admettait deux mécanismes pour les hernies du gros
intestin : 1° les *hernies par glissement* : c'était celles dans lesquelles le
cæcum descendait entre le péritoine et la fosse iliaque et n'avait point
de sac ou qu'un sac incomplet ; 2ᵉ les *hernies par descente* : le cæcum
basculait en dehors, l'appendice en haut ; le côlon peut le suivre, le
sac est incomplet.

Tuffier distingue les hernies congénitales et les hernies acquises.
Les hernies *congénitales* relèvent de deux causes ; un premier groupe
comprend des malformations congénitales ; il n'y a pas de péritoine
autour du cæcum, il n'y a pas de sac, la hernie se produit par *glissement*. Dans un second groupe, le cæcum est bien entouré par le
péritoine, mais ses ligaments sont trop longs, ou bien ils sont atrophiés, ou encore ils manquent ; la hernie se fait par *descente*, il y a
un sac.

De même deux mécanismes dans les hernies *acquises* : les ligaments
s'allongent : le cæcum, mal suspendu, descend avec le péritoine ; c'est
une hernie avec sac ; ou bien les ligaments suspenseurs se désinsèrent,
c'est encore une hernie avec sac.

Cependant, nous avons observé une hernie chez un adulte où le
cæcum était dépourvu de sac en partie (1), et il existe des observations
analogues de Guillet (2, et de Le Dentu (3). Dans notre observation, la
hernie ne contenait que le cæcum, et l'appendice était dépourvu
de sac. Celle de Guillet a trait à une pièce d'autopsie constituée
par une hernie du cæcum sans sac, contenant de l'intestin grêle.
L'observation de Le Dentu se rapporte à une hernie du cæcum à sac
incomplet ; avec une observation analogue de Sernin (4), il y a donc
au moins 4 observations connues de hernies primitives du cæcum
sans sac ou à sac incomplet.

Voici comment elle s'expliquent : assez souvent le cæcum possède
un méso qui le fixe à la paroi du bassin, sans qu'il s'agisse de malformation congénitale. Broca dit avec raison, à propos d'une observation de Chipault (5 : « On a donné comme argument en faveur de
la congénialité de la hernie cæcale que, dans sa presque totalité, la
partie postérieure du cæcum est extrapéritonéale. Je sais que Tuffier
insiste sur cette disposition, tératologique à son sens, pour démontrer
que, lorsqu'elle existe dans une hernie, il y a vraiment malformation
congénitale. Mais je crois que Tuffier exagère la valeur de cette
preuve. Certes, il est prouvé aujourd'hui que la disposition décrite

(1) Bérard. *Prov. méd.*, 1896.
(2) Guillet, *Bull. de la Soc. anat.*, avril 1887.
(3) Le Dentu, Clin. chir., 1892.
(4) Sernin. *Journal de médecine* de Sédillot, t. XXVI, p. 302.
(5) Broca, *Soc. anat.*, 1891.

dans nos livres classiques d'anatomie ne répond pas à la réalité ; en général, il n'y a pas de méso-cæcum, mais il y en a quelquefois sans trace de hernie et sans malformation péritonéale proprement dite ; on peut, quoique rarement, trouver des hernies du cæcum à sac partiel et non complet. »

Lorsque le cæcum est distendu fortement par des matières fécales, son ligament supérieur l'empêche de se dilater par sa partie inférieure ; il se dilate par sa partie postérieure, qui tend à se porter en haut et en dedans. Le ligament inférieur entre alors en jeu et limite ce mouvement de bascule ; mais ce ligament est beaucoup moins résistant que le ligament supérieur, car il n'est formé que par le double feuillet péritonéal qui constitue le mésentère. Aussi, sous l'influence d'une distension cæcale prononcée, il se laisse allonger et cède à la fin, pendant que l'autre ligament a résisté. Alors, le cæcum obéit au mouvement de bascule qui est imprimé par le ligament supérieur sans contrepoids, il s'énucléc de sa coque séreuse, arrive entre les deux feuillets du mésocæcum, puis dans le tissu cellulaire de la fosse iliaque. Son mouvement de bascule est, à ce moment, terminé, et il présente, à l'orifice interne du canal inguinal, sa face droite et postérieure dépourvue de péritoine ; celui-ci n'existe plus que sur le fond et la face antérieure. En continuant son mouvement de descente, le cæcum entraîne le péritoine, et il peut devenir irréductible.

Cette irréductibilité atteint la hernie cæcale, qui a un gros volume et qui comprend soit le cæcum et son appendice, soit en même temps la partie voisine du côlon et de l'iléon. Elle est due à un repli formé par le méso-côlon déplacé par un mouvement de glissement avec le péritoine de la fosse iléo-lombaire. Ce repli, Scarpa l'appelait l'*adhérence charnue naturelle*. La réintégration des viscères dans l'abdomen est alors difficile, sans qu'il y ait d'étranglement (hernia inguinali immobili de Bracchi).

Duret (1) rappelle une autre disposition, qui est le troisième-degré admis par Scarpa dans ces hernies ; dans les très grosses hernies, on trouve une plus grande étendue du gros intestin : le cæcum, le côlon ascendant ou l'S iliaque (dans les cas de hernie du cæcum à gauche) avec plusieurs anses d'intestin grêle. Dans ce cas, l'intestin grêle est facilement réductible ; mais le gros intestin ne peut être rentré, car il est fixé à la paroi postérieure du sac qui a contracté des adhérences avec le tissu cellulaire ambiant. Parfois le cæcum et le gros intestin subissent dans le sac un mouvement de torsion ou d'inflexion qui complique encore les choses.

Scarpa admettait deux autres degrés : a) l'un où la hernie ne renfermait que l'extrémité libre et arrondie du cul-de-sac cæcal, avec son

(1) DURET, Hernies rares, thèse d'agrégat., 1883.

appendice vermiforme, *b*) l'autre où la tumeur contient encore la partie voisine du côlon.

Ces hernies du cæcum offrent d'habitude un tableau clinique assez net : tumeur herniaire volumineuse, égale au poing au minimum; apparition brusque; irréductibilité rapide, sans qu'il y ait cependant d'étranglement; la hernie fournit, à la palpation, un gargouillement des plus marqués. Entre le pédicule de la hernie, qui est énorme, et l'orifice inguinal, on peut introduire le doigt jusque dans l'abdomen. Les hernies de l'intestin grêle peuvent acquérir aussi des dimensions énormes, mais cela ne se fait que d'une manière progressive.

Ces hernies de la portion initiale du gros intestin sont sujettes à plusieurs groupes de complications.

1° L'*engouement* : l'accumulation des matières fécales dans les hernies, en augmente l'irréductibilité; cela est rare et sans importance, bien que quelques chirurgiens aient pu songer à un étranglement. Goirand, par exemple, dit avoir opéré plusieurs cas de ce genre.

2° L'*inflammation herniaire* : le traumatisme, ou des corps étrangers du tube digestif, des vers intestinaux, peuvent la produire; il s'agit alors de poussées inflammatoires pouvant causer des adhérences de l'intestin avec le sac, ou d'accidents de péritonite herniaire.

3° L'*étranglement* est très rare.

4° En revanche, l'*appendicite herniaire* (1) est la cause la plus fréquente des complications survenues dans les hernies du cæcum : on dirait que celles-ci favorisent les inflammations appendiculaires. Outre les conditions ordinaires qui produisent l'appendicite, on trouve ici la stagnation des matières fécales, la congestion passive, la gêne circulatoire de tout ce qui est au-dessous du canal inguinal. Aussi avons-nous eu plusieurs fois, comme beaucoup de chirurgiens, l'occasion d'opérer de semblables complications.

Lorsqu'on veut faire la cure radicale de ces hernies, on se heurte à leur irréductibilité. J.-L. Petit avait dû laisser le cæcum dehors, Arnault avait fait une résection intestinale. Duret conseille de débrider l'anneau et d'essayer de réduire ; si les adhérences font obstacle, il faut laisser le cæcum à l'extérieur; et, toujours d'après lui, dans le cas de sphacèle, faire l'anus contre nature. Une fois, dans un cas où l'adhérence charnue naturelle empêchait la réduction par refoulement direct et où le fond du cæcum était infléchi en avant et en haut (2), nous avons pu obtenir la réintégration par une manœuvre qui était exactement l'inverse du chemin qu'avait parcouru le cæcum ; nous avons refoulé le fond de haut en bas et d'avant en arrière, comme en le retournant en le faisant remonter derrière les feuillets de son méso.

(1) CRARNOIS, Hernies du cæcum avec appendicite, thèse de Lyon, 1894.
(2) BÉRARD, *Province méd.*, 1896.

En dehors de l'intervention sanglante, ces hernies, sauf au début et à leur premier degré, ne sont susceptibles que du port du suspensoir, ou d'un bandage lacé des bourses.

2° **Hernie de l'S iliaque.** — Boussi avait attiré l'attention sur la disposition anormale de l'S iliaque dans une hernie inguino-scrotale. A. Broca, dans une autopsie, trouve une hernie de l'S iliaque reconvrant une cystocèle. Chauffard observe un cancer de l'S iliaque adhérent au sac. Ladroitte rapporte aussi une hernie de cette portion du gros intestin. Enfin, Anderson, en octobre 1895, publie 3 cas de hernie inguinale de l'S iliaque sans sac. Les hernies de l'S iliaque présentent en effet deux variétés correspondant aux deux dispositions différentes qu'affecte le péritoine au niveau de lui. Tantôt le péritoine forme un mésocôlon iliaque, plus ou moins développé, tantôt il passe simplement au devant de l'anse sigmoïde. Cette disposition exceptionnelle est pour la première fois signalée par Anderson (1). Parfois, dit-il, le mésentère ilio-pelvien manque complètement. Alors l'intestin se promène dans la fosse iliaque, derrière le péritoine, recouvert par lui seulement sur la moitié ou les deux tiers de sa circonférence. Dans ce cas, l'S iliaque se présente à l'orifice interne du canal inguinal par sa face postérieure dépourvue de péritoine, et la hernie possède seulement un sac incomplet, qui existe sur le bord concave de l'intestin. Le plus souvent, il y a un méso très net, et la hernie de l'S iliaque a un sac complet ; les adhérences charnues naturelles se forment alors de la même façon que dans les hernies cæcales à sac complet, et elles passent par les mêmes degrés. J'ai rencontré des cas dans lesquels les matières fécales s'accumulaient et où j'ai pu établir le diagnostic par l'empreinte que faisait la pression du doigt.

Hernie du côlon transverse avec l'épiploon. — Nous avons opéré un cas de hernie du côlon transverse tout entier, accompagné de l'épiploon, dont les vaisseaux étaient thrombosés ; il y avait en outre une entérocèle ordinaire.

Cette grave hernie était étranglée ; le malade, un jeune homme de vingt ans, a parfaitement guéri.

Hernies de la totalité de l'intestin. — Quelques observations de ce genre existent dans la science ; c'étaient, comme on le comprend, des hernies volumineuses. Chevereau, Jayle, Lewin, ont publié de ces curiosités pathologiques.

L'intestin grêle paraît sortir le premier, puis, peu à peu, toutes les anses intestinales perdent droit de domicile. Le gros intestin s'ajoute

---

(1) ANDERSON, *Britisch. med. Journ.*, 1895.

à son tour au contenu, et, comme sa présence dans la hernie en amène l'irréductibilité, le patient, vieil hernieux, songe à réclamer des soins.

Hernie inguinale de l'estomac. — L'estomac a été trouvé dans le contenu d'une hernie scrotale ; le fait a été publié par Meinhard Schmidt, en 1885 (1). Chevereau signale à la Société anatomique de Paris, une hernie inguinale de l'intestin et de l'estomac. Dans l'observation de Lewin, tout le tube digestif sous-diaphragmatique, y compris l'estomac, était dans la hernie.

Hernie inguinale du rein. — Deipser a publié l'unique observation, chez une femme, de rein mobile, prolabé et étranglé dans une hernie inguinale.

Hernies inguinales de l'ovaire et de la trompe. — Nous étudierons en détail, p. 813 et suivantes, les hernies des organes génitaux internes de la femme. Disons donc seulement quelques mots à ce sujet, ici. Les hernies congénitales sont bien plus fréquentes que les autres, 54 contre 17 d'après Puech. Elles reconnaissent pour cause essentielle : 1° la persistance du canal de Nück, qui est l'homologue du canal vagino-péritonéal chez l'homme, et auquel s'appliquent toutes les considérations embryologiques et anatomiques que nous avons développées à l'occasion de ce dernier ; 2° la situation élevée des organes génitaux internes qui ne sont pas encore descendus dans l'excavation pelvienne. Ces hernies se compliquent assez souvent de kystes simples, de kystes hydatiques, de kystes dermoïdes, de kystes réticulaires, de cancers, de dégénérescences diverses, ainsi que d'inflammation. Aussi doivent-elles être de bonne heure opérées.

Hernies de l'utérus. — On peut trouver, dans les hernies inguinales, l'utérus soit à titre de *malformation congénitale*, et alors il peut être bifide et envoyer une corne de chaque côté, soit à titre *de complications d'une hernie ordinaire* dans laquelle il a été poussé par un effort, ou bien attiré par le glissement du péritoine, de ses annexes, ou l'attraction d'une tumeur, soit enfin comme utérus *gravide*, et dans lequel une grossesse suit régulièrement son cours. On trouvera plus tard l'analyse de toutes ces variétés.

Hernies de la vessie. — Les hernies inguinales de la vessie, que l'on considérait comme une rareté dans ces dernières années, ont été l'objet d'un grand nombre de travaux qui établissent son importance et sa fréquence. Nous leur consacrons un long chapitre à la fin de cet article.

---

(1) Meinhard Schmidt, *Berliner klin. Wochenschrift.*, 1885.

Hernie de la prostate. — Nous avons rencontré une fois la prostate avec la vessie dans une hernie inguinale. La réintégration put être faire par hernio-laparotomie, et le malade guérit. On trouvera cette observation à propos des hernies de la vessie.

Hernies inguinales dont le contenu est le siège de lésions diverses. — Enfin, il faut encore signaler la fréquence de lipomes adhérents au cordon, ou bien au sac ; la possibilité de la rupture de ce sac après une contusion des bourses, et alors de la présence sous les téguments du contenu de la hernie ; la suppuration possible du sac et du contenu herniaire, de l'épiploon, par exemple, soit à la suite d'un traumatisme, soit du fait d'une appendicite qui a vidé son pus dans un sac de hernie inguinale ; de certaines tumeurs du sac, comme l'angiolipome, de son inflammation lente qui produit sur sa face libre des plaques fibro-cartilagineuses ; enfin, toutes les maladies (tuberculose surtout), les inflammations amenant la symphyse des anses, les vices de conformation, se traduisant par l'indépendance du testicule et de l'épididyme et qui accompagnent si souvent les ectopies, les migrations incomplètes du testicule, ou les persistances du canal vagino-péritonéal.

Considérations étiologiques sur le siège, le volume et la fréquence des hernies inguinales. — Ces considérations sont étayées sur le dépouillement de nos observations personnelles, qui ont servi de base au travail de Perriollat (1).

On aura une idée de la fréquence de la hernie inguinale chez l'homme d'après les chiffres suivants : sur 103 sujets de plus de quinze ans atteints de hernies simples, 84 présentaient des hernies inguinales. Sur 113 sujets masculins de tout âge porteurs de hernies simples, 94 présentaient des hernies inguinales. La hernie inguinale représente donc 81,5 p. 100 des hernies simples chez l'homme à partir de l'adolescence et 83,2 p. 100 chez les sujets masculins de tout âge.

Parmi les hernies doubles, la prédominance de la hernie inguinale est plus frappante encore ; 17 sujets seulement en étaient pourvus à l'exclusion de toute autre espèce de hernie. En ajoutant à ce chiffre celui de 3 cas de hernie inguinale associée à une ombilicale, nous obtenons un total de 130 sujets masculins de tout âge porteurs de hernies inguinales.

Les deux sujets masculins affectés de hernie triple étaient atteints, l'un de hernie inguinale double, l'autre de hernie inguinale simple associées à des hernies crurales du côté opposé.

Il résulte de la statistique de M. Berger (2), que 96 p. 100 des su-

(1) PERRIOLLAT, thèse de Lyon, 1896.
(2) BERGER, Résultats de l'examen de 10 000 observations de hernies recueillies à la consultation des bandages au Bureau central de Paris (*IXᵉ Congrès de chir.* Paris).

jets masculins qui présentent des hernies simples ou multiples sont porteurs de hernies inguinales. D'après la nôtre, sur 122 hernieux âgés de plus de quinze ans, 86 présentaient des hernies inguinales. Sur 132 sujets masculins de tout âge, 96 présentaient des hernies inguinales. De ces chiffres, il résulte que 73 p. 100 environ des sujets masculins qui présentent des hernies simples ou multiples sont porteurs de hernies inguinales. Cette proportion est donc inférieure de 23 p. 100 à celle de Berger.

A l'encontre des résultats de M. Berger, la simple inspection de notre statistique montre l'énorme prédominance de la hernie inguinale simple sur la hernie inguinale double chez l'homme. D'après Berger, chez les sujets masculins de tout âge, le chiffre des hernies est presque double du chiffre des hernieux. Au point de vue de la fréquence des hernies doubles, celle-ci est à la hernie simple dans la relation de 4,34 à 1. Dans notre statistique, au contraire, sur 134 cas de hernies chez l'homme, nous trouvons 94 cas de hernies inguinales simples, 11 cas de hernies inguinales doubles ; ainsi, au point de vue de sa fréquence, la hernie inguinale double est à la hernie inguinale simple comme 0,116 est à l'unité. Cette divergence, bien que considérable, a cependant sa raison d'être quand on considère sur quels cas particuliers porte notre dénombrement. Nous ne parlons, nous, que des hernies que nous avons opérées, soit pour étranglement, soit pour cure radicale. Il n'y a pas ici, comme à Paris, une consultation de bandages, et, si les hernies doubles sont si rares dans nos chiffres, cela tient à ce que la hernie double est bien moins sujette aux accidents que la hernie simple. Cependant nous devons avouer que, malgré cela, notre statistique se rapproche beaucoup de celle de Wernher et de Macready, qui, elles-mêmes s'éloignent, comme la nôtre, de celle de Berger.

D'après la statistique de la Société des bandages de Londres, de 1860 à 1867, analysée par Wernher, la proportion des hernies inguinales doubles aux hernies inguinales simples serait comme 0,64 est à 1.

La même proportion fut trouvée par Macready pour les années 1888, 1889 et 1890 : elle est toujours de 0,64 à 1.

Berger donne une explication sérieuse de la prépondérance dans ses chiffres des hernies inguinales doubles sur les hernies inguinales simples, c'est qu'un très grand nombre de hernies inguinales simples, presque toutes celles qui sont de petit volume, restent en dehors de la statistique, les malades ne venant pas consulter pour des hernies de cette catégorie.

Relativement au *côté* le plus souvent atteint, voici des chiffres :

Wernher donne, pour les hernies droites, 14 888 et, pour les hernies gauches, 8 545. La relation des hernies inguinales droites aux hernies inguinales gauches est donc de 1,74 à 1.

La même proportion est obtenue par Macready. Berger arrive à un résultat un peu inférieur, 993 hernies droites et 677 hernies gauches, soit la relation de 1,46 à 1. Et nous-même avons trouvé 94 à droite, 30 à gauche; soit la relation des hernies inguinales droites aux hernies inguinales gauches de 3 à 1. La conséquence que nous pouvons tirer de la discordance de nos chiffres à nous, c'est que, comme nous ne parlons toujours que des hernies opérées, les accidents herniaires sont plus fréquents à droite, ou que la douleur et la gêne fonctionnelle sont bien moins supportées de ce côté.

Envisageons maintenant les hernies inguinales suivant leur volume, et comparons le *volume* des hernies droites et gauches.

Les statistiques anglaises ne disent rien à ce sujet. Pour Berger, à droite comme à gauche, pour des hernies simples, comme pour les hernies doubles, la fréquence des hernies s'accroît des hernies à l'état de pointe aux hernies interstitielles, de celles-ci aux hernies pubiennes, et elle diminue des hernies pubiennes aux hernies scrotales. De toutes les hernies inguinales, la hernie pubienne est donc la plus commune, mais la hernie scrotale n'est que très peu au-dessous d'elle dans la statistique. Pour nous, au contraire, dans les hernies simples la fréquence s'accroît bien des hernies à l'état de pointe aux hernies interstitielles, mais elle décroît de celles-ci aux hernies pubiennes pour de nouveau s'accroître des hernies pubiennes aux hernies scrotales. Dans les hernies doubles, la pointe de hernie est la moins commune, tandis que les trois autres variétés se présentent avec une fréquence égale. Dans la statistique de Paris, les petites hernies inguinales ne représentent que le 6,1 p. 100 du chiffre des moyennes et des grosses, et dans la nôtre, 43,3 p. 100. Nous avons déjà expliqué que cela tenait à ce que les malades ne consultent pas pour une hernie qui n'est qu'apparente.

D'après nos observations, les hernies inguinales moyennes, celles qui sont dites pubiennes ou encore bubonocèles, ne sont pas les plus fréquentes; ce sont les hernies scrotales, qui l'emportent dans la proportion de 3 à 1. Au contraire, à Paris, cette proportion est comme 0,5 est à l'unité.

Nous trouvons encore, dans nos chiffres, l'égalité de volume à droite et à gauche dans les hernies inguinales doubles. Berger ne trouve cette égalité que dans 42 p. 100. Quand un côté l'emporte, c'est le côté droit, habituellement.

Les considérations précédentes s'adressent aussi aux hernies des adolescents et des enfants.

FRÉQUENCE DES HERNIES INGUINALES CONGÉNITALES. — Nous avons dit que nous entendions sous ce nom celles qui étaient dues à la persistance de la totalité ou d'une partie du canal vagino-péritonéal.

Les hernies vaginales testiculaires, celles dans lesquelles la hernie descend jusqu'au fond de la vaginale, sont bien moins nombreuses que les hernies funiculaires, c'est-à-dire celles qui s'arrêtent au sommet du testicule, et nous maintenons ce fait à l'encontre de Berger, qui établit la relation inverse. C'est que Berger n'admet pas que la hernie oblique externe, qui ne profite pas de la persistance en *totalité* du canal vagino-péritonéal, soit une hernie congénitale; il suffit de s'entendre et de s'en rapporter à notre définition.

La prédominance du côté droit pour la hernie congénitale est indéniable. Chez l'enfant, cette hernie s'accompagne souvent d'ectopie complète du testicule, dont la migration peut n'être que retardée, incomplète, et qui pourra s'achever plus tard. Chez l'adulte on constate souvent l'arrêt du testicule à l'anneau ou à son voisinage.

Chez la femme, la hernie inguinale est, par rapport aux autres hernies, dans la proportion de 43 p. 100 et, d'après notre statistique, dans celle de 14.1 p. 100 seulement. La hernie inguinale double est moitié moins fréquente chez la femme que la hernie inguinale simple ; dans les statistiques de Wernher et de Macready, elle n'est même que de 34 p. 100.

Toutes les statistiques donnent une légère prédominance pour la hernie inguinale droite : il nous a semblé qu'elle était sensiblement aussi fréquente d'un côté que de l'autre.

La bubonocèle, ou hernie pubienne, semble plus fréquente; cela est vrai, dans nos statistiques, pour le côté gauche ; mais, à droite, nous avons rencontré plus souvent la hernie de la grande lèvre.

Ces hernies sont presque toujours des hernies congénitales, liées à la persistance du canal de Nück.

Symptômes et diagnostic. —La hernie inguinale forme une tumeur molle, souple, réductible le plus souvent, subissant une impulsion par la toux et les efforts ; elle est en général sonore ; elle suit le trajet du cordon, et se dirige, par l'anneau inguinal externe, soit dans les bourses, soit dans les grandes lèvres. Elle détermine de la gêne, quelquefois des douleurs, des coliques, des troubles digestifs.

Il n'est pas toujours très facile de la reconnaître.

Ainsi, 1° chez les *petits enfants*, elle peut ne se montrer que par intervalles et seulement à l'occasion des cris. Si elle descend en dehors de l'anneau, et jusque dans les bourses, elle ressemble à une hydrocèle du canal vagino-péritonéal, et souvent elle coexiste avec celle-ci. De sorte que, si même on avait reconnu l'existence formelle de l'hydrocèle, à sa transparence, à ses caractères de tumeur liquide fluctuante et réductible, il ne faudrait pas éliminer la hernie, qui peut apparaître au moment où elle est le moins attendue, et qui a devant elle tout ce qu'il faut pour se produire. Chez les enfants, on peut voir une variété de hernie, qui est la hernie funiculo-péritonéale ; le testicule est au-dessous du sac et bien séparé de lui. Le canal vagino-péritonéal s'est cloisonné et oblitéré entre les deux. Cette variété de hernie peut être confondue avec les kystes du cordon, qui ont d'ail-

leurs la même pathogénie et résultent d'une nouvelle oblitération de
la portion funiculaire du canal vagino-péritonéal à sa partie supérieure.
Mais ces kystes diffèrent de la hernie en ce qu'ils sont irréductibles,
quoique leur mobilité puisse être assez considérable ; on peut, en effet,
les faire passer des bourses dans le canal inguinal, mais ils ne disparaissent pas, et conservent à la pression leur rénitence spéciale.

Quand il y a ectopie testiculaire, il faut ne pas prendre le testicule
pour la hernie ; et réciproquement, car la hernie coexiste souvent avec
l'ectopie de la glande génitale. Et si l'ectopie est bilatérale chez le
nouveau-né, la hernie l'accompagne le plus souvent. C'est même un
signe, la présence d'une hernie inguinale double, qui, en cas d'atrophie
ou de vice de développement des organes génitaux externes, peut faire
faire le véritable diagnostic du sexe, souvent difficile, et permettre de
ne pas ranger dans le sexe féminin des hypospades mâles.

2° Chez l'*adulte*, il convient de distinguer la hernie des autres affections similaires, d'en reconnaître le siège, le degré, la variété, et de
préciser la nature de son contenu.

L'hydrocèle congénitale, le varicocèle, le lipome et le kyste du
cordon, le testicule ectopié peuvent être pris pour des hernies. Mais
l'hydrocèle congénitale, si elle est réductible, est transparente ; le
varicocèle volumineux, s'il peut donner la même sensation d'irrégu-
larité que l'épiploon hernié, a une consistance moindre ; il est vrai
qu'il gonfle dans les efforts, et que, sous l'influence de la toux, il peut
présenter le phénomène d'une véritable impulsion, comme nous l'avons
constaté ; mais cela est rare ; c'est encore avec une hernie de l'épiploon
que pourra être confondu le lipome du cordon, mais ce dernier est
irréductible, et, pour qu'une épiplocèle soit devenue irréductible, il
faut qu'elle ait été précédée d'une série de poussées inflammatoires
dont on trouverait la trace dans les anamnestiques. Nous avons déjà
dit comment le kyste du cordon et l'ectopie testiculaire pouvaient
simuler une hernie.

Si, pour reconnaître une hernie inguinale, il suffit de faire pénétrer
le doigt dans le canal inguinal et de sentir l'impulsion produite par la
hernie sous l'influence d'un effort, il est peut-être aussi banal de
distinguer le degré de la hernie ; une hernie scrotale, une hernie
funiculaire, une bubonocèle se définissent et se dénoncent elles-mêmes.
La pointe de hernie est un peu plus difficile à reconnaître : si la toux
produit une saillie au milieu du pli de l'aine, mais au-dessus de la
ligne qui réunit l'épine iliaque antéro-supérieure à l'épine du pubis,
et qu'en ce point il y ait une douleur habituelle et qu'on y perçoive
une impulsion ou un gargouillement, alors le diagnostic s'impose ;
un peu plus développée dans ses signes objectifs et subjectifs, c'est
la hernie interstitielle qui s'est produite. Mais il serait peut-être pré-
somptueux d'aller plus loin dans le diagnostic de ces différences, et
d'affirmer, par exemple, qu'une hernie passe en dedans ou en dehors

des vaisseaux épigastriques, qu'en un mot, elle est directe ou
oblique; on n'oubliera pas d'ailleurs que la hernie directe est relati-
vent rare, et, sous le nom de hernie oblique, on désigne, il faut se le
rappeler, non pas une hernie qui dans son ensemble est oblique
d'arrière en avant et de dehors en dedans (car sous ce rapport beaucoup de hernies ne sont plus obliques, elles traversent directement,
dans le sens antéro-postérieur, la paroi abdominale, l'orifice postérieur du canal inguinal s'étant mis en face de l'orifice antérieur par
son élargissement progressif), mais bien une hernie qui s'est faite au
début en dehors des vaisseaux épigastriques, et cela, dans les cas de
grosses hernies, ne peut s'affirmer que *de visu*.

Une hernie est-elle congénitale ou acquise? Nous n'admettons
guère comme hernies acquises que les hernies de faiblesse, les hernies
des vieillards, des gens amaigris, aux parois abdominales atrophiées
et se laissant distendre en besace, ou dans chaque flanc. Les autres
hernies, qui apparaissent brusquement sous l'influence d'un effort,
grosses d'emblée, moniliformes, obliques, sont des hernies congénitales qui ont trouvé devant elles un sac préformé. Elles sont encore
plus sûrement congénitales si elles ont existé dans l'enfance, si elles
arrivent jusqu'au contact direct du testicule, ou si celui-ci est en
ectopie.

Quant à la nature des organes contenus, nous avons dit comment
on reconnaît l'intestin de l'épiploon, l'intestin grêle du gros intestin,
qui est souvent irréductible. Nous avons énuméré aussi les signes
distinctifs de la hernie du cæcum, qui se fait le plus souvent à droite,
et de l'S iliaque, qui descend à gauche. Nous dirons comment les
organes génitaux internes de la femme et la vessie peuvent être
reconnus.

Est-il nécessaire, enfin, de rappeler que les hernies que nous avons
appelées rares, la hernie inguino-interstitielle congénitale et la hernie
propéritonéale, n'ont été reconnues qu'au moment de l'opération ré-
clamée par les accidents qu'elles déterminaient? que la première a pour
caractères l'absence du testicule, l'occlusion de l'anneau inguinal
externe et la présence d'une tumeur au-dessus du ligament de Poupart, qui remonte dans la paroi, et que la seconde se reconnaît aux
deux poches communiquantes dont elle est composée, et dont l'une
est située dans l'intérieur du ventre?

Complications. — La complication la plus fréquente est l'*étranglement*. L'agent de l'étranglement est le collet du sac dans les hernies
acquises, et l'orifice supérieur du canal vagino-péritonéal dans les
hernies congénitales; c'est donc par conséquent très haut à la partie
supérieure, initiale, de la hernie qu'il faut faire porter le débridement.
Il faut cependant savoir que les diaphragmes et les valvules que l'on
observe sur le trajet du canal vagino-péritonéal peuvent aussi deve-

nir des agents d'étranglement. Mais, en supposant qu'on constate la réalité de cet étranglement, il faut, même, après avoir levé l'obstacle, s'assurer qu'il n'y en a pas un autre tout en haut, à l'orifice supérieur du canal inguinal. C'est d'ailleurs en cet endroit que siège encore l'obstacle dans la hernie interstitielle étranglée, et aussi dans les hernies propéritonéales où s'opère le raccord des deux poches.

On comprend, d'après le schéma que nous avons donné de la hernie enkystée, que, en dehors de ce point précis et du resserrement placé en face de l'anneau inguinal externe, l'étranglement puisse encore s'opérer au point rétréci qui est intermédiaire aux poches funiculaire ét scrotale emboîtées l'une dans l'autre.

Diagnostic. — Le diagnostic d'une hernie étranglée est assez délicat chez l'enfant, parce que, d'un côté, le testicule peut être en migration incomplète et en ectopie, et qu'on peut confondre une hernie étranglée avec lui, parce que, d'un autre côté, les vomissements et les troubles gastro-intestinaux plus ou moins analogues à ceux de l'étranglement herniaire sont loin d'être rares. Nous avons vu un enfant atteint de cette complication et chez qui le signe dominant était l'impossibilité d'uriner. Le père, un médecin, le croyait atteint de rétention d'urine. Je pus réduire la hernie, en l'étirant le long du canal inguinal, comme pour la faire descendre, et en la refoulant ensuite, pendant que le sac et le cordon étaient maintenus en bas.

Chez l'adulte, la hernie étranglée ne peut être confondue avec les affections du cordon, kystes, abcès, phlébite, avec lesquels on a l'habitude d'établir un diagnostic. Seule la hernie étranglée, gangrenée ou perforée, et donnant un abcès du sac qui se porte aux couches ambiantes pourrait prêter à cette confusion. On ne confond pas non plus une hernie contusionnée et devenue irréductible de ce fait, avec un étranglement, et précisément j'ai rencontré des cas de ce genre, où l'intestin, contenu dans une hernie ordinaire, était directement sous les téguments, ayant rompu son sac, gonflé, distendu, et sanguinolent. En tout cas, dans le doute au sujet de l'existence d'un étranglement, il vaut mieux ne pas s'abstenir et opérer, car beaucoup de hernies inguinales étranglées évoluent sans fracas, sans retentissement sur l'état général, d'une façon insidieuse.

Le testicule en ectopie peut souvent donner des accidents de pseudo-étranglement, soit qu'il soit serré, soit qu'il se torde, soit qu'il s'enflamme : on a vu des orchites blennorrhagiques se faire sur ces testicules en ectopie et amener la mort par péritonite de voisinage. En tout cas, dans ces faits, les accidents occasionnés par le testicule sont absolument ceux de l'étranglement herniaire, et si une hernie coexiste avec ce vice de conformation, on voit que le diagnostic de la cause initiale des accidents est bien difficile, même impossible. Le traitement est d'ailleurs le même ; il faut intervenir pour descendre et fixer le testicule en sa bonne place si c'est possible, et mettre à l'abri d'accidents ultérieurs de même nature.

D'autres complications peuvent résulter de l'inflammation de l'épiploon, de péritonites herniaires, de la formation de brides et de volvulus, de perforations, de la descente des corps étrangers qui amènent de l'obstruction, de néoplasmes. Nous renvoyons aux généralités, pour les développements qui se rapportent à toutes ces particularités.

Une véritable complication, enfin, résulte de l'incoercibilité des grosses hernies anciennes. Aucun bandage n'est toléré, ou du moins n'est capable de maintenir ; la hernie s'échappe par un orifice énorme, qui est souvent bilatéral. Simple ou double, cette hernie emplit le scrotum et descend jusqu'à mi-cuisse ou même plus bas. La verge disparaît, les relations conjugales sont impossibles. La hernie est, en effet, irréductible, l'intestin grêle, le gros intestin, l'épiploon, la vessie, tout est descendu, et le gros intestin y reste constamment maintenu par les adhérences charnues naturelles. Ces hernies s'accompagnent souvent d'excoriations du scrotum ou d'éruptions diverses ; j'ai vu l'une d'elles être la cause d'une vaste ulcération qui fit craindre un instant que le sac ne s'ouvrît. Aux troubles digestifs habituels, aux douleurs continuelles, s'ajoutent encore, dans cette variété herniaire, les dangers des froissements et des contusions.

Traitement. — De tout temps, l'on s'est efforcé de guérir *radicalement* la hernie inguinale ; on s'est adressé d'abord aux topiques, aux astringents, aux caustiques, car on redoutait la lésion du cordon chez l'homme par les méthodes sanglantes. Cependant, au xvi⁰ siècle, des opérateurs spéciaux, qui s'appelaient « herniers », pratiquaient, de propos délibéré, l'ablation du testicule et du cordon, et, entre leurs mains, la guérison d'une hernie équivalait à la castration. Des protestations surgirent de tous côtés, et les chirurgiens s'ingénièrent à perfectionner les bandages, et à trouver des opérations qui, tout en supprimant la hernie, conservaient le testicule. C'est surtout au xviii⁰ siècle, que les bandages prennent une large extension, et, comme ils paraissent répondre aux besoins des malades, les opérations sanglantes sont délaissées par les chirurgiens. Cependant des tentatives isolées furent faites, et, lors de l'avènement des méthodes antiseptiques, les procédés opératoires surgirent de tous côtés.

La première tentative fut faite par Steele en Angleterre, en 1873, et suivie de celle de Schede, Nussbaum, Sociu, Czerny. En France, J. Lucas Championnière soutient, pour la cure radicale de la hernie inguinale, une lutte très vive. Un de ses contradicteurs, à la Société de chirurgie, estimait que celui qui faisait ces opérations était passible de la cour d'assises.

Cependant l'opération fut acceptée, et alors il ne s'agit plus que de savoir dans quels cas elle devait être pratiquée. Trélat disait qu'on doit opérer une hernie inguinale quand *elle n'est pas complètement, facilement et habituellement réductible et maintenue par un bandage*, son opinion fut acceptée par ses contemporains.

Mais la cure radiale doit avoir un champ beaucoup plus étendu, elle doit s'appliquer à tous les cas de hernies inguinales, même les plus simples, parce qu'elle met les hernieux dans l'état d'un individu normalement conformé.

Il faut, pour cela, qu'elle soit bénigne et efficace. L'asepsie et l'antisepsie assurent la bénignité; quant à l'efficacité, elle a été réalisée par les innombrables études qu'a inspirées la cure radicale de la hernie inguinale. Une foule de méthodes ont été imaginées, les unes sont les méthodes sanglantes, agissant à ciel ouvert, les autres utilisent les injections ou des manœuvres qui se passent dans le tissu cellulaire sous-cutané.

Nous avons surtout en vue, ici, les méthodes du bistouri. Il en est de deux ordres : les unes, *méthodes directes*, s'adressent de front à la hernie en la mettant à découvert; les autres, avec Lawson Tait (*Association médicale britannique*, 1897), passent par l'intérieur de l'abdomen et méritent le nom de *méthodes indirectes*.

(a) Méthodes directes. — Une longue incision est faite le long du grand axe de la hernie; elle doit dépasser, en haut, le point présumé où siège l'orifice supérieur de la hernie; il est inutile qu'elle descende, en bas, jusqu'à la partie inférieure de celle-ci. Les vaisseaux sont pincés, on trouve parmi eux l'artère que nous avons appelée l'épigastrique externe. On arrive jusqu'au sac herniaire après avoir sectionné toutes les couches interposées.

Une première question se pose : faut-il libérer le sac? faut-il le laisser en place ? Cela dépend de la nature de la hernie et aussi de la manière de voir des chirurgiens. D'ailleurs une foule de procédés se rattache à chacun de ces *modus agendi*.

Voyons d'abord les *méthodes qui libèrent le sac*.

Le but est de débarrasser le canal inguinal du feuillet séreux qui le tapisse; beaucoup de chirurgiens pensent que la cure radicale n'est possible qu'à cette condition. Mais surtout dans les hernies congénitales, il faut compter avec les éléments du cordon qui sont intimement unis à ce sac, et l'on a vu des dissections de la séreuse herniaire s'accompagner de lésions de ce côté et compromettre la vitalité du testicule, si bien que Kraske a pu dire que, dans le cas de hernie congénitale, il n'y a qu'une façon d'opérer, c'est de pratiquer la castration. Bergmann ajoute qu'il ne faut même pas laisser un passage pour le cordon. Mieux vaut alors ne pas opérer, et faire porter aux hernieux un bandage. Il n'y a qu'un cas où cette pratique serait de mise; c'est lorsque le testicule est atrophié, et, par suite, inutile, qu'il est douloureux, ou atteint de néoplasme. Mais en présence

d'un testicule sain, la majorité des chirurgiens font tout pour le conserver, et poussent leurs manœuvres de libération du sac aussi loin
que possible du côté du collet. Chez la femme, cette dissection est
inutile à la rigueur, parce qu'on peut supprimer sans inconvénient
le cordon auquel il adhère.

Quoi qu'il en soit, le sac une fois libéré, qu'il s'agisse d'une hernie
congénitale ou acquise, il est traité de différentes façons : les uns
l'excisent, d'autres le conservent et l'utilisent.

§ Ier. MÉTHODES DE LIBÉRATION DU SAC AVEC EXCISION. — Habituellement, après l'excision du sac, les chirurgiens recherchent la réunion
par première intention et la fermeture de la plaie aussi rapide que
possible. Il en est d'autres, au contraire, qui, trouvant que la cicatrice
est plus solide si elle se fait par seconde intention et par bourgeonnement, s'efforcent d'empêcher la réunion immédiate. Théophile
Anger (1) faisait suppurer la plaie. Toute différente est la pratique
de Mac Burney, le véritable promoteur de la réunion « *per secundam* ».

Le sac étant extirpé aussi haut que possible, il rapproche le tendon conjoint de l'arcade de Fallope, et se préoccupe de maintenir la
plaie ouverte; la lèvre inférieure de la peau est fixée à l'arcade crurale, la lèvre supérieure au tendon conjoint; entre les deux lèvres,
est un espace d'environ 1/8 de pouce, destiné à recevoir une mèche
de gaze iodoformée. Cette mèche permet le bourgeonnement de la
plaie de la profondeur, et empêche qu'il soit trop rapide.

Markoë (2) modifie un peu le mode de suture des lèvres de la plaie :
le fil les traverse à un demi-pouce de leur bord, pénètre à travers les
plans musculo-aponévrotiques, et revient d'arrière en avant, en perforant la peau sur la surface de laquelle il est noué. Trois fils semblables sont nécessaires pour chaque lèvre. Un tampon de gaze est
interposé de la même manière que dans le procédé de Mac Burney.

Cette méthode américaine est loin d'être admise, bien que, comme
je l'ai éprouvé moi-même pour une volumineuse hernie du cæcum très
radicalement guérie par la méthode *per secundam*, elle puisse donner d'excellents résultats.

La plupart des chirurgiens recherchent la cicatrisation « *per pri-
mam* ». Mais alors, on les voit, ces opérateurs, se comporter vis-à-vis
du canal inguinal, une fois le sac libéré, ou pour mieux libérer
celui-ci, de façon différente : les uns ne touchant ses parois que
pour y passer des fils, les autres sectionnant la paroi antérieure ou
même aussi la paroi postérieure. De là deux variétés de procédés.

Procédés qui respectent le canal. — Au début de la cure radicale,
on se contentait, une fois le sac découvert et libéré, de le lier. Avant,

(1) T. ANGER, *Soc. de chir.*, 1887.
(2) MARKOE, *New-York surgical Society*, 1888.

on s'assurait, en l'ouvrant, de l'état de son contenu, pour le réduire s'il existait, puis on l'excisait, tantôt au niveau de l'anneau superficiel, tantôt plus ou moins haut dans le canal inguinal. Ainsi faisait Daniel Mollière à l'aide d'un tube de caoutchouc qu'il maintenait serré par un morceau de plomb écrasé. D'autres faisaient la simple suture circulaire, ou bien la transfixion du sac avec un fil double dont chaque moitié était traitée suivant le principe de la ligature en chaîne.

Mitchell Banks (1), après ces manœuvres, rapproche les piliers de l'anneau superficiel par deux ou trois sutures, laissées en place, mais il ne se préoccupe pas encore des parois du canal inguinal.

Félizet (2) emploie, pour disséquer le sac dans les hernies congénitales, un ballon de caoutchouc en forme de poire, qui peut être insufflé. Ce ballon replié est introduit dans une boutonnière faite au sac, la petite extrémité étant dirigée en haut. Dans l'intérieur du sac herniaire, le ballon distendu fait une « tumeur » sur laquelle le sac s'étale et devient facile à disséquer. Le même auteur fait encore la suture des piliers, estimant toutefois, comme ses devanciers, que le temps capital est la suppression du sac.

Certains chirurgiens ont essayé de boucher l'orifice profond du canal inguinal avec le sac, avec de l'épiploon, avec un morceau de gaze iodoformée (von Winiwarter). D'autres, comme Reverdin, font des incisions longitudinales sur les bords des piliers pour en faciliter le rapprochement; quelques-uns avivent les bords de l'anneau superficiel pour faciliter ses adhérences et son oblitération. Landerer, enfin, fait passer et fixe le pilier inférieur en dedans de l'orifice inguinal externe.

Procédés qui sectionnent le canal. — Ces procédés sont employés pour faciliter la dissection du sac et sa libération jusqu'au niveau de l'infundibulum, et éviter ainsi une récidive.

Lucas Championnière (3) recommande l'incision du canal pour pouvoir mieux traiter le sac. Sa méthode se compose des temps suivants : découverte du sac, découverte du trajet herniaire, découverte du point rétréci par où passe la hernie. Le canal doit être fendu sur toute sa hauteur ; pour cela, il l'incise entre deux pinces spéciales, qui saisissent toute l'épaisseur de la paroi au devant du cordon. Le sac est cherché sous la fibreuse du cordon, dégagé, ouvert. L'intestin est réduit, l'épiploon est réséqué entre des sutures en chaîne, après avoir été attiré au dehors, de façon qu'il ne vienne pas buter plus tard contre la cicatrice herniaire. On peut prolonger l'incision au delà de l'anneau profond pour pouvoir mieux agir sur le contenu. Puis la dissection du sac est soigneusement faite; elle

(1) MITCHELL BANKS, *British. med. Journ.*, 1893.
(2) FELIZET, Cure radicale des hernies, principalement chez les enfants, 1891.
(3) LUCAS CHAMPIONNIÈRE, Traité sur la cure radicale des hernies, 1892.

doit être poussée jusque dans la cavité abdominale, à un centimètre environ du pourtour de l'anneau profond. Le sac excisé, on se préoccupe de fermer le canal : les fils sont disposés de manière à faire chevaucher l'une sur l'autre les deux lèvres de la fente du canal inguinal; un ou plusieurs fils doubles en U piqués dans une de ses parois vont repiquer l'autre paroi par dessous pour être attachés ensuite au devant de cette paroi : puis des points séparés sont placés sur les bords des lambeaux.

Kelly (1) propose, sous le nom d'*operation laminated* la manœuvre opératoire suivante. La peau étant incisée suivant le grand axe de la hernie, il dissèque le bord inférieur sur une étendue d'environ un pouce; à ce niveau, il fait une nouvelle incision sur le fascia superficialis. Le bord supérieur de celui-ci est disséqué à son tour sur une étendue d'environ un pouce, puis, en face de l'incision cutanée, est incisée l'aponévrose du grand oblique, et ainsi de suite.

On est encore allé plus loin, et des chirurgiens ont proposé la section complète de la région jusqu'au péritoine et la réfection consécutive de la totalité du canal inguinal. Bassini (2) a attaché son nom à cette méthode, que les Italiens considèrent comme une spécialité de leur chirurgie.

Bassini découvre le sac herniaire vers l'anneau inguinal externe, et l'isole du cordon, puis il fend l'aponévrose du grand oblique jusqu'en face de l'anneau inguinal profond. Le sac et le cordon continuent à être séparés par en haut. Le sac est lié et sectionné, le moignon se retire dans l'abdomen. Puis le cordon est soulevé et maintenu hors du champ opératoire; on a sous les yeux la paroi postérieure du canal. Le conduit que forme l'arcade de Fallope est mis à nu jusque vers l'anneau profond; quant aux muscles petit oblique et transverse, ainsi que le fascia transversalis, unis en une seule couche formée de trois étages, ils sont séparés en avant de l'aponévrose du petit oblique, en arrière du péritoine. Cette masse musculo-aponévrotique, ainsi dégagée et mobilisée, est attirée en bas pour être suturée au bord interne de l'arcade de Fallope. Quelquefois, Bassini entaille sur le bord externe du muscle grand droit pour faciliter le glissement de cette triple couche. La suture au ligament de Poupart s'étend en bas sur une longueur de 5 à 6 centimètres. Une fois faite, le cordon est remis en place, et, par-dessus lui, les deux lèvres de l'incision faite sur l'aponévrose du grand oblique sont réunies, de façon à ne laisser que juste l'espace nécessaire à la sortie du cordon.

Comme on le voit, on peut reprocher à Bassini de trop respecter les orifices du canal inguinal.

C'est ce qu'avait bien compris Postempski (3) qui, lui, supprime

(1) KELLY, *New-York surgical Society*, mars 1891.
(2) BASSINI, Arch. e Atti della Soc. ital. di chir., 1887.
(3) POSTEMPSKI, Arch. e Atti della Soc. ital. di chir., 1890.

le canal inguinal, par une manœuvre que nous avons employée pour notre compte dans les premières cures radicales que nous avons eu à pratiquer, c'est-à-dire il y a bientôt dix ans. Les plans étant dissé- qués comme le fait Bassini, le cordon est récliné en dehors du champ opératoire ; on suture de bas en haut à l'arcade de Fallope tous les plans musculo-aponévrotiques opposés, y compris le grand oblique. Cette suture terminée, le cordon est placé par-dessus l'aponévrose du grand oblique. Il n'y a donc plus d'orifice inguinal superficiel.

Muguai(1) recherche, au contraire, l'abolition de l'anneau inguinal profond. La dissection des plans musculo-fibreux étant faite à la façon de Bassini, le cordon, au lieu d'être placé en avant d'eux, est, au con- traire, refoulé en arrière, au milieu du tissu cellulaire propéritonéal, entre le fascia transversalis et le péritoine pariétal. La triple couche est ensuite suturée à l'arcade de Fallope, à sa lèvre postérieure, tandis que l'aponévrose du grand oblique est fixée à sa lèvre antérieure ; c'est en bas que sort le cordon, par un espace laissé libre par ces sutures. Aquilar (de Buenos-Ayres) vient de reprendre le procédé de Muguai.

Ferrari (2), la même année, ajoute au Bassini, le resserrement de l'anneau profond avec une suture au catgut faite sur la partie externe, le cordon étant refoulé en dedans. C'est le même but que se propose Parona (3) en comprenant le cordon dans la suture employée à clore l'ouverture profonde du canal. C'est le résultat qu'obtient M. Pollosson (*Lyon médical*, 1893) en suturant le pilier supéro-interne à la partie externe de l'orifice profond.

§ II. — MÉTHODES DE LIBÉRATION DU SAC AVEC CONSERVATION COMPLÈTE OU PARTIELLE DE CELUI-CI. — Les méthodes qui vont suivre procèdent aussi à la libération et à la dissection du sac, mais elles ne le sacri- fient pas ; elles s'efforcent, au contraire, d'utiliser un tissu vivant qui, doué d'une vitalité plus ou moins grande, peut servir à renforcer la paroi abdominale, ou à jouer le rôle des sutures entre les deux lèvres de l'éventration.

I. — L'idée d'utiliser le sac pour rapprocher, comme par des fils, les bords de la hernie est récente. Duplay et Cazin (4) l'ont réalisée il y a deux ans. Le sac est noué ou bien fendu en deux moitiés longi- tudinales, ou deux lanières que l'on noue également en haut pour fermer le péritoine. Ce qui reste est passé dans les bords du trou créé par la hernie, et réuni au devant de lui ; on supprime ainsi les fils perdus avec leurs inconvénients, et l'on ne met que des fils qui traversent les téguments et peuvent être enlevés. Cette méthode a été acceptée par Faure (5), qui emploie aussi les deux moitiés du sac

---

(1) MUGUAI, *Riforma medica*, 1891.
(2) FERRARI, *Arch. della Soc. ital. di Chir.*, 1891.
(3) PARONA, *Gazetta medica Lombardia*, 1891.
(4) DUPLAY et CAZIN, *Arch. gén. de méd.*, 1897.
(5) FAURE, *Presse médicale*, 1898.

pour suturer les bords de l'éventration. Defontaine et Jonnesco ne mettent que des fils temporaires ou disposés de telle sorte qu'ils peuvent être enlevés au bout de quelques jours.

Avant Duplay et Cazin, on plaçait le sac ou la portion du sac conservée entre les plans des parois abdominales, ou bien on se servait du sac pour renforcer les parois, en le fixant à leur surface interne.

II. — Ball (1), ayant libéré le sac et ayant traité comme il convient son contenu, saisit le collet avec une pince et en fait la torsion par quatre ou cinq tours, sans cependant en amener des déchirures : un fil de catgut étreint le sac tordu ; puis des fils de soie sont passés de la lèvre externe du tégument à travers le pilier inférieur, puis le sac au delà du fil de catgut, puis le pilier supérieur et la peau de la lèvre interne de la plaie, et noués par devant.

Kocher a préconisé, en 1892, une fois la dissection du sac pratiquée, de faire un trou à l'aponévrose du grand oblique, en face de l'anneau inguinal profond, d'y passer une pince qui va saisir et attirer au dehors ce sac. Puis celui-ci est tordu et fixé à l'aponévrose du grand oblique.

Bryant entrelace le sac avec les piliers de l'anneau superficiel, pour ajouter à la résistance de la région. C'est le procédé de Duplay et Cazin et celui de Faure, en herbe.

Reed (2) se sert d'une portion du sac pour la fixer transversalement à l'anneau profond, et ferme l'incision abdominale de la façon suivante : des points de suture en 8 comprennent dans leur boucle profonde le péritoine, le fascia, les muscles transverse et petit oblique, et dans leur boucle superficielle les fascias superficiels et la peau.

III. — La fixation du sac va maintenant se faire, non plus entre les parois du canal, mais bien sur la face interne des parois abdominales.

Procédé Barker (3). — Le sac ayant été libéré et exploré, le collet est lié avec un fil dont on conserve les bouts. Après l'excision du sac à un demi-pouce au-dessous de la ligature, un des bouts du fil constricteur est enfilé dans une aiguille. Celle-ci est passée dans le haut du canal inguinal, en avant du cordon ; l'index gauche refoule le moignon du sac et reconnaît le bord inférieur de l'anneau profond. A ce niveau, l'aiguille traverse un bord de cet anneau et ressort en avant, à travers toute la couche musculo-aponévrotique ; l'aiguille est retirée et va prendre l'autre bout du fil, qui est passé de la même façon. Les deux fils, attirés, entraînent du côté du péritoine le collet du sac, et, en les serrant, on ferme l'anneau profond.

Quatre à sept sutures sont de même passées à travers les parois opposées du canal inguinal, en respectant le cordon.

O'Hara (4) agit à peu près de même.

(1) Ball, *British medical Journ.*, 1887.
(2) Reed, *New York med. Journal*, 1894.
(3) Barker, *Brit. med. Journal*, t. II, 1887.
(4) O'Hara, *Brit. med. Journ.*, t. II, 1892.

Le procédé de Baxter (1) (fig. 74) consiste à fixer le sac libéré sur la surface du péritoine, au moyen d'une incision prolongée en haut, comme pour une hernio-laparotomie. Le sac, engagé au-dessus de l'anneau profond, est fixé par des sutures profondes qui com-prennent, d'arrière en avant, toute l'épais-seur des tissus, le péritoine et les parois abdominales ; des su-tures superficielles affrontent les plans placés devant le sac ; mais, avant de serrer tous ces fils, il faut donc passer sur les bords de l'anneau profond, après avoir rejeté le cordon en dehors, deux sutures courbes ou cruciales, qui marchent dans l'épaisseur des tissus comme les fils d'une

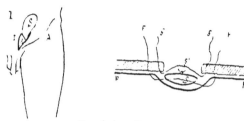

PROCÉDÉ DE BAXTER.

Fig. 74. — 1, A arcade crurale; I, l'incision sur le trajet herniaire, à la partie supérieure de laquelle se trouve le sac S, soulevé par-dessus la paroi abdominale et cachant l'incision pratiquée sur cette paroi. — 2, section transversale de l'incision abdominale pour montrer la disposition des deux assises de sutures; FF, première assise de sutures profondes passant à travers les parois du péritoine *pp*, les deux côtés du sac S. Par-dessus cette ligne de sutures, le sac a été réséqué, et les bords de l'incision suturés en S'; *ff*, seconde assise de sutures superficielles passant à travers les parois et transversalement au-dessus du sac.

périnéorrhaphie ; puis les fils sont noués. D'abord on serre les fils de s'assise profonde, qui ferment l'incision abdominale, puis les fils superficiels (2).

Bennett (3) (fig. 75 à 78) fait à peu près comme Barker, mais en y ajoutant l'invagination du sac. Dans le cas où le sac contient isolément soit de l'épiploon, soit de l'intestin (1ʳᵉ catégorie, fig. 75 et 76), il l'ouvre, réduit le contenu, le sectionne en travers, au niveau de l'anneau inguinal superficiel, et le sépare des éléments du cordon jusque vers l'anneau profond. Un doigt est introduit vers le collet et refoule l'intestin. Une aiguille, sans fil, est introduite à travers l'aponévrose du grand oblique, au-dessus du sommet de l'anneau superficiel, en dehors de son grand axe, traverse les apo-névroses et le péritoine jusqu'au doigt profondément placé. Guidée par lui, elle ressort par l'intérieur du sac et perce sa paroi à 2 ou 3 centimètres de la section. Un fil est introduit dans la lumière de

(1) BAXTER, *Ann. of Surgery*, 1898.

(2) LAGUAITE (*Lyon Médical*, juillet 1897) fait une incision sur le sac pour traiter convenablement son contenu, puis l'ouverture de la paroi abdominale indépen-dante de la première incision et en face de l'orifice interne: il isole par là, et lie l'infundibulum péritonéal au-dessus du collet du sac. Puis il oblitère l'orifice interne, et fait des sutures étagées. Le sac, laissé en place, est enfin drainé par en bas.

(3) BENNETT, *The Lancet*, 1891.

cette aiguille, qui ramène un de ses bouts en haut, au-dessus de

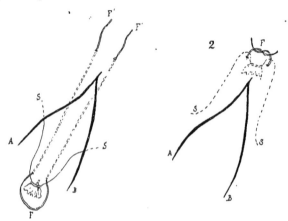

PROCÉDÉ DE BENNETT.

Fig. 75 et 76. — Première catégorie des cas (ceux où le sac contient isolément
soit de l'épiploon soit de l'intestin). — 1, A et B, piliers de l'anneau superficiel ;
S S, sac avec ligature circulaire en C, un peu au-dessus de la surface de section ;
F, anse du fil qui doit invaginer le sac et pénètre l'aponévrose du grand oblique
en F' F' ; ffff, fils de suture, qui, dans certains cas, passent à travers la paroi
antérieure du sac. — 2, ligne pointillée représente sac invaginé après traction du
fil F et nœud de ce dernier par-dessus l'aponévrose du grand oblique (ici pas de
sutures ff).

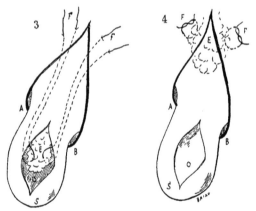

PROCÉDÉ DE BENNETT.

Fig. 77 et 78. — Seconde catégorie des cas (hernies contenant à la fois de l'intestin et de l'épiploon). — 3, S S, sac avec ouverture OO ; E, morceau d'épiploon,
de chaque côté duquel ont été passés fils de suture FF, pénétrant parois abdominales de chaque côté des piliers. — 4, épiploon E, mis en place et maintenu
par fils FF, noués par-dessus les parois.

l'aponévrose du grand oblique. — Même manœuvre de l'aiguille, plus
en dedans, pour aller chercher l'autre bout du fil qui pend vers le

collet du sac et le ramener à son tour. Ce collet est ligaturé. Alors on fait l'invagination du sac dans le ventre, en le refoulant avec le doigt, et en tirant sur les fils, qui sont ensuite noués. Les parois du canal sont enfin réunies.

Dans le cas de hernies volumineuses, à orifices larges, ou de hernies contenant à la fois de l'intestin et de l'épiploon (seconde catégorie, fig. 77 et 78), il utilise une partie de l'épiploon pour renforcer la barrière que crée le sac invaginé. Un morceau d'épiploon convenable ayant été choisi, une aiguille non armée est introduite de dehors en dedans à travers les aponévroses abdominales, comme précédemment. Elle va chercher dans l'intérieur du sac des fils de catgut qui viennent d'être passés à travers l'épiploon, un de chaque côté, sans faire d'hémorragie. Un bout du fil de la suture externe est passé dans l'aiguille, qui le ramène et redescend chercher l'autre bout. Mêmes manœuvres pour la suture interne. L'épiploon est ainsi attiré dans l'abdomen et fixé par les deux sutures au-dessus de l'anneau profond.

Le sac peut être aussi, si l'on veut, invaginé; mais, dans ce cas, il faudra avoir soin de bien l'interposer entre l'épiploon et le péritoine.

Procédé Kingscote (1) (fig. 79). — Ce chirurgien fait, avec le sac, au niveau de l'anneau profond, une masse bombée, mais lisse et plane.

L'incision de la paroi abdominale remonte haut, la dissection du sac est poursuivie à 2 ou 3 centimètres au delà et sur le pourtour de l'orifice supérieur. Kingscote met ensuite en diagonale à travers le moignon du sac deux forts catguts, qui passent aussi en dedans que possible des parois de celui-ci et ressortent de chaque côté des bords de l'anneau. Ces fils laissés en place, le collet du sac est fermé avec de fins catguts, puis refoulé profondément, de façon à laisser bien à découvert l'orifice profond. Cet orifice est oblitéré par trois forts catguts passés à travers les bords du fascia transversalis. En resserrant cet anneau, on laisse cependant une place suffisante au cordon. Puis les sutures diagonales qui traversent le sac sont liées par-dessus.

Procédé de Mac Ewen (2). — Mac Ewen emploie la totalité du sac pour former une sorte de tampon. Le sac est disséqué aussi haut que possible (fig. 80), puis on fixe au fond de celui-ci une suture qui, ensuite, va en traverser de part en part et plusieurs fois les parois opposées jusque vers la partie voisine du péritoine. De la sorte, lorsqu'on tire sur le fil, le sac se pelotonne sur lui-même à la façon d'un rideau. Le bout libre de ce fil est monté sur une aiguille à hernie, qui le fait traverser le canal et perforer la paroi abdominale antérieure à 2 centimètres au-dessus de l'anneau profond. En tirant sur ce fil, on fait pelotonner le sac. Les sutures sont ensuite faites sur le canal

(1) KINGSCOTE, *Brit. med. Journ.*, 1890.
(2) MAC EWEN, *Ann. of Surgery*, 1886.

inguinal, puis le fil du sac est fixé à la paroi abdominale par des surjets successifs.

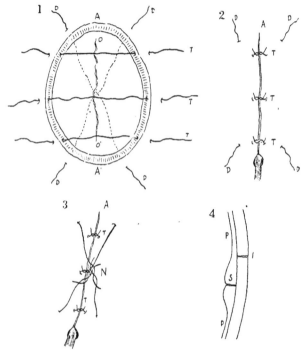

PROCÉDÉ DE KINGSCOTE.

Fig. 79. — 1, elle représente l'anneau inguinal profond vu de face ; AA, pourtour de cet anneau; OO, ligne de section du moignon du sac; DDDD, fils de suture, indiqués en tirets dans la profondeur de l'anneau et passés en diagonale à travers le moignon du sac, le plus en dedans possible, et venant ressortir de chaque côté des bords de l'anneau aux points D ; TT, fils de suture transversaux, devant rapprocher les bords de l'anneau. — 2, l'anneau AA, est fermé par les sutures TT. C, indique la sortie du cordon à la partie inférieure. — 3, sutures diagonales ont été liées. — 4, disposition des parties après l'opération; I, incision sur la peau; PP, péritoine qui, au niveau de l'anneau profond, offre en saillie une surface plane et lisse ; S, ligne de sutures.

Dans le cas de hernie congénitale, le sac est isolé de ses connexions avec le canal, puis ouvert et enfin sectionné en ménageant le cordon. La portion sous-jacente à l'incision est divisée en arrière longitudinalement, pour libérer le cordon et n'avoir pas à faire la dissection de la portion du sac qui lui adhère. Les deux lèvres de cette incision sont ensuite suturées, puis le sac est traité comme précédemment.

Pour fermer le canal inguinal, Mac Ewen traverse le tendon conjoint avec une aiguille chargée de fils de catgut en deux points : l'un de dehors en dedans, près du bord inférieur de ce tendon ; l'autre de dedans en dehors, aussi haut que possible. Les bouts inférieur et supérieur de ce fil sont ensuite passés à travers l'arcade de Fallope, de dedans en dehors, en face de leurs positions respectives sur le tendon conjoint, puis ils sont noués.

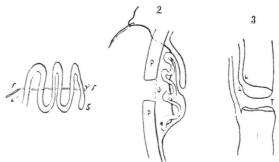

PROCÉDÉ DE MAC EWEN.

Fig. 80. — 1, SS, sac pelotonné sur lui même par le fil *ff*. — 2, PP, parois abdominales ; SS, sac mis en position par dessus l'orifice profond O au moyen du fil *ff* passé dans la paroi abdominale au-dessus de cet orifice. Par suite péritoine *pp*, lombe dans la cavité abdominale. — 3, manière d'agir avec sac de hernie congénitale ; T, section transversale du sac ; LL, sections longitudinales de chaque côté du cordon, auquel on laisse une portion adhérente ; I, partie inférieure qui servira à former une vaginale.

Procédé de Bishop (1) Bishop a modifié la façon de faire le tampon dans le procédé de Mac Ewen (fig. 81).

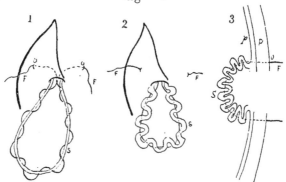

PROCÉDÉ DE BISHOP.

Fig. 81. — 1, SS, sac sur le pourtour duquel on passe en cordon de bourse un fil de suture *ff*, qui vient ressortir par en dedans sur les parois abdominales en O et O de chaque côté de l'orifice inguinal profond. — 2, sac froncé par traction sur le fil. — 3, sac en position, mis en place par traction sur fil FF, passant à travers parois PP, et refoulement du sac à l'intérieur de la cavité abdominale ; *pp*, péritoine.

Le sac étant entièrement libéré jusqu'au niveau de l'anneau profond et vidé de son contenu, un long fil enfilé sur une aiguille est

(1) BISHOP, *Brit. med. Journ.*, 1890.

passé de bas en haut le long de chaque paroi, de mamère que, par traction, il agisse comme le cordon d'une bourse.

Chaque bout de fil est armé d'une aiguille qui traverse la paroi abdominale de dedans en dehors, dans la profondeur du canal inguinal. Les deux bouts de fil, amenés au dehors des parois, sont tirés et noués, et le sac s'invagine, se retournant à la façon d'un doigt de gant dans le ventre, au pourtour de l'anneau profond, et prenant la forme d'une calotte, d'une clef de voûte ou plutôt d'un cintre romain, avec des replis qui s'affrontent mutuellement.

Procédé de Phelps (1) (fig. 82, 83, 84) Phelps traite le sac de trois façons différentes, suivant les cas, mais qui sont empruntées à des procédés connus.

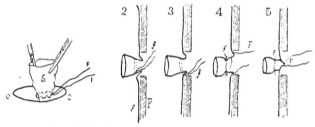

PROCÉDÉ DE PHELPS POUR LES HERNIES MOYENNES.

Fig. 82. — 1, S, moignon du sac saisi entre deux pinces, prêt à être inverti ; *ff*, fil de suture passé transversalement en cordon de bourse. — 2, S, sac inverti avec fils *ff*, pendant de la surface externe du sac ; PP, parois abdominales ; *pp*, péritoine. — 3, *ff*, portés par une aiguille en dehors de la cavité du sac à travers péritoine. — 4, *ff*, lié ; FF, second fil passé pour rapprocher les lames péritonéales qui font suite au sac. — 5, résultat final.

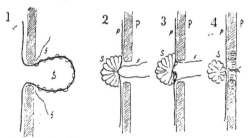

PROCÉDÉ DE PHELPS POUR LES HERNIES VOLUMINEUSES.

Fig. 83. — 1, PP, parois abdominales; *pp*, péritoine ; S, sac où a été passé en cordon de bourse un fil de suture *ff*. — 2, S, sac invaginé, *ff*, fils de suture pendant de la surface externe du sac. — 3, *ff*, fils de suture ramenés au dehors à travers cavité péritonéale. — 4, résultat final, alors que *ff* est lié et que les bords de l'ouverture profonde ont été unis par ligne de suture 1.

S'agit-il d'une hernie moyenne et de sac mince (fig. 82), il passe un fil en cordon de bourse autour du collet, et résèque les deux tiers du sac. Puis il opère l'inversion du moignon dans l'abdomen. Les extrémités

(1) PHELPS, *New York med. Journ.*, 1894.

du fil sont ainsi portées en dedans du sac; elles sont enfilées sur des aiguilles qui lui font traverser ce sac en dehors. On tire, on serre et on lie les deux bouts. Enfin, une suture est placée en travers du moignon.

Dans le cas de hernie volumineuse avec un sac épais (fig. 83), Phelps pratique l'inversion du sac. L'ouverture faite à celui-ci est suturée au

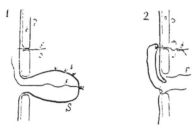

PROCÉDÉ DE PHELPS POUR LES HERNIES TRÈS VOLUMINEUSES

Fig. 84. — 1, PP, parois abdominales; pp, péritoine; S, sac avec ligne de sutures s, indiquant qu'il a été ouvert, pour porter le fil ff, fixé au fond du sac en haut et le faire ressortir par l'ouverture O. — 2, sac en position, fil f, noué sur un morceau de gaze iodoformée t; F, second fil passé pour fermer l'ouverture du sac au niveau de l'anneau profond.

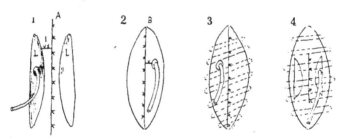

RECONSTITUTION DU CANAL INGUINAL DANS LE PROCÉDÉ DE PHELPS.

Fig. 85 et 86. — 1, AA, anneau profond suturé; LL, incisions parallèles longitudinales pratiquées de chaque côté des bords de l'anneau pour faciliter le rapprochement; C, cordon passé à travers la ligne d'incision I dans l'une des fentes L. — 2, BB, muscle transverse suturé par-dessus; C, cordon passé de côté à travers une incision. — 3 et 4, cas avec éventration. — Ici plans d'anses de fil d'argent aaa, a'a'a'. Dans l'une elles sont disposées perpendiculairement à la ligne de suture de l'anneau. Dans l'autre, elles ont une disposition oblique de manière à être plus ou moins à angle droit avec les précédentes.

catgut. Puis un fil est passé à la façon de Bishop sur ce sac, en cordon de bourse. Le sac est invaginé dans l'abdomen, et les fils viennent ressortir en dehors du sac, pour être serrés et noués ensuite. Après quoi, une suture transversale est placée sur le moignon, qui est rejeté en arrière.

Enfin, si la hernie est très volumineuse (fig. 84), avec un sac épaissi, l'auteur emploie une manœuvre déjà connue (fig. 83). Au fond du sac est fixé un fil de catgut. Une aiguille le saisit et va le porter à l'intérieur de la cavité abdominale, au-dessus de l'anneau profond, contre la

paroi du ventre, aussi haut que l'exige la longueur du sac. Pour que
cette aiguille ne fasse pas de désordres, elle est placée dans une sonde
canaliculée. Par une petite incision faite aux couches des parois
abdominales, on fait sortir l'aiguille, on tire sur le fil, qui retourne en dedans le sac et en fixe le fond au niveau du point où il perfore les parois.

Voici comment est reconstitué le canal inguinal (fig. 85 et 86). Le
fascia transversalis est séparé des autres muscles. Puis les bords de
l'anneau profond sont suturés. Pour permettre le rapprochement
de ces bords, deux incisions longitudinales parallèles sont faites de
chaque côté de lui. Le cordon est enlevé de l'anneau profond et placé
dans l'une des incisions longitudinales, l'inféro-externe de préférence.

Par-dessus le fascia on suture le muscle transverse en ayant soin
de faire passer le cordon au-dessus de la ligne des sutures dans un
trou fait à ce muscle. On suture encore chacun des obliques. De la
sorte les parois du canal sont reconstituées dans leur totalité, mais
avec des éléments nouveaux, et la direction de celui-ci devient oblique
de bas en haut et d'arrière en avant.

Dans le cas de hernies volumineuses à parois effondrées, Phelps
se sert d'anses de fil d'argent comme d'agents de renforcement. Après
avoir suturé le fascia transversalis par devant le moignon du sac,
des anses de fil d'argent sont introduites entre le fascia et le muscle
transverse. Suture du muscle par-dessus. Puis nouvelle couche entre
le transverse et le petit oblique, mais disposée perpendiculairement
par rapport à la première. Ces anses sont fixées au catgut. Et la
plaie est fermée.

Signalons enfin la pratique de *Kendal Franks*, qui, pour les hernies
récentes, se contente de réduire simplement le sac avec son contenu,
sans même le lier.

§ III. — MÉTHODES QUI NE LIBÈRENT PAS LE SAC. — Dans les méthodes
suivantes, si la séparation du sac des parties voisines n'est pas toujours négligée, elle est cependant considérée comme peu importante ;
en tout cas le canal inguinal n'est pas débarrassé dans sa totalité
du feuillet séreux.

Ainsi faisait-on dans les premiers essais de cure radicale, où le sac
herniaire était laissé en place et simplement fermé au niveau du péritoine ; l'opération était complétée par la suture des orifices inguinaux.

Ainsi faisait Stokes. *Czerny* pratiquait la suture intérieure du
collet. Le sac était ouvert, puis, à l'aide d'une aiguille très recourbée,
un fil de catgut était faufilé sur le pourtour de la surface interne du
collet, qui était fermée par plissement comme une bourse en tirant
sur les extrémités de ce fil. Socin, après cette suture, séparait par
une section transversale la portion supérieure du sac, qu'il refoulait
vers le ventre, et la partie inférieure, qui était laissée en place.

Buchanan (1) fait de même : la moitié inférieure du sac est repliée

---

(1) BUCHANAN, *Brit. med. Journ.*, t. I, 1879.

en bas pour former une vaginale au testicule (il s'agit de la hernie congénitale complète), la portion supérieure est refoulée en haut et roulée en forme de boule jusqu'à l'anneau profond. Là, il le fixe par une suture passée à travers les parois du canal. Deux autres sutures sont passées plus bas, et ne comprennent pas le sac-tampon. Enfin, fermeture de l'anneau superficiel.

Mais d'autres chirurgiens laissaient le sac entier en place. *Schede*, pour le faire oblitérer, suturait les lèvres de l'incision de ce sac avec celles des téguments; un drain mis dans sa lumière laissait écouler les liquides. *Julliard*, dans le même but, faisait la suture en pique des parois du sac, c'est-à-dire le capitonnage, qui trouva en *Terrillon* un défenseur. Ces sutures en capiton devaient être placées sur toute la hauteur du sac, de haut en bas, mais aussi haut que possible.

Goodwin (1) ne fait qu'un seul plan de ces sutures en capiton, le long du cordon, et en réséquant la portion exubérante du sac. Celui-ci étant étiré en avant du cordon et du testicule, une suture de sellier est faite de bas en haut le long du bord adhérant du sac, et aussi près que possible des organes qu'il recouvre et auxquels il adhère. Avec des ciseaux, on sectionne la portion en excès du sac le long de la ligne de suture.

Léonte (2) et *Wölfler* (3) font l'oblitération du collet, qu'ils séparent et isolent à la façon de Czerny; puis ils recherchent l'occlusion du reste du sac, le premier par le raclage de sa surface interne à l'aide d'une curette, le second par la cautérisation au thermocautère.

Bottini (4), comme les auteurs précédents, n'attache pas grande importance au sac, qu'il excise en partie dans la hernie congénitale, et qu'il n'enlève dans la hernie acquise que s'il est volumineux, et considère comme seul capital le temps de la fermeture de l'anneau profond.

Il est facile de comprendre que les auteurs précédents qui respectent le sac se sont trouvés en présence de hernies congénitales, dans lesquelles précisément le sac est difficile à disséquer. Aussi, pour le supprimer, avons-nous imaginé et employé, dès 1893, dans ces cas, un procédé plus simple (5), qui consiste, une fois le collet isolé et fermé par une suture en bourse, à faire le retournement du reste du sac fendu longitudinalement autour du testicule et du cordon ; c'est ainsi mettre à l'abri de l'hydrocèle ou de tout autre épanchement, et rendre inutile le capitonnage, le raclage ou la cautérisation.

§ IV. — MÉTHODES AUTOPLASTIQUES. — Les manœuvres ordinaires deviennent insuffisantes lorsqu'il y a éventration avec élargissement

(1) GOODWIN, *New York med. Journ.*, 1894.
(2) LÉONTE, *Congrès de chir.*, 1888.
(3) WÖLFLER, *Beiträge zur Chir. Festschrift für Th. Billroth*, 1892.
(4) BOTTINI, *Riforma medica*, 1891.
(5) JABOULAY, *in* Cure radicale de la hernie inguinale, thèse AGIER, Lyon, 1895, p. 91.

des anneaux qui se confondent; on s'est alors ingénié à suppléer les parois abdominales par des emprunts de tissus organiques, faits soit à l'individu lui-même soit à une espèce animale.

Lucas Championnière commence la fermeture par des sutures profondes, puis il fait un tampon avec la peau. La peau d'un côté de la plaie est enroulée trois fois, après avivement de sa surface. Pardessus passe, comme une voûte, la peau du côté opposé.

Trendelenburg fait l'occlusion avec des plaques d'os décalcifié. Une fois, il s'est servi d'un fragment d'une tête humérale réséquée, qui se résorba. *Kraske* se sert d'un lambeau ostéo-périostique emprunté à l'épine du pubis et à son voisinage. *Thiriar* a employé des plaques d'os décalcifié de 3 à 5 centimètres de longueur sur autant de largeur et 8 à 12 millimètres d'épaisseur. Cette plaque d'os doit être exactement appliquée contre le péritoine, qu'elle repousse ; elle est maintenue en place par des sutures, qui rapprochent les piliers et les bords de l'éventration. Les dimensions de la plaque doivent être supérieures à celles de l'anneau. Bien entendu, cette greffe se résorbe, laissant à sa place un tissu fibreux résistant. *Schwartz* interpose une masse musculaire. Il dissèque de haut en bas un lambeau du grand droit antérieur, comprenant le 1/3 ou la moitié de son épaisseur, d'une largeur de 4 à 5 centimètres et adhérent en bas. On l'insinue derrière la partie interne de l'anneau inguinal, et on le suture à l'arcade crurale.

Poullet (1), après la dissection de la hernie et de son contenu, met à découvert la bandelette aponévrotique qui sert de tendon d'insertion au premier adducteur. Le bistouri est glissé à plat sous cette bande fibreuse, qui est sectionnée à 3 ou 4 centimètres au-dessous de son insertion pubienne. A sa face profonde est conservée toute la masse de tissu fibreux qui recouvre le pubis. Celui-ci est dénudé sur une longueur de 2 centimètres, et transversalement de la symphyse à l'épine. Ce lambeau est relevé contre l'orifice externe du canal inguinal et insinué sous le cordon. Les bords en sont suturés aux piliers. Quant à l'extrémité libre, elle est divisée en 2 ou 3 chefs, que l'on passe de dedans en dehors à travers les bords de l'orifice, comme on le ferait avec de petites courroies rabattues en avant.

Enfin nous avons vu que *Phelps*, dans les hernies volumineuses à parois effondrées, renforçait la cicatrice en interposant entre les couches musculaires des anses de fil d'argent. Nous-mêmes, nous faisons nos sutures du canal inguinal au fil de soie, qui contribue pour sa part au renforcement de la cicatrice.

§ V. — MÉTHODES POUR LES HERNIES AVEC ECTOPIE DU TESTICULE. — Il faut distinguer suivant qu'on a affaire à l'ectopie inguinale, la plus fréquente, dans laquelle le testicule se trouve logé dans un

---

(1) POULLET, Arch. prov. de chir., 1894.

point quelconque du canal inguinal, et à l'ectopie abdominale ou cryptorchidie (1).

Faut-il enlever le testicule ou le conserver? Kraske le sacrifie pour peu que la dissection du sac soit difficile ; d'autres pensent de même, mais à condition que l'organe soit atrophié et inutile. Ainsi *Thiriar* (2) l'enlève pour mettre à l'abri des néoplasmes testiculaires auxquels expose la simple ectopie.

Cependant il ne faut pas méconnaître que le testicule, même en ectopie, a une véritable influence morale, et que, pour être nul au point de vue de la reproduction, il n'a pas moins une action sur le développement viril. C'est pour ces raisons que d'autres pensent qu'il faut tout faire pour le conserver, et le mettre à sa place au fond des bourses. Pour cela il faut d'abord le mobiliser et le séparer des adhérences d'ancienne péritonite localisée qui l'ont retenue dans sa migration, puis le fixer en sa nouvelle place, c'est-à-dire faire l'orchidopexie.

La dissection qui mobilise le testicule doit ne pas blesser les éléments du cordon pour ne pas compromettre la vitalité du testicule. Des tractions sont alors exercées sur celui-ci, au fur et à mesure qu'il est libéré de ses adhérences. Une place lui est faite dans le scrotum, dont le fond est parfois bouché par une membrane, qu'il faut perforer.

Alors il est nécessaire de le fixer. Des fils de soie ou de catgut perforent tout le scrotum ou simplement son derme, et vont, d'autre part, traverser le testicule, soit dans son parenchyme, soit dans son enveloppe, soit dans son repli séreux. Pour maintenir plus sûrement le testicule en place et éviter la rétraction consécutive, on a conseillé de faire des sutures du cordon au trajet inguinal (Monod et Richelot) ou aux piliers. *Watson-Cheyne* (3) établit une traction mécanique permanente avec une sorte de cadre en fil de fer qui, fixé au tronc, supporte au-dessous du scrotum une barre transversale à laquelle on vient attacher les deux bouts d'une anse de catgut passée au travers des éléments du cordon et ramenée par le scrotum. Guidé par cette idée, Tuffier passe un fil de caoutchouc dans un point de la vaginale, lui fait traverser le scrotum et le fixe au genou de l'enfant. Mais Lucas Championnière fait remarquer, avec juste raison, que si les attaches testiculaires sont fortes, et qu'un fort tiraillement ait été nécessaire pour faire la descente, rien n'empêchera l'organe de remonter, et que, dans ces conditions, il vaut autant faire la castration d'emblée que d'y arriver secondairement ; d'ailleurs, toujours d'après le même auteur, on peut faire une masse artificielle dans les bourses par une greffe, une prothèse ou le peloton-

(1) BESANÇON, thèse de Paris, 1892.
(2) THIRIAR, *Assoc. pour l'avancement des sciences*. Toulouse, 1887.
(3) CHEYNE, *Brit. med. Journ.*, 1890.

nement du tissu cellulaire, et donner au malade l'illusion d'un vrai
testicule. Lucas Championnière a pu deux fois réussir l'orchidopexie
dans une ectopie abdominale, qui est toujours plus difficile à opérer
que l'ectopie inguinale.

§ VI. — Méthodes abdominales et indirectes. — Jusqu'ici l'intervention a eu pour siège la région de la hernie, lors même que le volume
de celle-ci ou le procédé opératoire adopté a pu exiger le prolongement de l'incision au-dessus d'elle et une véritable hernio-laparotomie.

Or Lawson Tait a proposé de faire l'incision qui doit aboutir à la
cure radicale, non plus sur la tumeur herniaire, mais bien sur le
milieu du ventre, c'est-à-dire une véritable laparotomie ; c'est ce que ce
chirurgien appelle le traitement de la hernie par section abdominale.

Avant lui, *Annandale* (1) avait signalé le fait d'une hernie inguinale
étranglée réduite en bloc, et qui fut traitée par la laparotomie médiane,
et avait appelé l'attention, à ce propos, sur la possibilité d'attirer
la hernie par dedans. En 1883, *Tait* (2) conclut que la cure radicale
de toutes les hernies autres que l'ombilicale sera faite par la section
abdominale, et que l'on se servira de cette voie même pour traiter la
hernie étranglée. Cette seconde proposition est soutenue aussi par
Keetley (3), qui préconise une seconde incision sur la ligne blanche
pour faire rentrer l'intestin en l'attirant dans le ventre, et *Fenwick* (4)
la met en pratique. La laparotomie médiane semble être acceptée,
sinon pratiquée en pareil cas, par Ward, Maunsell, Harry, Lupton.
En proposant cette méthode, qui a été discutée à l'Association médicale britannique, en 1891, Tait a en vue de ne point augmenter l'ouverture qui laisse passer la hernie, et de faciliter les manœuvres qui
aboutissent à la cure radicale ; il a eu à l'appliquer souvent en opérant
des tumeurs de l'ovaire. Après la laparotomie, il recherche la hernie
inguinale, réduit son contenu par des tractions lentes et continues
s'il y a des adhérences ; l'épiploon détaché doit être examiné avec
soin, et son hémostase bien faite. Si les adhérences étaient trop fortes,
il faudrait faire en outre l'incision sur le sac herniaire directement, mais
ne pas la prolonger en haut jusqu'à l'anneau profond. Par des manœuvres combinées de refoulement et de traction, on arriverait à réduire le
contenu. Puis, pour fermer l'orifice herniaire, deux aiguilles sont
introduites de dehors en dedans, entraînant les deux bouts d'un
même fil de crin de Florence ; l'externe s'engage à travers le pilier
externe, l'interne à travers le pilier interne. Les aiguilles sont reti-
rées par le ventre et le fil reste en dedans ; on place autant de
sutures qu'il est nécessaire pour bien fermer la hernie. Il faut
remarquer que Lawson Tait n'a jamais employé ce procédé que

(1) Annandale, *Soc. méd. chirurg. d'Édimbourg*, 1878.
(2) Tait, *Brit. medic. Journ.*, 1883.
(3) Keetley, *West London medico-chirurg. Society*, 1883.
(4) Fenwick, *The Lancet*, 1885.

chez des femmes, et qu'il n'a pas eu à se préoccuper du cordon.
D'ailleurs, c'étaient des malades qu'il opérait pour autre chose que
pour leurs hernies, et celles-ci étaient traitées accidentellement et
pour ainsi dire au cours de l'opération qui avait été dirigée contre
un autre objet.

Il convient de citer, à propos de ces méthodes indirectes, des incisions qui ont été faites sur le canal inguinal pour traiter des hernies
crurales, comme par exemple dans le procédé de Ruggi, dont il sera
question dans le chapitre suivant, ou comme dans une opération
d'*Annandale* (1), qui, en présence d'une triple hernie, hernie crurale
et hernie inguinale double, se servit de la même incision inguinale
pour réduire les hernies de cette région, et pour faire servir leurs
sacs à l'obturation de l'orifice crural.

Enfin, dans le groupe des méthodes indirectes, nous rangerons
encore la méthode des injections péri-herniaires de Luton, celle
des *injections sclérogènes de Lannelongue* (2). Celles-ci doivent être
faites autour du sac, préalablement vidé de son contenu et comprimé. Elles sont indiquées surtout chez les jeunes sujets pour favoriser le processus de fermeture et de cicatrisation qui se fait souvent
spontanément dans le canal vagino-péritonéal ou ses vestiges, mais
elles ont aussi donné des résultats satisfaisants chez l'adulte entre
les mains de Nimier. Signalons enfin le procédé du séton et celui du
pois chiche (Omer-Chefki) (3), qui est enfoncé dans des scarifications
faites en face de la hernie et de plus en plus par un pansement compressif jusqu'à ce qu'il ait atteint, au bout d'une trentaine de jours,
le voisinage du pubis. Pendant ce trajet, il a dû contourner le sac
herniaire et les éléments du cordon, et provoquer une véritable
cicatrice.

VALEUR COMPARATIVE DES PROCÉDÉS OPÉRATOIRES. — Il ne suffit pas
de supprimer la hernie, il faut encore détruire les causes qui favoriseraient sa reproduction. Or chez l'homme, une des conditions les
plus efficaces pour les récidives, est le cordon qui établit une communication entre le ventre et la paroi abdominale et que l'on ne peut
supprimer, sauf le cas d'atrophie testiculaire ou de séparation de
l'épididyme et de la glande génitale. Chez la femme, le ligament
rond peut être réséqué, et la paroi fermée dans son intégrité. On a
cru qu'en déplaçant le cordon, chez l'homme, en le faisant passer
dans l'intérieur des muscles droits [*V. Frey* (4)], ou en lui façonnant un
trajet dans l'os du pubis [*Frank* (5)], on résoudrait le problème; mais

(1) ANNANDALE, *Edinburgh. med. Journ.*, 1876.
(2) LANNELONGUE, *Acad. de méd. et Gaz. des hôp.*, 1897.
(3) OMER-CHEFKI, *Lyon médical*, 1893.
(4) V. FREY, *Soc. de méd. de Styrie*, février 1893.
(5) FRANK, *Wien. medicin. Wochenschr.*, 1892.

ces moyens ont amené parfois des accidents du côté du testicule
et sont loin d'avoir fait leurs preuves, ou en tout cas d'avoir des indications constantes.

C'est qu'en effet les conditions en présence desquelles le chirurgien
se trouve sont loin d'être invariables, et qu'il ne saurait exister une
méthode unique capable d'assurer le succès. Les manœuvres opératoires ne sauraient, par exemple, être identiques dans les deux cas
suivants : les hernies dues à la persistance du canal vagino-péritonéal,
à développement brusque, à travers des parois solides et résistantes,
les hernies dites *de faiblesse*, où les causes générales font presque
davantage que les causes locales. Si, dans le premier cas, on doit
arriver à ce résultat que la hernie n'existe plus et qu'elle ne reviendra
pas, dans le second, l'opération n'aura que la prétention d'améliorer
la situation du malade, elle sera simple et facile. Il est évident encore
que le procédé employé ne sera pas le même pour une hernie récente
que pour une hernie ancienne, qu'il variera suivant l'état anatomique
de la région et de la hernie elle-même.

Quoi qu'il en soit, voyons comment le but de la cure radicale est
atteint par les nombreuses opérations que nous avons précédemment
décrites, c'est-à-dire comment les conditions propres à la production
de la hernie sont supprimées par elles et comment est réalisée une
barrière qui s'opposera désormais à l'issue du contenu de l'abdomen.

Supprimer les conditions locales revient à traiter convenablement
le sac et son contenu, puis le canal inguinal.

Si quelques chirurgiens (Kendal Franks) refoulent simplement le
sac avec son contenu, lorsque cela est possible, la plupart pensent,
avec J.-Lucas Championnière, qu'il faut l'ouvrir, le débarrasser de son
contenu, et l'exciser aussi haut que possible. On a bien cité des cas
où l'excision de l'épiploon venant dans la hernie ou adhérant au sac
avait amené des hémorragies [Andererr, Hofmokl, Bull (1)] ou encore
de l'inflammation et de la suppuration du moignon épiploïque (Bull),
mais ce sont des complications qu'on peut, qu'on doit éviter. Il faut
reconnaître aussi que le sac de la hernie congénitale n'est pas facile
à disséquer; aussi peut-on ou bien le fermer par des sutures en piqué
(Julliard, Terrillon), par la suture du sellier (Goodwin), par des
modificateurs de la séreuse (Leonte, Wölfler), ou bien le supprimer
plus simplement par notre manœuvre du retournement autour du
cordon; mais, dans tous ces procédés, la dissection du sac doit être
faite vers le collet, afin que celui-ci puisse être bouché par une
suture convenable. Rappelons que cette dissection du sac peut être
favorisée par le ballon de caoutchouc introduit dans sa lumière à la
façon de Félizet. La fermeture du collet est obtenue par la ligature,
la suture ou la torsion. La simple ligature fronce le collet et fait des

---

(1) Bull, *Annals of Surgery*, 1893.

plis avec des dépressions; on peut la faire croisée, cela n'a pas d'importance. Nous avons vu que Marcy et Czerny préféraient la suture; d'autres, et nous-même l'avons quelquefois pratiquée, appliquent la torsion, qui a pour avantage de supprimer l'infundibulum en l'attirant au-dessous du point qui sera lié; mais ce procédé n'est applicable qu'aux sacs anciens et résistants, et, d'autre part, il expose au sphacèle des points tordus. Rappelons que plusieurs opérateurs utilisent le sac en partie ou en totalité pour renforcer les parois ou les orifices du canal inguinal. Ils forment avec lui comme un tampon qui servira de barrière protectrice contre les récidives. C'est au-dessus de l'anneau profond que le placent Barker, O'Hara et Bennett, afin que cet anneau ne soit recouvert que d'une couche péritonéale lisse, à peu près comme Baxter, qui fait un simple épaississement du péritoine au-dessus de l'anneau, et comme Phelps (3e manière). Ce tampon peut être aussi placé en travers de l'orifice profond, de façon à jouer le rôle du bandage par rapport à l'orifice superficiel; ainsi font Bishop, Kingscote, qui le rend plan et uni, Mac Ewen et Phelps, qui lui donnent une forme arrondie. Et, pour empêcher que ce tampon puisse repasser dans l'anneau profond sous l'influence de la presse abdominale, Phelps supprime cet orifice et déplace le cordon, qu'il passe dans une incision faite à côté. Tous ces procédés sont fort beaux, mais il nous semble que ces sacs, qui sont liés, plissés, ridés, ne doivent vivre que difficilement, et par suite peuvent produire de l'infection. Pour notre compte, il nous est arrivé souvent, surtout dans le cas de grosses hernies inguinales, d'utiliser le sac à la façon d'un suspensoir passé, de bas en haut et d'arrière en avant, à travers les parois abdominales, après l'avoir invaginé dans le canal jusqu'à l'orifice profond, et parfois nous avons eu de la suppuration. En tout cas, si l'on veut utiliser le sac pour en faire un tampon, on ne le fera que pour des hernies volumineuses. Quant à l'épiploon, il ne doit jamais servir à fermer le trajet de la hernie, parce qu'il servirait d'amorce pour la récidive.

Comment faut-il traiter le canal inguinal ? Une fois débarrassé du sac, le canal inguinal tend à s'oblitérer spontanément. C'est pour cela que, dans les hernies congénitales, celles dont le sac est long mais peu épais, le temps capital de la cure radicale est toujours l'excision de celui-ci, et l'on peut ensuite se contenter, à la façon de Banks, Czerny et Félizet, de suturer les piliers de l'orifice superficiel sans qu'il soit nécessaire d'en faire l'avivement recommandé par Gross (de Philadelphie). Mais si la hernie est large, il faut fermer l'orifice profond à la façon de Ferrari, Parona, Phelps, ou rétrécir le canal inguinal par des sutures affrontant ses parois (Kendal Franks, Barker, Richelot) ou reconstituer celui-ci avec sa disposition et son obliquité premières (Mac Ewen, Bassini). On s'en souvient, Mac Ewen tire le tendon conjoint en haut et en dehors avec une anse de catgut qu'il

fixe sur l'aponévrose du grand oblique. Bassini, lui, en refaisant le
canal, s'efforce de reconstituer surtout sa paroi postérieure. Il nous
semble que la fermeture du canal par-dessous le cordon relevé en
haut, de façon à ne laisser que l'orifice profond que l'on rétrécit à
volonté, est suffisante : elle nous a donné des résultats satisfaisants,
et sans aucune difficulté opératoire.

Peut-on faire davantage et augmenter encore la fermeté et la résistance de la cicatrice ? D'abord le mode de cicatrisation a été invoqué ;
si la plupart veulent des plaies larges, se cicatrisant vite et avec des
sutures profondes, bien étagées, qui ne laissent aucun vide dans
l'épaisseur des couches, il en est quelques-uns, avec Mac Burney, qui
veulent des réunions par seconde intention ; nous avons dit qu'une
fois nous avions obtenu de cette façon une cicatrice solide, mais
c'est un fait exceptionnel, et en principe il faut chercher la réunion
par première intention. On a fait chevaucher les lèvres de la plaie,
on a fait des incisions et des sutures sur des lignes différentes
pour des plans différents (Phelps) ; d'autres ont renforcé leurs plaies
par l'interposition de fils d'argent ou de tissus organiques : le sac
peut être interposé aux parois, aux piliers du canal, ou entrelacé à
la façon de Bryant ; avec eux, il peut renforcer la paroi antérieure.
Dans les grosses hernies, on peut faire de l'autoplastie, introduire
des os décalcifiés comme Trendelenburg et Thiriar, ou fermer la
dépression avec du muscle, comme Schwartz, ou du tissu fibreux
et périostique.

Après l'opération, un repos plus ou moins prolongé est nécessaire.
Si, au bout de dix jours, la plaie est habituellement guérie, l'exercice
et l'effort doivent être encore pour longtemps évités. C'est du moins
la façon d'arriver à se débarrasser du port du bandage ; et les opérations de cure radicale ont pour but la suppression de cet appareil.

Quelques chirurgiens laissent leur malade trois semaines au lit,
puis trois semaines au repos ; pendant les six semaines qui suivent,
le travail doit n'être que modéré. D'habitude, il faut un mois pour
que l'opéré puisse reprendre ses anciennes occupations.

Une fois guéri de son opération, doit-il reprendre un bandage ?
Les uns disent oui, surtout si le malade doit faire un travail pénible,
et seulement pour quelques mois, et il ne s'agit que d'un bandage léger.
Mais d'autre spensent que la pression de cet appareil amincit la cicatrice et l'affaiblit. On peut faire porter le bandage Rainal, qui est
une ceinture sans ressorts avec une pelote appuyant au-dessus de la
cicatrice : il sera utile dans les cas où les conditions de la cure
radicale auront été mauvaises ou défavorables. C'est encore affaire
de malades et de variétés de hernies.

QUELLES SONT LES INDICATIONS DE LA CURE RADICALE ? — Elles dépendent
de la *hernie* et de l'*individu* qui en est porteur.

En ne considérant que les hernies qui ne sont pas étranglées, une grande division s'impose; il est des hernies simples, réductibles, et qui ne s'accompagnent d'aucun accident; il en est de compliquées, par leur incoercibilité. leur irréductibilité, et par les douleurs qu'elles provoquent.

Dans les *hernies simples*, rien ne motive l'opération que le désir du malade qui veut être débarrassé de son infirmité. C'est là le type des « opérations de complaisance ». Elles s'adressent à des jeunes gens qui veulent embrasser certaines carrières, entrer par exemple dans l'armée, ou qui sont obligés de se livrer à des efforts répétés. Dans ces cas, il faut que le succès opératoire soit définitif et persistant.

Pour les autres hernies, qui entretiennent des malaises constants, qui ne peuvent être maintenues par des bandages, l'opération est indiquée, ne dût-elle donner qu'une amélioration et permettre le port du bandage.

Il est admis que les résultats opératoires sont meilleurs chez la femme que chez l'homme, et, chez la première, la cure radicale de la hernie inguinale doit être pratiquée constamment. Nous avons dit que les bons résultats étaient dus à la possibilité de supprimer le contenu du canal inguinal et de faire la fermeture hermétique de celui-ci (1).

A côté du sexe, l'âge semble avoir une certaine importance. Chickey (2) assure que les résultats sont d'autant meilleurs qu'on opère des sujets moins âgés, et c'était aussi l'avis de Ward Cousins, qui avait opéré 120 enfants de un an à sept ans; Broca et Frœlich sont aussi d'avis d'opérer les enfants très tôt (3). Cependant la majorité des chirurgiens pensent qu'il ne faut pas opérer trop tôt, parce que, d'abord, beaucoup de hernies inguinales congénitales guérissent spontanément ou sous l'influence du bandage, puis les tissus sont minces et se déchirent, les opérations sont plus graves et amènent plus facilement le shock. Karewski a eu ainsi 3 morts sur 63 cas; l'asepsie est difficile, et les pansements ne peuvent être facilement maintenus. Les enfants urinent dans leur pansement, et même l'urétrotomie externe préliminaire de *Gerster* (4) ne saurait complètement mettre à l'abri de cet inconvénient. Par leurs cris, les enfants font tirer leur cicatrice et poussent contre elle leur intestin. On a vu des chirurgiens arriver à faire des appareils immobilisateurs en plâtre ou en métal pour arriver à maintenir les pansements de leurs petits patients.

S'il ne faut pas opérer des enfants trop jeunes, bien que des succès aient été obtenus dès les premiers mois de la vie, il ne faut pas non

(1) MANLEY, *American. medic. Association*, 1892. — DELARIS, thèse de Lyon, 1892, nº 771.
(2) CHICKEY, *British medic. Association*, 1893.
(3) BROCA et FRŒLICH, *Congrès franç. de chir.*, 1897.
(4) GERSTER, *New York surgical Society*, 1892.

plus opérer des individus trop âgés. C'est autour de cinquante ans
que les hernieux deviennent inopérables, sauf exception. L'opération
les prédispose, en effet, aux complications, pulmonaires, et c'est par le
poumon qu'ils meurent des suites de l'opération ; et puis il y a souvent des tares organiques, et les tissus font moins vite et moins
bien la cicatrisation. C'est donc la seconde enfance, l'adolescence
et l'âge adulte qui donnent les meilleurs succès. Toutefois, les
statistiques montrent que la proportion de succès est plus grande
dans la première période de la vie. Socin a ainsi obtenu 84 p. 100 de
succès, tandis qu'il n'a eu que la proportion de 42 p. 100 chez l'adulte.

On n'opérera que les individus qui sont dans des conditions de
santé convenables, et chez qui un examen détaillé des organes n'aura
révélé rien de pathologique. Les voies respiratoires, en particulier,
auront toujours été au préalable l'objet d'une attention minutieuse.

Résultats. — Les statistiques qui ont été publiées au sujet des
résultats éloignés de la cure radicale de la hernie inguinale sont
loin d'être satisfaisantes. Les proportions de succès ne s'appliquent
pas à tous les cas opérés, beaucoup restant inconnus ou bien n'ayant
pas été suivis assez longtemps ; d'ailleurs, les statistiques confondent
pêle-mêle des hernies dont la nature est bien différente.

Et puis, enfin, elles ne disent pas si le bandage a été porté après
l'opération, ou s'il a été complètement laissé de côté. Aussi le chiffre
réel des succès est-il incertain, bien que leur nombre aille grandis-
sant entre les mains de nombreux chirurgiens qui ont acquis par
une longue pratique une incontestable habileté et une connaissance
approfondie des méthodes les meilleures à employer.

Il nous a semblé que les statistiques les mieux faites signalaient à
peu près une récidive sur 10 cas opérés. Il arrive souvent que les
hernies récidivées après opération sont des hernies sans sac, c'est-
à-dire de véritables éventrations. Nous conseillons au lecteur
désireux de se faire une opinion à ce sujet de consulter les tableaux
qui ont été publiés par Agier (1), et qui comprennent les opérations
de Bull, de Mitchell Banks, de Mac Ewen, de Lucas Championnière,
de Félizet, etc. On y verra aussi que la cure radicale peut exposer à des
accidents mortels, quoique bien rarement.

INDICATIONS PARALLÈLES DU BANDAGE ET DE LA CURE RADICALE. — La
hernie inguinale des nouveau-nés doit être maintenue par un bandage ;
le bandage français ordinaire vaut mieux que le bandage en caoutchouc, le ressort en sera doux, la pelote sera ovalaire si la hernie est
pubienne, triangulaire si elle est scrotale. Il faudra l'enlever plusieurs
fois par jour pour le nettoyer, le garantir de l'urine et des matières,

(1) AGIER, Cure radicale de la hernie inguinale par les méthodes opératoires
sanglantes, Lyon, 1895.

protéger et panser la peau. Souvent ces hernies ne sortent plus ainsi en quelques semaines, et. au bout de deux ou trois ans, elles sont guéries. Dans le cas d'ectopie testiculaire avec hernie, si le testicule peut être séparé de celle-ci, pendant qu'elle est refoulée dans l'abdomen, il faut faire porter un bandage (fig. 87 et 88, dont la pelote en forme de fer à cheval retient dans son échancrure la glande génitale, tout en bouchant au-dessus le trajet herniaire. Mais si le testicule est en ectopie inguinale ou qu'il ne puisse être isolé de la hernie, alors le bandage ne doit pas être appliqué ; nous croyons qu'il faut faire du massage, qui allonge et étire le cordon en bas, qui tende à faire descendre le testicule, tout en appuyant sur la hernie. Nous avons vu que l'on ne craint plus aujourd'hui d'opérer les hernies des tout jeunes enfants, et c'est ce qu'il convient de faire si la hernie tend à s'accroître, à devenir irréductible, ou si elle s'accompagne d'accidents.

Pendant toute la période de l'adolescence, les hernies inguinales peuvent encore disparaître sous l'influence du bandage. Mais celui-ci doit être porté jour et nuit, si l'on veut espérer ce résultat. On ne peut y compter s'il y a ectopie testiculaire, et guère plus si la hernie a fait son apparition tardivement après la naissance.

De l'adolescence à l'âge adulte, les bandages voient encore diminuer le pourcentage de guérisons; on ne craindra pas, à cet âge, de proposer la cure radicale pour les hernies qui n'ont pas de la tendance à rétrocéder.

Chez l'adulte, le bandage a pu donner quelques rares guérisons incontestables, mais c'est là l'exception, et les prétendues guérisons ne sont, le plus souvent, qu'apparentes; le sac n'est pas par-

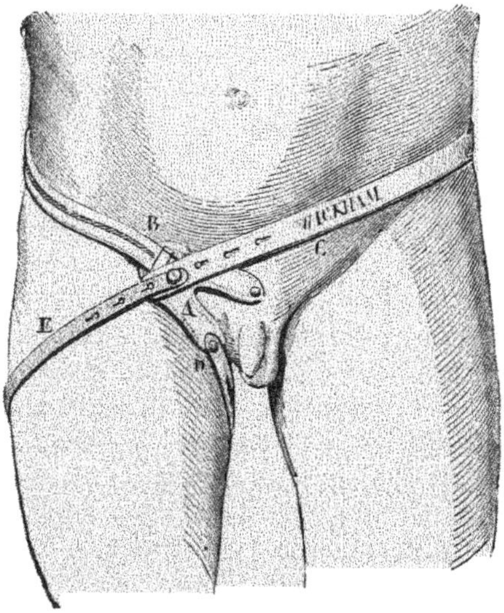

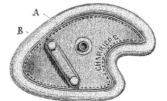

Fig. 87. — Bandage à pelote bifurquée pour le cas de descente tardive du testicule (*).

Fig. 88. — Pelote échancrée (hernie congénitale).

(*) La plaque B, divisée en deux branches, vient saisir, comme une fourche, l'extrémité supérieure du testicule. En serrant de plus en plus ce bandage par une bandelette de cuir, CE, percée de trous et fixée à un piton, on augmente la pression exercée par la fourche.

faitement oblitéré et peut exposer à l'issue brusque et aussi à l'accident obligatoire en pareil cas, à l'étranglement. Aussi est-on autorisé à proposer la cure radicale, dans le but surtout d'éviter l'étranglement, et ce conseil sera bon principalement en face des différentes variétés de hernies congénitales interstitielles, propéritonéales, péritonéovaginales. Si la hernie inguinale est énorme, qu'elle ait perdu droit de domicile, et qu'on ne puisse sans danger, soit à cause des conditions locales, soit à cause de l'âge ou de la santé du sujet, pratiquer la cure radicale, il faut faire porter un suspensoir compresseur du scrotum, qui se resserre à volonté comme une bottine lacée. Grâce à cette compression, que l'on peut rendre élastique et douce, d'énormes hernies ont pu diminuer beaucoup de volume. Les hernies irréductibles peuvent être traitées soit par le bandage, soit par l'opération : le bandage aura une pelote concave ou bien une pelote très souple pour ne pas froisser l'épiploon, qui est le plus souvent descendu.

Le meilleur bandage inguinal est le bandage français, la pelote faisant corps avec la ceinture. La pelote doit être ovalaire, à grosse extrémité inférieure et interne, souple, peu convexe et large; toutes les hernies inguinales réductibles n'ayant pas un gros volume, interstitielles, pubiennes ou scrotales s'accommodent bien de ce bandage. La pelote ne doit pas être placée sur le pubis : elle y comprime le cordon et découvre le canal inguinal ; elle ne doit pas non plus être placée en face de l'orifice profond : c'est sur l'orifice externe qu'elle doit être appliquée. Comme cet orifice regarde en bas et en avant, il faut que la pelote soit oblique, c'est-à-dire que le bord inférieur de la pelote soit plus en arrière que le bord supérieur; et plus la hernie descend, plus l'obliquité de la pelote doit être grande. Le ressort du bandage doit donc être tordu en conséquence. Le sous-cuisse n'est utile que chez les individus à ventre plat. Pour éviter la compression du cordon, on peut faire creuser la pelote, ou l'échancrer, comme le conseillait John Wood.

Pour les hernies très volumineuses, à orifices larges, la pelote doit être triangulaire et terminée par un angle en bec de corbin qui s'applique sur le pubis et empêche la descente de la hernie dans les bourses. Un sous-cuisse part de cet angle inférieur de la pelote, traverse le périnée et va se fixer au bandage, du côté opposé à la hernie qu'il s'agit de maintenir. Les hernies très difficiles à maintenir, si elles ne sont pas opérables, peuvent enfin être justiciables de l'application des bandages de Dupré ou de Prévost.

Traitement de l'étranglement de la hernie inguinale. — Que la hernie s'étrangle chez l'enfant, ou chez l'adulte, la conduite est la même ; essayer de réduire, mais sans violence, ne jamais faire le taxis forcé ; une manœuvre, qui nous a réussi une fois chez un pètit enfant de un an, est la suivante : au lieu de refouler directement la hernie en arrière et en haut, je l'ai, au contraire, allongée et étirée en bas comme pour l'effiler, et j'ai pu la réduire. On se méfiera, après ces réductions, de la possibilité d'une réduction en masse, et on ne tardera pas trop à opérer et à débrider. Dans les diverses variétés de hernies congénitales, le collet principal, situé vers l'orifice profond, ou bien l'un des diaphragmes échelonnés sur le canal vagino-péritonéal, sont les agents de l'étranglement ; on les examinera tous et on n'abandonnera pas une hernie étranglée avant d'avoir introduit son doigt dans l'abdomen par l'intérieur du sac herniaire, parcouru ainsi dans sa totalité. Quant à la façon de débrider l'obstacle et au sens du débridement, c'est là une question oiseuse : il faut mettre au jour le point resserré, le charger sur son index gauche, et alors l'inciser *de visu* avec des ciseaux mousses guidés sur ce doigt ; nous n'employons jamais le bistouri de Cooper. L'intestin est attiré au dehors pour qu'il soit possible d'examiner les points resserrés, et d'en faire le traitement approprié, puis il est réintégré, ce qu'il est facile de faire si on tire sur le sac à l'extérieur, pour l'empêcher de se replier et de former des barrages sur la route que doit parcourir l'anse. On fait ensuite une cure radicale.

Ce serait nous répéter que de consacrer une description spéciale aux *hernies inguinales de la femme*. Le canal vagino-péritonéal a ici pour homologue le canal de Nück, dont il a été question, et par lequel se font la plupart des hernies : celles-ci sont donc presque toujours d'origine congénitale. On peut observer parfois des hernies acquises. Quant aux variétés, elles sont identiques dans les deux sexes ; seule la hernie enkystée à double sac paraît n'avoir été observée chez la femme que par Berger et Reclus ; toutes les autres hernies ont leurs homologues dans les deux sexes, même la hernie avec ectopie testiculaire de l'homme, qui a pour pendant, dans le sexe féminin, la hernie de l'ovaire. Le canal de Nück peut d'ailleurs donner des hydrocèles, même des hématocèles congénitales, comme le canal vagino-péritonéal. Et pour le contenu, il n'a de spécial dans le sexe féminin que la présence possible des organes génitaux internes, ovaires, trompes, utérus, dont les hernies seront étudiées spécialement plus loin. Nous avons dit aussi quelle était la fréquence, d'après notre statistique, de la hernie inguinale chez la femme, et nous l'avons trouvée moindre que celle de la hernie crurale, contrairement à la statistique de Berger. Signalons, comme cause des hernies tardives, la grossesse et l'accouchement. Les signes fonctionnels sont identiques dans les deux sexes, et les degrés de la hernie, d'après ses dimensions et ses rapports avec le pli de l'aine et la grande lèvre, c'est-à-dire la pointe de hernie, la bubonocèle, sont toujours les mêmes. L'hydrocèle congénitale, les kystes du canal de Nück peuvent coexister avec ces hernies ; ils ne seront pas pris pour elle. Quant au *traitement*, on a toujours le choix entre le bandage et la cure radicale ; les mêmes indications et

contre-indications existent dans les deux sexes ; les mêmes méthodes
opératoires sont aussi applicables, mais la cure radicale est bien
plus facile chez la femme, parce qu'on peut, sans arrière-pensée,
sacrifier le pendant du cordon spermatique, si gênant chez l'homme,
le ligament rond antérieur ; et, en le fixant dans la suture de l'éventration inguinale, on peut supprimer celle-ci facilement et définitivement, sans compromettre la statique de l'utérus.

HERNIES CRURALES (1)

Les hernies crurales sont celles qui se font dans le triangle de
Scarpa, à la partie supéro-interne de la cuisse, à travers l'anneau
crural, c'est-à-dire entre la branche horizontale du pubis et le ligament de Poupart.

Connues autrefois sous le nom de *mérocèles*, elles durent la préci-
sion de leurs rapports, avec les vaisseaux fémoraux à Barbette et
Verheyen, avec les autres éléments de l'anneau crural à Cooper,
Scarpa, J. Cloquet, Malgaigne et Gosselin.

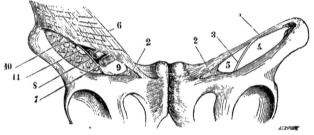

Fig. 89. — Canal crural. — 1, arcade crurale ; 2, ligament de Gimbernat ; 3, fascia
iliaca ; 4, ouverture pour le passage des vaisseaux fémoraux ; 6, aponévrose du
grand iliaque ; 7, veine crurale ; 8, artère crurale ; 9, anneau crural ; 10, psoas ;
11, nerf crural.

L'orifice qui leur livre passage est formé par la partie la plus
interne de l'anneau crural, qui est fermée par la lame celluleuse
dite septum crural ; il est donc en rapport en dedans avec le bord
concave du ligament de Gimbernat, en dehors avec la veine fémorale
et la gaine vasculaire, en avant avec le ligament de Poupart, en arrière
avec le bord antérieur du pubis (fig. 89). Lorsque la hernie a franchi

(1) Gosselin (L.), *Nouveau Dict. de méd. et de chir. prat.* Paris, 1872, t. X, art. Crurale. Indic. bibliogr. Voy. en outre la bibliogr. de notre art. Hernie, p. 551. —
Affre (E.), De l'opération de la hernie étranglée sans ouverture du sac. Paris,
1876. — Lucas Championnière (J.), Cure radicale des hernies. Paris, 1887. — Reverdin, Hernie crurale. Cure radicale. Siège de l'étranglement (*Revue de la Suisse
romande*, 1887, t. VII, p. 612. — Nicaise, De l'étranglement de la hernie crurale
(*Revue de chir.*, décembre 1889). — Gross, Röhmer et Vautrin, Nouv. él. de path.
et de clin. chir., t. II. Paris, 1893, indic. bibliogr. — Bassini, *Archiv für klin.
Chir.*, 1891, Bd XLVIII, p. 1. — Delagenière, *Arch. prov. de chir.*, 1896, n° 2. —
Tuffier, *Revue de chir*, 1896, n° 3.

cet orifice, elle arrive dans l'infundibulum fémoralo-vasculaire de Thompson, espace virtuel ne renfermant que les lymphatiques ascendantes du membre inférieur, et qui devient un canal, le canal crural, lorsque un sac herniaire s'y est insinué : ce canal est limité en avant par le fascia cribriformis, en arrière et en dedans par l'aponévrose du pectiné, en dehors par la veine fémorale. Inférieurement, il répond aux orifices du fascia cribriformis, que la hernie peut encore franchir ; après, elle est placée directement sous la peau.

Ainsi existent des degrés dans la hernie crurale ; la *pointe*, lorsqu'elle commence à refouler le *septum crural* ; la hernie *interstitielle*, qui distend le canal crural ; la hernie *complète*, qui s'échappe par un orifice du fascia cribriformis. Celle-ci, d'ailleurs, comporte subdivision en *hernies récentes* et *hernies anciennes* ; à cause de la différence de la constitution du trajet dans les deux cas, les premières ont un trajet, le canal crural, un orifice supérieur, l'anneau crural, un orifice inférieur, leur ouverture du *fascia cribriformis* ; les secondes n'offrent qu'un seul orifice, par suite de l'usure du fascia cribriformis, dont l'ouverture se confond avec l'anneau crural lui-même.

Une fois en dehors de ce fascia, la hernie complète peut se porter en différents sens ; elle grossit sur place, elle se porte, en bas, du côté de la saphène interne et vers la région des adducteurs, ou bien elle se recourbe de bas en haut et revient vers l'arcade crurale ; enfin elle peut descendre, en grossissant d'une façon considérable sur la face antéro-interne de la cuisse et jusque vers la région du genou (Delore) (1).

La hernie crurale est en rapport avec des vaisseaux importants ; d'abord des veines : la veine fémorale, qui est sur son côté externe ; la veine saphène interne qui vient par son embouchure se placer en avant et en dehors d'elle ; puis des artères : ce sont l'épigastrique et l'obturatrice, qui, par leurs anomalies, peuvent quelquefois, dans une cure radicale ou une kélotomie, exposer à des hémorragies redoutables ; normalement situées, ces deux artères sont réunies l'une à l'autre par un rameau anastomotique qui descend sur la face profonde du ligament de Gimbernat ; ce rameau peut devenir une véritable artère, et cela existe lorsqu'il représente une anomalie d'origine, l'obturatrice venant, par exemple, de l'épigastrique ou de l'iliaque externe, ou bien l'épigastrique étant fournie par l'obturatrice. Sans compter encore que l'épigastrique peut naître de la fémorale et contourner alors le collet de la hernie sur son côté externe.

Constitution de la hernie. — Le sac vient du péritoine, qui se double du septum crural et du tissu cellulaire ambiant, ainsi que souvent de véritables enveloppes lipomateuses dont on peut dédoubler deux ou trois assises ; il n'est même pas rare, et nous en avons vu, de ren-

(1) DELORE, *Gaz. hebdom.*, 1898.

contrer de véritables kystes surajoutés, des hygromas péri-herniaires.

Peut-on distinguer, pour la hernie crurale comme pour la hernie inguinale, une forme *acquise* et une forme *congénitale* ? Je crois à la hernie crurale congénitale. Il y a d'abord des enfants très jeunes de quatre ans, de dix ans, qui ont été opérés pour des hernies crurales. On trouve quelquefois de véritables diaphragmes dans leurs sacs, comme ceux des sacs vagino-péritonéaux, et nous avons représenté l'un d'eux à propos du mécanisme de l'étranglement par le resserrement et l'invagination du collet (Voy. p. 592 : ÉTRANGLEMENT, *Mécanisme*). Enfin, on y trouve souvent des ectopies des glandes génitales qui remontent à la première enfance et correspondent aux ectopies testiculaires ou ovariennes inguinales.

Mais il est incontestable que la hernie crurale est le plus fréquemment acquise ; elle résulte de la propulsion au dehors du péritoine tapissant normalement la face postérieure de l'orifice supérieur de l'anneau crural.

C'est l'intestin grêle et l'épiploon qui sont le plus souvent contenus, et encore l'intestin grêle n'engage-t-il d'ordinaire qu'une partie d'une anse, qui y est pincée latéralement si l'étranglement se produit. L'épiploon paraît, d'ailleurs, précéder d'habitude l'intestin, et avant qu'on observe une entérocèle, laquelle d'ailleurs, lorsqu'elle se produit, s'étrangle régulièrement, on a eu affaire à une épiplocèle. Cette épiplocèle s'est ou non enflammée ; souvent on la trouve fixée à une partie de la face interne du sac. Mais celui-ci peut aussi être déshabité, et subir, sans qu'il ait jamais contenu ni épiploon, ni intestin, des fluctuations de volume, se gonflant et se resserrant, au gré probablement de phénomènes irritatifs intra-péritonéaux, fréquents chez la femme et d'origine annexielle. Ces sacs, lorsqu'on les excise, montrent une surface interne congestionnée et enflammée, preuve de la continnité à leur intérieur d'une inflammation née plus haut. Ils peuvent enfin s'isoler définitivement du péritoine, former des poches closes, qu'il est possible d'extirper comme des tumeurs, sans se préoccuper du contenu, qui ne saurait venir du ventre.

Variétés rares de hernies crurales. — Il existe des variétés qui sont rares au point de vue du contenu, d'autres qui le sont au point de vue du siège.

a. AU POINT DE VUE DU CONTENU. — Le cæcum, son appendice et le gros intestin ont été vus dans des hernies crurales (1). Mérigot de Treigny, en rapporte quelques exemples. Krönlein (1893) a vu cette portion s'étrangler. M. Pollosson a observé des hernies étran-

---

(1) MÉRIGOT DE TREIGNY, thèse de Paris, 1887, n° 143. Bibliographie. — POLLOSSON, *Lyon méd.*, 1893. — VIDAL (de Cassis), *Pathol. externe*, t. IV. — SKEY, *Med. Times and Gazette*, 1862, vol. I, p. 296.

glées contenant l'appendice iléo-cæcal seul, dont le diagnostic était impossible et qui furent opérées comme à l'ordinaire, mais en y ajoutant la résection de l'appendice vermiforme. Nous-même en avons opéré.

La vessie, comme nous le verrons p. 823, a été quelquefois rencontrée, mais moins souvent qu'à la région inguinale.

De même pour l'ovaire, la trompe et l'utérus, qui font ici plus fréquemment des hernies acquises que congénitales, et que l'on a l'occasion de trouver, au cours d'une kélotomie pour entérocèle étranglée, comme nous, par exemple, sur la face interne de l'intestin.

Le testicule a été vu à la région crurale par Arnaud, Vidal (de Cassis).

Il existe un cas de hernie crurale de la vésicule biliaire ; il est dû à Skey à St Bartholomews Hospital. Cet auteur l'attribue à l'abus du corset, qui avait abaissé le foie vers la fosse iliaque ; il y eut là les signes d'un véritable étranglement.

b. AU POINT DE VUE DU SIÈGE.

1° *Hernie crurale externe.* — Elle a été observée par Arnaud, Demeaux, Velpeau, Patridge et P. Berger. Elle refoule le péritoine en dehors des vaisseaux épigastriques, au-dessous de la fossette inguinale. Elle s'associe à une hernie inguinale du même côté. Aussi Berger donne-t-il à cette association de hernies le nom de *distension de l'aine.* Elle s'engage, dit-il, dans l'anneau crural en avant et quelquefois en dehors de l'artère iliaque externe, et elle s'étale dans le triangle de Scarpa en avant des vaisseaux fémoraux.

2° *Hernie à travers le ligament de Gimbernat* (*hernie de Laugier*). — Comme son nom l'indique, elle traverse le ligament de Gimbernat, dont le bord la sépare de l'anneau crural et de la veine fémorale, en se plaçant tantôt en dedans, tantôt en dehors du rameau de l'artère ombilicale et se dirige en dedans.

3° *Hernie pectinéale* (J. Cloquet). — Cette hernie, située d'abord dans le canal crural, perforerait l'aponévrose pectinéale et se logerait entre celle-ci et le muscle qu'elle recouvre, simulant ainsi une hernie obturatrice.

4° *Hernies en bissac.* — Il en est de plusieurs catégories : celle de Hesselbach comprend plusieurs prolongements traversant des orifices distincts du fascia cribriformis ; celle de A. Cooper offre un diverticule sous le fascia cribriformis, un autre sous la peau, au travers d'un orifice de ce fascia ; celle enfin de Hilton Golding Bird, se compose d'un sac ordinaire qui envoie dans la grande lèvre voisine, un diverticule gros comme le doigt.

5° Il faut rappeler que, ici, comme dans la région inguinale, il peut exister des *sacs diverticulaires intra-abdominaux*, c'est-à-dire des sacs cruro-propéritonéaux ; il s'agit vraisemblablement de malformations congénitales du péritoine voisin de la région du pli de l'aine.

6° Enfin, nous avons rencontré la *hernie à double sac* deux fois à la région crurale, où elle était inconnue. Une fois, chez une femme de trente-cinq ans, deux sacs étaient invaginés et soudés l'un à l'autre vers l'orifice supérieur ; le sac interne était rempli de liquide et communiquait avec le péritoine ; il devait s'agir d'un vieux canal herniaire, probablement congénital, qui s'était oblitéré, et la partie supérieure de ce sac avait été refoulée en doigt de gant. Une autre fois, dans l'intérieur d'un sac herniaire plein de liquide rougeâtre, était une anse intestinale étranglée ; mais elle était séparée du reste du sac, à peu près au milieu de celui-ci, par un diaphragme mince, transparent, qui était sans doute d'origine inflammatoire. Dans ce dernier cas, la théorie du refoulement d'adhérences appliquée par Gosselin à la variété inguinale était vraie. Pour le premier, il faut admettre l'explication que nous avons donnée p. 684.

Étiologie. — Fréquence. — Examinons la fréquence de ces hernies d'abord chez l'homme, ensuite chez la femme.

D'après nos chiffres, elle atteint 15,38 p. 100 des hommes atteints de hernies.

Le relevé de la totalité des cas de hernies crurales notés dans notre statistique, établie en 1896 et confiée à Perriollat (1), donne, pour le sexe masculin : hernies crurales simples 16, doubles 3, associées à une hernie inguinale du côté opposé, 2. Ainsi, sur 108 adolescents ou adultes, 24, soit 22,23 p. 100, portent des hernies crurales simples ou associées à d'autres hernies. Cette proportion est plus de trois fois supérieure à celle de Berger, qui n'admet que 6,6 p. 100. De plus, celui-ci admet que les hernies multiples sont la règle et les hernies uniques l'exception, ce qui est contraire à ce que nous avons observé. Il est vrai que notre statistique ne contient que des cas opérés, et la plupart pour des étranglements.

Les chiffres des statistiques anglaises se rapprochent des nôtres.

Relativement au côté atteint, tout le monde est d'accord que le côté droit l'emporte sur le côté gauche, dans la proportion de 1,45 à 1 (Berger), de 1,75 à 1 (statistique personnelle).

Et ce sont les hernies de moyenne ou de petite dimension qui l'emportent en fréquence sur les grosses. De plus, quand la hernie est double, c'est à droite qu'elle est, d'habitude, la plus volumineuse.

Chez la *femme*, d'après nos chiffres, la hernie crurale représente

(1) A. Perriollat, Siège, volume et fréquence des hernies suivant les sexes et suivant les âges, thèse de Lyon, 1896, n° 1185.

60,88 p. 100 des hernies de ce sexe, proportion double de celle indiquée à Paris, qui n'est que 33 p. 100. Les hernies crurales simples
sont plus fréquentes que les doubles, et elles existent plus souvent à
droite qu'à gauche ; les hernies petites ou moyennes sont plus nombreuses que les grosses.

Enfin toutes les statistiques (Nivet, Cloquet, Société des bandages
de Londres (1), accusent une énorme prédominance de la hernie
crurale sur la hernie inguinale chez la femme, ce qui est le contraire
chez l'homme. Ce n'est pas que le rapport n'ait pas considérablement
varié suivant les chirurgiens ; mais cela tient à ce que les uns ne parlent
que des cas opérés par eux, et que les autres parlent de malades observés
sans intervention.

On peut noter la coexistence uni ou bilatérale d'une hernie inguinale et crurale siégeant du même côté ; Berger, qui appelle cette
coïncidence la distension de l'aine, l'a rencontrée 207 fois chez
l'homme, 19 fois chez la femme.

La hernie crurale est surtout une hernie de l'âge adulte et de l'âge
avancé. Ce n'est que rarement qu'on l'opère ou la rencontre avant
la quinzième et la vingtième année. Les grossesses, les accouchements favorisent son développement. Chez l'homme, elle est surtout une hernie de faiblesse. C'est ordinairement après une période
d'amaigrissement que, soit spontanément, soit sous l'influence d'un
effort, elle fait irruption au dehors.

On a remarqué que, dans nos relevés statistiques, 15,38 p. 100
d'hommes hernieux portaient des hernies crurales, tandis que, chez
la femme, la même proportion était de 60,88 p. 100. C'est donc dire
que, la hernie crurale est plus fréquente chez la femme que les
autres hernies, et aussi plus fréquente chez elle que chez l'homme,
nous ne saurions admettre que la hernie inguinale soit plus
fréquente que la crurale dans le sexe féminin.

Symptômes. — La hernie crurale forme une tumeur à la partie
supéro-interne du triangle de Scarpa, en dedans des battements de
l'artère fémorale ; elle est au-dessous de la ligne qui réunit l'épine du
pubis à l'épine iliaque antéro-supérieure. Sa consistance est molle,
sa forme ovoïde, le plus souvent elle se réduit en partie sinon en
totalité dans le ventre ; alors il est possible de sentir l'orifice de
pénétration et de bien préciser son siège au-dessous de l'arcade
fémorale, en dehors de l'artère. Mais elle peut passer inaperçue, et,
chez une femme grasse, il peut être difficile, pour peu que la tumeur
soit petite et récente, de la reconnaître à coup sûr et de la distinguer
d'un ganglion, tant elle est peu saillante et enfouie d'autre part sous
des couches multiples qui en masquent les contours.

(1) NIVET, *Gazette médicale de Paris*, 1837 ; CLOQUET, Société de bandages de
Londres.

Les symptômes fonctionnels n'ont rien qui soit pathognomonique ; c'est une sensation pénible à la racine de la cuisse, qui quelquefois est gênée pour s'étendre, mais cela se voit dans d'autres affections de cette région. Le gargouillement, quand il existe, et la réductibilité de la tumeur dont il s'accompagne, est un signe caractéristique ; mais il est loin d'être constant. Il en est de même pour le gonflement et la propulsion sous l'influence de l'effort.

Diagnostic. — Le diagnostic comporte la solution des questions suivantes : 1° s'agit-il d'une hernie ? 2° si l'on est en présence d'une hernie, est-elle bien crurale ?

1° Plusieurs affections du pli de l'aine peuvent simuler une hernie ; des lipomes accompagnent parfois les sacs herniaires, ou plutôt ils les précèdent dans leur descente ; ils font pour ainsi dire partie de l'enveloppe herniaire, on pourrait les prendre pour des sacs épais et déshabités, des kystes sacculaires, ou encore des épiplocèles adhérentes. Le mal ne serait pas grand en pratique, parce que l'intervention est la même pour ces différentes affections, qui se rattachent par des liens étroits à l'évolution de la hernie crurale. Mais il y a souvent des adénopathies du ganglion de J. Cloquet, c'est-à-dire de ce ganglion qui occupe précisément la partie interne de l'anneau crural, qui peuvent à une certaine période de leur évolution, au début, en imposer pour la hernie.

Elles peuvent avoir pour cause une écorchure dans la sphère génitale ou du côté de l'anus, ou encore dans le membre inférieur, et survenant brusquement, s'accompagnant de douleurs, et de gêne, elles peuvent en imposer pour une autre affection. L'interrogatoire pourra mettre sur la voie, mais surtout l'examen local fera sentir s'il s'agit d'une hernie : un pédicule s'enfonçant sous l'arcade crurale ; d'ailleurs la coexistence des deux affections n'est pas impossible, et l'une peut devenir la cause de l'autre.

Une hernie qui présente les phénomènes de réductibilité et de propulsion pourrait être confondue avec un abcès par congestion passant sous l'arcade crurale ; mais la transmission de la fluctuation d'une poche existant dans la cuisse, à une poche située dans le bassin appellerait l'attention sur ces abcès migrateurs, qui viennent de la colonne vertébrale et ont pour cause un mal de Pott. La distension variqueuse de la veine saphène interne à son embouchure ne saurait prêter à confusion malgré qu'elle se réduise à la pression et qu'elle gonfle par l'effort tout comme la hernie ; elle est plus molle que cette dernière, non pédiculée, sans gargouillement, et ne va pas sans des varices sérieuses du côté du reste de la veine.

2° Mais s'agit-il bien d'une hernie crurale, et n'est-on pas en présence d'une hernie inguinale ? Chez certaines femmes grasses, aux formes effacées et confondues, il peut être difficile de se prononcer d'emblée

pour l'une ou l'autre hypothèse ; chez l'homme dont la hernie inguinale suit le cordon et va vers les bourses ; chez la jeune fille ou la
jeune femme dont le pli de l'aine est bien net et dessiné par sa caractéristique dépression, le doute n'est guère longtemps possible, sauf
le cas de grosses hernies.

Il est classique, pour faire ce diagnostic, de prendre le point de
repère suivant, que depuis Malgaigne, tout le monde utilise : on
trace une ligne allant de l'épine iliaque antéro-supérieure à l'épine
du pubis ; ce qui est au-dessus est à la région inguinale, ce qui est
au-dessous, à la région crurale. Mais le corps, le fond d'une hernie
crurale peuvent remonter de bas en haut, sous la peau, jusqu'au-
dessus de l'arcade de Fallope ; ce point de repère ne servirait donc
à rien si l'on s'en tenait à cette simple donnée, des hernies crurales
pourraient être dites inguinales, comme réciproquement des hernies
inguinales multilobées et à évolution irrégulière, pourraient être
placées par leur fond dans la région crurale. C'est le collet, le pédicule de la hernie qu'il faut chercher et dont la situation doit être
rapportée à cette ligne ainsi tracée. C'est un bon examen anatomique
de la région qui lèvera les doutes ; la reconnaissance du pubis, de
l'artère fémorale, du cordon sont les trois points de repère importants à trouver pour les diagnostics de localisation dans les régions
inguinale et crurale.

Enfin, quelquefois, une hernie crurale existe, mais elle est réduite
temporairement, et le chirurgien ne la trouve pas au moment où il
examine ; à sa place se trouve habituellement une dépression ; et puis
elle ressort, si l'on a soin de faire tousser ou marcher.

Accidents des hernies crurales. — Le plus redoutable, le
véritable accident de la hernie crurale est son *étranglement*. Il
arrive dans cette région presque aussi souvent que dans la région
inguinale, et, comme la hernie inguinale est plus fréquente que la
hernie crurale, on peut dire que l'étranglement est une complication
plus fréquente pour cette dernière ; c'est peut-être parce qu'elle est
très difficilement maintenue par les bandages, et plutôt parce qu'elle
se fait dans une région où existent une arête et un resserrement rigide,
le ligament de Gimbernat.

C'est, en effet, par ce ligament que se font presque la totalité des
étranglements de ces hernies, ainsi d'ailleurs que nous l'avons dit
aux généralités. Nous avons vu une fois un étranglement par
le collet, qui céda spontanément ; nous en avons représenté (p. 598)
le schéma pour expliquer le mécanisme du resserrement du collet
par son invagination sous l'influence d'une poussée venant de l'intestin. Nous ne voulons pas rappeler ici les discussions sur le rôle de
l'anneau crural, du fascia cribriformis, qui ont été soutenues par

J.-L. Petit, Cloquet, Breschet, pour le premier ; par Malgaigne, Broca,
Jarjavay, Richet et Gosselin pour le second. Il faut accepter, dans
la très grande majorité des cas, le rôle de la vive arête joué par le
ligament de Gimbernat, tel que l'ont indiqué Sédillot et Chassaignac.

Ce sont les petites hernies, les hernies maronnées qui s'étranglent
vite ; elles peuvent d'ailleurs fournir les pincements latéraux, qui
n'existent que dans cette région et la région obturatrice, et qui ordinairement évoluent avec fracas, s'accompagnant de prostration, de
douleurs vives, de vomissements, de ballonnement du ventre, de
refroidissement des extrémités, et quelquefois de signes cholériformes.
A côté de ces formes aiguës de l'étranglement, il est une forme insidieuse qui fait penser à une simple indigestion, mais qui s'accompagne
de l'irréductibilité d'une tumeur du pli de l'aine récente ou méconnue,
ou considérée comme sans importance, de sa tension douloureuse,
de l'arrêt des matières et de la circulation intestinale. C'est cette variété d'étranglement qui est compatible avec une survie et qui aboutit
au sphacèle, à la perforation de l'intestin resté adhérent au collet, et
par suite au phlegmon stercoral et à la fistule intestinale consécutive.
En règle générale, il faudra traiter cet étranglement le plus vite possible et ne pas s'attarder à l'éventualité de l'inflammation de la hernie
et de son contenu, à son engouement, qui n'existe que dans les vieilles
et grosses hernies.

Traitement. — La hernie crurale est peut-être, de toutes les hernies,
celle qui est le plus difficile à maintenir par un bandage. Celui-ci se
déplace constamment sous l'influence des mouvements du membre
inférieur, des changements d'attitude du tronc ; le meilleur d'entre-
eux ou peut-être le moins mauvais serait le bandage français, celui
de Poullien (fig. 90) ou celui de Raynal (fig. 91). Mais, en tout cas, on
n'a jamais vu une hernie crurale disparaître sous l'influence du bandage. Cela explique que l'on ait cherché à faire pour elle ce que l'on
avait fait d'abord pour la hernie inguinale, à l'opérer pour la guérir
radicalement. Les seules contre-indications opératoires viennent de
l'état général et de l'âge du sujet et, d'autre part, du trop grand volume de la hernie.

Nombreux sont les procédés opératoires, qui d'ailleurs ont dû varier par nécessité, suivant le volume de la hernie, la résistance des
parois.

On peut les diviser tout d'abord en procédés qui utilisent la voie
crurale, et ceux qui passent par la voie inguinale ou abdominale.

1° Procédés cruraux. — On peut distinguer parmi eux ceux qui
ne s'adressent qu'au sac, ceux qui ont pour but de fermer l'anneau
et le canal crural, par des sutures, par le sac lui-même ou son contenu épiploïque, par des greffes ou des autoplasties, par l'incision
de l'arcade crurale.

Billroth se contentait d'inciser le sac sans même l'extirper et sans s'occuper de l'anneau. De même la plupart des chirurgiens, en face d'une hernie crurale petite ou même de dimension moyenne, ne font que la résection du sac.

Il faut que la hernie soit bien minuscule, ou qu'elle soit réduite à l'état de kyste sacculaire pour qu'on puisse se contenter de la simple résection ; d'ordinaire il est nécessaire de fermer l'anneau.

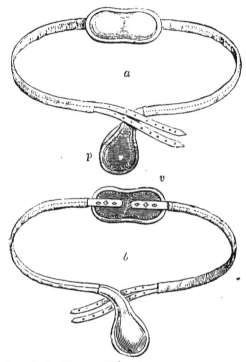

Fig. 90 — Bandage de Poullien. — Ce bandage se compose d'une pelote posté-rieure appliquée sur le sacrum. De cette pelote partent deux ressorts moulés sur le bassin, et passant entre la crête iliaque et le grand trochanter ; le ressort du côté de la hernie se termine par une pelote dirigée presque verticalement en bas, et disposée de façon à presser tout à la fois de bas en haut et d'avant en arrière. Le ressort du côté opposé se termine, un peu en avant du grand tro-chanter, par une courroie qui vient se fixer sur la pelote herniaire.

FERMETURE DE L'ANNEAU PAR DES SUTURES. — Tricomi (1), après iso-lement et résection du sac, fait une suture en bourse avec 5 anses de soie, qui comprennent le ligament de Fallope, la gaine des vais seaux, l'aponévrose du pectiné et ce muscle, le ligament de Gim-bernat ; les deux bouts de l'anse se nouent sur l'arcade de Fallope.

Mais ce procédé expose aux récidives. Fabricius (2) réunit le liga-

(1) TRICOMI, *Revue de chirurgie*, 1892.
(2) FABRICIUS, *Revue de chirurgie*, 1894.

ment de Poupart à la branche horizontale du pubis. Si l'arcade fémorale résiste trop, on la détache à son insertion pubienne, cinq à
six points de suture sont passés à travers l'arcade, l'aponévrose du
pectiné, l'insertion du muscle et le périoste. C'est donc aussi en
arrière que possible que l'on fait cette réunion du ligament au pubis.

Lucas Championnière, ayant, suivant les préceptes qu'il a formulés pour la cure radicale de toute espèce de hernie, réséqué le sac

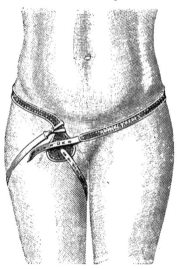

Fig. 91. — Bandage français pour hernie crurale. — L'ouverture d'avant en
arrière doit être beaucoup plus grande pour les hernies crurales de la femme
que pour celles de l'homme. L'arcade crurale étant plus en bas et en dehors de
l'anneau inguinal, le collet du ressort doit avoir moins de longueur. Le ressort
doit être moins long, vu que l'ouverture de la hernie crurale est plus près de la
hanche que la hernie inguinale.

herniaire aussi haut que possible, place des fils de catgut accolant
la gaine des vaisseaux à l'aponévrose du pectiné et au moyen adducteur, fils qu'il entre-croise pour augmenter la solidité de la paroi.

Berger passe sous l'aponévrose du pectiné une anse de fil dont les
deux bouts ressortent dans le canal crural, l'un en dedans, l'autre en
dehors ; chacun de ces bouts est repris et traverse l'aponévrose de
Fallope ; ils sont croisés en avant d'elle ; de la sorte l'aponévrose pectinéale est rapprochée du ligament et se trouve ainsi supprimer l'orifice interne de l'anneau crural. Ce procédé a donné à l'auteur, ainsi
qu'à Wood et Cushing, de bons résultats.

Bassini, ayant réséqué le sac par une incision parallèle et sus-
jacente à l'arcade, suture le revêtement aponévrotique de la crête
pectinéale et le repli falciforme à l'aponévrose du pectiné.

Boltini fait des points de suture en bourse qui diminuent les
dimensions de l'anneau.

Richelot 1) et Lockwood placent 3 fils, qui vont de dehors en dedans en prenant le contour externe de l'anneau fibreux au devant de la veine, puis le ligament de Gimbernat et ressortent à travers l'arcade crurale d'arrière en avant (2).

On voit, en somme, que tous ces procédés ont beaucoup de points de ressemblance et qu'ils sont à peu près équivalents.

UTILISATION DE L'ÉPIPLOON ET DU SAC. — Quelques chirurgiens, ayant affaire à une épiplocèle, terminent leur opération en liant simultanément le collet et l'épiploon, et en abandonnant simplement le moignon dans l'anneau. Ceux qui emploient ce procédé peuvent être assurés de la récidive. L'épiploon doit être refoulé complètement dans le ventre, qu'il ait été ou non réséqué, et le sac doit être fermé au-dessous et en avant de lui.

Ce sac a été utilisé parfois. C'est ainsi que Kocher, l'ayant isolé et tordu, le fait passer à travers une petite ouverture pratiquée au-dessus de l'arcade fémorale. Dès 1891, j'ai utilisé ce que j'appelais la *suspension du sac* pour des hernies inguinales et crurales. Le résultat est beau immédiatement, mais le sac invaginé dans la paroi peut se sphacéler et produire de la suppuration consécutivement. C'est dire, par conséquent, que la torsion du sac (Ball) et son reploiement en haut (Buchanan), tous des variantes, comme le procédé de Kocher, de la méthode de la suspension, me paraissent sans réelle utilité. Et je ne fais que rappeler, à titre de curiosité, la façon de pelotonner le sac de Mac Ewen et de le plisser comme une bourse à la manière de Bishop. Je renvoie, pour plus de détails, à la cure radicale de la hernie inguinale (Voy. p. 701).

PROCÉDÉS ANTOPLASTIQUES ET GREFFES. — Les muscles ou des portions osseuses du voisinage ont été parfois utilisés pour l'oblitération d'un anneau crural trop distendu. C'est le pectiné qui a été choisi par les opérateurs, qui se comportaient sans le savoir à peu près de la même façon. Le muscle, sectionné en partie plus ou moins considérable et à une certaine distance au-dessous de son insertion, était relevé jusqu'à l'orifice herniaire, et suturé à l'aponévrose crurale. Ainsi ont fait Salzer, Cheyne et Schwartz (3). Poullet propose d'utiliser seulement le tendon du premier adducteur.

Au lieu de muscle, Trendelenburg prend de l'os pour oblitérer l'orifice herniaire. Grâce à une vaste incision transversale et longitudinale, il détache une grande portion de la face antérieure du pubis qu'il redresse, comme les chirurgiens précédents

(1) RICHELOT, Soc. de chir., 1892 et LOCKWOOD, The Lancet, 1893.
(2) SALZER, Centralblatt für Chir., 1892. — CHEYNE, The Lancet, 1892. — SCHWARTZ, Congrès de chir., 1893. — HACKENBRUCH, Beiträge zur klin. Chir., 1894. — DOUHAIRET, Étude des procédés opératoires appliqués à la cure radicale de la hernie crurale. Lyon, 1896.
(3) SCHWARTZ, Soc. de chir., 1892. — Assoc. franç. de chir., 1893. — DELAGENIÈRE (du Mans), Arch. prov. de chir., février 1896.

faisaient pour le pectiné, et maintient par les mêmes sutures.

Nous-même avons proposé, dans la thèse de Douhairet, de désinsé-rer le ligament de Poupart en dedans, mais en emportant avec lui une portion osseuse comprenant une portion du pubis et de l'épine. Ce procédé est intermédiaire au Fabricius et au Trendelenburg.

On a vu des chirurgiens faire de véritables greffes hétéroplastiques : une fois Schwartz a placé un tampon de catgut pour faire un bou-chon cicatriciel renforçant l'anneau crural ; Thiriar a greffé, dans l'orifice herniaire, une portion d'une tête humorale qu'il venait de résé-quer. Le plus ordinairement le même auteur se contente de placer une plaque d'os décalcifié. Cet os est remplacé par du tissu fibreux qui se soude avec le voisinage et refoule le péritoine.

Enfin Delagenière (du Mans) veut qu'on sectionne l'arcade cru-rale dans toute son épaisseur, au-dessus de la hernie ; le sac est réséqué aussi haut que possible. Puis des catguts sont passés à tra-vers l'aponévrose du pectiné, la bandelette iléo-pectinée et le périoste : ces catguts, entrant à travers l'une des lèvres de l'incision faite sur l'aponévrose de Fallope, ressortent par l'autre lèvre ; on les serre, on les noue, et l'arcade s'affaisse vers la branche horizontale du pubis et en arrière ; c'est dans trois cas de hernies petites ou moyennes que l'auteur a employé son procédé. On peut lui reprocher de créer un point faible dans une région où déjà des orifices anor-maux se sont constitués.

2° PROCÉDÉ INGUINAL. — C'est Ruggi qui, en 1892, a attiré l'attention sur cette façon d'aborder les hernies crurales. Avant lui, A. Cooper avait conseillé de débrider par la voie inguinale pour les étrangle-ments des hernies crurales, et Annandale avait fait, en 1876, deux fois la cure radicale par cette route. Depuis, le procédé inguinal a été employé par Tuffier et conseillé par Berger.

Voici en quoi il consiste : le sac crural ayant été isolé, on incise la paroi antérieure du trajet inguinal, on relève le cordon ou le liga-ment rond ; puis on sectionne la paroi postérieure du trajet inguinal. On est dans le tissu cellulaire sous-péritonéal : le collet du sac est reconnu, attiré, dégagé par cette incision inguinale ; le contenu et le contenant ayant été traités comme il convient, le collet est lié et réduit ; on suture d'abord l'orifice crural, puis la plaie faite à la région inguinale.

3° LAPAROTOMIE. — Lawson Tait a voulu aussi traiter par la lapa-rotomie les hernies crurales, comme les hernies inguinales. Nous renvoyons à ce que nous avons dit de cette façon de faire (p. 718), en faisant simplement remarquer que la fermeture de l'orifice in-terne ne saurait être simplifiée par cette manœuvre indirecte, quoique puisse en penser Widenham Maunsell (1) qui, après sa laparotomie

(1) WIDENHAM MAUNSELL, British. med. Journ., 1871.

médiane et la réduction du contenu de la hernie, fait une suture
en bourse de l'orifice herniaire et la déclare très facile.

Voyons les *résultats* de tous ces procédés.

D'abord la cure radicale de la hernie crurale est bénigne; les cas
de mort sont nuls, c'est à peine s'il peut se produire à cause d'elles
des inconvénients, comme des douleurs immédiates très vives du
côté de la vessie. Mais est-elle efficace ? on peut répondre, le plus
souvent oui; cependant il existe les récidives. En nous reportant au
consciencieux travail de Bresset (1), nous voyons 395 observations de
cures radicales; 202 se rapportent à des hernies non étranglées, et
193 à des hernies crurales étranglées. Or, dans une première série de
232 cas, sans suture de l'anneau, nous trouvons 67 récidives; dans
une deuxième série de 163 cas avec suture de l'anneau, il n'y a que
14 récidives. En tout, 81 récidives s'adressant principalement aux
hernies volumineuses à anneau crural très élargi. En effet, il faut le
remarquer tout d'abord, on doit distinguer dans les résultats définitifs, deux espèces bien différentes de hernies crurales : les unes à *orifice
étroit*, entourées de tissus résistants, les autres à *orifice large*, entourées de tissus affaiblis. Les premières guérissent avec le plus
simple de tous les procédés, les autres avec des chances de récidives, et le nombre des procédés imaginés contre elles montre bien
les difficultés qu'il y a à les maintenir.

Lucas-Championnière déclare avoir eu des résultats satisfaisants
pour les hernies petites et moyennes, et, sur 21 cas publiés en 1893 et
en 1894, il ne signale pas de récidive.

Sur 45 cas, Camson rapporte 9 récidives; 3 fois on n'avait pas fait
de suture de l'anneau. Mauviez n'a pas enregistré de récidives dans
les cas qui n'ont pas été traités par la suture de l'anneau. Cependant,
il est incontestable, en nous rapportant à la statistique de Bresset,
citée plus haut, que les résultats sont meilleurs avec que sans la
suture de l'orifice herniaire. Cet auteur a relevé un cas de guérison
durable par le procédé de Tricomi, 3 par la méthode de Berger, 34
par le Bassini. Berger dit avoir pratiqué 25 fois la cure radicale de
la hernie crurale; il a revu ses opérés, presque tous deux mois après,
5 après un temps plus long, 2 après six mois, 1 après un an, 1 après
trois ans, les résultats ont été excellents. Ce sont aussi 3 guérisons
définitives datant de un an que Delagenière a enregistrées. Nous
ne dirons rien des statistiques des auteurs qui ont utilisé l'épiploon ou le sac pour oblitérer le trajet herniaire parce qu'ils ont employé en même temps la suture de l'anneau, et que, d'autre part, nous
n'attachons pas d'importance à l'utilisation du sac à leur manière.

(1) BRESSET, Des résultats éloignés de la cure radicale de la hernie crurale,
thèse de Paris, 1895. — *Journ. de méd. et de chir. prat.*, 1893. — *Revue de chir.*,
1894. — CAMSON, Cure radicale de la hernie crurale, thèse de Lyon, 1893. — MAU-
VIEZ, thèse de Lyon, 1893. — BERGER, *Bull. méd.*, 1895.

Nous nous contenterons de dire que, dans les hernies petites ou moyennes, il faut suturer l'anneau par l'un des procédés décrits plus haut, par le procédé de Berger, si l'on veut.

Les hernies crurales dont l'orifice admet deux et trois doigts sont traitées surtout par les procédés autoplastiques.

Or sur 10 opérés de Salzer, 1 seul a été suivi onze mois. D'autres résultats ont été publiés, mais moins de six mois après l'opération; nous n'en tenons pas compte : cette limite de six mois fixant pour nous les résultats dits éloignés sinon définitifs.

Schwartz a donné encore un résultat récent de cure radicale par le relèvement du moyen adducteur.

Des 5 malades opérés par Trendelenburg suivant son procédé, 2 avaient des récidives, 1 était guéri deux ans après, mais avec une hernie inguinale, 1 autre avait une tendance à la récidive. On peut faire remarquer que les grands délabrements du Trendelenburg peuvent exposer aux éventrations et aux hernies dans les points que cette opération intéresse.

Thiriar signale 21 bons résultats immédiats par sa greffe décalcifiée, mais 2 fois la suppuration était telle que le transplant dut être enlevé.

Nous ne saurions donc dire, d'après les statistiques, quel est le meilleur des procédés autoplastiques pour les grosses hernies, et si ces dernières ne bénéficieraient pas autant de la suture de l'anneau pratiquée comme pour les hernies de petit volume, que des grands procédés compliqués.

Inutile de dire que la laparotomie de Lawson Tait doit être repoussée.

Quant au procédé de Ruggi, il a donné à son auteur 4 guérisons sur 4, plus de six mois après.

Tuffier a pratiqué, ou à peu près, l'opération de Ruggi 42 fois. Sur 12 résultats éloignés, 1 récidive, 7 autres cas très bons. Mais cette méthode n'est pas meilleure que la méthode crurale, à laquelle il faut, en somme, toujours revenir, et qui, mieux connue et mieux employée, donnera des guérisons définitives de plus en plus nombreuses.

TRAITEMENT DES ACCIDENTS. — L'étranglement est très fréquent dans les hernies crurales, ainsi que nous l'avons établi en traitant de cet accident (p. 600). Le taxis a peu de chances de réussir ; cependant nous avons vu une fois une hernie crurale étranglée rentrer sous l'influence de l'attitude du renversement ; le malade ayant été mis la tête presque en bas, fortement déclive, les pieds en l'air. Nous avons dit qu'il fallait vite opérer les hernies crurales atteintes d'étranglement parce que les lésions intestinales peuvent être très rapidement graves. L'agent de l'étranglement est ici surtout le ligament de Gimbernat, et, par suite, c'est sur lui qu'il faut faire porter la manœuvre dite du débridement. Il est bien rare que le collet de la hernie étrangle à lui seul; c'est justement dans ces hernies que l'on faisait autrefois le débridement externe, sans ouvrir le sac, à cause de la crainte de la péritonite.

Aujourd'hui, il faut toujours ouvrir le sac, mais aussi débrider le Gimbernat. J'ai dit (p. 727) que, le plus souvent, je le dilatais avec l'index, pour ne pas m'exposer à blesser le rameau artériel réunissant l'épigastrique et l'obturatrice, que tout au plus je me servais de ciseaux mousses guidés sur mon doigt pour le sectionner vers son bord falciforme, et que jamais je n'employais le bistouri de Cooper.

L'inspection des contours du sac, son traitement approprié, la cure radicale consécutive de la hernie, tout cela nous est connu et a été décrit; il faudra mettre toujours en pratique les préceptes que nous avons formulés à propos de chacune de ces éventualités. Le phlegmon herniaire, sans retentissement sur le péritoine, sera simplement incisé, et la fistule intestinale consécutive traitée ultérieurement comme il convient.

HERNIES OMBILICALES (1).

Les hernies ombilicales sont des tumeurs consécutives à l'issue des viscères abdominaux par l'orifice ombilical, que cet orifice soit encore normalement ouvert chez l'embryon, ou qu'il soit déjà oblitéré et pathologiquement distendu chez le fœtus et après la naissance.

On divise ces hernies en *congénitales* et *acquises*, suivant qu'elles se sont développées durant la vie intra-utérine ou après l'accouchement. Le terme de congénital, pris dans cette acception, sera encore conservé ici, pour ne pas créer de confusion; et pourtant il existe des hernies ombilicales, comme des hernies inguinales, qui mériteraient l'appellation de congénitales, non pas parce qu'elles remontent elles-mêmes à une période antérieure à la naissance, mais parce qu'elles se produisent, fût-ce chez l'adolescent ou chez l'adulte, grâce à une disposition d'origine congénitale.

(1) DEBOUT, Considérations pratiques sur les hernies ombilicales congénitales et sur leur traitement (*Bull. de thérap.*, 1861). — PLANQUE, Les omphalocèles congénitales, thèse de Paris, 1861· — DUPLAY, De la hernie ombilicale, thèse de concours, 1866. — ORLIAC, Des hernies ombilicales congénitales, thèse de Paris, 1877. — MARDUEL, *Dict. de méd. et de chir. prat.* publié sous la direct. de Jaccoud, art. OMBILIC. Paris, 1877, t. XXIV. — TERRIER (F.), Cons. clin. sur la hernie ombilicale étranglée (*Bull. de la Soc. de chir.*, 1881, t. VII, p. 17). — HERZOG, Ueber die Bildung des Nabebringes, etc. (*Münch. med. Wochenschr.*, 1890).—Max HERTZFELD, Ein Fall von Nabelschmirbruch, Inaug. Dissert., Königsberg, 1892 (bibliographie allemande des travaux antérieurs). — LINOCFOIIS, Zur Lehre vom Nabelschmurbruch und semer Behandlung (*Samml. klin. Vorträge*, n° 63, 1893). — P. BERGER, Hernies ombilicales congénitales de la période embryonnaire (*Revue de chir.*, octobre 1893, t. XIII, p. 797); et Traité *de chirurgie* de Duplay et Reclus, t. VI. — P. VIENNE, Contribution à l'étude des hernies ombilicales congénitales, thèse de Paris, 1894. — KIRMISSON, Maladies chirurgicales d'origine congénitale. Paris, 1898.

I. — HERNIES OMBILICALES CONGÉNITALES.

Les hernies ombilicales congénitales, suivant qu'elles sont apparues chez l'embryon, avant la formation définitive des parois de l'abdomen, ou chez le fœtus alors que l'ombilic est fermé et tapissé à sa face postérieure par le péritoine pariétal, diffèrent assez dans leurs caractères anatomiques, et parfois dans leur évolution, pour qu'on en divise l'étude en hernies de la période embryonnaire et hernies de la période fœtale.

1° HERNIES CONGÉNITALES DE LA PÉRIODE EMBRYONNAIRE.

Ce sont plutôt des ectopies viscérales par arrêt de développement des parois de l'abdomen que des hernies à proprement parler, car elles ne présentent ni sac péritonéal distinct, ni enveloppes cellulo-cutanées. Elles datent des trois premiers mois de la vie intra-utérine, alors que la face ventrale de l'embryon n'existe encore qu'à l'état incomplet, et se confond plus ou moins avec la vésicule blastodermique. Du côté ventral, en effet, l'embryon est accolé à cette vésicule par un pédicule d'abord très large, creusé d'un orifice de mêmes dimensions, l'*ombilic cutané*, à travers lequel passent la vésicule ombilicale et, à partir de la troisième semaine, la vésicule allantoïdienne, formations annexes du tube digestif, qui proviennent comme lui de l'entoderme. La *vésicule ombilicale*, ou *sac vitellin*, communique avec l'intestin de l'embryon par le *canal vitellin*, canal très court et largement ouvert durant le premier mois, et dont la section transversale porte le nom d'*ombilic intestinal*. Chez le fœtus et chez l'adulte, lorsqu'un vestige de ce canal persiste pour former le *diverticule de Meckel*, l'anse intestinale grêle sur laquelle il s'insère prend le nom d'*anse vitelline*.

Entre l'ombilic intestinal et l'ombilic cutané règne un espace annulaire, beaucoup plus large en avant, où il correspond à la fosse cardiaque, et réduit en arrière à une fente étroite, à travers laquelle passe le pédicule de la vésicule allantoïde.

A mesure que l'embryon se développe, la lumière du canal vitellin (fig. 92) (ombilic intestinal) se resserre, en même temps que se rétrécit l'ombilic cutané. La base du pédicule ectodermique, beaucoup moins large, tend à se refermer au devant des viscères, par la progression concentrique d'une membrane recouvrante fort mince, appelée *membrana reuniens inferior de Rathke*, ou paroi primitive du corps : cette membrane est formée par la lame externe, lame de dédoublement du feuillet moyen, qui fournira bientôt aussi les éléments définitifs de la paroi abdominale, à l'exclusion seulement de l'épiderme. Ces éléments : péritoine pariétal, muscles, aponévroses, etc., se développent de chaque côté en partant des protovertèbres, et se rapprochent graduellement de la ligne médiane ventrale.

L'ombilic cutané devient ainsi de plus en plus étroit ; pourtant le canal vitellin reste encore séparé du bord antérieur de cet ombilic cutané par un espace libre, à travers lequel on passe aisément de la cavité pleuropéritonéale, ou cœlome interne, à la vésicule blasto-dermique ou cœlome externe. Le pédicule allantoïdien, au contraire, englobé avec les trois vaisseaux ombilicaux dans une masse de mé-soderme, se soude beaucoup plus tôt au bord postérieur de l'orifice ombilical. Puis les deux pédicules vitellin et allantoïdien s'atrophient entièrement ; le bord antérieur de l'ombilic se soude ensuite à la masse connectivo-vasculaire, déjà accolée au bord postérieur ; et, au début de la période fœtale de la vie intra-utérine, l'ombilic se réduit à

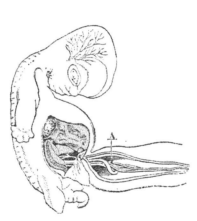 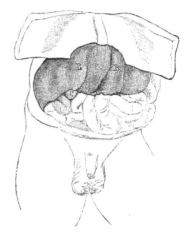

Fig. 92. — Cordon ombilical renfermant encore de l'intestin. — A. cordon ombi-lical.

Fig. 93. — Hernie ombilicale congéni-tale. — A, Veine ombilicale : B, lobule hépatique ; C, vésicule du fiel.

un petit espace circulaire, comblé par la masse mésodermique que traversent les vaisseaux placentaires.

Anatomie pathologique et pathogénie. — A la suite d'un processus pathologique, dont la cause et le mécanisme nous échappent (fig. 93., ici comme pour beaucoup d'autres malformations, il se peut que l'oblitération de l'orifice ombilical et le développement parallèle de la paroi abdominale se trouvent arrêtés chez l'embryon : dès lors subsiste une perte de substance, d'autant plus large que l'arrêt de dévelop-pement s'est produit plus tôt, d'ordinaire oblitérée en avant par une membrane transparente, sans éléments reconnaissables de la paroi abdominale définitive, parfois béante en partie, à la suite d'une dé-chirure de cette membrane transparente dont les bords festonnés et cicatriciels adhèrent aux viscères herniés (fig. 94, 95, 96, 97).

Cette dernière disposition, incompatible avec l'existence, est d'ail-leurs rare : en 1891, Calbet a présenté à la Société anatomique un fœtus mort-né chez qui l'intestin grêle et le gros intestin en totalité avaient ainsi déshabité l'abdomen à travers un orifice ombilical limité en haut et à droite par l'anneau fibreux, en bas par l'ouraque et par les artères ombilicales, à gauche par la veine ombilicale.

D'ordinaire, l'aspect de semblables hernies est le suivant : à une distance plus ou moins éloignée de l'ombilic, les téguments de la paroi abdominale forment un bourrelet nettement reconnaissable, suivant une ligne circulaire ou ovale, à partir de laquelle ils se continuent par une membrane peu épaisse et translucide, qui sert d'enveloppe à la hernie, et, d'autre part, qui se perd dans les enveloppes du cordon ombilical.

ENVELOPPES. — Cette membrane est le seul revêtement de protection qui sépare les viscères herniés de l'extérieur; à l'incision, on reconnaît qu'elle est constituée par un tissu amorphe, sans organisation distincte ni vaisseaux perceptibles; on peut la diviser en deux lames, l'une externe, l'autre interne, séparées par une couche plus ou moins épaisse de tissu muqueux ou gélatine de Wharton. La lame externe se perd dans les téguments de la paroi, au niveau du bourrelet cutané qui circonscrit la base de la tumeur herniaire; de même la lame interne se fronce à la périphérie en un rebord festonné, à partir duquel on retrouve le péritoine pariétal avec son aspect brillant, sa couleur rosée et ses vaisseaux.

D'après cet aspect et d'après ce que nous avons dit du développement de telles hernies, il semble qu'il n'y ait pas d'hésitation possible sur la nature de cette membrane d'enveloppe : elle représente un vestige de l'amnios et de la *membrana inferior reuniens de Rathke*. Pourtant cette opinion, émise déjà par Cruveilhier, et défendue plus tard par Duplay et par les embryologistes, vient d'être combattue successivement en Allemagne par Curtius, Magnussen, Wittich, Lange, etc., et plus récemment encore par Hertzfeld (1892) : tous ces auteurs prétendent que, dans les cas qu'ils ont eus sous les yeux, la lame externe des enveloppes était bien constituée par l'amnios, mais que la lame interne n'était autre que le péritoine (fig. 98). En réalité, les vaisseaux et le revêtement séreux partiel qu'ils ont constatés à la face profonde des enveloppes, et qui leur avaient fait conclure à la présence du péritoine, ne sont que des éléments rapportés par les adhérences viscérales établies accidentellement avec la lame interne; cette lame elle-même ne possède jamais de vaisseaux propres qu'à titre d'exception et tout à fait à sa périphérie, près du bourrelet qui la limite et qui les lui fournit. Le péritoine ne commence vraiment qu'en dehors de ce bourrelet, ainsi que l'avaient dit Duplay, puis Berger.

Les adhérences des viscères contenus dans la hernie avec ses enveloppes ont donné lieu à d'autres interprétations (fig. 99) : à cause de leur fréquence, on a voulu y voir la cause même de la malformation et les décrire comme des adhérences primitives de l'amnios, ou adhé-

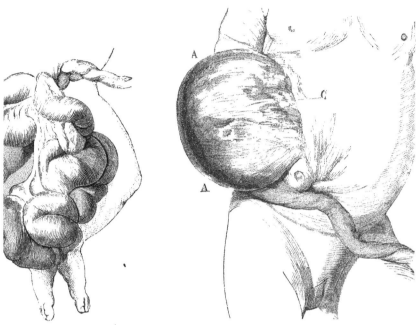

rnie ombilicale congénitale après
enveloppes du cordon (Moreau).

Fig. 95. — Hernie ombilicale congénitale. — A, Envel
de la hernie ; C, ouverture abdominale: D,cordon ombi

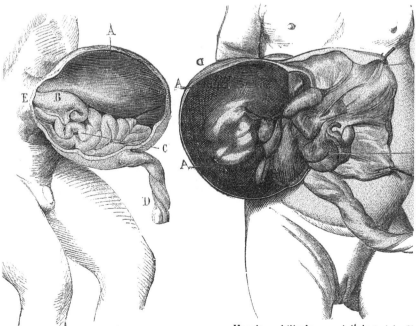

rnie ombilicale congénitale. — A.
cale; B, lobule hépatique; C, vési-
; E, abdomen.

Fig. 97. — Hernie ombilicale congénitale ; AA, e
loppe de la hernie ; C, ouverture abdominale :'F,
don ombilical.

rencos originelles (Berger). A cause de leur insertion au voisinage
dù cæcum, on les a considérées parfois comme des restes du canal
vitellin. Mais comme, souvent aussi, on trouve des traces de péritonite plus ou moins récentes dans la hernie elle-même, il y a lieu
d'admettre que l'infection du contenu du sac, si facile à travers des
enveloppes aussi rudimentaires, ou même la simple irritation mécanique par frottements répétés, ne sont pas étrangères à la formation
des brides.

Somme toute, l'épaisseur seule des enveloppes varie. Il n'en est
pas de même du volume et de l'aspect extérieur de ces hernies embryonnaires, qui présentent des différences considérables suivant la
nature des organes qu'elles renferment, et suivant les dimensions
de l'orifice persistant dans la paroi. Quand l'arrêt de développement a été précoce, le défaut d'accolement des parois sur la ligne
médiane peut exister non seulement à l'abdomen, mais encore au
thorax ; et alors la fissure s'étend de la poignée du sternum à la
symphyse pubienne, en intéressant aussi le diaphragme. Béante d'un
flanc à l'autre, elle livre passage à la presque totalité des viscères
abdominaux, y compris, dans certains cas, le duodénum (Lagoutte).

Le pancréas est le seul organe
de l'abdomen qu'on n'y ait jamais
rencontré. Au thorax, les poumons
sont retenus, par leur pédicule, à

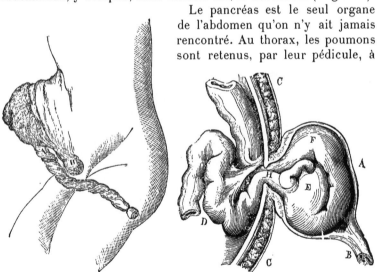

Fig. 98. — Heı nie ombilicale. — A, cordon ; B, phlyctène tran«parente ou
remplie de sérosité rougeâtre ; C, bourrelet de peau cernant la base de la
tumeur.

Fig. 99. — Hernie ombilicale congéni-
tale et pédiculée et irréductible. — A,
Hernie ; B, cordon ; CC, abdomen ;
B, gros intestin ; F, còlon ascendant ;
H, intestin grêle.

l'intérieur de la cavité pleurale ; mais le cœur, plus mobile, peut
venir faire hernie, soit à travers la fente du sternum, soit au-dessous
de lui à travers le diaphragme incomplet. Ces énormes difformités

sont exceptionnelles. Rarement même l'éventration est complète et va de l'appendice xiphoïde au pubis. Plus ordinairement elle s'étend seulement de l'ombilic à un point plus ou moins élevé de la moitié supérieure de la ligne blanche : c'est l'éventration sus-ombilicale de Nicaise, qui laisse passer presque toujours le foie, avec ou sans intestin (hépatomphale). Dans ces conditions, le cordon ombilical part du bord inférieur de la tumeur herniaire, soit sur la ligne médiane, soit plutôt un peu à gauche.

Enfin, dans la majorité des cas que l'on a l'occasion d'observer sur des enfants vivants, la hernie a des dimensions beaucoup plus réduites. Limitée à la base du cordon, elle dépasse rarement la grosseur d'une mandarine, et repose sur l'ombilic directement ou par l'intermédiaire d'un pédicule toujours large et court. Il est difficile, par l'examen extérieur, de se rendre exactement compte des dimensions de l'anneau, à cause du relâchement toujours notable de la ligne blanche sus-ombilicale, qui permet un écartement d'autant plus accentué des muscles grands droits de l'abdomen, qu'on se rapproche davantage de la hernie. On ne reconnaît pas non plus toujours facilement à quelle distance la hernie s'engage dans le cordon lui-même distendu ; et c'est là un point à retenir pour la ligature de ce cordon, qui s'insère tantôt au centre de la tumeur, tantôt sur le bord gauche. Quand l'insertion du cordon est centrale, la hernie a plus de tendance à s'engager à son intérieur, en écartant et refoulant excentriquement les vaisseaux, que l'on voit ensuite se rejoindre au sommet de la tumeur.

CONTENU. — Le CONTENU de ces petites hernies embryonnaires se réduit d'ordinaire à une ou à quelques anses grêles, sans traces de l'épiploon, organe encore rudimentaire ; on y a pourtant signalé des languettes de tissu hépatique, provenant d'un lobe du foie adhérent ou simplement prolabé. Il n'est pas rare non plus d'y rencontrer le cæcum, qui, à l'inverse de l'intestin grêle, contracte très souvent des adhérences avec les enveloppes ; on a voulu attribuer cette particularité à la persistance du canal omphalomésentérique, dont l'insertion sur l'intestin grêle se fait toujours au voisinage du cæcum ; mais les dissections les plus récentes de telles hernies n'ont pas confirmé cette manière de voir (Berger). Par contre, les dispositions suivantes sont toujours dues à des vestiges du conduit vitellin : dans quelques cas, l'anse grêle herniée porte un renflement ampullaire, exactement comparable au diverticule de Meckel de l'adulte, et qui n'est autre, comme lui, que le reste du pédicule de la vésicule ombilicale encore inséré sur l'anse vitelline. Ou bien le prolongement diverticulaire forme un véritable canal, qui vient s'ouvrir au sommet de la hernie par un anus béant donnant parfois passage à des matières intestinales (Jolly) (1) : alors il se peut que l'anus normal n'existe pas, et que cette

---

(1) JOLLY, *Bull. de la Soc. anat.*, 1867.

disposition coexiste avec une atrophie du gros intestin, ou tout au moins avec une imperforation du rectum (Clopatt) (1). Mais, d'ordinaire, quand le diverticule de Meckel subsiste dans une hernie embryonnaire, il ne traduit sa présence que par une petite fistule, soit spontanée (Brindeau) (2), soit consécutive à la ligature du cordon, dans l'intérieur duquel ce diverticule se prolongeait plus ou moins. De telles fistules ne fournissent souvent qu'un écoulement insignifiant. Elles peuvent devenir des fistules borgnes internes, par suppression de la communication entre le diverticule et l'anse vitelline ; et, quand leur orifice externe lui-même se ferme, on trouve dans la hernie ou à son voisinage toute la variété des tumeurs adénoïdes, des kystes ombilicaux à contenu muqueux, sur lesquels Broca, Küstner, Chandelux, Lannelongue, Kirmisson ont récemment attiré l'attention.

Les observations de Tiedmann, Ludwig et Tilling sont les seules (Cazin) où l'exomphale embryonnaire n'était constituée que par le diverticule de Meckel, dilaté en une vaste ampoule ouverte à l'ombilic, OMPHALOCÈLE DIVERTICULAIRE.

A côté du conduit omphalomésentérique, ou plus habituellement à l'état isolé, on a signalé dans ces hernies la persistance du pédicule de la vésicule allantoïde : soit à titre de prolongement fistuleux ouvert au sommet ou sur un des côtés de la tumeur, ordinairement en bas et à droite, — soit avec formation d'une grande cavité urinaire au contact de la hernie, comme s'il s'agissait d'une vessie en bissac, ou encore d'une ectopie partielle de la vessie, d'une OMPHALOCÈLE URINAIRE (Ahlfeld).

Le pédicule allantoïdien garde parfois sa perméabilité dans l'intérieur du cordon; il vient s'ouvrir au dehors par un *pseudo-pénis ombilical* (Lannelongue), qui semble implanté sur la hernie, et qui est percé à son extrémité d'un orifice tapissé de muqueuse, exactement comme le méat urinaire ; plus souvent, l'ouverture du conduit urinaire anormal est réalisée par la chute du cordon, et se réduit à une fistule, dont les bords froncés, dépourvus de muqueuse, peuvent arriver progressivement à une cicatrisation définitive ou temporaire, comme nous venons d'en observer un cas.

On a beaucoup discuté la question de la situation exacte des diverticules vitellin et allantoïdien par rapport au reste de la hernie : Duplay les plaçait tous deux en dehors de la cavité même de l'exomphale. Cette opinion est exacte pour les diverticules urinaires, puisque l'ouraque, dont ils proviennent, est en dehors du péritoine et, par conséquent, séparé des anses intestinales par un feuillet séreux ; mais elle ne saurait être admise à titre général pour l'omphalocèle diverticulaire ; car le conduit vitellin, dès son apparition, affecte

(1) CLOPATT, *Finska lekares Handlingar*, 1889.
(2) BRINDEAU, *Bull. de la Soc. anat.*, 1894.

avec le péritoine les mêmes rapports que l'anse vitelline qu'il prolonge.

Tous ces détails d'anatomie pathologique ont servi à édifier plusieurs théories sur la pathogénie des exomphales embryonnaires. Pour certains, le vice de développement des parois de l'abdomen est le premier en date; il commande l'inocclusion du canal vitellin et de l'ouraque. Pour d'autres, au contraire, la hernie est due au défaut d'involution des pédicules vitellin et allantoïdien, qui s'opposerait à la réunion sur la ligne médiane des lames ventrales; on a même, à ce sujet, voulu distinguer des hernies embryonnaires de la *période ombilicale* et de la *période allantoïdienne*; mais une telle distinction ne repose que sur des idées théoriques. Et la meilleure preuve que les exomphales peuvent se produire chez l'embryon indépendamment de la persistance de tout pédicule canaliculé à travers l'ombilic, c'est que, dans la majorité des faits où le contenu en est formé par des anses grêles, on ne trouve plus aucune adhérence entre ces anses et les enveloppes.

Parmi les autres malformations qui coexistent souvent avec ces hernies, les unes sont commandées par elles : telles l'exstrophie partielle de la vessie et l'imperforation de l'urètre, l'atrésie du gros intestin et l'imperforation du rectum. Les autres, qui reconnaissent seulement les mêmes causes générales, varient considérablement d'un sujet à l'autre; ce sont les diverses absences de soudure sur la ligne médiane dorsale, méningocèles, spina bifida, ou les inclusions des divers feuillets pour donner des kystes branchiaux, des tumeurs sacro-coccygiennes, ou enfin les divers vices de conformation des membres, tels que le pied bot, la polydactylie.

2° HERNIES CONGÉNITALES DE LA PÉRIODE FŒTALE.

Anatomie pathologique et pathogénie. — La différence entre les hernies de la période embryonnaire et les hernies de la période fœtale est constituée par un fait anatomique d'une importance capitale ; c'est l'oblitération définitive de l'orifice ombilical par un revêtement séreux émané du péritoine pariétal. A la fin du troisième mois de la vie intra-utérine, ce revêtement existe (fig. 100); et toute hernie qui se produira désormais chez le fœtus sera revêtue d'un *sac péritonéal*. Les autres enveloppes, d'ailleurs, sont fort comparables à celles des hernies embryonnaires. Elles sont constituées par les éléments du cordon : la gélatine de Wharton et le revêtement amniotique, plus ou moins amincis par la distension, suivant le volume de la hernie, enfin les vaisseaux ombilicaux interposés entre les feuillets péritonéal et amniotique.

La disposition des vaisseaux ombilicaux chez le fœtus rend compte du trajet des hernies à cette période ; les artères et la veine ne laissent plus entre eux, entre l'ouraque et le pourtour de l'anneau

ombilical, qu'un espace restreint, comblé par les éléments embryonnaires de la gélatine de Wharton qui forment aux artères une gaine,
prolongée à la fois dans leur trajet abdominal et dans leur trajet
funiculaire. Cette gaine n'existe pas autour de la veine, ou plutôt
elle n'y évolue pas vers la formation de tissu fibreux; autour des
artères, au contraire, elle devient de plus en plus dense, pour leur
constituer une tunique adventice, et en même temps pour les fixer
à la partie inférieure de l'anneau.

Dans la traversée de l'anneau, la veine, très rapprochée des artères,

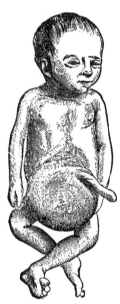

Fig. 100. — Fœtus mâle à
terme affecté de hernie
ombilicale (Musée Du-
puytren. Lésions du tube
digestif, n° 149).

est aussi englobée peu à peu dans ces adhé-
renees par sa demi-circonférence inférieure .
Or, suivant l'expérience de Scarpa, que l'on
essaie de refouler d'arrière en avant chez un
fœtus la cicatrice ombilicale, avec le doigt
introduit dans la cavité abdominale, que l'on
attire en même temps le cordon en avant de
l'autre main, et l'on constatera la formation
d'un infundibulum à base tournée vers l'abdomen et à sommet perdu dans le cordon
(fig. 101 et 102). Si l'on fait cette expérience
chez un fœtus au quatrième mois, l'infundibulum se produit exactement au centre de la
cicatrice; les vaisseaux se répartissent également à la périphérie pour diviser le cordon
en segments égaux, la hernie sort alors par le
centre de l'ombilic. Chez un fœtus plus âgé,
et, à plus forte raison, après la naissance, le
paquet vasculaire étant fixé au bord inférieur
de l'anneau, le point faible de la cicatrice se
déplace vers la demi-circonférence supérieure,
et c'est par là que la hernie va faire issue en
rejetant tous les vaisseaux en bas et à gauche,
ainsi qu'on l'observe d'ordinaire dans les
exomphales de l'adulte.

Mais, quel que soit son trajet dans l'anneau, la hernie ombilicale du
fœtus a un sac péritonéal nettement constitué.

Ce sac présente parfois une disposition telle, qu'il permet de faire
remonter l'origine de la hernie fœtale à une malformation de la
période embryonnaire : tel le cas de Jolly, où existait sur le même
fœtus une hernie de l'anse vitelline et de son diverticule adhérente
aux enveloppes amniotiques, sans feuillet péritonéal de revêtement,
et, par derrière celle-là, une hernie de l'intestin grêle dans un sac
péritonéal fermé.

On a de même considéré comme des hernies embryonnaires incomplètement guéries certaines exomphales du fœtus qui contenaient

une portion de lobe hépatique, ou un diverticule vitellin adhérent au sac. Ahlfeld fait observer, à propos de tels faits, que le défaut de coalescence des lames ventrales sur la ligne médiane, quelle qu'ait été sa cause, n'a pas été assez accentué chez ces sujets pour arrêter le développement du feuillet péritonéal autour des viscères herniés.

Habituellement, la hernie fœtale est de dimensions assez restreintes, et son contenu se limite à quelques anses intestinales grêles, seules ou accompagnées d'un segment du gros intestin.

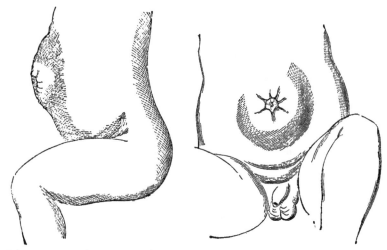

Fig. 101. — Hernie ombilicale (vue de profil).

Fig. 102. — Hernie ombilicale (vue de face).

Il est inutile de revenir ici sur les tentatives de pathogénie qui ont été faites, avec aussi peu de succès d'ailleurs que pour les hernies embryonnaires. Y a-t-il primitivement arrêt de développement de la paroi abdominale et, de ce fait, persistance dans le cordon d'une portion du tube digestif (pédicule vitellin) qui devait réintégrer l'abdomen, ou, au contraire, progression dans l'orifice de la paroi d'un des viscères abdominaux, comme le disaient Vidal (de Cassis), Bérard, etc. ? Faut-il croire à une hernie de force consécutive à une compression de l'abdomen du fœtus placé dans une position vicieuse (Cruveilhier), ou à une hernie de faiblesse due aux tractions exercées sur le cordon par son enroulement autour du corps du fœtus (Scarpa)? Ces opinions pêchent toutes par la base : elles découlent surtout de vues de l'esprit, et aucune ne peut expliquer la totalité des faits.

Symptômes des hernies ombilicales congénitales. — Toute une catégorie de ces hernies de l'embryon et du fœtus est seulement du ressort de l'anatomie pathologique et n'est représentée que par des trouvailles d'autopsie sur des fœtus expulsés avant terme : telles ces énormes fissures étendues de la base du sternum au pubis et par où se sont échappés le cœur, le foie, l'estomac et une partie de l'intestin. De semblables malformations sont, par elles-mêmes, incompatibles avec l'existence. On a pourtant vu survivre des fœtus dont la plus grande partie du contenu de l'abdomen était prolabé à l'extérieur et protégé seulement par une mince enveloppe translucide (Chabrely); mais, au bout de quelques jours, la membrane de revêtement s'enflammait, se perforait, ou bien se fissurait mécaniquement ; et une péritonite mortelle emportait le nouveau-né. Même issue fatale, ordinairement rapide, lorsque cette perforation des enveloppes survient chez le fœtus encore en gestation ; cependant, les viscères peuvent demeurer directement en contact avec les liquides de l'amnios sans que forcément la mort s'ensuive : témoin les cas de Calbet, où les enveloppes de la hernie avaient disparu longtemps avant la naissance, ainsi qu'en témoignaient des adhérences de péritonite ancienne entre les anses intestinales, et où le fœtus survécut quelques heures.

Mais ces raretés intéressent peu le clinicien. Il ne faudrait pas supposer néanmoins que toutes les grosses hernies embryonnaires évoluent ainsi. Les observations ne sont pas exceptionnelles où de telles exomphales, dont la base mesurait 15, 25 et 30 centimètres de circonférence à l'anneau ont été bien supportées et même ont abouti à une guérison spontanée. Ces grosses hernies, toujours assez tendues, de contours piriformes ou hémisphériques, largement implantées, empiètent surtout sur la région sus-ombilicale, en rejetant le cordon vers leur bord inférieur et latéral gauche, exceptionnellement en lui donnant insertion par leur sommet. La peau s'arrête aux limites du sac en formant un bourrelet plus ou moins froncé. Leurs enveloppes, minces, translucides et mobiles sur les viscères quand elles n'ont pas été enflammées, présentent, dans le cas contraire, avec ces derniers des adhérences plus ou moins étendues et vasculaires dont on s'aperçoit au cours des mouvements respiratoires, surtout dans les grandes inspirations et dans les expirations en situation d'effort (cris, etc.), qui tendent à projeter le contenu de la hernie à l'extérieur, par suite de la poussée abdominale. Ces grosses hernies sont à peu près constamment irréductibles, en totalité ou en partie: la cavité abdominale, déshabitée de tout temps par les viscères prolabés (foie, gros intestin), ayant adapté ses dimensions à son contenu habituel. Souvent aussi les adhérences aux enveloppes s'opposent à la réduction.

Les petites hernies sont plus habituelles ; embryonnaires ou fœtales, leurs symptômes diffèrent peu. Ici la tumeur se limite au pourtour immédiat de l'ombilic, et elle semble logée en totalité dans le cordon distendu, dont la base dite d'implantation est parfois plus resserrée, comme pour former un pédicule. Si la hernie est très petite, elle se dissimule en entier dans la base du cordon un peu élargie ; et c'est alors qu'on risque, au moment de la naissance, de pincer son contenu dans la ligature du cordon, lorsque des brides fixent l'intestin ou un de ses diverticules au sac. Mais, d'ordinaire, au moins pour les hernies fœtales, l'intestin est libre dans ses enveloppes ; et, comme la plus externe de celles-ci est toujours constituée par l'amnios et par conséquent reste transparente, on distingue, à travers elles, sinon la nature du contenu de la hernie, du moins la distance à laquelle elle s'avance dans l'épaisseur du cordon. La poussée abdominale s'y fait sentir comme dans les grosses hernies, quoique à un moindre degré ; souvent on peut les réduire en totalité, mais le sac se remplit à nouveau dès qu'on cesse d'oblitérer l'anneau.

Le *diagnostic* exact du contenu de toutes ces hernies est assez délicat, malgré qu'on ait les viscères, pour ainsi dire sous les yeux. L'*intestin*, comme toujours, se reconnaîtra à la sonorité et au gargouillement pendant la réduction. Gosselin prétendait que, dans les exomphales irréductibles, les brides intestinales pouvaient être soupçonnées d'après cette particularité que la masse irréductible était sonore à la percussion, et que, en la saisissant largement, on avait sous les doigts la sensation d'un tube élastique dont on froisserait et dont on accolerait les parois. En tout cas, il est impossible d'affirmer si l'adhérence est simplement fibreuse, ou si elle est formée par un diverticule de l'anse vitelline fixé à l'anneau : tout au plus pourrait-on songer à l'existence d'une hernie diverticulaire, fermée secondairement du côté de l'intestin, si, dans la portion sus-ombilicale d'une exomphale embryonnaire, on constatait la présence d'une cavité kystique.

Le *foie* apparaît, dans quelques cas, avec sa coloration brunâtre à travers les enveloppes de la hernie. Toujours le lobe hernié est incomplètement réductible et garde sa consistance ferme, rénitente, assez caractéristique. Quelquefois on percevra son bord tranchant, et, partant de ce bord, la veine ombilicale, qui se dirige en bas et à gauche pour gagner l'insertion du cordon.

Il faudrait songer à la présence de l'*estomac* dans l'exomphale, si le nourrisson présentait des troubles digestifs tels que hoquets, vomissements, de suite après les tetées.

Quant à l'*omphalocèle urinaire*, c'est une tumeur fluctuante, transparente, d'ordinaire volumineuse, plongeant dans l'hypogastre, où on la perçoit au palper et à la percussion. En outre, coexiste le plus souvent avec elle une malformation des voies d'excrétion de l'urine ; au premier rang, l'imperforation de l'urètre avec rétention d'urine dans la vessie et l'ouraque distendus (la prétendue hydronéphrose congénitale).

Évolution. — L'évolution de ces hernies varie un peu suivant leur

volume; on peut dire cependant que, lorsqu'elles ne causent pas rapidement la mort du fœtus à la suite de l'ulcération de leurs enveloppes
et de l'infection du péritoine, elles tendent toutes à la régression spontanée. Debout, le premier, a bien étudié les détails de ce processus de
cicatrisation. Dans les grosses hernies, peu après la naissance, la
membrane externe, privée de ses moyens de nutrition, se résorbe ou
s'escarrifie : c'est alors que les *ruptures spontanées* s'observent le
plus fréquemment. Si la hernie n'éclate pas, la face externe de son
enveloppe profonde bourgeonne et se couvre de granulations qui, peu
à peu, s'organisent en tissu de cicatrice; la peau des bords de l'exomphale se trouve ainsi progressivement attirée vers la ligne médiane,
et, en même temps, quelques îlots épidermiques apparaissent sur les
portions encore à vif pour finir de les combler. Ainsi se constitue une
cicatrice d'ordinaire solide par ses tendances rétractiles, à bords
froncés, recouverte d'un épiderme mince, occupant le centre de la
région ombilicale, encore soulevée en dôme par l'éventration qui
résulte de l'arrêt de développement des muscles grands droits. Plus
tard, ces muscles arrivent même à se rapprocher davantage, ainsi que
Tbelu, Marguariteau l'avaient constaté sur de petits malades suivis
jusqu'à quatorze et dix-sept ans: mais leur accolement n'est jamais
assez exact pour que la hernie disparaisse complètement; son volume
s'est simplement réduit, et elle peut être assimilée, par ses caractères
extérieurs, aux hernies ombilicales de l'adulte, dont elle diffère pourtant par l'aspect cicatriciel de l'épiderme.

Lorsque l'ulcération des enveloppes a été limitée aux points occupés par les diverticules vitellin ou allantoïdien dans la hernie, il en
résulte des fistules dont l'évolution diffère un peu.

Les *fistules stercorales* sont les plus fréquentes; elles apparaissent
souvent à la suite de la ligature du cordon, et on a songé d'abord à
les expliquer par le pincement d'une anse dans le fil. Toutefois, si l'on
réfléchit que presque toujours les anses grêles sont libres à l'intérieur
du sac, que, d'autre part, les accidents qui accompagnent la production de la fistule restent bénins et ne réalisent jamais le tableau de
l'étranglement herniaire par pincement latéral, on en arrive à cette
conclusion, confirmée d'ailleurs par les constatations opératoires, que
la fistule. presque toujours, porte non pas sur l'intestin même, mais
sur son diverticule vitellin, persistant dans le cordon. Dans les
cas de Barth, et de Clopatt, signalés par Berger, « peu de jours
après la naissance, on vit sortir de l'ombilic une tumeur cylindrique
d'aspect muqueux, présentant à son sommet un orifice étroit d'où
s'écoulaient quelques matières intestinales et où le stylet s'engageait
profondément ». Lorsque, à la suite de la fistule, s'établit ainsi une
éversion considérable de la muqueuse, de même que, lorsqu'il y a de
l'atrésie ou des rétrécissements multiples de l'intestin en aval, l'anus
ombilical a peu de tendance à se fermer spontanément; quand, au

contraire, le cours des matières est libre dans l'intestin grêle et le gros intestin, le sort de ces fistules est celui de tous les petits conduits de dérivation latérale qui se bouchent facilement, pourvu que la voie principale d'écoulement soit dégagée. Malheureusement, pour peu que l'orifice de la fistule et l'ouverture de l'anneau ombilical soient assez larges, à mesure que l'enfant fait des efforts, il pousse sa muqueuse intestinale à travers le diverticule ouvert, l'évagine au dehors; parfois la paroi tout entière de l'intestin suit ce prolapsus, et un étranglement vrai en résulte avec toutes ses conséquences, arrêt des matières et des gaz, vomissements incoercibles, etc.

Barth a fait une bonne étude de ce genre d'accidents (1). C'est, d'ailleurs, probablement le seul mécanisme des *étranglements vrais* que l'on a pu constater à la naissance dans ces hernies congénitales. Giraldès, Gagenskcher rapportent bien que, chez des nouveau-nés, ils durent débrider l'anneau pour réduire l'intestin. Mais leurs observations manquent de détails précis; et, souvent, d'autre part, on a dû prendre pour des accidents d'incarcération de l'intestin les phénomènes de péritonite consécutifs à une ulcération minime des enveloppes.

Enfin quand le diverticule vitellin est obstrué du côté de l'intestin, suivant qu'il s'ulcère ou non dans le cordon, il donne lieu à la formation de *fistules muqueuses* ou de tumeurs glandulaires de l'ombilic, qui évoluent isolément ou compliquent une hernie congénitale de l'intestin.

A côté des fistules intestinales, il y a lieu de signaler ces *fistules gastriques*, très rares, observées par Tillmanns et Roser et dues à l'ulcération de l'estomac prolabé dans une hernie congénitale; dans les deux cas de ces auteurs, faisait saillie à l'ombilic une tumeur dont l'orifice, à bords éversés, présentait un revêtement muqueux, rappelant la muqueuse gastrique, et donnait écoulement à un liquide acide qui corrodait fortement la peau au voisinage.

De même que les fistules intestinales ou diverticulaires, les fistules urinaires ont une certaine tendance à l'oblitération spontanée, pourvu que les voies d'écoulement naturelles soient assez larges, et que l'orifice anormal soit étroit, porte sur l'ouraque et non sur la vessie elle-même (*exstrophie partielle*). J'ai eu l'occasion d'observer un cas curieux de fistule urinaire congénitale dans une exomphale, fistule guérie spontanément pendant la première enfance, et qui se rouvrit lorsque le malade, âgé de soixante-cinq ans, commença à vider difficilement sa vessie à la suite de l'hypertrophie de sa prostate.

Traitement des hernies ombilicales congénitales. — Depuis l'antisepsie, les règles qui président au traitement des hernies congénitales

(1) BARTH, Ueber die Inversion des offenen Meckelschen Divertikels und ihre Complication und Darmprolaps (*Deutsche Zeitschr. für Chirargie*, 1887, Bd XXVI, p. 193).

de l'ombilic sont bien précises, et très différentes de l'ancienne pratique des chirurgiens. Ceux-ci se contentaient de surveiller l'élimination du cordon en protégeant, le plus efficacement possible, les enveloppes contre l'infection et contre la rupture par des pansements et des appareils de contention assez serrés. Debout, en 1861, se déclarait abstentionniste décidé. Six ans plus tard, Duplay, dans sa remarquable thèse, s'élevait encore contre les tentatives précoces de réduction sanglante ; et, cependant, lui-même revenait bientôt sur son opinion première, après avoir été témoin des accidents qui emportent rapidement la plupart des nouveau-nés atteints de grosses exomphales congénitales : dans son traité de pathologie, il conseille déjà de pratiquer aussitôt qu'on le pourra la dissection et la suture des bords de l'éventration.

Aujourd'hui, il n'y a plus à hésiter ; et les chiffres suivants dictent assez éloquemment la conduite que doit tenir le chirurgien : en 1890, Willis Macdonald (d'Albany) (1) a rassemblé 19 observations d'exomphales congénitales opérées avec 17 guérisons et 2 morts, 12 observations de hernies abandonnées à elles-mêmes avec 9 morts rapides et 3 guérisons.

De 1882 à 1893, Lindfors et Berger ont compté, dans leur statistique personnelle, 32 cures radicales avec 26 guérisons et 6 morts, 5 ligatures sous-cutanées du pédicule avec 3 guérisons et 2 morts, et 7 cas pour lesquels l'expectation aboutit à 4 morts et 3 guérisons.

A quel moment et dans quelles conditions faut-il intervenir ?

Le contenu et l'état de la hernie importent peu : ne seront respectées que les énormes éventrations avec fissure trop large pour que la réunion des bords en soit possible, ou au contraire les hernies petites, facilement et totalement réductibles, c'est-à-dire possédant un sac péritonéal et ne risquant pas de se rompre au moment de la chute du cordon. Et encore, pour ces dernières, devra-t-on surveiller avec le plus grand soin la formation de la cicatrice après l'élimination de l'enveloppe externe, en se tenant prêt à intervenir à la moindre alerte.

Dans tous les autres cas, l'opération est de règle, surtout si les enveloppes sont minces et si l'exomphale est irréductible en totalité ou en partie.

C'est ainsi que la présence du foie dans la hernie n'a pas arrêté Telsemeich, Reuter, Maunoury, Runge, Baum, etc., qui, sur leurs sept opérés, n'en ont perdu qu'un ; et pourtant, dans les interventions suivies de guérison, une fois, il avait fallu réduire également la rate (Benedikt), et une autre fois une portion de l'estomac (Landerer). De même, les adhérences de l'intestin au sac sont négligeables dans la discussion des indications opératoires. Exceptionnellement, elles sont assez étendues pour ne pouvoir être disséquées ; et même

---

(1) Macdonald, *Amer. Journal of Obstetrics*, 1890.

larges, on pourrait, en tout cas, les réintégrer avec le sac lui-même, à la suite de l'anse adhérente.

Enfin, l'infection déjà établie des enveloppes ulcérées et du contenu de la hernie n'a pas empêché deux petits opérés de Barton et de Berger de guérir complètement. C'est dans ces conditions, du reste, et la main forcée par la rupture des enveloppes, que, avant la période antiseptique, des chirurgiens, tels que Hamilton, Hey, Hubbaner, avaient osé toucher à ces hernies. Bérard avait été le premier, et longtemps presque un des seuls, à tenter, de parti pris, la cure radicale d'une exomphale du cordon (1840).

Quand faut-il opérer? Le plus tôt possible, si la perforation est imminente ou s'est effectuée déjà durant le travail; Dunlap et Phenomenoff ont dû ainsi intervenir une heure, Macdonald six heures, Krükenberg quatorze heures après la naissance. Dans les cas moins urgents, on fera mieux de temporiser un jour ou deux, en prenant des précautions antiseptiques vis-à-vis de la région; en tout cas, on n'attendra pas l'élimination du cordon, car alors l'infection serait beaucoup plus difficilement évitée. Si le chirurgien n'était appelé que lorsque cette élimination est déjà avancée, il ne différerait pas un seul instant l'intervention, à moins qu'il ne s'agisse d'une hernie très petite et facilement réduite.

Mode d'intervention. — La ligature sous-cutanée du pédicule doit être rejetée, car elle est aveugle; et, quand on peut la réaliser facilement, c'est dans les cas où la cure radicale méthodique n'offre aucuns dangers.

Celle-ci peut être pratiquée d'après la méthode extrapéritonéale ou avec l'omphalectomie.

Dans la méthode extrapéritonéale (Olshausen, Benedikt), l'opérateur reste en dehors de l'enveloppe profonde de la hernie, qu'il détache par clivage de l'enveloppe externe; il réduit en masse le sac et son contenu, et, après avoir avivé les bords cutanés le long de la perte de substance, il les suture sur la ligne médiane. Réduite à ces manœuvres, l'intervention est évidemment simple et peut convenir aux grosses hernies avec large fissure et adhérences étendues; mais elle est insuffisante pour assurer la solidité ultérieure de la paroi; ainsi que le reconnaît Benedikt lui-même, elle ne préserve pas des éventrations. On devrait, en tout cas, la compléter par l'adossement et la suture des muscles grands droits toutes les fois qu'on le pourrait. Mais elle a contre elle tous les partisans, de plus en plus nombreux, de la chirurgie au grand jour, qui lui reprochent de laisser passer inaperçues ou de laisser subsister certaines complications (diverticules, brides), dont les conséquences pourront être graves ultérieurement.

Aussi préfère-t-on aujourd'hui la cure radicale avec ouverture du péritoine et omphalectomie, d'emblée ou consécutive. Après incision

prudente du sac pour ménager les adhérences, celles-ci sont disséquées ou réséquées avec la portion du sac auxquelles elles tiennent,
puis tout le contenu de la hernie est rentré dans l'abdomen et les
enveloppes excisées jusqu'à la limite des tissus de la paroi normale.
Une suture à trois plans adosse ensuite péritoine, muscles et aponévroses, enfin téguments. Si le foie est dans la hernie, on peut toujours
le réduire en élargissant l'anneau par incision de la ligne blanche.
Le pédicule vitellin persistant a-t-il été intéressé dans la résection du
sac, on l'oblitérera par une suture séro-séreuse ou on le reséquera
lui-même, s'il est assez long et volumineux pour créer des risques
d'occlusion ultérieurs. Pour le traitement des fistules urinaires et
des exstrophies partielles de la vessie, qui ne présente ici aucune
particularité, nous renvoyons à l'article VESSIE de M. Leguen, t. IX
de ce *Traité*.

II. — HERNIES OMBILICALES DES NOUVEAU-NÉS ET DES ENFANTS.

Il n'y aurait pas lieu de décrire ces hernies à part de celles des
adultes si elles ne présentaient pas une évolution toute particulière.
Au point de vue de la constitution de leurs enveloppes, en effet, et de
leur mode de formation, elles sont en tous points comparables aux
exomphales de l'adulte, c'est-à-dire qu'elles résultent de la distension
progressive de la cicatrice ombilicale et qu'elles ont un sac péritonéal revêtu extérieurement par la peau. Leur étude anatomo-pathologique sera donc faite avec celle de ces dernières.

On les observe avec une fréquence à peu près égale dans les deux
sexes, un peu plus souvent cependant chez les garçons : 272 garçons
pour 199 filles, d'après Berger. Mais, tandis que dans le sexe masculin l'exomphale infantile ne représente que le 1/5 de la totalité
des hernies, dans le sexe féminin elle compte pour les 3/5. Chez les
garçons, au moins une fois sur trois, elle coexiste avec une hernie
inguinale, simple ou double. Cette coïncidence, rapprochée du fait
que l'exomphale apparaît, dans l'immense majorité des cas, de suite
après la naissance, est peut-être un argument en faveur du développement de ces hernies dans un trajet préformé, tel que nous le
décrirons à propos de certaines omphalocèles de l'adulte (1). En
tout cas, fréquemment, l'abdomen présente chez ces enfants un
relâchement exagéré de la portion sus-ombilicale de la ligne blanche,
nettement perceptible par l'écartement qui se produit entre les
muscles droits au moment des efforts; ce relâchement lui-même
témoigne d'une malformation congénitale, que l'on retrouve aussi
dans la plupart des hernies ombilicales fœtales. D'après Martin (de
Lyon) (2), les enfants à cordon volumineux et mou sont plus exposés
à l'exomphale infantile.

(1) Voy. p. 766 et fig. 103.
(2) MARTIN, *Journ. de méd. de Sédillot*, t. XLI.

Pour les hernies qui apparaissent au bout de quelques mois ou à la fin de la première enfance, on a incriminé, sans preuves suffisantes, l'alimentation au biberon, la farine lactée ou encore la diarrhée et les fièvres éruptives. Mais ce sont là seulement des causes adjuvantes qui, en déterminant l'amaigrissement, augmentent le relâchement de la paroi et favorisent l'accroissement rapide d'une hernie déjà existante, mais à peine perceptible jusque-là.

C'est quelques jours après la naissance, en général de suite après la chute du cordon, que l'on constate la présence de la hernie infantile; elle forme alors une petite tumeur très facilement réductible qui fait bomber légèrement la peau encore mince de la cicatrice et qui présente de l'impulsion au moment où le nourrisson crie ou fait des efforts. Le volume habituel est celui d'une noisette, rarement d'une noix; les contours globuleux se perdent progressivement dans les téguments de la paroi abdominale sans présenter d'ordinaire de pédicule à leur base. Quant au contenu, il varie peu; c'est presque toujours une anse grêle, plus rarement une portion du côlon trans- •
verse.

Les troubles fonctionnels sont peu accentués; pourtant, la plupart de ces enfants souffrent de coliques persistantes, et M. Berger dit avoir constaté que celles-ci étaient instantanément calmées par la réduction de la hernie. L'étranglement, s'il existe, doit être d'une grande rareté.

En général, ces hernies de la première enfance présentent une évolution, toujours la même; elles tendent à la régression spontanée et, pour peu qu'on y aide par des moyens de contention, à la guérison. En même temps que l'anneau ombilical se resserre, que la cicatrice se consolide, la ligne blanche elle-même augmente de résistance, si bien qu'après avoir eu pendant deux, trois ou quatre ans de véritables éventrations, les enfants peuvent, au bout de ce temps, quitter tout bandage, avec une paroi solide et un ombilic normal. Il ne faut pourtant pas trop se fier à ces cures spontanées. D'abord, certaines hernies infantiles persistent malgré tout; d'autres laissent, après leur disparition, l'anneau distendu, le nombril relâché, avec une petite fossette péritonéale toute prête pour l'amorce d'une nouvelle exomphale, quand l'obésité, les grossesses répétées et surtout l'âge auront diminué la tonicité de la paroi en même temps qu'accru la tension intra-abdominale. Enfin, certaines hernies, ou plutôt certains trajets herniaires congénitaux, sur lesquels nous aurons à revenir à propos des hernies canaliculées de l'adulte, p. 766, après avoir disparu pendant quelques années, deviennent à nouveau brusquement perceptibles, même chez des sujets jeunes et à parois résistantes.

En tout cas, même si l'on tient compte de ces exceptions, l'on doit continuer à considérer l'exomphale de la première enfance comme une infirmité transitoire, contre laquelle le chirurgien ne doit diriger un traitement actif que si la rétrocession s'en fait trop attendre ou si des complications surviennent (inflammation, adhérences douloureuses).

Encore aujourd'hui, l'appareil très simple, utilisé par Trousseau pour la contention de ces hernies, est d'un usage courant. Il consiste dans un tampon d'ouate, d'un volume un peu supérieur à celui de la hernie, que l'on applique sur l'ombilic et que l'on maintient par une bande de diachylon faisant deux fois le tour de la ceinture. Ce bandage primitif a l'avantage d'adhérer aux téguments et, par conséquent, de ne pas se déplacer; mais parfois il irrite l'épiderme très sensible du nouveau-né; aussi lui préfère-t-on, à cet âge, une simple ceinture en tissu élastique ou en caoutchouc, portant au centre une petite pelote, que l'on gonfle par insufflation.

Plus tard, la combinaison des deux appareils ci-dessus donne de bons résultats. Lorsque l'enfant commence à marcher, il est, en effet, urgent d'assurer la fixité du bandage ombilical; pour cela, on utilise une pelote montée sur une petite plaque métallique que l'on maintient sur l'ombilic par des bandelettes de diachylon entre-croisées; une ceinture élastique est placée par-dessus, avec ou sans sous-cuisses.

Quel que soit l'appareil utilisé, on le laissera constamment en place, jour et nuit, en ne le sortant que pour donner à l'enfant les soins de toilette. On veillera aussi à ce que la pelote centrale soit toujours d'un diamètre supérieur à celui de la hernie et ne s'engage pas dans l'anneau, qui se trouverait ainsi maintenu ouvert et progressivement distendu. A ce titre, les bandages à tige, à boule, qui refoulent la hernie dans l'abdomen, tels que ceux de Vidal (de Cassis), de Malgaigne, de Demarquay, doivent être proscrits. De plus, tout bandage sera surveillé attentivement et soigneusement ajusté à mesure que l'enfant grandit; sinon la contention serait bientôt illusoire.

Avec ces précautions, on constatera d'ordinaire que l'anneau se ferme petit à petit, mais on ne cessera l'emploi du bandage qu'au moins un an après la disparition de toute saillie de la cicatrice dans les efforts. Si, vers sept ou huit ans, la régression n'est pas survenue, et, à plus forte raison, si l'exomphale continue à augmenter de volume malgré le bandage, la cure radicale est indiquée et devra être pratiquée d'après les règles générales que nous donnerons pour le traitement des exomphales de l'adulte (1).

---

(1) Voy. CAHIER, Hernie ombilicale des nouveau-nés et des enfants (*Revue de Chir.*, 1895).

III. — HERNIES OMBILICALES DES ADOLESCENTS ET DES ADULTES.

Ces hernies ont donné lieu à des travaux nombreux, relatifs surtout à l'anatomie pathologique et au traitement (1).

Anatomie pathologique et pathogénie. — Au début de ce chapitre, quelques détails sont encore nécessaires pour la compréhension exacte des faits. D'après la majorité des chirurgiens, aujourd'hui, la hernie ombilicale de l'adulte doit être considérée dans tous les cas comme une simple variété d'éventration produite à travers l'anneau ombilical progressivement distendu : c'est toujours une hernie de faiblesse. D'autres, au contraire, avec Vidal (de Cassis), Richet et plus récemment Hugo Sachs, Kocher, nous-même, admettent que parfois, sinon toujours, cette hernie se produit à travers un véritable canal préformé, le *canal ombilical*, présentant, comme le canal inguinal et le canal crural, un trajet et deux orifices : dans ces cas elle réaliserait, par conséquent, le type habituel des hernies de l'intestin ; et l'on pourrait observer à l'ombilic, à côté des omphalocèles dues au relâchement graduel des parois abdominales, de véritables *hernies de force* s'engageant brusquement dans un canal préparé par une malformation congénitale.

Sur quels arguments s'appuient les partisans de l'une et de l'autre opinion ?

Réduite à ses éléments essentiels, la cicatrice ombilicale de l'adolescent et de l'adulte présente à la dissection, en allant par conséquent de dehors en dedans : d'abord la peau, froncée et déprimée en fossette, qui adhère par sa profondeur au pourtour d'un orifice persistant dans la ligne blanche. La peau enlevée et ses adhérences profondes coupées, cet orifice, ou anneau ombilical apparaît nettement.

Il a un contour plutôt quadrilatère qu'arrondi, d'un diamètre total de 1 centimètre au plus en comptant l'épaisseur de sa bordure fibreuse ; sa lumière en gueule de four (Blandin) est de 2 milli-

---

(1) Gosselin, Leçons sur les hernies abdominales. — Duplay, De la hernie ombilicale, thèse de concours, 1866. — Richard, Du mode de conformation des hernies ombilicales, thèse de Paris, 1876. — Marduel, Art. Ombilic du *Dict. de méd. et de chir. prat.*, t. XXIV. — F. Garnier, Des accidents des hernies ombilicales, thèse de Paris, 1877. — Terrier, Considérations cliniques sur la hernie ombilicale étranglée (*Bull. de la Soc. de chir.*, 1881). — Hugo Sachs, Die Fascia ombilicalis (*Arch. für path. Anat.*, Bd CVII). — P. Segond, Cure radiale des hernies. Paris, 1883. — Condamin, Omphalectomie totale dans la cure radicale des hernies ombilicales (*Arch. prov. de chir.*, 1892). — Casteret, Cure radicale des hernies ombilicales de l'adulte, thèse de Lyon, 1892. — Brodier, Cure radicale de la hernie ombilicale de l'adulte, thèse de Paris, 1893. — Jaboulay, La hernie ombilicale congénitale de l'adolescence et de l'adulte (*Lyon méd.*, 1892) et thèse de Rey, Lyon, 1894. — Baumelou, La hernie ombilicale de l'adulte, thèse de Lyon, 1895. — Dauriac, Cure radicale de la hernie ombilicale, thèse de Paris, 1896. — Lejars, La hernie ombilicale étranglée (*Presse méd.*, 1896).

mètres environ. Cette lumière est comblée par une petite boule
adipeuse en connexion plus ou moins intime avec les plans sus et
sous-jacents. Si, maintenant, libérant l'anneau par sa périphérie, on
examine sa face interne ou profonde, on la trouve renforcée de fibres
arquées qui épaississent sa bordure et souvent se confondent totalement avec elles; le bord supérieur ou cintré de la lumière sur cette
face interne de l'anneau est libre d'adhérences, tandis que, sur le bord
inférieur ou horizontal, s'insèrent quatre cordons fibreux, vestiges de
l'ouraque, des artères ombilicales et de la veine ombilicale. Les
deux artères, situées symétriquement de part et d'autre de l'ouraque,
se dirigent en bas, comme ce cordon, vers la vessie, en contractant
des adhérences intimes avec les tissus voisins; au contraire, la veine
remonte, en haut et en arrière, du côté du foie dans l'épaisseur du
ligament falciforme, où elle est beaucoup plus lâchement unie au
méso qui l'enveloppe. Entre le point d'implantation de ces cordons
au rebord inférieur de l'anneau se creuse une fossette minuscule inconstante, la fossette intervasculaire, que l'on a trouvée exceptionnellement distendue en cupule par des hernies ou par de l'ascite.
Reste le plan profond, le péritoine pariétal qui tapisse l'anneau
comme le reste de la paroi abdominale, sans présenter ni modifications
dans son épaisseur ou dans sa consistance, ni adhérences spéciales
avec cet anneau ; souvent même une nappe graisseuse l'en sépare chez
les sujets obèses.

Telle est la disposition schématique de la cicatrice ombilicale de
l'adulte : un orifice dans la ligne blanche, fermé en dehors par la
peau, en dedans par le péritoine. Dans ces conditions, il est certain
que si l'omphalocèle se produit par cet orifice, elle ne parcourt aucun
trajet interstitiel dans la paroi, et se réduit à une simple éventration.

Mais, chez un grand nombre de sujets (143 sur 200, Hugo Sachs),
à la face externe du péritoine on trouve, en outre, des fibres transversales de renforcement, émanées à droite et à gauche de l'aponévrose
commune, à la face profonde des muscles droits. Ces fibres sont
intimement soudées à la séreuse et passent en pont sur la ligne
blanche, dont elles restent séparées par un espace virtuel garni de
tissu cellulaire lâche. Elles représentent le *fascia ombilicalis de
Richet*. En haut, elles se perdent d'ordinaire dans la ligne blanche et
dans la gaine des droits à 4 ou 5 centimètres au-dessus de
l'ombilic, sans délimiter d'orifice net. Leur bord inférieur, au contraire, est très souvent tranchant. Il soulève le péritoine pour donner
soit un pli saillant, à concavité inférieure, soit un véritable diverticule, qui remonte entre le fascia ombilicalis et la ligne blanche.
Suivant le niveau auquel s'arrête le bord inférieur, l'orifice ombilical
est protégé ou non par le fascia : tantôt ce dernier affleure seulement
le bord supérieur de l'anneau, tantôt il recouvre partiellement l'orifice,
tantôt enfin il descend au-dessous de lui ; on comprend que, avec cette

dernière disposition, l'effraction de l'anneau par les hernies soit beaucoup moins facile qu'avec les deux premières. Voici, d'après Hugo Sachs, leur fréquence relative : sur 200 enfants de un mois à un an examinés à ce point de vue, le fascia ombilicalis existait 143 fois ; 25 fois seulement il doublait totalement l'ombilic, 95 fois partiellement, et 19 fois il laissait l'orifice totalement à découvert, exposé sans soutien à toutes les causes de distension.

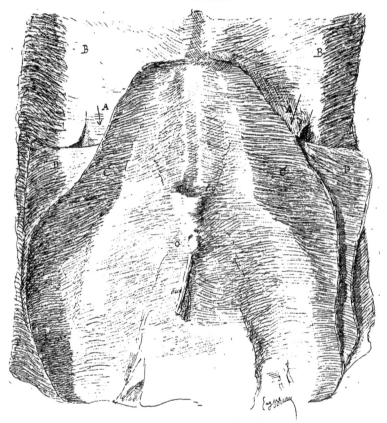

Fig. 103. — Canal ombilical. — A, gaines du droit antérieur ; B, aponévroses et muscles grands obliques ; C, aponévroses et muscles transverses ; D, aponévrose et muscle petit oblique ; O, ombilic ; *fo*, fascia ombilicalis ; *our*, ouraque. (Pièce sèche représentant les parois abdominales antérieures vues par le ventre, préparée par M. Jaboulay.)

Mais le fascia ombilicalis n'a pas que ce rôle de protection : l'espace laissé libre entre ses fibres propres et la face postérieure de la ligne blanche représente un véritable canal (*canal ombilical*), d'ordinaire oblitéré par en haut, ouvert par en bas, parfois, au contraire, ouvert en haut et fermé en bas, dans lequel l'intestin peut s'engager pour venir faire saillie à l'ombilic, après avoir parcouru, dans l'épaisseur de la paroi abdominale, un trajet plus ou moins long. Cet engagement de l'intestin se réaliserait parfois aussi à travers l'écartement accidentel ou congénital des fibres de la paroi postérieure du canal.

Tel serait le type des hernies ombilicales indirectes, décrit par Richet, Gosselin, Duplay, et dont la réalité a donné lieu à tant de discussions. Que Richet ait été trop intransigeant en affirmant l'existence constante de ce canal dans la plupart des hernies ombilicales de l'adulte, cela n'est pas douteux ; mais, d'autre part, la possibilité de cette existence ne saurait être mise en doute, comme l'avaient prétendu Pierron et Michel (de Nancy) dans la thèse de Richard. En voici un cas des plus nets qu'il m'a été donné d'observer sur le vivant, et qui a confirmé les données de plusieurs de mes dissections (fig. 103) :

Un jeune homme de dix-neuf ans, porteur d'une hernie ombilicale marronnée en même temps que d'une hernie inguinale congénitale subit la kélotomie pour des accidents d'étranglement, dans son omphalocèle. Après ouverture du péritoine au voisinage de la hernie par une incision verticale, l'exploration de l'orifice interne à la sonde cannelée conduisait dans un trajet obliquement ascendant de 4 à 5 centimètres de longueur et qui débouchait dans la cavité abdominale. D'autre part, une seconde incision verticale de la paroi antérieure de l'abdomen, pratiquée directement sur la hernie et suivant une hauteur égale à celle du trajet sous-péritonéal, montrait ce dernier fermé en arrière par une membrane fibreuse, soudée en bas au pourtour de l'ombilic, et se terminant en haut par un rebord libre à contours falciformes. L'épiploon hernié remplissait ce canal pour venir déboucher à la cicatrice ombilicale.

L'existence du canal ombilical rend compte également de faits beaucoup plus rares signalés par Terrier, Sänger, Quénu, Savariaud, Demons et Binaud, où le sac de la hernie ombilicale présentait un *diverticule propéritonéal* soit au-dessus (Sänger), soit au-dessous de la cicatrice (Terrier, Demons et Binaud). Dans ce diverticule profond de 6 à 8 centimètres s'étaient engagées, tantôt une anse intestinale (2 cas), tantôt simplement des masses épiploïques en continuité directe avec le contenu du sac principal.

La hernie ombilicale indirecte de Richet sert de transition entre les omphalocèles proprement dites et les *hernies adombilicales* de J.-L. Petit, Richter, Scarpa. Pour ces derniers chirurgiens, en effet, jamais l'intestin ne franchissait l'anneau ombilical lui-même ; il s'engageait dans un orifice très voisin, mais distinct du précédent. Comme l'opinion de Richet, cette dernière est trop exclusive : elle repose seulement sur ce fait que, assez souvent, l'on observe des hernies de la ligne blanche au voisinage de l'ombilic, soit isolément, soit en concomitance avec une hernie ombilicale vraie.

En résumé, on peut observer au niveau de l'ombilic, par ordre de fréquence décroissante :

1° Des *hernies directes*, ou de faiblesse, passant à travers l'anneau et dues à la distension progressive de la cicatrice.

2° Des *hernies indirectes*, probablement dues à une disposition congénitale, cheminant dans le canal ombilical de Richet.

3° Enfin des *hernies directes compliquées*, soit d'une hernie de la ligne blanche à travers un orifice très voisin de l'ombilic, soit d'un diverticule sacculaire propéritonéal.

Le trajet des diverses hernies ombilicales étant ainsi défini, si l'on envisage maintenant la disposition du ou des anneaux, on constate qu'elle est des plus variables. Dans les hernies adombilicales, l'anneau, orifice accidentel de la ligne blanche, garde toujours des dimensions restreintes. De même, dans les hernies ombilicales indirectes, il est rare que l'orifice herniaire soit largement ouvert. Dans les hernies de faiblesse, au contraire, la cicatrice ombilicale se distendant progressivement, les contours de l'anneau s'élargissent de plus en plus, au point d'admettre parfois plusieurs doigts ou exceptionnellement la main entière. Et, comme la fixité et les adhérences de ces contours aux organes voisins sont beaucoup plus marquées sur la moitié inférieure de l'anneau que sur la moitié supérieure, il arrive que la hernie soit segmentée en deux ou trois folioles, dont les nervures, en dépression, correspondent à l'ouraque et aux artères ombilicales. La veine ombilicale, plus lâchement unie aux tissus voisins, suit beaucoup plus facilement l'ampliation de la hernie; et ce n'est que dans certaines omphalocèles énormes que son cordon se dessine en creux à travers les téguments. Quand la fossette intervasculaire elle-même a été distendue, on peut la reconnaître au petit dôme qu'elle forme parfois au sommet du sac. Enfin, suivant la disposition des fibres du fascia superficialis, qui relient les contours de l'anneau à la face profonde de la peau, le pourtour de la hernie peut être diversement festonné.

Dans les hernies indirectes récentes, il est encore possible de distinguer facilement chacun des anneaux aux deux extrémités du trajet; à la longue, pourtant, de même que dans les hernies inguinales et crurales, les deux orifices se rapprochent et tendent à se fusionner à mesure que la longueur du trajet diminue : d'où la difficulté de reconnaître, à ce moment, si la hernie fait issue directement à travers la cicatrice ombilicale, ou si elle passe d'abord par un canal ombilical. Cette apparence est une des raisons pour lesquelles on a pu nier l'existence des hernies caniculées.

Le *sac* subit par la distension des transformations parallèles. Il n'est plus question aujourd'hui de croire, avec Dionis, Garengeot, Petit, Richter, que l'omphalocèle des adultes puisse jamais être totalement dépourvue de sac. Au début, le sac existe toujours; mais alors, déjà, il adhère à la face profonde de la peau, et sa dissection est très délicate. Plus tard, comme sa fusion avec le pourtour de l'anneau fibreux l'empêche de glisser sur la hernie qui s'accroît, la séreuse s'amincit, en même temps que sa doublure fibreuse s'éraille par éclatement, ou au contraire s'épaissit par inflammation. Dans le premier cas, le passage d'un peloton épiploïque ou le pincement latéral d'une anse deviennent possibles à travers la séreuse fissurée; et dans le second cas, on peut trouver le revêtement séreux détruit plus ou moins largement et le sac très épais, presque exclusivement fibreux et fusionné avec son contenu. C'est ce qui arrive surtout dans les vieilles hernies, au niveau desquelles la peau a été excoriée et ulcérée par les frottements; car dans toutes ces hernies ombilicales de l'adulte le sac n'est séparé de la peau que par une mince lame de tissu cellulaire, et parfois par une boule graisseuse, dont le rôle dans la production de la hernie, par traction sur le péritoine, est au moins discutable.

Le collet du sac est constitué par l'anneau ombilical lui-même, toujours adhérent à ce niveau, surtout dans la moitié inférieure de sa circonférence. Mais, à côté de ce collet proprement dit, on peut rencontrer, dans les hernies ombilicales étranglées, d'autres cloisonnements ou agents de striction. Ils sont dus soit à des adhérences épiploïques avec le sac, soit à des enroulements en anse de la veine ombilicale autour du contenu de la hernie (Cloquet, Duplay), soit enfin à des perforations produites dans les divers replis péritonéaux de l'épiploon et des mésos : l'agent d'étranglement doit être cherché alors dans l'intérieur du sac lui-même, surtout si l'on constate que le pédicule de la hernie est peu serré. Pourtant, l'existence de semblables cloisonnements ne se révèle parfois par aucun signe extérieur, et on ne la constate qu'au cours d'une opération de cure radicale, pratiquée en dehors de tous phénomènes d'étranglement.

Au point de vue du contenu du sac, il faut distinguer les petites hernies marronnées et les grosses omphalocèles. Pendant très longtemps les premières ne renferment que de l'épiploon, et, par intermittences, une portion d'anse intestinale; exceptionnellement (Gayraud, Gosselin, Polaillon), l'intestin seul était hernié, sans être accompagné par l'épiploon. Elles sont réductibles, d'ordinaire, en totalité, quoique très vite leur contenu contracte des adhérences avec le sac. Dans les grosses hernies, ces adhérences sont la règle; et presque toujours, avec l'épiploon, on trouve ici soit une ou plusieurs anses grêles, soit une portion du côlon transverse avec son méso distendu, soit même une portion de la grande courbure de l'estomac progressivement attirée par le grand épiploon. La présence d'un cæcum a été signalée à diverses reprises : dans un cas de hernie ombilicale enflammée nous sommes arrivés sur un appendice incarcéré dans la hernie, et ulcéré au centre d'un abcès sur le point de s'ouvrir à la peau.

A titre de curiosité, enfin, on a reproduit dans tous les traités classiques les observations de Léotaud et Murray, où l'utérus gravide avait, au cours de son ascension, progressivement réduit les viscères contenus dans une volumineuse hernie ombilicale pour prendre enfin

leur place et venir bomber à travers la cicatrice énormément distendue, constituant une *hystérocèle ombilicale*.

Étiologie.

Dans son étude statistique sur les diverses hernies, M. Berger donne
pour l'omphalocèle les chiffres suivants : sur 10 000 cas compulsés,
la hernie ombilicale compte, dans la proportion générale, pour
11 p. 100, savoir :

	Au-dessus de 15 ans en pour 100.	Au-dessous de 15 ans en pour 100.	Ensemble en p. 100.
Hommes.............	2,15	22,42	5,46
Femmes.............	22,16	65,24	27,34
Ensemble......	7,45	31,02	11,02

D'après les publications de la Société des bandages de Londres,
cette proportion serait beaucoup moins élevée; elle correspondrait
seulement à 3, 20 p. 100 de l'ensemble de toutes les hernies observées
à tous les âges. Et Macready ajoute que, suivant le sexe, la fréquence
varie de 1,14 p. 100 (homme) à 15 p. 100 (femme).

Malgré l'écart de ces statistiques, une constatation s'en dégage :
c'est que la hernie ombilicale se rencontre beaucoup plus fréquemment *chez la femme*. La hernie ombilicale isolée peut même être considérée comme l'apanage des femmes grasses, à parois abdominales
relâchées par des grossesses multiples : M. Berger compte que sur
494 hernies ombilicales observées dans le sexe féminin au-dessus de
l'âge de quinze ans, 438 fois la hernie ombilicale existait seule. Dans
14 cas elle était associée à une hernie inguinale simple, dans 20 cas
à une hernie inguinale double, dans 13 cas à une hernie crurale, dans
2 à une hernie crurale double, dans 2 autres à une hernie de la ligne
blanche. Ce dernier chiffre serait probablement inférieur à la réalité
si l'on comptait parmi les hernies de la ligne blanche celles qui se
produisent tout au voisinage de la cicatrice ombilicale, et qui avaient
été décrites comme des hernies adombilicales.

Sur ces 494 femmes, 429 avaient eu des grossesses et 377 des grossesses multiples : la plupart des dernières remarquaient elles-mêmes
que chaque grossesse nouvelle ou plutôt chaque accouchement avait
été l'occasion d'une augmentation du volume de leur hernie se produisant surtout pendant les dernières semaines et après les efforts de
la parturition. Chez plusieurs femmes qui n'avaient pas eu d'enfants,
l'apparition et l'accroissement de la hernie s'étaient trouvés favori-
sés par le développement de grosses tumeurs abdominales, fibromes,
kystes ou tumeurs solides de l'ovaire. M. Berger démontre enfin, par
un tracé des plus caractéristiques, comment l'omphalocèle de la femme,
excessivement fréquente durant les premières années de la vie, où elle

correspond à un défaut d'occlusion de l'anneau ombilical, devient très rare jusqu'à la trentaine, du fait des guérisons spontanées qui se produisent pendant la deuxième enfance, pour réapparaître brusquement vers la quarantaine comme conséquence des grossesses répétées et de l'obésité.

Chez l'homme, les conditions d'apparition et les degrés de concomitance avec d'autres hernies diffèrent complètement. Sauf chez les vieillards obèses, à ventre tombant, où la pathogénie de l'omphalocèle est la même que chez la femme, presque toujours ici la hernie ombilicale est associée à des hernies inguinales congénitales, ordinairement doubles. Sur 134 cas (Berger), 15 fois seulement l'omphalocèle existait seule; dans les 119 autres, elle se combinait 12 fois à une hernie inguinale simple, 95 fois à des hernies inguinales doubles. Et comme au-dessus de quinze ans l'apparition de la hernie ombilicale chez l'homme est exceptionnelle, et que, d'autre part, les hernies directes de la première enfance par défaut de cicatrisation de l'anneau guérissent spontanément chez lui comme chez la femme; enfin, comme la plupart des omphalocèles canaliculées ont été signalées dans le sexe masculin, il est permis de conclure que l'omphalocèle de l'homme adulte doit être rapprochée des hernies inguinales congénitales qui l'accompagnent presque toujours, et qu'elle est due comme ces dernières à l'inocclusion d'un canal péritonéal, qui est ici le canal ombilical. — L'engagement de l'intestin dans ce canal est d'ordinaire réalisé à la suite d'un effort ou d'un mouvement brusque : aussi les étranglements d'emblée ne sont-ils pas exceptionnels dans ces hernies congénitales.

Symptômes. — Les signes classiques de l'omphalocèle sont ceux de toutes les hernies: la tumeur siège au niveau de la cicatrice ombilicale, ordinairement déplissée et saillante. La station verticale prolongée et les efforts la maintiennent en dehors et accroissent progressivement son volume, tandis que le décubitus horizontal et la pression de la main à plat, dirigée d'avant en arrière, en déterminent la réduction, avec ou sans gargouillement, tant qu'il n'y a pas d'adhérences entre le sac et son contenu. La hernie réduite, les contours rigides de l'anneau sont facilement perceptibles au doigt à travers la peau du nombril.

Ces signes physiques ne sont pas toujours aussi nets, surtout chez les sujets obèses, dont la cicatrice occupe normalement le fond d'une dépression considérable, au sein de la couche graisseuse sous-cutanée ; si bien que chez eux la hernie peut déplisser notablement cette cicatrice sans pourtant former de relief à l'extérieur. Dans ces cas, l'examen du malade placé debout et de profil, suivant la pratique de Vidal (de Cassis), permettra de constater la moindre déformation de la région ; de plus, en cherchant à attirer en avant la peau de la région ombilicale saisie largement, comme pour la détacher des plans profonds, souvent on mettra en évidence dans la profondeur le léger relief d'une hernie enfouie dans la graisse ; toujours d'après Vidal (de Cassis), enfin, l'auscultation ferait percevoir durant les grandes expirations du malade soit un léger gargouillement lorsqu'une portion d'anse intestinale occupe la hernie, soit plutôt un frémissement dû au frottement les uns sur les autres des lobules adipeux de l'épiploon.

Mais ces hernies enfouies sont encore plus facilement soupçonnées par les signes fonctionnels qu'elles déterminent d'ordinaire avec une intensité considérable, étant donné leur faible volume.

De même que les petites hernies de la ligne blanche, elles causent des troubles réflexes divers : douleurs et élancements à la pression, névralgies spontanées de la paroi abdominale, pesanteur et flatulence après les repas, constipation opiniâtre, etc. — D'après ce que j'ai pu observer, ces signes subjectifs sont surtout accentués dans les *hernies congénitales canaliculées* de l'homme adulte : rapprochés des conditions d'apparition de l'omphalocèle, ils pourraient en faire soupçonner l'origine exacte.

Quant aux *hernies adombilicales*, Richter prétendait les reconnaître aux caractères suivants : « L'anneau ombilical est rond, et la hernie qui passe à travers a cette forme ; la fente dans la ligne blanche est toujours allongée, et la hernie qui passe à travers l'est aussi. Les bords de l'anneau ombilical sont plus épais, plus fermes, que ceux de la fente dans la ligne blanche. L'on peut, lorsque la hernie n'est pas trop volumineuse et ne recouvre pas entièrement l'anneau ombilical, sentir ordinairement cet anneau sur le côté de la hernie. » De toutes ces distinctions, la dernière seule a une réelle valeur ; et il vaudra mieux rechercher au palper la situation exacte de l'orifice herniaire par rapport à l'anneau ombilical, que de s'en remettre, comme le faisait Gosselin, à l'aspect extérieur de la cicatrice. Suivant Gosselin, dans les hernies adombilicales la cicatrice n'est pas déplissée, car ce n'est pas elle qui supporte directement les efforts de distension ; de plus, elle reste dans sa situation normale ou, quand elle se déplace, c'est du côté opposé à celui où s'est développée la tumeur herniaire.

Telles sont les hernies de petit et de moyen volume. Les grosses hernies de faiblesse ont une symptomatologie beaucoup plus variée, suivant qu'elles contiennent simplement de l'épiploon, ou une portion du côlon, de l'estomac, de l'intestin grêle, voire le cæcum ou l'utérus. Il est d'ordinaire impossible de préciser à l'examen extérieur quelle est la portion du tube digestif qui se trouve engagée dans l'anneau ; toutefois on pourra soupçonner la présence de l'estomac au son tympanique et aux vomissements très rapprochés des repas. Les hernies les plus grosses ne sont pas les plus douloureuses ; mais ce sont celles qui donnent lieu aux complications les plus nombreuses et les plus graves.

Complications. — Par leur propre poids, ces hernies tendent à tomber sur l'hypogastre dont les parois relâchées s'étalent elles-mêmes si souvent *en tablier* sur le haut des cuisses chez les femmes obèses. Et comme presque toujours, à ce moment, il y a des adhérences entre le sac et son contenu, les malades accusent une sensation de pesanteur gênante, des tiraillements, des douleurs coliquatives revenant par accès et s'accompagnant de vomissements et de nausées, sans que l'on constate d'ailleurs des signes d'étranglement vrai : il peut même arriver que de telles hernies puissent se réduire en totalité et rester contenues par un bandage. Mais d'ordinaire, en même temps que ces grosses hernies deviennent plus douloureuses, on les trouve plus tendues, comme empâtées, avec de l'œdème des téguments à leur niveau, très sensibles à la pression qui ne peut en diminuer le volume. Cette irréductibilité temporaire s'accompagne souvent de constipation opiniâtre et de suppression du passage des gaz par l'anus, en somme de tous les signes d'étranglement. Et pourtant si de tels malades restent au repos, avec de la glace sur leur hernie, on peut voir ces phénomènes douloureux rétrocéder, le cours des gaz et des matières se rétablir, la réduction partielle des viscères s'opérer, bref tout cet orage se calmer. Il s'agissait alors d'un *engouement* passager, dû soit à une inflammation modérée du contenu de la hernie, soit à la formation d'adhérences nouvelles à l'intérieur du sac, soit enfin à la torsion temporaire des anses herniées dans le sac. Mais si l'engouement est plus fréquent dans les hernies ombilicales que dans les autres hernies, il ne faut pas, à l'exemple de Broca, Mugnier, etc., douter de leur étranglement vrai et conseiller l'expectation en présence de tels accidents, car ce serait s'exposer à de cruels mécomptes.

L'*étranglement* des hernies ombilicales est réel sinon très fréquent. Bryant, sur 100 cas de hernies étranglées, donne 6 ombilicales seulement pour 50 inguinales et 44 crurales ; mais ces chiffres indiquent seulement la plus grande fréquence absolue des hernies inguinales et crurales, étranglées ou non ; on devrait y joindre, pour obtenir une proportion exacte, nombre de hernies ombilicales dites engouées. Rien de plus complexe, d'ailleurs, que la pathogénie de ces étranglements.

Tantôt, dans les petites hernies, l'obstacle siège au collet du sac, c'est-à-dire à l'anneau ombilical ; — tantôt, dans les hernies canaliculées, la striction de l'intestin s'opère dans le trajet du canal ombilical ; — dans les grosses hernies, enfin, l'étranglement se fait aussi souvent à l'intérieur même du sac qu'à l'anneau ; ses causes peuvent être les mêmes que celles de l'engouement, mais à un degré de plus ; l'irréductibilité est due, soit à des brides inflammatoires donnant une obstruction par coudure ou par volvulus (Berger), soit à des tractions sur l'intestin par l'épiploon adhérent au sac, soit au pincement d'une anse dans un trou de l'épiploon, dans une éraillure ou dans un diverticule du sac (Astley Cooper), soit à plusieurs de ces causes réunies.

L'aspect clinique de ces divers types d'étranglement varie naturellement avec leurs causes ; aux hernies de faible volume, canaliculées ou non, revient l'étranglement aigu, par pincement latéral, qui détermine des vomissements fécaloïdes précoces, de l'anurie, de la gangrène rapide de l'intestin, et un état général grave. C'est à ce type sans doute que songeaient les anciens chirurgiens quand ils portaient un pronostic si sévère pour toutes les exomphales étranglées. Dans les hernies de moyen volume, les troubles mécaniques ne sont déjà plus les seuls qui frappent à l'examen ; mais les signes inflammatoires de l'engouement, empâtement profond, aspect luisant et œdème des téguments s'y adjoignent fréquemment ; en même temps, l'évolution des accidents ne se fait plus d'une manière aussi foudroyante et, pendant plusieurs jours avant que l'étranglement absolu soit affirmé par la suppression définitive des matières et des gaz, le malade accuse des phénomènes douloureux. dans sa hernie, un ballonnement pénible, qui cessent momentanément à la suite d'une débâcle fécale.

Cet établissement progressif de l'obstruction, pour aboutir à l'*étranglement consécutif*, est la caractéristique de l'incarcération des grosses hernies ombilicales dont le sac renferme beaucoup d'épiploon et qui sont depuis longtemps partiellement irréductibles. Le malade qui a déjà subi plusieurs de ces crises de péritonite herniaire ne s'en préoccupe pas tout d'abord ; il utilise de son chef les moyens par lesquels il faisait d'ordinaire céder l'obstruction ; et ce n'est qu'après l'échec du repos dans le décubitus, des grands lavements et des applications de glace, qu'il a recours au chirurgien. Dans ces cas, la hernie est peu tendue, l'anneau modérément serré ; l'on reconnaît parfois au point maximum de la douleur et à la disposition des anses intestinales que l'obstacle siège à l'intérieur même du sac. Ce diagnostic de localisation est le seul possible ; on ne saurait songer en effet à distinguer les troubles de la péritonite herniaire de ceux qui reviennent à l'occlusion par adhérences ou à la coudure par brides. Dans cette dernière hypothèse cependant, de même que s'il s'agit de l'engagement de l'intestin dans un orifice accidentel du sac, bien que l'obstacle semble siéger ailleurs qu'à l'anneau, les phénomènes d'obstruction revêtent une acuité qui doit faire songer à un étranglement par coudure brusque. De telles délicatesses de diagnostic n'ont plus leur raison d'être aujourd'hui où il est de règle d'intervenir pour toute hernie ombilicale irréductible et douloureuse, à plus forte raison quand elle s'accompagne d'obstruction.

On serait plus embarrassé si les phénomènes inflammatoires prédominaient de façon à en imposer pour un phlegmon superficiel de l'ombilic par rétention sébacée, ou pour un abcès de la loge de

Heurtaux et de la cavité de Retzius (Bouilly). Chez un de nos malades une exomphale étranglée et suppurée simulait à s'y méprendre une de ces tumeurs enflammées et ulcérées de l'ombilic, que l'on observe secondairement à la généralisation péritonéale des cancers viscéraux (estomac, intestin). Chez un autre, les signes de l'étranglement étaient dus à de la péritonite herniaire par perforation de l'appendice dans le sac. Enfin, exceptionnellement, chez des sujets très nerveux, de petites hernies adombilicales avec pelotons graisseux irréductibles ont déterminé des douleurs et un ballonnement tels que l'on a cru à une exomphale étranglée.

D'autres complications peuvent survenir à la suite d'altérations diverses du sac et des téguments sus-jacents, qui lui adhèrent toujours étroitement. Chaque altération du sac retentit sur la peau et réciproquement. De ce fait, la rupture spontanée de la hernie peut être réalisée par deux processus différents : tantôt les excoriations de la peau, déterminées par le port prolongé d'un bandage malpropre ou par le frottement des vêtements, aboutissent à l'ulcération du sac ; tantôt l'amincissement progressif des enveloppes de la hernie par distension excentrique atteint un degré tel qu'elles se rompent par éclatement au cours d'un effort et que les viscères herniés font issue au dehors ; Pillkington fut assez heureux, chez un malade dont l'exomphale venait ainsi d'éclater, pour obtenir la réintégration immédiate des viscères et faire du même coup une cure radicale. Mais d'ordinaire, quand le chirurgien est appelé, le contenu du sac a été infecté, et une péritonite limitée au sac ou généralisée à tout l'abdomen l'empêche d'intervenir. A plus forte raison, l'infection du sac sera-t-elle à peu près fatale quand sa perforation se sera produite de dehors en dedans, consécutivement à des ulcérations cutanées.

Diverses modifications enfin ont été notées dans le contenu du sac lorsque la hernie ombilicale vient à se compliquer d'une ascite de la grande séreuse (cirrhose, tumeur abdominale). A mesure que la quantité du liquide ascitique augmente, si les viscères herniés n'ont que de faibles adhérences avec le sac, ils tendent à rentrer dans l'abdomen et arrivent parfois ainsi à une réduction complète. Alors le liquide ascitique les remplace dans le sac ; et, dans un pareil cas, L. Bérard (1) a signalé la production d'un véritable kyste sacculaire fermé du côté de l'abdomen, par rétraction ultérieure de l'anneau ombilical.

Traitement. — Très délicate d'ordinaire est la contention des hernies ombilicales de l'adulte par un bandage ; souvent, en effet, les petites hernies restent partiellement enfouies sous des bourrelets cutanés qui empêchent la coaptation exacte de l'appareil ; et les grosses, entraînées dans la chute générale des parois de l'abdomen relâchées,

_____

(1) L. Bérard, *Province médicale*, 1896.

n'offrent à la pelote aucune surface de prise résistante. Aussi a-t-on multiplié encore plus ici qu'ailleurs les modèles dc bandages destinés à maintenir réduites ces diverses hernies (1).

Pour les exomphalcs de petit volume, tous ces bandages (fig. 104)

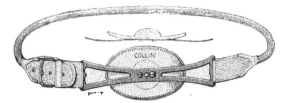

Fig. 104. — Banda3e de Dolbeau à ceinture cylindrique inextensible, pour hernie ombilicale des adultes.

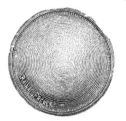 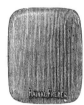

Fig. 105.   Fig. 106.   Fig. 107.

Fig. 105, 106, 107. — Pelotes ombilicales.

peuvent se ramener au type suivant : une pelote arrondie ou ovalaire à grand axe transversal assez large pour reposer sur le bourrelet cutané qui entoure la hernie; au centre de cette pelote, une demi-sphère à la fois un peu élastique et résistante, de dimensions supérieures à celles de l'anneau, de façon à l'oblitérer exactement après la réduction du contenu du sac. La pelote (fig. 105, 106, 107) est montée elle-même sur un ressort qui l'applique d'avant en arrière contre la paroi abdominale, et dont les extrémités sont adaptées à une ceinture de tissu élastique. Les modèles usités sont ceux de Dolbeau et de Drapier : « Dans le bandage de Dolbeau, la pelote, pourvue au centre d'une demi-sphère qui vient combler l'anneau ombilical, est attachée à une lame fenêtrée, d'acier, faisant ressort, placée en avant de la pelote, à l'écusson de laquelle elle se rattache, et qu'elle déborde à droite et à gauche de quelques centimètres seulement. Aux extrémités de ce ressort est fixée une sangle, ou bien encore un fort tube en caoutchouc qui fait le tour de la .ceinture et que l'on serre à volonté. Dans le bandage Drapier, la pelote ombilicale est supportée par deux ressorts latéraux mobiles qui viennent prendre leur point d'appui en arrière, sur deux pelotes plus petites placées des deux côtés de la colonne vertébrale et réunies par une patte en cuir. » (Berger.)

(1) Voy. J. et L. Rainal, Le bandage herniaire, 1899.

Pour les hernies plus volumineuses, le même type de bandage (fig. 108, 109, 110, 111) est applicable seulement dans les cas rares où la hernie est réductible en totalité, et où elle ne se complique pas d'une chute notable de la paroi abdominale. Dès que la paroi est relâchée, il faut d'abord la soutenir avant de songer à contenir l'exomphale ; or toutes les ceintures hypogastriques en tissu élastique imaginées à cet effet, sauf peut-être les derniers appareils proposés par M. Berger, sont assez coûteux, d'un entretien difficile, et leur application est délicate (1). Si, en effet, l'on veut répartir également les pressions à la fois sur la surface totale de la ceinture et sur la pelote centrale, il est nécessaire d'y adjoindre des bretelles et des sous-cuisses dont la disposition varie presque avec chaque malade.

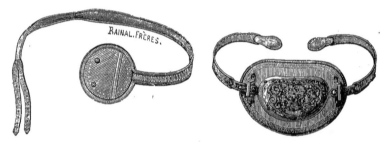

Fig. 108. — Bandage pour hernie ombilicale   Fig. 109. — Bandage pour hernie
           chez l'adulte.   ombilicale.

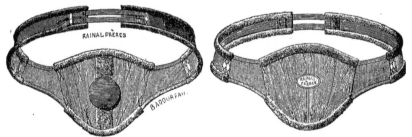

Fig. 110.   Fig. 111.

Fig. 110 et 111. — Bandage pour hernie ombilicale.

Quand la hernie est complètement réductible, aux difficultés de la contention viennent s'ajouter les douleurs déterminées par la compression prolongée du sac. Il faut alors renoncer aux tentatives de réduction complète, et remplacer la pelote ombilicale par une plaque concave moulée sur la hernie que l'on aura préalablement ramenée à son plus petit volume en faisant garder au malade pendant quelque temps le décubitus horizontal. Dans les hernies volumineuses, avec une masse énorme d'épiploon irréductible tombant en bourse

(1) P. Berger, *Bull. de la Soc. de chir.*, t. XII, 1886, p. 219.

sur l'hypogastre, le mode de contention le moins illusoire consiste dans un simple filet qui tient lieu de suspensoir et qui s'oppose du moins à l'engagement de nouvelles quantités d'épiploon dans le sac. Ici, à plus forte raison, doit-on adjoindre à la ceinture des moyens de fixité, sous-cuisses et bretelles, d'ailleurs toujours insuffisants.

Cette insuffisance des moyens palliatifs semblerait donc imposer la cure radicale comme une règle formelle chez tous les sujets porteurs d'une exomphale d'un certain volume incomplètement réductible ou douloureuse; malheureusement, c'est précisément dans ces cas que l'opération sanglante, elle aussi, devient délicate et même expose le patient à de réels dangers. Cette opération néanmoins a été pratiquée dès l'antiquité et décrite par Celse, Oribase, Avicenne, etc., d'après leurs deux techniques générales: soit la ligature préalable du pédicule avec ou sans excision secondaire de la hernie, soit, comme aujourd'hui, l'incision du sac, son excision après la réduction de son contenu, la suture de l'anneau et des parties molles au-dessus. Segond, dans sa remarquable thèse, a fait un historique complet de ces divers modes opératoires, qui furent peu à peu délaissés plus près de nous pour ne reparaître avec quelque faveur qu'à la période anti-septique.

A la fin du siècle dernier et dans la première moitié de celui-ci, malgré les protestations de Desault, Sanson, Martin (de Lyon), Stoltz, Bou-chacourt, etc., les chirurgiens avaient renoncé à toucher aux grosses hernies ombilicales des adultes; et encore ne traitaient-ils les petites exomphales des nouveau-nés que par la ligature du pédicule. Il ne reste heureusement de cette pratique déplorable que le souvenir des accidents (péritonite, blessure de l'intestin) auxquels elle donnait lieu; et une tentative récente de John Wood pour remettre en honneur la ligature sous-cutanée des exomphales réductibles est demeurée isolée. On peut en dire autant des injections interstitielles caustiques périherniaires que Schwalbe avait préconisées chez les jeunes enfants, bien qu'elles lui aient donné de bons résultats, sans doute en hâtant la cicatrisation spontanée de l'anneau. Chez les jeunes sujets, en effet, les hernies sont d'ordinaires petites, réductibles en totalité, souvent canaliculées; et si elles ne guérissent pas sponta-nément, il est nécessaire, pour les faire disparaître, de supprimer le trajet herniaire, ce que l'on réalise très simplement avec les pro-cédés de cure radicale actuels.

Ces procédés sont aujourd'hui très nombreux; comme pour les autres hernies, l'ingéniosité de chaque chirurgien les a multipliés. Mais on peut tous les ramener au plan opératoire général des hernies qui consiste à libérer le sac, l'ouvrir, à réduire son contenu pour exciser le péritoine exubérant, fermer l'orifice ombilical et réunir les plans sus-jacents par des sutures appropriées. Sur chacun de ces temps ont porté les modifications et les innovations des opérateurs. La

plus importante consiste dans la façon de se comporter vis-à-vis de
l'anneau ombilical; trop souvent, nous l'avons dit, cet anneau adhère
étroitement au collet du sac, dont la dissection exacte est impossible
si l'on n'empiète pas en même temps sur le tissu fibreux voisin.
Aussi, plutôt que d'avoir à libérer péniblement le collet de ses adhé-
renees, certains préfèrent-ils commencer par exciser l'anneau circulairement en dehors de lui et ouvrir ce collet par sa périphérie en
allant de dehors en dedans : tel est le principe de l'*omphalectomie*, pratiquée déjà depuis longtemps par le Dr Mollière (1) dans la kélotomie
des exomphales étranglées, mais érigée en méthode réglée et définitive
par Condamin, qui a mérité de lui donner son nom. Diverses autres
modifications se rattachent aux sutures de la paroi destinées à
oblitérer l'orifice herniaire; on a commencé par un seul plan de
suture comprenant toutes les parties molles; ensuite on a adossé par
un, puis par deux plans spéciaux les aponévroses; enfin on s'est
servi des muscles grands droits eux-mêmes, simplement rapprochés
ou partiellement entre-croisés pour assurer la solidité du bouchon
ombilical. Bradier, Roger, Baumelou, Dauriac, pour ne citer que les
auteurs des thèses les plus récentes sur ce sujet, ont étudié par le
détail chacun de ces procédés dont les auteurs sont en France :

Lucas Championnière, Terrier, Schwartz, Berger, pour la cure
radicale sans omphalectomie, — Condamin, Le Dentu pour la cure
avec omphalectomie, — Quénu, pour la suture transversale des
muscles grands droits, — et Dauriac pour la suture entre-croisée de
deux faisceaux des grands droits en avant de l'ombilic.

Voici le résumé des deux procédés principaux :

1° *Cure radicale sans omphalectomie réglée.* — J. Lucas Championnière incise la peau au point le plus voisin du pédicule; le sac,
dégagé et libéré, est ouvert largement s'il n'y a pas d'adhérences
perceptibles, son contenu réintégré dans l'abdomen. Le collet disséqué est attiré au dehors de façon que la ligature du péritoine
porte en arrière de lui; cette ligature, simple ou en chaîne, n'intéresse
que la séreuse en avant d'elle, des points séparés à la soie rapprochent
les bords de l'anneau fibreux. Un plan plus superficiel adosse en les
plissant, en avant de l'anneau fermé, les feuillets de l'aponévrose
commune et les faisceaux internes des muscles droits; crin de
Florence pour la peau.

Tel est le schéma; mais presque toujours il est modifié à deux
temps différents. Lors de l'ouverture du sac d'abord, très fréquemment on tombe sur des adhérences étendues de l'épiploon au sac. Alors
L. Championnière préconise l'artifice suivant : il fend largement
l'orifice ombilical au point le plus abordable de l'orifice du sac,
arrive ainsi sur l'épiploon libre dans l'abdomen et le suit de dedans

(1) D. Mollière, Leçons de clinique chirurgicale, 1888, p. 478.

en dehors jusqu'aux adhérences, qu'il libère. Chacun de ces petits paquets d'épiploon disséqués est enserré dans autant de fils qu'il y a de paquets ; tous les fils sont ensuite serrés de façon à former deux à deux les maillons d'une chaîne pour éviter les dangers d'échappement.

Une autre difficulté consiste dans la suppression des adhérences du collet du sac avec l'anneau fibreux, lors de la ligature du pédicule. Si la dissection de ces adhérences, en suivant le sac, est trop laborieuse, on fendra l'anneau ombilical sur la ligne blanche, soit en haut, soit en bas, et on sectionnera en dehors les portions de l'anneau les plus solidement soudées en ménageant le collet lui-même. M. Terrier fend crucialement l'anneau ombilical pour en faciliter la séparation.

2° *Cure radicale avec omphalectomie de parti pris.* — Dans cette méthode, l'ombilic est circonscrit dès le début de l'opération par une double incision semi-ovalaire des téguments.

A ce moment, certains opérateurs (Condamin) attaquent d'un côté la gaine dédoublée des droits en dehors de l'anneau, et vont ainsi jusqu'au péritoine qu'ils incisent en dehors du collet du sac. L'incision circulaire de la gaine des droits est ensuite complétée aux ciseaux : de cette façon, l'anneau fibreux se trouve extirpé avec le sac, « comme s'il s'agissait d'une tumeur ». Ce n'est qu'après cette extirpation du sac que le collet est ouvert de dedans en dehors, et que le contenu de la hernie est traité comme il convient.

Pour la suture de la paroi, deux fils métalliques résistants placés à chaque extrémité de l'incision en rapprochent les bords ; le péritoine est fermé par un surjet à la soie, les deux aponévroses antérieure et postérieure des droits sont ensuite rapprochées par des points séparés, puis la peau est réunie par des fils métalliques.

Dans le procédé de M. Le Dentu, l'incision cutanée est unique et médiane, le sac est ouvert immédiatement et son contenu disséqué et réduit comme l'indique J. L. Championnière. Ensuite, seulement, le chirurgien introduit l'index dans l'anneau pour le distendre et l'attirer en dehors; guidant ainsi ses ciseaux, il excise cet anneau avec le collet.

Que l'on ait fait ou non l'omphalectomie, le mode de réunion de la paroi dépend avant tout des habitudes de chaque chirurgien ; ainsi Routier, qui se borne à la cure radicale simple, et Bruns, qui la complète par l'omphalectomie, réunissent tous deux la paroi en masse par un seul plan de sutures séparées. La plupart des chirurgiens considère aujourd'hui ce plan unique comme exposant aux éventrations consécutives, et lui préfèrent la suture à étages, telle que nous l'avons décrite à propos des procédés de J. L. Championnière et de Condamin. Plus récemment, Quénu, Ostermayer, Kurz, Gersuny, etc., ont à peu près en même temps indiqué un plan de sutures spécial pour

le grand droit ; et Dauriac enfin, non content de rapprocher sur la
ligne médiane les deux muscles, a détaché de chacun d'eux une
languette qu'il a fixée du côté opposé, en les entre-croisant toutes
deux au-devant de l'anneau obturé.

Il est difficile de juger en bloc la valeur de ces procédés : plus
la hernie sera petite, moins on aura besoin d'exciser ou de fendre
l'anneau pour détruire les adhérences épiploïques ; et, d'autre part,
plus on aura de facilité de réunion de la paroi, même après l'omphalectomie : aussi est-il loisible pour les petites exomphales de faire ou
non l'omphalectomie d'emblée et de limiter les sutures à deux plans,
l'un péritonéal, l'autre fibro-cutané. Pour les grosses hernies, au contraire, l'omphalectomie s'impose presque toujours, soit intégrale,
soit par segments, si l'on veut réduire facilement l'épiploon adhérent
au sac ; malheureusement, chez les femmes obèses qui sont atteintes
de ces hernies même quand la paroi abdominale est tombante, ses
dimensions transversales sont exiguës, et après l'omphalectomie on
peut avoir les plus grandes peines pour oblitérer l'orifice créé par la
plaie opératoire. L'omphalectomie d'emblée sera donc réservée aux
hernies moyennes ; dans les exomphales très volumineuses, à large
collet, on limitera au contraire l'excision de l'anneau aux proportions
strictement nécessaires pour la libération de l'épiploon. Et la réunion
de la paroi sera d'autant plus minutieuse, le nombre des plans de suture d'autant plus multiplié que l'on aura eu plus de difficultés à rapprocher les deux lèvres de la plaie ; si les tractions des fils sont très
fortes, on disposera dans chaque plan quelques points de soutien
en U, et dans le plan cutané quelques sutures capitonnées.

S'il s'agit de petites hernies canaliculées, après avoir ouvert le sac
et libéré le collet, il sera nécessaire de fendre les fibres transversales
et le péritoine sous-jacent qui constituent la face postérieure du
canal ombilical. Toujours chez les jeunes sujets on se méfiera de
cette disposition lorsque, après la dissection de l'anneau, on éprouvera
des difficultés pour amener le collet du sac au dehors ; et l'on aura
soin alors d'introduire un doigt dans l'abdomen pour explorer le
trajet de la hernie et supprimer tous les diverticules qu'on pourrait
y constater (hernies propéritonéales). La suture de la paroi n'exige
aucune précaution spéciale.

Entre des hernies aussi diverses, le pronostic opératoire immédiat
et définitif ne peut être comparable, et les statistiques d'ensemble
n'ont aucune valeur pratique. Disons seulement que Bœckel, Sänger,
Cahier, Pernice et Berger accusent une mortalité générale de 1/10,
qui porte presque exclusivement d'ailleurs sur les interventions pour
grosses hernies incomplètement irréductibles des femmes obèses ;
dans de telles conditions, non seulement l'intervention est longue et
délicate à cause des adhérences et des difficultés de réunion de la
paroi, mais il faut toujours se méfier de l'état préalable du cœur et

des poumons et n'intervenir que si ces organes sont en état de résistance suffisante. Au contraire, chez les sujets encore jeunes, de telles restrictions ne sont plus à faire et la mortalité opératoire est négligeable.

Pour les résultats définitifs, notre élève Baumelou a enregistré les chiffres suivants : 74 euros radicales d'exomphales ont donné 15 récidives. Dans 51 opérations où le volume de la hernie fut noté :

2 fois il s'agissait de hernies énormes, il y eut 2 récidives.
25   —   —   très grosses,   — 8 —
13   —   —   moyennes,   — 2 —
11   —   —   petites,   — 1 —

Ainsi qu'il était à prévoir, ce sont donc les hernies les plus petites qui s'opèrent le plus facilement et pour lesquelles on obtient les meilleurs résultats. S'il s'agit de sujets encore jeunes, résistants, l'opération s'impose pour de telles hernies, fussent-elles incomplètement réductibles, dès qu'elles deviennent gênantes ou douloureuses. A mesure que le patient avance en âge, prend de l'embonpoint et que sa hernie progresse, le pronostic devient plus sévère et les indications opératoires ne relèvent plus alors que du jugement personnel du chirurgien en présence de chaque cas spécial.

Cette liberté laissée au chirurgien d'opérer ou de s'abstenir n'existe plus aujourd'hui quand l'exomphale est étranglée. Et pourtant, il n'y a pas encore vingt ans que Terrier, par son travail désormais classique, présenté à la Société de chirurgie en 1881, a rallié à l'intervention les derniers partisans du laisser faire. Sans doute déjà lorsque, en 1861, Huguier, devant la même Société, avait préconisé l'abstention absolue, des protestations énergiques s'étaient élevées de la part de Maurice Perrin, Goyrand, Richet, Gosselin, etc., qui, reprenant les arguments de J.-L. Petit, Velpeau, Astley Cooper, Scarpa, avaient démontré la nécessité de la kélotomie précoce. Mais les échos de ce premier débat n'étaient pas allés jusqu'au grand public médical, et longtemps après encore, dans la pratique privée, la hernie ombilicale étranglée fut considérée comme au-dessus de la compétence du chirurgien. Il y avait à cela plusieurs raisons : d'abord c'est que les grosses hernies ombilicales irréductibles passent souvent par plusieurs phases d'engouement avant d'aboutir à l'étranglement vrai; aussi les partisans de la théorie générale de l'inflammation des hernies trouvaient-ils dans la rétrocession fréquente de ces accidents des raisons d'abstention à opposer aux partisans de l'étranglement mécanique, tous interventionnistes. En outre, il faut bien reconnaître que le péritoine de la région ombilicale est beaucoup plus susceptible, réagit beaucoup plus vivement à l'infection que celui du bassin au niveau des anneaux inguinaux et cruraux : les accidents de péritonite post-opératoire y sont plus fréquents et plus graves. Et c'est sans doute à

quoi faisait allusion Scarpa lorsqu'il portait pour l'exomphale étranglée
un pronostic opératoire beaucoup plus sévère que pour les autres
hernies.

Aujourd'hui, ces raisons de temporiser disparaissent devant la
connaissance plus exacte de la nature des accidents et la sécurité
que nous donne l'antisepsie ; et on doit admettre que toute hernie ombilicale présentant les signes habituels de l'étranglement, c'est-à-dire
la suppression du cours des matières et des gaz, doit être opérée
aussitôt que possible. Cette règle est sans exception pour les petites
hernies des jeunes sujets, où l'étranglement est dû presque toujours
au pincement latéral d'une anse intestinale. Dans les hernies volumineuses, il faut distinguer : la hernie présente-t-elle pour la première fois cet ensemble de phénomènes qui caractérisent l'engouement : irréductibilité, douleur, constipation absolue ? Si ces accidents
sont récents, la glace et le repos au lit en viendront peut-être à bout.
Il en sera de même pour une hernie depuis longtemps irréductible
et qui a déjà été plusieurs fois le siège de semblables accidents.
Dans ces deux cas, le chirurgien pourra attendre vingt-quatre heures,
deux jours au plus, l'effet des moyens médicaux : au bout de ce
temps, après des tentatives très modérées de taxis sous anesthésie,
il opérera.

Et alors pas de demi-mesures : toute opération incomplète, telle
que le débridement de l'anneau fibreux sans ouverture du sac
(J.-L. Petit) ou à travers une simple ponction du sac (Demarquay),
telle encore que l'incision du sac limitée au niveau de l'agent d'étranglement sur le pédicule (A. Cooper, Bryant), est illusoire. Ici
plus que jamais il faut voir clair ; que l'on fasse ou non l'omphalectomie d'emblée, ce qui sera décidé pour chaque cas d'après les considérations émises plus haut, le sac sera incisé largement, tout son .
contenu soigneusement exploré, et toutes les adhérences détruites
à son intérieur dès qu'elles paraissent gêner le moins du monde le
cours des matières ; souvent, en effet, l'obstacle est ailleurs qu'au
collet, et l'intestin s'est étranglé dans la hernie même. Cette destruction des adhérences ne va pas sans de grandes difficultés ; dans les
vieilles exomphales volumineuses, il faut souvent y renoncer, et l'anus
contre nature reste la ressource suprême quand l'état de déchéance
de l'opéré et quand la longueur de l'intestin adhérent s'opposent à
une entérectomie avec suture. On ne doit pourtant pas se dissimuler
la gravité du pronostic de l'anus contre nature ombilical, et, si l'état
général du malade le permet, on pratiquera plutôt l'entérectomie
avec suture, dût-elle porter sur une grande quantité d'intestin.

La gangrène intestinale sera traitée d'après les mêmes règles
générales par l'anus contre nature ou la résection.

Quant à la gangrène avec péritonite herniaire, si fréquente dans
les vieilles hernies engouées, d'ordinaire elle ne permettra que

l'incision du sac comme s'il s'agissait d'un phlegmon. Ainsi pourra s'établir un véritable anus contre nature spontané, dont le pronostic est beaucoup moins grave que celui de l'anus contre nature chirurgical. Cependant, si la hernie était peu considérable, renfermait peu d'épiploon, on tenterait la cure radicale avec résection de l'anse sphacélée, excision de tout l'épiploon enflammé et de tout le sac. Dans presque tous les cas d'omphalocèle étranglée, nous établissons un drainage à la Mikulicz, après la kélotomie; au bout de huit jours, les tampons sont enlevés et l'on fait la suture de la paroi abdominale.

La statistique suivante de O. Vulpius, malheureusement globale, donne une idée du pronostic de la kélotomie pour exomphale étranglée : 55 cas avec 9 morts, dont la plupart reviennent sans doute aux hernies volumineuses. Lejars, en 1896, sur 19 kélotomies ombilicales personnelles, relève 7 morts; mais, ainsi qu'il le fait observer, cette énorme mortalité de 37 p. 100 doit être attribuée surtout au retard apporté par les patients à venir consulter le chirurgien. Plusieurs de ses opérés en effet moururent d'un véritable empoisonnement stercoral; et chez d'autres, bien que l'obstacle fût levé, les phénomènes d'occlusion n'en continuèrent pas moins à évoluer, à cause de l'iléus paralytique développé par l'incarcération prolongée de l'intestin. La précocité de l'intervention est donc la condition primordiale du succès.

IV

HERNIES RARES

I. — HERNIES DIAPHRAGMATIQUES (1).

Ce n'est guère qu'à partir de 1842 qu'on trouve une étude de cette variété de hernie. Duguet étudie, en 1855, la hernie diaphragmatique congénitale. Boussac s'occupe surtout de son étranglement. Meunier reprend la question de la hernie congénitale. A. Després écrit un bon article sur ce sujet. Enfin Blum et Ombredanne font paraître un important travail sur les hernies diaphragmatiques dues à un traumatisme.

Étiologie. — On divise les hernies diaphragmatiques en *congénitales* et *traumatiques*, entre lesquelles on range une troisième variété qui porte le nom de hernies *graduelles*.

---

(1) Auzelli, thèse de Paris, 1842. — Duguet, thèse inaugurale, 1855. — Boussac, thèse de Paris, 1887. — Meunier, thèse de Paris, 1889. — A. Després, *Dict. de méd. et de chir. prat.*, Paris, 1869, t. XI, art. Diaphragme. — Blum et Ombredanne, *Arch. gén. de méd.*, janvier et février 1896. — Gross, Röhmer et Vautrin, Path. chir., t. II, p. 812.

Ces dernières se produisent au niveau d'un orifice naturel du diaphragme, qui s'est laissé distendre, ou bien d'un orifice anormal résultant du défaut de développement de ce muscle, ou bien encore d'un point faible, fissure, rupture ancienne du diaphragme, cicatrice, qui se laisse forcer.

La *hernie congénitale* remonte à la vie embryonnaire; elle se fait au niveau d'un orifice qui tient à un défaut de formation du muscle phrénique. Cruveilhier pensait que ce vice de développement est la conséquence et non point la cause de la hernie. Mais l'anomalie musculaire en question peut être due à toute autre cause que la pression des viscères (1).

Quant aux *hernies traumatiques*, elles peuvent se produire immédiatement après la plaie du diaphragme, ou bien quelque temps après sa production, que cette plaie, d'ailleurs, résulte d'une piqûre, d'une coupure, d'une contusion, ou même de la rupture des muscles par une chute ou un effort.

La forme et le siège des orifices herniaires du diaphragme varient beaucoup. Ronds, ovales, en croissant, ils peuvent être aussi étendus que le diaphragme même; car ce muscle peut manquer dans sa totalité. Plus fréquents à gauche, on les a cependant rencontrés dans toutes les portions de ce muscle.

J. Grange (2) a réuni une cinquantaine d'observations de ces hernies, recueillies parmi les plus complètes et les plus convaincantes. Dix se rapportent à des hernies congénitales. On voit que le sexe ne joue aucun rôle dans leur fréquence. Deux fois seulement le diagnostic fut porté pendant la vie; une de ces hernies fut incompatible avec la vie. Six fois la hernie s'est étranglée. La laparotomie a été faite dans quatre cas, et toujours suivie de mort; cette opération permit une seule fois de reconnaître la hernie diaphragmatique.

Symptômes et diagnostic. — La hernie diaphragmatique non étranglée passe inaperçue; l'attention du chirurgien n'est pas attirée de ce côté, assez pour qu'il songe à lui attribuer les troubles digestifs et l'impossibilité de l'effort qui sont les symptômes habituels, pensons-nous, de cette lésion, même à son début.

L'auscultation et la percussion permettent de reconnaître la présence de viscères abdominaux dans la cavité thoracique, au contact des poumons et du cœur; elles doivent être employées dès qu'on aura un soupçon de hernie traversant le diaphragme, et l'on pourra encore s'aider, comme l'a fait Maragliano (3), du procédé de Liebermeister, qui consiste à insuffler de l'air dans le rectum et à ausculter

(1) CHAMBRELENT et PRINCETEAU, *Journ. de méd. de Bordeaux.* 1897. — GONDRAND, *Lyon médicale.* 1898.
(2) J. GRANGE, Contribution à l'étude de quelques variétés de hernies rares au point de vue de leur siège, thèse de Lyon, 1896, n° 1205.
(3) MARAGLIANO, *Riforma medica*, 1897.

et percuter le thorax pendant la dissémination du gaz dans l'intestin.

Mais quels sont les signes de l'étranglement d'une hernie diaphragmatique, et comment reconnaître cette complication. Annequin (1), qui en a observé un cas, dit : « Il faut examiner avec soin la possibilité d'une hernie diaphragmatique, lorsqu'on constate l'existence d'un étranglement interne à la partie supérieure de l'abdomen. Il y a surtout lieu d'y songer lorsque la dyspnée est précoce et que le type respiratoire est exclusivement costal supérieur. La douleur épigastrique est un symptôme assez constant; on signale la soif vive, le hoquet ; mais il n'y a de réellement probants que les signes objectifs tirés de la percussion et de l'auscultation de la poitrine. La relation chronologique entre un étranglement interne et l'apparition de symptômes thoraciques unilatéraux est presque pathognomonique. »

Pour distinguer une hernie diaphragmatique étranglée d'un étranglement intra-abdominal, Karl Abel conseille de remarquer l'indolence et la rétraction du ventre en bateau, la voussure d'un côté du thorax, avec sonorité tympanique.

Traitement. — Un malade que l'on soupçonne atteint de hernie diaphragmatique devra éviter les exercices violents, les efforts en général.

L'étranglement d'une hernie de ce genre est en effet un accident des plus redoutables, et qui, lorsqu'il n'a pas cédé seul, et a exigé le secours de la chirurgie, s'est constamment, jusqu'ici, terminé par la mort. Il faut cependant opérer les hernies diaphragmatiques étranglées. Abel, Neumann, n'ont pas pu terminer une opération de ce genre. Galassic, O'Dwyer n'avaient pas fait le diagnostic de l'accident pour lequel ils intervenaient. Schwartz, qui avait fait en vain la laparotomie, ne découvrit qu'à l'autopsie une hernie diaphragmatique étranglée du côlon.

Lorsqu'on a fait le diagnostic de hernie diaphragmatique étranglée, comment faut-il intervenir?

Nussbaum conseille d'introduire la main dans le rectum et de ramener ainsi l'intestin hernié.

Péan conseille de faire une incision sous-costale. Permann Arsber (2) propose, non plus de passer par l'abdomen, mais bien d'inciser en fer à cheval la paroi thoracique avec résection temporaire des côtes. On pénètre dans la cavité pleurale, on réduit les viscères après avoir débridé l'orifice de la hernie qui est ensuite refermé ; Permann estime qu'ainsi il conjure le danger capital créé par la hernie diaphragmatique : la compression du cœur et des gros vaisseaux par les viscères intestinaux, qui cesse dès que le thorax est ouvert.

---

(1) ANNEQUIN, Arch. de méd. et de pharm. milit., t. XXI, 1893.
(2) PERMANN ARSBER, Frau Sabbats Spieklun. Stockholm, 1889.

Schwartz et Rochard (1) concluent aussi à l'intervention par la voie thoracique, même dans les cas où la laparotomie aurait fait reconnaître la hernie diaphragmatique. Il faudrait réséquer la neuvième côte, exciser la plèvre, et traiter de façon appropriée le contenu de la hernie et son sac. Mais cette voie elle-même, fût-elle toujours accessible, ne saurait convenir à tous les cas ; dans les hernies progressives en effet, ainsi que Bérard et Gallois (2) viennent de le montrer récemment, il peut exister entre la plèvre diaphragmatique, le sac et son contenu des adhérences telles que toute cure radicale soit impossible.

II. — HERNIES ÉPIGASTRIQUES.

Les orifices que présente la ligne blanche au-dessus de l'ombilic peuvent être le point de départ d'un groupe spécial de hernies, remarquables par l'intensité des phénomènes qu'elles provoquent et par l'exiguïté de leurs dimensions.

Cet antagonisme a donné lieu de tout temps à de nombreuses discussions qui n'ont eu des bases sérieuses que depuis les premières tentatives de cure radicale (3). Alors seulement on a pu se rendre compte de l'anatomie pathologique et de la pathogénie de ces lésions.

Pathogénie et anatomie pathologique. — La ligne blanche forme au-dessus de l'ombilic un ruban aponévrotique de 3 centimètres de largeur. Tendu entre la graisse sous-cutanée qui lui est très adhérente et la graisse semi-fluide en connexion avec le péritoine pariétal, ce ruban a une texture spéciale étudiée par M. Poncet (4). Il est constitué par les fibres aponévrotiques des muscles abdominaux, qui s'entre-croisent sur la ligne médiane en formant des nattes très aiguës. Un nombre variable d'orifices elliptiques se trouvent ainsi délimités.

Cette graisse extrapéritonéale a toute facilité pour s'insinuer dans ces orifices : elle entraîne le péritoine à sa suite, comme le testicule dans sa descente. Ce rôle pathogénique prépondérant, déjà entrevu par les auteurs, Scarpa, Pelletan, Cloquet et Velpeau, a été nettement établi par J. Lucas Championnière qui pratiqua les premières cures radicales.

Les orifices dilatés ne tardent pas à s'arrondir et à se transformer en de véritables anneaux fibreux. Ces anneaux contiennent, suivant le degré évolutif de la lésion, d'abord une petite masse graisseuse

---

(1) Schwartz et Eugène Rochard, *Revue de chir.*, 1892.

(2) Bérard et Gallois, A propos d'un cas de hernie diaphragmatique étranglée (*Bulletin médical*, 1898).

(3) Saint-Bonnet, thèse de Paris, 1887. — Le Page, thèse de Paris, 1888. — Chailloux, Étude sur la hernie épigastrique et son traitement. — C'est le dernier travail d'ensemble sur la question. Nous lui avons fait de nombreux emprunts.

(4) Poncet, Recherches anatomiques sur les aponévroses abdominales, 1877.

avec un diverticule péritonéal inhabité ; puis ce divercule dilaté
devient un véritable sac qui peut renfermer une bride épiploïque,
ou, à un dernier degré, une petite portion intestinale.

Terrier a distingué quatre groupes de hernies épigastriques qui
sont des étapes différentes de l'évolution que nous venons de décrire :
les hernies *graisseuses simples avec ou sans diverticule péritonéal* ;
es hernies *graisseuses avec un sac péritonéal contenant de l'épiploon* ;
les hernies *épiploïques franches, sans lipome* ; enfin les *hernies
intestino-épiploïques* (1).

La hernie épigastrique est le plus souvent simple. M. Berger (2)
en a observé trois ou quatre superposées. Son orifice circulaire est
épaissi. Le sac est plus ou moins confondu avec l'atmosphère grais-
scuse qui l'a entraîné. Dans les cas anciens, il est très adhérent à
l'orifice, et alors, épaissi aussi, ayant un véritable collet, il peut être
plus ou moins dépouillé de sa graisse et rappeler les sacs de hernies
ombilicales.

Le contenu varie, comme le montre la classification de M. Terrier.
Il est le plus souvent constitué par de l'épiploon : il est plus rare d'y
rencontrer de l'intestin, mais alors on peut y rencontrer toutes ses
parties : intestin grêle, cæcum, iléon, côlon transverse. On a affirmé
que les troubles digestifs violents causés par la hernie épigastrique
étaient dus à la présence de l'estomac : les interventions chirurgicales ont montré que cette affirmation était controuvée. Les dimensions du sac sont trop exiguës pour que ce viscère, qui peut très bien
descendre dans les énormes sacs ombilicaux, puisse s'engager ici.

Étiologie. — Sauf Vidal (de Cassis) (3), tous les auteurs considèrent
la hernie épigastrique comme plus fréquente chez l'homme que chez
la femme ; la moindre exposition aux conséquences de l'effort et du
traumatisme agit ici comme pour les autres hernies. Pour la même
raison, c'est une affection de l'âge adulte, malgré les cas exceptionnels
de Cooper, Lepage et Walter. L'hérédité aurait la même influence
que pour les autres hernies. La coïncidence fréquente de la hernie
épigastrique avec une autre est une confirmation de cette commu-
nauté étiologique.

Suivant Witzel, on la rencontrerait souvent chez les malades atteints
d'affections organiques de l'estomac ; la seule relation à établir entre
les deux genres d'affections, c'est l'amaigrissement qui, conséquence
des unes, est souvent une cause occasionnelle des autres.

L'effort, le traumatisme sont des causes occasionnelles possibles,
mais non nécessaires, de la hernie épigastrique. Il est des cas indéniables : ceux de Roth, de Witzel, de Berger.

---

(1) TERRIER, *Revue de chir.*, 1889.
(2) BERGER, in Traité de chirurgie de Duplay et Reclus, 2e éd., 1898, t. VI.
(3) VIDAL (de Cassis), Des hernies ombilicales et épigastriques, thèse d'agrégation,
1848

L'influence de la grossesse est indiscutable dans quelques cas (Lucas Championnière). Mais ce qui domine toute l'étiologie de la hernie épigastrique, c'est l'évolution des pelotons graisseux sous-péritonéaux à travers les orifices de la ligne blanche, et l'influence de la poussée abdominale.

Symptomatologie. — Les symptômes sont locaux et fonctionnels. Les seconds sont intenses, comme nous verrons, et peuvent d'autant mieux donner le change que les premiers passent plus facilement inaperçus.

Localement, on constate une tuméfaction de petit volume, celui d'une noix, d'un œuf. Sa forme le plus souvent est celle d'un ovoïde dont le grand axe est vertical, mais pas nécessairement. La cousistance varie avec le contenu. La pression est douloureuse et permet de révéler la présence de la hernie, quand l'épaisseur du pannicule adipeux la voile complètement à la vue (inspection du profil de l'abdomen) ou au palper.

La tumeur réductible subit peu de modifications par la toux ou l'effort. Dans un travail récent, Litten (1) insiste sur un signe nouveau. Si l'on fait tousser le malade debout, le haut du corps renversé en arrière, ou couché, en appliquant la main sur la saillie abdominale, on perçoit un ébranlement vibratoire, une sorte de frémissement qu donne la sensation tantôt du choc d'un liquide, tantôt de pois projetés contre la main. Litten pense que le liquide intestinal, comprimé par l'effort, vient heurter les parois de l'intestin et y détermine des vibrations qui se transmettent au sac herniaire. La sensation de pois serait due à la projection des petits lobules graisseux de l'épiploon.

La percussion, pour déterminer la nature du contenu de la hernie, ne donne des renseignements que si la hernie a atteint un certain volume : ce sont alors les signes ordinaires de la présence de l'intestin, quand il y a lieu.

Telle qu'elle se présente le plus souvent, la hernie épigastrique peut très bien être méconnue et l'intensité des symptômes fonctionnels égare le diagnostic. Douleurs irradiées aux hypocondres rappelant les douleurs en ceinture et tiraillements d'estomac qui s'exagèrent après les repas, — vomissements qui, dans certains cas, compromettent l'alimentation du malade : tout ceci constitue un ensemble qu'on retrouve, suivant Chailloux, à peu près analogue dans l'ataxie locomotrice. Cet auteur, qui fait un tableau très noir de ces troubles digestifs, insiste sur un fait intéressant : la démarche des malades qui avancent courbés en deux pour relâcher leurs muscles abdominaux. Pour lui, les douleurs de l'estomac sont explicables en partie par les tiraillements du grand épiploon qui s'insère sur la grande courbure : mais les mêmes causes existent dans les autres variétés

(1) Litten, *Berlin. klin. Wochenschr.*, 8 avril 1895, p. 306.

de hernie? Cette intensité des phénomènes, qui existe même dans les hernies non habitées, s'explique par la compression des pédicules vasculo-nerveux qui passent par les orifices normaux de la ligne blanche (Gussenbaüer). Ces filets nerveux, qui appartiennent aux cinq derniers nerfs intercostaux, sont également l'origine des douleurs en ceinture et de la tendance aux vomissements : on connaît leurs anastomoses avec les plexus que les phréniques forment dans le diaphragme.

Les hernies épigastriques, qui deviennent souvent irréductibles, s'étranglent rarement. Dans ce cas, les phénomènes s'établissent rapidement, et la gangrène herniaire est la règle.

Le *diagnostic* est difficile quand la hernie est petite. L'identité des troubles fonctionnels fait penser à des gastralgies, des dyspepsies, etc., dont l'origine échappe et effraie. Nous avons parlé du diagnostic du contenu et de sa difficulté. Il faut penser aussi aux pincements d'une portion d'intestin par une fissure sus-ombilicale (1).

Traitement. — La contention par bandages est illusoire. Les appareils, analogues à ceux qu'on emploie dans la hernie ombilicale, sont d'une contention difficile, d'autant plus que la hernie est plus rapprochée de l'appendice xyphoïde. La pelote, du reste, ne peut que contribuer à élargir l'anneau et à comprimer ces pédicules vasculo-nerveux qui jouent un si grand rôle dans la production des douleurs.

Le traitement chirurgical, bien réglé par M. Terrier (1886), doit avoir toutes les préférences. Quelle que soit la variété à laquelle on a affaire, il faut pratiquer la cure radicale, c'est-à-dire incision du lipome herniaire, reconnaissance du prolongement péritonéal ; après ouverture et refoulement de son contenu quand il y a lieu, on le ligature et on l'excise. Puis suture par étages des parois de la plaie, comme pour la hernie ombilicale.

Les récidives semblent exceptionnelles. Chailloux, sur les dix malades opérés par Lucas Championnière, a pu en retrouver cinq un long laps de temps après l'opération : chez tous les cinq, la guérison s'était parfaitement maintenue.

III. — HERNIES ADOMBILICALES.

La hernie adombilicale est celle qui se fait par un orifice voisin de l'ombilic, mais cependant distinct de l'orifice ombilical.

Elle a sa place à côté des hernies de la ligne blanche sus et sous-ombilicale, et ne saurait pas plus être confondue avec elles qu'avec la hernie ombilicale proprement dite.

Historique. — J.-L. Petit, en 1738, croyait que la cicatrice ombilicale était très résistante et admettait en conséquence que la hernie

(1) VERNET, thèse de Paris, 1891.

ombilicale sortait à côté de l'anneau ; sur cent hernies dites ombilicales, il pensait qu'il n'y en avait pas deux qui sortaient par l'anneau.
Richter disait que la hernie sortait par l'anneau chez les enfants,
et à côté de lui chez l'adulte. Pour Scarpa, c'était autour de cet
orifice que se faisait la hernie. Boyer considérait, comme Petit,
que l'issue par l'anneau était très rare.

Astley Cooper, contrairement à J.-L. Petit, pense que c'est par
l'anneau que s'échappent la plupart des hernies ombilicales. Velpeau,
Bérard (Vidal, de Cassis), Cruveilhier, Broca et Faucher sont du
même avis. Gosselin (1) déclare ne pas être en mesure de dire quelle
est la plus fréquente des deux variétés, ombilicale ou adombilicale.
Aujourd'hui tout le monde est d'accord pour admettre que la hernie
ombilicale est plus fréquente que la hernie adombilicale.

Anatomie pathologique. — Cette hernie n'est souvent qu'une
simple hernie graisseuse. L'orifice qui lui donne naissance est formé
par l'élargissement des points faibles des fibres aponévrotiques de la
ligne blanche, qui, à l'état normal, sont remplies de pelotons de graisse.
Cette hernie siège au voisinage de l'ombilic, tantôt sur la ligne
médiane ou à peu près, tantôt à droite ou à gauche de l'anneau
ombilical.

Étiologie. — Mécanisme. — On a cité comme causes immédiates
de cette hernie les efforts de vomissements, ou autres, et les traumatismes portant sur la paroi abdominale antérieure. — On admet clas-
siquement que cette hernie se produit chez l'adulte après que
l'ombilic est bien cicatrisé et forme un point solide de la ligne blanche.
Mais cette hernie a besoin pour se produire de l'existence de diverticules dont le péritoine creuse la paroi abdominale congénitalement
et sur lesquels nous avons insisté ailleurs (2). Elle augmente progressivement ; à la suite d'un peloton adipeux, l'épiploon et parfois
l'intestin s'engagent ; c'est alors qu'on peut constater autour d'elle
un véritable sac.

Comme causes prédisposantes à cette hernie, et pouvant même la
créer lorsque les points faibles qui, pour nous, sont congénitaux
n'existent pas, il faut signaler la distension de la paroi et la
création d'éraillures par le fait de la pression, de l'ascite, de
l'obésité.

Symptômes. — Diagnostic. — Traitement. — Une hernie est adombilicale lorsqu'elle siège au pourtour de la cicatrice ombilicale à moins
de 2 centimètres d'elle. Mitchell Banks (3), Houzel (4) ont rapporté
chacun un cas d'une de ces hernies étranglées et opérées avec succès.

(1) Gosselin, Leçons sur les hernies abdominales. Paris, 1864.
(2) Rey, La hernie ombilicale congénitale de l'adolescent et de l'adulte, thèse de
Lyon, 1894.
(3) Mitchell Banks, *Med. Times and Gazette*, 1884, p. 74.
(4) Houzel, *Gaz. des hôp.*, 1888, p. 1240.

J.-L. Reverdin (1) a aussi opéré et guéri une hernie adombilicale devenue irréductible.

Cette hernie peut donner lieu aux mêmes symptômes subjectifs que les hernies ombilicales. Seul son siège permet de la différencier des hernies de la ligne blanche et épigastriques, ainsi que des hernies ombilicales. Car le début et le mode de développement de toutes ces hernies peuvent être les mêmes. C'est donc un examen local minutieux qui fera faire le diagnostic, qui est purement anatomique, et l'on ne s'arrêtera pas trop au signe de Richter qui veut que, puisque l'anneau ombilical est rond, la hernie ombilicale soit aussi ronde, tandis que, la fente dans la ligne blanche étant allongée, la hernie de la ligne blanche est aussi allongée.

Nous n'avons pas à insister sur la nécessité de la cure radicale de cette hernie ni sur la façon de la réaliser, qui ressemble à la manière de traiter les hernies de la ligne blanche en général.

IV. — HERNIE DANS LA GAINE DU MUSCLE GRAND DROIT.

Cette hernie se produit à la suite de la rupture d'un des muscles grands droits de l'abdomen. Dans les contusions de la paroi abdominale que font les ruptures musculaires, c'est presque toujours le muscle grand droit qui se déchire et très rarement le grand et le petit obliques (Larrey). D'après Boyer et Larrey, la rupture du grand droit siégerait surtout dans la partie sous-ombilicale, et dans cette portion où la face postérieure des muscles est dépourvue d'aponévrose. Or c'est dans le cinquième inférieur que les aponévroses des muscles transverses et petit oblique se joignent en totalité à l'aponévrose du grand oblique pour passer avec elle au-devant du grand droit, tandis que dans les quatre cinquièmes supérieurs le feuillet postérieur de la gaine du grand droit existe et est constitué par la réunion de l'aponévrose du transverse et du feuillet postérieur du petit oblique. Duplay (2) a rapporté un cas de hernie de la gaine du muscle grand droit dans lequel une chute avait amené, chez une femme d'une cinquantaine d'années, une rupture du grand droit avec déchirure de son feuillet postérieur. Duplay put même constater, par l'opération, que le feuillet antérieur de la gaine était ouvert et avait été éraillé et distendu en un point par la masse épiploïque qui formait la hernie.

Le *diagnostic* de cette hernie est difficile.

Par exemple, Duplay l'avait prise pour un fibrome de la paroi.

Le *traitement* est la cure radicale avec réduction de l'intestin et de l'épiploon, puis reconstitution et suture des divers plans de la paroi abdominale.

(1) J.-L. REVERDIN, *Rev. de chir.*, 1887, p. 1002.
(2) DUPLAY, *Arch. gén. de méd.*, 1895.

V. — HERNIE DE LA LIGNE SEMI-LUNAIRE DE SPIGEL.

Cette variété a été signalée par Astley Cooper, mais c'est D. Mollière qui a attiré l'attention sur elle en 1877 (1) et lui a donné son nom. « On la rencontre, dit-il, presque toujours au niveau du tiers interne d'une ligne allant de l'épine iliaque antérieure et supérieure à l'ombilic, un peu au-dessous de cette cicatrice. » C'est sur le bord externe du grand droit, à la jonction du feuillet postérieur de la gaine de ce muscle et de l'aponévrose du transverse, que s'échappe cette hernie. Des orifices vasculaires creusent à ce niveau les fibres du transverse ; ils seraient, d'après Cooper, les voies que suivraient ces hernies. Mais Ferrand (2) pense qu'elles suivraient plutôt les branches de l'artère épigastrique dans leur passage entre l'aponévrose du transverse et celle du petit oblique pour arriver dans la gaine du grand droit.

Un point reste certain : c'est que cette variété de hernies se produit sur la ligne semi-circulaire de Spigel.

Leurs dimensions peuvent être considérables, au point de pouvoir contenir l'épiploon, le cæcum, le côlon, et même tout l'intestin grêle.

Leur évolution est lente ; en effet, un accouchement peut en être la cause.

Il faut maintenir ces hernies pour les empêcher de s'accroître, et, mieux encore, aujourd'hui il faut les opérer. Cependant les hernies des vieillards, celles qui sont volumineuses, ne sont guère justiciables que du port d'un bandage ou d'un appareil approprié.

|VI. — HERNIE VENTRALE PAR ABSENCE DE PAROI ABDOMINALE.

Il est des anomalies qui consistent dans l'absence des parois musculaires de l'abdomen sur une certaine étendue : ce sont des arrêts de développement dont le mécanisme est très obscur et qui peut-être se rapproche de celui qu'admettait Cruveilhier pour certaines hernies diaphragmatiques congénitales : la projection en masse des viscères abdominaux refoulant devant eux la paroi en voie de formation. Ces hernies diffèrent des hernies des cicatrices par leur étiologie, et des hernies de faiblesse des vieillards qui résultent d'un affaiblissement des muscles de la paroi qui se laissent distendre.

1° Voici un exemple de la hernie congénitale (3). Il s'agit d'un jeune homme de dix-sept ans. La mère étant enceinte de lui, de cinq mois, fut entraînée dans un escalier et roula. L'enfant naquit à terme, mais

---

(1) D. MOLLIÈRE, *Congrès des sc. méd.* Genève, Vᵉ session, 1877.
(2) J.-A.-M.-J. FERRAND, thèse de Paris, 1881.
(3) CHAPLIN, MACREADY, in *The Lancet*, 15 nov. 1890.

porteur d'une anomalie cardiaque, d'un pied bot, et de l'absence
partielle des muscles abdominaux. Lorsque le sujet est debout, qu'il
ne fait pas d'effort, il n'y a rien d'anormal ; fait-il un effort : une
tumeur apparaît dans chaque flanc, plus volumineuse à droite, et
occupant l'espace compris entre l'arc costal et la crête iliaque,
depuis la colonne vertébrale jusqu'à la ligne semi-lunaire de Spigel.

Les muscles font défaut au niveau de ces tumeurs. Au repos, on
perçoit les rebords de la paroi qui s'est arrêtée en chemin et qui
manquerait depuis la masse sacro-lombaire en arrière jusqu'à une
ligne abaissée verticalement de l'extrémité libre de la douzième côte
en avant.

2° Le plus souvent la paroi abdominale a été détruite par une contusion, qui a été réalisée par une chute sur le ventre, le choc d'un
timon de voiture, etc., une plaie pénétrante, une suppuration, et surtout une opération, une laparotomie qui s'est accompagnée d'infection
des fils de suture et d'éventration : les hernies qui suivent l'ouverture
chirurgicale du ventre s'appellent *éventrations,* ou encore *hernies des
cicatrices.* Toutes ces hernies sont justiciables de la cure radicale
qui a pour but la réfection plan par plan des parois abdominales,
après réintégration de la masse herniée. Il faut peut-être faire exception, à ce point de vue, pour les hernies des cicatrices qui s'accompagnent d'adhérences de l'intestin sur une grande surface à la face
profonde du sac qui n'est formé que par la peau. Il n'y a plus de
péritoine ; celui-ci s'est écarté de chaque côté avec les plans musculo-
aponévrotiques, et, si l'on incise la cicatrice, on sectionne en même
temps les anses intestinales qui sont immédiatement collées entre
elles et dont le détachement et la dissection seraient des plus pénibles.
C'est pourquoi, lorsque les conditions opératoires dans lesquelles
aura été effectuée la première laparotomie (opérations septiques,
drainage abdominal), les troubles fonctionnels, l'exploration de la
poche herniaire fournissent des signes de présomption pour l'existence de ces larges adhérences, il faudra, songeant au danger des
laparotomies secondaires et à la possibilité de blesser les anses intestinales adhérentes (1), réduire en invaginant la hernie, et faire en
avant d'elle, pour la maintenir, une ceinture naturelle avec de la peau
seule, ou avec la peau et les aponévroses, comme Simon et nous
même l'avons recommandé. Il nous est arrivé, chez une malade, de
faire trois étages successifs et superposés de cette ceinture naturelle.

VII. — HERNIE OBTURATRICE.

La hernie obturatrice a été successivement désignée sous les noms
de *hernie ovalaire* par Garengeot, de *hernie sous-pubienne* par Bérard,

(1) Serullaz, Contribution à la cure radicale de l'éventration post-opératoire avec
adhérences intestinales, thèse de Lyon, 1895.

de *hernie iliaque antérieure* par Hesselbach, de *hernie thyréoïdale* par Cooper ; elle est constituée par l'issue des viscères abdominaux dans le canal obturateur.

Le premier cas a été observé par Arnaud de Reutil et rapporté en 1724, deux ans après, par Duverney.

Niée par Reneaulme de la Garenne en 1726, elle fut bien étudiée, en 1743, par Lecroissant et Garengeot.

Aujourd'hui le nombre des faits rapportés dépasse 170. L'historique de cette question est particulièrement traité dans la thèse de Pimbet (1882). Sigmund Auerbach, en 1890 (1), publie un important travail. Picqué et Poirier (2) font paraître une monographie très complète. Englisch (3) passe en revue 135 observations. Après lui, faut citer Borck (de Rostock), qui apporte un nouveau cas (4), et von Rogner-Gusenthal, qui lui aussi a observé un fait important et bizarre (5). Berger, enfin (6), écrit sur la hernie obturatrice un bon travail inaugural et signale deux de nos observations.

La même année, Gerdes de Jeder fait connaître un dernier cas (7).

Étiologie. — Cette hernie est plus fréquente chez la femme que chez l'homme. Faut-il incriminer, avec Auerbach, pour le sexe féminin, l'influence des grossesses qui relâchent le péritoine et favorisent son plissement, la plus grande capacité pelvienne, l'inclinaison plus accusée du bassin qui fait que la presse abdominale agit verticalement sur le trou obturateur? Ne convient-il pas d'ajouter à ces causes secondes une autre mise en évidence par Picqué et Poirier, la prédominance des diamètres transversaux du bassin féminin ? Tandis que le diamètre vertical du trou obturateur mesure chez l'homme 5 centimètres et demi, et le diamètre transversal 3 centimètres et demi, chez la femme le vertical n'a que 5 centimètres, mais le transversal dépasse 3 centimètres et demi et arrive une fois sur deux à 4 centimètres.

Les statistiques donnent en effet, sur 140 cas de hernies obturatrices, 118 femmes et 18 hommes ; 4 cas ne font pas mention du sexe.

C'est une affection de l'âge avancé, et ce n'est que deux ou trois fois que Berger, Eschenbach, Klinbosch l'ont mentionnée sur des enfants ou des adolescents.

La maigreur du sujet, l'ascite, ne sont que des causes prédisposantes, et il semble bien en être de même de la couche graisseuse sous-péritonéale, inconstante d'ailleurs, à laquelle Picqué et Poirier

(1) Sigmund AUERBACH, *Münch. med. Wochenschr.*, 1890.
(2) PICQUÉ et POIRIER, *Revue de chir.*, 1891-1892.
(3) ENGLISCH, *Wiener klin. Wochenschr.*, 1890.
(4) BORCK (de Rostock), *Arch. für klin. Chir.*, Berlin, 1893.
(5) Von ROGNER-GUSENTHAL, *Wien. med. Presse*, 1898.
(6) BERGER, thèse de Lyon, 1895.
(7) GERDES DE JEDER, *Deutsche med. Wochenschr.*, 1895.

veulent faire jouer un rôle dans la région du canal sous-pubien, comme ailleurs.

Il faut constater que cette hernie est plus fréquente à droite qu'à gauche, malgré des statistiques contradictoires.

CAUSES ACCIDENTELLES. — Le plus souvent la cause de la hernie obturatrice manque ou n'a pas été remarquée.

Cependant, parfois il a été remarqué, au moment de la production de cette hernie, qu'un effort avait été fait : c'est en soulevant un fardeau, en mettant une chaussure, en déplaçant une caisse, en balayant le sol, en faisant un effort de garde-robe, pendant la marche, après un exercice fatigant, après un faux pas, une chute, une quinte de toux, selon les malades observés par divers chirurgiens qui ont recueilli d'eux ces renseignements, que la hernie est apparue.

Il n'est pas rare de constater la coïncidence de cette hernie avec des hernies inguinales ou crurales.

Anatomie pathologique. — TRAJET HERNIAIRE. — La hernie du canal obturateur peut se faire en trois points principaux, et constituer par suite trois variétés : 1° dans le canal obturateur lui-même ; 2° entre la partie moyenne et la partie supérieure du muscle obturateur externe ; 3° entre les deux membranes obturatrices.

Le trou obturateur ou sous-pubien est bouché par une aponévrose, dite membrane obturatrice. Cette membrane s'insère sur tout le pourtour de ce trou, sur le pubis et l'ischion, et sur la face pelvienne de ces os. Elle donne insertion aux deux muscles obturateurs, interne et externe, chacun s'attachant sur la face correspondante de l'aponévrose. Elle est formée, en bas, d'un plan fibreux simple ; mais en haut elle s'épaissit et vient se fixer d'une part à la lèvre postéro-interne, pelvienne, de la gouttière oblique de la face inférieure de la branche horizontale du pubis, et, d'autre part aussi, par un dédoublement résistant, à la lèvre antéro-externe, cotyloïdienne, de cette gouttière. On réserve le nom de membrane obturatrice externe à ce dédoublement, le reste de la membrane s'appelant membrane obturatrice interne.

De ce dédoublement en haut de la membrane obturatrice qui est simple en bas, il résulte un canal ostéo-fibreux, résultant de l'insertion des deux membranes obturatrices sur les lèvres antérieure et postérieure de la gouttière sous-pubienne, canal que le nerf et les vaisseaux obturateurs parcourent de dehors en dedans, de haut en bas et d'arrière en avant.

Les hernies obturatrices de la première variété s'engagent dans ce canal ; elles seules sont placées entre les deux membranes obturatrices, au-dessus du pubis ; l'orifice interne de leur trajet est limité en haut par le bord mousse de la gouttière sous-pubienne, en bas par l'arcade fibreuse qui reçoit les fibres de l'obturateur interne, et l'orifice externe est formé en haut par le bord antérieur de la gouttière sous-pubienne, en bas par l'arcade aponévrotique où s'insère l'obturateur externe.

La deuxième variété comprend les hernies qui font saillie entre les faisceaux supérieur et moyen du muscle obturateur externe. Les nerfs et les vaisseaux obturateurs se divisent : il en résulte un paquet vasculo-nerveux qui descend entre les deux faisceaux de l'obturateur externe et sert de conducteur pour la catégorie de hernies dont il est question.

Quant à la hernie de la troisième catégorie, elle descend entre les deux membranes obturatrices, puis sur la face profonde de l'obturateur externe, qui, cette fois-ci, n'est pas traversé, et au contact de la membrane obturatrice.

Il existe encore bien d'autres particularités de siège qui ont été signalées, mais leurs auteurs semblent les avoir multipliées et compliquées comme à plaisir. Tenons-nous-en aux trois catégories principales qui viennent d'être décrites.

VOLUME DU SAC. — Habituellement, la hernie est petite parce qu'elle est récente et qu'elle a été occasionnée par un effort ; mais parfois des hernies de grande dimension, anciennes, de faiblesse, ont été signalées, telles celle de Santiago qui descendait au genou, celle de Velpeau et Bérard qui avait le volume d'une tête d'adulte.

CONSTITUTION DU SAC. — C'est le péritoine qui le forme : il glisse, et cela poussé par la presse abdominale, bien que cependant il puisse aussi être attiré par de petits lipomes qui ont été ici remarqués. En tout cas, l'aponévrose périnéale supérieure n'est pas entraînée avec lui. Une fois, on a signalé à la place du péritoine un gros peloton graisseux (Gerdes de Jeder).

CONTENU. — L'intestin grêle a été le plus souvent rencontré, pincé latéralement, ou au contraire avec une anse complète ; l'appendice iléo-cæcal, la vessie, n'y ont été vus qu'exceptionnellement. Mais il n'en est pas de même pour les organes génitaux internes de la femme, la trompe, l'ovaire et l'utérus, qui y ont été maintes fois reconnus, entre autres par Brunner, Piequé, Chiene, von Rogner, et dont la présence dans une hernie obturatrice trouve, entre autres explications, celle du voisinage et du glissement

RAPPORTS. — Les hernies des deux premières variétés peuvent arriver, en grossissant, à glisser des parties profondes vers les parties superficielles, de façon à devenir sensibles au travers des muscles écartés de la face interne de la cuisse ; il n'en est pas de même pour la troisième variété, qui reste, par définition même, enfouie sous la face profonde de l'obturateur externe.

Quant aux rapports de ces hernies avec le paquet vasculo-nerveux obturateur, ils sont des plus variables.

La hernie de la première variété est habituellement en avant et en dedans de lui, mais à condition que l'obturatrice vienne de l'iliaque interne, et encore on peut rencontrer la dissociation du paquet autour du sac. Il n'est pas rare de rencontrer un cercle artériel véritable autour du collet, qui défie toute indication précise au sujet du point à débrider dans la herniotomie. En général, et c'est tout ce qu'on peut dire, dans la première variété, réserves faites pour les anomalies, le sac repose sur les vaisseaux, et ceux-ci reposent sur le sac dans la deuxième et la troisième variétés.

Symptômes. — La hernie obturatrice qui ne détermine pas d'accidents passe habituellement inaperçue, sauf dans le cas où, quoique silencieuse au point de vue de ses réactions sur le tube digestif, elle est assez volumineuse pour former une saillie à la racine du membre inférieur.

Les troubles fonctionnels qu'elle peut causer sont des coliques, des vomissements, de l'engourdissement ou des crampes dans le membre inférieur. Les crises douloureuses tiennent probablement à un peu d'inflammation herniaire, comme le pense Piequé. Mais il est rare que les phénomènes objectifs puissent les faire rattacher à la hernie, parce que celle-ci ne pénètre qu'exceptionnellement à travers les muscles adducteurs, et qu'on a une sensation de tuméfaction profonde et diffuse, en dehors du scrotum chez l'homme, de la grande lèvre chez la femme.

Ce sont donc les accidents d'obstruction provoqués par la hernie qui attirent l'attention sur elle. Quelquefois ce sont de véritables signes d'étranglement intermittent ; d'autres fois il s'agit de crampes irradiées à la jambe et au genou. La pression au niveau du pectiné, en face du canal obturateur, réveille une douleur qui est alors pathognomonique.

Le *toucher vaginal*, ainsi que le *toucher bimanuel vaginal et rectal*, sont d'un grand secours : ils permettent d'aborder l'orifice interne du canal sous-pubien et d'y reconnaître une tumeur, une corde, qui tiennent à la hernie. C'est une manœuvre analogue que l'on a utilisée pour la réduction ; la main dans le vagin cherchait à attirer la hernie dans le ventre, pendant que l'autre main appuyait sur l'hypogastre.

Mais le signe capital dans la hernie obturatrice est celui que Romberg a bien décrit et qui porte son nom. Il consiste dans des douleurs sourdes et profondes qui siègent dans la profondeur de la région antéro-interne de la cuisse ; elles peuvent être subites et sillonner rapidement la cuisse ; elles peuvent ressembler à des névralgies, suivant les muscles adducteurs, allant au genou, quelquefois au pied et au gros orteil. Les mouvements les exaspèrent ; les adducteurs peuvent se contracturer ou bien se paralyser ; la cuisse est attirée et immobilisée en flexion. Ce signe de Romberg est le résultat de la compression du nerf obturateur par la hernie dans le canal sous-pubien; il fait comprendre l'obtusion de la sensibilité dans le territoire de cé nerf, ainsi que les crampes et la parésie des groupes musculaires qu'il commande.

Ces accidents propres aux hernies obturatrices peuvent disparaître, soit spontanément, soit sous l'influence du taxis; ils peuvent, au contraire, persister et augmenter d'intensité jusqu'à nécessiter la herniotomie et entraîner la mort si l'étranglement n'est pas levé. On a dit que dans le premier cas il s'agit simplement d'un peu de péritonite herniaire, et qu'il ne saurait être question d'étranglement encore dans le deuxième. Piequé faisait remarquer que dans nombre des faits de la première catégorie on n'avait pas retrouvé de sillon de constriction sur la hernie, et qu'au contraire l'intestin paraissait enflammé. Mais il ne faut voir, avec Berger, dans ces différents états, que des modalités variables de l'étranglement herniaire, plus ou moins accusé, suivant une foule de circonstances qui n'ont rien de spécial pour la hernie obturatrice.

Diagnostic. — Il est bien rare qu'une hernie obturatrice qui ne s'accompagne pas d'accidents soit reconnue. La présence dans la région des adducteurs d'une tumeur profonde, réductible, se gonflant sous l'effort, peut faire croire à une hernie, à un abcès migrateur, à des varices ; les hernies crurales périnéales suivent une autre voie que la hernie obturatrice, et par ce seul signe anatomique du siège, de leur pédicule, elles ne sauraient être confondues avec la hernie dont nous nous occupons.

Une hernie obturatrice étranglée peut parfaitement être méconnue et elle l'a presque toujours été : nous n'avons qu'à insister sur la nécessité de rechercher, en face d'une obstruction intestinale dont la cause est inconnue, le signe de Romberg, les renseignements fournis du côté du trou obturateur par le toucher vaginal. Mais nous ferons remarquer que Krönlein a observé le signe de Romberg à propos d'une suppuration pelvienne, que la paramétrite donne la névralgie du crural et du fémoro-cutané assez analogue à celle de l'obturateur interne.

L'impossibilité où l'on a été de reconnaître cette hernie s'explique par ce fait qu'elle ne faisait habituellement pas de saillie, et que le chirurgien se trouvait en présence de cas vagues d'obturation interne. Mais il a été des cas où, même avec une tumeur herniaire obturatrice, l'attention du chirurgien se détournait de cette pensée, ou plutôt n'y arrivait pas, et s'égarait du côté d'un abcès, d'une adénite, d'une varice enflammée, etc.

Il est arrivé à beaucoup, comme à nous-même, de se trouver en présence d'une hernie obturatrice étranglée et d'une hernie inguinale ou crurale sortie du ventre. L'opération portait sur la hernie inguinale et la mort arrivait par continuation des accidents d'étranglement partis du trou obturateur et qui étaient restés inconnus.

Traitement. — La hernie simple est justiciable du port du bandage. Bourgeaurd a fait construire à ce sujet un caleçon de bain avec ballon à air en caoutchouc. Mais cet appareil est peu pratique et aujourd'hui il ne faudrait pas hésiter à proposer la cure radicale.

En présence d'une hernie étranglée, on a essayé du taxis: Auerbach le fait pratiquer en élevant le siège et en plaçant les cuisses en abduction. Pendant qu'un aide comprime la hernie, le chirurgien, avec une main au-dessus du pubis, refoule l'intestin, et, avec l'autre dans le vagin, cherche à dégager l'anse engagée.

Il ne faut pas perdre de temps, et, dès que le diagnostic peut être établi, on pratiquera la herniotomie. Jugée autrefois impossible, elle a aujourd'hui ses règles précises. Trélat les traçait ainsi :

1° Faire, à 25 millimètres au dedans de l'artère fémorale et parallèlement à cette artère, une incision de 5 à 6 centimètres de long; on arrive ainsi sur l'aponévrose pectinéale sans rencontrer ni ganglions ni vaisseaux;

2° Pénétrer successivement avec une sonde cannelée dans les interstices qui séparent le pectiné du premier, puis du second adducteur;

3° Couper, au cas où cela serait nécessaire, quelques-unes des fibres du pectiné, en ayant soin que la section porte sur l'insertion supérieure et non sur le corps du muscle;

4° Explorer avec le doigt la région obturatrice.

5° Le sac découvert, rechercher avec soin la position des nerfs et des vaisseaux;

6° Opérer, s'il y a lieu, le débridement, en se rappelant que c'est la membrane obturatrice qui forme l'obstacle et qu'elle doit être incisée très légèrement en un point quelconque, selon la position des vaisseaux, mais principalement en bas (1).

Picqué recommande d'inciser sur le grand adducteur, dans une étendue de 7 à 9 centimètres (2).

Le grand adducteur est récliné en dehors, si le sujet est maigre, et met à nu le pectiné, qui est aussi repoussé en dehors. Mais si le sujet est gras, il faut récliner le grand adducteur en dedans. D'autres incisions ont encore été préconisées. Le reste des manœuvres, le traitement du sac et de son contenu, rentrent dans le cadre général de la herniotomie. Nous ne ferons que signaler le conseil de Berger de relever le bassin du sujet.

Le procédé de Lawson Tait, qui consiste à attaquer toutes les hernies par la laparotomie abdominale et à les traiter de dedans en dehors,

(1) Voy. TRÉLAT, Clinique chirurgicale. Paris, 1891, t. II.
(2) PICQUÉ, Encyclopédie internationale de chir., t. VI.

est trop souvent employé dans le cas de hernie obturatrice étranglée :
il l'est par erreur de diagnostic ; il est évident que lorsque le diagnostic
est établi il ne saurait être conseillé, et devrait céder le pas à la
simple herniotomie. Cependant l'opération directe peut échouer. Ainsi
nous n'avons pas pu, dans deux cas, libérer l'anse étranglée, et nous
avons dû passer par l'abdomen et dégager par des tractions l'intestin
serré énergiquement.

VIII. — HERNIE LOMBAIRE.

La hernie lombaire est celle qui se produit en un point quelconque
de la région lombaire. Mais on ne peut dire que son siège soit
compris entre la dernière côte et la crête iliaque d'une part, la masse
sacro-lombaire et le bord postérieur du muscle grand oblique de
l'abdomen d'autre part, parce que les insertions de ce dernier muscle
peuvent se rapprocher plus ou moins de la colonne vertébrale et que
d'ailleurs de véritables hernies lombaires se sont faites au travers de lui.

Historique. — La meilleure étude qui ait été faite de cette question
est dans le mémoire du baron Larrey à l'Académie de médecine en
1869. La première observation avait été publiée en 1731 par Garengeot.
Avant lui, Barbette, en 1672, et Renaulme de la Garenne, en 1726,
avaient signalé la possibilité de hernies dans la région lombaire.
J.-L. Petit fait de cette affection une si bonne description en 1738
qu'elle porte son nom. Le travail d'ensemble le plus important est
celui de Grynfelt en 1866. La thèse de Billeton en 1869, celle de Ri-
gordin en 1872, le travail de Braun en 1879, le travail inaugural de
Romanes en 1882, contiennent d'importantes données sur cette
affection. Macready (1) réunit, en 1890, 25 cas de hernies lombaires
spontanées. Tucker (2) rapporte une belle observation de hernie
lombaire traitée avec succès par la cure radicale.

Anatomie pathologique. — Jusqu'en 1866 on regardait le triangle
de J.-L. Petit comme le siège précis de cette sorte de hernie ; rappelons que ce triangle est limité en bas par la crête iliaque, en arrière
par le bord antérieur du grand dorsal, en avant par le bord postérieur
du grand oblique, que son aire est occupée par l'aponévrose postérieure du transverse et le petit oblique. Mais Grynfelt vint démontrer qu'un autre orifice existait pour l'issue de la hernie lombaire :
c'était un triangle plus haut placé que celui de J.-L. Petit, et limité
en haut par la dernière côte et le bord du muscle petit dentelé postérieur et inférieur, en arrière par le bord antérieur du muscle carré
des lombes, en avant par le bord postérieur du muscle petit oblique ;

---

(1) Macready, *The Lancet*, 1890.
(2) Tucker, *Amer. Journ. of Obstetrics*, 1893.

l'aire de ce triangle est occupée par l'aponévrose postérieure du transverse, qui est perforée par la dernière intercostale aortique. Ce triangle,
bien différent de celui de J.-L. Petit, porte le nom de Grynfelt ou
encore de *triangle lombo-costo-abdominal*. Mais, indépendamment de
ces deux points faibles de la paroi abdominale postérieure, on a pu
voir d'autres trajets pour la hernie lombaire : Braun en a vu se
faire dans un orifice creusé dans les insertions tendineuses du grand
dorsal sur la crête iliaque et consécutif lui-même à un abcès qui
aurait suivi et agrandi les points de passage des rameaux venus des
deuxième et troisième paires lombaires.

Grange(1), qui a réuni dans sa thèse 45 observations de hernie lombaire, n'a trouvé que 20 fois la mention de l'orifice de sortie. Le
plus souvent c'était vers les deux principaux triangles, mais aussi
la hernie pouvait se frayer un passage en tout autre point. Ainsi, le
triangle de Petit en était le siège 9 fois, celui de Grynfelt 2 ; une anomalie congénitale de la paroi en était la cause 3 fois ; 1 fois la hernie
se formait par une ouverture au travers du grand dorsal, 2 fois à
travers les muscles grand oblique, petit oblique et transverse, 2 fois
par une ouverture résultant de la nécrose d'une portion de la crête
iliaque ou de son échancrure, 1 fois dans une cicatrice de blessure.

Étiologie. — La hernie congénitale est celle qui est due à un arrêt
de développement de la paroi : elle est rare ; sur 45 cas, Grange la note
5 fois. Lorsqu'elle apparaît chez l'enfant, elle est le plus souvent consécutive à un abcès par congestion. Si la hernie peut apparaître spontanément, elle succède le plus souvent à un coup, à un traumatisme ;
la grossesse, les efforts, l'adipose, une ancienne cicatrice y prédisposent : c'est à l'âge adulte qu'on l'observe surtout ; elle est à peu près
aussi fréquente à droite qu'à gauche ; très rarement elle est bilatérale.

Symptômes. — Diagnostic. — Dans les cas typiques, la hernie lombaire se manifeste par une tumeur molle, réductible, avec gargouillement et, dans ce cas, sonore. Cependant elle peut être irréductible
et mate ; on peut alors la confondre avec d'autres affections de cette
région, telles que des hernies musculaires, des collections sanguines
ou purulentes : ainsi Dolbeau incisa une de ces hernies, croyant être
en présence d'un abcès. Sa malade eut une fistule stercorale dont elle
guérit. Les symptômes fonctionnels consistent en des gênes et des
malaises que fait cesser la réduction de la tumeur.

Cette hernie s'étrangle rarement : sur 45 cas, Grange n'a trouvé
cet accident que 5 fois ; il faut en effet remarquer que l'intestin proprement dit n'a que peu de tendance à s'engager dans la paroi abdominale postérieure et que la pesanteur l'entraîne plutôt en des régions

(1) Grange, thèse de Lyon, 1896.

opposées à cette paroi ; c'est ce qui explique que les hernies lombaires
soient très fréquemment des épiplocèles et des hernies graisseuses.
Cependant elles peuvent arriver à acquérir un volume énorme, et
Tucker a vu un cas où une hernie double lombaire et inguinale contenait tout l'intestin grêle, le cæcum, l'estomac et une partie du côlon
ascendant. Moura a rencontré les deux reins dans deux hernies lombaires réductibles chez un enfant de six mois.

Traitement. — La hernie lombaire est le plus souvent réductible,
et alors elle peut guérir par le port d'un bandage spécial. Mais c'est
la cure radicale qui devra être, dans cette région comme ailleurs, la
méthode de choix, sauf contre-indications fournies par l'âge et la santé
du malade ; deux fois cette opération a été faite avec succès, entre autres
une fois par Tucker.

Quant aux accidents d'étranglement, ils doivent être traités par
la kélotomie, sans s'attarder au taxis. L'intervention a fourni deux
guérisons en pareille circonstance (1).

IX. — HERNIES PÉRINÉALES.

Les hernies périnéales ont été étudiées par Scarpa surtout, qui,
en 1823, publia un mémoire dans les *Archives de médecine* ; il rappelle les anciennes observations de Pipelet sur les hernies intermusculaires de la vessie, de Méry, de Smellie, de Garengeot, de Papen
et Bosc. Richter avait signalé, en 1789, que ces hernies qui font ou
non saillie autour de l'anus se forment par une fente dans le releveur
entre le rectum et la vessie. Quoique mises en doute par Chopart et
Desault, ces hernies au travers d'une fente musculaire furent admises
comme possibles par Sabatier. En 1838, après Scarpa, Cooper sépare
ces hernies des hernies du cul-de-sac de Douglas ; Lawrence en donne à
son tour une bonne description, et Boyer admet la possibilité de
leur production entre le releveur et le sphincter externe. Signalons
les travaux de Jacobsen, Hager, Walter, Wolf. Ebner, en 1887,
en a donné une bonne description et a réuni une soixantaine d'observations. Boccard y consacre un chapitre (2).

Il convient de séparer, dans la description, les hernies périnéales
de l'homme des hernies périnéales de la femme.

1° Hernies périnéales de l'homme. — On a peine au premier
abord à concevoir que des hernies puissent se faire à travers une
région anatomique solide comme l'est le plancher du bassin, formée
d'une superposition de muscles et d'aponévroses résistantes, dépour-

_____

(1) Pour la bibliographie, consulter la thèse de Grange, Contribution à l'étude de
quelques variétés de hernies rares au point de vue de leur siège, thèse de Lyon, 1896.
(2) WOLF, thèse, 1880. — EBNER, *Deutsche Zeitschrift für Chirurgie*, 1887,
B. XXVI, p. 48. — BOCCARD, thèse de Lyon, 1895.

vues d'orifices larges pour le passage de vaisseaux et de nerfs, comme cela existe dans les véritables régions herniaires. Ici, les vaisseaux sont petits, sans revêtement de tissu cellulaire lâche; ils sont au contraire adhérents à leur voisinage. Seul un point faible : c'est la région où le périnée n'est formé que du releveur de l'anus et de tissu cellulaire, et c'est en effet ici que se font la plupart des hernies périnéales.

On pourrait les distinguer en hernies périnéales antérieures et hernies périnéales postérieures, la ligne ischiatique établissant la ligne de séparation entre les deux variétés.

a. La plus belle observation de *hernie périnéale antérieure* chez l'homme a été rapportée par Pipelet : un homme déjà atteint d'une hernie inguinale droite fit une chute et éprouva une douleur au périnée qui se renouvela après un effort fait pour sauter un fossé ; le malade ne pouvait plus uriner qu'en se penchant en avant et en pressant sur son périnée. Là était une tumeur comme un œuf de poule, molle, dépressible, et dont la compression amenait l'émission d'urine. Elle était réductible à travers un orifice situé près du repli périnéal vers le bord droit de l'urètre.

C'est donc la vessie que l'on trouve dans les vraies hernies périnéales antérieures, et cet organe peut être accompagné ou non d'anses intestinales. Mais pour arriver à la réalisation de cette ectopie, il faut une modification profonde de la région périnéale, telle que celle qui résulte d'une chute, d'une cicatrice consécutive à une opération, de suppuration, ou bien de déchirures produites par des efforts.

b. Les *hernies périnéales postérieures* sont plus fréquentes : elles se produisent au niveau du cul-de-sac de Douglas, et de là elles peuvent descendre et rester dans le périnée postérieur, ou bien passer, en allant d'arrière en avant, dans le périnée antérieur. Le cul-de-sac recto-vésical est très développé chez l'enfant, d'après les recherches de Kölliker, Brischer et Zuckerkandl ; il peut conserver parfois ses dimensions exagérées, et alors il en résulterait une vraie anomalie congénitale qui le ferait s'insinuer entre les fibres du releveur de l'anus.

Témoin, par exemple, le fait de Scarpa : un homme avait une hernie périnéale ; à l'autopsie, le sac n'adhérait pas à la peau ; les fibres du releveur de l'anus étaient écartées les unes des autres, et formaient des faisceaux autour du collet de la hernie. C'est au travers de fissures analogues à celle que Scarpa a constatée que se font les hernies périnéales postérieures ; elles siègent dans le releveur de l'anus et l'ischio-coccygien, et peuvent avoir une origine accidentelle ou bien congénitale. Ebner les a particulièrement étudiées : sur 60 sujets, il a remarqué, sur 25 d'entre eux, 47 fentes dans les muscles releveur et ischio-coccygien ; il est vrai que dans ce chiffre il n'y avait que 7 cadavres d'hommes ; d'autre part, il a vu des fentes entre l'ischio-coccygien et le coccyx, et c'était 21 fois chez l'homme ; les deux variétés de fentes musculaires existaient donc à la fois sur un certain nombre de sujets. Pour cet auteur, les hernies antérieures seraient celles qui se font entre le releveur et l'ischio-coccygien, et les postérieures celles qui se produisent en arrière de l'ischio-coccygien : elles apparaissent en arrière de l'ischion.

Cependant la fissure musculaire n'existe pas toujours : le cul-de-sac de la hernie s'insinue et glisse dans les interstices cellulo-graisseux de la région à la façon des collections purulentes, et le tissu cellulaire qui est au-dessous du sac communique avec la graisse qui entoure le rectum et comble le creux ischio-rectal ; aussi la hernie peut-elle s'y engager. C'est ce qu'a bien constaté Ebner, qui a vu une hernie intermusculaire de la paroi antérieure du rectum, avec, de chaque côté, un sac herniaire du creux ischio-rectal. Par ce trajet, la hernie arrive sur les côtés ou en arrière du rectum, ou bien encore elle passe entre les fibres du sphincter externe et forme une tuméfaction à la marge de l'anus.

Mécanisme. — La cause prédisposante est la profondeur du cul-de-sac de Douglas. Pour Scarpa, il faudrait deux causes : l'allongement du mésentère, le relâchement de ce cul-de-sac ; les anses de l'iléon descendent alors en grande masse dans le cul-de-sac et l'insinuent dans la cloison recto-vésicale. Tant qu'il est au-dessus de l'aponévrose, la hernie n'est qu'à l'état de pointe et n'apparaît pas au périnée ; pour qu'elle s'y révèle par une saillie, il faut une rupture musculaire. On conçoit que la rupture de quelques fibres du releveur et de l'ischio-coccygien produise la hernie, car le plancher du bassin n'offre alors qu'une résistance insignifiante à la presse abdominale.

Si nous nous en rapportons aux faits publiés par Ebner, on voit que cette hernie est plus fréquente entre quarante et soixante ans qu'entre dix et vingt, que par conséquent la variété acquise l'emporte sur la variété congénitale. C'est en effet l'effort qui en est le plus souvent la cause déterminante, et c'est brusquement, à la suite d'une chute, plutôt que petit à petit, que la tumeur herniaire apparaît. C'est en enjambant un fossé pour faire passer un enfant que le malade de Scarpa se fait sa hernie ; celui de Hemo était tombé sur le périnée, celui de Pipelet avait glissé.

Symptômes. — Diagnostic. — Nous connaissons le siège de cette hernie qui est entre l'ischion et l'anus ; son pédicule remonte dans le périnée ; son volume varie de la dimension d'un œuf de poule à celle d'une tête de fœtus : cela dépend de la quantité d'intestin qui y est contenue ; elle a la forme d'une poire ; molle, rénitente, tantôt sonore, tantôt mate, elle se réduit presque constamment ; la marche, la station debout la font augmenter, tandis que le repos horizontal la fait disparaître. Enfin elle se gonfle dans l'effort et la toux.

Quant aux symptômes fonctionnels, ils sont des plus variables, et ce sont les signes physiques surtout qui empêcheront toute confusion avec les autres tumeurs du périnée.

Pronostic. — Traitement. — Cette hernie n'est véritablement grave que si elle s'étrangle, auquel cas il est nécessaire d'opérer comme en toute autre région. Mais on n'a pas fait jusqu'ici la cure radicale de cette hernie, et lorsqu'on l'a reconnue, on s'est contenté de la maintenir avec des bandages spéciaux (fig. 112). Chez l'homme, on peut se servir d'un simple bandage en T.

2° **Hernies périnéales de la femme** (1). — Ces hernies sont plus fréquentes que chez l'homme. Elles comprennent les hernies de la grande lèvre, qui correspondent aux hernies périnéales antérieures

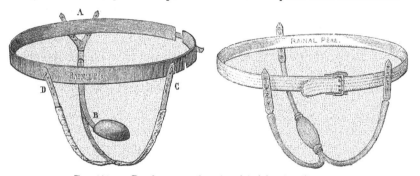

Fig. 112. — Bandage pour hernie périnéale chez l'homme.

du sexe masculin, et les hernies rétro-utérines ou du cul-de-sac de Douglas qui sont les homologues des hernies périnéales postérieures.

A. *Hernies de la grande lèvre.* — C'est dans la moitié inférieure de la grande lèvre qu'on les rencontre. « Cette hernie, dit A. Cooper, est facile à distinguer de la hernie inguinale de la grande lèvre. En effet, elle n'a pas de communication avec l'anneau inguinal et ne détermine aucune tuméfaction dans la partie supérieure de la grande lèvre. La tumeur occupe à peu près le centre de celle-ci et s'étend au côté interne de l'ischion dans la cavité du bassin. On la sent comme une boule dans l'épaisseur de la grande lèvre, et, si l'on introduit un doigt dans le vagin, on reconnaît qu'elle s'étend dans la cavité pelvienne, entre le vagin et l'ischion, vers l'utérus, où l'on cesse de la percevoir. »

Avant lui, Hartmann avait communiqué la relation de la dissection d'une de ces hernies qui contenait la vessie. Méry, en 1713,

(1) MICHELSON et LUKIN, *Centralbl. für Chir.*, 1879. — GAILLARD THOMAS, *The New York med. Journ.*, 1885. — ZUCKERKANDL, *Deutsche Zeitschr. für Chir.*, 1891. — Jonathan MACREADY, A Treatise on Ruptures. London, 1893. — REID, *Glasgow med. Journal*, 1894. — MASSE, *Gaz. hebd. des sc. méd. de Bordeaux*, 1895. — P. BERGER, *Congrès franç. de chir.*, 1896.

dit quelques mots d'une hernie qui se produit entre la partie inférieure de la grande lèvre, la marge de l'anus et l'ischion. Smellie observe deux fois cette hernie ; Papen et Bosc l'appellent *hernie vaginale* ; Scarpa l'a rencontrée chez une vierge et chez une femme enceinte.

Tous ces auteurs l'appellent *hernie vulvaire* : elle apparaîtrait pendant la grossesse, ou pendant le travail, et la tuméfaction caractéristique de la grande lèvre serait précédée par une douleur violente. Verdier l'aurait vu disparaître après l'accouchement.

Pour la plupart de ces auteurs anciens, cette hernie serait constituée par la vessie. La pression sur elle aurait provoqué l'émission d'une certaine quantité d'urine ; molle, réductible, elle a un pédicule qui passe derrière l'ischion, où le doigt qui la comprime peut la suivre : elle augmente par les efforts et rentre dans le décubitus. Il est vrai qu'à côté de la vessie cette hernie peut contenir aussi des anses intestinales. Voici comment on explique la cystocèle : la vessie peut prendre une forme bizarre chez les femmes enceintes, qui ont des déviations de l'utérus. Elle s'étale en forme de fer à cheval autour du vagin, en poussant une série de diverticules. Si le vagin a des parois solides, elle glisse entre lui et l'ischion, et vient jusqu'au niveau de la grande lèvre. Quant à l'entérocèle, elle résulte de la possibilité pour le cul-de-sac de Douglas de s'insinuer entre les fibres du releveur de l'anus et du constricteur de la vulve ; et lorsque l'entérocèle existe seule et primitivement, il s'agit alors de formes congénitales de hernie de la grande lèvre. Ce sont des cas de cette seconde catégorie qu'ont décrit Zweifel, Ebner, Berger (1), chez des jeunes filles.

Cette hernie postérieure de la grande lèvre s'appelle encore *hernie vagino-labiale*, ou encore *pudendal hernia*. Pour la comprendre dans son mécanisme, on n'a qu'à se reporter à la pathogénie des hèrnies périnéales de l'homme (Voy. p. 803).

Il ne faudra pas la confondre avec les tumeurs liquides de la grande lèvre.

Celles-ci débutent insidieusement, d'une façon obscure : elles ont la forme d'une poire à grosse extrémité inférieure, dont le pédicule est voisin du pénil. La hernie laisse libre au contraire cette région. Et il ne faudrait pas davantage la confondre avec la bartholinite, qui est irréductible, et sans pédicule du côté du bassin.

B. **Hernies rétro-utérines.** — C'est à la profondeur insolite du cul-de-sac de Douglas que sont dues ces hernies. Supposons que le péritoine à ce niveau perde peu à peu de sa résistance et se laisse refouler par les viscères, comme par exemple sous l'influence d'une exsudation abondante. Après la résorption du liquide, les anses de l'intestin peuvent s'y engager. Ces hydrocèles de la cloison recto-

(1) BERGER, *Congrès franç. de chir.*, 1895.

vaginale existent réellement. Péan, par exemple, en a rapporté un
cas en 1863, à la Société de chirurgie : Une femme cardiaque présentait une volumineuse tumeur qui soulevait la paroi vaginale postérieure, arrivait au périnée et écartait les grandes lèvres l'une de
l'autre. La pression la faisait disparaître. Ce n'était pas une rectocèle,
puisque le doigt introduit dans le rectum ne s'engageait pas en se
repliant en avant dans l'épaisseur de cette tumeur : l'autopsie montra
une cavité ovoïde, tapissée par le péritoine, qui communiquait en
haut avec le grand péritoine par un orifice arrondi.

Si l'intestin descend dans le cul-de-sac ainsi augmenté de dimension,
il peut fuser avec lui dans le tissu cellulaire avoisinant sous l'influence
d'efforts. König et Schlesinger ont montré que ce tissu cellulaire se
continue avec le tissu cellulaire de toute l'excavation pelvienne : il
s'insinue dans la cloison recto-vaginale. Dans son épaisseur peuvent
d'ailleurs se développer des lipomes qui entraînent en descendant le
cul-de-sac péritonéal (Masse).

Cette hernie a un caractère propre : elle fait saillie au périnée après
avoir passé au travers des fentes du releveur de l'anus et de l'ischio-
coccygien. Son volume varie ; occupant d'habitude l'intervalle compris entre l'ischion, la vulve et l'anus, elle peut s'étendre dans la
vulve, sur les côtés de l'anus ou jusque dans la fesse.

Lorsqu'elle reste dans la cloison recto-vaginale; elle peut se porter
soit en avant du côté du vagin dont elle refoule la paroi postérieure
vers la paroi antérieure : c'est alors l'*élytrocèle*; soit en arrière du
côté du rectum, en déprimant la paroi antérieure de celui-ci : dans ce
cas, elle s'appelle *hédrocèle* (Zuckerkandl).

Berger (1), analysant les divers cas connus et un cas personnel, en distingue deux formes différentes: « Les unes, dit-il, sont pédiculées ;
elles ont un sac péritonéal pourvu d'un orifice plus ou moins étroit,
par lequel elles s'abouchent dans le cul-de-sac de Douglas ; elles
doivent être traitées par une véritable opération de cure radicale. Les
autres sont constituées par la protrusion de toute la paroi vaginale postérieure refoulée en avant par l'intestin qui distend le cul-
de-sac de Douglas anormalement développé. Elles se prêtent mal à
la cure radicale et ne réclament d'ailleurs l'intervention que lorsque
l'augmentation de leur volume et la participation de l'utérus entraîné
dans la procidence deviennent la cause d'une gêne notable. Les
opérations qui ont pour effet d'empêcher le prolapsus utérin de se
produire et d'empêcher la hernie de franchir l'orifice vulvaire en
rétrécissant et en fortifiant ce dernier, peuvent en pareil cas rendre
de bons services. »

A la première forme distinguée par cet auteur, nous rangerons les
faits d'étranglement herniaire qui ont été observés en semblable

(1) P. Berger, *Congrès franç. de chir.*, 1896.

occurrence. Témoin celui de Pétrundi : une femme de quarante ans fut prise de douleurs intestinales très vives avec phénomènes de gastrite avec constipation et troubles de la miction. Au toucher, l'utérus était dévié en antéversion par une tumeur oblongue, qui descendait au milieu de la face postérieure du vagin : elle était fluctuante, on crut à un abcès, et on l'ouvrit par le vagin. Un flot de

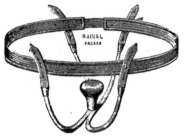

Fig. 113. — Bandage pour hernie péri-néale chez la femme.

sérosité sanguinolente, fétide, s'échappa, et l'épiploon gangrené apparut à la vulve.

Une erreur qui conduit à la mort de l'opérée consiste à prendre cette hernie, lorsqu'elle est pédiculée, pour un polype du vagin et à l'exciser comme telle.

Seul, Gaillard Thomas a, de propos délibéré, traité une hernie de cette catégorie qui pendait à travers la vulve jusqu'au milieu des cuisses ; il fit la laparotomie médiane, et retourna le sac en l'invaginant après réduction de son contenu ; le fond du sac, repoussé, vint sortir par l'incision de l'abdomen et fut fixé à ce niveau par des sutures. Cette conduite paraît digne d'être imitée.

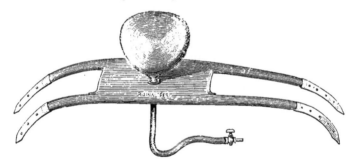

Fig. 114. — Bandage pour hernie vaginale.

Reid, dans un cas de grosse hernie utérine non pédiculée, a fait ce qu'avait déjà proposé Huguier ; il a ouvert la cavité de la hernie et excisé la plus grande partie de sa surface en réunissant les bords de la plaie résultant de cette excision. Dans un cas analogue, Berger a préféré employer un moyen détourné, en réduisant le prolapsus par l'hystéropexie et en soutenant la hernie du cul de-sac de Douglas par la colporraphie postérieure.

Masse (1) a montré que ces hernies ne sont pas trop dangereuses

(1) MASSE, Hernie périnéale et lipome préherniaire (*Gaz. hebd. des sc. méd. de Bordeaux,* 1895).

au moment de l'accouchement : celui-ci s'est fait très simplement chez une femme qui portait une volumineuse hernie périnéale avec lipome sous-séreux, et n'a pas amené les complications qu'indiquaient Smellie, Baker et Young. On peut se servir des bandages représentés figures 113 et 114.

X. — HERNIE ISCHIATIQUE.

Il s'agit ici de la plus rare de toutes les hernies. Nivet, qui a réuni en 1837 les cas de hernies observés à la Salpêtrière pendant une période de dix ans, n'a pas eu l'occasion de la rencontrer, et les statistiques de Malgaigne, si importantes et si consciencieuses, n'en signalent pas. La littérature médicale n'en contient guère que 18 exemples.

C'est Papen qui publia en 1750 la première observation. C'était une femme de cinquante ans, qui portait à la fesse une volumineuse tumeur qui descendait jusqu'à la jambe.

Jones, d'après Cooper, aurait vu un homme qui était atteint d'une hernie de la fesse et qui mourut rapidement avec des hoquets et des troubles de l'intestin. Verdier a observé un cas semblable à celui de Papen. Au cours d'une dissection, Camper trouve une hernie ischiatique chez une femme. Chez un malade observé par Lassus, et porteur d'une tumeur grosse comme le poing en arrière et en bas du bassin, les uns firent le diagnostic de lipome, les autres celui de hernie. Olivar (de Santiago), a une fois rencontré, d'après Malgaigne, une hernie obturatrice compliquée de hernie ischiatique. Schreger s'est trouvé deux fois en présence de hernie congénitale : une fois c'était une tumeur arrondie, vers le côté droit de l'anus, élastique, qui s'ulcéra et mit à nu l'intestin ; une autre fois, en présence d'une tumeur ronde, pédiculée, irréductible, il pensa à un kyste et trouva une hernie. Une petite fille, nouveau-né, avait une tumeur comme le poing sur la fesse droite : Meinel (1) l'ouvrit, fit sortir du liquide et vit une anse intestinale. L'enfant succomba. Un homme de trente-trois ans a, dans la fesse droite, une tumeur réductible et molle, qui descend jusqu'à mi-cuisse : Knüppel la ponctionne, elle disparaît. Plus tard on trouve seulement la poche avec du liquide. Schillbach (2) a vu mourir avec des signes d'étranglement une femme qui avait une hernie ischiatique. A l'autopsie, c'était l'ovaire qui était hernié.

Crosse (3) diagnostiqua une hernie ischiatique occasionnée par un effort. Chenieux en 1870 rapporte (4) un cas de hernie ischiatique de l'ovaire. Wassilieff étudie cette question (5) en 1891, Schwab

(1) E.-A. Meinel, *Prager Vierteljahrschrift*, 1849, p. 116.
(2) Schillbach, *Jenaische Zeitschr. für Medicin und Natur. Wissenschaft*, Leipzig, 1869.
(3) Crosse, *Dublin med. Journ.*, 1873.
(4) Chenieux, *Bull. de la Soc. de chir.*, 1870.
(5) Wassilieff, *Revue de chir.*, 1891.

écrit à ce sujet un important mémoire. Kousmine fait allusion aux
hernies ischiatiques de l'ovaire (1). Nous-même avons rencontré 2 cas
en opérant des myxomes de la fesse, et Boccard (2) a consacré
d'intéressantes pages à la hernie ischiatique.

Anatomie pathologique. — Il est nécessaire de rappeler ici
quelques détails d'anatomie normale.

L'échancrure sciatique est divisée en deux orifices, l'un supérieur,
l'autre inférieur, par les ligaments sacro-sciatiques : l'orifice supérieur
est limité en haut par le rebord osseux de l'échancrure, en bas par le
bord supérieur du grand ligament, en dedans par les bords du sacrum
et en dehors par l'arcade osseuse ; l'orifice inférieur est compris
entre le bord inférieur du grand ligament d'une part et le bord
supérieur du petit ligament sacro-sciatique d'autre part. L'orifice
supérieur est divisé lui-même en deux par le muscle pyramidal. Au-
dessus de ce muscle sortent les vaisseaux et nerfs fessiers ; au-dessous
les vaisseaux et nerfs honteux internes qui contournent l'épine sciatique et rentrent dans le bassin par l'orifice inférieur de l'échancrure
sciatique. Pour Wassilieff, ces orifices servent de passage aux diverses
variétés de hernies ischiatiques. Il y a la variété *sus-pyramidale*, qui
se fait au-dessus du muscle de ce nom au contact du paquet vasculo-
nerveux fessier ; la variété *sous-pyramidale*, qui passe au-dessous du
muscle, et la variété *sous-épineuse*, qui est entre les deux ligaments.
Dans la première, le collet du sac est en rapport en haut avec l'arcade
osseuse, en bas et en dehors avec le pyramidal, en dedans avec l'artère fessière. C'est donc en bas qu'il faudrait débrider en cas d'opération nécessaire pour faire la réintégration, puis la fermeture. Pour la
hernie sous-pyramidale, le collet répond en haut au bord inférieur
du muscle pyramidal, en bas au bord supérieur du grand ligament
sacro-sciatique, en dehors au paquet vasculo-nerveux honteux interne,
aux vaisseaux ischiatiques et au nerf sciatique. C'est *en dedans*
qu'ici il faudrait agrandir l'orifice de la hernie. Enfin, dans la variété
sous-épineuse, le sac confine en haut au bord inférieur du grand
ligament sacro-sciatique, en bas au bord supérieur du petit, en
dehors à l'arcade osseuse, qui est recouverte par le tendon de l'obturateur et qui est côtoyée par les vaisseaux honteux internes et ischiatiques ; c'est encore en dedans qu'il faudra débrider.

Lorsque la hernie s'est produite par l'un de ces trois orifices, elle ne
peut guère se porter que vers la fesse et la cuisse, et ne s'agrandit
que de ce côté. Elle ne peut en effet s'étendre en haut et en avant, à
cause des insertions solides du grand fessier à l'os iliaque et à l'a-
ponévrose lombaire, à cause de celle du petit et du moyen fessier à cet
os et à l'aponévrose qui les enveloppe et va du bord supérieur du

---

(1) Schwab, *Arch. de méd.*, 7ᵉ série, t. XXX, p. 34, juillet 1892. — Kousmine,
Revue de chir., 1895.
(2) Boccard, Étude sur les hernies du plancher du bassin, thèse de Lyon, 1895.

grand fessier au fascia lata, à cause du grand trochanter et des tendons qui s'y insèrent. Elle ne peut se développer en arrière et en dedans, à cause de l'absence de tissu cellulaire à la marge de l'anus, à cause de l'enchevêtrement des fibres musculaires qui s'y insèrent. Ainsi limitée, la hernie descend naturellement, sollicitée par son poids, au contact du nerf sciatique, où le tissu cellulaire abonde. Elle se met au contact des muscles, les transforme parfois en masse dure (cas de Knüppel) ou les perfore (cas de Schreger). Elle peut arriver au mollet comme dans le cas de Papen, ou au milieu de la cuisse (cas de Knüppel).

Quant au contenu du sac, il varie : l'intestin grêle, le gros intestin, l'épiploon y ont été rencontrés. Il en est de même de l'ovaire. Le malade de Papen, dont la tumeur allait de l'anus à la jambe, tumeur dont la forme était celle d'une bouteille, avec pédicule situé à droite de l'anus, avait dans son sac herniaire presque tout l'intestin grêle, l'épiploon, la partie inférieure du côlon, une grande partie du rectum, l'ovaire droit plein d'hydatides, et la trompe. Chez le malade de Cooper, l'iléon était descendu dans le bassin, à droite du rectum, et sortait par l'échancrure sciatique. Schreger y rencontra la vessie, formant deux poches réunies par un canal rétréci, entre le pyramidal et le jumeau. Meinel vit dans le sac des anses intestinales recouvertes de fausses membranes. Et Schillbach rencontra l'ovaire entre le grand et le petit ligament sacro-sciatique.

Étiologie. — C'est sous l'influence d'une cause traumatique, d'un effort, d'une chute, que l'intestin s'échappe par les points faibles que nous venons de mentionner. Nous serions tenté d'admettre qu'il y a alors des dispositions congénitales qui favorisent l'issue des viscères, comme du cul-de-sac du péritoine. Par suite, cette hernie peut être congénitale ou acquise. Il faut aussi à ce sujet faire jouer un certain rôle à des tumeurs qui naissent dans le tissu cellulaire des échancrures sciatiques et qui altèrent, en se portant au dehors, le péritoine voisin.

Cette hernie, qui est, nous l'avons dit, très rare, se rencontre plus souvent chez la femme que chez l'homme, parce que, probablement, l'échancrure sciatique est plus grande chez elle ; elle se produit aussi plus souvent à droite qu'à gauche : sur 14 cas, il y en a 10 à droite.

Symptômes. — La hernie ischiatique se présente sous la forme d'une tumeur arrondie, bosselée, rénitente et plus ou moins réductible. Son volume varie (nous avons dit que Papen avait vu une de ces hernies descendre jusqu'au mollet). L'effort, la toux, quelquefois la respiration influencent ses dimensions. Lorsqu'à ces signes on réunit encore le caractère de la réductibilité, le diagnostic est possible.

Les symptômes fonctionnels que cette hernie entraîne ne sont pas très sérieux : ce sont des douleurs vagues d'entrailles, sans gêne de la défécation ; cependant certains malades ont été obligés de rester couchés, et ont dû cesser le moindre exercice.

Ces hernies peuvent se compliquer d'irréductibilité et d'étranglement comme toutes les hernies connues.

Diagnostic. — Quant au diagnostic, il ne peut être fait qu'avec les tumeurs de cette région, tels que les myxomes et les lipomes, mais leur consistance est différente, leur développement plus lent, les efforts ne s'inscrivent pas sur elles, à moins cependant qu'elles ne soient doublées profondément d'une hernie qu'elles aient amenée.

Traitement. — On n'est intervenu jusqu'ici en pareille circonstance qu'à la suite d'erreurs de diagnostic, mais on peut avoir la main forcée par les accidents d'étranglement, et si l'on reconnaissait une hernie de ce genre, il faudrait lui appliquer les principes de la cure radicale de toutes les hernies. C'est alors qu'il faudra se rappeler les détails anatomiques que nous avons signalés plus haut, soit pour libérer l'orifice du sac, soit pour l'oblitérer sans danger pour le voisinage dans les trois variétés bien différentes à ce point de vue, sus-pyramidale, sous-pyramidale, et sous-épineuse.

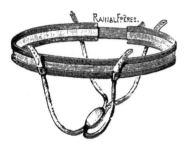

Fig. 113 — Bandage pour hernie ischiatique.

La hernie pourrait être maintenue, si elle est réductible, par un bandage à pelote attaché autour du bassin (fig. 115 .

XI. — HERNIES DES ORGANES GÉNITAUX INTERNES DE LA FEMME

(OVAIRE, TROMPE, UTÉRUS) (1).

La présence des annexes de l'utérus dans un sac herniaire n'est point rare, et cependant l'étude de cette question est toute moderne. Il faut excepter la relation du premier fait de cet ordre qui aurait

(1) HAMILTON et TERRY, *Bellevue Hospital Reports*, 1870. — ENGLISCH, *OEsterr. med. Jahrbuch*. Vienne. 1871. — VIBAILLE, De la hernie de l'ovaire, thèse de Paris, 1874. — PUECH, Des ovaires et de leurs anomalies. Paris, 1873. — Nouvelles recherches sur les hernies de l'ovaire (*Ann. de gynéc.*, nov. 1878 et juin 1879). — LANGTON, Hernie de l'ovaire (*St Barthol. Hospital Reports*. London, 1882, p. 99, 205). — BARNES, Physiol. de l'ovaire hernié (*Amer. Journ. of Obstetrics*, janvier 1893, et *Ann. de gynéc.* Paris, 1893). — THOMAS, Hernie inguinale de l'ovaire, thèse de Paris, 1887. — BOUDAILLE, Hernie inguinale chez la femme et hernie de l'ovaire, thèse de Paris, 1890. — LEJARS, Néoplasmes herniaires (*Gaz. des hôp.*, août 1889); Hernie de la trompe de Fallope (*Revue de chir.*, janvier et février 1893). — DOR, *Lyon médical*, 1891. — MANEGA, De la hernie inguinale de l'ovaire (*Riforma medica*, février 1894). — KOUSMINE, Hernie crurale de la trompe (*Revue de chir.*, avril 1895). — ROUX, *Congrès franç. de chir.*, 1891. — DEFONTAINE, Hernie inguinale de l'utérus et des ovaires, réduction (*Arch. prov. de chir.*, mai 1895). — DE VAUCHEN, Contribution à l'étude de la hernie inguinale de l'ovaire et de la trompe de Fallope, thèse de Lyon, 1895.

été observé par Soranus d'Éphèse vers l'an 97 de notre ère, d'après Peyrilhe. Daremberg a traduit de la façon suivante le cas de l'auteur grec : « Or, quelques-uns, comme le prétend Chios, disent qu'il y a aussi des ligaments suspenseurs qui s'implantent sur les testicules (*testes muliebres*). Nous-même avons *de visu* vérifié ce fait par l'expérience chez une femme affectée de hernie intestinale ; chez cette femme il y eut, pendant l'opération, une chute du testicule, par suite du relâchement des vaisseaux qui le retiennent et l'enveloppent, avec lesquels le ligament suspenseur s'échappa aussi. »

Le deuxième fait appartient à Louis Léger de Goney (de Rouen), qui le publia en 1716 (1). Il faut y voir l'histoire d'une grossesse tubaire intraherniaire, d'ailleurs méconnue, et mal interprétée, comme d'autres qui ont dû échapper en assez grand nombre.

En 1813, Deneux écrivit une monographie sur ce sujet : il rapportait 12 cas, dont 9 de hernie inguinale, 1 cas personnel de hernie inguinale de l'ovaire traité avec succès, et insistait sur les difficultés du diagnostic et la nature congénitale de cette affection. Il considérait en outre la trompe de Fallope et l'ovaire comme inséparables dans les hernies qu'elles occasionnent.

En 1869, Loumaigne rassemble 15 observations dans sa thèse inaugurale; il ne traite que des hernies simultanées de la trompe et de l'ovaire, néglige les hernies isolées de ces organes, et fournit les bases du diagnostic. Douze observations nouvelles sont relatées par F. Hamilton et Terry. Puis vient le travail d'Englisch, basé sur 38 hernies ovariennes, dont 27 inguinales.

C'est surtout à Puech que l'on doit une bonne étude sur cette affection. Cet auteur a publié deux mémoires, le premier en 1873, basé sur 65 observations de hernies inguinales congénitales, le deuxième en 1878 et 1879. Il donne une statistique de 34 hernies congénitales, 17 accidentelles et 17 douteuses. Entre ces deux importants mémoires avait paru, en 1874, la thèse de Vibaille.

Thomas (Paris, 1887) s'attache à un point particulier et intéressant de la question, celui de savoir s'il s'agit, chez les malades de cette catégorie congénitalement atteints, d'un testicule ou d'un ovaire.

Lejars publie, en 1889, un travail sur les néoplasmes de l'ovaire hernié, et le même auteur écrit un article sur les hernies de la trompe seule, sans l'ovaire, en 1893. Il n'a pu en recueillir que 9 cas, dont 4 de la variété inguinale. Nous-même avons opéré un cas de ce genre en 1895, que nous avons confié à de Vaucher pour la rédaction de son intéressante thèse.

L'année précédente, Manega avait apporté 5 observations de hernie inguinale de l'ovaire : une fois il y avait une entérocèle concomitante, et les quatre autres fois la trompe sortait à côté de

(1) Léger de Gouby, La véritable chirurgie établie sur l'expérience et la raison. Rouen, 1716.

l'ovaire. Kousmine (de Kasan) (1) relate d'intéressantes expériences concernant ces hernies et l'observation d'une hernie de la trompe de Fallope seule, dans le canal crural.

Bien d'autres exemples isolés ont été rapportés, dans les sociétés savantes, avec présentation de pièces, mais sans commentaires ni développements utiles à la question.

Dans les mémoires et travaux que nous venons de citer, sont relatées çà et là des hernies concomitantes de l'utérus. Par exemple, Defontaine signale une hernie inguinale de l'utérus et des deux ovaires, qui fut réduite chez un enfant de sept mois. Signalons enfin l'excellente thèse de de Vaucher (Lyon, 1895).

Physiologie pathologique. — La hernie des annexes de l'utérus suppose la réalisation de deux conditions : 1° un chemin préparé d'avance ou facile à faire ; 2° une mobilité particulière de ces annexes, ou leur développement en un point spécial et anormal. Ces conditions se retrouvent dans les deux principales variétés de ces hernies, *congénitales* et *acquises*.

Pour le trajet herniaire, il n'est autre que le canal inguinal ou le canal crural, exceptionnellement le canal obturateur ou la région ischiatique. La hernie inguinale congénitale trouve une voie préformée dans le petit conduit séreux avec lequel le péritoine entoure le ligament rond antérieur de l'utérus, le canal de Nück. Celui-ci peut persister toute la vie, comme l'ont constaté quelquefois Cloquet et Cruveilhier, ou bien s'oblitérer dès le huitième mois de la vie fœtale ; mais, même fermé, il peut encore, par des tractions sur le ligament rond, produire un canal artificiel prêt à recevoir le contenu de la cavité abdominale, et d'ailleurs Féré a constaté souvent sa persistance partielle.

Comment l'ovaire et la trompe peuvent-ils s'engager dans ce canal, pendant ou après la vie intra-utérine ? D'abord, il ne faut pas oublier que les organes génitaux internes sont, à cet âge, au-dessus de l'excavation pelvienne ; la descente des ovaires dans le canal inguinal serait analogue à la migration des testicules. Ce qu'il y a de curieux, c'est que cette anomalie coïncide souvent avec l'absence d'utérus, plus souvent en tout cas qu'avec l'utérus unicorne ou bicorne, et l'hermaphrodisme féminin. On dirait que la présence de l'utérus fait perdre au gubernaculum sa direction en le fixant, au moment de la migration de la glande génitale, au fond de l'utérus embryonnaire, et modère ainsi la descente et l'attraction en avant de l'ovaire. Cependant ce vice de conformation n'est pas indispensable, puisque dans neuf cas de hernies ovariques doubles relatés par Langdon, les organes génitaux étaient normaux.

Quant aux *hernies de la trompe seule*, elles n'apparaissent habi-

_____
(1) Kousmine, *Revue de chir.*, 1895.

tuellement qu'après la naissance, bien qu'elles puissent être dites. congénitales lorsqu'elles se font dans la région inguinale, parce qu'elles profitent d'une disposition anatomique qui est congénitale. Inguinales ou crurales, elles s'expliquent par la mobilité même de l'oviducte, mobilité qui faisait dire à Cruveilhier que la trompe filait la première avant l'ovaire. C'est cette mobilité qu'a encore constatée Kousmine sur les cadavres de nouveau-nés ; chez eux, la partie moyenne de la trompe est à 14 millimètres de l'orifice inguinal, et son extrémité libre à 13 millimètres de l'orifice crural. C'est en cela que réside la prédisposition congénitale de la hernie inguinale ou crurale de la trompe, qui cependant n'a guère été opérée que chez les adultes, et passe pour être accidentelle et due au relâchement des ligaments utéro-ovariens. La malade que nous avons eu à soigner était une adulte et sa hernie de la trompe seule paraissait bien appartenir à la variété acquise.

Pour l'*utérus*, il y a encore des hernies congénitales et des hernies acquises. Krug (1) rapporte une observation d'ancienne hernie de l'ovaire, de la trompe et de l'utérus chez une jeune fille vierge de dix-huit ans. Les ligaments de l'utérus étaient, à l'examen microscopique, d'une longueur inusitée.

Mais les hernies congénitales de l'utérus ne sont que des raretés et des exceptions ; c'est habituellement après des grossesses ou des déplacements anormaux de cet organe qu'on les observe, et elles peuvent être précédées et provoquées pour ainsi dire par la hernie préexistante de ses annexes. Les grossesses, les tumeurs du voisinage peuvent encore relâcher les ligaments fixateurs de la matrice ; un effort suffira alors à l'expulser dans une hernie préformée, comme le pense Cruveilhier. Il est vrai qu'on peut voir le phénomène inverse, l'utérus primitivement hernié entraînant à sa suite ses annexes (2).

Anatomie pathologique. — Nombreuses et variées sont les altérations que le chirurgien a rencontrées du côté de la trompe et de l'ovaire herniés. Le *sac* ne présente guère comme lésions que quelques brides cicatricielles en rapport peut-être dans la région inguinale avec le travail d'oblitération du canal de Nück ; parfois on l'a trouvé, comme Dolbeau, enflammé et suppuré, et alors il est probable que l'infection venait de la trompe, comme Lejars a pu le constater en voyant sourdre une goutte de muco-pus de la portion excisée. Quant au contenu, ovaires, trompes et utérus, ses modification sont des plus intéressantes.

La situation anormale de l'*ovaire* l'expose à des froissements, à des contusions, à des troubles circulatoires. Il s'enflamme, puis s'atrophie, sans cependant que cette altération soit assez profonde pour suppri-

(1) Krug, *Amer. Journ. of Obstetrics*, 1890.
(2) Lentz, in Jules Bœckel, Cure radicale des hernies (*Gaz. méd. de Strasbourg*, 1882).

mer l'ovulation. La menstruation s'établit en effet régulièrement chez
les jeunes filles atteintes de ce vice de conformation et occasionne
des accidents assez pénibles, dus à la congestion douloureuse. On a vu
des petites filles souffrir assez pour que des chirurgiens tels que
Lentz, Pollard, Maugle, etc., se soient crus autorisés à intervenir.

A côté des inflammations, signalons la dégénérescence kystique.
Toutes les variétés de volume et de nature de kystes ont été observées.

L'ovaire micro-kystique est fréquent ; on a vu des kystes ovariques
gros comme une tête d'enfant; le kyste hydatique, le kyste dermoïde
y ont été rencontrés, l'adénome kystique, le kyste réticulaire également-
ment. Il faut lire la curieuse observation de Fargas (1) : une femme
voyait sa hernie ovarienne à dégénérescence kystique descendre jusqu'au voisinage du genou. La tuberculose a été rencontrée par Puech
dans un ovaire hernié ; Bardenhau a enlevé un angio-sarcome de
750 grammes né aux dépens de cet organe. Le cancer y a été signalé
par Papen. Guersant a vu le cancer des deux ovaires herniés chez
une enfant de trois ans qui n'avait pas d'utérus.

La plupart de ces altérations ont été retrouvées du côté de la
trompe de Fallope : altérations congestives et inflammatoires, adhérences, épaississements, oblitérations plus ou moins accusées, sphacèle, dégénérescence kystique principalement.

Dolbeau signale un kyste séreux de l'oviducte dans un sac herniaire suppuré ; Werth, une volumineuse hydatide de Morgagni
formée aux dépens d'une des franges ; Kousmine, une dilatation de la
trompe contenant deux litres de liquide et formant une grosse tumeur
herniaire de la région crurale.

Pour l'*utérus* hernié avec l'ovaire et la trompe, il a été vu allongé
jusqu'à former une fois un tube de 14 pouces de long. Haller, Balling,
Scanzoni, l'ont trouvé grandi, et Schmidt a vu un fibrome se développer dans une de ses cornes.

Il faut savoir enfin que la hernie de l'ovaire et de la trompe coïncide
souvent avec des malformations qui sont : l'absence apparente ou
réelle de l'utérus, l'hermaphrodisme, l'utérus unicorne ou bicorne.

Symptômes. — Nous continuerons à distinguer les hernies de
l'ovaire, de la trompe et de l'utérus.

L'*ovaire* en ectopie, ou en situation anormale, révèle sa présence par
des troubles spéciaux qui tiennent à son rôle et à sa fonction.

Les enfants ne se plaignent pas de cette hernie, qui s'annonce simplement par une tumeur petite, ovalaire, réductible ou non, mais
mobilisable, qui est placée vers la grande lèvre ou dans le pli de l'aine ;
la douleur à la pression n'apparaît ordinairement qu'à la puberté.
À cette époque, on est d'accord pour reconnaître à cette hernie le don
de provoquer au toucher une sensation spéciale douloureuse et volup-

(1) Fargas, *Arch. de tocologie*, 1890.

tueuse, et la faculté d'une turgescence passagère, en vertu de laquelle l'ovaire flasque et inégal durcit. Cependant, il ne faut pas exagérer et faire de ce signe un symptôme constant; l'ovaire, qui s'atrophie si souvent dans ces conditions, est bien incapable de ces variations de volume et de consistance. Ce qu'il y a de plus vrai, c'est de voir la sensibilité de la hernie s'exagérer aux périodes menstruelles, les douleurs apparaître et le gonflement se produire ; en même temps, des tiraillements aux lombes et dans les flancs. Cependant il est habituel que des hernies soient bien supportées ; elles sont en infime minorité les femmes qui sont condamnées, de ce fait, au repos et à l'immobilisation, sans pouvoir marcher, fléchir les cuisses, etc.

A côté de ces signes subjectifs, variables, il faudra, pour établir le diagnostic, examiner les signes objectifs, et bien reconnaître la hernie.

Les hernies de la *trompe de Fallope seule* ne peuvent être annoncées d'avance, parce qu'elles ne donnent lieu à aucun signe spécial et pathognomonique : ce sont toujours des trouvailles d'opérations. Notre malade n'accusait rien qui pût faire croire à autre chose qu'à une hernie vulgaire.

Les hernies de l'*utérus* se produisent surtout après la ménopause, et leur constatation dans des sacs herniaires a été faite à l'occasion de herniotomie pour des entérocèles ou des épiplocèles ordinaires. Il y a d'ailleurs deux formes principales de hernies de l'utérus, l'une qui est réductible, l'autre qui est irréductible. Cette dernière ne peut être sûrement diagnostiquée, à moins qu'une grossesse intraherniaire ne vienne forcer pour ainsi dire le diagnostic ; l'autre, au contraire, peut être reconnue à cause de sa réductibilité même ; le toucher bimanuel permet alors, comme à Krug, de faire alternativement passer la tumeur de la cavité herniaire dans l'abdomen et de l'abdomen dans la hernie.

Ceci nous amène à la description des deux signes qu'il faut rechercher par le toucher vaginal et l'examen bimanuel et qui sont pathognomoniques de la hernie des annexes de l'utérus, à savoir : l'inclinaison de l'utérus du côté de la hernie, et la transmission à la tumeur des mouvements en sens inverse imprimés au col. La corne utérine du côté de l'ectopie est attirée en avant par un mouvement de torsion, et le col élevé. Si l'on cherche à corriger ce déplacement avec le doigt placé dans le cul-de-sac utéro-vaginal, du côté de la hernie, l'autre main étant appliquée sur la hernie, et que l'on repousse l'utérus du côté opposé, on sent la hernie glisser sous la peau, des tiraillements se produisent, et le déplacement de l'utérus n'est bientôt plus possible. L'utérus est solidement fixé dans la ligne médiane dans le cas de hernie double et sa propulsion latérale déplace l'une des ces hernies.

Diagnostic. — La hernie double de l'ovaire peut être confondue avec l'ectopie testiculaire. Témoin ce fait de Chambers (1880) cata-

logué : hernie inguinale double de l'ovaire, sans utérus, ni vagin ; les
ovaires après l'ablation sont reconnus être des testicules. Une femme,
du moins prise pour telle, âgée de vingt-quatre ans, n'ayant jamais eu
de règles ni de molimen menstruel, subit l'ablation de ces deux tumeurs, et leur examen révèle la présence des tubes caractéristiques
des testicules, toutefois imparfaitement développés. Faut-il dire que
l'explication de ce fait réside dans le développement embryologique
même de la glande génitale, qui peut indifféremment devenir un testicule, un ovaire, même une glande hermaphrodite, comme dans certaines espèces? Faut-il penser au contraire que la malade de Chambers
n'était qu'un homme, hypospade complet avec atrophie de la verge et
fente urétrale prise pour une vulve? C'est cette dernière explication
qui nous paraît la plus plausible, car nous avons eu l'occasion d'observer et de soigner un cas tout à fait analogue à celui de Chambers :
c'était un jeune homme de vingt-quatre ans, qui avait été inscrit
comme étant du sexe féminin, à sa naissance, parce qu'il était hypospade complet, et qui demanda à changer d'état civil et à subir en
même temps une opération destinée à oblitérer sa fente périnéale. Il y
a matière à confusion chez les sujets qui présentent des modifications
dans le type fondamental des organes génitaux, comme chez le malade
de Roux (1); toutefois, le développement exagéré du prétendu clitoris,
l'absence de vagin et d'utérus, sont en faveur de l'hypospadias, comme
la périodicité du molimen menstruel plaide pour l'ectopie ovarienne.

D'habitude, il n'est pas difficile de reconnaître la hernie des annexes
et il ne serait guère excusable de la prendre pour des ganglions
(Percival Pott et Lassus), un lipome (Lücke), ou une tumeur enkystée de la grande lèvre (Guersant).

Les kystes du canal de Nück ont une rénitence spéciale, et sont
immobiles. L'entérocèle a un son tympanique, se réduit avec bruit, et
ne saurait rester indéfiniment irréductible sans phénomènes d'étranglement : il est vrai qu'on pourrait penser alors à une anse intestinale remplie de matières, comme l'ont fait Holst et Filling à propos
d'une trompe et d'un ovaire herniés. Dans le cas d'entérocèle concomitante avec une hernie des annexes, le diagnostic n'est faisable
qu'après réduction de l'intestin. Et pour ce qui concerne l'épiplocèle,
on peut se trouver en face des plus grandes hésitations, surtout s'il
s'agit d'une épiplocèle adhérente. C'est alors que le toucher vaginal
et l'examen bimanuel deviennent indispensables pour s'assurer de
l'inclinaison de l'utérus et du retentissement possible des mouvements
de celui-ci sur la hernie, signes qui veulent dire : hernie des annexes.

Complications. — Les hernies de la trompe, de l'ovaire et de l'utérus, sans parler de la gêne et des malaises qu'elles entretiennent,
exposent à de véritables dangers qui tiennent à leur *étrangle-*

---

(1) Roux, Congrès français de chirurgie, 1891.

ment, à l'*infection* du sac herniaire et à une *grossesse herniaire*.

1° L'*étranglement* se manifeste par des douleurs vives, par la tension de la hernie et par le changement de couleur des téguments qui rougissent, sans compter les phénomènes généraux, l'anxiété de la respiration, l'agitation ; le faciès devient grippé, tout comme dans le cas d'une entérocèle. Si bien que l'on croit volontiers à une hernie intestinale ou épiploïque. Ces phénomènes d'étranglement sont de tous les âges. Pollard a relaté une observation de ce genre qui a exigé l'excision de la trompe et de l'ovaire, chez une enfant de trois mois ; Maneg a fourni un cas identique chez une enfant de quatre mois, et Lentz aussi chez une petite fille de six mois. L'activité physiologique de l'ovaire n'est donc pas une condition nécessaire pour la production de cette complication. La trompe seule peut d'ailleurs s'étrangler et fournir les mêmes symptômes que l'étranglement de l'ovaire. Cet étranglement tubo-ovarien semble avoir une bénignité relative, malgré les chances d'infection du sac et du péritoine. Toutefois, l'étranglement véritable avec arrêt complet des matières et des gaz et météorisme abdominal peut survenir : il s'explique alors par le mécanisme suivant indiqué par Mullert : le ligament de l'ovaire et le ligament rond sont fortement tendus et forment un pont sous lequel pourrait s'engager et s'étrangler une anse intestinale.

2° Dolbeau a observé la *suppuration* du sac herniaire et la péritonite purulente consécutive. Lejars, dans un cas de hernie étranglée, trouve la trompe de Fallope étranglée et noirâtre, dégageant une odeur fétide. A l'orifice, on fait sourdre une goutte de pus ; l'excision en est pratiquée. Ces exemples montrent qu'il convient de faire des réserves pour le pronostic de ces hernies, bien qu'ordinairement les choses paraissent se passer très simplement.

3° Enfin, on a vu des *grossesses* évoluer malgré ces hernies ; quelques-unes sont allées à terme, comme chez la malade de Deneux, malgré une gestation laborieuse, ou bien sans aucun incident, comme dans les cas de Widerstein, de Rizzoli, d'Olshausen. Beigel et J. Makeig ont vu la grossesse survenir malgré une hernie double des annexes : fait curieux assurément, puisque l'ovaire est exposé à des inflammations et à des phénomènes atrophiques qui tendent à anéantir sa fonction. Enfin, on a vu des grossesses dans l'intérieur de ces hernies ; elles étaient tubaires ou utérines. Scanzoni rapporte l'observation d'une femme qui eut après un accouchement une hernie inguinale gauche par effort : elle contenait l'ovaire et l'utérus ; elle eut deux grossesses intraherniaires qui se terminèrent par l'avortement, l'une à deux mois, l'autre à cinq mois ; et Puech rapporte que de Geney a opéré, sans s'én douter, une grossesse intraherniaire : c'était chez une jeune fille de la noblesse qui portait à l'aine droite une tumeur qui en trois mois était devenue de la grosseur d'un pain d'une livre. Son amant la conduisit chez de Geney. Celui-ci incisa les

téguments et tomba sur une poche animée de battements ; il l'ouvrit
et vit sortir un « *demi-septié* » d'eau claire, puis un fœtus long d'un
demi-pied. Le placenta adhérait à l'anneau inguinal.

Traitement. — La conduite à tenir dépend entièrement de la façon
dont la malade supporte sa hernie. Chez l'enfant, cette hernie n'est
qu'accidentellement découverte. La moitié de ces hernies peuvent
céder au taxis, et celles qui peuvent être réduites finissent habituellement par rentrer sous l'influence du bandage. Au cas d'inefficacité
du taxis et du bandage, on peut poser la question de l'intervention.
Celle-ci doit consister autant que possible dans la réintégration de
l'organe ectopié en son domicile naturel. Cependant il est des cas,
malheureusement trop fréquents, où le chirurgien est obligé d'en
faire le sacrifice ; c'est lorsqu'il y a de l'inflammation et de la suppuration, et que, d'autre part, l'ovaire paraît atrophié, inutile et
dangereux. Nous pensons, contrairement à Puech, que s'il est en
dégénérescence kystique, on ne doit pas s'arrêter à l'injection iodée,
et que l'excision est indiquée. Mais aussi, il ne faut pas faire cette
extirpation pour des phénomènes douloureux et congestifs ; on pourra
les calmer avant d'entreprendre la cure radicale de la hernie avec
reposition des viscères ; de même, si l'étranglement oblige à intervenir, on réduira l'organe s'il est sain, mais on n'hésitera pas à
l'extirper s'il est trop enflammé ou dégénéré. Si, au cours d'une
kélotomie pour une entérocèle étranglée, on trouve les annexes, on ne
les sacrifiera pas, même si on les trouve gonflées et kystiques, et,
par exemple, nous avons pu simplement réduire, après une herniotomie crurale droite, chez une femme de soixante-dix ans, l'appendice
iléo-cæcal, l'ovaire kystique, le pavillon de la trompe, et une anse
d'intestin grêle qui était fortement serrée.

Nous avons vu que des grossesses intraherniaires avaient pu être
opérées, à la suite d'erreur de diagnostic. Nous allons voir aussi qu'on
est intervenu sciemment, et pour ainsi dire la main forcée, par l'opération césarienne et l'opération de Porrô, lorsque la grossesse, qui se
faisait dans une hernie inguinale, arrivait à terme et ne pouvait être
terminée que par ces moyens artificiels. On a pu enregistrer des
succès, en pareille occurrence, et pour la mère et pour l'enfant. Mais
les hernies de l'utérus qui ne sont pas compliquées doivent, comme
celles de la trompe et de l'ovaire, être traitées par la réduction, la
reposition, qu'elle soit faite à travers les téguments et par le taxis,
ou bien par le moyen d'une kélotomie (Roux, Defontaine).

XII. — HERNIES DE L'UTÉRUS GRAVIDE (1).

Deux grands travaux d'ensemble ont été publiés sur cette question :

(1) Léopold, *Arch. für Gynækol.*, Bd XIV, 1879, p. 379. — S. Adams, Hernia of

ce sont la monographie de Samuel Adams sur les différentes variétés de hernies utérines, et la dissertation inaugurale de Eisenhart sur les hernies ombilicales. Toutes les hystérocèles avec grossesse se rapportent à des hernies inguinales ou ombilicales, les faits se rapportant aux variétés crurales, ischiatiques ou obturatrices n'étant pas anthentiques, et les hernies dites abdominales rentrant simplement dans le cas des éventrations par écartement de la ligne blanche et concomitantes souvent avec des rétrécissements du bassin, des antéroversions survenant pendant les derniers mois de la grossesse. Ces éliminations faites, il reste 8 hystérocèles inguinales et 4 ombilicales.

Mode de développement. — L'utérus peut se hernier par *glissement* ou par *attraction* (Cruveilhier). Un sac herniaire, en s'accroissant aux dépens du péritoine adjacent, fait glisser dans son intérieur les ligaments larges et les organes qu'il contient ; dans un autre mécanisme, la hernie de l'ovaire précède la hernie de l'utérus, et l'angle de l'utérus est attiré par l'ovaire. Quelquefois cette hystérocèle est une malformation congénitale, comme dans les cas de Maret, de Roux, de Barras ; c'est une ectopie ou une bifidité de l'organe.

Le plus souvent on a relaté comme causes immédiates, à côté des grossesses répétées et des hernies antérieures, les efforts, les cris et les contractions du travail.

Symptômes et diagnostic. — Avant le quatrième ou le cinquième mois, les symptômes de l'hystérocèle sont assez douteux, à part les signes physiques fournis par le toucher, sur lesquels nous avons insisté page 817, l'*irréductibilité*, la *consistance ferme*, la *forme spéciale*, les *troubles dysménorrhéiques*, etc., ne suffisant pas à faire porter le diagnostic.

Mais à partir de cette époque, les signes ordinaires de la grossesse s'établissent, et, en outre, il existe à l'ombilic ou au pli de l'aine une tumeur dans laquelle on peut reconnaître les parties fœtales. A l'ombilic, la hernie ne se forme habituellement que tardivement, au moment du travail et brusquement. A l'aine, au contraire, il s'agit le plus souvent de hernie ancienne, antérieure à la grossesse, et qui, depuis la fécondation, tend à augmenter et à descendre sur la cuisse.

Le seul diagnostic à faire à cette époque est celui de grossesse utérine herniée, ou de grossesse extra-utérine. Or celle-ci se termine habituellement par la rupture de la poche, à une période rapprochée du début de la grossesse. Une grossesse de cette catégorie qui est ancienne et rapprochée du terme est donc une grossesse utérine.

Pronostic. — Il faut distinguer encore à ce point de vue les her-

the pregnant Uterus (*Americ. Journ. of Obstetrics*, 1880, p. 225). — KENNEDY, Pregnancy and Auscultation, 1883, p. 40. — EISENHART, Inaugur. Dissert. Leipzig, 1885. — FRYE, *Americ. Journ. med. Assoc.*, 1888. — VINAY, Traité des maladies de la grossesse et des suites de couches. Paris, 1894, p. 128.

nies ombilicales et les hernies inguinales. Ces dernières ne peuvent ordinairement être réduites, l'avortement spontané est en outre rare : c'est dire que l'accouchement ne peut presque toujours se terminer que par le Porrô, ou l'opération césarienne. Sur 8 femmes opérées, 3 sont mortes, 5 ont guéri; 4 enfants ont été sauvés, 4 ont péri, dont 2 mort-nés. Une fois le Porrô a été pratiqué avec succès, 5 fois la césarienne, avec 3 morts, 1 fois l'avortement pratiqué, 1 fois l'accouchement s'est fait spontanément.

Les hystérocèles ombilicales qui se produisent tard, qui ont un collet grand ouvert et qui ne contiennent qu'une partie du fœtus se terminent d'une façon heureuse. Quatre fois observées, elles n'ont donné aucune mortalité, pas plus pour l'enfant que pour la mère.

Nous avons dit pourquoi nous ne nous attarderions pas dans cet article à l'hystérocèle ventrale qui rentre dans la dystocie.

Traitement. — Réduire la hernie, la taxifier avec douceur, si elle résiste, et si elle ne peut rentrer, la soutenir avec un bandage : voilà tout ce qu'il y a à faire au début, surtout pour les hernies inguinales. On peut poser au début la question de l'avortement provoqué, étant donné le taux de mortalité qui suit les hystérectomies pratiquées à la fin de la grossesse, et qui atteint la moitié des enfants et presque autant de mères. En tout cas, nous donnons, pour qu'on y puise et qu'on y trouve les raisons de la conduite que l'on croira devoir suivre, la relation abrégée de tous les cas d'hystérocèles jusqu'ici publiés, 8 inguinales, 4 ombilicales, telles qu'elles ont été colligées par S. Adams dans le tableau ci-dessous modifié par M. Vinay (de Lyon).

OBSERVATEURS	VARIÉTÉ	ÉPOQUE où le diagnostic a été établi	TRAITEMENT	RÉSULTATS	
				Mère	Enfant
Pol.........	Hernie ing.	Fin grossesse	Opérat. césar.	Morte le 3e j.	Sauvé
Sennert....	—	Bonne heure	—	Morte le 25ej.	Sauvé
Saxtorph...	—	Bonne heure	Accouc. spont.	Guérie	Mort-né
Lédesma....	—	3e mois	Opérat. césar.	Guérie	Mort
Fischer....	—	6e mois	—	Morte	Sauvé
Rektorzik..	—	4e mois	—	Morte	Sauvé
Scanzoni...	—	4e mois	Avort. prov.	Guérie	Avortem.
Winckel...	—	Bonne heure	Opér. de Porrô	Guérie	Mort-né
Léotaud....	Hernie omb.	8e mois	Bandage	Guérie	Sauvé
Murray....	—	8e mois	Accouc. spont.	Guérie	Sauvé
Ollivier....	—	9e mois	Bandage	Guérie	Sauvé
Hagner....	—	Pendant trav.	Forceps	Guérie	Sauvé
Ruysch.....	Hernie vent.	Bonne heure	Bandage	Guérie	Sauvé
Rousset....	—	5e mois	Accouc. spont.	Guérie	Sauvé
Petit.......	—	Bonne heure	Band. et perf.	Guérie	craniotom.
Kennedy....	—	9e mois			
Buttler....	—	8e mois	Bandage	Guérie	Sauvé
Bell.......	—	Pendant trav.	Bandage	Guérie	Sauv. jum.
Fry........	—	6e mois			
Papin......	H. sac-sciat.	Pas de gross.	Laparotomie.	Inconnue	Pas gross.

XIII. — HERNiES DE LA VESSiE (1).

C'est par des autopsies et au cours d'interventions sur les hernies que l'on a constaté la présence de la vessie dans des sacs herniaires. Pendant longtemps, on s'est contenté de la simple mention de ces faits, puis l'anatomie pathologique et la pathogénie en furent étudiées, et aujourd'hui les cystocèles sont connues, expliquées et traitées, tout aussi bien que les plus classiques entérocèles. Cependant, parmi elles, celles qui relèvent de la variété inguinale sont beaucoup plus fréquentes et ont donné lieu à des travaux plus nombreux et de date plus ancienne que les cystocèles crurales, qui ne sont bien décrites que depuis quelques années seulement.

En 1520, Jean Sala a relaté la première observation de cystocèle inguinale. La deuxième appartient à Plater (1620). Un des travaux les plus importants est celui de C. Verdier qui, en 1753, réunit 20 cas de hernies vésicales, signale une couche de graisse qui recouvre une fois la hernie, et mentionne comme causes pathogéniques la distension vésicale et la diminution de la résistance des parois. Il rapporte une observation de hernie crurale de la vessie : c'est la première en date de cette variété. En 1867, Nélaton étudie la pathogénie de cet accident, et admet, avec la distension, un affaiblissement de la paroi vésicale, et un changement de ses rapports qui, sous l'influence d'un effort, permet son engagement dans un trajet herniaire.

Krönlein en 1874, Leroux en 1880, signalent chacun un cas de cystocèle inguinale. Signalons la thèse de La Barrière (1881). Duret (1883) s'occupe de l'anatomie pathologique et de la pathogénie de ces hernies ; Monod et Delagenière, en 1889, font connaître le rôle qu'ils attribuent au lipome vésical.

En 1890, un nouveau cas de cystocèle crurale est rapporté par Aüe, et Hedrick fait connaître 11 observations de cystocèle inguinale.

Dans son *Traité de la cure radicale des hernies*, Lucas Championnière s'occupe du traitement de ces hernies. Lejars, en 1893, rapporte

(1) Krönlein, *Arch. für klin. Chir.*, 1876. — Leroux, *Revue mens. de méd. et de chir.*, 1880. — La Barrière, thèse de Paris, 1881. — Duret, Variétés rares des hernies inguinales, thèse d'agrégation, Paris, 1883. — Monod et Delagenière, *Revue de chir.*, 1889. — Aüe, *Centralblatt für Chir.*, 1890, n° 12, p. 248. — Hedrick, *Gaz. méd. de Strasbourg*, 1890. — Lejars, *Revue de chir.*, 1893. — Demoulin, *Union méd.*, 1893. — Piquet, thèse de Paris, 1893. — Guterbock, *Deutsche Zeitschr. für Chir.*, 1892. — Otto Lanz, *Berliner klin. Wochenschrift*, 1892. — Schoonen, Guépin, *Rev. de chir.*, 1893. — Macready, *The Lancet*, 1894. — Reymond, *Bull. de la Soc. anat.* Paris, 1894. — Jaboulay et Villard, *Lyon méd.*, 1895. — Curtis, *Ann. of Surgery*, 1895. — Lardi, *Revue de chir.*, 1896. — Frœlich, *Revue méd. de l'Est*, 1896. — Urbain Guinard, *Arch. de méd.*, janvier 1896. — Imbert, *Ann. des mal. des voies génito-urin.*, 1896. — Legrand, thèse de Paris, 1896. — Fargues, thèse de Nancy, 1897. — Gibson, *Medical Record*, 1897. — De Bovis, *Gazette des hôpitaux*, 1897. — Friedrich Brunner, Ueber Harnblasenbrüche (*Zeitschrift für Chirurgie*, 1898).

20 observations de blessures de la vessie pendant la kélotomie. A citer, la même année, le travail de Demoulin et la thèse de Piquet.

Güterbock, en 1891, fait connaître un troisième cas de cystocèle crurale; Otto Lanz, en 1892, publie deux observations nouvelles. Schoonen, en 1893, Guépin, la même année, étudient cette hernie.

Nous-même, en collaboration avec Villard, ajoutons quelques faits personnels et proposons la division des cystocèles en intra, extra et parapéritonéales. Frœlich signale une hernie crurale de la vessie en coïncidence avec une entérocèle; Urbain Guinard trouve dans une hernie crurale droite étranglée une entérocèle avec cystocèle, et constate en outre la présence de l'ovaire dans le sac; Imbert publie une bonne revue sur la cystocèle inguinale. Legrand fait de la cystocèle crurale l'objet de sa thèse, où il réunit douze ou treize faits. F. Brunner, à l'occasion d'une cystocèle crurale droite blessée dans une cure radicale, publie une étude d'ensemble basée sur 64 observations.

Anatomie pathologique. — La connaissance des rapports normaux de la vessie, et en particulier de la situation du revêtement péritonéal qui recouvre le globe vésical, fait entrevoir les variations que l'on pourra rencontrer dans les dispositions anatomo-pathologiques du sac et de son contenu, dans une telle variété de hernie.

Pour pouvoir s'engager dans un des orifices cruraux ou inguinaux, la vessie aura dû subir une augmentation considérable de capacité, car à l'état de vacuité, cachée derrière les pubis, il semble impossible à première vue qu'elle puisse jamais pénétrer dans un trajet herniaire. Cet état de distension devra être suffisamment permanent pour permettre un contact prolongé avec un des orifices de la paroi inférieure de l'abdomen. Dans ces conditions, on conçoit la possibilité d'une hernie vésicale. Or ce sont là le plus souvent des phénomènes d'ordre pathologique, et la distension vésicale, qui paraît être de la plus haute importance, est le plus souvent sous la dépendance de lésions plus ou moins avancées des voies urinaires inférieures. Nous étudierons les dispositions anatomiques réalisées au niveau du sac, puis les lésions des organes contenus dans son intérieur ou dans son voisinage; lésions le plus souvent primitives, telles que les altérations des parois vésicales en particulier et de l'appareil urinaire en général.

Le sac et sa constitution. — Dans l'étude des entérocèles ordinaires, on entend par sac la portion du péritoine évaginé au travers de la paroi abdominale, recouverte des différentes couches de tissu cellulaire ou fibreux qu'elle a repoussées au-devant d'elle et dont elle s'est coiffée dans ce mouvement.

Les différentes couches de tissus cellulaires ou aponévrotiques tassées les unes contre les autres, soudées entre elles, dont la dissection est devenue impossible, constituent des tuniques de renfor-

cement à l'enveloppe péritonéale qui reste à proprement parler le
véritable sac herniaire. Dans les cystocèles, au contraire, la vessie
peut tantôt faire hernie sans se coiffer d'un revêtement péritonéal,
tantôt présenter un revêtement péritonéal incomplet, la séreuse ne
tapissant qu'une partie plus ou moins étendue de vessie herniée,
tantôt être contenue complètement dans un sac véritable renfermant
alors le plus habituellement des anses intestinales ou de l'épiploon.

De là autant de variétés à étudier : a. *Cystocèles extrapéritonéales* ;
b. *Cystocèles parapéritonéales* ; c. *Cystocèles in.rapéritonéales* ; résu-
mant ainsi en un seul mot la situation du revêtement péritonéal considéré dans ses rapports avec la vessie herniée.

a. Cystocèle extrapéritonéale.

— Nous entendons sous ce nom
la variété décrite par Duret sous le nom de *cystocèle sans sac séreux.*
C'est la variété la plus simple à décrire. Dans ces cas, c'est la face antérieure de la vessie, celle qui normalement est dépourvue de revêtement péritonéal, qui s'est engagée dans le trajet herniaire, et il n'existe
pas à proprement parler de véritable sac. La vessie a repoussé au-
devant d'elle les différents plans aponévrotiques et celluleux et s'en
est coiffée en les étalant sur sa surface, mais on n'observe pas une
enveloppe nettement délimitée méritant le nom de sac. Cette disposition anatomique est des plus intéressantes à bien connaître, car au
point de vue chirurgical, lors d'une intervention, dans la dissection
des différentes enveloppes, on dissocie les couches successives qui
constituent ce sac adventice, pensant toujours arriver sur le sac véritable et sans jamais le rencontrer. Aussi, s'il n'a pas fait d'avance le
diagnostic de hernie vésicale, l'opérateur, lorsqu'il arrive sur la vessie
proprement dite, croit seulement être parvenu sur le sac, alors qu'il a
depuis longtemps dilacéré les différentes couches qui le constituaient.

Aussi l'erreur a-t-elle été fréquemment commise, et a-t-on pu voir
des opérateurs habiles inciser d'un coup de bistouri ou de ciseaux le
muscle vésical, créant ainsi une plaie plus ou moins étendue au réservoir urinaire, l'écoulement d'une certaine quantité d'urine, et l'aspect
spécial de la muqueuse attirant seulement à ce moment l'attention.

Ces cystocèles extrapéritonéales sont relativement fréquentes ;
dans la majorité des observations publiées, il est vrai, on a affaire à
des hernies contenant à la fois des anses intestinales et une partie du
globe vésical, mais il faut bien songer qu'alors les accidents dus à
l'étranglement intestinal avaient été la cause d'une intervention révé-
lant d'une manière le plus souvent fortuite la présence du réservoir
urinaire. Nous sommes persuadé que chez les individus âgés et prostatiques ces hernies vésicales extrapéritonéales sont fréquentes, mais
que le plus souvent, en raison du peu de signes auxquels elles
donnent naissance, elles passent inaperçues. Notre opinion est basée
sur ce fait que dans les salles d'amphithéâtre nous avons pu trouver,

sans les chercher d'une façon particulière, quatre cas rentrant dans cette variété. Dans trois de ces faits, la vessie dilatée formait une hernie complètement dépourvue de revêtement péritonéal et nous avons pu nous rendre compte que les différentes couches de tissu cellulaire formaient un sac adventice bien difficile à différencier, sac plus véritablement théorique que répondant à une fonction anatomique utile à connaître au point de vue d'une intervention chirurgicale.

Une fois, la vessie étalée en bissac avait donné naissance à une double cystocèle inguinale extrapéritonéale.

Au cours de kélotomies, nous avons eu aussi l'occasion de rencontrer chez des prostatiques des hernies vésicales; il s'agissait alors de hernies sans sac péritonéal.

La littérature médicale contient un certain nombre d'observations de cystocèles extrapéritonéales. Tels sont les cas publiés par Roux en 1853, Pily en 1891, Jungelgel en 1892, Postempski en 1893, ayant trait à des variétés inguinales.

Beaucoup plus rares sont les cas de variétés crurales. Nous ne connaissons que le cas de Aüe et le nôtre, dans lequel la vessie seule formait la tumeur. Dans les autres observations, il existait un sac péritonéal plus ou moins développé.

b. Cystocèles parapéritonéales. — Dans cette variété nous comprenons, comme nous l'avons vu, les hernies vésicales accompagnées d'une hernie de l'intestin ou tout au moins d'un cul-de-sac péritonéal inhabité. Dans cette forme, en quelque sorte, à la hernie extrapéritonéale est venu se juxtaposer un sac péritonéal situé plus ou moins latéralement, dans lequel peuvent descendre ou non des anses intestinales. C'est là la variété décrite par Duret et figurée par lui sous le nom d'*entéro-cystocèle avec sac séreux incomplet.* Mais on préfère le nom de *parapéritonéal* pour mieux faire comprendre l'accolement et la juxtaposition des viscères herniés.

Lorsque le sac herniaire est mis à nu, on ne remarque tout d'abord rien de particulier; pourtant la dissection en est difficile du côté interne et en arrière; il semble qu'à ce niveau la paroi du sac soit augmentée et l'isolement des tissus se fait mal. En ce point, on a cessé de suivre la tunique péritonéale. On est sur la paroi vésicale.

La vessie est accolée à la tunique séreuse et semble en renforcer l'épaisseur. La situation du réservoir urinaire est à peu près constante, et dans les observations que nous avons dépouillées nous avons toujours trouvé la vessie dans une situation presque identique; c'est à la partie interne et postérieure du sac péritonéal que se trouve la vessie herniée, les anses intestinales recouvrant la face antérieure de cet organe étant au contraire débordées par lui en dedans. Cette disposition est facile à comprendre, étant donnés les rapports normaux de la vessie, et la pathogénie en est facile à déduire.

Les rapports de la vessie herniée sont les mêmes, que l'on ait affaire à une hernie inguinale ou à une hernie crurale.

Dans les cystocèles crurales, la disposition, disons-nous, est la même ; rapportons, à ce propos, les observations suivantes : d'abord celle de Güterbock, qui découvrit, un peu en dedans et en arrière d'un sac péritonéal, un organe arrondi, noirâtre, ayant une consistance élastique et tendue, ressemblant à un segment d'intestin non recouvert de péritoine et qui, dans le cas particulier, n'était autre que la vessie herniée.

Lang, après avoir incisé un sac prévésical, aperçut, sous une couche graisseuse peu considérable, des fibres musculaires pâles en forme de réseau représentant la musculature de la vessie, et fut frappé par l'épaisseur anormale de la paroi postérieure du sac au moment où il allait l'inciser (observation de Schoonen, dans laquelle on a rencontré au cours de l'opération une cystocèle tapissée de péritoine sur sa face antérieure). Quant à l'étendue du revêtement péritonéal par rapport à la paroi vésicale, elle est variable. Tantôt la hernie vésicale est presque tout et le cul-de-sac péritonéal fort minime ; tantôt, au contraire, à une entérocèle volumineuse est accolé un faible prolongement vésical. Il existe des cas intermédiaires dans lesquels une partie relativement considérable de la vessie était herniée ; mais, par suite du développement considérable de l'entérocèle, la plus grande partie de la paroi vésicale était recouverte de péritoine. Un degré de plus et nous arrivons à la cystocèle intrapéritonéale.

c. *Cystocèles intrapéritonéales.* — C'est là la tumeur herniaire avec intussusception de la vessie de Duret, c'est la cystocèle par bascule observée et étudiée par Krönlein et Leroux.

Ici, au point de vue de l'aspect extérieur et de la constitution du sac, tout se passe comme si l'on avait affaire à une hernie ordinaire ; seul le contenu change.

Au milieu d'anses intestinales ou de masses épiploïques, on trouve une partie plus ou moins grande du globe vésical, mais celui-ci est à son tour complètement tapissé d'un revêtement péritonéal.

D'autre part, point intéressant et particulièrement étudié par Krönlein et Leroux, la partie du réservoir urinaire qui fait saillie dans le sac herniaire est le sommet de la vessie. Il semble que celle-ci, allongée dans le sens de la hauteur ait subi un mouvement de bascule, suivant lequel une plicature se produisant au niveau de la partie moyenne, la vessie présenterait un dispositif analogue à celui d'un bonnet phrygien pour engager de haut en bas son sommet dans le trajet herniaire.

Les observations de Krönlein et Leroux reproduisent des types de cette variété de cystocèle. Dans les cas de ces deux auteurs, « la vessie est démesurément grande, elle est presque tout entière dans le sac herniaire du scrotum et la partie descendue est partout

recouverte de péritoine... En incisant longitudinalement la paroi
postérieure de la vessie, on voit que le sommet et le corps sont passés
dans le sac, seul le bas-fond est resté dans le bassin... »

Dans l'observation de Leroux, après section du sac herniaire, on
constate qu'il contient « une tumeur du volume d'une tête de fœtus
à terme qui n'est autre que la vessie distendue par plus d'un litre
d'une urine claire, transparente, sans odeur ammoniacale. La portion
herniée de la vessie contenue dans le sac est recouverte par le
péritoine jusqu'au niveau du bas-fond vésical. La vessie n'a contracté aucune adhérence et se trouve complètement incluse dans le
sac, sauf en un point correspondant au bord droit où quelques
brides l'unissent à l'épiploon ».

Ces observations sont on ne peut plus nettes au point de vue de la
variété de hernie que nous décrivons.

La cystocèle intrapéritonéale est rare et ne se rencontre guère que
dans les hernies volumineuses. Nous n'avons pas eu l'occasion d'en
observer de cas. Tous les faits signalés ont trait à des hernies inguinales ; nous ne croyons pas qu'on ait rapporté cette variété dans les
hernies crurales.

Nous avons exposé les rapports de la vessie avec le péritoine ;
nous devons voir comment se compose la hernie totale, quelle qu'elle
soit, accompagnée ou non d'un sac séreux, vis-à-vis des tissus
voisins.

Tout d'abord, dans l'étude des cystocèles inguinales, nous avons
été frappé de ce fait que dans trois cas où la vessie était dépourvue
de sac séreux, l'artère épigastrique se trouvait en dehors du pédicule.
Le viscère avait donc fait hernie par l'une des fossettes moyenne ou
interne. Dans l'observation où il existait une entérocèle concomitante,
l'artère épigastrique était au contraire située au côté interne, c'est-
à-dire que la hernie avait eu lieu par la fossette inguinale externe ;
cette considération anatomique méritait d'être signalée, car elle présente un certain intérêt au point de vue pathogénique. Nous rever-
rons ce point à propos de la pathogénie.

Signalons ensuite le *lipome préherniaire*, auquel MM. Monod et
Delagenière ont attaché une si grande importance. Ces auteurs
signalent en effet une masse graisseuse plus ou moins abondante et
de consistance variable. « Tantôt molle, presque diffluente, cette
graisse ne constitue parfois que de simples pelotons graisseux,
d'autres fois une couche épaisse qui entoure la vessie. » Ils rapportent
dans une de leurs observations la présence d'une véritable tumeur,
sorte de lipome herniaire.

La présence de ce lipome herniaire avait déjà été observée par
Verdier dès 1753, et dans plusieurs observations de hernies vésicales
les auteurs en avaient mentionné l'existence. Citons à ce sujet les

cas de Delagenière, Maurice Constant, Perrin, Broca, etc. Cette disposition a été de nouveau rencontrée.

Pour nous, nous croyons en effet à la présence d'un amas de graisse au-devant de la hernie vésicale. Dans trois de nos observations d'amphithéâtre, ce dispositif était réalisé. Et nous avons rencontré dans plusieurs opérations cette masse graisseuse préherniaire. Voici la disposition anatomique qui existait dans nos observations : Après incision des téguments superficiels, on tombe sur une masse pâteuse constituée par des tissus graisseux, masse mal limitée, difficile à isoler nettement des parties voisines, et c'est au milieu de ce gâteau cellulaire qu'apparaît la paroi vésicale, facile à reconnaître à son épaisseur et à la présence de faisceaux de fibres musculaires. Une autre lésion qui nous paraît constante est l'altération de la vessie, qui est profondément modifiée dans sa structure et dans ses rapports.

Le plus souvent on a noté une augmentation considérable de la capacité du réservoir urinaire. Cette distension, qui est permanente, fait contracter à la vessie des rapports étendus avec la paroi abdominale antérieure; ce viscère s'est en quelque sorte étalé au-dessus du pubis. Dans presque toutes les observations publiées, il s'agit de vessies volumineuses. Dans tous nos faits personnels, nous avons eu affaire à des vessies considérablement dilatées. Cette dilatation est sous la dépendance du relâchement du muscle vésical. En effet, la paroi est diminuée d'épaisseur, les fibres musculaires semblent avoir perdu leur tonicité, et dans nos autopsies nous avons toujours trouvé une vessie remplie d'urine en grande quantité. Ajoutons les altérations de la muqueuse et de la paroi vésicale vue par sa partie interne. Dans nos quatre observations, il s'agissait toujours de vessies à colonnes ou de vessies à cellules.

Nous avons le tableau classique des altérations vésicales consécutives au prostatisme, surtout si nous ajoutons la constatation d'une augmentation plus ou moins marquée du volume de la prostate.

Toujours dans le même ordre d'idées, rappelons les altérations des uretères et des reins, altérations que certains auteurs ont considérées comme secondaires à la hernie vésicale, mais qui, pour nous, ainsi que nous le montrerons plus loin, ne sont qu'une manifestation d'une altération générale urinaire primitive. Dans un de nos cas, il existait manifestement une dilatation des uretères du bassinet.

Dans le cas de cystocèles, on a noté plusieurs fois la présence dans le sac herniaire d'organes autres que l'intestin grêle et l'épiploon.

Thiriar a rapporté un cas de hernie volumineuse inguinale droite contenant presque tout l'intestin grêle, mais qui renfermait aussi le cæcum et l'appendice. La vessie était située à la partie interne.

Lejars a rapporté en 1893, dans la *Revue de chirurgie*, un cas de hernie inguinale simultanée de la trompe et de la vessie.

M. Reymond (1) a publié une observation de hernie inguinale
simultanée de la vessie, de la trompe et de l'ovaire. Ces faits anatomo-
pathologiques sont très importants à connaître au point de vue
pathogénique, car ils sont l'indice des mécanismes spéciaux qui
peuvent présider à la production des cystocèles.

Enfin, une cystocèle inguinale droite nous montra une fois, sur un
homme de soixante-dix ans que nous opérâmes, la présence de la totalité de la vessie et de la prostate. La hernie était de la grosseur
d'une tête d'enfant. Le diagnostic de son contenu n'était pas difficile,
parce qu'en appuyant sur elle on faisait sourdre l'urine par la
verge.

Donc, immédiatement après l'incision, nous tombâmes sur la vessie. Mais il y avait dans cette vessie une grosse masse presque comme
une orange ; au premier moment nous crûmes à une tumeur de la
vessie surajoutée. Cependant, après réflexion, je me rappelai que
j'avais éprouvé cette même sensation en faisant un plissement d'une
vessie très dilatée à la suite d'une hypertrophie prostatique. Ce
devait être la prostate. En effet, c'était elle ; le toucher rectal, pratiqué immédiatement par un assistant expérimenté, ne permettait
pas de la sentir, et, d'autre part, le toucher intra-abdominal et intra-
pelvien fait par derrière la vessie ectopiée ne montre rien qui ressemble à la prostate par derrière le pubis.

Le double toucher pratiqué en même temps dénote formellement
l'absence de la prostate dans le bassin et l'abdomen.

Il s'agissait d'une hernie par bascule, c'est-à-dire intrapéritonéale.
Pour arriver sur la vessie, nous avions dû couper le feuillet pariétal
du péritoine faisant sac devant la vessie. C'est ce qui explique que le
doigt introduit par l'abdomen, allant à la recherche de la prostate
absente de son domicile habituel, évoluait facilement.

La prostate était donc, elle aussi, dans la hernie inguinale, et cette
prostate était très grosse. Le rôle de l'hypertrophie prostatique dans
la pathogénie de ces cystocèles n'a jamais été plus évident qu'ici.
Mais cette prostate a subi à son tour le contre-coup de l'accident
amené par elle ; elle a été entraînée par l'organe qu'elle avait contribué à faire hernier.

Pathogénie et étiologie. — C'est, nous l'avons vu, avec César
Verdier, en 1753, que pour la première fois la pathogénie des hernies
vésicales fut ébauchée. Étudiées plus tard par Nélaton, Duret,
Monod et Delagenière, elle fut complétée à propos de certains points
particuliers, notamment par Krönlein et Leroux.

Il faut étudier séparément, au point de vue de la pathogénie, les
cystocèles chez l'homme et chez la femme, ces dernières étant rares,
à part la variété vaginale, dont nous ne nous occupons pas. Il nous

_____

(1) Reymond, Bull. de la Soc. anat., 1894, p. 843.

semble qu'on doive envisager d'une manière toute différente la pathogénie des processus, suivant l'un ou l'autre sexe.

A. — Chez l'homme.

Verdier, énumérant les conditions nécessaires pour la production de la cystocèle inguinale, signalait comme causes prédisposantes la flaccidité de la vessie, la distension de ses parois, la largeur de l'anneau inguinal. On peut dire que du premier coup il envisageait les conditions véritablement essentielles suivant lesquelles la cysto-cèle peut se produire.

En 1857, Nélaton y ajoutait l'effort.

La distension vésicale est en effet la cause fondamentale ; elle mo-difie considérablement les rapports du réservoir urinaire avec la paroi abdominale. Celui-ci s'étale en arrière d'elle et, par ce mécanisme, la paroi antérieure de la vessie peut venir se placer au-devant des orifices inguinaux internes ou cruraux, si, comme on l'a observé, la vessie s'est surtout étalée en largeur.

Cette distension doit en outre être permanente, car, dans le cas contraire, la vessie, à chaque miction, venant se cacher en arrière du pubis, aurait avec les orifices inférieurs de la paroi abdominale des rapports trop temporaires pour permettre la production d'une hernie.

En effet, la deuxième condition pathogénique importante est le défaut de contractilité du muscle vésical.

La paroi de la vessie étant devenue flasque et molle, dépourvue de sa contraction musculaire normale, se laisse facilement engager à l'état de membrane inerte dans un orifice herniaire suffisamment dilaté, et y restera engagée d'une façon définitive, car on sait qu'un des caractères cliniques des hernies vésicales est l'absence de réduc-tion totale. Par la pression on chasse bien, il est vrai, les urines con-tenues dans la partie herniée, mais le sac musculaire ne se réduit pas. Cette atrophie de la fibre musculaire vésicale et la disparition de sa contractilité est une des conditions presque absolument nécessaires de la production d'une cystocèle.

En effet, si la contractilité était conservée, comme nous le disions tout à l'heure, chaque miction devrait amener une réduction tempo raire de la hernie, peu en faveur avec sa production.

Nous sommes brefs sur ces deux premières conditions, faciles à comprendre d'elles-mêmes. Quant à l'effort invoqué par Nélaton dans la production des hernies vésicales, nous croyons son action très réelle. Nous pensons que cet effort intervient toujours d'une façon plus ou moins active, et nous devons préciser la manière dont nous concevons son action.

Pour que l'effort intervienne d'une manière réelle, il faut qu'il sur-vienne alors que la vessie, étant remplie et distendue, est en contact avec la paroi de l'abdomen. A ce moment seul, l'effort tend à l'engager dans les orifices inguinaux ou cruraux. Or, le fait même de la distension vésicale est la conséquence d'un obstacle au cours de l'urine, siégeant en avant de la vessie, et, pour·vaincre cet obstacle, la pression des muscles abdominaux doit intervenir, et cela d'autant mieux que la contractilité du muscle vésical est plus diminuée ou· même abolie.

Nous voyons, en résumé, que toutes ces conditions sont réalisées d'une façon merveilleuse dans l'hypertrophie de la prostate.

En effet, dans cette affection, la vessie, considérablement distendue, constituée par un muscle atrophié, avec une paroi amincie, est toute préparée pour s'engager à travers la paroi abdominale, d'autant plus que les contractions énergiques volontaires du malade, utilisant sa paroi abdominale comme auxiliaire d'une contractilité vésicale pour ainsi dire absente, presse fortement le globe vésical contre elle.

Le rétrécissement urétral pourra intervenir d'une façon identique, mais seulement dans les dernières périodes, alors que l'appareil musculaire de la vessie, d'abord hypertrophié, se laisse distendre.

Les conditions pathogéniques précédentes sont fondamentales et nous les retrouvons dans toutes les observations.

A côté d'elles viennent se grouper des conditions accessoires que nous devons maintenant étudier.

Signalons d'abord le relâchement de la paroi abdominale ; c'est là une condition banale de la production des hernies en général, mais elle méritait d'être signalée, car fréquemment cet affaiblissement des muscles abdominaux concorde avec l'hypertrophie, les deux processus pathologiques pouvant être considérés comme relevant d'un trouble de la nutrition générale de l'individu.

Beaucoup plus intéressant à étudier est le rôle du lipome prévésical de Monod et Delagenière. Verdier avait déjà rapporté une observation de cystocèle dans laquelle il avait noté la présence d'une couche graisseuse épaisse située en avant du viscère hernié.

Mais, en 1889, MM. Monod et Delagenière ont fait de ce lipome une condition pathogénique des plus importantes.

En effet, ils considèrent que pour que la vessie puisse être poussée hors de la cavité abdominale, il faut qu'elle soit pour ainsi dire maintenue au-devant de l'anneau par suite de quelque disposition anatomique spéciale. Cet agent fixateur ne serait autre que la masse graisseuse prévésicale.

Cette accumulation de graisse, sa pénétration en un point de la paroi abdominale qui se laisse déprimer, entraîne nécessairement la fixité de l'organe auquel elle adhère. La paroi vésicale elle-même tendrait à suivre la masse adipeuse dans son mouvement en avant.

Nous croyons réellement à la présence dans un très grand nombre de cas de cette couche graisseuse préherniaire ; comme nous l'avons vu page 826, nous l'avons rencontrée quatre fois sur cinq observations.

Mais nous n'interprétons pas tout à fait de la même façon que MM. Monod et Delagenière son rôle pathogénique dans la production des cystocèles.

Nous croyons que le développement du tissu adipeux intervient d'une autre façon, et au lieu d'en faire un agent fixateur de la vessie, nous le comprenons comme un tissu favorisant le glissement du réservoir urinaire.

Pour bien faire comprendre notre pensée, nous devons faire ici une digression sur les moyens de fixité de la vessie considérée dans ses rapports avec le péritoine.

Revêtue par le péritoine sur ses faces supérieure, postérieure, et sur la plus grande partie de ses faces latérales, la vessie est maintenue en quelque sorte par le revêtement séreux. En effet, le péritoine est uni d'une façon suffisamment intime à la paroi vésicale pour pouvoir lui assurer une certaine fixité, mais cette adhérence est variable suivant les points où on la considère.

Nous avons fait à ce sujet plusieurs dissections et nous sommes arrivé au résultat suivant : le péritoine vésical est facilement décollable sur les parties latérales; il l'est encore beaucoup plus sur la face antérieure de la vessie, dans la partie recouverte d'une manière permanente par la séreuse.

Il est, au contraire, beaucoup plus difficile de décoller cette tunique sur la face postérieure et la face supérieure de l'organe, et ici les dispositions sont variables suivant les sujets. Cependant, dans le plus grand nombre des cas, il est possible, avec de la patience et le seul secours des doigts, de libérer aussi la séreuse sur toute cette face. Mais il est un point remarquable par l'adhérence intime du péritoine ; c'est le sommet de la vessie. Là, il est impossible de procéder à la séparation du revêtement séreux. Ce point particulier a, selon nous, une grande importance, car d'ores et déjà nous pouvons dire que ce détail anatomique présente un intérêt spécial au point de vue de la pathogénie des hernies dites *par bascule*.

Enfin, ajoutons que, chez les sujets chez lesquels la graisse périvésicale était très développée, le décollement de la séreuse se faisait beaucoup plus facilement, et c'est ce fait qui nous fait considérer le lipome de Monod et Delagenière non comme un agent fixateur de la vessie, au devant d'un orifice herniaire, mais comme facilitant le décollement péritonéal, et, par cela même, diminuant la fixité normale de la vessie, condition qui favorise la production d'une cystocèle.

Cette couche graisseuse peut bien être une amorce, mais parce qu'elle substitue à un plan de tissus résistants un tissu mou, facilement dépressible lorsqu'une pression abdominale tendra à projeter la vessie dilatée au dehors.

Voyons le rôle des cystocèles suivant les variétés anatomiques.

a. Cystocèles extrapéritonéales. — La pathogénie de cette variété est des plus simples à interpréter et si, comme nous le verrons, on a pu invoquer des théories différentes pour les autres variétés de cystocèles, il semble que, dans ce cas, l'interprétation est facile. Ce sont là des hernies évidemment dépendantes de la distension vésicale et des causes qui peuvent l'engendrer. Le prostatisme est le facteur essentiel, et, dans les observations qui nous sont personnelles, nous avons affaire à des sujets atteints d'hypertrophie de la prostate. Nous avons déjà mentionné comment cette affection réalisait à elle seule les conditions pathogéniques principales des cystocèles : distension du globe vésical, affaiblissement de sa contractilité, efforts nécessaires à la miction pressant sur le viscère étalé derrière la paroi abdominale affaiblie. La hernie ainsi produite est extrapéritonéale, car, dans le mouvement d'ascension du réservoir urinaire, le péritoine a été soulevé, et une large surface dépourvue de séreuse s'est mise en contact avec l'orifice herniaire. On observe quelquefois des hernies vésicales volumineuses, et nous avons vu une fois une grosse cystocèle inguinale pourtant dépourvue de revêtement péritonéal.

Dans ces cas interviennent la possibilité du décollement de la séreuse et la connaissance de cette zone décollable que nous avons mentionnée plus haut. Plus la vessie s'engage dans le trajet herniaire, plus elle se dépouille de son revêtement péritonéal, et le mécanisme de ce processus relève, croyons-nous, dans une assez large mesure, de cette couche graisseuse signalée par MM. Monod et Delagenière qui intervient ainsi comme un agent dissociateur du péritoine et de la paroi vésicale.

En résumé, ces hernies sont presque exclusivement consécutives au prostatisme. Dans les autres variétés, un certain nombre de facteurs entrent en jeu.

b. Cystocèles parapéritonéales. — Ici, la question se pose de savoir si la vessie herniée la première a entraîné à sa suite le péritoine, formant ainsi un sac dans lequel l'intestin descendu a pu donner naissance à une entérocèle, ou si le mécanisme contraire a eu lieu, l'entérocèle étant primitive et la cystocèle n'étant pas due à autre chose qu'à l'entraînement progressif du globe vésicale adhérent à la séreuse, celle-ci étant en continuité de voisinage avec le sac.

MM. Monod et Delagenière combattent cette dernière manière de voir. Pour eux, la hernie vésicale est toujours primitive. Dans un premier stade, la vessie s'engagerait à la suite de la masse graisseuse dans l'anneau inguinal ; dans un deuxième stade, le péritoine, accompagnant la vessie, viendrait former, accolé à elle, un sac plus ou moins complet contenant de l'intestin. Cette opinion a été attaquée par Krönlein, Leroux, et dernièrement par Picquet. Duret avait déjà soutenu la possibilité de la cystocèle secondaire, c'est-à-dire la hernie *par glissement* de Verdier.

Nous nous rattachons plus volontiers à cette dernière théorie et pour plusieurs raisons. Il est un fait remarquable, c'est que, dans les cas de hernies vésicales parapéritonéales, on a presque toujours affaire à des entérocèles volumineuses ; la hernie vésicale est peu de chose ; c'est simplement au voisinage du collet du sac, le plus souvent, qu'on a trouvé un petit prolongement vésical ; la hernie intestinale est tout et la cystocèle accessoire.

Certaines observations sont typiques à ce point de vue : notamment un fait de Thiriar, dans lequel on se trouvait en présence d'une hernie énorme contenant presque tout l'intestin grêle, le cæcum et l'appendice. A la partie interne, près de l'anneau, existait un notable épaississement du sac, qui n'était autre que la vessie herniée.

Si la hernie vésicale était primitive, le fait contraire devrait avoir lieu, et, à côté de hernies vésicales volumineuses, devrait se rencontrer un petit cul-de-sac péritonéal.

Dans le fait qui nous est personnel, nous avons affaire à une entérocèle beaucoup plus considérable que le faible prolongement vésical hernié.

On pourra nous objecter que les cas sont assez fréquents où l'on a trouvé des hernies vésicales accompagnées d'un sac péritonéal vide ; nous pensons qu'il s'agit là de sacs déshabités, mais qui, selon toute probabilité, ont été la cause initiale.

Ce qui nous confirme encore dans l'idée de la cystocèle considérée comme secondaire dans les variétés parapéritonéales, c'est la connaissance de ce que nous avons appelé la zone décollable du revêtement séreux de la vessie. Lorsque le réservoir urinaire s'est engagé par sa surface antérieure dans un trajet herniaire, il se produit un décollement progressif de la séreuse qui permet peu à peu un engagement plus considérable du viscère.

Dans certains cas rares, croyons-nous, le mécanisme admis par MM. Monod et Delagenière peut être réalisé ; mais nous croyons, pour les raisons que nous avons exposées, à la fréquence beaucoup plus grande des hernies vésicales secondaires.

c. **Cystocèles intrapéritonéales.** — Cette variété, dite *hernie par bascule*, a été étudiée par Duret, Krönlein et Leroux.

G. Marchant, en 1876, cherchant à expliquer le mécanisme de la cystocèle secondaire, s'exprimait ainsi : « N'est-il pas possible que, dans les tentatives de réduction faites dans une hernie aussi ancienne, le sac n'ait été réduit avec la hernie, que des adhérences se soient produites entre la vessie et le sac irrité, enflammé par ces manœuvres ? » L'intestin, en sortant de nouveau, aurait alors entraîné la vessie.

Leroux a invoqué les adhérences épiploïques qui, manifestes dans un cas observé par lui, avaient, selon son opinion, entraîné, par un

processus facile à comprendre, le sommet de la vessie, la faisant basculer dans le sac herniaire.

Le mécanisme invoqué par Leroux est séduisant, et, dans le cas qu'il
a observé, il semble en effet très plausible d'admettre que les adhé-
renees épiploïques qui étaient fixées au sommet du réservoir urinaire
aient entraîné celui-ci dans le sac herniaire ; mais nous ne croyons
pas que l'on puisse généraliser cette théorie, car on a cité des observations dans lesquelles il n'existait aucun tractus ayant pu faire basculer
la vessie. Dans l'observation classique de Krönlein, après ouverture
du sac, on trouve celui-ci contenant des anses intestinales et la vessie ;
aucune adhérence n'est signalée, et la réduction de l'intestin se fait
sans difficulté. On est donc forcé d'invoquer une autre pathogénie.

Verdier et, avec lui nombre d'auteurs, admettent que le péritoine
vésical et la vessie elle-même sont entraînées et sortent de l'abdomen
par un phénomène de glissement entre le sac et l'anneau. Mais ce
mécanisme, qui explique très bien les cystocèles parapéritonéales,
semble difficilement pouvoir être appliqué aux variétés intrapéritonéales. Nous croyons qu'il faut voir là un phénomène en rapport avec
la disposition de la séreuse sur le globe vésical. En étudiant le mode
d'adhérence du feuillet péritonéal à la vessie, nous avons vu qu'il
existe une adhérence intime et très solide de la séreuse au muscle
vésical, au niveau de l'insertion de l'ouraque. Ce point particulier est
très important à connaître ; il explique, selon nous, le mouvement de
bascule qui fait plonger le sommet de la vessie dans le sac herniaire,
et cela par le mécanisme suivant :

Une entérocèle existe d'abord ; par son accroissement progressif et
la traction qu'elle exerce sur le péritoine voisin, la vessie tend à être
entraînée si elle s'est modérément distendue ; si, d'autre part, l'orifice
herniaire est étroit, cette traction aura pour effet de produire seulement
une variété parapéritonéale ; si, au contraire, le globe vésical est très
élevé derrière la paroi abdominale et l'anneau large, la traction péritonéale va réagir sur le sommet vésical. Point d'adhérence intime de
la séreuse, et cela d'autant mieux que celle-ci est très peu adhérente
sur la face antérieure. Cette traction aura pour effet de produire un
mouvement de bascule analogue à celui que peuvent produire des
adhérences épiploïques, comme dans le cas de Leroux.

La hauteur de la vessie distendue est aussi importante, le mouvement de bascule se produisant d'autant mieux que la vessie sera plus
allongée dans le sens de la hauteur. Krönlein insiste, dans le cas qui
lui est personnel, sur les dimensions du réservoir urinaire : « la vessie
est démesurément grande ».

Une fois le mouvement de bascule produit, la vessie tendra à s'engager dans le trajet herniaire sous l'influence de la pression abdominale, et, après sa pénétration, nous aurons la cystocèle intrapéritonéale typique.

En résumé, nous voyons que, dans la pathogénie des cystocèles chez l'homme, la distension et l'affaiblissement de la paroi vésicale jouent le premier rôle. Elles doivent toujours exister, que l'on ait affaire à telle ou telle variété. C'est, en effet, l'augmentation du volume de la vessie qui permettra à celle-ci de s'engager par sa face antérieure dans un des orifices inguinaux ou cruraux, d'être attirée par le sac d'une entérocèle volumineuse donnant naissance à la variété parapéritonéale, ou enfin de basculer comme nous venons de le voir plus haut.

B. — Chez la femme.

La pathogénie des cystocèles est un peu différente chez la femme; la grande cause de la hernie de la vessie, le prostatisme, manque en effet; aussi est-on frappé de leur rareté.

Pourtant, la distension du globe vésical et les modifications consécutives de ses rapports avec le bassin persistent toujours; comme condition étiologique essentielle, seule la cause première de cette distension est modifiée, et nous allons voir que certaines circonstances peuvent provoquer chez la femme l'augmentation de la capacité vésicale, tout comme le prostatisme le fait chez l'homme.

L'agent le plus essentiel de la distension vésicale est, chez la femme, la grossesse.

En effet, par suite de l'augmentation progressive de volume de l'utérus, des phénomènes de compression se produisent du côté du réservoir urinaire, s'accompagnant aussi de modifications importantes dans les rapports normaux de l'organe. Si, dans le premier trimestre de la grossesse, les conditions n'ont pas notablement changé, et si la vessie peut trouver de la place pour se développer dans l'excavation pelvienne, il n'en est pas de même dans les derniers mois où, par suite de l'augmentation considérable de l'utérus et surtout de l'engagement fœtal, la vessie fortement comprimée s'étale et se modifie considérablement dans sa forme.

Deux facteurs ici interviennent : en premier lieu, la compression de l'urètre, amenant des troubles et de la gêne de la miction, favorisant par ce fait la distension vésicale; en second lieu, la nécessité pour le globe vésical de se loger un peu où il peut.

De là les formes variées que peut présenter l'organe : on connaît des vessies en forme de sablier, bilobées, les deux parties s'étalant l'une au-dessous, l'autre au-dessus du pubis; la vessie *en cornue*, le réservoir urinaire s'étant allongé en hauteur, s'étalant derrière la paroi abdominale au-dessus du pubis, reliée à l'urètre par un pédicule plus ou moins étroit.

Dans d'autres cas, ce sont les diamètres transversaux qui dominent. Ces dispositions sont constantes et facilement constatables sur les coupes de sujets congelés. On comprend facilement, d'après ces rapports, la facilité avec laquelle la vessie pourra s'engager dans un anneau herniaire, et elle le fera d'autant mieux qu'elle rencontrera le trajet d'une ancienne hernie, alors que celle-ci, par le fait même de la grossesse et du refoulement des anses intestinales en haut, présente le plus souvent un sac inhabité au moins temporairement.

On voit donc que la grossesse prédispose d'une façon complète à la cystocèle, en favorisant la distension vésicale par gêne mécanique de la miction, en étalant le réservoir urinaire au devant des orifices inguinaux ou cruraux et en tendant par compression à l'engager au niveau de ces orifices.

Aussi, dans presque tous les cas publiés, s'agit-il de femmes âgées ayant présenté antérieurement une ou plusieurs grossesses. Certaines observations sont instructives; citons celle toute récente de Reymond. Une femme âgée de trente-huit ans présentait une hernie inguinale congénitale depuis l'âge de deux ans. A la suite d'une couche, elle éprouva de vives douleurs à ce niveau, et, depuis, la hernie cessa de se réduire complètement. On sait que ce caractère de réduction incomplète est assez particulier aux cystocèles; nous l'avons rencontré dans nos observations personnelles, et il est très probable que, dans le cas précité, c'est à la suite de la grossesse que la vessie, modifiée dans ses rapports, a pu s'engager dans un trajet herniaire préexistant. Mais la grossesse n'est pas la seule condition pathogénique; toute tumeur gênant la miction, modifiant les rapports de la vessie, pourra agir de la même manière.

Le *fibrome utérin* réalise parfaitement les conditions nécessaires, et l'observation rapportée par M. Lejars est particulièrement intéressante à ce point de vue. Il s'agissait d'une femme de trente-neuf ans, atteinte de hernie inguinale droite étranglée; on délimitait sans peine au-dessus du pubis une masse dure, arrondie, qui n'était autre chose qu'un fibrome du fond de l'utérus. Du reste, des pertes de sang avaient eu lieu à plusieurs reprises, et encore, durant les derniers jours, l'hémorragie n'était pas même entièrement arrêtée.

Dans ce cas, la tumeur utérine avait repoussé en haut la vessie, la refoulant au-dessus du pubis et permettant ainsi son engagement facile dans l'anneau inguinal. Cette observation nous montre aussi comment le fibrome, élevant le fond de l'utérus, avait entraîné au-dessus du détroit supérieur la trompe qui, elle aussi, avait accompagné le réservoir urinaire dans le canal inguinal.

Il est parfaitement rationnel d'admettre qu'une tumeur du petit bassin autre qu'un fibrome utérin puisse jouer le même rôle au point de vue de la pathogénie des cystocèles inguinales ou crurales; mais nous émettons là une pure hypothèse, n'ayant pas rencontré de cas relevant d'une pareille condition étiologique.

En résumé, comme nous le disons plus haut, la cystocèle chez la femme nécessite la distension de la paroi vésicale et la modification de ses rapports normaux, tout comme la cystocèle chez l'homme; seule la cause première varie. Ce sont, chez la femme, la grossesse et les tumeurs du petit bassin qui jouent le rôle principal.

d. **Cystocèles opératoires.** — Nous signalerons une variété de cystocèle mise en lumière par M. Piquet. L'auteur décrit un mécanisme tout particulier d'après lequel la vessie est amenée dans le champ opératoire. C'est en exerçant des tractions sur le sac pour en assurer une dissection suffisamment haute que la vessie peut être entraînée plus ou moins au dehors.

Il rapporte à ce sujet deux cas où ce mécanisme est manifeste. L'un est dû à M. Demoulin, l'autre à M. Sébileau.

Ce mécanisme nous paraît très rationnel, et il sera, selon nous, d'autant plus facilement réalisé que l'on se trouvera en présence de vessie incomplètement vidée ou présentant déjà un relâchement de sa paroi qui permettra son engagement aux côtés du sac herniaire, lors d'une traction sur celui-ci.

Symptômes. — C'est surtout à la région inguinale et à la région crurale que l'on a constaté des hernies de la vessie. Quelques cas, cependant, en ont été vus au périnée, ainsi que nous l'avons expliqué à propos des hernies de cette région. Mais la cystocèle inguinale est beaucoup plus fréquente que la cystocèle crurale (70 cystocèles inguinales pour 12 crurales). La première est surtout une affection du sexe masculin, la seconde une maladie du sexe féminin ; la première siège aussi bien à droite qu'à gauche, la seconde n'a jusqu'ici été rencontrée que du côté droit. L'une et l'autre sont des affections de l'âge adulte et de la vieillesse, les cas de hernies congénitales qui ont été signalés étant sujets à critique et à revision.

Les malades atteints de cystocèles inguinales ou crurales ont, depuis quelque temps, des envies fréquentes d'uriner ; quelques-uns accusent le phénomène important de la *miction en deux temps* : ils vident d'abord, et dans un premier temps, la portion intra-abdominale de la vessie, puis, dans un second, la portion herniée ; et alors ce second temps de la miction s'accomplit tout seul ; tantôt, pour l'obtenir, le malade est obligé de prendre certaine attitude, ou d'exercer des pressions sur la hernie. Quelquefois, l'urine s'écoule pendant des accès de toux ou même en dehors d'eux et par une véritable incontinence. D'autres fois, il y a des altérations de l'urine dues à une altération concomitante de l'appareil urinaire et de la rétention.

Le malade porte une tumeur dans la région inguinale ou crurale, tumeur qui est le plus souvent irréductible, ou qui, du moins, ne se réduit qu'en partie par le refoulement de l'urine de la portion herniée dans la portion intrapelvienne et par le refoulement de l'intestin ou de l'épiploon, qui le plus souvent accompagne la hernie vésicale.

C'est alors à la partie interne de la hernie que l'on peut percevoir une masse qui persiste et qui est la vessie.

Cette masse, quand on ne l'a pas trop fortement exprimée, est molle, et peut donner la sensation de flot ; la toux, l'effort, la font durcir et augmenter de volume ; elle est mate, à moins qu'elle ne soit recouverte et accompagnée par une anse d'intestin. Il ne faut pas compter obtenir des renseignements bien sérieux du cathétérisme et d'une injection faite dans la vessie, à moins qu'on n'utilise ces moyens pendant l'opération et lorsqu'on a la masse molle de la partie interne du sac sous les doigts et les yeux.

Cette maladie évolue lentement, les malades n'en sont pas incommodés, ou si peu que, à moins d'un volume considérable pris par la hernie, les malades ne s'en préoccupent pas. A moins cependant que survienne un accident qui n'est pas rare : l'étranglement. Je ne parle pas seulement de l'étranglement de l'intestin et de l'épiploon qui, le plus souvent, sont herniés avec la vessie, et dont les signes sont bien connus et l'emportent d'ailleurs tellement par leur gravité et leur intensité qu'ils masquent les phénomènes concomitants du côté de la vessie ; je parle aussi de l'étranglement de la cystocèle elle-même, qui a des signes spéciaux. C'est la variété de cystocèle que nous avons appelée extrapéritonéale qui offre le type de cette complication. Et celle-ci se montre soit sur une cystocèle qui vient d'apparaître, soit sur une cystocèle déjà ancienne. C'est toujours un effort qui en est la cause ; la tumeur est irréductible, habituellement tendue et douloureuse ; les malades ont des nausées, des éructations, plus tard des vomissements alimentaires et bilieux. Le ventre se ballonne, l'état général est mauvais ; le pouls, petit ; ce sont à peu près les mêmes signes que ceux d'une épiplocèle étranglée.

Quelquefois ont été observées des complications qui se rapprochent de l'engouement des hernies intestinales. Nous avons vu, comme Sue, Aüe, Güterbock, des malades qui, souvent, avaient des nausées, des vomissements, des coliques violentes, qui disparaissaient, dont la cause était peut-être l'oblitération transitoire de la portion herniée de la vessie par la tuméfaction de sa muqueuse, vers l'orifice herniaire, sous l'influence d'une cause congestive.

Diagnostic. — Il est des cas où le diagnostic de cystocèle inguinale ou crurale est évident ; c'est lorsque, sur un ou une malade porteur d'une hernie, on constate des variations de volume de la tumeur en rapport avec les besoins d'uriner, le phénomène de la miction en deux temps, l'évacuation de l'urine par la pression sur la hernie.

Malheureusement, les signes fonctionnels caractéristiques sont souvent absents, et c'est le plus souvent à l'occasion d'une opération faite pour la cure radicale d'une hernie inguinale ou crurale ou dirigée contre leur étranglement, que le chirurgien se trouve en face d'une cystocèle, qu'il dépiste rarement avant, et même pendant l'opération. Il n'y a guère qu'un signe qui puisse faire songer à cette ectopie; c'est, après la réduction de l'entérocèle ou de l'épiplocèle, la persistance sur la face interne du sac d'une masse molle, et encore ce caractère ne se trouve-t-il pas dans la variété extrapéritonéale de la cystocèle. On a conseillé, pour reconnaître ces hernies vésicales, d'en faire l'injection avec une sonde introduite par l'urètre; mais ce moyen d'investigation ne vient pas à l'esprit, et, lorsqu'un chirurgien songe à l'employer, le diagnostic de cystocèle est déjà porté par lui. Ce moyen sert plutôt à faire disparaître un doute; il est habituellement mis en usage pendant l'opération et avant qu'une blessure ait été faite à la vessie. La simple sonde, qui arrive dans la portion herniée de la vessie et peut être sentie, est encore d'un renseignement plus précieux et plus commode que l'injection.

Quant au diagnostic de cystocèle concomitante à une hernie inguinale ou crurale étranglée, il n'a jamais été fait avant l'opération, parce que les phénomènes intestinaux ont toujours masqué les signes réactionnels engendrés par la vessie.

Il est d'ailleurs difficile de s'apercevoir, après la levée de l'étranglement, que l'on a sous le bistouri la vessie qui double et épaissit en dedans le sac. Très souvent, des opérateurs habiles n'ont pas songé que cela pouvait être le réservoir vésical, malgré que cet épaississement eût un pédicule passant derrière le pubis et fût composé d'une poche à deux feuillets capables de glisser l'un sur l'autre (Salicheff), malgré encore qu'on ait constaté une boule de graisse autour de cette masse.

Et c'est après avoir ouvert la vessie, avoir vu couler l'urine et avoir introduit le doigt dans le réservoir jusqu'à l'orifice interne de l'urètre que l'erreur a été reconnue.

Toute la question du diagnostic, en ce cas, réside donc dans le devoir qu'a le chirurgien de penser à la possibilité d'une hernie vésicale, dès qu'il a des difficultés dans la réduction d'une hernie; les éventualités possibles doivent lui être présentes à l'esprit; le diagnostic doit se faire souvent extemporanément *de visu*, au cours d'une herniotomie pour étranglement, alors qu'aucun renseignement, aucun anamnestique ne peut lui être fourni. Il faut voir clair et ne pas ménager l'incision de la paroi abdominale.

Mais si le chirurgien a blessé ou réséqué la vessie, il s'apercevra de son erreur au réveil du malade, qui accusera de vives douleurs pour uriner, du ténesme vésical, qui aura des mictions sanglantes, ou dont l'urine s'écoulera par la plaie de la herniotomie.

Pronostic. — Par elle-même, la cystocèle n'est pas grave, mais c'est une infirmité qui n'a aucune tendance à la guérison : bien au contraire, elle va avec les hernies volumineuses et dont la tendance est de s'accroître de plus en plus. Quant à ses blessures, elle n'ont de gravité, à part la fistule, qui peut être persistante et occasionner l'infection de la vessie, que lorsque les urines sont préalablement altérées ; les urines purulentes, en s'infiltrant dans les bourses, par suite de l'ouverture accidentelle d'une cystocèle inguinale ouverte par mégarde, peuvent amener des accidents infectieux mortels.

Traitement. — Faut-il opérer des hernieux qui ont en même temps des cystocèles ? Oui, à condition qu'ils ne soient pas trop âgés, trop affaiblis, ou trop malades par leur appareil urinaire.

Cependant la question ne se pose pas le plus souvent ainsi, puisque, le plus souvent, c'est par hasard que l'on découvre la cystocèle en opérant une vulgaire entérocèle ou épiplocèle. Or rien n'est difficile à réduire comme cette masse représentant la vessie qui est habituellement en dedans du sac. Il faut, pour y arriver, faire une véritable herniolaparotonie. Et cette grande incision de la paroi abdominale doit être pratiquée dans tous les cas où on a reconnu la vessie et où celle-ci n'a pas été blessée, afin d'en obtenir la réduction immédiate et de pouvoir faire la fermeture hermétique de l'ancienne et de la nouvelle ouverture du ventre.

Nous repoussons formellement la résection de la paroi vésicale faite de parti pris et de préférence à la réduction par la herniolaparotomie. Mais il peut arriver que cette résection soit faite par mégarde et erreur de diagnostic. Il faut alors suturer hermétiquement, suivant la règle établie, à l'aide de trois plans la perte de substance qui en est résultée. Puis, la réduction faite, on mettra une sonde à demeure. Si, cependant, les urines étaient purulentes et le sujet affaibli, on pourrait, tout en fermant la plaie vésicale, laisser la région blessée fixée à l'orifice inguinal ou crural ou même à son ancienne place, une fois réduite l'entérocèle et l'épiplocèle concomitante. La paroi abdominale étant fermée en haut, les téguments resteraient ouverts en bas, pour ne pas exposer aux dangers de l'infiltration d'une urine altérée, au cas où la suture viendrait à lâcher. Mais toujours il faut suturer la plaie faite à la vessie, et placer une sonde à demeure.

FIN DU TOME VII.

TABLE DES MATIÈRES

DU TOME VII

MALADIES DE LA MAMELLE
Par J. W. Binaud et J. Braquehaye.

AFFECTIONS CHIRURGICALES DE L'ABDOMEN
Par Aimé Guinard.

HERNIES
Par M. Jaboulay.

FIN DE LA TABLE DES MATIÈRES DU TOME VII.

9224-94. — Corbeil. Imprimerie Éd. Crété